② 気になる症状別に具体的な食事対策を見てみよう

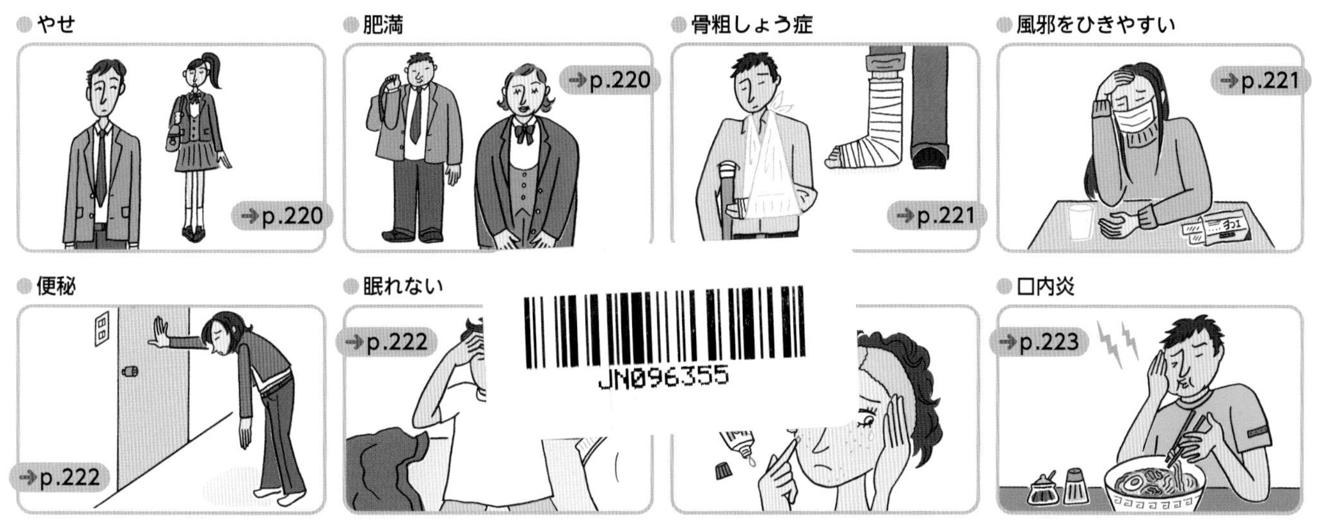

③ 改めて「食」について考えてみよう

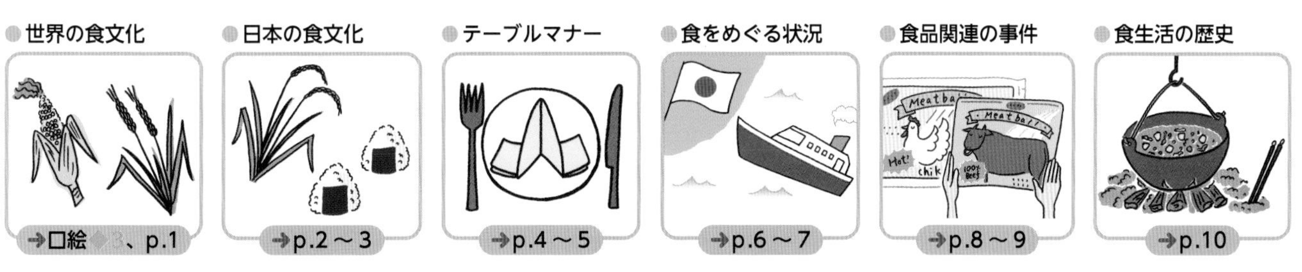

私たちは食品をムダにしている！ 食べ残しについて調べよう

WFP（国連世界食糧計画）等の発表によると、世界で飢餓に苦しんでいる人は約8億人にのぼるという。その一方で、日本では食べ残しの食品を大量に廃棄している。

2006年の食品ロス統計調査によると、食堂・レストランで1食あたりの食べ残し量は17.1 g、食べ残しの割合は3.1%、食べ残しがあった食数の割合（頼んだメニューのうち何らかの食べ残しが出たもの）は37.0%であった。外食だけでなく、世帯内でも食料が廃棄されている。特に、野菜類や果実類の直接廃棄、調理加工食品の食べ残しが目立つ単身世帯のロス率が高くなっている。必要な分量だけを買い、むだなく使う工夫が大切である。

●業種別の食べ残しのあった食数の割合　（2006年）

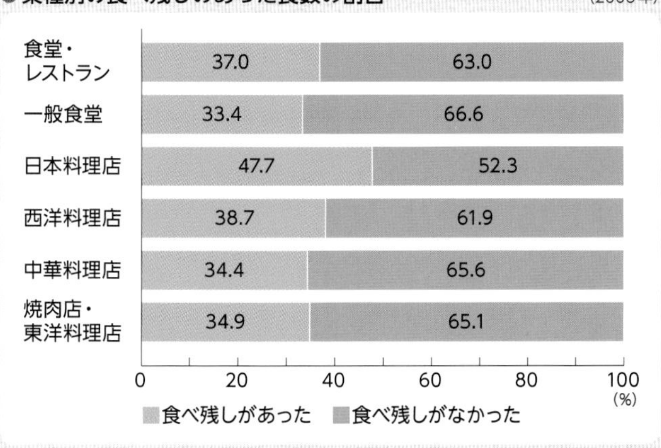

（農林水産省「食品ロス統計調査」）

●世帯員構成別の食品ロス率　（2014年）

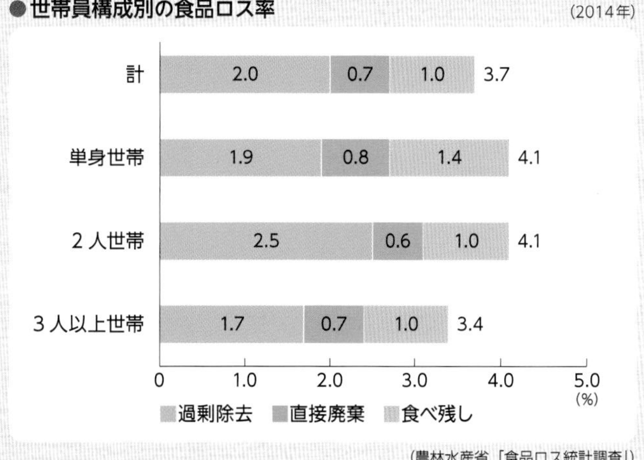

（農林水産省「食品ロス統計調査」）

世界の食文化を見てみよう

日本では米が主食だが、世界を見渡すと、米以外にも小麦・いも・トウモロコシなどを主食にしている地域があり、さまざまな郷土料理がある。それぞれ、風土に合わせた食材を使い、工夫がなされている。では、実際どのような料理があるか見てみよう。また、海外の料理が日本のオリジナル料理としてアレンジされた例を見てみよう。

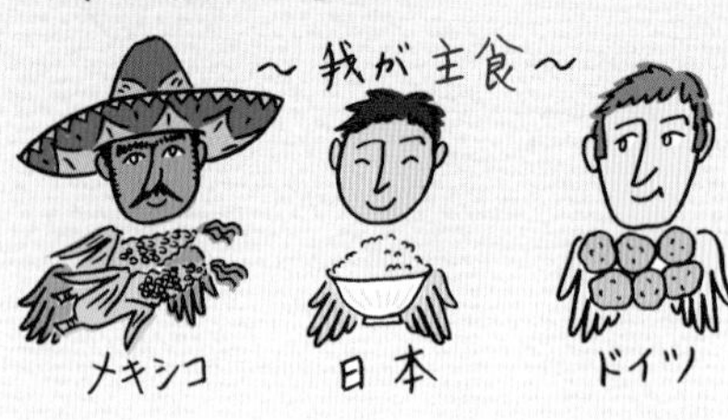

① 世界の主食類型の分布と各国料理

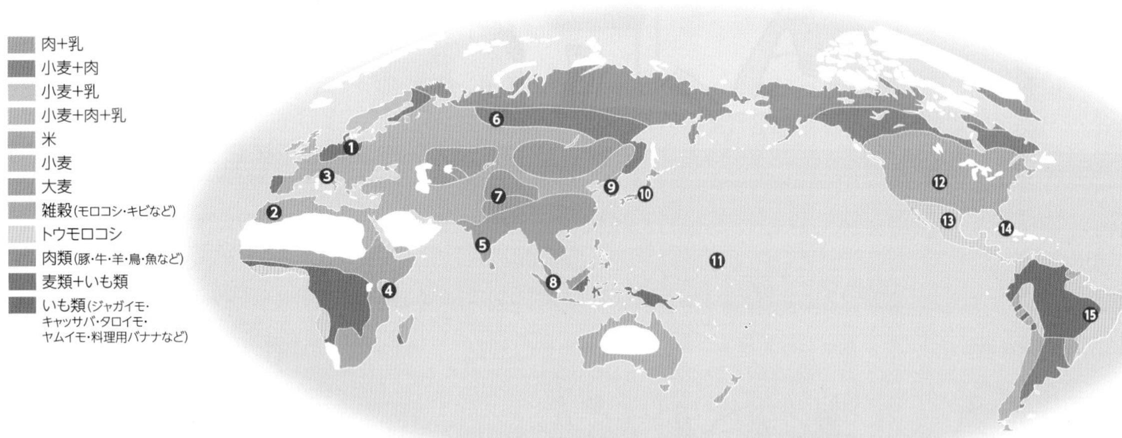

注1.ここでは年間の総エネルギーの約1/3以上をまかなうものを主食（常食のベース）と仮定し、1～2種の組み合わせで分類したが、現代の食生活の多様化により各国の料理例と異なるものがある。
2.原図は食のシンポジウム事務局による。〔石毛直道編「地球時代の食の文化－食の文化シンポジウム'82」などにより作成〕

❶ドイツ

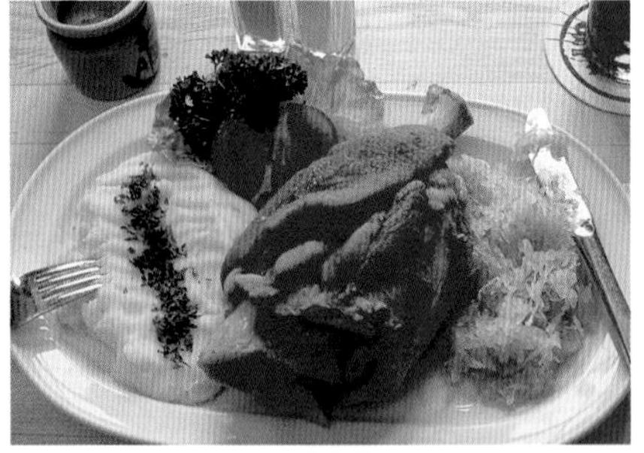

寒いので、小麦はできず、主食はじゃがいも。保存用の塩漬け肉のゆで煮などもよく食べられる。キャベツはかたく、ザワークラウトに加工される。

❸イタリア

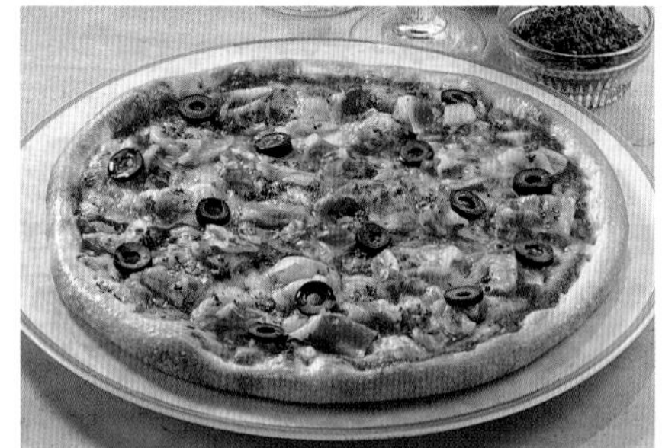

ナポリで生まれたピッツァ。トマトソースをぬり、パンチェッタ（塩漬けハム）、オリーブ、チーズなどをのせて焼く。いまや世界中に広がっている。

❺インド

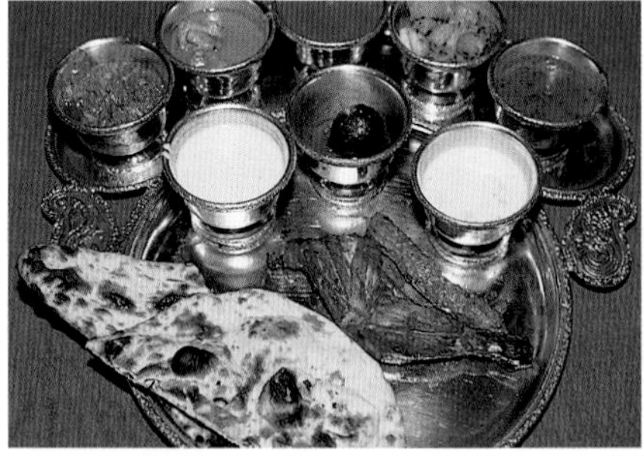

たくさんの香辛料を混ぜ合わせたカレー。とろみがなく、具が1種類のものが多い。暑いインドでは、香辛料の食欲増進、発汗などの作用が役立つ。

❷モロッコ

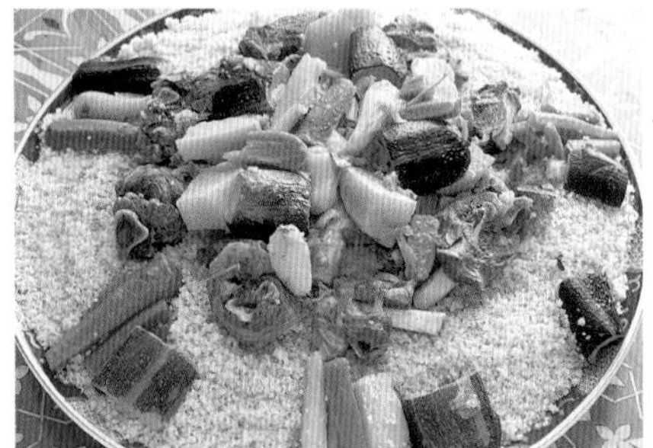

小麦粉をあらくひいた粉を蒸したクスクス。羊やラクダ、ヤギなどの肉を入れたスープや煮込みをかける。大麦やトウモロコシの粉でもつくられる。

❹ケニア

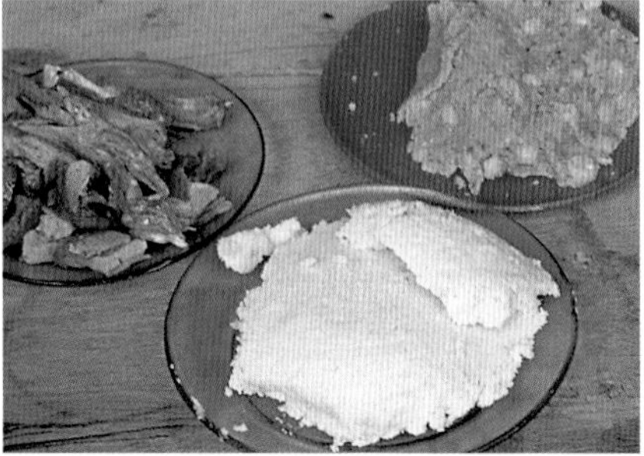

雨が少ないやせた土地でも育つトウモロコシやいもなどが主食。トウモロコシの粉を湯で練ったウガリや野菜入りのマッシュポテトなどが多い。

❻ロシア

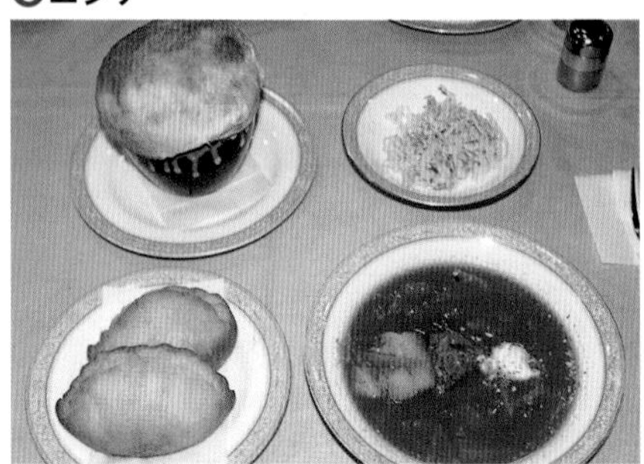

きびしい寒さに耐えるため、ボルシチなどのスープ料理がよく食べられる。全体に濃厚な料理が多い。ピロシキ（ロシア風揚げパン）は庶民の味。

知っていた？ 実は日本のオリジナル料理

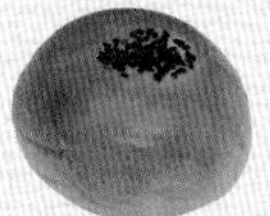

●あんパン
木村屋総本店の主人・木村安兵衛が日本人好みのパンを作ろうと考え、6年がかりで考案。明治7年から販売。

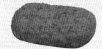

●カレーパン
昭和3年に東京の名花堂が洋食パンとして売り出す。当時人気のカレーライスとパンを組み合わせて評判を呼んだ。

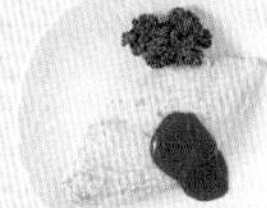

●オムライス
オムレツとチキンライスを合わせた和製語。大阪の洋食屋で大正14年に誕生したといわれるが、東京発祥説もある。

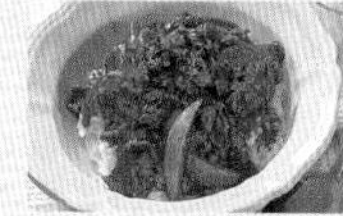

●ハヤシライス
ハッシュドビーフが転じたもの。または、丸善の早矢仕（はやし）さんが作った、三河屋が考えたなどの説がある。

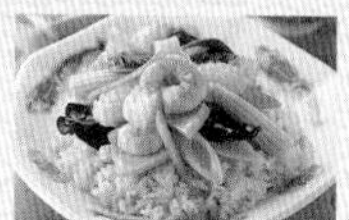

●中華丼
昭和の初め頃、東京の中華料理店で、客がご飯に八宝菜をのせて欲しいと頼んだことが、きっかけといわれている。

❼中国（チベット自治区）

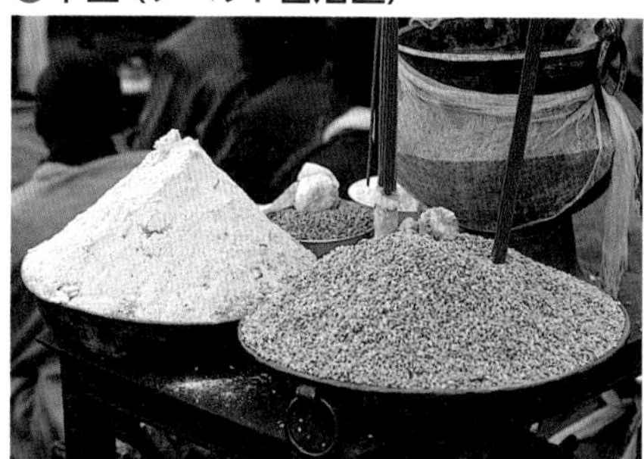

大麦を炒って粉にしたツァンパが主食。バターや塩と湯などを加えて練って食べる。野菜は少なく、豆のスープなどといっしょに食べる。

❽インドネシア

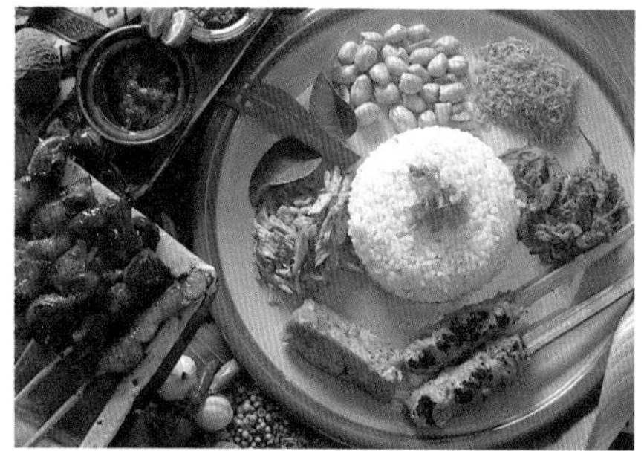

宗教のタブーもあるので、肉は羊かとり肉。トウガラシとココナッツの甘辛い味付けが特徴。サテ（串焼き）、ナシゴレン（焼き飯）などが有名。

❾韓国

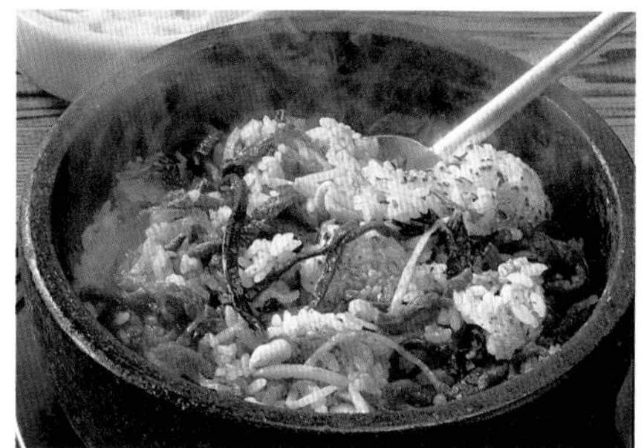

米や野菜がよくとれるが､冬の寒さがきびしいので、保存食としてキムチが発達。石鍋で焼くビビンバなども人気。牛肉を比較的よく食べる。

❿日本

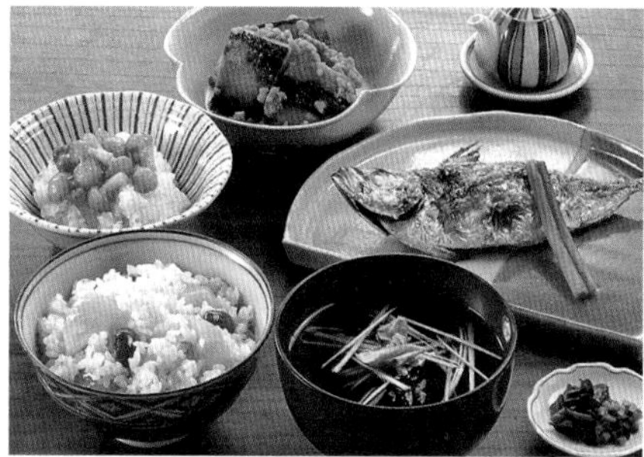

米を主食に、魚や野菜中心の食事が伝統的。肉食やパン食が増え、食生活が欧米化してきたが、最近また和食のよさが見直されている。

⓫ミクロネシア（カロリン諸島）

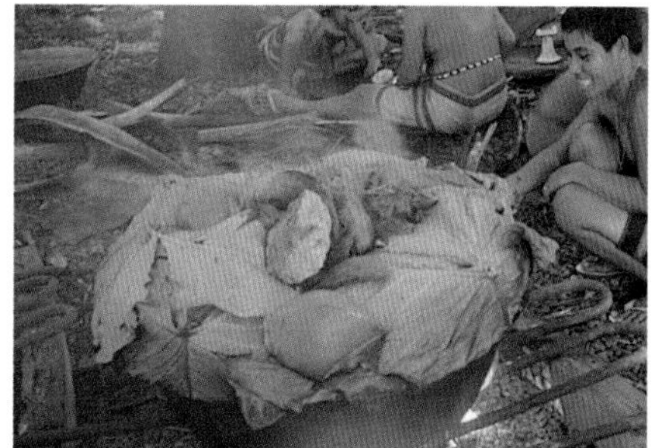

タロイモ（サトイモ科）やヤムイモ（ヤマノイモ科）などが主食。バナナの葉などで包んで、たき火で熱くした石の上に置いて蒸し焼きにする。

⓬アメリカ

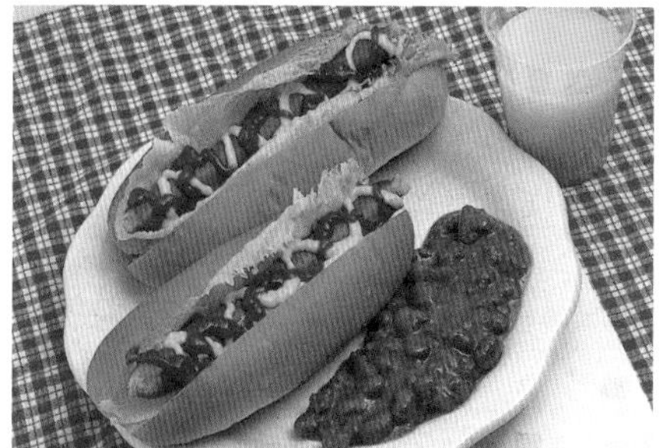

ホットドッグは、熱いソーセージを食べやすいようにパンにはさんで売ったのがはじまり。簡単に早く食事をするために、ファストフードが多い。

⓭メキシコ

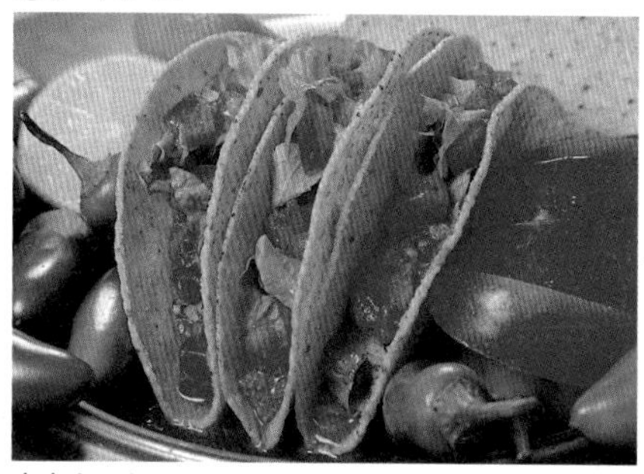

小麦よりトウモロコシの栽培に適したメキシコ。トウモロコシの粉でつくる無発酵のトルティーヤというパンに肉やサルサソースなどをはさむ。

⓮ハイチ

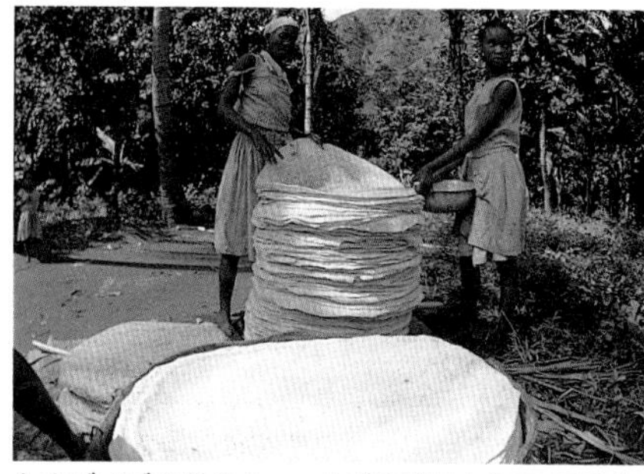

トウダイグサ科のキャッサバの塊根からとったデンプンでパンを焼く。キャッサバはタピオカの原料で、ブラジル、インドネシアなどでも栽培。

⓯ブラジル

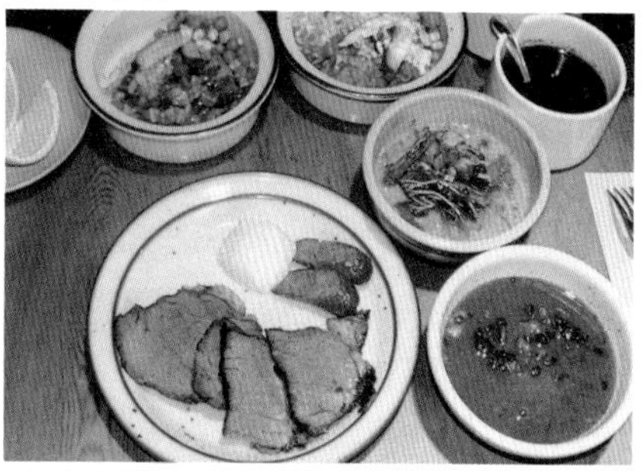

豆と肉の煮込みフェイジョアーダはポルトガルとアフリカの影響を受けた料理。肉のかたまりを焼くシュラスコ、魚介と野菜の煮物モケカも人気。

日本の食文化を見直してみよう

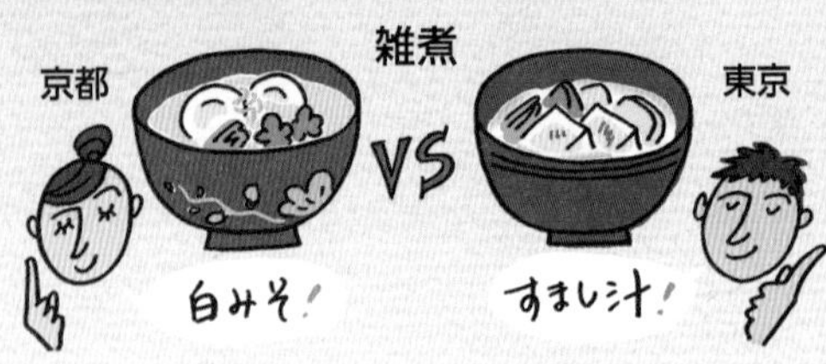

日本の食生活は欧米化している。肉中心で、パンを主食にする人も多いのでは？ しかし、日本にはさまざまな行事食があり、各地に郷土料理も残っている。私たちの食卓にのることも多いはずだ。日本食はいまや世界的にも認知されるようになった。行事食の意味や郷土料理の土地によるちがいを考えながら、日本食や私たちの食生活を見直してみよう。

① 食料消費の変化

昭和30年代ごろは、米を中心にした食事が一般的だった。ところが、その後の経済成長で欧米化。米の消費が減ったかわりに、畜産物や油脂類の消費が増えた。畜産物は、飼料の大部分が海外からの輸入である。欧米化に伴い、食料自給率は昭和30年代に約80％であったものが、現在では約38％にまで落ち込んでいる（➔p.6）。

●国民1人・1日あたりの供給熱量

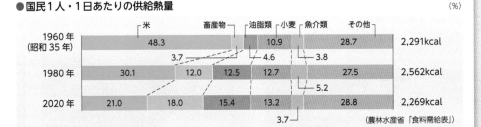

(%)

	米	畜産物	油脂類	小麦	魚介類	その他	
1960年（昭和35年）	48.3	3.7	4.6	10.9	3.8	28.7	2,291kcal
1980年	30.1	12.0	12.5	12.7	5.2	27.5	2,562kcal
2020年	21.0	18.0	15.4	13.2	3.7	28.8	2,269kcal

（農林水産省「食料需給表」）

② 今も受け継がれている伝統的な行事食を見てみよう

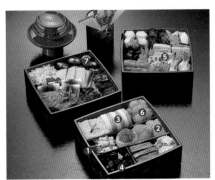

●**おせち料理**

正月を祝う縁起物の料理。年神（稲の豊作をもたらす神）を迎えるあいだは煮炊きなどを慎み、料理をつくる人が骨休めできるようにとの意味もあり、冷めてもおいしい料理が工夫されている。

❶**田作り**：かたくちいわしの稚魚を干してつくった佃煮。昔は田の肥料に用いたことから、豊作祈願の縁起物。子宝、繁栄も願う。
❷**数の子**：にしんの卵巣で、ひと腹に数万の卵がつまっているところから、子孫繁栄を願うもの。
❸**かまぼこ**：紅白、日の出に似たかたちから門出を祝う。
❹**黒豆**：1年間、まめに（健康に、元気に）暮らせるように。
❺**れんこん**：穴があいているため、先の見通しがきく。
❻**栗きんとん**：勝ち栗から勝ち運を願う。
❼**昆布巻き**：昆布は「喜ぶ（よろこぶ）」に通じる縁起物。

●**屠蘇（とそ）**

屠蘇（鬼気を屠絶して人の魂を蘇生する）は家族の無病息災、延命長寿を願う。薬草を調合した屠蘇散をみりんか日本酒に浸して飲む。

●**雑煮**

年神に供えた食べ物を雑多に煮て食べたことに由来する。ハレの日の食べ物であるモチを食べ、1年間、じょうぶに（身体が長持ち〔モチ〕）過ごせるように願い、新年を祝う。

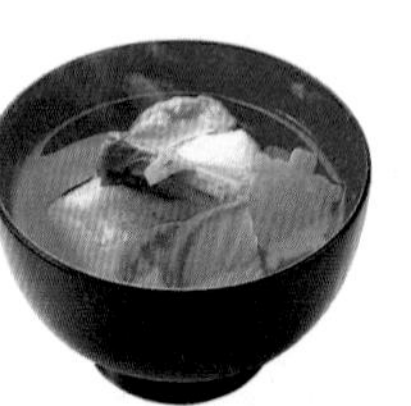

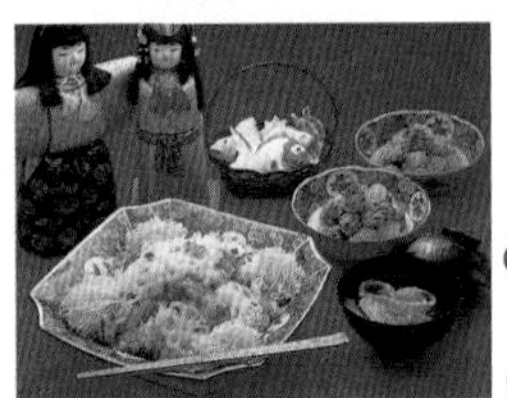

●**桃の節句**　3月3日
ちらしずし・はまぐりの吸い物

●**端午の節句**　5月5日
柏餅・ちまき

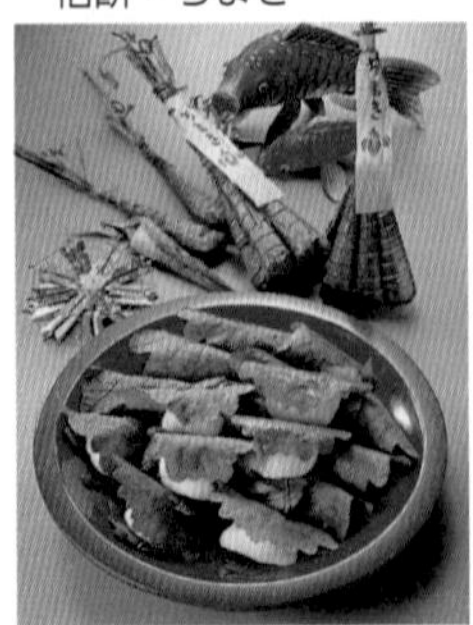

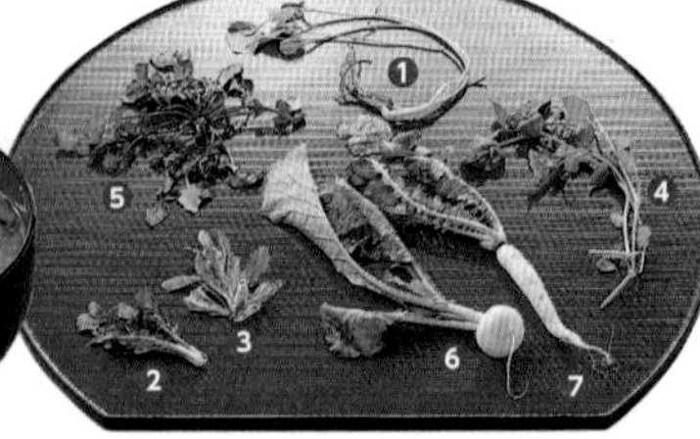

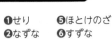

●**七草がゆ**　1月7日

古来より、正月7日に、春の七草を使った「七草がゆ」を食べると万病を払うと信じられていた。

❶せり　❷なずな　❸ごぎょう　❹はこべら　❺ほとけのざ　❻すずな　❼すずしろ

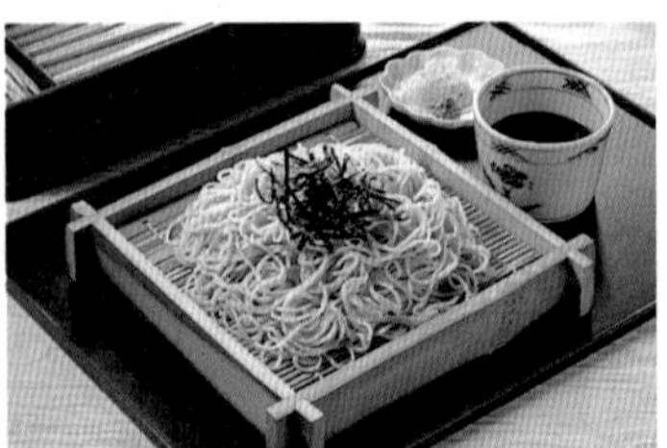

●**年越しそば**

12月31日
大晦日の除夜の鐘をききながら、1年間の健康に感謝し、そばのように「細く長く」生きられるように願う。

③ 日本全国のおもな郷土料理を見てみよう

ふく料理

中国

鳥取：かに汁・あごのやき
島根：しじみ汁・出雲そば
岡山：祭りずし・ままかりずし
広島：小いわしの刺身・かきの土手鍋
山口：ふく料理・茶がゆ

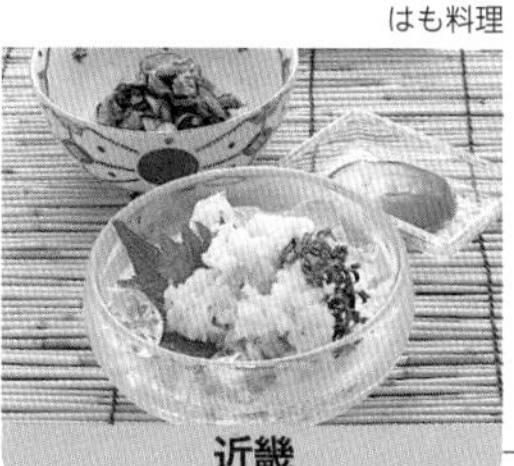

はも料理

近畿

京都：はも料理・京漬物
滋賀：ふなずし・もろこ料理・近江牛のみそ漬
大阪：船場汁・さばずし
奈良：奈良漬・三輪そうめん・柿の葉ずし
三重：伊勢うどん・手こねずし・松阪牛すき焼き
和歌山：鯨のたつた揚げ・めはりずし
兵庫：但馬牛のすき焼き・たこ飯・ぼたん鍋

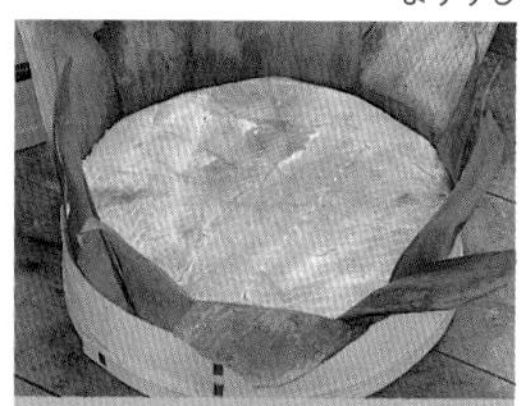

ますずし

北陸

富山：ますずし・ほたるいかの酢みそあえ
石川：かもの治部煮・かぶらずし
福井：越前かに料理・豆腐のぼっかけ

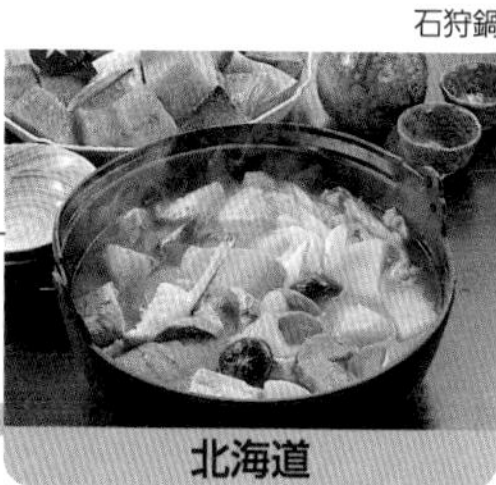

石狩鍋

北海道

北海道：石狩鍋・ちゃんちゃん焼・ジンギスカン

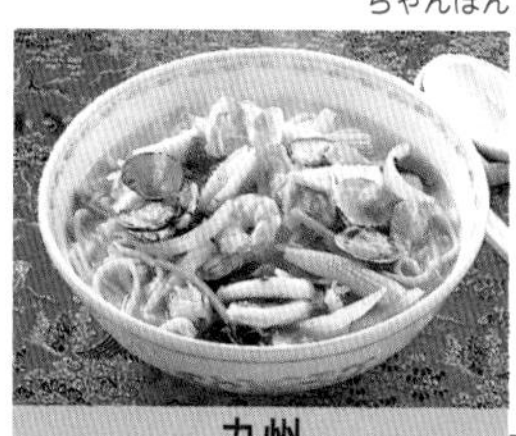

ちゃんぽん

九州

福岡：筑前煮・おきゅうと・もつ鍋
佐賀：がん漬・須古ずし
大分：ぶりのあつめし・ごまだし
長崎：ちゃんぽん・皿うどん・卓袱料理
熊本：辛子れんこん・豆腐のみそ漬・菜焼き
宮崎：冷や汁・飫肥天
鹿児島：つけあげ・きびなご料理

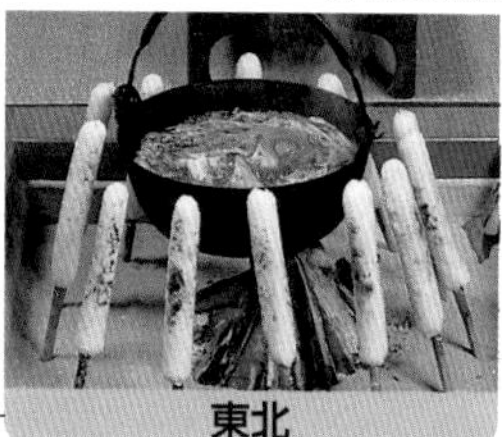

きりたんぽ鍋

東北

青森：たらのじゃっぱ汁・せんべい汁
岩手：わんこそば・まつもの酢の物・ひっつみ
秋田：きりたんぽ鍋・はたはたのしょっつる鍋
山形：むきそば・田楽もち・いも煮
宮城：はらこ飯・ほやの酢みそあえ・おくずがけ・牛タン焼き
福島：こづゆ・にしんの山椒漬

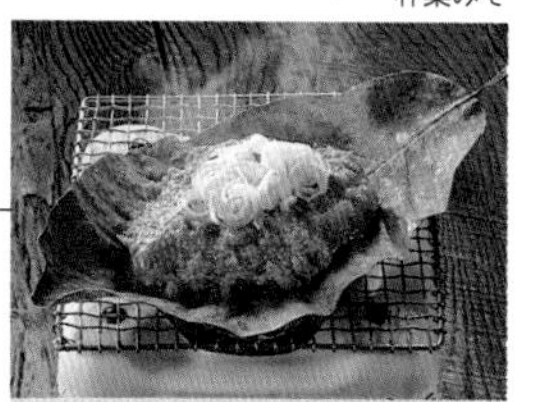

朴葉みそ

甲信越・東海

新潟：鮭の焼漬・のっぺい汁
長野：お焼き・野沢菜漬・わさび漬・馬刺し
山梨：ほうとう・吉田うどん
静岡：まご茶（かつお料理）・うなぎのかば焼き
愛知：みそかつ・みそ煮込みうどん・ひつまぶし
岐阜：あゆの赤煮・朴葉みそ

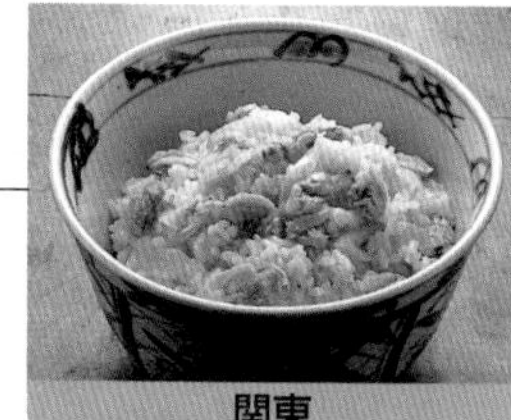

深川どんぶり

関東

茨城：あんこう料理・紫錦梅
栃木：しもつかれ・かんぴょう玉子とじ
群馬：こんにゃく料理・おっ切り込み
埼玉：豚のみそ漬・深谷ねぎのぬた
千葉：なめろう（あじのたたき）・らっかせいみそ
東京：江戸前ずし・どじょうなべ・深川丼・佃煮
神奈川：建長汁（けんちん汁）・さんが

かつおのたたき

四国

香川：讃岐うどん・あんもち雑煮
徳島：そば米雑炊・ぼうぜの姿ずし
愛媛：じゃこ天・緋のかぶ漬
高知：かつおのたたき・皿鉢料理

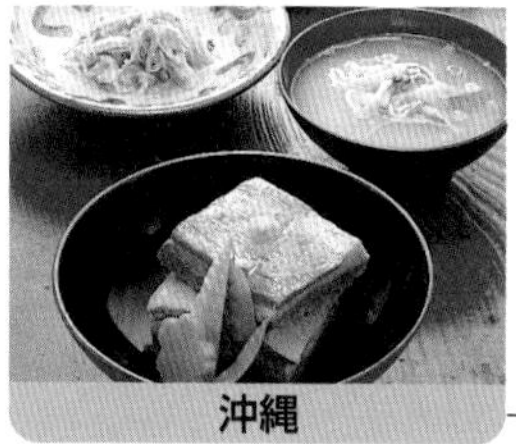

ミミガー・山羊汁・ラフティ

沖縄

沖縄：ラフティ・ゴーヤチャンプル・沖縄そば

スローフード運動について考えてみよう

スローフード運動は1986年、北イタリアのブラという小さな町で起こった。このころ、ファストフードのチェーン店がイタリアで開店し、話題になっていた。速くて画一的なファストフードに対して、地域の食文化を見直し、食品の素材から生産方法、さらにそれらをとり囲む環境まで考えようというのが運動の基本となっている。この運動はしだいに大きくなり、1989年にはスローフード協会が設立された。

スローフードの考え方として次の3つが重要である。

❶ 消えつつある郷土料理や質の高い食品を守る。
❷ 質の高い素材を提供してくれる小生産者を守る。
❸ 子どもをふくめた消費者全体に、味の教育を進める。

地域に根ざした質の高い食品を守ることをめざし、日本でもスローフードにかかわる団体が多くできている。

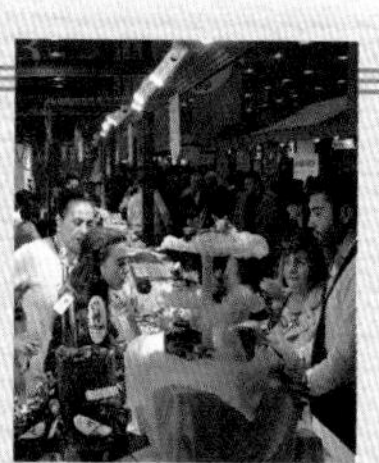

スローフードの祭典「味の展覧会」

配膳とテーブルマナー

食卓に着いたときのマナーとは、同じテーブルを囲む人たちが気持ちよく食事をすることができるように気を配ることである。いざというときにあわてないように、基本的なマナーやテーブルセッティングの知識などを身につけよう。

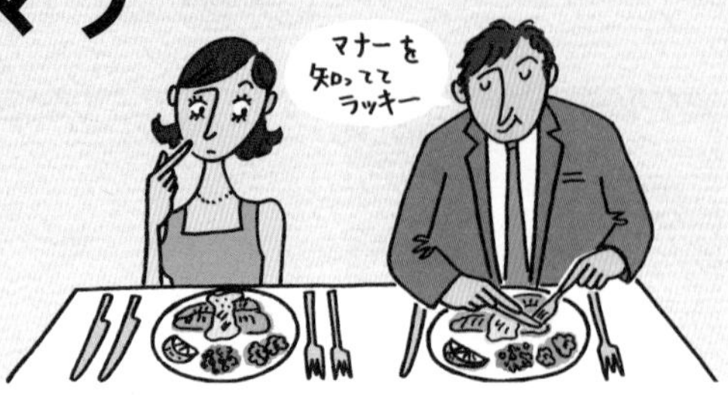

① 日本料理

日常の食事マナー

焼き魚や煮魚は、左から食べはじめ、食べ終わったら骨や皮をまとめておく。料理の大きさがひと口で食べきれないときは、はしで切り分けてから口に運ぶ。

熱いものは熱いうちに、冷たいものは冷たいうちにいただく。

飯をよそう量は、茶碗の約8分目にする。飯と汁物は、茶碗や汁椀を必ず手に持って食べる。食事は、汁物・飯・おかず・飯のように、飯をはさんで交互に食べる。

汁物は音をたてずに飲む。

はしは、はしおきにもどす。

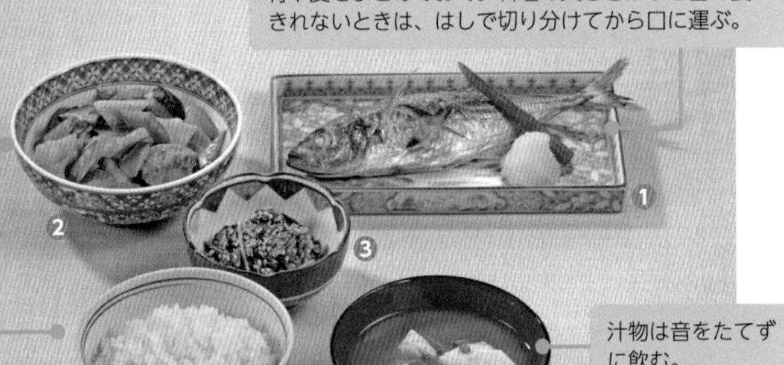

❶焼き魚・さしみなど　❷煮物など　❸酢の物・あえ物など　❹飯　❺汁物

はしの持ち方

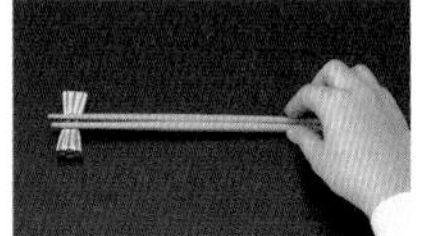

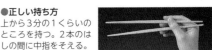

❶右手ではしを取り上げる。

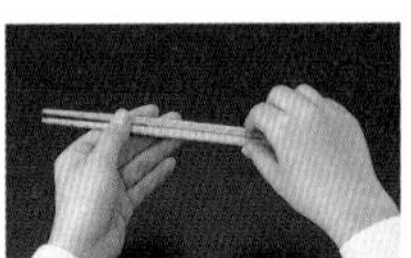

❷はしの下に左手をそえる。

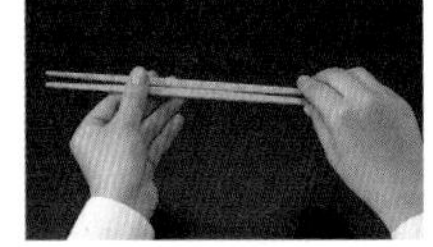

❸右手をはしの端まですべらせる。

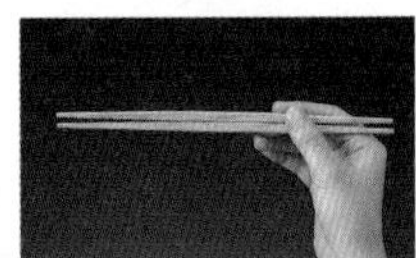

❹右手を反転させ左手を離す。

●正しい持ち方
上から3分の1くらいのところを持つ。2本のはしの間に中指をそえる。

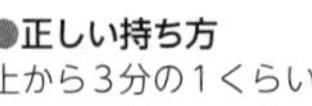
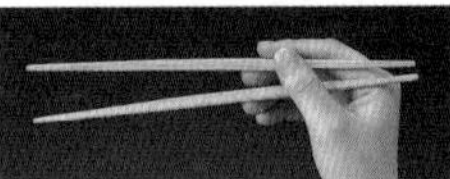

はしの使い方のタブー

●寄せばし 器をはしで引き寄せる

●刺しばし はしでおかずを刺す

●迷いばし はしを持ってあれこれと迷う

●探りばし 好きなものを探して器の中をさぐる

●渡しばし はしを茶碗の上に渡し掛けておく

●そらばし 料理に一度はしをつけた後取らない

●ねぶりばし はしをなめまわす

●指しばし 食事中にはしで人を指す

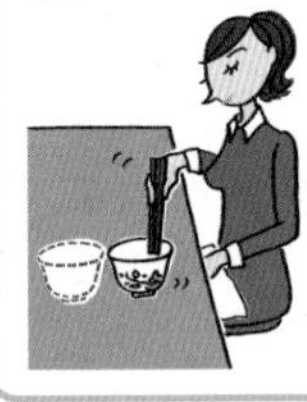
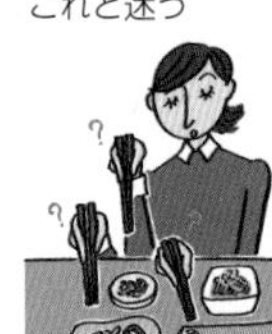
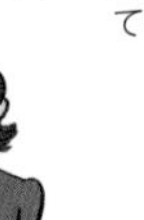
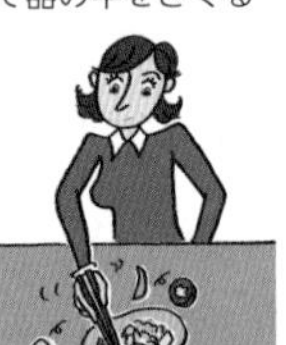
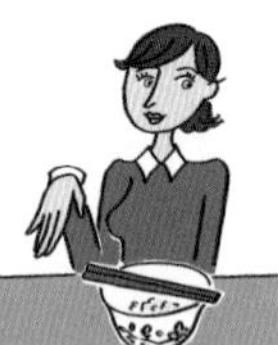
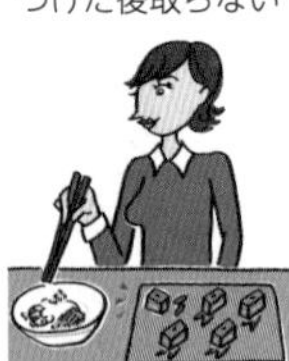
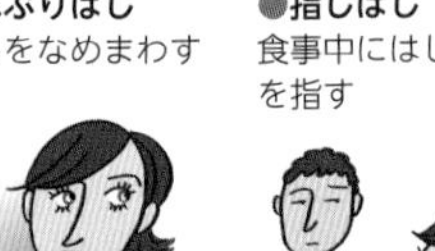
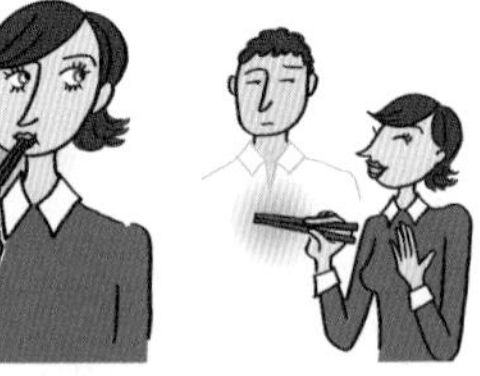

椀を持った場合のはしの取り方

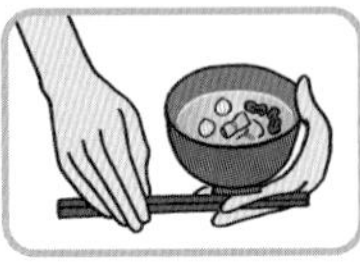

❶椀を左手で持ち、右手ではしを取り、左手の人さし指と中指の間にはさむ。

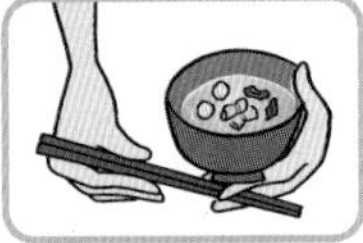

❷右手ではしの上側、端、下側となぞっていく。

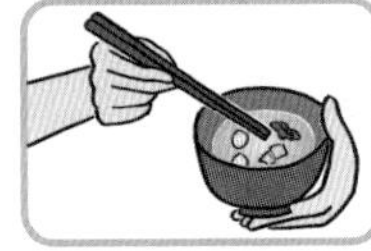

❸椀を左手でしっかり持ち、右手ではしを持つ。

尾頭つきの魚の食べ方

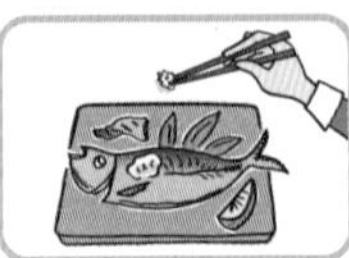

❶頭から尾に向かって順に食べる。

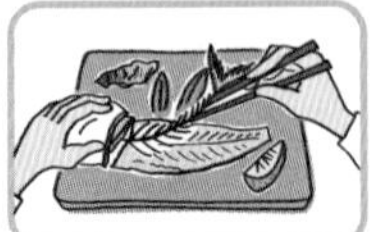

❷上の身を食べたら、中骨をはずして皿のすみに置き、下の身を食べる。

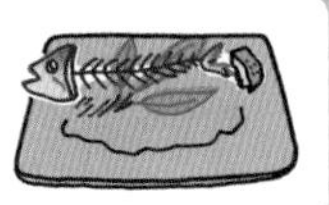

❸食べ終わったら、骨はまとめておく。

日本料理の流れ

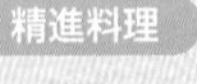

精進料理 平安時代から鎌倉時代に、主として禅宗の僧侶が中国で習得した料理法をもとに始められたもの。食材には動物性食品を使用しない。

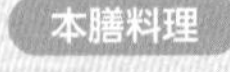

本膳料理 正式の日本料理の膳立てで、室町時代に武家の礼法とともに基本的な形がととのった。膳には、本膳（一の膳）、二の膳、三の膳、与の膳、五の膳があり、料理の数が増すと膳の数が増える。

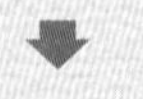

懐石料理 安土桃山時代に、茶道とともに発達した。茶席で抹茶をいただく前に供する食事。

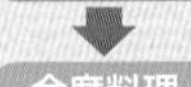

会席料理 江戸中期、宴会のできる料亭が増えるとともに形式がととのった。本膳や懐石料理の形式をやや簡略にし、酒宴を中心にした献立。

② 西洋料理

テーブルセッティング（フルコース）

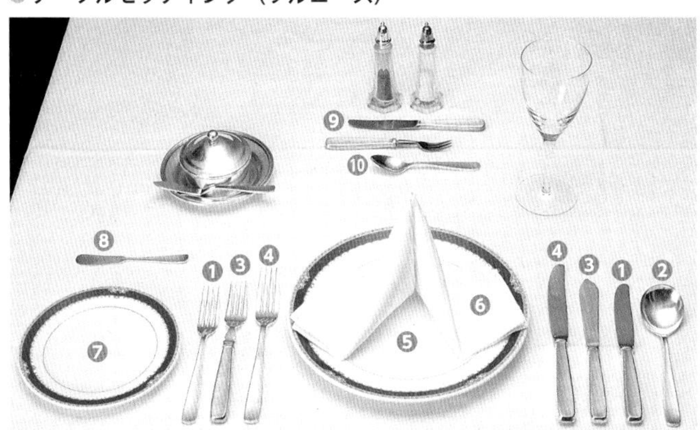

一番外側のナイフとフォークから使う　❶オードブル用ナイフ・フォーク　❷スープスプーン　❸魚用ナイフ・フォーク　❹肉用ナイフ・フォーク　❺位置皿　❻ナプキン　❼パン皿　❽バターナイフ　❾デザート用ナイフ・フォーク　❿コーヒースプーン

フルコースのメニュー例

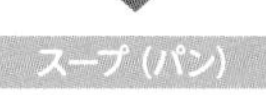

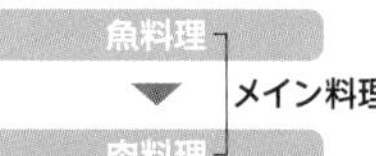

オードブル（前菜）
▼
スープ（パン）
▼
魚料理
▼
肉料理
（魚料理・肉料理：メイン料理）
▼
サラダ
▼
デザート・フルーツ
▼
コーヒー・紅茶

ナイフとフォークの扱い方

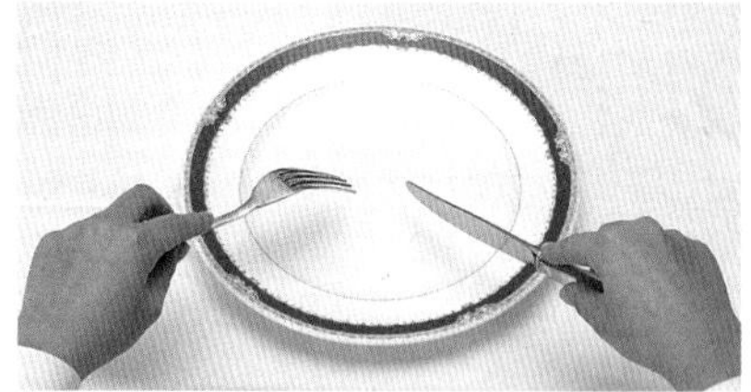

ナイフとフォークは、外側においてあるものから使う。原則として、ナイフは利き手で持つが、ナイフをおき、フォークを利き手に持ちかえて食べてもよい。ナイフは口に入れない。

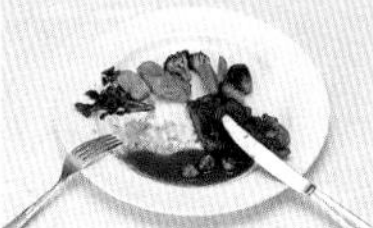

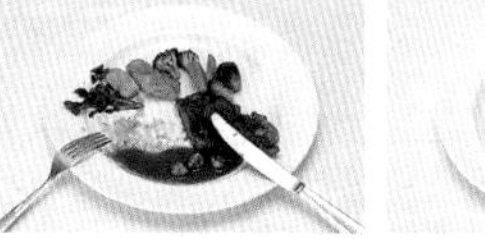

料理を食べている最中　食べ終わり

料理を食べるときのマナー

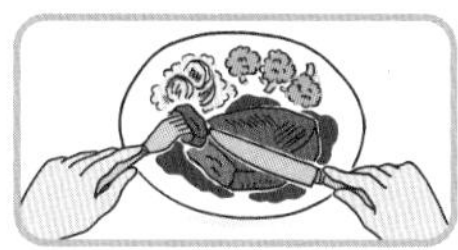

料理
料理は、左からひと口大に切りながら食べる。食器を持って食べない。

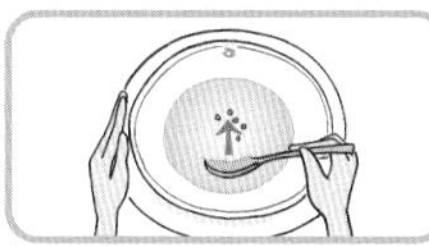

スープ
スープは、スプーンで手前から向こうへすくって飲む。少量になったら、皿の手前を持ち上げてすくう。

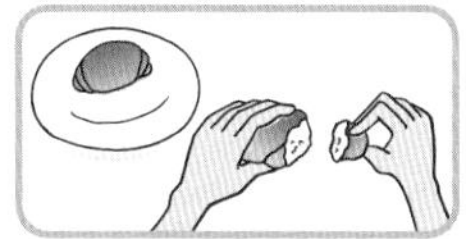

パン
パンは、皿の上でひと口大にちぎって食べる。スープが出てからメイン料理が終わるまでに食べ終わる。

ナプキンの使い方

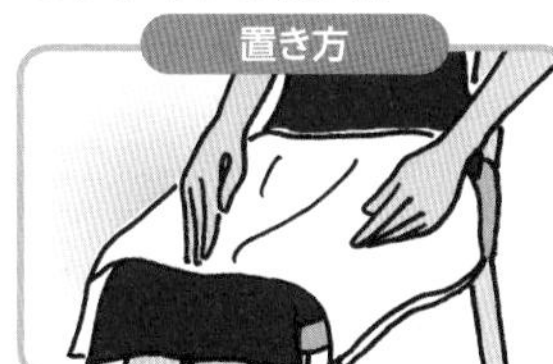

置き方
二つ折りにし、折り目を手前にしてひざの上に。

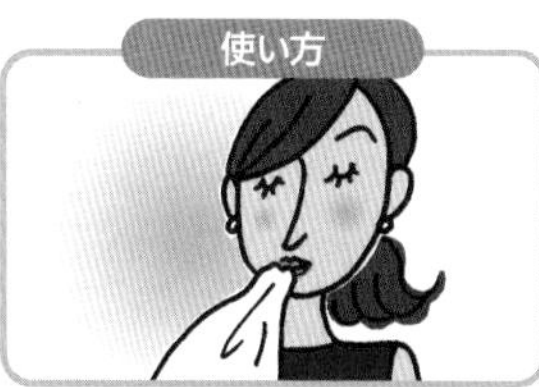

使い方
くちびるや指先の汚れはナプキンの端で押さえる程度に。

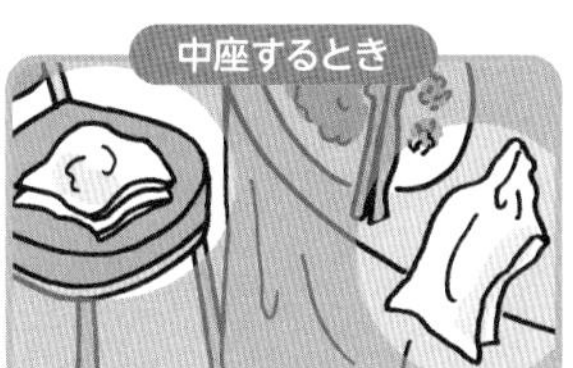

中座するとき
軽くたたんでテーブルからたらすか、いすの上に置く。

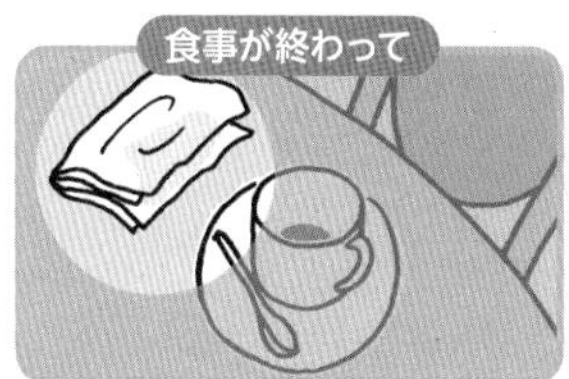

食事が終わって
使用済みとわかるよう、軽くたたんでテーブルの上に置く。

③ 中国料理

テーブルセッティング

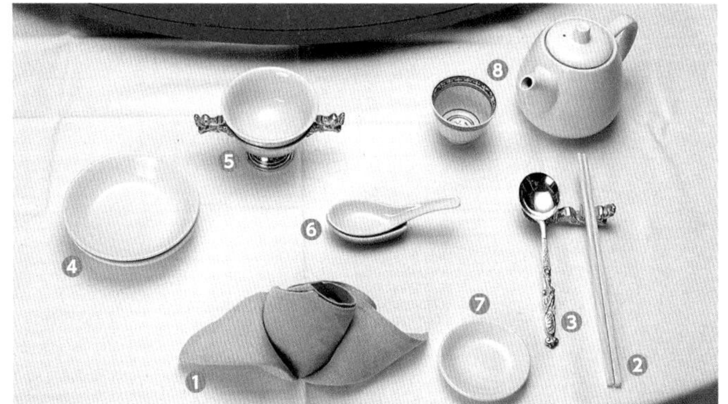

❶ナプキン　❷はし　❸スプーン　❹取り皿　❺スープ皿　❻ちりれんげ　❼調味料用小皿　❽茶器

テーブルは、回し台を用いることが多く、大皿に盛られた料理を取り分けて食べるのが一般的。

フルコースのメニュー例

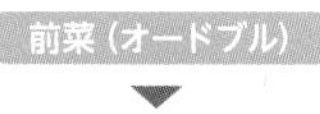

前菜（オードブル）
▼
大菜（メイン料理）
▼
湯（スープ）
▼
点心
飯・めん類
菓子類

ちりれんげの持ち方

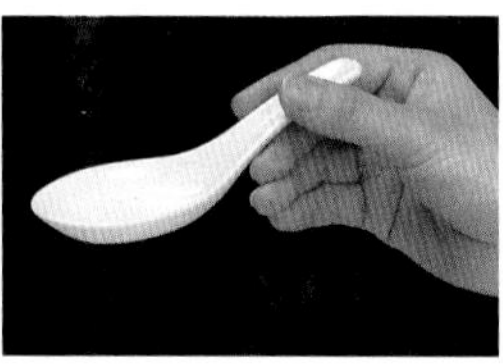

スプーンと同じようにえんぴつの持ち方をする。

料理の取り方

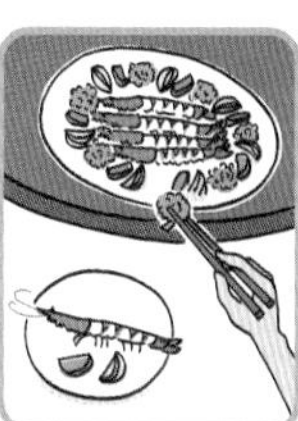

- 主賓（ひん）や目上の人が料理を取り終えてから時計回りで回す。
- 料理がまわってきたら、早めに取る。分量は人数を考慮して加減する。
- 料理が残っていればおかわりしてもよい。また、嫌いなものは無理に取らなくてよい。
- 取り皿はテーブルに置いたまま食べ、味つけが異なるごとに、新しい皿にかえてよい。

5

食をめぐる状況を考えてみよう

和食の代表ともいえるてんぷらそば。実は材料のえび、小麦粉、そば粉などはほとんどが外国産である。日本の2021年度の食料自給率は、約38％だった。万が一輸入が止まった場合、暮らしが成り立たなくなる心配がある。自給率を上げるためにはどのような取り組みが必要だろうか。私たちにできることはあるだろうか。

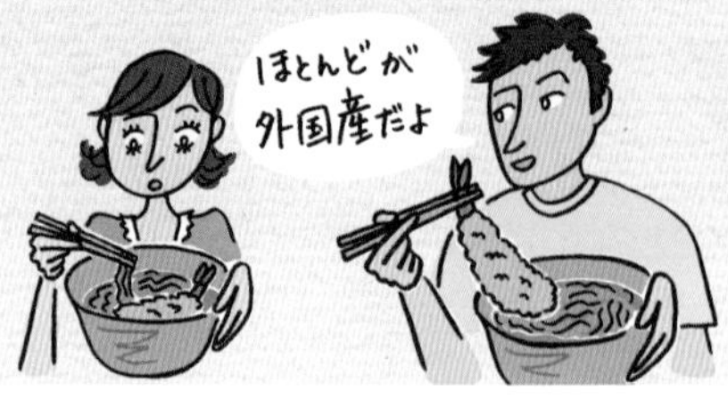

① 私たちの食事の中で、日本で生産されているのはどのくらい？

（2021年概算値）

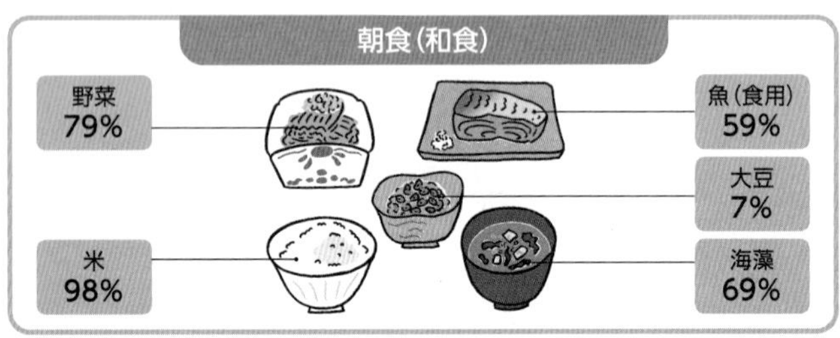

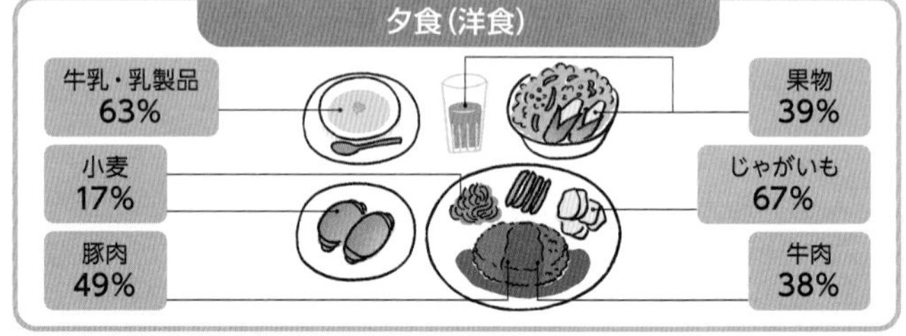

※農林水産省のホームページから、料理の食料自給率を簡単に計算できるソフトが無料でダウンロードできる。

（農林水産省「食料需給表」）

●供給熱量の構成と品目別カロリー自給率

（2021年概算値）

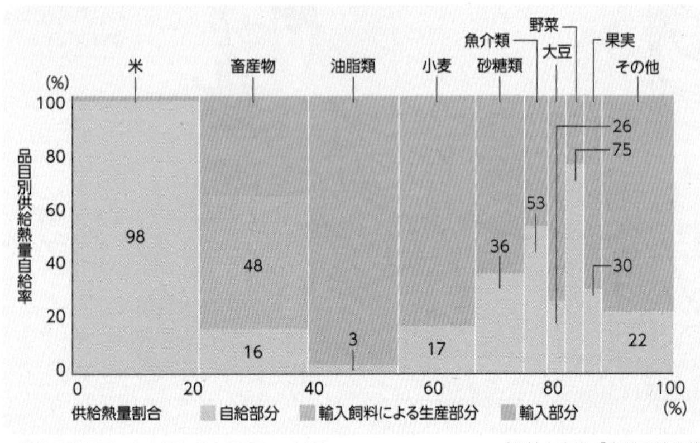

※総供給熱量は、1人当たり2,265kcal/日。

（農林水産省「食料需給表」）

●日本と外国の農地の比較

日本人の食べ物のために、日本の農地の2.7倍もの外国の農地が使われている。

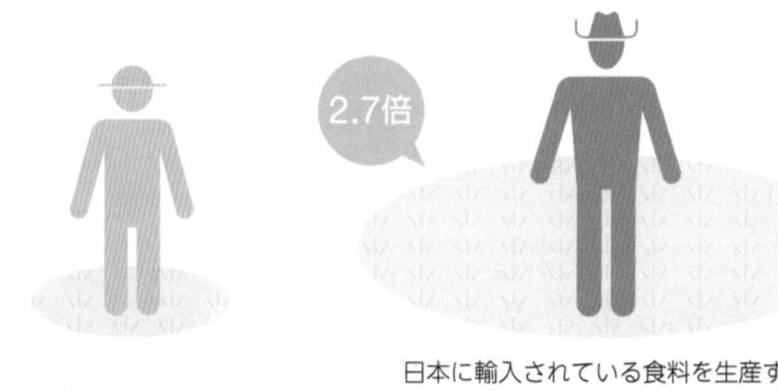

日本国内の農地面積

465万ha

日本に輸入されている食料を生産するために使われている外国の農地面積

1,245万ha

（農林水産省「食料需給表」、「耕地及び作付面積統計」、財務省「貿易統計」、FAO「FAOSTAT」）

② 他の国と比較しよう

●穀類の自給率の比較

（2018年）

国	自給率	国	自給率
アルゼンチン	249%	インド	114%
オーストラリア	239%	パキスタン	114%
カナダ	198%	ブラジル	110%
ロシア	184%	日本	29%
フランス	176%	ポルトガル	21%
タイ	141%	オランダ	10%
アメリカ	128%	サウジアラビア	7%

（注）穀類……米、麦、とうもろこしなどの総称

（総務省「世界の統計2022」）

●農産物の（輸入額）－（輸出額）の比較

（2020年）

輸出の方が多い ← → 輸入の方が多い

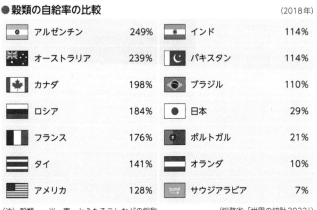

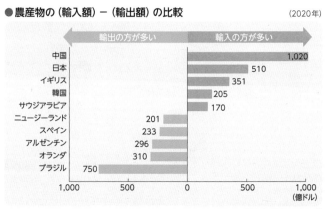

	輸出の方が多い	輸入の方が多い
中国		1,020
日本		510
イギリス		351
韓国		205
サウジアラビア		170
ニュージーランド	201	
スペイン	233	
アルゼンチン	296	
オランダ	310	
ブラジル	750	

（億ドル）

（FAO「FAOSTAT」）

③ 農地は増えないのに食べ物はますます必要に

世界的に増える人口

現在、世界の人口は増え続け、2050年には、今の1.2倍になるといわれている。

●世界の人口増加

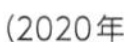

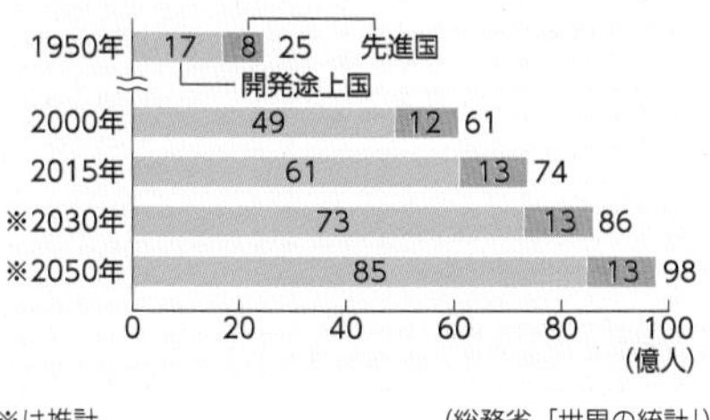

※は推計　　(総務省「世界の統計」)

開発途上地域における栄養不足

開発途上地域においては、依然として多数の栄養不足人口が存在している。

●栄養不足人口の分布

開発途上地域の栄養不足人口8.0億人

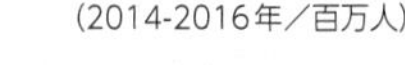

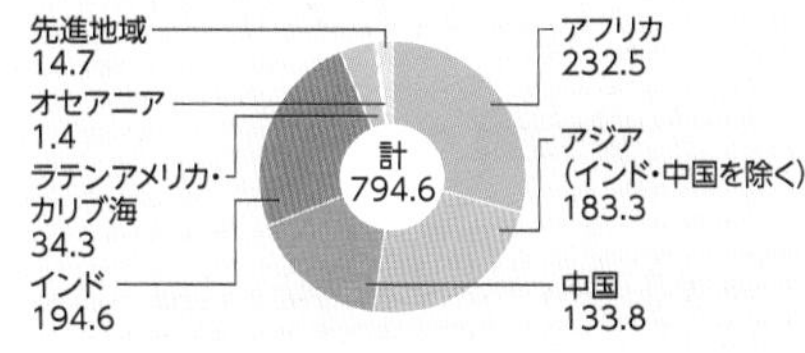

(JAICAF「世界の食料不安の現状 2015年報告」)

食料生産の抱える問題点

世界の農地の面積はあまり増えていない。

●農地面積に対する人口の割合の変化

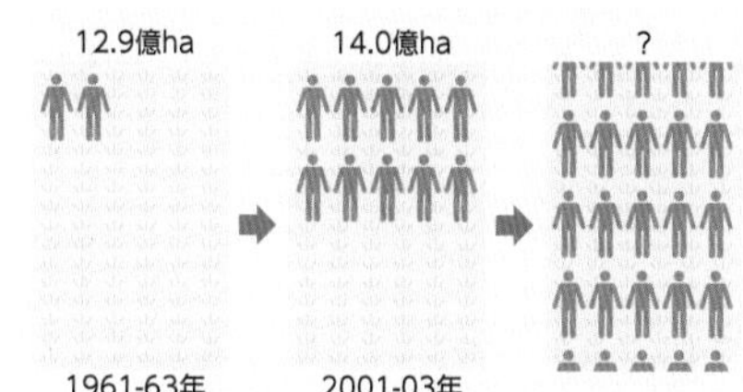

(FAO「FAOSTAT」)

④ 食料を外国に頼っていることの問題点は？

輸出国で冷夏などの異常気象

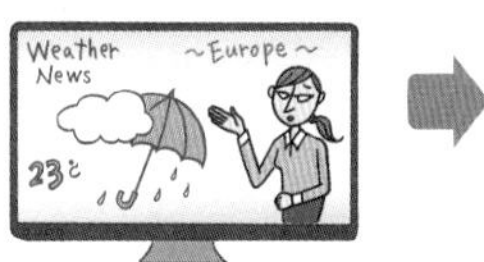

作物の不作により輸出制限

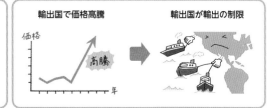

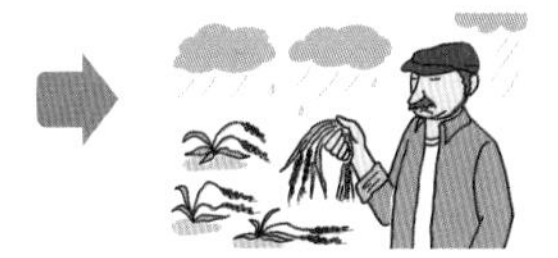

輸出国で価格高騰

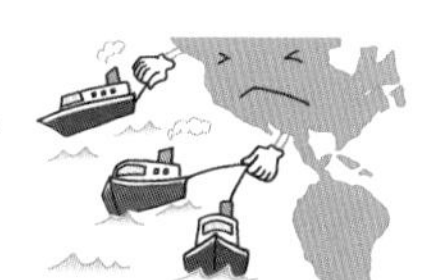

輸出国が輸出の制限

輸出国で港湾スト

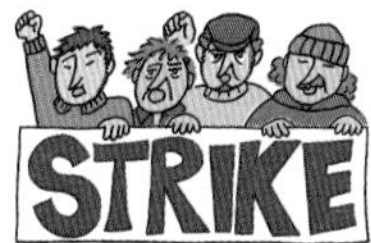

輸出国で輸出が停滞

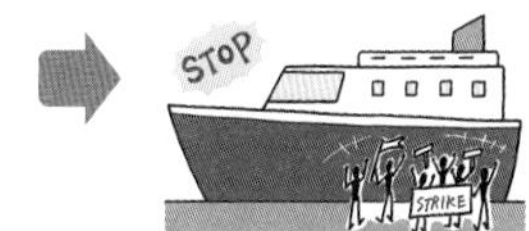

輸出国で有害物質の混入

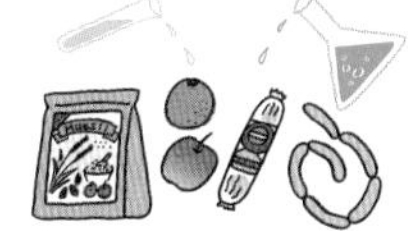

輸入国で食品流通の規制

日本の農産物輸入国は、アメリカ・中国などへのかたよりがあるため、それらの国の気象災害等の影響を受けやすいという問題点がある。また、競合関係が発生し、価格が高騰したり必要量の確保が困難な状況となったりするおそれもある。さらに、BSEや鳥インフルエンザの発生にともなう輸入禁止措置の影響等といったさまざまな要因が、日本の食料供給に影響をおよぼす可能性がある。

⑤ 私たちの今後の取り組みについて考えよう

●将来の食料供給について　　(2014年)

非常に不安がある	32.2%
ある程度不安がある	50.8%
あまり不安はない	14.4%
わからない	1.3%
全く不安はない	1.2%

(非常に不安がある＋ある程度不安がある 83.0%)

(内閣府「食料の供給に関する特別世論調査」)

フードマイレージ

食料輸送にかかる負担を、食料輸入量×輸出国からの輸送距離で表したもの。なるべく近くでとれる食料を食べる方がマイレージが小さくなり、二酸化炭素の排出量が少なく環境負荷も小さくなるという考え方である。日本は飛びぬけてフードマイレージが大きい。

●日々の食生活から見直そう

❶ごはんを中心とした食事から

肉類や油にかたよった食事はさまざまな生活習慣病を引き起こす原因になる。飯を中心に、肉や油を使った料理はほどほどに、野菜をたっぷり使ったバランスの良い食事を心がけよう。

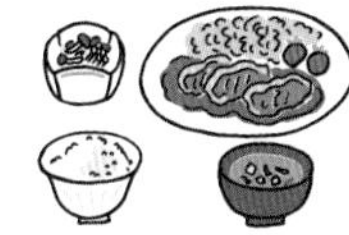

❷地産地消

私たちが住んでいる土地には、その風土や環境に適した食べ物が育つ。身近でとれた食べ物は新鮮。一人ひとりが地元でとれる食材を選ぶことが、地域の農業を応援することにつながる。

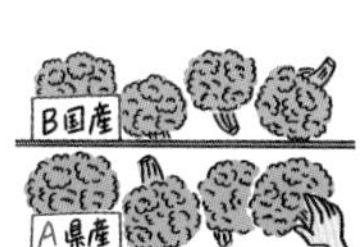

❸「旬」の食べ物を食べる

「旬」の食べ物は、最も適した時期に無理なく作られるので、余分な燃料などを使わない。味も良く、栄養分も多い。おいしい「旬」の食べ物で、からだにも環境にもやさしい食事を心がけよう。

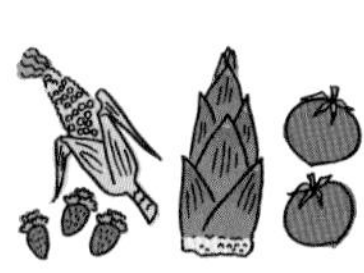

6

食品関連の事件を振り返ってみよう

口蹄疫、賞味期限切れの食品の使用、偽装表示、食中毒など、食の安全に関するニュースがテレビや新聞をにぎわすことも多い。遠い話だと思いがちだが、毎日の食事にかかわってくることである。食品を買うときや外食をするとき、さまざまな情報を知った上で行動することが大切になる。

化学物質 ❶❷❸

化学物質が食品に混入して健康被害を起こした事件は数多い。

1955年（昭和30年）、森永乳業の缶入り粉ミルクにヒ素が混入し、1万数千人の乳児が被害を受け、約130人が死亡した。また、翌1956年には熊本県水俣市の新日本窒素肥料（現在のチッソ㈱）が猛毒のメチル水銀を海に放出し、それを含んだ魚を食べた人々の間で水俣病（中枢神経を中心とする神経系が障害される中毒性疾患）が発生した。1965年（昭和40年）には、新潟県の阿賀野川周辺でも第二水俣病が発生した。

1968年（昭和42年）にはPCBが混入した食用油によってカネミ油症事件が起こり、肌の異常や頭痛、肝機能障害などの被害が出た。

1955

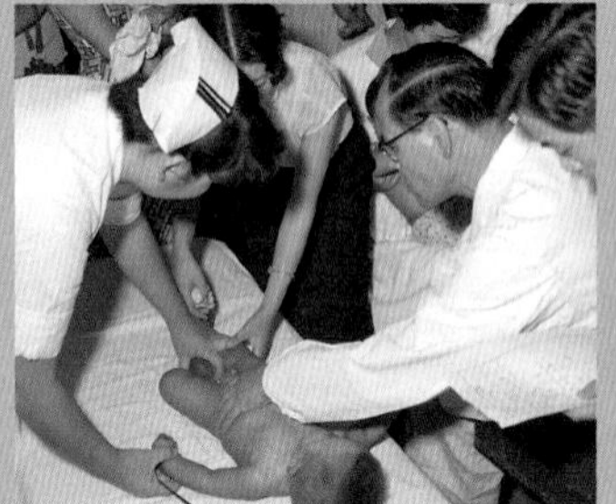

森永ヒ素ミルク事件 ❶
子どもの健康を心配して大勢の母親が病院に押し寄せた。患者は現在も障害に苦しんでいる。

1956

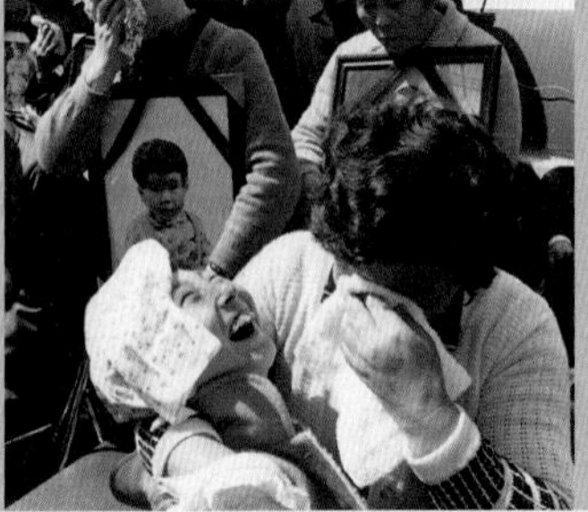

水俣病 ❷
1973年の水俣病裁判で、チッソ側が全面敗訴した。報告集会での原告たちの様子。

1968

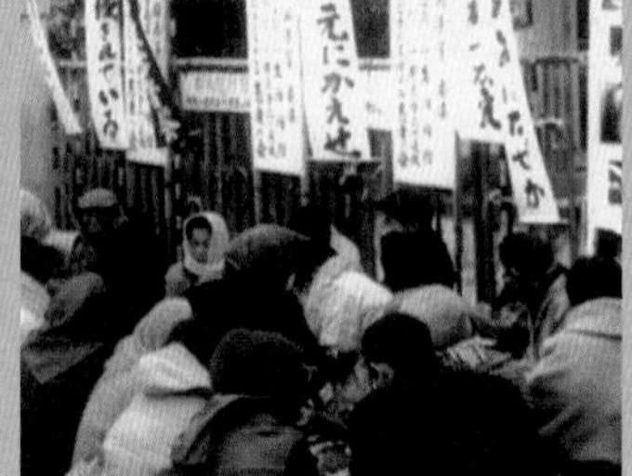

カネミ油症事件 ❸
1969年、カネミ倉庫前で、誠意ある補償を要求して、座り込む油症患者の代表。

1990

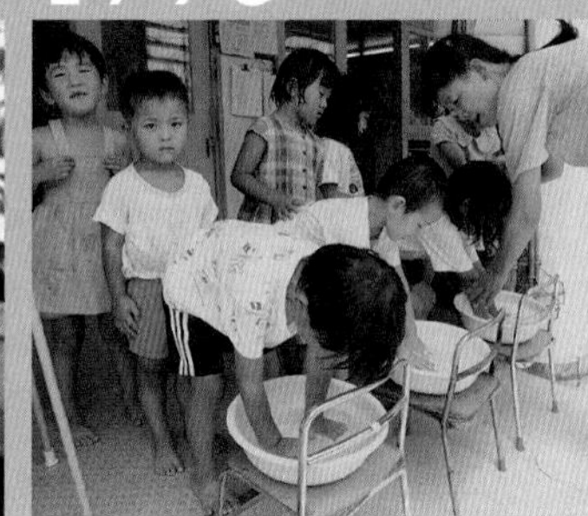

O157 ❹
食中毒予防のため、給食前に手を消毒する保育所の子どもたち。この年、2名の幼稚園児が死亡した。

農薬とポストハーベスト

日本は農薬の使用が非常に多く、単位面積あたりで比較すると、世界でも上位だといわれている。一方で、農薬取締法、残留農薬基準などで、使用する農薬の種類や量、時期などが規制されている。2002年前後から中国産の野菜について、基準値を超えた残留農薬や許可されていない農薬が検出され、輸入農作物の未登録農薬に関する見直しを求める声があがっていた。そこで、2006年からポジティブ制度（原則すべての農薬が規制対象）を施行し、規制を強めている。2006～2007年にも中国産の野菜の安全性が社会的な問題になった。

また、収穫後にカビや害虫を防ぐために使われる農薬が、ポストハーベストである。これは、収穫前に使う農薬とちがって食品に残り、食品添加物とみなされている。1975年にアメリカ産のかんきつ類から検出され、特に厳しく監視されるようになった。

食中毒 ❹❼ →p.218、219

食中毒の原因は、微生物（細菌性、ウイルス性）が4割以上を占める。このほか自然毒、化学物質なども原因となる。O157（腸管出血性大腸菌）による食中毒は、1990年に268人の患者を出し、1996年にも全国的に広がった。O157は毒性の強いベロ毒素を出すため、腹痛・下痢を起こし、死に至る場合もある。近年は、カンピロバクター、ノロウイルス、アニサキスによる食中毒が病因物質としては多い。

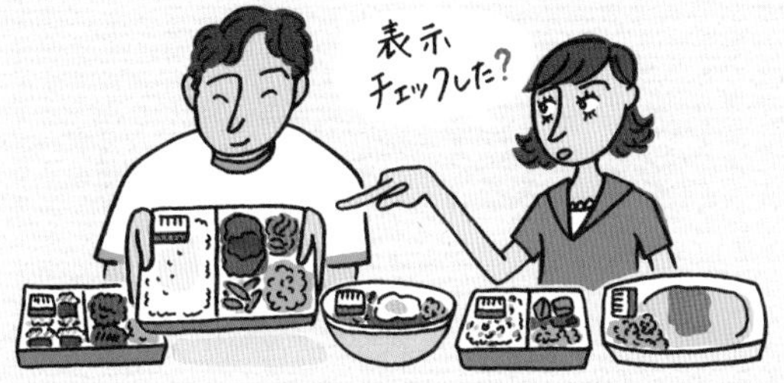

偽装事件

賞味期限は長期間の保存が可能な食品につけられる。この日付を偽ったり、つけ直したりという事件が起こっている。2007年には、不二家が消費期限の切れた牛乳や卵を使ってシュークリームをつくるなど、ずさんな衛生管理が発覚した。

また、2007年にはミートホープ社の偽装表示問題が発覚、牛ひき肉に豚や鶏のひき肉を加えて、牛肉と表示したことが食に対する不安をかきたてた。産地偽装、賞味期限の偽装なども行われていたという。

2008年には、三笠フーズによる事故米の転売問題が発覚した。流通先は酒造業者や菓子メーカーなどの加工用から、保育所や老人保健施設など直接口にするものにまで広がった。偽の産地証明書がつけられたものもあった。

2013年には、ホテルのレストランで、バナメイエビを芝エビ、牛脂注入肉をサイコロステーキなどと表示した問題が大きな広がりを見せ、主要ホテルの4割にのぼると報道された。

食品添加物 ➔p.216

食品添加物は、食品の製造過程で、または食品の加工や保存の目的で食品に添加・混和するもの。1947年の食品衛生法で規定され、1995年、2003年には大幅な改正が行われた。その背景には、2002年に中国から輸入された肉まんに違法な抗酸化剤（TBHQ）が発見された事件などがある。同年、日本の薬品メーカーが食品衛生法で認めていない物質を用いて香料を製造し、100品目以上の食品を回収した。

2001

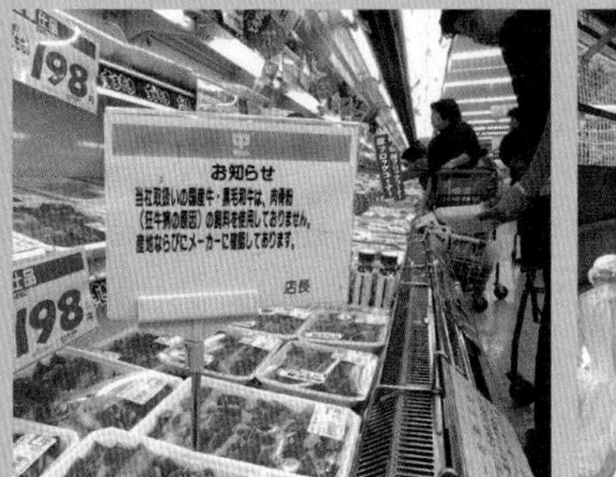

BSE ❺
肉骨粉を使用しないで育てた、安全な牛肉を販売していることを表示する、スーパーの牛肉売り場。

2005

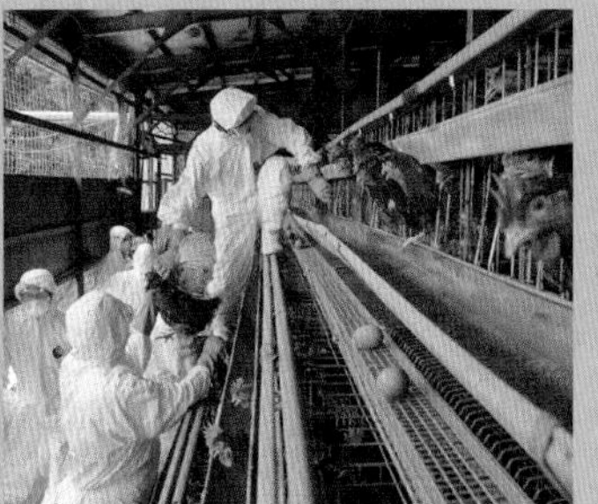

鳥インフルエンザ ❻
鳥インフルエンザの発生が確認され、処分のために2万5千羽の鶏をケージに移す県職員。

2006

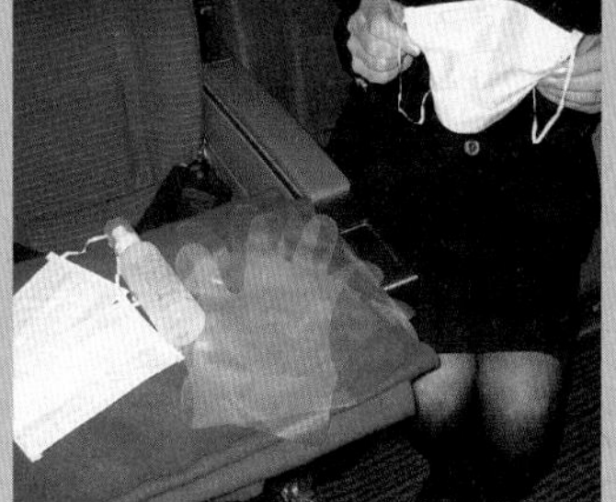

ノロウイルス ❼
全日空をはじめ航空会社では、ノロウイルス対策で、機内にマスクや手袋などを配備した。

2010

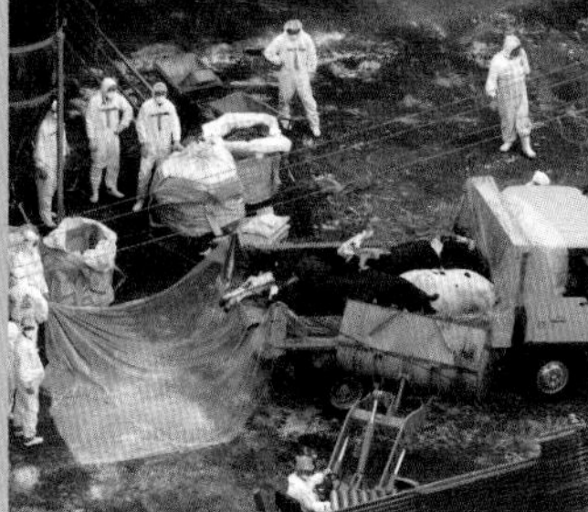

口蹄疫（こうていえき） ❽
口蹄疫対策のため、殺処分された後トラックで運び出される家畜。宮崎県にて。

家畜伝染病 ❺❻❽

BSE（牛海綿状脳症）は、牛の脳がスポンジ状になる病気である。ヒトとの関係では、変異型クロイツフェルト・ヤコブ病がBSEと関連するのではないかと指摘されている。日本では2001年にはじめてBSEの発生が確認され、生体検査が徹底されるようになった。輸入牛については、2003年米国産牛肉の輸入が禁止され、吉野家が牛丼の販売を停止するなど、社会的にも話題となった。

鳥インフルエンザは、鳥類の感染症の一種で、ヒトへの感染は起こりにくいと考えられているが、ベトナム、中国などでは死者も出た。

口蹄疫とは、牛・豚などがかかる伝染病の一つで、感染力がきわめて強い。発見された場合は、罹患（りかん）の有無にかかわらず牧場や地域単位ですべての畜産が殺処分される。2010年、口蹄疫にかかった牛が発見された宮崎県では、約30万頭の牛や豚が殺処分された。

アレルギー物質を含む食品 ➔p.215

食品アレルギーとは、食品を安全だとからだが認識できず、免疫機能が過敏に反応することである。嘔吐、腹痛、呼吸困難などのアレルギー発作を起こし、死に至ることもある。卵・牛乳に対するアレルギーが最も多いといわれ、そば・落花生・小麦・かに・えびなどとともに、表示が義務化されている。食品アレルギーは拡大する方向にあり、今後さらに注意が必要である。

近・現代の食生活の歴史を振り返ってみよう

明治

1869●横浜で日本最初のアイスクリーム（アイスクリン）販売
●横浜・東京市内に牛鍋屋が相次いで開業
1871●各地で搾乳目的の乳牛飼育が盛んになる
1872●明治天皇が肉食奨励のため、初めて牛肉を食す
1884●東京築地魚鳥市場を開設
1886●洋食店が一般に広まる
1894●ライスカレーが家庭に急速に普及●浜名湖でうなぎ養殖開始
1898●横浜・函館・長崎・大阪・広島・東京に鉄管の上水道完成
1902●東京の一般家庭でガスの使用始まる
1908●東大教授池田菊苗、昆布のうま味の工業的分離に成功。のちに、うま味調味料として発売

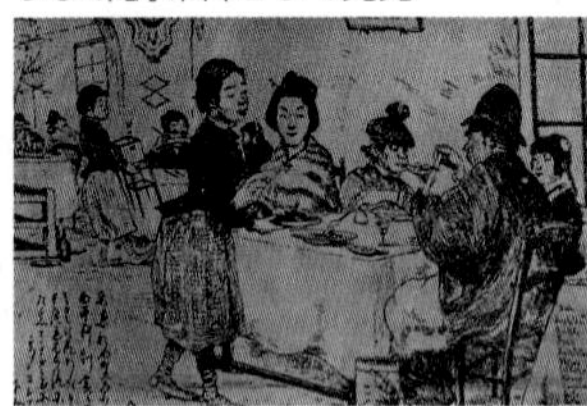

文明開化。洋食を食べる庶民

大正

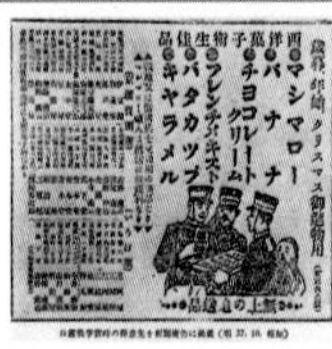

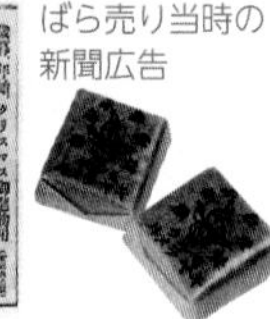

ばら売り当時の新聞広告

1913●森永製菓で初めてミルクキャラメルを商品名とする。ばら売り5厘（1粒）
1915●大戦景気で食生活の洋風化進展
1918●米価暴騰、米騒動始まる
1919●高い米の代替としてパン食奨励
1920●米価暴落（1円で米3升）
1921●東京・早稲田でカツ丼誕生
●炊飯電熱器が発売される
1922●合名会社江崎で栄養菓子グリコを販売、1粒300メートルの広告を始める●この頃、ライスカレー・コロッケ・トンカツが大正の三大洋食といわれる
1923●東京・浅草の日賀志屋（のちのエスビー食品）からカレー粉が発売

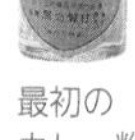

最初のカレー粉

昭和（戦前～20年代）

1926●鈴木梅太郎「日本人の蛋白質の栄養価」を報告
1927●東京・新宿の中村屋で高級カレーライス発売
1928●寿屋（のちのサントリー）国産初のウィスキー「白札」発売
1930●前年の世界恐慌が日本にも波及、農業にも恐慌起こる
1932●全国の欠食児童20万人を超える●「米よこせ闘争」東京を中心に激化
1933●「米穀統制法」公布
1936●学生などのあいだにアルマイト製弁当箱が流行

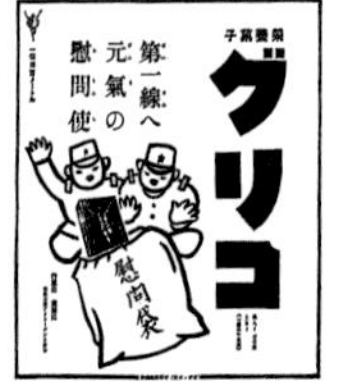

戦前の新聞広告

1940●米穀配給統制規則を公布
1941●陸軍省、国民生活を最低限度に切り詰めるよう訴える●東京・大阪・名古屋・京都・神戸・横浜の6大都市で、食料品で最初の消費統制の米穀配給通帳制、外食券制を実施。配給基準1人1日当たり2合3勺（330g）●文部省、学校給食奨励規則を定め、学校給食を開始
1942●食糧管理法公布。さまざまな食糧統制会社ができる

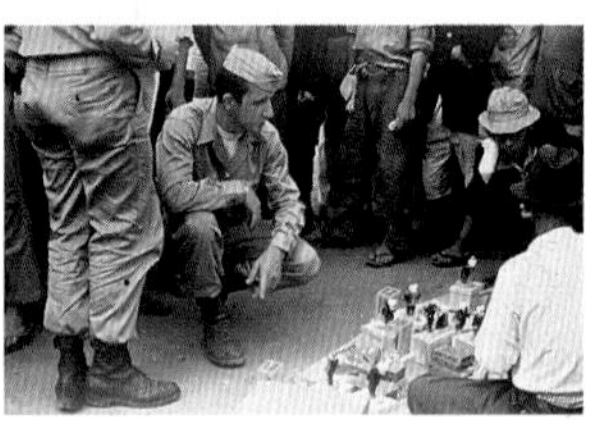

戦後の闇市

1945●闇市が開かれ、食料品・雑貨が出始める●この頃、餓死者が続出する
1946●輸入食料が配給されるも主食の遅配が続発。食糧メーデーに25万人参加●簡易電熱器（渦巻きニクロム線）が家庭必需品となる
1947●食品衛生法を公布
1948●菓子業界、輸入砂糖の大量放出で活気を呈す●この頃から食糧事情が好転し始める
1950●国民食糧及栄養対策審議会『日本食品標準成分表』を公表
1951●学校給食を全国市制地域の各小学校に拡大
1953●東京・青山に初のスーパーマーケットが開店

昭和（30～40年代）

1955●米不足時代が終わり、闇米価格が下落●ブロイラーの大量飼育始まる●大手家電メーカー、電気釜を発売。家庭電化時代始まる
1957●明治製菓、缶入り天然オレンジジュースを発売●東京コカコーラ、初のレギュラーサイズを発売
1958●厚生省、国民栄養調査で「4人に1人は栄養欠陥、動物性蛋白質の摂取を増やすように」と発表●日清食品、初のインスタントラーメン「チキンラーメン」を発売（1袋85g入り35円）。インスタントラーメンブーム起こる●レタス・セロリ・カリフラワーなど、西洋野菜が家庭に広がる

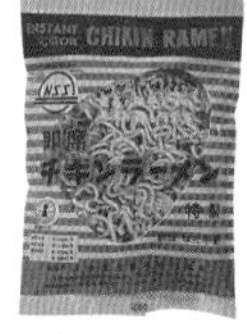

チキンラーメン

1959●栄養審議会、強化食品の必要性を強調●この年、自動炊飯器・電気ゆで卵器・自動温度調節器付き電気ポットが登場
1960●森永製菓、インスタントコーヒーを発売。インスタント食品ブーム起こる
1964●冷蔵庫の国内出荷台数が300万台を超える。普及率約47％

当時の冷蔵庫

1966●テトラパック（紙）入りの牛乳が登場●こげつかないテフロン加工（フッ素樹脂加工）の鍋やフライパンが登場●早川電機（のちのシャープ）、初の家庭用電子レンジを発売

最初の家庭用電子レンジ

1968●大塚食品、初のレトルト食品「ボンカレー」（80円）発売

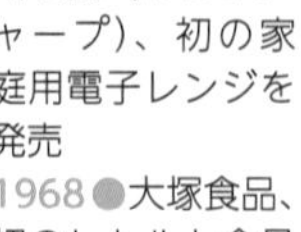

ボンカレー

1970●ファミリーレストラン「すかいらーく」東京・府中に第1号店を開店
1971●象印マホービン、電子ジャーを発売。これにより食生活が大きく変化する●マクドナルド、東京・銀座に第1号店を開店。ハンバーガー1個80円。ファストフードという言葉が流行する

昭和（50年代）

1976●できたての弁当を売る「ほっかほっか亭」の1号店が埼玉県草加市に開店
1977●雪印乳業、低脂肪乳「ローファット牛乳」を発売
1978●健康食ブーム。胚芽精米の販売が盛んになる●全国的に外食産業が大盛況
1979●健康食品のヨード卵発売●一般家庭への電子レンジの普及率が30％を超える
1980●大塚製薬が「ポカリスエット」発売。スポーツドリンクブームを呼ぶ●カルシウム添加のインスタントラーメンやみそ・菓子などの食品が続々登場●減塩しょうゆ・低アルコール度ビールなど、食品にもマイルドブーム
1982●ビタミンブーム。デパートでビタミンショップの開設が相次ぐ
1983●電磁調理器が人気を呼ぶ

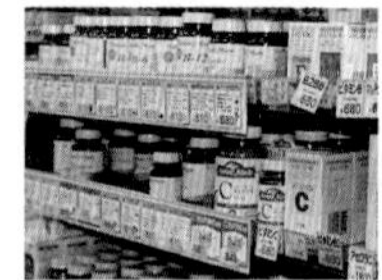

ビタミンブーム

昭和（60年代）～平成

1986●東京に宅配ピザの店「シカゴ・ピッツァ・ファクトリー」が開店●自動パン焼き器が登場。爆発的な売れ行き
1989●デザート菓子ティラミスをきっかけにイタリア料理ブーム

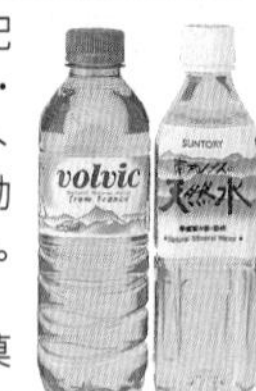

ミネラルウォーター

1990●ミネラルウォーターの需要が急増
1991●牛肉・オレンジの輸入自由化●すべての食品添加物の表示が義務づけられる
1993●子供の「朝の孤食化」進む●ココヤシを使ったデザート「ナタデココ」ブーム●味覚障害患者が増加
1994●全国のコンビニエンスストアは約4万2000店に、清涼飲料水の自販機は約190万台となる
1995●加工食品の賞味期限表示が義務づけられる●ココア飲料が爆発的ブーム
1997●甘味料「キシリトール」認可。虫歯と戦うガムが発売

カラーグラフ食品成分表

QR 右ページ上に左のマークがあったら、QRコンテンツにアクセスできます。QRコード→アクセスキーの入力で、メニュー画面が表示されます。

からだの組成と栄養素のはたらき

人はなぜ食べるのか

自動車はガソリンがなくなると止まってしまう。人間も同じようにからだの中のエネルギーがすべてなくなると、動けなくなってしまう。その前に脳から「エネルギーを補給しなさい」という命令が出る。これが、「おなかがすいた」ということ。では、摂取した食物はからだの中でどのように役立っているのだろうか。ただ「おなか一杯」になればいいというわけではない。一日に何をどのくらい食べれば元気に過ごせるのだろうか。これから一生営んでいく食生活について、その意味をもう一度考えてみよう。

1 からだの組成と摂取する栄養素

人のからだの組成と1日に摂取する栄養素は図のようであり、食物の摂取により細胞内で生命維持活動が営まれている。からだの組成には、性別、年齢、体型などにより個人差がある。

人体の組成

水分	50～60%
たんぱく質	15～20%
脂質	15～25%
ミネラル	5%
炭水化物その他	

藤田美明・奥恒行『栄養学総論』より

1日に摂取する栄養素

飲料水		1.0L	2.3L
食物中の水		1.0L	
代謝水※		0.3L	
炭水化物		340g	
たんぱく質		65g	
脂質		61g	
ミネラル	食塩	10g	
	カルシウム	1100mg	
	鉄	10mg	
ビタミン類	ビタミンA	700μgRE	
	その他のビタミン類	130mg	

※代謝水：摂取した食物の栄養素が代謝されて生じる水。

2 栄養素のはたらき

栄養素は、炭水化物、脂質、たんぱく質、ビタミン、ミネラルの5つに分類でき、**5大栄養素**とよばれる（炭水化物、脂質、たんぱく質を**3大栄養素**ともいう）。これらの栄養素は、からだを構成したり、生活や成長に必要なエネルギーを生成したり、生理機能の調整などを行っている。これらの栄養素は連携しながらはたらいているため、効率的に作用させるには、多くの種類の栄養素を摂取するとよいが、食品によって含まれる種類や量が異なるため、バランスのよい食事が理想とされている。栄養素は欠乏してもいけないが、過剰摂取も健康にはよくない。

エネルギーになる（熱量素）

生きるために必要なエネルギーを供給する栄養素で、炭水化物・脂質・たんぱく質が関係する。おなかがすくと元気がなくなるのは、エネルギーが切れているからだ。

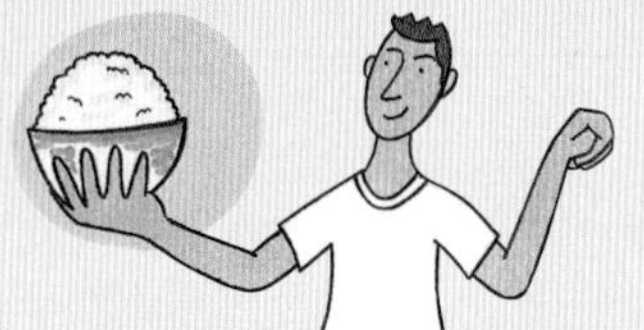

からだをつくる（構成素）

からだの骨や組織・筋肉・血液などをつくる栄養素で、脂質・たんぱく質・ミネラルが関係する。おとなの細胞の数は60兆個にもなり、毎日、新しい細胞に生まれ変わる。

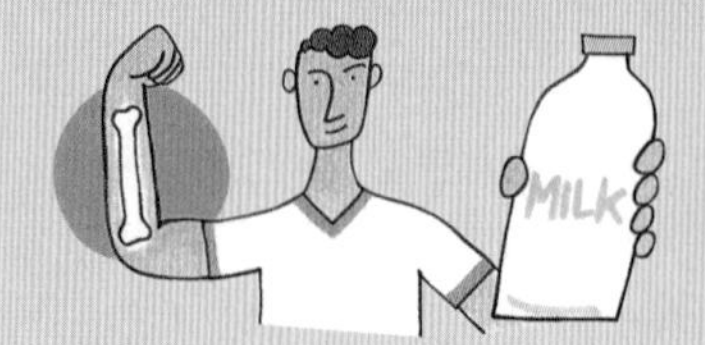

からだの調子を整える（調節素）

からだの各機能を調節する栄養素で、食物繊維・たんぱく質・ミネラル・ビタミン・脂質の一部が関係する。体内のさまざまな化学反応である代謝を助け、からだの調子を整える。

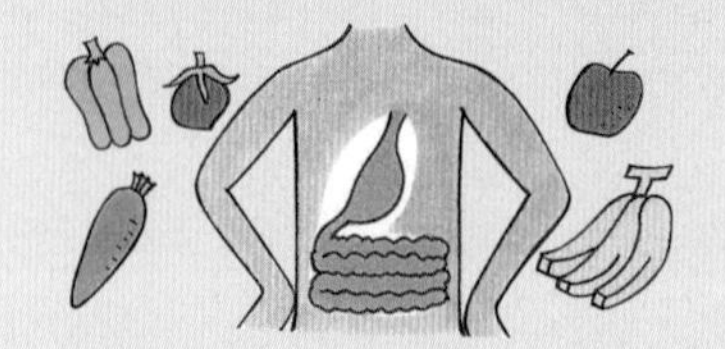

（食物繊維）

	炭水化物（➔p.14）	脂質（➔p.16）	たんぱく質（➔p.18）	ミネラル（➔p.20）	ビタミン（➔p.24）
穀類・いも類	○	×	△	△	△
肉類・魚類	×	△	○	△	△
乳類	×	△	○	△	△
豆類	△	×	△	△	△
野菜類	△	×	×	○	○
きのこ類・藻類	×	×	×	○	△

○…多く含む　△…あまり含まれない。食品や成分によっては多い　×…ほとんど含まれない

2

食物の消化と吸収

消化・吸収とは

消化とは、口から消化管の中へとり入れた食物を、消化管の壁（上皮細胞）を通りうる状態にまで分解する作用をいい、消化された物質が血液やリンパ液中にとり込まれる作用を吸収という。ぶどう糖やビタミン、ミネラル、水などはそのまま吸収されるが、でん粉などの炭水化物や脂肪、たんぱく質は分解されたのちに吸収される。この過程にはさまざまな消化酵素がはたらいている。

1 消化器官と消化酵素のはたらき

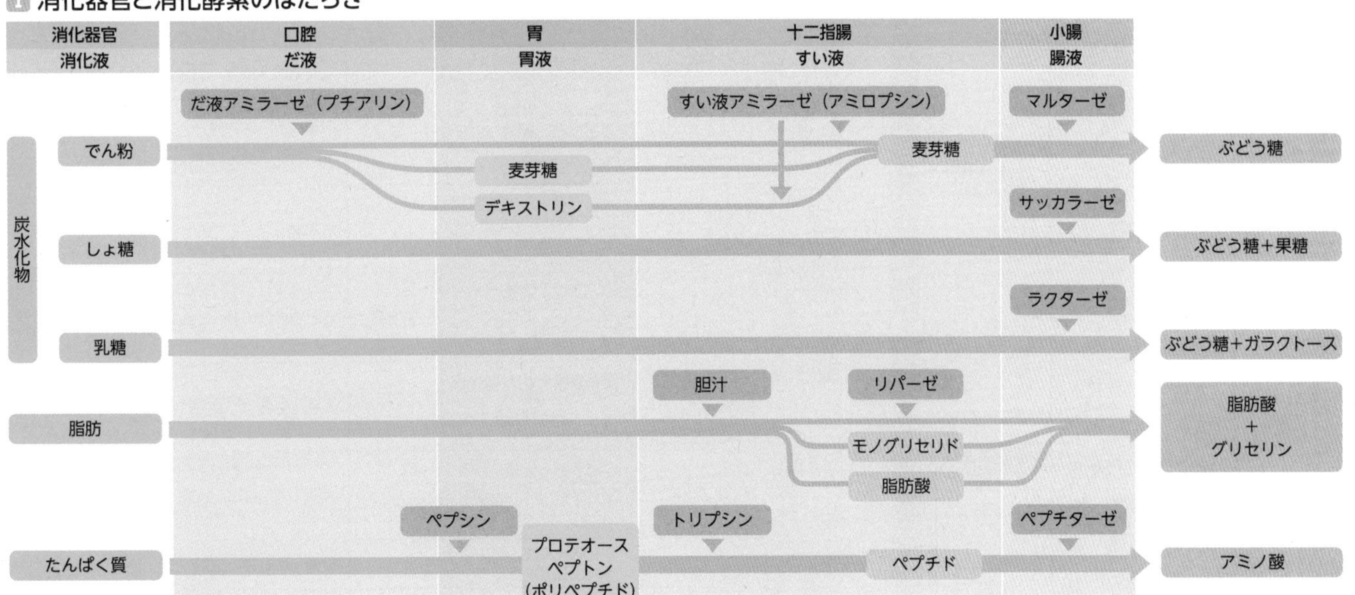

2 消化・吸収の過程

栄養素は、その9割以上が小腸で吸収される。小腸の内壁は、吸収面積を広くさせるために柔毛（じゅうもう）で覆われている。その面積はテニスコート1面ほどになる。栄養素によって、吸収場所も決まっている。

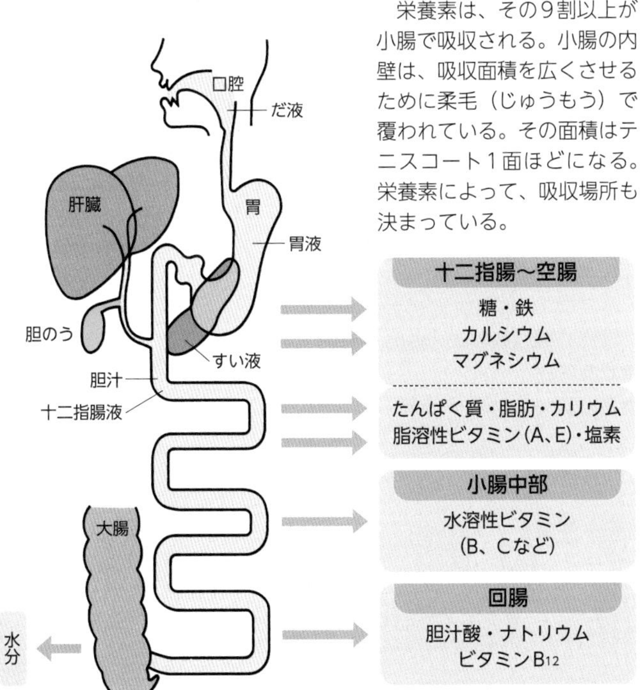

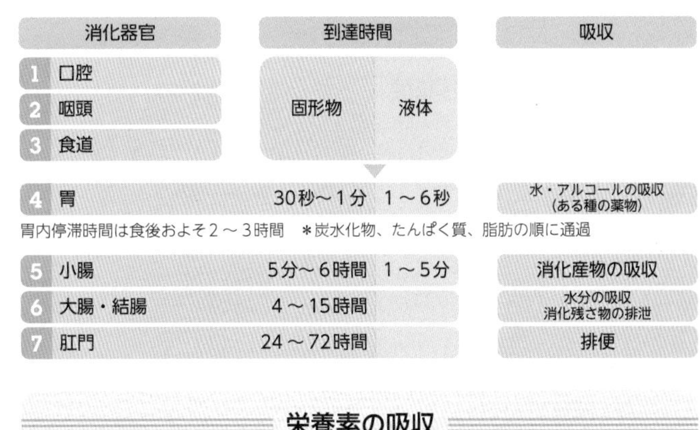

消化器官	到達時間		吸収
	固形物	液体	
1 口腔			
2 咽頭			
3 食道			
4 胃	30秒～1分	1～6秒	水・アルコールの吸収 (ある種の薬物)
5 小腸	5分～6時間	1～5分	消化産物の吸収
6 大腸・結腸	4～15時間		水分の吸収 消化残さ物の排泄
7 肛門	24～72時間		排便

胃内停滞時間は食後およそ2～3時間　＊炭水化物、たんぱく質、脂肪の順に通過

栄養素の吸収

消化された栄養素は、胃壁、腸壁を通して血管、リンパ管に入り、からだの各部分や組織に運ばれる。濃度の高低差による拡散作用であるが、有用なものを選択的に吸収する作用もある。

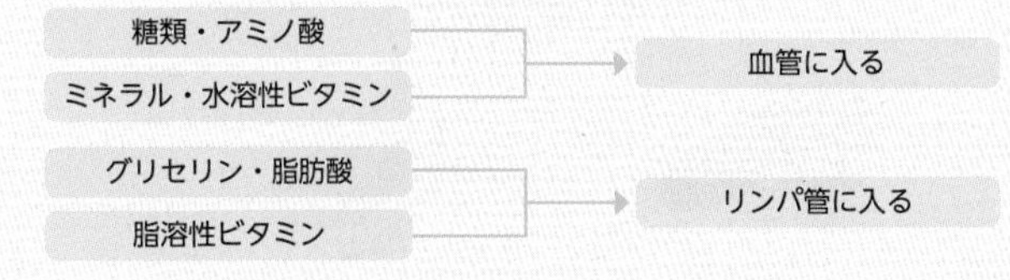

炭水化物（糖質・食物繊維）

Carbohydrate（Glucide・Dietary fiber）

炭水化物とは

炭素（C）、水素（H）、酸素（O）の3元素から構成され、$C_m(H_2O)_n$ の分子式であらわされる。消化酵素により消化される「糖質」と、消化されない「食物繊維」に分かれる。このうち糖質は、1gあたり4kcalのエネルギーを持ち、全摂取エネルギーの約6割を占め、重要なエネルギー源である。食物繊維はほとんどエネルギー源とはならないが、整腸作用などが注目されている。

1 糖質と食物繊維の区分

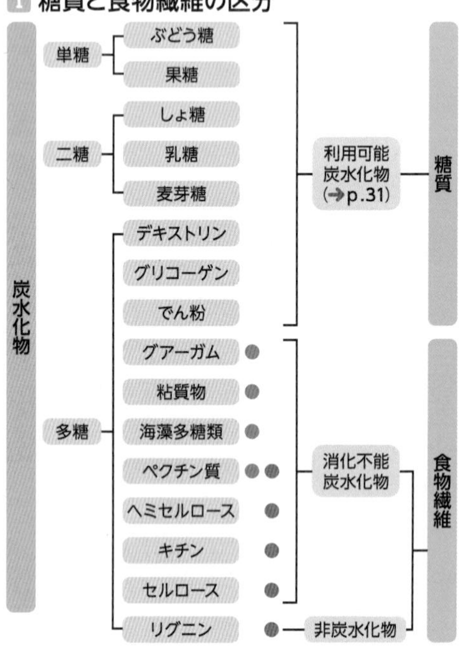

●水溶性食物繊維　●不溶性食物繊維

2 糖質の種類

分類		種類	構造	おもな所在	特性
単糖類		ぶどう糖（グルコース）	ぶどう糖　果糖　ガラクトース	くだもの・野菜・血液（0.1%）	水溶性 甘い
		果糖（フルクトース）		くだもの・はちみつ	
		ガラクトース		（乳汁にぶどう糖と結合して）乳糖	
少糖類	二糖類	麦芽糖（マルトース）	ぶどう糖＋ぶどう糖	水あめ	
		しょ糖（スクロース）	ぶどう糖＋果糖　$C_{12}(H_2O)_{11}$	さとうきびの茎・てんさいの根	
		乳糖（ラクトース）	ぶどう糖＋ガラクトース	人乳・牛乳	
	三糖類	ラフィノース	ぶどう糖＋果糖＋ガラクトース	大豆・てんさい・綿実	
多糖類		でん粉（スターチ）	アミロースとアミロペクチン（➔p.35）がある	穀類・いも類・豆類	不溶性 甘くない
		デキストリン	でん粉の途中分解産物	あめ	
		グリコーゲン	動物の貯蔵炭水化物	動物の肝臓・筋肉	

単糖類：1個の糖から構成される。　少糖類：2～10個の単糖が結合したもの。結合数によって二糖類、三糖類などという。　多糖類：単糖が多数結合したもの。

3 単糖類・二糖類の甘味度（しょ糖100として）

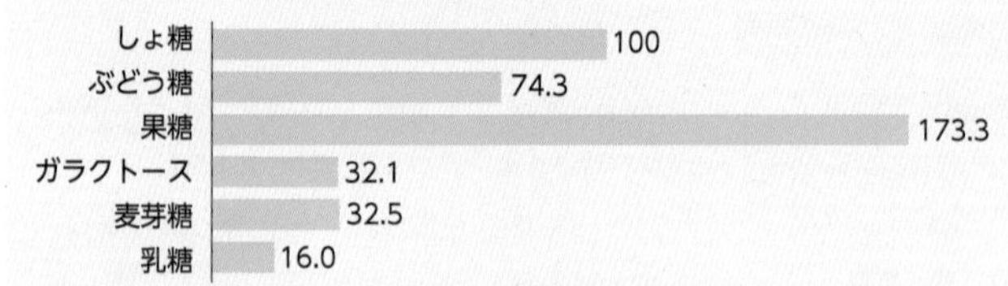

4 でん粉の構造

穀類やいも類に含まれているでん粉は、アミロースとアミロペクチンからなっており、その割合は食品によって異なる。

アミロースとアミロペクチンの割合（%）

食品名	アミロース	アミロペクチン
うるち米	20	80
もち米	0	100
とうもろこし	26	74

5 糖質を多く含む食品と目標摂取量

1日の目標量（15～17歳）　男女とも、総エネルギー摂取量の50%以上65%未満（➔p.205 6）

多く含む食品（100gあたり）

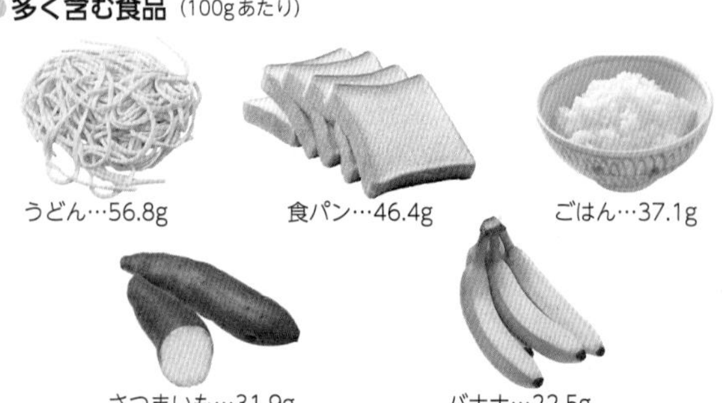

うどん…56.8g　食パン…46.4g　ごはん…37.1g　さつまいも…31.9g　バナナ…22.5g

とりすぎた場合

肥満／糖尿病／高脂血症／脂肪肝／虫歯

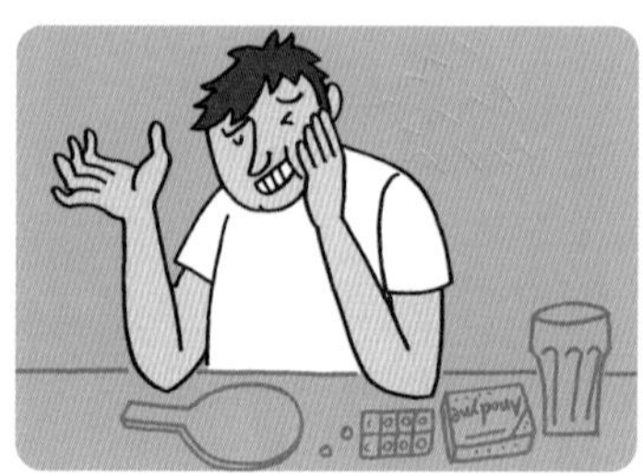

足りない場合

疲れやすくなる／集中力がなくなる／皮膚が衰えてくる

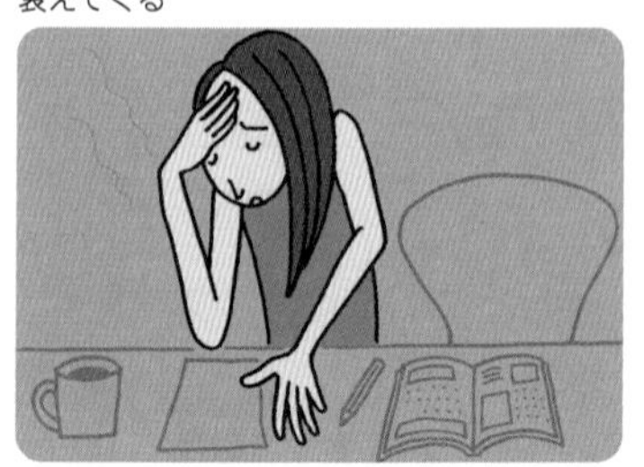

食物繊維とは

人間のもつ消化酵素で分解されない動植物食品中に含まれる難消化成分をいい、ダイエタリーファイバーともいう。その多くが多糖類である。水溶性と不溶性があり、いずれも消化吸収されないので栄養素には含めないとされたが、近年、食物繊維の摂取量の低下と生活習慣病の増加との関連性が注目されるようになり、その有用性が見直されている。食物繊維は5大栄養素（炭水化物・たんぱく質・脂質・ビタミン・ミネラル）に続く「第6の栄養素」とよばれるようになった。

6 食物繊維の主なはたらき

1. 消化管を刺激し、その動きを活発にする
2. 食物繊維の保水性・ゲル形成機能により、便容積を増大し、かたさを正常化する（便秘予防）
3. 便量を増すことにより、消化管通過時間を短縮させる（便秘予防）
4. 満腹感を与え、エネルギーの過剰摂取を防ぐ（肥満予防）
5. 胆汁酸を吸着し排出することで、血中コレステロールの上昇を抑制する（動脈硬化予防）
6. 腸内の有害物質を吸着させ、糞便中に排出する

8 食物繊維の分類

分類	含まれる部位	名称	多く含む食品
不溶性食物繊維	植物細胞壁の構成成分	セルロース	野菜、穀類、豆類、小麦ふすま
		ヘミセルロース	穀類、豆類、小麦ふすま
		ペクチン質（不溶性）	未熟な果物、野菜
		リグニン	ココア、小麦ふすま、豆類
	甲殻類の殻の構成成分	キチン	えび、かにの殻
水溶性食物繊維	植物細胞の貯蔵多糖類	ペクチン質（水溶性）	熟した果物
		植物ガム（グアーガム）	樹皮、果樹など
		粘質物（グルコマンナン）	こんにゃく
		海藻多糖類(アルギン酸、ラミナリン、フコイダン)	海藻、寒天
	食品添加物	化学修飾多糖類	
		化学合成多糖類	
その他	結合組織の成分	コンドロイチン硫酸	動物食品の骨、腱など

7 食物繊維の摂取

食物繊維を含む野菜を食べる際には、とくに加熱調理して食べると効果的である。加熱によってかさが減るので、量もたっぷりとることができる。主食には、白米のほか玄米や麦などをうまくとり入れるとよい。精白米のみでは1食0.4gの食物繊維量が、3割の押し麦を混ぜて炊くと1.9g、食パンでは2.5gの食物繊維量が全粒粉のライ麦パンでは5.0gといずれもより多くの食物繊維がとれる。

一方で、食物繊維をとりすぎると、ビタミンやミネラルなどの吸収障がいを引き起こすことがある。一般的に、食物繊維が豊富な食品は、ビタミンやミネラルも多く含まれているため、自然の食品から食物繊維をとっている限りはとくに問題はないが、食物繊維の摂取を目的とした加工食品や、いわゆる「サプリメント」の過剰摂取には注意が必要である。

topic 食べ物と腸内細菌の関係

腸内にはいろいろな種類の細菌がいるが、年齢や食生活によって腸内細菌の種類や数も変わってくる。ビフィズス菌などは善玉菌、大腸菌などは悪玉菌とよばれ、それぞれ違うはたらきをする。

昔ながらの日本型食生活の食材に多く含まれる「食物繊維」は、悪玉菌の繁殖をくい止め、腸の中を掃除し、善玉菌を増やすはたらきがある。大豆やたまねぎ、アスパラガスなどに多いオリゴ糖は善玉菌の栄養素となっている。逆に、肉類、たんぱく質、脂肪の過剰摂取は悪玉菌を増やすことになる。

●加齢と腸内細菌の変化

●おもに有用なはたらき
▲おもに有害なはたらき
◆両方のはたらきをもつ

便1gあたりの菌の数（対数）
12
10
8
6
4
2
出生日
離乳期
成長期
老年期
◆バクテロイデス
◆ユウバクテリウム
◆嫌気性レンサ球菌
●ビフィズス菌
▲大腸菌
◆腸球菌
●乳酸かん菌
▲ウェルシュ菌

（光岡知足氏による資料）

9 食物繊維を多く含む食品と目標摂取量

1日の目標量（15～17歳）男：19g以上、女：18g以上（➜p.205 7）

●多く含む食品（1回使用量あたり）

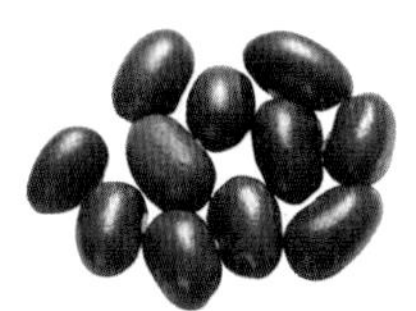
いんげんまめ(80g)…15.7g

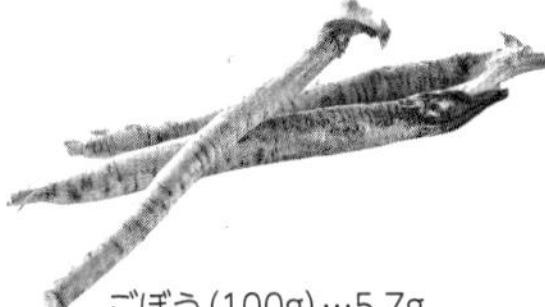
ごぼう(100g)…5.7g

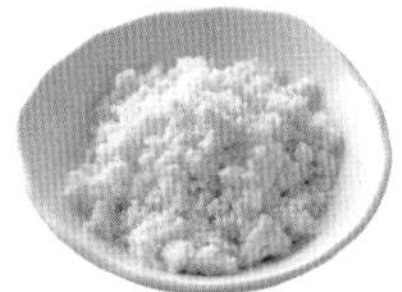
おから(50g)…5.8g

とうもろこし 玄穀(150g)…13.5g

●とりすぎた場合

下痢／鉄・カルシウム・亜鉛の吸収が妨げられる

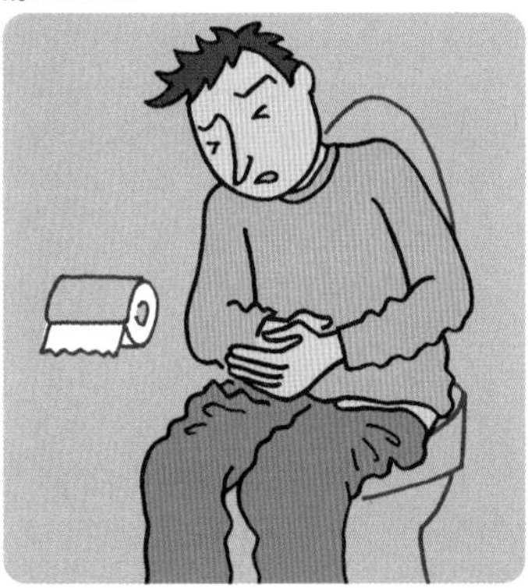

●足りない場合

便秘／痔（ぢ）／腸内環境の悪化＝発がんのリスクが高まる

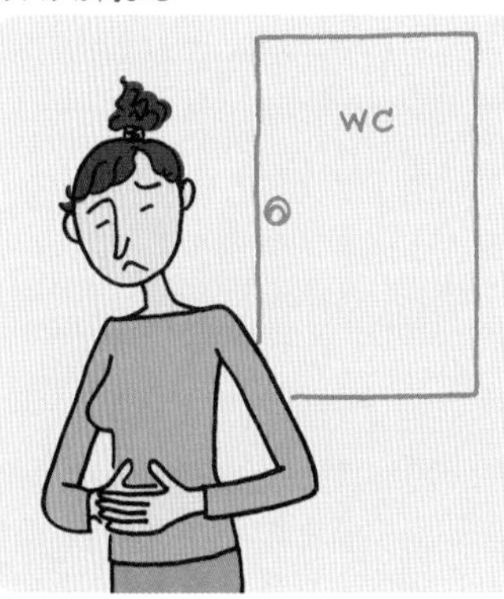

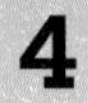

脂質

Lipid

脂質とは

炭水化物と同様に、炭素（C）、水素（H）、酸素（O）の3元素から構成される。水に溶けず、エーテル、クロロホルム、メタノールなどの有機溶剤に溶ける性質をもつ。エネルギー源、必須脂肪酸の供給源としてのはたらきのほかに、脂溶性ビタミンの吸収をよくするはたらきをもつ。水に溶けないため、体内で単一に存在することができず、リン脂質やたんぱく質などと複合体をつくり、水に可溶化されている場合が多い。1gあたりのエネルギー値が9kcalと高いので、エネルギーの貯蔵に適しているが、過剰摂取には要注意。

1 脂質の種類

分類	種類	構造	おもな所在	生理機能
単純脂質	中性脂肪 ろう	脂肪酸＋グリセリン 脂肪酸＋高級アルコール	食用油、まっこう鯨、魚卵	エネルギー貯蔵、保温作用
複合脂質	リン脂質 糖脂質	脂肪酸＋グリセリン＋リン酸＋コリン（レシチン）など 脂肪酸＋グリセリン＋単糖類	卵黄	細胞膜などの構成成分 脳組織に広く分布
誘導脂質	脂肪酸 ステロール	脂肪を構成する有機酸 エルゴステロール（植物性） コレステロール（動物性） 性ホルモン、胆汁酸など	バター、食用油 あさり、かき、植物油 卵黄、えび、いか	脂肪として蓄積し、分解してエネルギー供給する ホルモンの構成成分

中性脂肪の模式図

グリセリン	脂肪酸
	脂肪酸
	脂肪酸

リン脂質の模式図

グリセリン	脂肪酸	
	脂肪酸	
	リン酸	コリンなどの塩基

2 脂肪酸の種類

分類		名称	構造	炭素数(n):二重結合	おもな所在	特性
飽和脂肪酸(S)		酪酸 ヘキサン酸 カプリル酸 ラウリン酸 ミリスチン酸 パルミチン酸 ステアリン酸	$C_nH_{2n}O_2$ 例：パルミチン酸	C_4：0 C_6：0 C_8：0 C_{12}：0 C_{14}：0 C_{16}：0 C_{18}：0	バター バター バター、やし油 やし油、鯨油 やし油、落花生油 パーム油、やし油 ヘット（牛脂）、ラード（豚脂）	融点が高く、常温で固体のものが多い。 コレステロールをふやす。 中性脂肪をふやし、動脈硬化の原因となる。 酸化しにくい。
不飽和脂肪酸	一価(M)	パルミトレイン酸 オレイン酸 エルシン酸	$C_nH_{2(n-x)}O_2$ 例：リノール酸（n-6系）	C_{16}：1 C_{18}：1 C_{22}：1	動植物油 魚油、オリーブ油 なたね油	融点が低く、常温で液体のものが多い。オレイン酸は酸化しにくく、コレステロールを減らす。
	多価(P)	リノール酸● アラキドン酸		C_{18}：2 C_{20}：4	ごま油、だいず油 肝油	n-6系　必須脂肪酸を含む。コレステロールを減らす。酸化しやすい。
		α－リノレン酸● イコサペンタエン酸（IPA） ドコサヘキサエン酸（DHA）		C_{18}：3 C_{20}：5 C_{22}：6	なたね油、しそ油 魚油 魚油	n-3系

（注）●は必須脂肪酸。リノール酸をもとにアラキドン酸、α－リノレン酸をもとにIPAとDHAが体内で合成される。これら3つを必須脂肪酸に含める場合もある。

3 必須脂肪酸

不飽和脂肪酸のうち、リノール酸やα－リノレン酸は体内では合成されず、必ず食物から摂取しなければならない。健康な人では、食品から摂取したリノール酸をもとに、体内でアラキドン酸が合成される。また、α－リノレン酸をもとにイコサペンタエン酸（IPA）、ドコサヘキサエン酸（DHA）が合成される。必須脂肪酸が欠乏すると、成長不良や皮膚異常が見られたり、感染症にかかりやすくなったりする。

それぞれの必須脂肪酸は、体内で作用の異なるホルモン様のはたらきを示すプロスタグランジン（PG）などを生成する。

プロスタグランジンにはさまざまな種類があり、ごく微量でも強い生理作用がある。プロスタグランジンには、生体内での相互の微妙なバランスにより、血圧、血糖値、コレステロール値の降下、血液の凝固阻止、血管拡張、気管支拡張など多くの作用が認められている。

（注）イコサペンタエン酸（IPA）はエイコサペンタエン酸（EPA）ともいう。本書は文部科学省「日本食品標準成分表」の表記にあわせた。

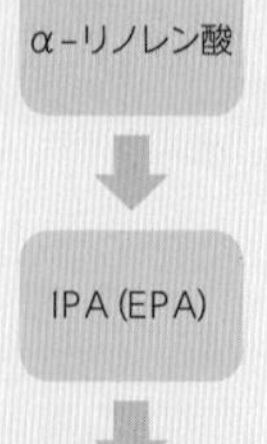
n-6系脂肪酸
リノール酸
アラキドン酸
n-3系脂肪酸
α-リノレン酸
IPA (EPA)
DHA

トランス脂肪酸

トランス脂肪酸は、天然にはほとんど存在せず、マーガリンやショートニングの製造過程で発生する。とりすぎると悪玉コレステロールが増加し、動脈硬化や心筋梗塞の危険性が高まるという報告がある。日本人の摂取状況は、WHOによる基準（総摂取カロリーの1％未満）を下回っている（0.3％程度）と推定されるため表示義務はないが、消費者庁は、事業者に対して情報を自主的に開示するように求めている。

4 望ましい脂肪酸の摂取比率

S：M：P比

脂質の栄養的評価は、脂肪酸のバランスに大きく左右される。

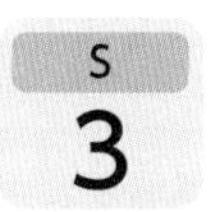

：
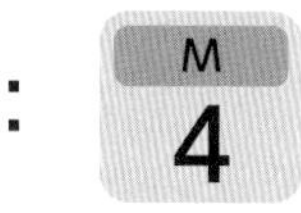

：
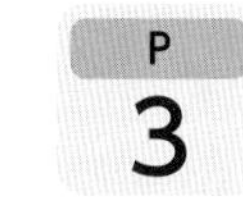

飽和脂肪酸　一価不飽和脂肪酸　多価不飽和脂肪酸

n-6系：n-3系比

同じ多価不飽和脂肪酸でも、生体における機能が違うため、適切な摂取を心がけることが大切である。

n-6系 4 ：
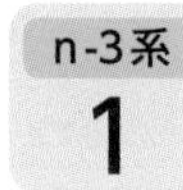

100 gあたりの脂肪酸総量（g）とS：M：P比 ／ n-6系：n-3系比

食品	飽和脂肪酸(S)	一価不飽和脂肪酸(M)	多価不飽和脂肪酸(P)	n-6系	n-3系
オリーブ油（94.58g）	13.29	74.04	7.24	6.64	0.60
ごま油（93.83g）	15.04	37.59	41.19	40.88	0.31
調合油（93.01g）	10.97	41.10	40.94	34.13	6.81
マーガリン 家庭用 有塩（75.33g）	23.04	39.32	12.98	11.81	1.17
無発酵バター 有塩バター（70.56g）	50.45	17.97	2.14	1.86	0.28
和牛肉 かたロース 赤肉（23.29g）	8.28	14.17	0.83	0.80	0.03
ぶた ロース 脂身つき（17.73g）	7.84	7.68	2.21	2.10	0.11
くろまぐろ 天然 脂身（22.52g）	5.91	10.20	6.41	0.60	5.81
まあじ 皮つき 生（3.37g）	1.10	1.05	1.22	0.13	1.05
	3	4	3	4	1

5 コレステロール

コレステロールは、血液中の脂質の1つである。成人の体内には約100 gのコレステロールが存在し、体成分更新のために1日1 g以上の供給が必要である。食物としてその一部を摂取し、ほかは肝臓で合成される。コレステロールは、①細胞膜の成分　②胆汁酸の成分　③性ホルモン、副腎皮質ホルモンの成分　④プロビタミン（体内でビタミンに変換されるもの）の成分としてのはたらきをもち、とくに成長期には必要とされる。しかし、肝臓が送り出すコレステロール（LDL）と、肝臓に送られてくるコレステロール（HDL）のバランスが崩れると血液中にコレステロールのかすがたまり、動脈硬化を起こす原因となる。

飽和脂肪酸は血液中のコレステロールを上昇させる作用があるが、多価不飽和脂肪酸は低下させる作用がある。しかし、多価不飽和脂肪酸は酸化されやすく、酸化された脂質は老化の原因となるので、新鮮な食品を選ぶよう気をつける。

6 コレステロールの吸収と代謝

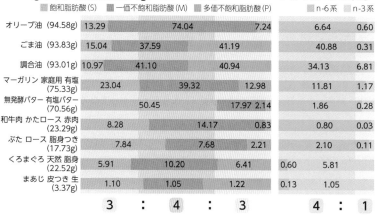

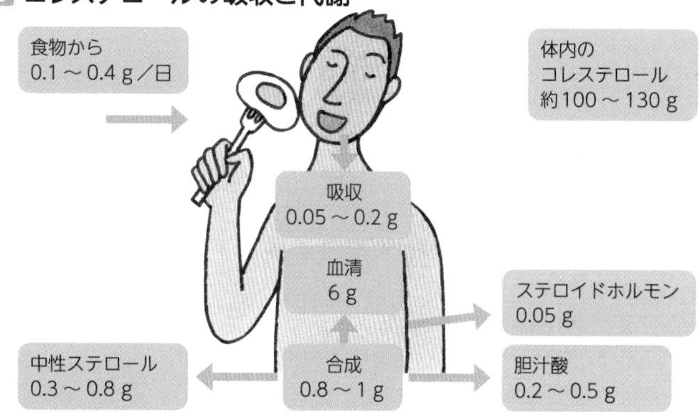

7 脂質を多く含む食品と目標摂取量

1日の目標量（15～17歳）　男女とも、総エネルギー摂取量の20%以上30%未満（➔p.205 8）

多く含む食品（1回使用量あたり）

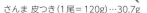

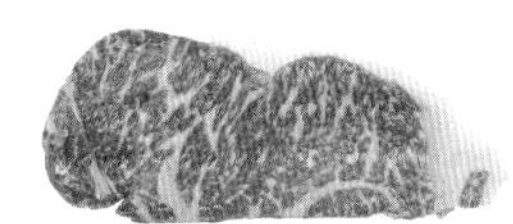
和牛肉 サーロイン(150g)…71.3g

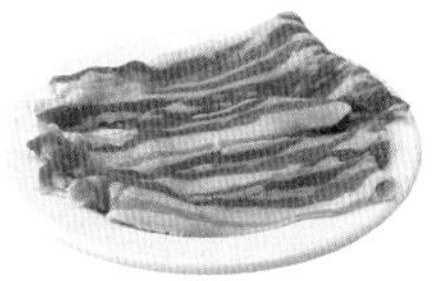
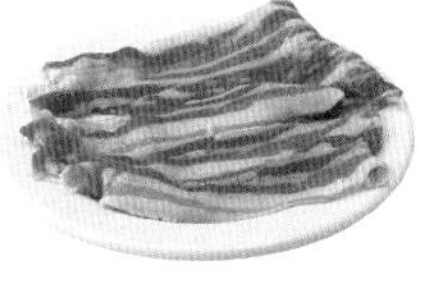
ぶた ばら 脂身つき(100g)…35.4g

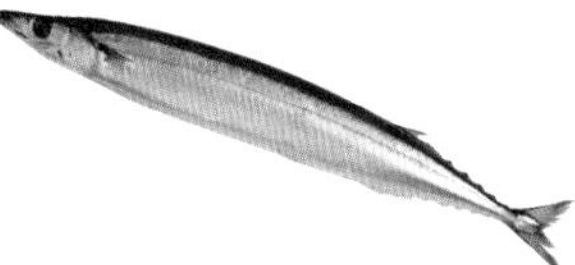
さんま 皮つき(1尾＝120g)…30.7g

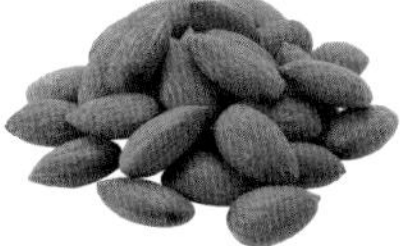
アーモンド(30g)…15.5g

とりすぎた場合

脂質異常症／肥満／動脈硬化／心臓疾患／老化／免疫力の低下

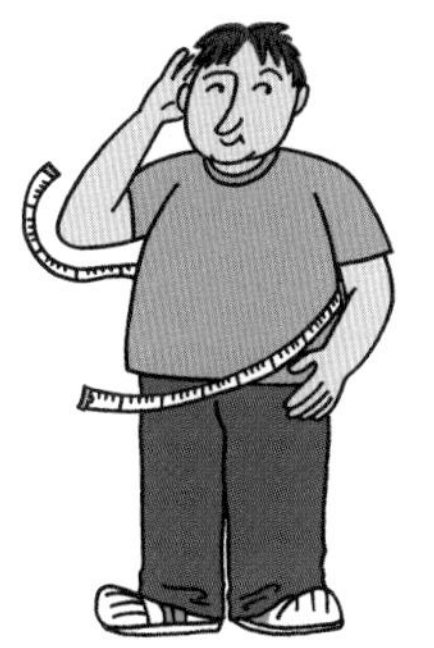

足りない場合

摂取エネルギー不足／発育不良／脂溶性ビタミン欠乏／血管の脆弱化／免疫力の低下

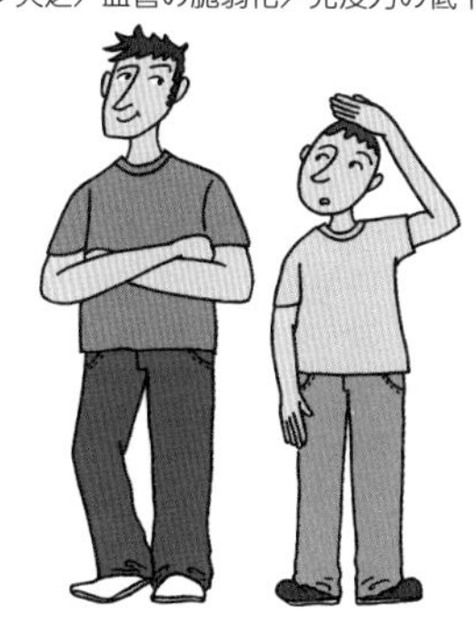

オリーブ油とオレイン酸

南イタリア地方は、他のヨーロッパ諸国に比べて心臓疾患による死亡率が低いといわれる。肉やバターを多く使う欧米諸国の食事に比べれば、南イタリア地方の摂取バランスは日本に近い。多く使われるオリーブ油のオレイン酸含有量は70％以上もあり、一価不飽和脂肪酸の特徴である酸化に強い油で、がんの原因にもなる過酸化脂質をつくりにくく、血中コレステロールを減らすはたらきもある。生で利用すると香りが高く、加熱による酸化も少ないことから、料理にも安心して使える。製法・等級によって名称が異なり、果肉を冷圧法で絞った一番絞りの「バージンオイル」にも、オレイン酸の含量の多い順に「エクストラ・バージン」「ファイン・バージン」「セミ・ファイン」の3段階がある。

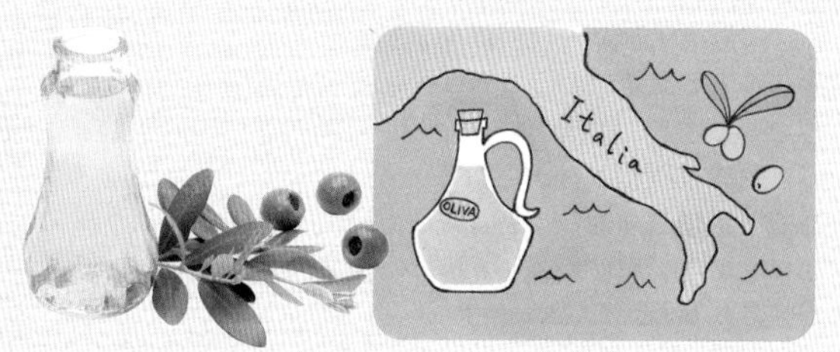

たんぱく質

Protein

たんぱく質とは

約20種類のアミノ酸が数十～数百個以上結合したもので、炭素（C）、水素（H）、酸素（O）のほかに、窒素（N）を含む。からだを構成する細胞・酵素・ホルモン・免疫抗体・核酸は、たんぱく質からできている。1ｇあたり4kcalのエネルギー源となるなど、たんぱく質はからだを構成する成分として重要であるとともに、エネルギー源としても重要な栄養素である。

1 たんぱく質の種類

分類	種類	おもなものの名称と所在	特性
単純たんぱく質	アルブミン	オボアルブミン（卵白）、ラクトアルブミン（乳）、血清アルブミン（血液）	水に溶け、加熱すると凝固する。
	グロブリン	グロブリン（卵白・血液）、グリシニン（大豆）、アラキン（落花生）	水に溶けず、塩溶液に溶ける。加熱すると凝固する。
	グルテリン	オリゼニン（米）、グルテニン（小麦）	水や塩溶液に溶けず、薄い酸やアルカリに溶ける。加熱しても凝固しない。
	プロラミン	グリアジン（小麦）、ツェイン（とうもろこし）	水に溶けず、アルコールに溶ける。
	硬たんぱく質	コラーゲン（皮・骨）、エラスチン（腱）、ケラチン（爪・毛髪）	水・塩溶液・酸・アルカリなどに溶けない。
複合たんぱく質	核たんぱく質	（細胞核）	単純たんぱく質に核酸が結合したもの。
	糖たんぱく質	オボムコイド（卵白）、ムチン（血清）	たんぱく質に糖が結合したもの。
	リンたんぱく質	カゼイン（乳）、ビテリン（卵黄）	たんぱく質にリン酸が結合したもの。
	色素たんぱく質	ヘモグロビン（血液）、ミオグロビン（筋肉）	たんぱく質に色素が結合したもの。
	リポたんぱく質	リポビテリン（卵黄）	たんぱく質にリン脂質が結合したもの。
誘導たんぱく質	ゼラチン	コラーゲン（皮・骨）	たんぱく質を、物理的、化学的に処理したもの。

2 アミノ酸の種類

たんぱく質は、アミノ酸を遺伝子の情報にもとづいて、1個ずつ順番に結合させて合成するので、どれか1つでも不足すると、完全なたんぱく質ができない。たんぱく質を構成する20種類のアミノ酸のうち、体内で合成されない9種類のアミノ酸を**必須アミノ酸**、それ以外のものを**非必須アミノ酸**という。非必須アミノ酸は、体内で合成することができるので、必ずしも食事から摂取する必要はないという意味で、体内になくてもよいという意味ではない。たんぱく質の合成には、必須アミノ酸も非必須アミノ酸もどちらも必要である。

必須アミノ酸のうち、メチオニン、フェニルアラニンは、一部を非必須アミノ酸のシスチン、チロシンにより代替、合成することができる。メチオニンとシスチンを合わせて**含硫アミノ酸**、フェニルアラニンとチロシンを合わせて**芳香族アミノ酸**という。

	種類	はたらき	多く含む食品
必須アミノ酸	イソロイシン	成長促進、神経・肝機能向上、筋力向上	牛肉・鶏肉・鮭・チーズ
	ロイシン	肝機能向上、筋力向上	牛乳・ハム・チーズ
	リシン（リジン）	体組織の修復、ぶどう糖代謝促進	魚介類・肉類・レバー
	メチオニン	抑うつ状態の改善	牛乳・牛肉・レバー
	フェニルアラニン	抑うつ状態の改善、鎮痛作用	肉類・魚介類・大豆・卵・チーズ・アーモンド
	トレオニン（スレオニン）	脂肪肝予防、成長促進	卵・ゼラチン・スキムミルク
	トリプトファン	精神安定、抑うつ状態改善	チーズ・種実・大豆製品・柿・卵黄
	バリン	成長促進	プロセスチーズ・レバー・牛乳・卵
	ヒスチジン	子どもの成長に必須、神経機能	チーズ・鶏肉・ハム・牛肉
非必須アミノ酸	グリシン／アラニン／セリン／シスチン／チロシン／アスパラギン酸／グルタミン酸／プロリン／アルギニン（子どもにとっては必須アミノ酸）	●アミノ酸の構造 アミノ基 H-N(H)-C(H)(R1)-C(=O)-OH カルボキシル基 側鎖	

3 食品による必須アミノ酸のバランスのちがい

必須アミノ酸は、食品により含まれる量が異なっている。右のグラフは、3つの食品における、可食部100g中の必須アミノ酸量を示したものである。これを見ると、各食品によって必須アミノ酸のバランスはさまざまに異なっていることがわかる。食事摂取基準（➔p.205 9）に1日に必要なたんぱく質の推奨量が掲載されているが、1つの食品を食べることで推奨量を満たしたとしても、必須アミノ酸のバランスはとれていない場合が多い。いろんな食品を組み合わせて食べる必要がある。

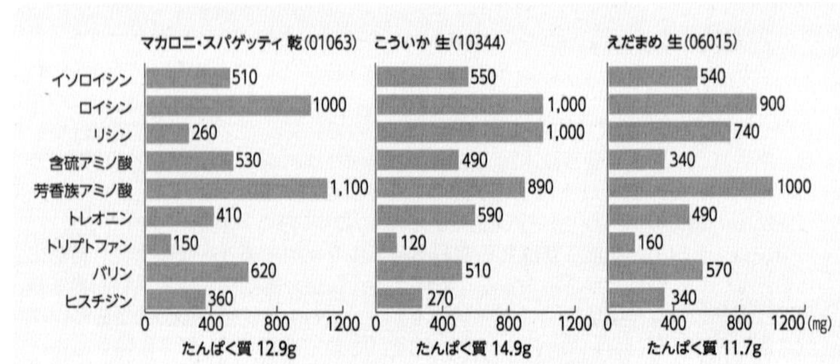

4 必須アミノ酸の必要量

必須アミノ酸は、それぞれ1日あたりどれくらい必要かが決められている。乳幼児、児童および青少年は、体重維持のためのアミノ酸必要量に加え、成長に伴うアミノ酸必要量も加えられるので、成人よりも必要量が高い。

通常の食生活を送っていれば不足する心配はない。

(mg /kg体重 / 日)

必須アミノ酸	6か月	1～2歳	3～10歳	11～14歳	15～17歳	18歳以上
イソロイシン	36	27	22	22	21	20
ロイシン	73	54	44	44	42	39
リシン	63	44	35	35	33	30
含硫アミノ酸	31	22	17	17	16	15
芳香族アミノ酸	59	40	30	30	28	25
トレオニン	35	24	18	18	17	15
トリプトファン	9.5	6.4	4.8	4.8	4.5	4.0
バリン	48	36	29	29	28	26
ヒスチジン	22	15	12	12	11	10

(厚生労働省「日本人の食事摂取基準」2020年版、「WHO/FAO/UNU合同専門協議会報告」2007年)

5 アミノ酸価（アミノ酸スコア）とは

各食品のたんぱく質の「質」つまり栄養価を評価する方法の1つに、**アミノ酸価**がある。体のたんぱく質合成のために理想的な必須アミノ酸組成を**アミノ酸評点パターン**※1（必須アミノ酸必要量パターン）として設定し、それぞれの食品に含まれている必須アミノ酸量※2がその何%にあたるかを算出する方法である。

評点パターンに満たない必須アミノ酸があると、十分に量がある必須アミノ酸が複数あったとしても、その最も少ない量のアミノ酸に見合う量でしかたんぱく質を合成できない（右図のおけでいえば、一番短い板の部分にあたる）。評点パターンに満たないアミノ酸を**制限アミノ酸**といい、そのなかで最も比率の小さいもの（**第一制限アミノ酸**）の数値が、その食品のアミノ酸価となる。

※1 アミノ酸評点パターンは1～2歳のもの（「WHO/FAO/UNU合同専門協議会報告」2007年）。

※2 アミノ酸成分表は、第3表「アミノ酸組成によるたんぱく質1gあたりのアミノ酸成分表」（➔p.198～203）を使用する。

$$\text{アミノ酸価 (C)} = \frac{\text{第一制限アミノ酸含量}}{\text{アミノ酸評点パターンの同アミノ酸含量 (A)}} \times 100$$

食パンの場合

食パンのアミノ酸価は44

必須アミノ酸	たんぱく質1gあたりのアミノ酸量（mg）		アミノ酸評点パターンに対する比率
	アミノ酸評点パターン	食パン（B）	
イソロイシン	31	42	135
ロイシン	63	81	129
リシン	52	23	44(C)
含硫アミノ酸	25	42	168
芳香族アミノ酸	46	96	209
トレオニン	27	33	122
トリプトファン	7.4	12	162
バリン	41	48	117
ヒスチジン	18	27	150

ヒスチジン
芳香族アミノ酸
含硫アミノ酸
パリン
トレオニン
ロイシン
リシン
トリプトファン
イソロイシン

アミノ酸評点パターン

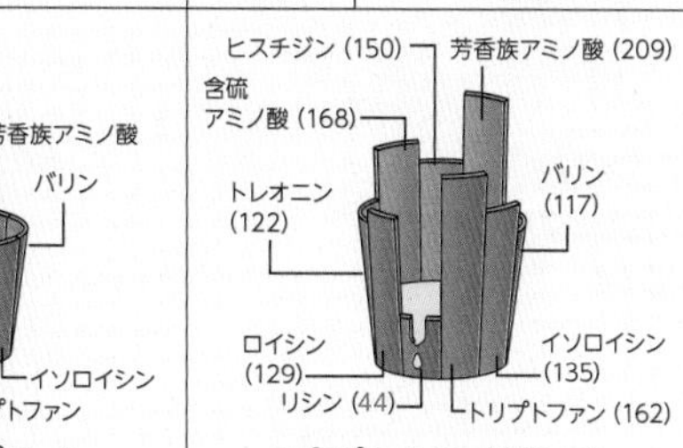

※食パン（アミノ酸価 44）

※9種類すべてが100以上の場合、アミノ酸価は100になる。

6 アミノ酸価の計算方法──食パンの場合

アミノ酸評点パターン（A）に対する、食パンのたんぱく質1gあたりのアミノ酸量（B）を比べると、リシンの比率は44となり、100未満なので制限アミノ酸であり、なおかつ第一制限アミノ酸である。そのためリシンのアミノ酸評点パターンに対する比率（C）が、食パンのアミノ酸価となる。

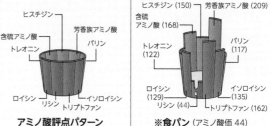

7 たんぱく質の補足効果

食品を上手に組み合わせることで、互いに不足の必須アミノ酸（制限アミノ酸）を補いあい、全体でその効力を発揮して栄養価を総合的に高めることができる。例えば、リシンが不足している穀物とリシンを多く含む乳類や豆類を一緒に摂取する、などである。

例えば…

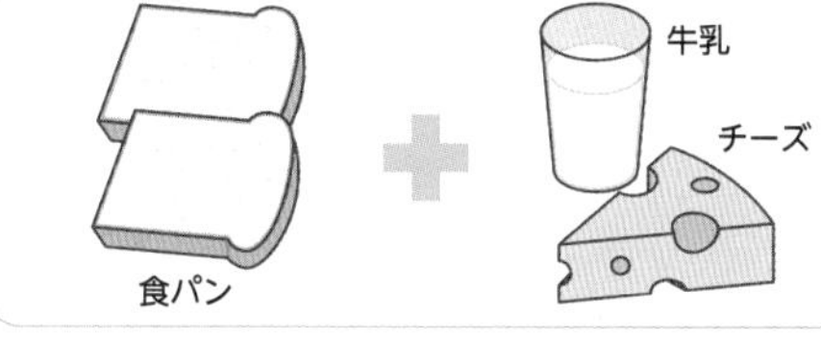
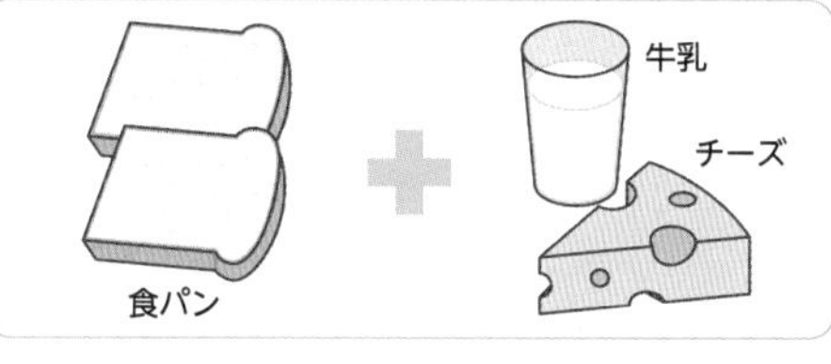

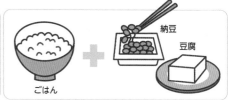

8 たんぱく質を多く含む食品と目標摂取量

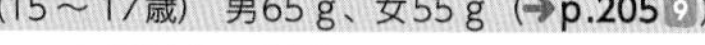

1日の推奨量（15～17歳） 男65g、女55g （➔p.205 9）

多く含む食品（1回使用量あたり）

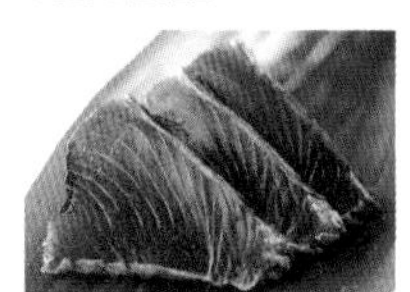

かつお 春獲り(100g)…25.8g

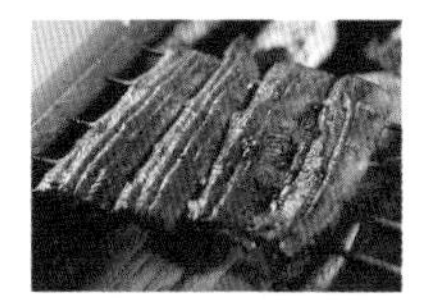

うなぎ かば焼き(100g)…23.0g

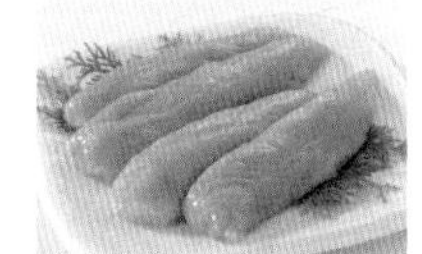

にわとり ささみ 生(80g)…19.1g

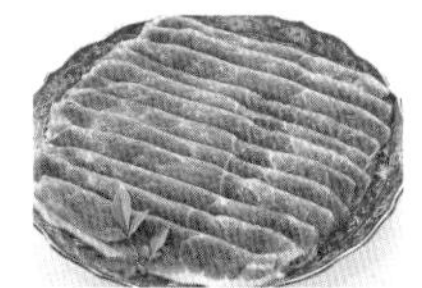

ぶた もも 脂身つき(80g)…16.4g

とりすぎた場合

肥満／脂肪の摂取量が増える／カルシウムの尿排泄増加などをまねく

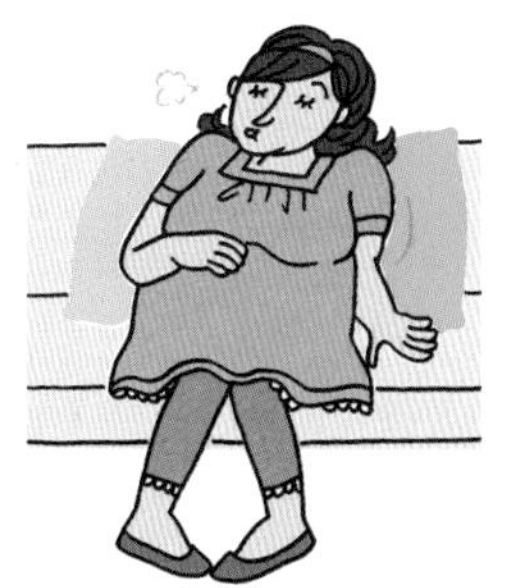

足りない場合

スタミナ不足／ウイルスなどへの抵抗力がおちる／発育障害／貧血／血管壁が弱まる／記憶力・思考力の減退／うつ病や神経症になりやすい

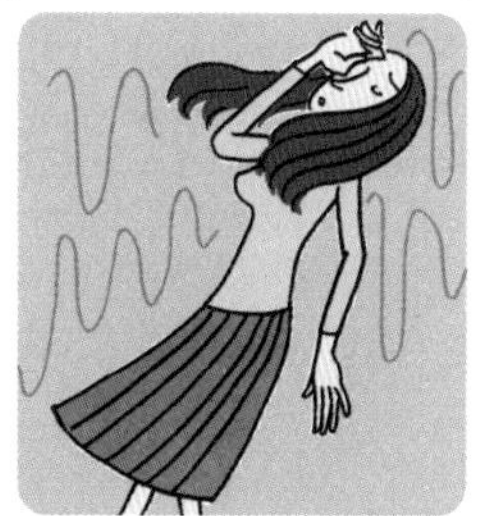

ミネラル

Minerals

ミネラルとは

人体を構成する元素は、酸素・炭素・水素・窒素が全体の約95％を占めているが、これ以外の元素を総称してミネラルという。

ミネラルは体内に約5％、約40種類存在している。人体におけるミネラルの含有量は微量であるが、それぞれの元素は重要な生理機能をつかさどっている。栄養素として不可欠なものは必須ミネラルとよばれる。なお、ミネラルは体内で合成されないので、食品から摂取しなくてはならない。欠乏症などにならないよう、バランスのよい摂取を心がけることが必要である。

●人体のミネラルの含有量

多量ミネラル	%
カルシウム (Ca)	1.5～2.2
リン (P)	0.8～1.2
カリウム (K)	0.35
ナトリウム (Na)	0.15
マグネシウム (Mg)	0.05

多量ミネラルは、1日の必要量が100mg以上のミネラル。微量ミネラルはそれ未満のミネラル。

微量ミネラル	%
鉄 (Fe)	0.004
亜鉛 (Zn)	0.003
銅 (Cu)	0.0001
マンガン (Mn)	微量
ヨウ素 (I)	微量
セレン (Se)	微量
モリブデン (Mo)	微量
クロム (Cr)	微量

1 多量ミネラル

1日の食事摂取基準の数値は15～17歳の値 (➔p.206 10)

●カルシウム (Ca)

カルシウムは、体内に最も多く存在するミネラル。約99％は、骨や歯などの硬い組織に存在している。残り1％のカルシウムは、血液や筋肉などすべての細胞に存在する。

生理機能 骨や歯の形成。血液凝固や筋肉収縮。神経の興奮の抑制。

じょうずなとり方 牛乳中のカルシウムは吸収率が高く、効率がよい。

欠乏症 骨量が減少し、骨折や骨粗しょう症を起こす可能性が高くなる。

過剰症 泌尿器系結石を起こす。他のミネラルの吸収を阻害する。

1日の食事摂取基準

推奨量 男性800mg　女性650mg

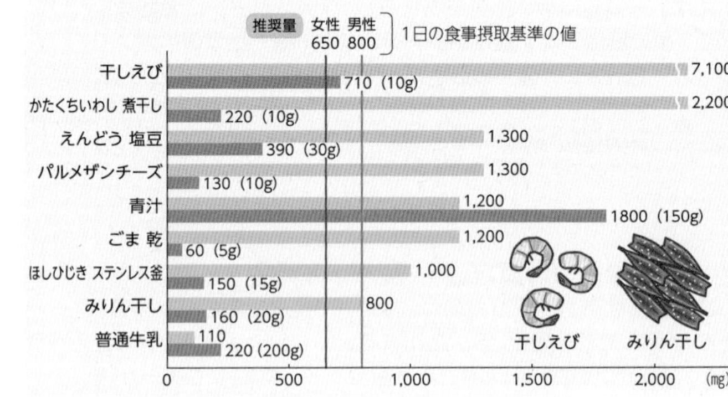

●リン (P)

カルシウムとともに骨や歯を形成したり、エネルギーを蓄える物質の成分になるなど細胞の生命活動にかかせない栄養素。

生理機能 骨や歯の形成。体内の酸・アルカリの平衡を保つ。

じょうずなとり方 リンは保存性を高める目的で多くの加工食品に添加されている。加工食品をよく食べる人はカルシウム不足に注意 (➔**コラム**)。

欠乏症 骨や歯が弱くなる。

過剰症 カルシウムの吸収を妨げる。肝機能低下。

1日の食事摂取基準

目安量 男性1,200mg　女性900mg

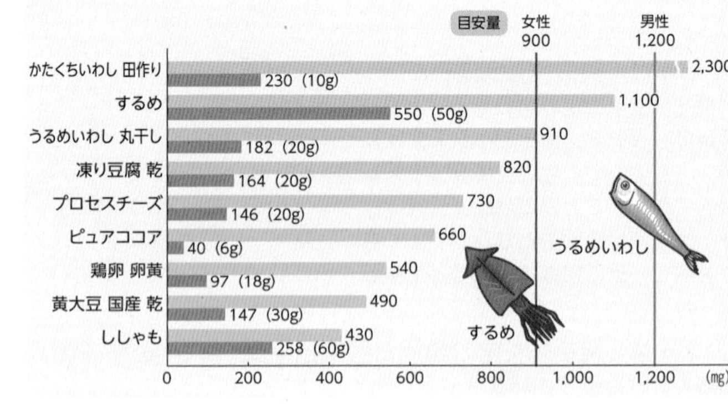

望ましいミネラルの摂取比率

カルシウムの体内への吸収は、他の成分の影響を受けることがわかっている。カルシウムはリンとの比が1：1のとき最も吸収がよいが、現状ではリンの摂取の方が多い。リンが過剰になるのは、肉類、魚介類などに含まれるほか、食品添加物として加工食品に多く含まれるためである。

また、カルシウムとマグネシウムの比率も、筋肉の収縮や正常な血圧の維持、骨の強化などに影響を与えている。カルシウムを多くとるほどマグネシウムは排泄されるので、マグネシウム1に対して、カルシウム2～3がよいとされている。

リン 1 ： カルシウム 1　**マグネシウム 1 ： カルシウム 2**

●カルシウムを助け、骨を強くする栄養素

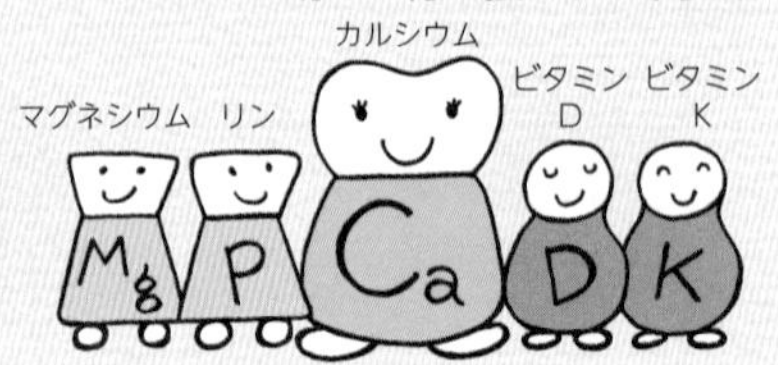
カルシウム
マグネシウム
リン
ビタミンD
ビタミンK
Mg
P
Ca
D
K

●カリウム (K)

あらゆる細胞の正常な活動をバックアップ。ナトリウムと作用し合い、細胞の浸透圧を維持したり、水分を保持したりしている。またカリウムには、ナトリウムが腎臓で再吸収されるのを抑制し、尿への排泄を促す働きがあることから、血圧を下げる作用があると考えられている。

生理機能 細胞の浸透圧の調節。細胞内の酵素反応を調節。

じょうずなとり方 あらゆる食品に含まれているが、新鮮なものほど多い。

欠乏症 脱力感や食欲不振。

過剰症 なし（とりすぎたとしても尿中に排泄される)。

1日の食事摂取基準

目安量 男性2,700mg 女性2,000mg

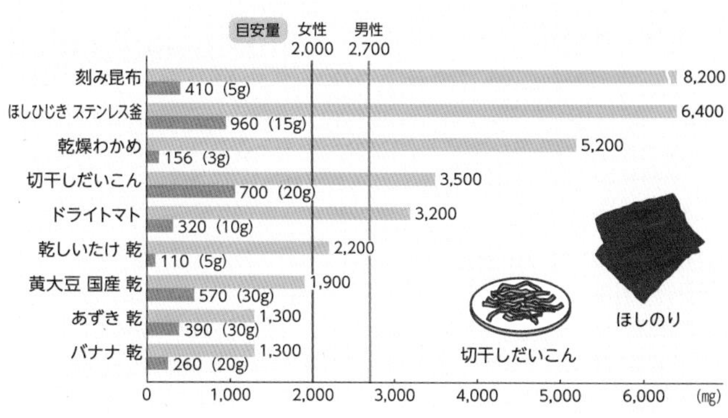

●ナトリウム (Na)

細胞内外のミネラルバランスを保つために不可欠。多くは、細胞外液に含まれている。カリウムと作用し合い、細胞外液の浸透圧を維持する。

生理機能 細胞外液の浸透圧を維持。酸・アルカリの平衡を調節。

じょうずなとり方 食塩が多く使われている加工食品をひかえることが、減塩対策。

欠乏症 なし（日本人は食事から塩分を必要量以上にとっている)。

過剰症 細胞内外のミネラルバランスがくずれ、むくみが生じる。高血圧や胃ガンの原因の1つ。

1日の食事摂取基準

15～17歳はなし（食塩の食事摂取基準は➔**p.206** 10)。

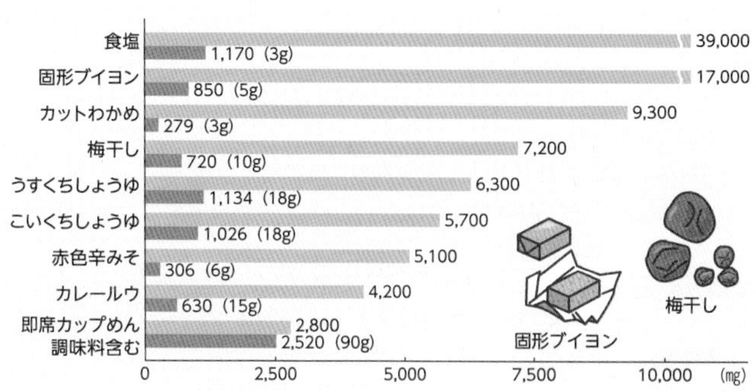

●マグネシウム (Mg)

骨の成分として重要で、体内にある約6～7割は骨に含まれる。残りは肝臓や筋肉、血液などにたんぱく質と結合して存在している。マグネシウムは、300種類以上もの酵素のはたらきを助ける。

生理機能 筋肉の収縮。神経の興奮を抑える。酵素の活性化。

じょうずなとり方 加工していない食品に多く含まれる。未精製の穀類や種実、豆腐などの大豆製品からがとりやすい。

欠乏症 動悸（どうき）、不整脈、神経過敏、骨・歯の形成障がい。

過剰症 なし（とりすぎても、腸管からの吸収量が調節される)。

1日の食事摂取基準

推奨量 男性360mg 女性310mg

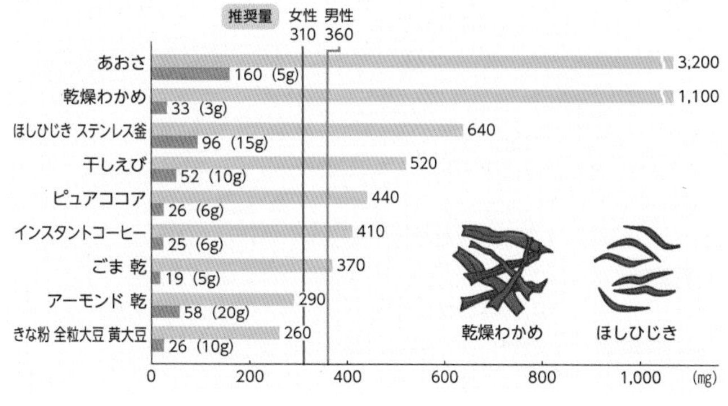

カルシウム不足が骨粗しょう症に

骨の主成分であるカルシウムが不足すると、骨粗しょう症になる危険性がある。骨粗しょう症とは、骨量（骨に貯えられたカルシウムの量）が減少し、骨に「す」が入ったようにもろく骨折しやすくなることである（写真参照)。

骨量は、20歳頃までは増加し、一生を通じて最高のレベルに達したときの骨は「ピーク・ボーン・マス（最大骨量)」と呼ばれるが、中高年以降は減少してしまうので（グラフ参照)、骨粗しょう症になりやすいといえる。

また最近は、若い女性にも骨粗しょう症予備軍が急増しているといわれている。骨量を増加させなければならない時期に食生活を乱したり、運動不足になることは、避けなければならない。

●年齢と閉経にともなう骨量の変化（概念図)

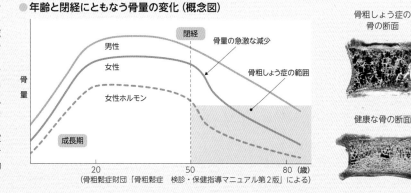

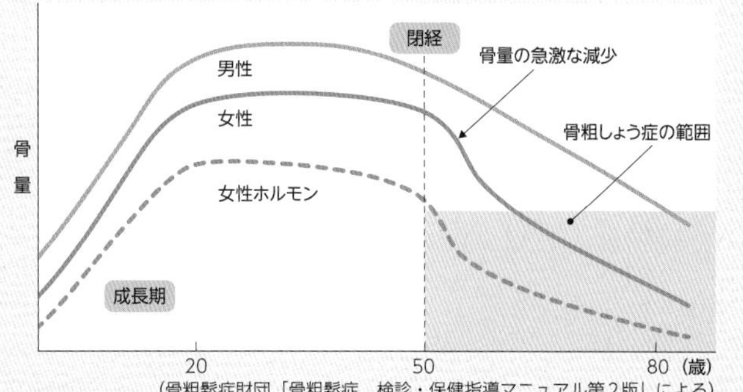

（骨粗鬆症財団「骨粗鬆症 検診・保健指導マニュアル第2版」による)

骨粗しょう症の骨の断面

健康な骨の断面

2 微量ミネラル

1日の食事摂取基準の数値は15～17歳の値（➔p.206 10）

可食部100 gあたり
1人1回使用量あたり
（ ）内の数値は1人1回使用量のめやす

●鉄（Fe）

酸素を全身に供給し、貧血を予防する。体内にある約70%は赤血球のヘモグロビンに、残りは筋肉中のミオグロビンや、「貯蔵鉄」として肝臓・骨髄などにストックされる。

生理機能 酸素の運搬。酵素の構成成分。

じょうずなとり方 動物性食品に含まれている鉄は体内に吸収されやすい。

欠乏症 鉄欠乏性貧血（疲れやすい、頭痛、動悸、食欲不振など）。

過剰症 通常なし（サプリメントによる過剰摂取で鉄沈着症）。

1日の食事摂取基準

推奨量 男性10.0mg　女性(月経あり)10.5mg

耐容上限量 男性50mg　女性40mg

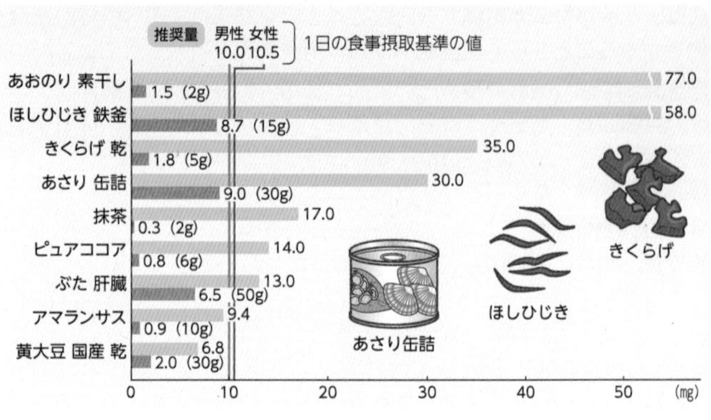

●亜鉛（Zn）

多くの酵素の構成成分として重要なミネラル。味を感じる味蕾（みらい）の形成にも重要。からだの中では、骨や皮膚などすべての細胞内に存在する。

生理機能 DNAやたんぱく質の合成。味蕾の形成。生殖機能を正常に維持する。

じょうずなとり方 肉・魚介・野菜などに含まれる。特にかきはよい供給源。アルコールをとりすぎると亜鉛の排泄量が増加する。

欠乏症 貧血、味覚異常、性機能の低下（男性）。

過剰症 なし。

1日の食事摂取基準

推奨量 男性12mg　女性8mg

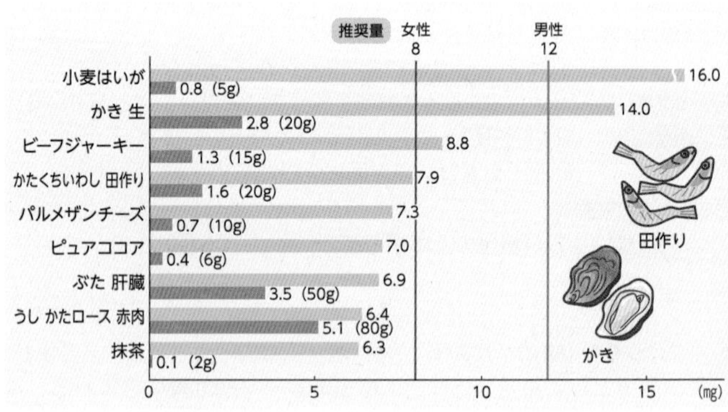

●銅（Cu）

赤血球のヘモグロビンの合成を助けたり、鉄の吸収をよくしたりするなど、貧血予防に欠かせないミネラル。また、乳児の成長、骨や血管壁の強化や皮膚の健康維持のためにも重要。

生理機能 ヘモグロビンの生成に欠かせない。鉄の吸収を促す。多くの酵素の構成成分。

じょうずなとり方 レバー・魚介類・豆類などに多く含まれる。

欠乏症 貧血、毛髪の異常。

過剰症 なし。

1日の食事摂取基準

推奨量 男性0.9mg　女性0.7mg

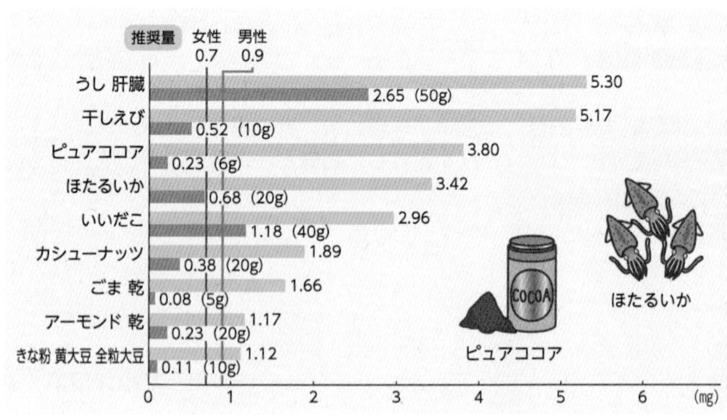

●マンガン（Mn）

骨の発育に重要なミネラル。また、体内で重要なはたらきをする酵素の構成成分としても欠かせない。人や動物に存在する量はわずかだが、肝臓・すい臓・毛髪に含まれる。

生理機能 骨や肝臓の酵素作用の活性化。骨の発育促進。

じょうずなとり方 茶葉・種実・穀類・豆類に多く含まれる。

欠乏症 なし（必要量が少ないうえ、植物性食品に広く含まれている）。

過剰症 なし。

1日の食事摂取基準

目安量 男性4.5mg　女性3.5mg

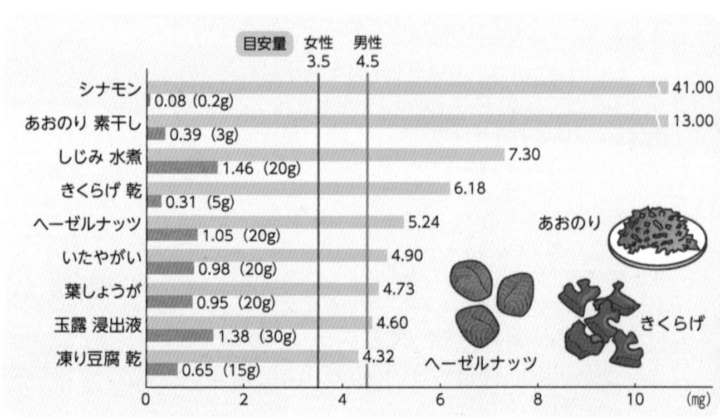

ヨウ素 (I)

成長や代謝を促す甲状腺ホルモンの成分として欠かせないミネラル。体内では、ほとんど甲状腺に集中している。

生理機能	発育の促進。基礎代謝の促進。
じょうずなとり方	魚介類・海藻類に多く含まれる。
欠乏症	甲状腺が肥大し、機能が低下。ただし、海産物をよく食べる日本人にはほとんどない。
過剰症	とり過ぎても甲状腺ホルモンの合成ができなくなる。

1日の食事摂取基準

推奨量 男性140μg 女性140μg

耐容上限量 男性3,000μg 女性3,000μg

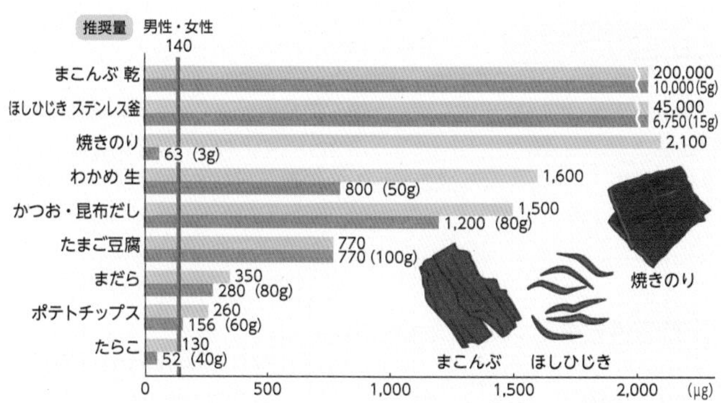

セレン (Se)

過酸化物質を分解する酵素の構成成分なので、細胞の酸化を防ぐ。胃・下垂体・肝臓に多く含まれる。

生理機能	抗酸化作用で細胞の酸化を防ぐ。
じょうずなとり方	魚介類、セレン濃度の高い土壌で育った植物に多く含まれる。
欠乏症	心筋障がい。
過剰症	脱毛や爪の変形。おう吐、下痢、しびれ、頭痛。

1日の食事摂取基準

推奨量 男性35μg 女性25μg

耐容上限量 男性400μg 女性350μg

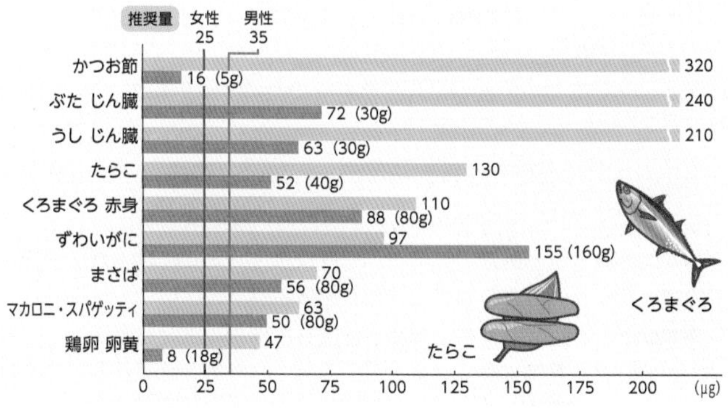

モリブデン (Mo)

体内において、尿酸という最終老廃物を作り出すために不可欠な酵素のはたらきを助ける重要なミネラル。肝臓・腎臓に含まれる。

生理機能	尿酸を作り出すはたらきをサポート。
じょうずなとり方	レバー・豆類・種実などに多く含まれる。
欠乏症	発がんの可能性。
過剰症	尿中に銅の排泄量が増える。

1日の食事摂取基準

推奨量 男性30μg 女性25μg

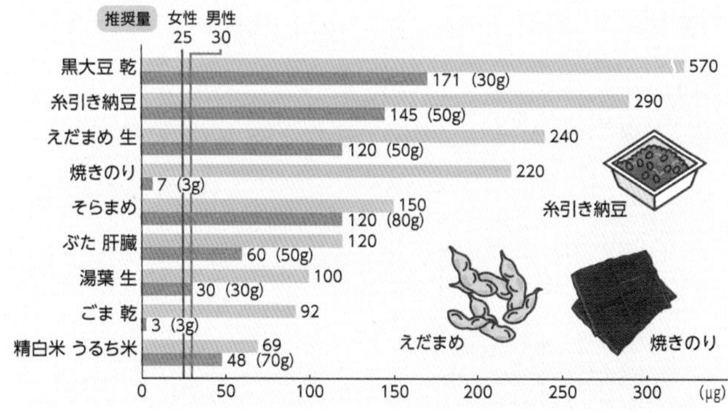

クロム (Cr)

炭水化物（糖質）や脂質の代謝を助ける重要なミネラル。血糖値を正常に保つ。すべての細胞に含まれる。

生理機能	糖質や脂質の代謝をサポート。糖尿病・高脂血症・動脈硬化の予防効果がある。
じょうずなとり方	魚介類・肉類・海藻類などに多く含まれる。
欠乏症	高血糖・動脈硬化につながる。
過剰症	呼吸器障がい。

1日の食事摂取基準

15～17歳はなし。

（18～29歳 **目安量** 男性10μg 女性10μg）

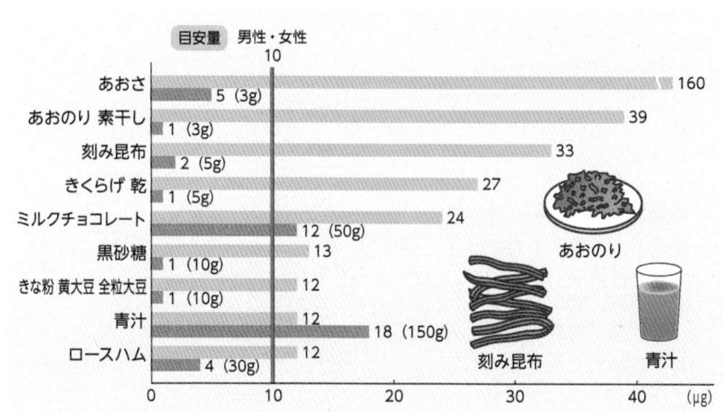

ビタミン

Vitamin

ビタミンとは

からだの発育や活動を正常に機能させるために、ごく微量であるが必要とされる重要な有機化合物である。体内で必要量を合成することができないため、これを含む食品から摂取する必要がある。現在、からだに不可欠なビタミンとして13種類が知られており、これらは油に溶ける脂溶性ビタミンと水に溶ける水溶性ビタミンに大別される。

またビタミンには、体内でビタミンに変化するプロビタミンという化合物があり、ビタミン摂取と同じ効果がある。ビタミンA、ビタミンD、ナイアシンなどにはプロビタミンが存在する。

1 脂溶性ビタミン（かっこ内は化学名）

〔1日の食事摂取基準の数値は15～17歳の値（➔p.207 11)〕

● ビタミンA（レチノール、β-カロテン）

皮膚や粘膜、目の健康を維持するために不可欠なビタミン。

ビタミンAの効力は、レチノール活性当量であらわされる。レチノール活性当量は、おもに動物性の食品に含まれてビタミンAの形になっているレチノールと、おもに植物性の食品に含まれて体内で必要に応じてビタミンAにかわる物質（プロビタミンA）であるカロテノイド（β-カロテンなど）から求められる。

$$\text{レチノール活性当量}(\mu g\text{RAE}) = \text{レチノール}(\mu g) + \frac{1}{12}\beta\text{-カロテン当量}(\mu g)$$

植物性の食品に由来するβ-カロテンには、体内で必要に応じてビタミンAに変換されるので過剰症の心配はない。しかし、動物性の食品由来のビタミンAは、とりすぎに注意が必要。

生理機能 正常な成長・発育を促進し、皮膚や粘膜を維持する（授乳婦は多くとる必要がある）。細菌に対する抵抗力を増進させる。明るさを感じるのに必要な網膜色素の成分。

欠乏症 目の乾き、夜盲症（夜になると見えにくくなる）、乳幼児では、失明や成長障がいの可能性もある。

過剰症 頭痛、吐き気。髪の毛が抜け落ちる。皮膚の剥落（はくらく）。

1日の食事摂取基準

推奨量 男性900μgRAE　女性650μgRAE（レチノール活性当量）

耐容上限量 男性2,500μgRAE　女性2,800μgRAE（同上）

水溶性ビタミンと脂溶性ビタミン

ビタミンは、水溶性と脂溶性に大きく分けられる。

水溶性のビタミンは、おもにビタミンB群とビタミンCである。水に溶けやすく、ゆでたり洗ったりするだけで水に溶け出してしまうため、調理にも工夫が必要である（➔p.28コラム）。過剰に摂取しても、尿などによって体内から排泄されやすく、通常の食事で大きな害となることは少ない（例外もある）。

一方、脂溶性ビタミンは、油に溶けやすいために、油と一緒に調理すると吸収率が高まる。水溶性ビタミンとは異なり、水に溶けにくいために体内に蓄積しやすく、過剰に摂取すると、からだに害を及ぼす可能性がある。バランスのとれた食事で過剰となることはまずないが、サプリメントなどによって大量に摂取すると、過剰症の危険があるので注意しよう。

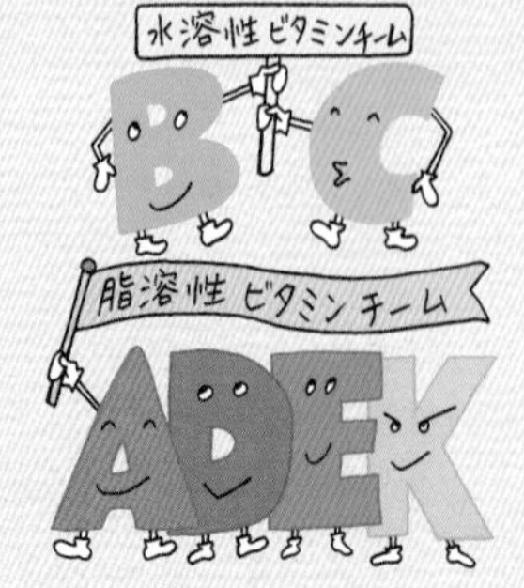

可食部100gあたり
1人1回使用量あたり
（ ）内の数値は1人1回使用量のめやす

● レチノール活性当量

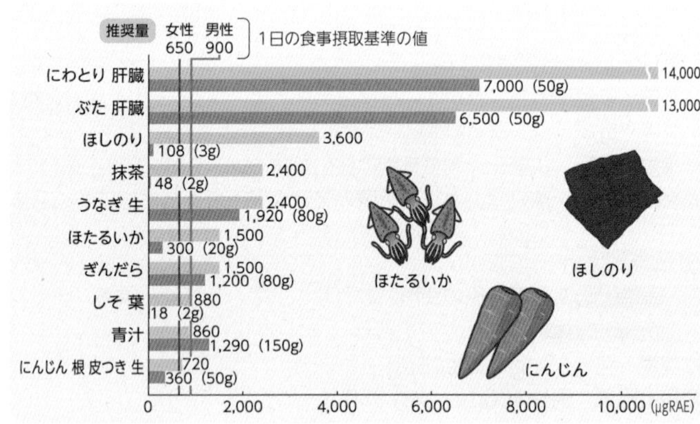

● レチノール

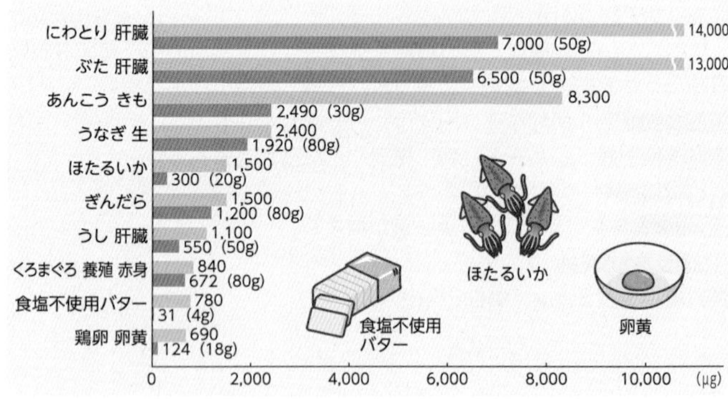

● β-カロテン当量

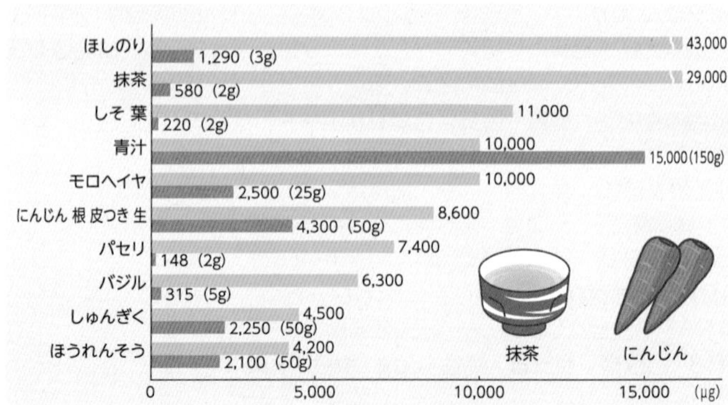

●ビタミンD（カルシフェロール）

骨を作るのに欠かせないカルシウムやリンの吸収に関与する栄養素。特に乳幼児期の骨の形成に欠かせないため、妊婦や授乳婦は多くとる必要がある。日光浴により、皮膚で生成される。ビタミンAの吸収を助けるはたらきもある。

生理機能 カルシウムの吸収促進。骨や歯の成長。

欠乏症 小児のくる病（骨の変形）。成人の骨軟化症。骨粗しょう症。

過剰症 のどの渇き、目の痛み。

1日の食事摂取基準

目安量 男性9.0μg 女性8.5μg

耐容上限量 男性90μg 女性90μg

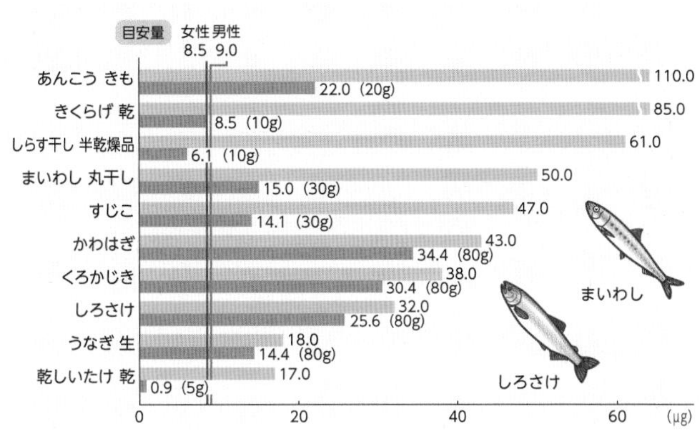

●ビタミンE（トコフェロール）

細胞膜に広く存在し、強い抗酸化力で、細胞の老化を遅らせる。トコフェロールという化合物の集まりで、なかでもα-トコフェロールが強い効力を持つ。摂取量の2/3は便として排泄され、体内の蓄積は比較的短時間。

生理機能 過酸化脂質の生成抑制。血液中のLDLコレステロールの酸化抑制。老化防止。赤血球の破壊防止。

欠乏症 赤血球の溶血による貧血。神経機能の低下。無筋力症。

過剰症 なし（体内に蓄積されにくいため）。

1日の食事摂取基準

目安量 男性7.0mg 女性5.5mg

耐容上限量 男性750mg 女性650mg

●α-トコフェロール

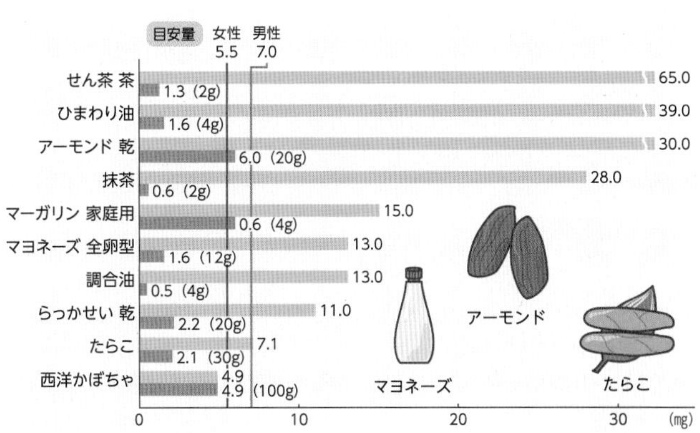

●ビタミンK（フィロキノン）

血液の凝固や骨の形成にかかわるビタミン。フィロキノンはおもに植物の葉緑体に含まれる。メナキノン類は微生物が作り出すビタミンで、成人体内では、腸内細菌によって体内合成されている。

生理機能 血液の凝固に必須のプロトロンビンの生成に不可欠。ビタミンDとともに、骨の形成にも関与。

欠乏症 血液凝固の遅れ。新生児の場合は頭がい内出血や消化管出血。

過剰症 なし。

1日の食事摂取基準

目安量 男性160μg 女性150μg

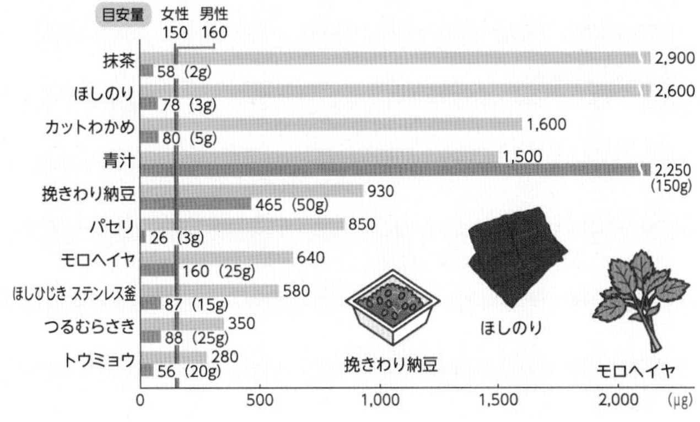

ビタミン様物質

ビタミンと同様のはたらきをするが、体内で合成されるため欠乏症にはなりにくいことからビタミンとは区別されている物質。日頃マスコミなどを通じて耳にするものもあるかもしれないが、研究途上のものも多い。

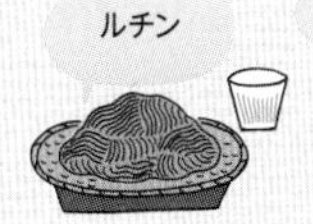

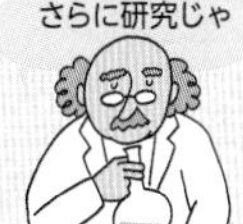

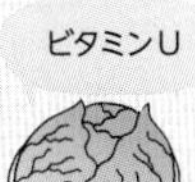

●ルチン

ビタミンPの一種。ビタミンCの吸収を助け、抗酸化作用がある。血管を強くするはたらきや、血圧を下げる効果が期待される。そばに多く含まれ、水溶性のためゆで汁（そば湯）も飲むとよいとされる。

●コエンザイムQ10

ビタミンQ、ユビキノンともいわれる物質のひとつ。抗酸化作用があり、細胞の酸化を防ぐとされる。体内で合成されるが、年齢とともに合成能力が低下し体内から失われる。

●ビタミンU

水溶性の化合物で、熱に弱い。胃酸の分泌を抑え、胃腸粘膜の修復を助けるため、胃や腸の潰瘍（かいよう）の予防・治療に役立つとされている。キャベツから発見されたため、キャベジンともいう。パセリやセロリなどにも含まれる。

●イノシトール

細胞膜を構成するリン脂質の成分。脂肪の代謝を助け、肝臓に脂肪がたまることを防ぐため、抗脂肪肝ビタミンともいわれる。神経機能の鎮静効果が期待できるという研究もある。

2 水溶性ビタミン（かっこ内は化学名）

（1日の食事摂取基準の数値は15～17歳の値（➔p.207 11））

■ 可食部100gあたり
■ 1人1回使用量あたり
（ ）内の数値は1人1回使用量のめやす

●ビタミン B_1（サイアミン）

炭水化物（糖質）がエネルギーに変わるときに必要な補酵素。

生理機能 補酵素として、糖質代謝に関与。消化液の分泌を促進する。神経機能を正常に保つ。

欠乏症 食欲不振、倦怠感、脚気（下肢のむくみやしびれ）。ウェルニッケ脳症（中枢神経が侵される障がい）。

過剰症 なし。

1日の食事摂取基準

推奨量 男性1.5mg 女性1.2mg

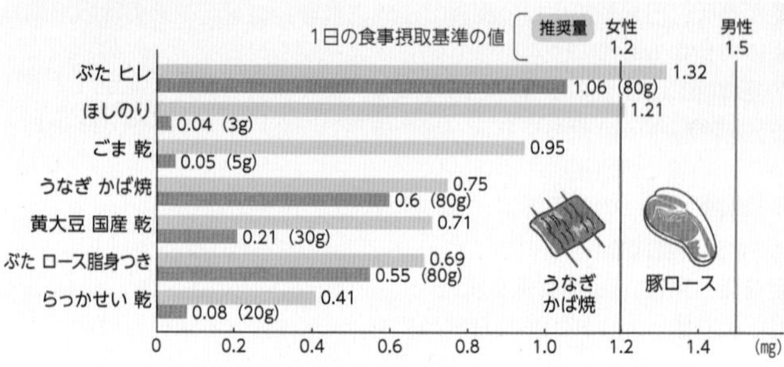

●ビタミン B_2（リボフラビン）

炭水化物（糖質）や脂質、アミノ酸がエネルギーに変わるときに必要。エネルギー消費量が多い人ほど、必要量が増える。紫外線に弱い。

生理機能 補酵素として、三大栄養素の代謝に関与。発育を促進させ、有害な過酸化脂質を分解する。

欠乏症 口内炎、眼球炎、皮膚炎、子どもの成長障がい。

過剰症 なし

1日の食事摂取基準

推奨量 男性1.7mg 女性1.4mg

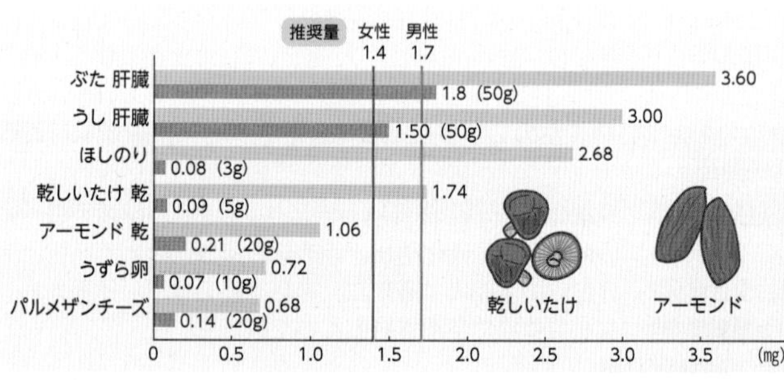

●ナイアシン（ニコチン酸）

ビタミンB群の一種。トリプトファンからも体内合成される。

生理機能 補酵素として、三大栄養素の代謝に関与。胃腸管のはたらきを維持する。皮膚を健康に保つ。

欠乏症 ペラグラ（皮膚病・消化管障がい・神経障がい）。口内炎。

過剰症 皮膚が赤くなる、おう吐、下痢。

1日の食事摂取基準

推奨量 男性17mgNE 女性13mgNE（ナイアシン当量）

耐容上限量 男性300mgNE 女性250mgNE（同上）

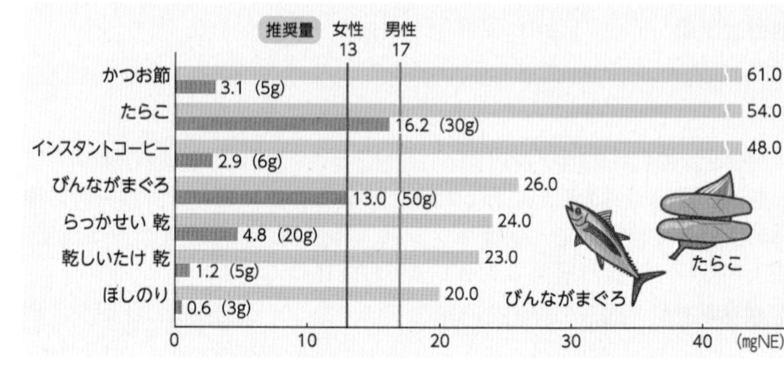

●ビタミン B_6（ピリドキシン）

たんぱく質の分解や再合成に欠かせない。貧血や肌荒れ予防にも有効。

生理機能 補酵素として、アミノ酸の代謝に関与する。皮膚の抵抗力を増進させる。

欠乏症 皮膚炎、貧血、食欲不振。

過剰症 不眠、足のしびれ、神経障がい。

1日の食事摂取基準

推奨量 男性1.5mg 女性1.3mg

耐容上限量 男性50mg 女性45mg

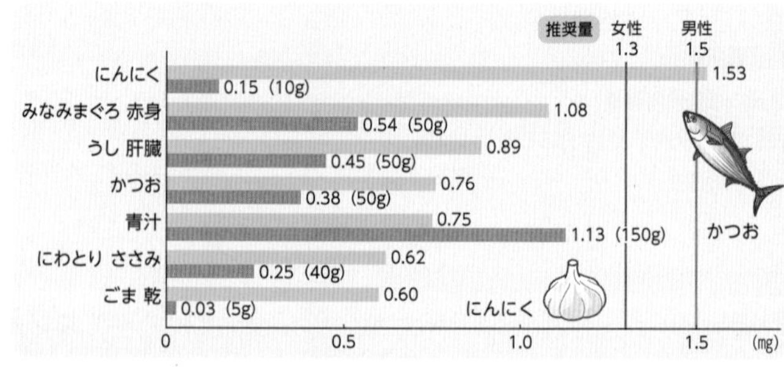

お肌のシミとビタミンC

シミやソバカスは、紫外線などの刺激から肌を守るために、メラノサイト（色素細胞）から作られる黒色メラニンという色素が過剰に増えてしまった状態をいう。

ビタミンCには、過剰なメラニンの生成を抑制するはたらきがある。また、できてしまった黒色メラニンを無色化するはたらきもあるとされており、美容の強い味方である。しかし、ビタミンCが万能ということではない。日焼けのしすぎは避ける方が効果的だ。

なお、ビタミンCは熱に弱いが、喫煙によっても大量に破壊されてしまう（たばこ1本で、食事摂取基準の推奨量に相当する100mgを破壊するという説もある）ことも知っておこう。

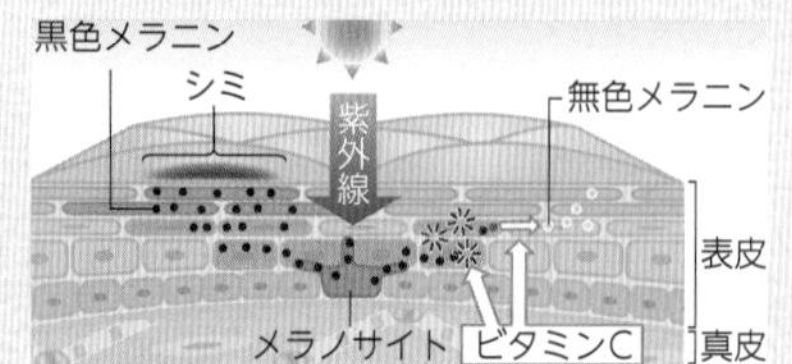

ビタミンB12（シアノコバラミン）

コバルトを含み、「赤いビタミン」ともいわれる。おもに動物性食品に含まれるため、厳格なベジタリアンでは不足することがある。水溶性ビタミンのなかでは、唯一体内に蓄積される。

生理機能 葉酸とともに赤血球を作る。中枢神経機能を維持する。
欠乏症 悪性貧血、しびれなどの神経障がい。
過剰症 なし。

1日の食事摂取基準
推奨量 男性2.4μg　女性2.4μg

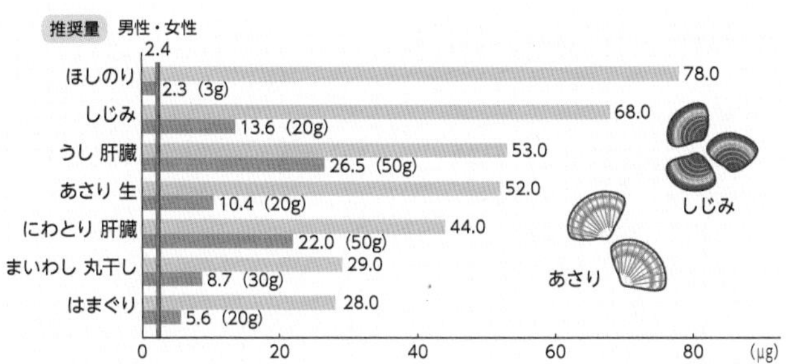

葉酸（ホラシン）

ビタミンB群の一種。緑黄色野菜やレバーに多く含まれる。光に弱い。

生理機能 ビタミンB12とともに赤血球を作る。たんぱく質の合成や細胞増殖に関与。胎児や乳幼児の正常な発育に不可欠なため、妊婦や授乳婦の推奨量はさらに多い（付加量）。
欠乏症 悪性貧血、口内炎。
過剰症 なし。

1日の食事摂取基準
推奨量 男性240μg　女性240μg
耐容上限量 男性900μg　女性900μg

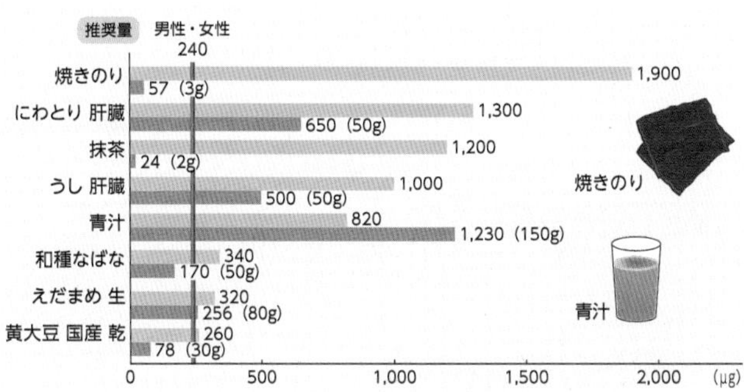

パントテン酸

ビタミンB群の一種。腸内細菌によっても合成される。

生理機能 三大栄養素からエネルギーを作るときに必要な、補酵素の構成成分。善玉コレステロールを増やしたり、ホルモンや抗体の合成にも関与。
欠乏症 頭痛、疲労、末梢（まっしょう）神経障がい。
過剰症 なし。

1日の食事摂取基準
目安量 男性7mg　女性6mg

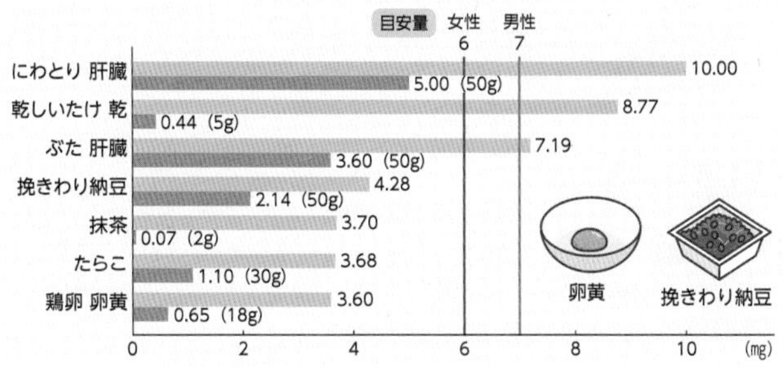

ビオチン

ビタミンB群の一種。皮膚や髪の健康に関与。

生理機能 三大栄養素がエネルギーに変わるときに代謝をサポート。
欠乏症 皮膚炎、脱毛。多くの食材に含まれ、腸内細菌によっても合成されるため、バランスのよい食事では不足しない。
過剰症 なし。

1日の食事摂取基準
目安量 男性50μg　女性50μg

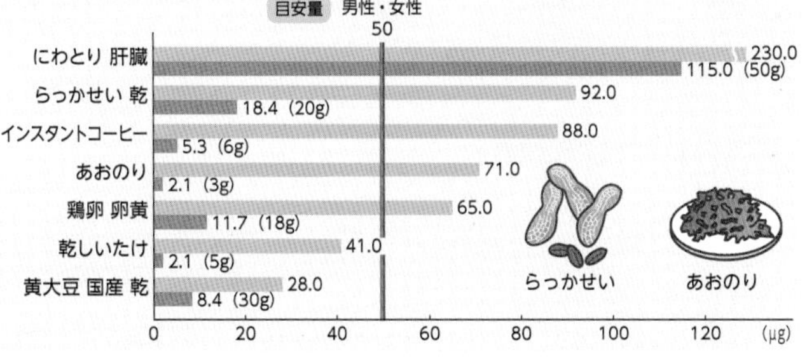

ビタミンC（アスコルビン酸）

強力な抗酸化作用があり、皮膚や血管の老化を防ぐ。人は体内で合成できず、多くとっても、尿として排出されて蓄積できない。

生理機能 軟骨などの結合組織を作るコラーゲン合成に不可欠。抗酸化作用。免疫を高める効果があり、風邪を予防する。
欠乏症 壊血病（各組織からの出血、抵抗力の低下など）。
過剰症 なし。

1日の食事摂取基準
推奨量 男性100mg　女性100mg

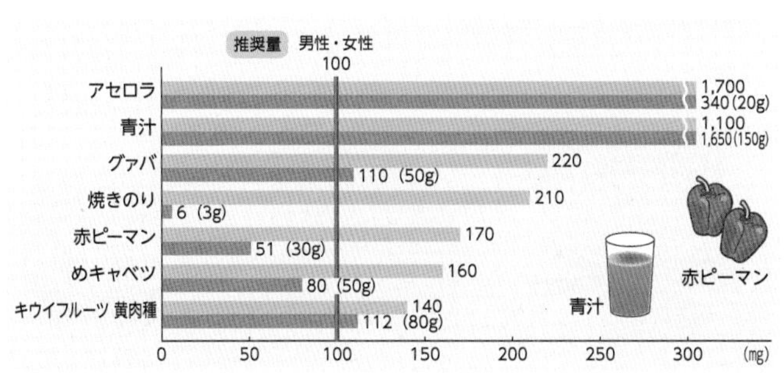

食生活と栄養素

調理とビタミン

1 調理によるビタミンの損失

ビタミンの摂取は、サプリメントからではなく食物からとり入れることが基本である。その際、ビタミンによっては、食品の調理や加工により、ビタミンが破壊されたり流出することで、減少することが多いという点に留意することが重要である。

ビタミンの種類、調理方法、調理時間などによって、ビタミンの損失量は異なる。それぞれの特徴にあった調理方法を工夫しよう。

2 おもなビタミン減少量の一般的なめやす

種類	減少率	調理上の注意
ビタミンA	20～30%	加熱は高温・短時間。
ビタミンB_1	30～50%	水浸・水洗いによる損失大。煮汁に溶出する。
ビタミンB_2	25～30%	加熱調理に適する。
ビタミンC	50～60%	煮汁の中に溶出しやすい。

3 ビタミンB_1

ビタミンB_1は、水溶性ビタミンのため水に溶け出すうえに、加熱に弱いという性質をもっている。汁をのがさない炒め物や、汁も飲めるスープなどの調理方法により、効率よく摂取できる。

白米・玄米・ほうれんそうのビタミンB_1減少率

食品	調理方法	減少率
白米	軽洗・強洗	23～54%
	炊飯	75～80%
玄米	軽洗・強洗	5～8%
	炊飯	30～36%
ほうれんそう	生のまま千切り	15%
	ゆでる（1分）	45%
	ゆでる（3分）	80%
	炒める	0%

ワンポイント・アドバイス

洗うだけでもビタミンB_1は減少するが、炊きあがった米に含まれるビタミンB_1は、半分以下となってしまう。ビタミンB_1を豊富に含む食品と組み合わせたり、ときには玄米や強化米を利用したりしてもよい。

また可能であれば、ゆでる代わりに、電子レンジの瞬間加熱を利用すると、減少率が5～15%低くなる。

4 ビタミンB_2

ビタミンB_2は、熱に強いため加熱調理しても、それほど減少しないが、光（紫外線）に弱いという性質をもっているため、食品は、暗所に貯蔵することが必要である。冷蔵庫で保管すれば問題ないが、牛乳はビンよりも紙パックの方がビタミンB_2を保護する。

牛レバー・牛乳のビタミンB_2の減少率

食品	調理方法	減少率
牛レバー	ゆでる	11%
	炒める	22%
牛乳	沸とうまで加熱	2%

ワンポイント・アドバイス

牛乳を200mL飲むと、1日に必要なビタミンB_2の約1/4がとれる。

ほかに、ビタミンB_2を豊富に含む食品には、納豆があげられる。

5 ビタミンC

ビタミンCは、温度や湿度、光や紫外線の影響を受けやすく、たいへん壊れやすい。また水に溶けやすい性質をもつ。なおビタミンCは酸化しやすく、時間の経過も減少率を高める。

だいこんのビタミンC減少率

食品	調理方法	減少率
だいこん	おろす	5%
	炒める（7分）	13%
	煮る（3～30分）	34～48%
	ふろふき（23分）	38%

ほうれんそうのゆで時間とビタミンCの減少率

食品	ゆで時間	減少率
ほうれんそう	生	0%
	1分	26%
	3分	52%
	5分	60%

ワンポイント・アドバイス

ビタミンCを多くとるにはスピードが大切。たとえば、だいこんおろしのビタミンCは、2時間後には半減してしまう。くだものも皮をむいたらすぐ食べる。

また、ビタミンCは、ゆでた場合だけでなく生でも水にさらすと減少してしまう。約5分間で0～30%程度が減少する。サラダをパリッとさせるために冷水につける場合、短時間にした方がビタミンCは多くとれる。

貯蔵条件（温度・時間）によるビタミンCの減少率

食品	貯蔵条件	減少率
トマト	購入時	0%
	5℃の冷蔵庫で3日後	5%
	30℃の室温で3日後	18%
ピーマン	購入時	0%
	10℃の冷蔵庫で3日後	8%
	10℃の冷蔵庫で5日後	20%

ビタミンを活かす調理方法

- 新鮮な材料を選ぶ。野菜やくだものは生で色どりよく。

- 日光をあてずに冷暗所で保存する。

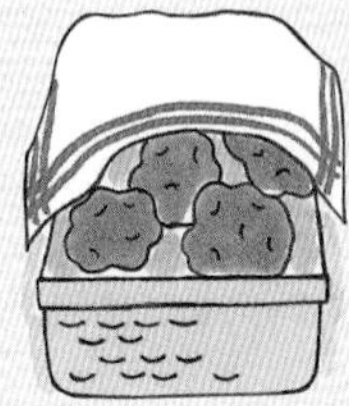

- 切る前に洗う（あく抜きをする場合は除く）。

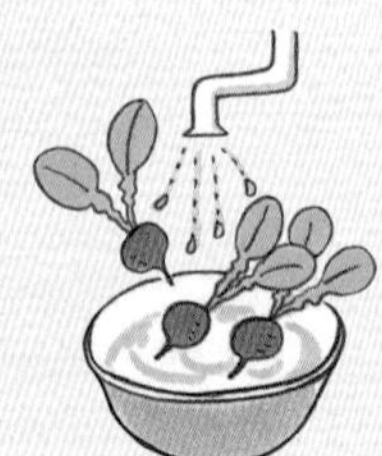

- 加熱するときは、なるべく大きく切れば、内部のビタミンが守られる。

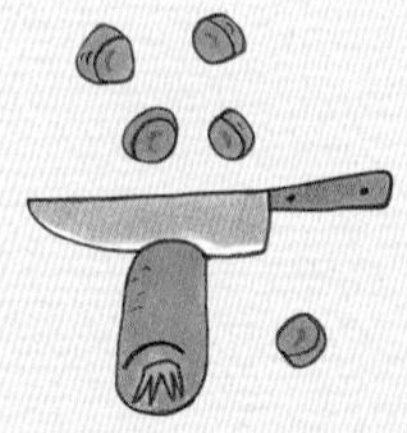

- 高温で手早く調理すると、ビタミンの減少は最小限ですむ。

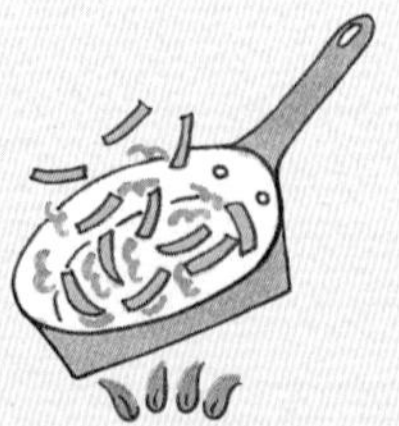

- 葉菜類をゆでるときは、長時間ゆで汁につけておかない。

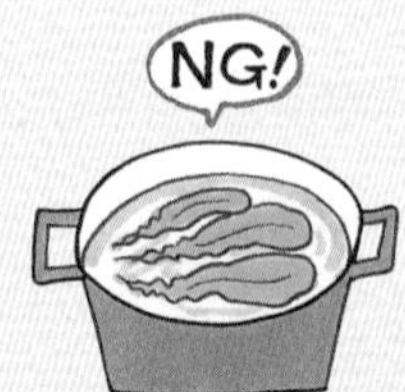

水分

Water

水分とは

水は人間のからだの約60%を占めていて、もっとも出入りのはげしい物質である。人体の成分としての水のうち約10%を失うと生命が危なくなり、20%を失うと死をまねく。

意のままにとることができるので、栄養素には含まれないが、生命の維持には欠くことができない。からだの恒常性を保つ重要なはたらきをもつ。

1 人体（体重）に占める水分量の年齢・性別比較

成人女性では男性よりも体脂肪が多いため、体内に占める水分量の割合は5～10%少なくなっている。脂肪の少ない乳児ではその割合は約80%と多く、反対に老人では約50%となる。

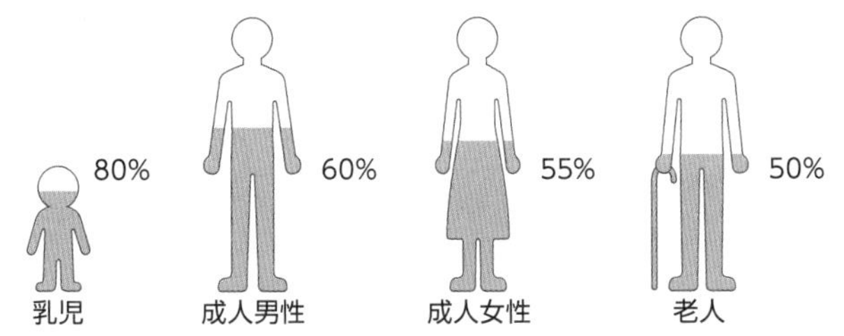

2 水の特性と生理的機能

特性	機能
体成分	物質を溶かす力が強く、体内における化学反応の基盤となっている
溶液	電解質を溶かし、そのバランスを維持し、浸透圧の平衡を保って細胞を正常に保持している
誘導体	栄養素の吸収・運搬および老廃物の誘導・運搬をおこなっている
体温調節	尿の排出、発汗などによって、体温を一定に保っている

3 人体の水分

4 人体の水分の内訳

人体の水分（体液）は、細胞の内部にある水分＝細胞内液と、それ以外の場所にある細胞外液に分かれる。内訳は図の通り。

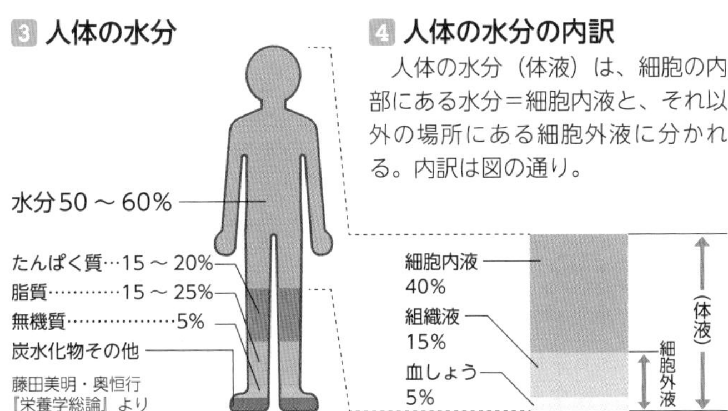

5 人体における水分の出入り

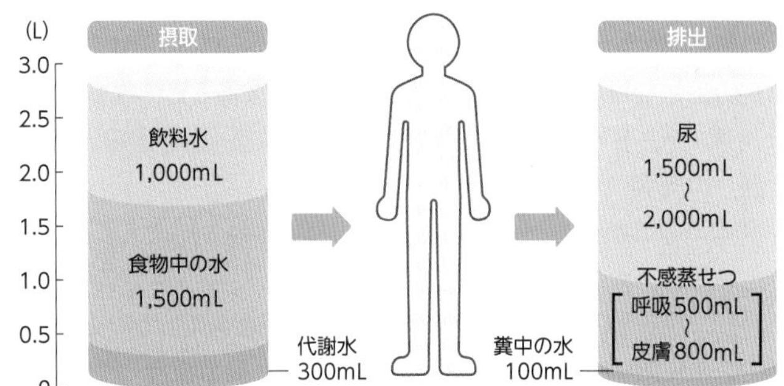

6 体の各部位の水分含有量（概量）

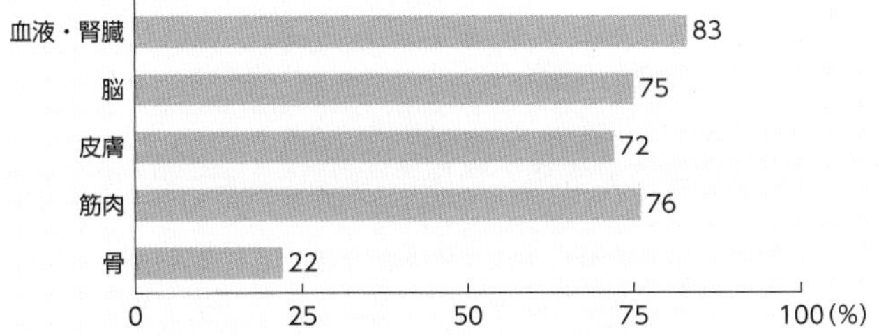

7 水分の調節

細胞内液や外液に含まれる水分の調節は、腎臓でおこなわれている。腎臓では1日180Lの血しょうがろ過され、不必要なものは尿として排泄される。またその過程で、無機塩類やアミノ酸、水分のほとんどが再吸収されるが、水分の再吸収は脳下垂体後葉ホルモン（バソプレッシン）によって調節されている。

体内水分が不足すると脱水症状となり、逆に腎臓機能が阻害されて水分が蓄積すると浮腫（むくみ）がおこる。

ミネラルウォーター

ミネラルウォーターは1983年に国内で初めて発売され、その後健康志向を背景に消費は伸び続け、現在では1人あたり年間33.3L（2020年）消費している。ミネラルウォーターを分類する要素に硬度がある。硬度は、水1Lの中に含まれるカルシウム（Ca）とマグネシウム（Mg）の総量から換算したもので、下図のように分類される。軟水は日本人には「飲みやすい」と感じられ、炊飯や料理、コーヒーや紅茶にもあう。硬水は飲みごたえがあり、ミネラルの補給に役立つ。

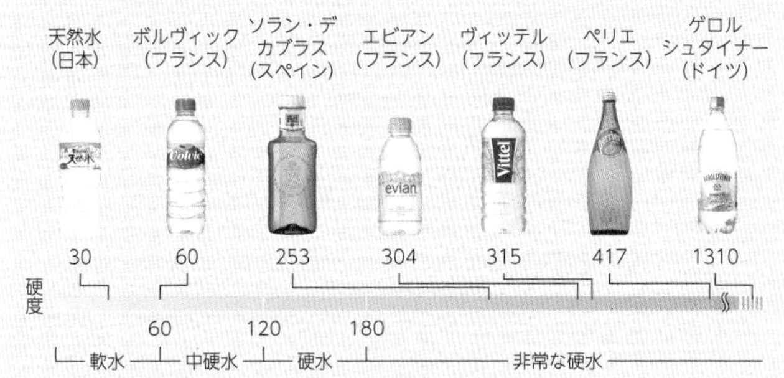

日本食品標準成分表2020年版（八訂）

日本食品標準成分表とは

日本食品標準成分表は、戦後の国民栄養改善の見地から、食品に含まれる栄養成分の基礎的データ集として1950年に経済安定本部が取りまとめたものから始まり、現在に至っている。学校給食等の集団給食や栄養指導の場、一般家庭で活用されているほか、教育・研究や行政においても広く利用されている。こうした目的に対応するため、成分表では、常用される食品の標準的な成分値を1食品1標準成分値を原則として、可食部100gあたりの数値が示されている。

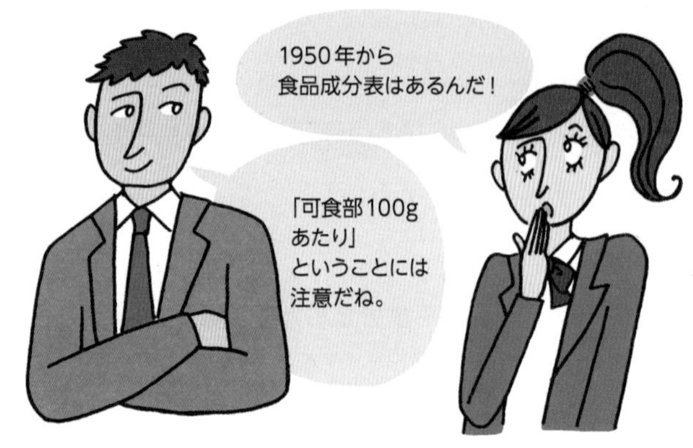
1950年から
食品成分表はあるんだ！
「可食部100g
あたり」
ということには
注意だね。

「日本食品標準成分表2020年版（八訂）」の改訂のポイント

「日本食品標準成分表2020年版（八訂）」（以下、「成分表2020」と表記）の改訂内容は以下のようにまとめられる。

1. 炭水化物の細分化とエネルギー産生成分の見直し

新たに炭水化物を消化性の観点から細分化し、利用可能炭水化物（3種類）、食物繊維総量、糖アルコールが収載された。

さらにエネルギー産生成分を、アミノ酸組成によるたんぱく質、脂肪酸のトリアシルグリセロール当量、利用可能炭水化物（単糖当量）、食物繊維、糖アルコールと規定し、これらの各成分に一定の係数を乗じて収載エネルギー値を決定することになった。

2. 冷凍・チルド・レトルトなどの形態で流通する「調理済み流通食品」の充実

調理済みの状態で提供される食品に接する機会が増えていることを受け、大手事業者から収集したレシピに基づき計算した代表的な調理済み食品の成分値が新たに収載された。

3. 「成分表2015」以降に追加・変更された食品の統合・整合化

「成分表2020」で追加・変更された食品は、右の通り。

①新たに食卓に上るようになった食品

食生活や社会環境の変化によって食卓に供されるようになった食品。「キヌア」、「チアシード」などが追加された。

②日本の伝統的な食品

地域伝統食品として「ずんだあん」や、和食を特徴づける食材として「さくらでんぶ」などのほか、アイヌの伝統食品などが追加された。

③調理後の素材食品の充実

素材食品を中心に掲載されているのは変わらないが、焼きやゆでなど、より喫食時に近い食材の栄養価が収載されるようになってきている。

④分析法の変更に伴う再調査

食物繊維については、2018年から新しい分析法AOAC. 2011. 25が導入された（➔p.31）

⑤基本的な素材食品の見直しに伴う変更

頻繁に利用される食材については、定期的に再分析が行われている。

食品成分表の沿革

名称	公表年	食品数
日本食品標準成分表	昭和25年（1950年）	538
改訂日本食品標準成分表	昭和29年（1954年）	695
三訂日本食品標準成分表	昭和38年（1963年）	878
四訂日本食品標準成分表	昭和57年（1982年）	1,621
五訂日本食品標準成分表	平成12年（2000年）	1,882
五訂増補日本食品標準成分表	平成17年（2005年）	1,878
日本食品標準成分表2010	平成22年（2010年）	1,878
日本食品標準成分表2015年版（七訂）	平成27年（2015年）	2,191
日本食品標準成分表2020年版（八訂）	令和2年（2020年）	2,478

アミノ酸成分表編 脂肪酸成分表編 炭水化物成分表編

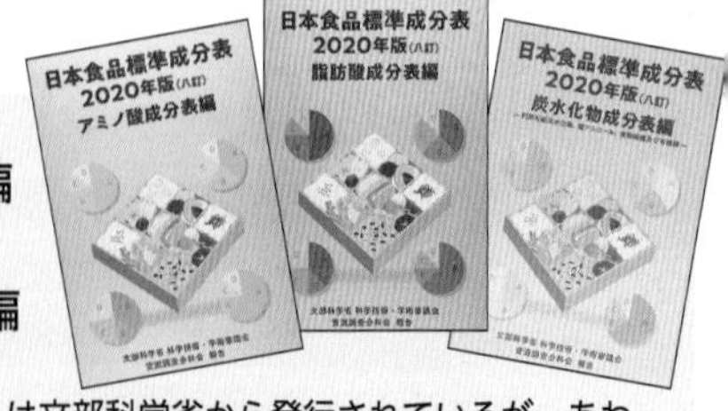

「日本食品標準成分表」は文部科学省から発行されているが、あわせて、「日本食品標準成分表2020年版（八訂）アミノ酸成分表編」「同 脂肪酸成分表編」「同 炭水化物成分表編」も発行されている。

「アミノ酸成分表編」は、常用される重要な食品について、たんぱく質の構成要素となる19種類のアミノ酸の標準的な成分値（組成）が収載されている（詳細は➔p.198～203）。

「脂肪酸成分表編」は、日常摂取する食品について、可食部100gあたりの成分値及び脂肪酸総量100gあたりの成分値が収載されている（本書では掲載なし）。

「炭水化物成分表編」は、可食部100gあたりの利用可能炭水化物及び糖アルコールの成分値が収載されるとともに、食物繊維成分表と有機酸成分表が別表で収載されている（本書では掲載なし）。

「成分表2020」で収載されている成分項目

- エネルギー（kcal、kJ）
- 水分
- たんぱく質（アミノ酸組成によるたんぱく質）
- 脂質（脂肪酸のトリアシルグリセロール当量、コレステロール）
- 炭水化物（利用可能炭水化物（単糖当量、質量計、差引き法））、食物繊維総量（プロスキー変法、AOAC. 2011.25法）、糖アルコール
- 有機酸
- 灰分
- ミネラル
  - ナトリウム
  - カリウム
  - カルシウム
  - マグネシウム
  - リン
  - 鉄
  - 亜鉛
  - 銅
  - マンガン
  - ヨウ素
  - セレン
  - クロム
  - モリブデン
- ビタミン
  - ビタミンA（レチノール、カロテン（α、β）、β-クリプトキサンチン、β-カロテン当量、レチノール活性当量）
  - ビタミンD
  - ビタミンE（トコフェロール（α、β、γ、δ））
  - ビタミンK
  - ビタミンB_1
  - ビタミンB_2
  - ナイアシン
  - ナイアシン当量
  - ビタミンB_6
  - ビタミンB_{12}
  - 葉酸
  - パントテン酸
  - ビオチン
  - ビタミンC
- アルコール
- 食塩相当量

＊青字の栄養素が、本書で成分値まで掲載されている項目。また、ミネラル・ビタミンに関しては、おもに含まれている食品をp.20～27に掲載。

食品群別収載食品数

食品群	「成分表2020年」収載食品数	「カラーグラフ食品成分表」収載食品数
01 穀類	205	72
02 いも・でん粉類	70	20
03 砂糖・甘味類	30	7
04 豆類	108	33
05 種実類	46	20
06 野菜類	401	136
07 果実類	183	84
08 きのこ類	55	20
09 藻類	57	20
10 魚介類	453	157
11 肉類	310	59
12 卵類	23	8
13 乳類	59	33
14 油脂類	34	8
15 菓子類	185	46
16 し好飲料類	61	33
17 調味料・香辛料類	148	59
18 調理済み流通食品類	50	34
計	2,478	849

＊本書では、日常の食生活に関係の深い849品目を選んでいる。また、各食品の栄養成分上の特徴を視覚的にとらえられるよう、主要な栄養素を抜粋し、その成分値についてカラーグラフ（数値併記）で表した。

「成分表 2020」で収載されている3大栄養素

●たんぱく質

窒素量に「窒素―たんぱく質換算係数」を乗じて算出した数値。

- アミノ酸組成によるたんぱく質：「アミノ酸成分表編」の各アミノ酸量から求められた数値。アミノ酸の脱水縮合物の量（アミノ酸残基の総量）として算出した数値である。

●脂質

ジエチルエーテルによるソックスレー抽出法などによる数値。

- 脂肪酸のトリアシルグリセロール当量：「脂肪酸成分表編」の各脂肪酸量をトリアシルグリセロールに換算した量の総和として算出した数値である。トリアシルグリセロールの値がわかることで、食品に含まれる脂質のうち中性脂肪がどのくらい占めるのかがわかる。

●炭水化物

差引き法で算出した数値。すなわち、水分、たんぱく質、脂質及び灰分の合計（g）を100gから差し引いた数値で示している。

- 利用可能炭水化物（質量計）：「炭水化物成分表」の各利用可能炭水化物量（でん粉、単糖類、二糖類、一部のオリゴ糖類）の総和として算出した数値である。
- 食物繊維：従来からの分析方法であるプロスキー変法（高分子量の「水溶性食物繊維」と「不溶性食物繊維」を分析して合計したもの）と追補2018年以降の分析方法であるAOAC. 2011.25法（低分子水溶性食物繊維、高分子水溶性食物繊維、不溶性食物繊維、難消化性でん紛を分析して合計したもの）の2種類の数値が存在している。「成分表2020」に収載されている食物繊維総量の数値は両分析の数値が混在している。

「カラーグラフ食品成分表」では……

「成分表2020」からは、「アミノ酸組成によるたんぱく質」「脂肪酸のトリアシルグリセロール当量」「利用可能炭水化物」が実際の摂取量に近いとされ、メインの位置づけになった。一方「日本人の食事摂取基準」は、「成分表2015」に沿って策定されているため、これと照らし合わせる項目は、従来通りの「たんぱく質」「脂質」「炭水化物」の数値になる。このため「生活学Navi」では、従来通りの項目をメインとすることにした。食物繊維については、分析法が混在すると食品同士の比較はできなくなるため、「日本人の食事摂取基準」と照らし合わせる項目であるプロスキー変法をメインとし、AOAC. 2011.25を併記することにした。

食品成分表の使い方

食品成分表 Q＆A

Q1 食品成分表ってどのように利用するの？

A1 食べられる部分（可食部）100gあたりのエネルギー量や5大栄養素量、食物繊維総量や食塩相当量などが示されているので、これを利用すれば、献立の栄養計算（➔A2）や必要な栄養素を満たすためにはどの食品がどのくらい必要かという計算（➔A3）などが行えます。

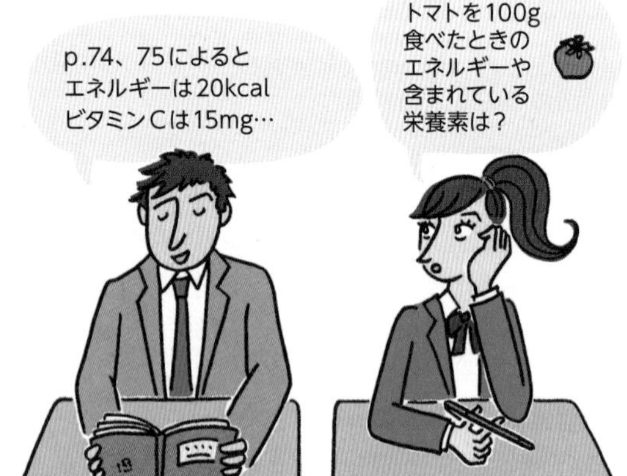

p.74、75によると
エネルギーは20kcal
ビタミンCは15mg…
トマトを100g
食べたときの
エネルギーや
含まれている
栄養素は？

Q2 食べたものや献立からエネルギーや栄養素量は、どのように計算するの？

A2 使用した食品の重量から計算します。たとえば、整数で出したい場合は、小数第1位を四捨五入して数値を出します。

$$100g あたりのエネルギーや栄養素量 \times \frac{食品の重量 (g)}{100}$$

$$= 100g あたりのエネルギーや栄養素量 \times 食品の重量 (g) \div 100$$

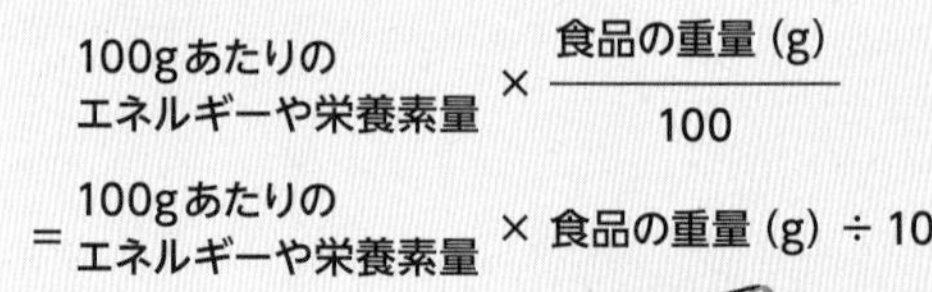

●栄養計算の例

食パンピザのカロリーを計算する

- 食パン1枚（6枚切り）60g ……………… 248×60÷100＝148.8≒149
- 有塩バター3g ………………………………… 700×3÷100＝21
- トマト50g ……………………………………… 20×50÷100＝10
- ピーマン（青）10g …………………………… 20×10÷100＝2
- たまねぎ15g ………………………………… 33×15÷100＝4.95≒5
- ピザ用チーズ（プロセスチーズ）25g …… 313×25÷100＝78.25≒78

合計　265kcal

カラーグラフ成分表の見方（部分抜粋）

カラーグラフの成分表は可食部100gあたりの値

食品の解説

食品の概量　小1＝小さじ1　大1＝大さじ1　1C＝1カップ

- たんぱく質の青字の数値はアミノ酸組成によるたんぱく質
- 脂質の青字の数値は脂肪酸のトリアシルグリセロール当量
- 炭水化物の青字の数値は利用可能炭水化物（質量計）
- 食物繊維総量の黒字の数値はプロスキー変法、青字の数値はAOAC 2011.25法による分析

食品番号　はじめの2桁は食品群、次の3桁は小分類または細分。

アミノ酸組成によるたんぱく質

トリアシルグリセロール当量

利用可能炭水化物

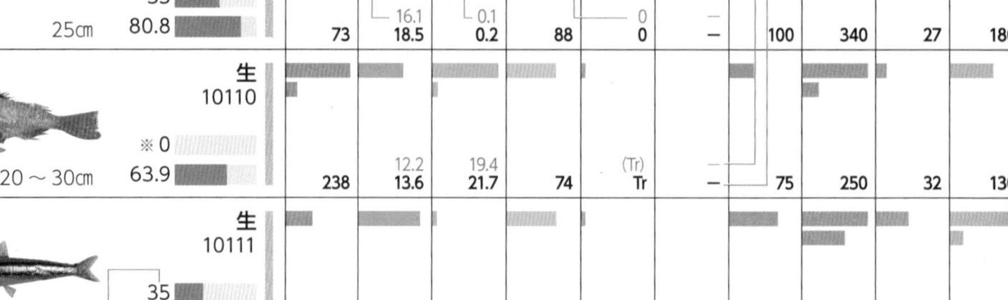

可食部100gあたり　Tr：微量　（ ）：推定値または推計値　－：未測定

食品	解説	体長	食品番号	廃棄率％（※切り身・三枚おろしなど）	水分g	エネルギー kcal 200	たんぱく質 g 20.0	脂質 g 20.0	コレステロール mg 100	炭水化物 g 20.0	食物繊維総量 g 2.0	ナトリウム mg 200	カリウム mg 200	カルシウム mg 200	リン mg 20
きす［鱚］ Japanese whiting ●中1尾＝40g	淡黄灰色の細長い体が美しく、海のあゆともいわれる。白身の味わいは上品で、脂は少なく淡白。さしみ・塩焼き・天ぷらなどにする。	25cm	生 10109	55	80.8	73	16.1 18.5	0.1 0.2	88	0 0	– –	100	340	27	18
きちじ［喜知次］ Kichiji rockfish ●1尾＝100g	美しい赤色をした魚で、料理の素材としては、きんきと呼ばれる。淡白だが、深海魚特有の脂がある。煮付け・塩焼き・開き干しにする。	20～30cm	生 10110	※0	63.9	238	12.2 13.6	19.4 21.7	74	(Tr) Tr	– –	75	250	32	13
きびなご［吉備奈仔］ Blue sprat ●10尾＝100g	成魚で体長10cm前後の小型魚。4～8月の産卵期に沿岸に近づくところを地引き網で獲る。鹿児島では夏の旬魚として珍重する。	10cm	生 10111	35	78.2	85	(15.6) 18.8	0.8 1.4	75	(0.1) 0.1	– –	150	330	100	24

魚の写真下の体長はめやす。

廃棄率　全体に対する廃棄される部分の重量の割合（%）。可食部＝収載食品の概量－廃棄部位の概量

水分　可食部100g中に含まれる水分量（g）。

エネルギー　可食部100gあたりのたんぱく質・脂質・炭水化物の量（g）に、各成分ごとのエネルギー換算係数を乗じて算出。国際単位系の単位はkJ（キロジュール）だが、定着しているkcal（キロカロリー）を掲載

Q3 栄養計算ができても、基準がわからなければ役に立たないのでは？

A3 厚生労働省が定めた「日本人の食事摂取基準」（2020年版：2020～25年度用）は、年齢や性別、身体活動レベル（日常生活の活動量）などを考慮して、健康な生活を営むために基準となるエネルギーや栄養素の摂取基準を、1日あたりの数値で示しています（➔p.204～207）。サプリメントなどで手軽に摂取できるようになったビタミンとミネラルについては、不足よりも過剰摂取による健康障害の予防が重要視されるようになったため、「耐容上限量」も示されています。

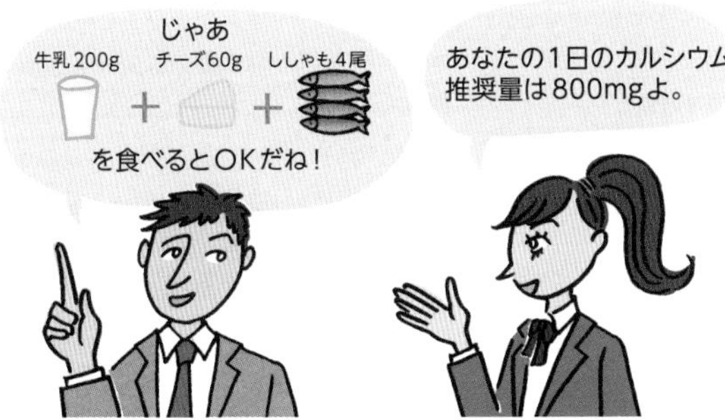
牛乳200g
じゃあ
チーズ60g
ししゃも4尾
を食べるとOKだね！
あなたの1日のカルシウム推奨量は800mgよ。

OAC. 2011.25法による分析
ロスキー変法による分析

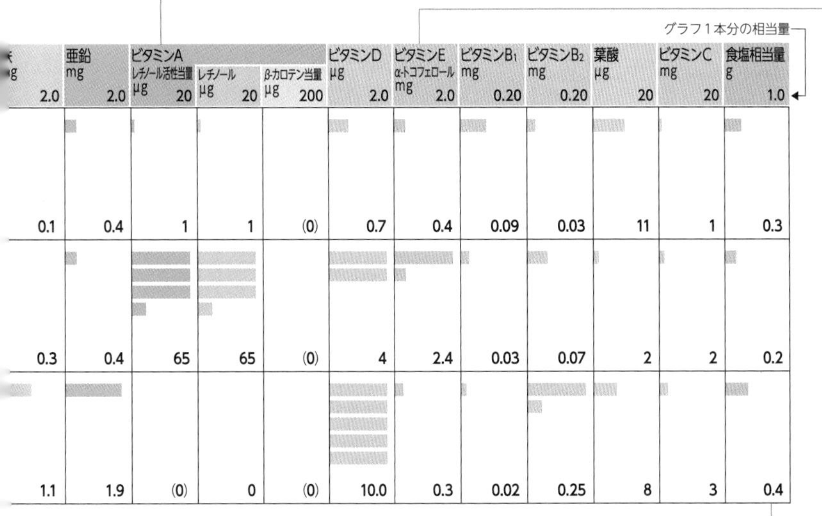

グラフ1本分の相当量

g	亜鉛 mg	ビタミンA レチノール活性当量 μg	レチノール μg	β-カロテン当量 μg	ビタミンD μg	ビタミンE α-トコフェロール mg	ビタミンB₁ mg	ビタミンB₂ mg	葉酸 μg	ビタミンC mg	食塩相当量 g
2.0	2.0	20	20	200	2.0	2.0	0.20	0.20	20	20	1.0
0.1	0.4	1	1	(0)	0.7	0.4	0.09	0.03	11	1	0.3
0.3	0.4	65	65	(0)	4	2.4	0.03	0.07	2	2	0.2
1.1	1.9	(0)	0	(0)	10.0	0.3	0.02	0.25	8	3	0.4

●棒グラフによる量の表示

各栄養成分の名称の下にある200、20.0、2.0、0.20などの数字は、グラフ1本分の相当量である。グラフが一面に塗りつぶされているものは、棒グラフ5本分を超える成分値であることを示す。

例

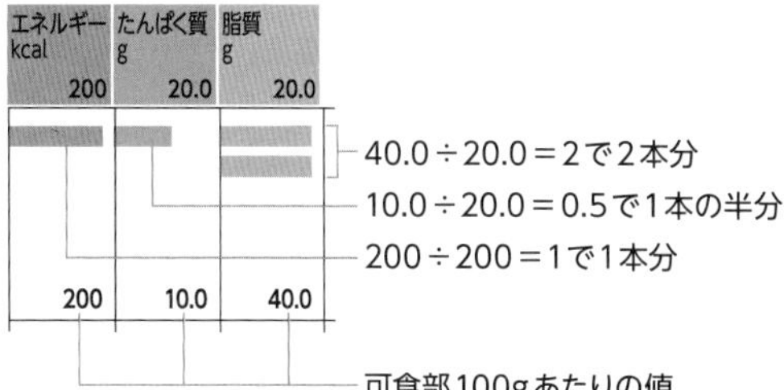

●きわめて微量しか含まれない成分の表示法

0　：最小記載量の1/10未満、または検出されなかった。
Tr　：Traceの略。最小記載量の1/10以上含まれているが5/10未満である。
(　)：推定値、または推計値（諸外国の食品成分表などを基に推計）
－　：測定していない。

●重さの単位

mg（ミリグラム）　1g＝1,000mg
μg（マイクログラム）　1mg＝1,000μg

ビタミンA

ビタミンAの総量は、レチノール活性当量で示される。

$$\text{レチノール活性当量}=\text{レチノール}+\frac{1}{12}\beta\text{-カロテン当量}$$

レチノールはおもに動物性食品に含まれる。β-カロテン当量を構成するα-カロテン等はプロビタミンAと呼ばれ、おもに植物性食品に含まれる（➔p.24）。

$$\beta\text{-カロテン当量}=\beta\text{-カロテン}+\frac{1}{2}\alpha\text{-カロテン}+\frac{1}{2}\text{クリプトキサンチン}$$

ビタミンE

食品に含まれるビタミンEは、主としてα-、β-、γ-及びδ-トコフェロールの4種であるが、α-トコフェロールが指標とされている。

食塩相当量

ナトリウム量に2.54を乗じて算出。食塩（NaCl）を構成するナトリウム（Na）の原子量（22.989770）と塩素（Cl）の原子量（35.453）から算出したもの。
(22.989770+35.453) /22.989770 ≒ 2.54

01 穀類

CEREALS

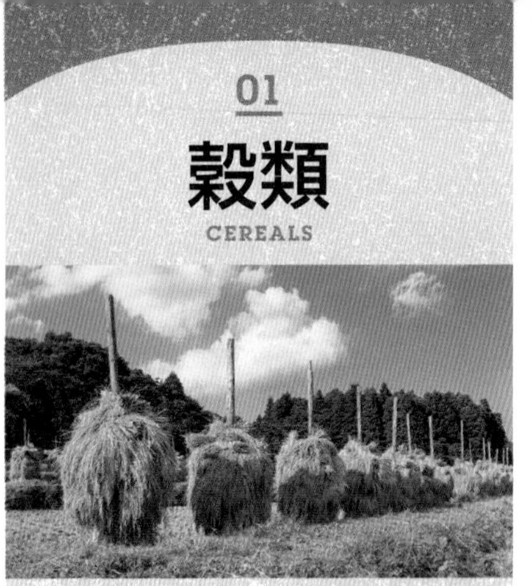

稲わらの干し方の一例

農作物のうち、種子を食用とするために栽培されるものを穀物という。穀物は、栽培が容易で貯蔵がきき、簡単な調理で食用にできるため、古くから世界各地で主食とされている。米・小麦・とうもろこしは世界三大作物とされ、世界中でこれらを利用した食生活が生活の基盤となっている。日本では、米・麦・あわ・きび（またはひえ）・豆を五穀と称している。

栄養上の特性

消化のよいでん粉を約70%、良質の植物性たんぱく質を約10%含み、主要なエネルギー源となっている。また、穀物は摂取量が多いことから、日本人のたんぱく質摂取量の約24%を占めている。このほか、米にはビタミン・ミネラルも含まれるが、搗精（とうせい）によりかなり減少するので、副食などでおぎなう。小麦には、必須アミノ酸のリシンが少ないため、動物性食品と組み合わせるとよい。

生の状態（βでん粉）は食用に適さないが、加水・加熱することでα化し風味や消化がよくなる。

●搗精による米の消化率と栄養素の変化

種類	歩留まり（%）	消化率（%）	灰分（g／100g）	ビタミンB_1（mg／100g）
玄米	100	90	1.2	0.41
半つき米	95～96	94	0.8	0.30
七分つき米	93～94	95.5	0.6	0.24
精白米	90～92	98	0.4	0.08

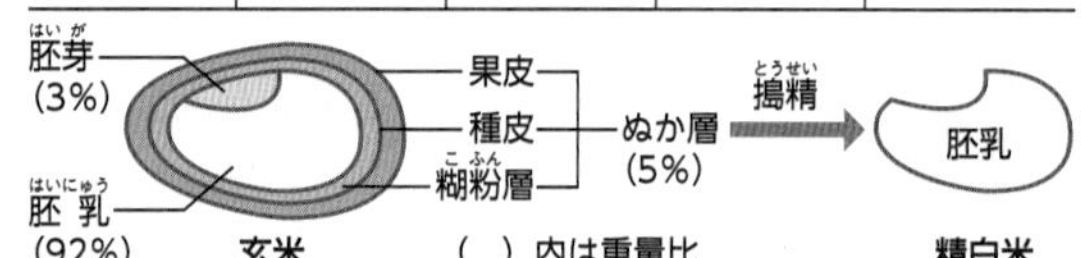

選び方・保存のしかた

●米

●形がととのっていて、光沢のあるものがよい。異物の入っているもの、かび臭いものは避ける。袋詰めのものの場合、精白した月日を見て新しいものを選ぶ。

●直射日光を避け、湿気が入らないように清潔な容器で保存する。精白米の場合、夏期で2週間、冬期で1か月を保存のめやすにする。

●小麦粉

●純白か薄い黄色のものを選ぶ。無臭で異物のない

搗精（とうせい）とは

米を搗（つ）いて、ぬか層と胚芽を取り除くことをいう。搗精するようになったのは奈良時代からで、今のようにぬか層をきれいに取り除く＝精白するようになったのは江戸時代からになる。精白すると消化はよくなるけれど、大事な栄養分は減ってしまう。

・たんぱく質の青字の数値はアミノ酸組成によるたんぱく質
・脂質の青字の数値は脂肪酸のトリアシルグリセロール当量
・炭水化物の青字の数値は利用可能炭水化物（質量計）
・食物繊維総量の黒字の数値はプロスキー変法、青字の数値はAOAC 2011.25法による分析

可食部100gあたり　Tr：微量　（　）：推定値または推計値　ー：未測定

食品名	廃棄率%	水分g	エネルギー kcal	たんぱく質 g	脂質 g	コレステロール mg	炭水化物 g	食物繊維総量 g	ナトリウム mg	カリウム mg	カルシウム mg	リン mg
アマランサス 玄穀 01001	0	13.5	343	(11.3) 12.7	5.0 6.0	(0)	57.8 64.9	― 7.4	1	600	160	540
あわ 精白粒 01002	0	13.3	346	10.2 11.2	4.1 4.4	(0)	63.3 69.7	― 3.3	1	300	14	280
えんばく オートミール 01004	0	10.0	350	12.2 13.7	(5.1) 5.7	(0)	57.4 69.1	― 9.4	3	260	47	370
キヌア 玄穀 01167	0	12.2	344	9.7 13.4	2.7 3.2	0	55.4 69.0	― 6.2	35	580	46	410
小麦粉 薄力粉 1等 01015	0	14.0	349	7.7 8.3	1.3 1.5	(0)	73.1 75.8	― 2.5	Tr	110	20	60
小麦粉 中力粉 1等 01018	0	14.0	337	8.3 9.0	1.4 1.6	(0)	69.5 75.1	― 2.8	1	100	17	64
小麦粉 強力粉 1等 01020	0	14.5	337	11.0 11.8	1.3 1.5	(0)	66.8 71.7	― 2.7	Tr	89	17	64

アマランサス
Amaranth　●大1=10g

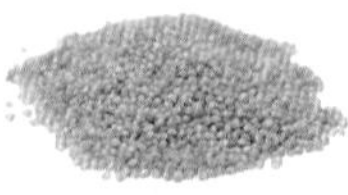

ヒユ科。穀粒は直径1～1.5mmの扁平レンズ状。米、麦などに食物アレルギーがある人用の代替食品としても注目されている。

あわ［粟］
Foxtail millet　●1C=150g

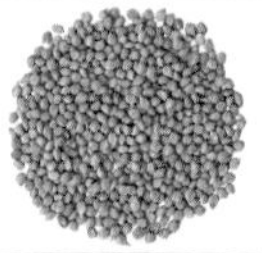

中央アジア原産の雑穀。うるち種ともち種があり、うるち種は飯やかゆ、だんごなどに、もち種は飯やもちに用いられる。

えんばく［燕麦］
Oats　●1C=80g

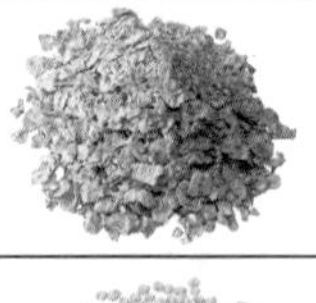

オートミールは挽きわりのえんばく。かゆ状に煮て、牛乳・砂糖をかけて食べる。たんぱく質・脂質・カルシウムが豊富な栄養食品。

キヌア
Quinoa　●大1=10g

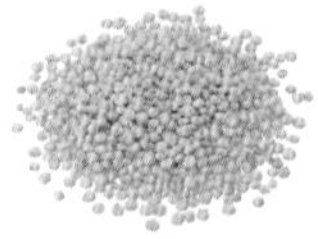

ヒユ科。雑穀の一種で、たんぱく質・脂質・無機質が豊富。南米アンデス高地で主食とされ、インカ文明を支えた重要な穀物といわれる。

小麦粉
Wheat　●1C=110g

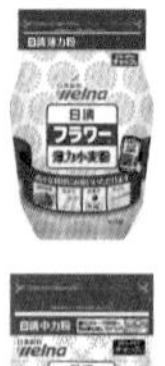

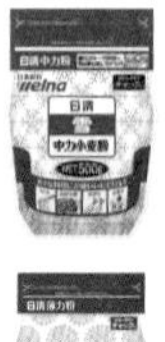

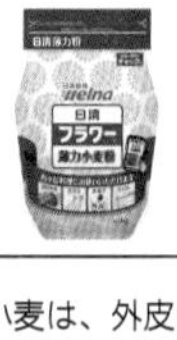

小麦の実を粉砕し、ふすま部（果皮・種皮・糊粉層）を除いたもので、でん粉とたんぱく質のグルテンからなる。たんぱく質含有量により分類される（➔p.35コラム）が、これは、強力粉には硬質小麦、中力粉には中間質小麦、薄力粉には軟質小麦が用いられることによる。等級は皮部混入率により1等粉、2等粉、3等粉、等外に分けられる。

●薄力粉
製菓用や天ぷら用に使われる。

●中力粉
うどんやそばなどの製めん用に使われる。

●強力粉
グルテンが多く、製パン用や製めん用に使用。

Q&A どうして小麦は粉にしてから食べるの？▶小麦は、外皮が硬くてそのまま煮ても食べにくい。また、米のように精白すると、胚乳がやわらかすぎて砕けてしまう。しかし小麦を挽いて粉にすると、水を加えてグルテンを出したり、発酵させたりといった加工ができ、独特の歯ごたえが生まれる。また、粉にすることで消化もよくなる。

ものがよく、古くなると固まりができる。
●湿気のない涼しいところに保存する。缶などに移し、冷蔵庫に入れるのもよい。においがつきやすいので注意する。薄力粉は1年、強力粉は半年を保存のめやすにする。

●パン
●均一な断面をもつものがよい。表面に光沢があり、焼きむらのないものを選ぶ。
●湿気の多いところに置いておくと、かびが生えるので、密封し、冷凍するとよい。トーストにすれば風味も落ちず、おいしく食べることができる。

●スパゲッティ・マカロニ
●十分に乾燥し、光沢のあるこはく色のものがよい。かびには十分に注意する。スパゲッティは澄んだ音で折れ、その断面がガラス状のものがよい。マカロニは形の均一なものを選ぶ。
●密封して保存する。賞味期間は3年と長い。

●生めん・ゆでめん
●製造年月日が新しく、低温で保存されているものを選ぶ。
●冷蔵庫で保存し、できるだけ早く食べる。

●乾めん（そば・うどん）
●十分乾燥して、変色していないもの、かびのないものを選ぶ。
●湿気に注意し、密閉保存。保存期間は長い。

調理性ー粘りのしくみ

アミロース

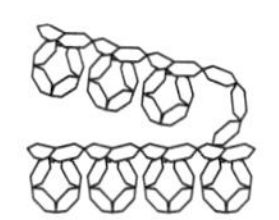

うるち米

アミロペクチン

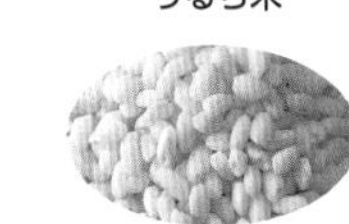

もち米

●アミロースとアミロペクチン

米のでん粉には、**アミロース**と**アミロペクチン**がある。うるち米はアミロース2：アミロペクチン8に対し、もち米はアミロペクチン10でできている。アミロースはぶどう糖分子が直鎖状に結合しているのに対し、アミロペクチンは枝分かれして多数結合し絡まりやすい。この絡まりの多いことが、もち米の強い粘りけとなっている。

●グルテン

グルテンは、小麦粉に含まれる「グルテニン」「グリアジン」という2つのたんぱく質からつくられる。水を加えてこねることで、でん粉とたんぱく質が水分を吸収して弾力性と粘着性が出る。

	強力粉	中力粉	薄力粉
グルテンの量	多い	中くらい	少ない
たんぱく質含有量	約12%	約9～10%	約8～9%
グルテンの性質	こねると弾力・粘力が出る 強い	こねると伸びがよい 普通	かるく混ぜるとやわらかい 弱い
原料小麦の種類			
おもな用途	パン・パスタなど	うどん・中華めんなど	ケーキ・クッキーなど

グラフ1本分の相当量

mg	亜鉛 mg	ビタミンA レチノール活性当量 µg	ビタミンA レチノール µg	ビタミンA β-カロテン当量 µg	ビタミンD µg	ビタミンE α-トコフェロール mg	ビタミンB1 mg	ビタミンB2 mg	葉酸 µg	ビタミンC mg	食塩相当量 g
2.0	2.0	20	20	200	2.0	2.0	0.20	0.20	20	20	1.0
9.4	5.8	Tr	(0)	2	(0)	1.3	0.04	0.14	130	(0)	0
4.8	2.5	(0)	(0)	(0)	(0)	0.6	0.56	0.07	29	0	0
3.9	2.1	(0)	(0)	(0)	(0)	0.6	0.20	0.08	30	(0)	0
4.3	2.8	1	0	12	(0)	2.6	0.45	0.24	190	0	0.1
0.5	0.3	(0)	0	(0)	0	0.3	0.11	0.03	9	(0)	0
0.5	0.5	(0)	0	(0)	0	0.3	0.10	0.03	8	(0)	0
0.9	0.8	(0)	0	(0)	0	0.3	0.09	0.04	16	(0)	0

米の加工プロセス

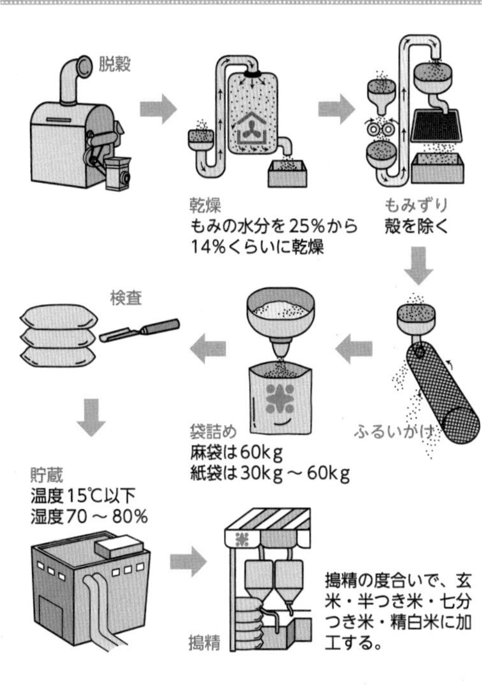

穀類の加工品

米の加工品	もち、白玉粉（もち米）／上新粉、ビーフン（うるち米）
小麦の加工品	小麦粉／パン類／めん類／パスタ類／ふ類／菓子類／ぎょうざ、しゅうまいの皮
とうもろこしの加工品	コーンミール／ポップコーン／コーンフレーク／コーングリッツ

ONE POINT 【大麦の伝来】大麦は西アジアが原産で、古代エジプトでも主食のパンを焼くのに使われていたことがヒエログリフで描かれている。朝鮮半島を経由して日本には3世紀ごろ伝来し、奈良時代にはすでに広く栽培されていた。

- たんぱく質の青字の数値はアミノ酸組成によるたんぱく質
- 脂質の青字の数値は脂肪酸のトリアシルグリセロール当量
- 炭水化物の青字の数値は利用可能炭水化物（質量計）
- 食物繊維総量の黒字の数値はプロスキー変法、青字の数値はAOAC 2011.25法による分析

廃棄率％　水分g

可食部100gあたり　Tr：微量　（ ）：推定値または推計値　ー：未測定

きび［黍］ Proso millet

●1C=160g

イネ科に属し、うるち種ともち種がある。うるち種は飯やかゆなどに、もち種はもち・おこわ・だんご・酒などにする。

プレミックス粉 Premixed flour for pancake

●1C=110g

プレミックスとはPrepared Mix（調製粉）の略。小麦粉などの粉類に糖類、油脂などを必要に応じて適正に配合したもの。

パン類 Breads

●食パン1斤=340～450g

語源はポルトガル語。日本には16世紀に南蛮船によって伝えられた。原料は小麦粉とライ麦粉とがあり、小麦粉からは白パンが、ライ麦粉からは黒パンがつくられる。小麦粉（ライ麦粉）と水、食塩、イーストを主原料にし、これに副原料として砂糖、油脂、乳製品などが添加される。製パン方法にはアメリカ式とフランス式があり、アメリカ式は強力粉にバターなどの副原料を加えて発酵させて焼く。フランス式はフランス・イタリアを中心におこなわれている方法で、中～薄力粉を用い、食塩とイーストのみを加えて発酵させて焼く方法。また、副原料を工夫して、ぶどうパンなどさまざまなパンがつくられている。

●角形食パン

強力粉・砂糖・食塩・脱脂粉乳・油脂・イースト・水を練った生地を、長方形の箱型に入れてふたをして焼いたパン。ふたをしない山形のものは、イギリスパン、山形食パンなどと呼ぶ。

●フランスパン

日本では、強力粉か中力粉・食塩・イースト・水を混ぜた生地を棒状にして、皮がぱりぱりにかたくなるように焼いたものをいう。

●ライ麦パン

別名黒パン。ライ麦粉をサワードウで発酵させたパンで、酸味があり、小麦のパンよりふくらみが悪い。薄くスライスして食べる。

●ぶどうパン

パン生地に干しぶどうを混ぜたパン。

●ロールパン

パン生地を薄く三角状に伸ばして巻いたパン。

●クロワッサン

パン生地でバターをはさんで伸ばし、折り畳んでまた伸ばすことを繰り返して薄い層とし、巻いて三日月型にしたパン。サクサクしている。

●イングリッシュマフィン

パン生地にとうもろこしのあらびき粉をまぶし、型に入れて薄い円柱状に焼いたパン。半分に割ってトーストして食べる。

●ナン

パン生地を平たく伸ばし、タンドールというつぼ型のかまどの内壁にはりつけて焼いたもの。

●ベーグル

強力粉・食塩・酵母・水を練った生地を発酵させてリング状に成形し、ゆでてから焼いたパン。低カロリーで低脂肪、もちもちとした歯ごたえ。

マカロニ・スパゲッティ Macaroni and spaghetti

●乾1人分=80g

小麦粉に40～50℃の温湯を加えてこね、型から出して乾燥させてつくる。管状のマカロニ、棒状のスパゲッティなどいろいろな形がある。

生パスタ Fresh pasta

●1人分=120g

デュラムセモリナ粉などの小麦粉を水でこね、強い圧力で金型から押しだして成型し、乾燥しないもの。粘りの強いもちっとした食感。

食品名	番号	廃棄率％	水分g	エネルギー kcal	たんぱく質 g	脂質 g	コレステロール mg	炭水化物 g	食物繊維総量 g	ナトリウム mg	カリウム mg	カルシウム mg	リン mg
きび 精白粒	01011	0	13.8	353	10.0 / 11.3	2.9 / 3.3	(0)	65.0 / 70.9	— / 1.6	2	200	9	160
プレミックス粉 ホットケーキ用	01024	0	11.1	360	(7.1) / 7.8	(3.6) / 4.0	31	(72.4) / 74.4	— / 1.8	390	230	100	170
角形食パン 食パン	01026	0	39.2	248	7.4 / 8.9	3.7 / 4.1	0	44.2 / 46.4	4.2 / 2.2	470	86	22	67
フランスパン	01031	0	30.0	289	8.6 / 9.4	(1.1) / 1.3	(0)	58.2 / 57.5	— / 2.7	620	110	16	72
ライ麦パン	01032	0	35.0	252	6.7 / 8.4	(2.0) / 2.2	(0)	— / 52.7	— / 5.6	470	190	16	130
ぶどうパン	01033	0	35.7	263	(7.4) / 8.2	(3.3) / 3.5	(Tr)	— / 51.1	— / 2.2	400	210	32	86
ロールパン	01034	0	30.7	309	8.5 / 10.1	8.5 / 9.0	(Tr)	45.7 / 48.6	— / 2.0	490	110	44	97
クロワッサン レギュラータイプ	01209	0	(20.0)	406	(5.9) / (6.5)	(19.3) / (20.4)	(20)	(47.9) / (51.5)	— / (1.9)	(530)	(110)	(27)	(65)
イングリッシュマフィン	01036	0	46.0	224	(7.4) / 8.1	(3.2) / 3.6	(Tr)	(36.7) / 40.8	— / 1.2	480	84	53	96
ナン	01037	0	37.2	257	(9.3) / 10.3	3.1 / 3.4	(0)	(41.6) / 47.6	— / 2.0	530	97	11	77
ベーグル	01148	0	32.3	270	8.2 / 9.6	1.9 / 2.0	—	46.0 / 54.6	— / 2.5	460	97	24	81
マカロニ・スパゲッティ 乾	01063	0	11.3	347	12.0 / 12.9	1.5 / 1.8	(0)	66.9 / 73.1	5.4 / 3.0	1	200	18	130
生パスタ 生	01149	0	42.0	232	7.5 / 7.8	1.7 / 1.9	(0)	42.2 / 46.9	— / 1.5	470	76	12	73

Q A ナポリタンはイタリアにない？▶Yes。トマトケチャップ風味のスパゲッティナポリタンは、実は日本生まれ。戦後、外国人がスパゲッティにトマトケチャップをかけて食べていたのを見て、生のトマトににんにくやたまねぎを混ぜトマトソースをつくり、スパゲッティとあえたのが始めといわれる。名前の由来は英語の「ナポリ風」。

グラフ1本分の相当量

鉄 mg	亜鉛 mg	ビタミンA			ビタミンD µg	ビタミンE α-トコフェロール mg	ビタミンB1 mg	ビタミンB2 mg	葉酸 µg	ビタミンC mg	食塩相当量 g
		レチノール活性当量 µg	レチノール µg	β-カロテン当量 µg							
2.0	2.0	20	20	200	2.0	2.0	0.20	0.20	20	20	1.0
2.1	2.7	(0)	(0)	(0)	(0)	Tr	0.34	0.09	13	0	0
0.5	0.3	9	9	3	0.1	0.5	0.10	0.08	10	0	1.0
0.5	0.5	0	0	4	0	0.4	0.07	0.05	30	0	1.2
0.9	0.8	(0)	(0)	0	(0)	0.1	0.08	0.05	33	(0)	1.6
1.4	1.3	(0)	(0)	0	Tr	0.3	0.16	0.06	34	(0)	1.2
0.9	0.6	Tr	Tr	1	Tr	0.4	0.11	0.05	33	(Tr)	1.0
0.7	0.8	1	(0)	15	0.1	0.5	0.10	0.06	38	(0)	1.2
(0.4)	(0.5)	(37)	(34)	(38)	(1.4)	(2.6)	(0.11)	(0.09)	(46)	0	(1.4)
0.9	0.8	Tr	(0)	1	(0)	0.3	0.15	0.08	23	(0)	1.2
0.8	0.7	(0)	(0)	0	(0)	0.6	0.13	0.06	36	(0)	1.3
1.3	0.7	–	–	–	–	0.2	0.19	0.08	47	–	1.2
1.4	1.5	1	(0)	9	(0)	0.3	0.19	0.06	13	(0)	0
0.5	0.5	(0)	(0)	(0)	–	0.1	0.05	0.04	9	(0)	1.2

イーストと天然酵母

発酵パンは、酵母が糖類を炭酸ガスとアルコールに分解する発酵作用を利用して、炭酸ガスをパン生地に含ませてふっくらさせる。さまざまな種類の酵母から特定の酵母菌を選んで改良し、工場で純粋培養したものが一般的に利用されているイースト（パン用酵母菌）。

天然酵母はイースト以外の植物（果実、じゃがいも、米、小麦など）に付着する酵母で、自然の力で培養し、パンの発酵に利用するもの。

	イースト	天然酵母
他の菌との関係	他の菌の影響を受けない	共に繁殖している乳酸菌や酢酸菌などによって風味が出る
発酵力	常に安定した発酵力がある	イーストより発酵力が弱い
パン生地がふくらむまで	2～3時間	12～16時間
商品価値	短時間に大量のパンを一定の品質でつくることができる	生地がじっくり熟成されて味わいが深まる

いろいろなパスタ

パスタは大きく分けて、スパゲッティなどめん状のロングパスタと、マカロニなどのショートパスタの2種類ある。料理やソースによって使い分ける。

●ラザニア（板状）

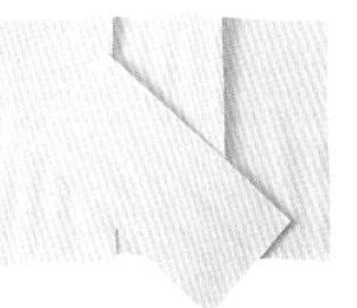

●フェットゥッチーネ（リボン状）

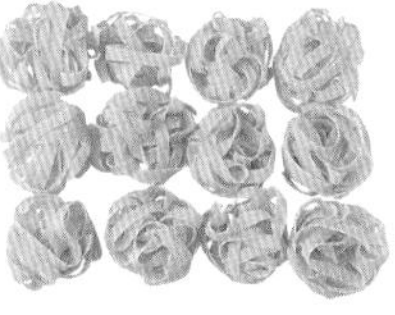

●リガトーニ（大きな管状）

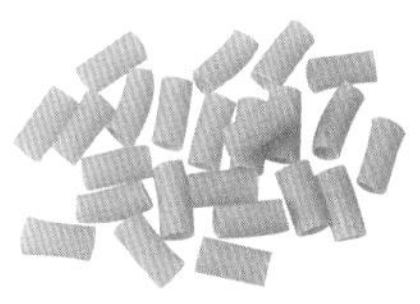

●ペンネ（ペン先型）

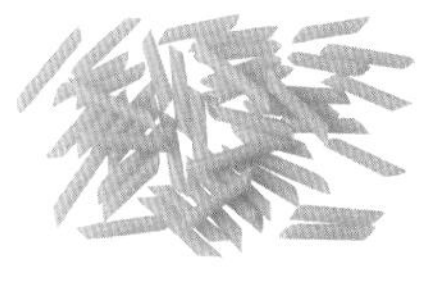

●ファルファッレ（蝶型）

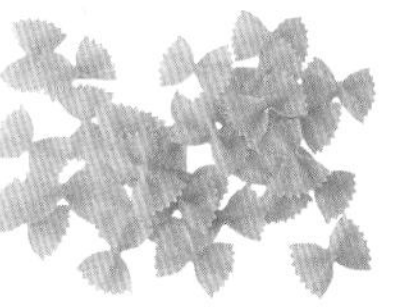

●ロテッレ（車輪型）

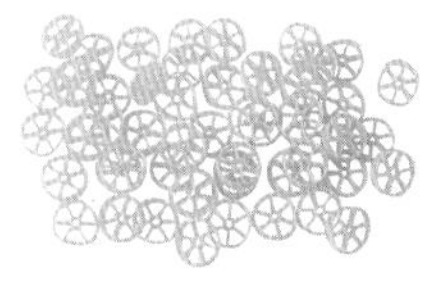

●オレキエッテ（小さな耳たぶ型）

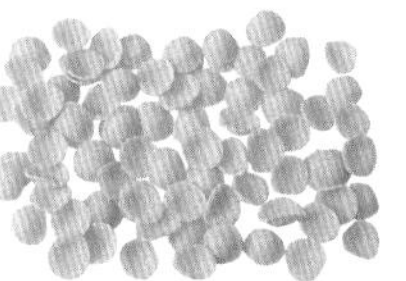

●コンキリエ（貝殻型）

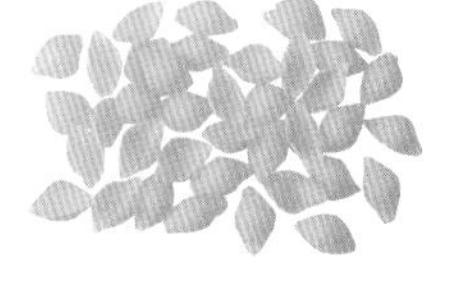

ONE POINT 【パンの呼び方】スペイン：パン（Pan）、フランス：パン（Pain）、ポルトガル：パォン（Pão）、イタリア：パネ（Pane）、オランダ：ブロート（Brood）、ドイツ：ブロート（Brot）、イギリス・アメリカ：ブレッド（Bread）、中国：ミェンパオ（麺麭・面包）、ロシア語：フリィエーブ（Хлеб）。

- たんぱく質の青字の数値はアミノ酸組成によるたんぱく質
- 脂質の青字の数値は脂肪酸のトリアシルグリセロール当量
- 炭水化物の青字の数値は利用可能炭水化物（質量計）
- 食物繊維総量の黒字の数値はプロスキー変法、青字の数値はAOAC 2011.25法による分析

廃棄率％ 水分g

可食部100gあたり　Tr：微量　（ ）：推定値または推計値　ー：未測定

うどん［饂飩］ Thick wheat noodles

●生１玉＝170～250g

小麦粉に食塩を混ぜて水とこね、細長く線状に仕上げたもの。これをゆでて玉にしたものが玉うどん、乾燥させて、常温で長期保存できるようにしたものが干しうどんである。太さによって名称が異なり、ひらめん（ひもかわ、きしめん）は30mm幅の生地を４～６本に切っためん、うどんは同じ幅の生地を10～14本に切っためん、ひやむぎは18～22本に、そうめんは26～30本に切っためんである。
また、日本各地に名産品があり、名古屋のきしめん、香川の讃岐（さぬき）うどん、秋田の稲庭（いなにわ）うどんなどが有名である。手打ちうどんは、仕上げまですべて製めん機を使わず、手でおこなう。

食品名	番号	廃棄率%	水分g	エネルギー kcal	たんぱく質 g（青字）	たんぱく質 g	脂質 g（青字）	脂質 g	コレステロール mg	炭水化物 g（青字）	炭水化物 g	食物繊維総量 g（上段）	食物繊維総量 g（下段）	ナトリウム mg	カリウム mg	カルシウム mg	リン mg
生	01038	0	33.5	249	5.2	6.1	(0.5)	0.6	(0)	50.1	56.8	3.6	−	1000	90	18	49
ゆで	01039	0	75.0	95	2.3	2.6	(0.3)	0.4	(0)	19.5	21.6	1.3	−	120	9	6	18
干しうどん 乾	01041	0	13.5	333	8.0	8.5	(1.0)	1.1	(0)	(69.9)	71.9	−	2.4	1700	130	17	70

そうめん・ひやむぎ［素麺・冷麦］ Thin wheat noodles

●乾１わ＝100g

うどんとほぼ同じ工程でつくるが、ひやむぎはうどんより細くそうめんはもっと細い。夏期に多く利用され、ゆでてから冷やしつけ汁で食べる。

食品名	番号	廃棄率%	水分g	エネルギー kcal	たんぱく質 g（青字）	たんぱく質 g	脂質 g（青字）	脂質 g	コレステロール mg	炭水化物 g（青字）	炭水化物 g	食物繊維総量 g（上段）	食物繊維総量 g（下段）	ナトリウム mg	カリウム mg	カルシウム mg	リン mg
乾	01043	0	12.5	333	8.8	9.5	(1.0)	1.1	(0)	65.1	72.7	−	2.5	1500	120	17	70

中華めん類 Yellow alkaline noodles

●生１玉＝120g

●中華めん
中力粉にカン水というアルカリ性の水を加えてこね、さらにこね水を加えてつくる。めん状に仕上げてから特殊な方法でひだをつける。乾めんは、中華めんの水分を高圧で蒸発・乾燥させてつくられる。
●蒸し中華めん
中華めんを蒸したもので、焼きそばなどに調理するのに用いる。
●沖縄そば
沖縄めんとも呼ばれる。沖縄地方の特産で、カン水を用いてつくられる中華めんと同じ系統のめん類である。硬い食感が特徴。そばの名がついているが、そば粉は使用していない。

食品名	番号	廃棄率%	水分g	エネルギー kcal	たんぱく質 g（青字）	たんぱく質 g	脂質 g（青字）	脂質 g	コレステロール mg	炭水化物 g（青字）	炭水化物 g	食物繊維総量 g（上段）	食物繊維総量 g（下段）	ナトリウム mg	カリウム mg	カルシウム mg	リン mg
中華めん 生	01047	0	33.0	249	8.5	8.6	(1.0)	1.2	(0)	47.6	55.7	5.4	−	410	350	21	66
蒸し中華めん	01049	0	57.4	162	4.7	4.9	(1.5)	1.7	Tr	30.6	35.6	3.1	1.7	110	80	10	40
沖縄そば 生	01052	0	32.3	266	(9.1)	9.2	(1.7)	2.0	(0)	(48.1)	54.2	−	2.1	810	340	11	65

即席めん類（調理後全体） Precooked noodles

●１人分＝90～120g

保存性があり、簡単な調理によって食べられる加工めん製品で日本で開発・発売された。でん粉をα化させためんを油で揚げて乾燥させた油揚げめんと、80℃以上の熱風かマイクロ波で加熱し、でん粉がα化の状態を保ったまま乾燥させた非油揚げの乾燥めんがある。短時間煮るか、もしくは熱湯をかけるだけで即席的に復元できる。原料に中華めんを用いる通称インスタントラーメンは、液状スープ、油脂や凍結・乾燥させた野菜、海老、畜肉、たまご、油揚げなどが別包装され、製品の品質や風味に工夫がなされている。最近は生めんタイプのものなど、多種多様な製品が登場している。
即席カップめんは、食器として使用できる容器の利用により、お湯をそそぐだけで食べることができるなど、簡便性がより高められている。
即席めん類の保存では、酸化防止が最も大切であり、常温でも暗所に保存した場合には保存性が高い。

食品名	番号	廃棄率%	水分g	エネルギー kcal	たんぱく質 g（青字）	たんぱく質 g	脂質 g（青字）	脂質 g	コレステロール mg	炭水化物 g（青字）	炭水化物 g	食物繊維総量 g（上段）	食物繊維総量 g（下段）	ナトリウム mg	カリウム mg	カルシウム mg	リン mg
即席中華めん 油揚げ	01198	0	(78.5)	100	−	(2.3)	(4.4)	(4.4)	(1)	(12.2)	(13.4)	−	(0.5)	(430)	(33)	(28)	(20)
中華スタイル即席カップめん 油揚げ しょうゆ味	01200	0	(80.8)	90	(2.0)	(2.3)	(4.4)	(4.5)	(2)	(6.0)	(12.9)	(1.4)	−	(590)	(43)	(46)	(27)
中華スタイル即席カップめん 油揚げ 焼きそば	01202	0	(53.6)	222	(4.2)	(5.0)	(10.6)	(11.3)	(3)	(13.5)	(34.2)	(3.3)	−	(910)	(100)	(94)	(54)
和風スタイル即席カップめん 油揚げ	01204	0	(80.5)	91	(1.9)	(2.2)	(4.4)	(4.7)	(1)	(6.7)	(11.2)	(1.4)	−	(550)	(34)	(41)	(38)

焼きふ［焼き麩］ Wheat gluten cake

●１個＝6g

ふは小麦粉のグルテンからつくる加工品。車ふはグルテンに強力小麦粉と膨張剤を加え、練った生地を棒に巻いて焼いたもの。

食品名	番号	廃棄率%	水分g	エネルギー kcal	たんぱく質 g（青字）	たんぱく質 g	脂質 g（青字）	脂質 g	コレステロール mg	炭水化物 g（青字）	炭水化物 g	食物繊維総量 g（上段）	食物繊維総量 g（下段）	ナトリウム mg	カリウム mg	カルシウム mg	リン mg
車ふ	01068	0	11.4	361	(27.8)	30.2	(2.9)	3.4	(0)	−	54.2	−	2.6	110	130	25	130

ぎょうざの皮［餃子の皮］ Outer steamed wheat "Jiaozi" dough

●１枚＝6g

小麦粉（強力粉）を水でこねて伸ばし、丸く成形したもの。手づくりの場合は、こねた生地をちぎって小さなめん棒で丸く伸ばして成形する。

食品名	番号	廃棄率%	水分g	エネルギー kcal	たんぱく質 g（青字）	たんぱく質 g	脂質 g（青字）	脂質 g	コレステロール mg	炭水化物 g（青字）	炭水化物 g	食物繊維総量 g（上段）	食物繊維総量 g（下段）	ナトリウム mg	カリウム mg	カルシウム mg	リン mg
生	01074	0	32.0	275	(8.4)	9.3	(1.2)	1.4	0	(54.9)	57.0	−	2.2	2	64	16	60

QA うどんのつゆの色が濃いのは関東と関西のどっち？▶関東が濃い。うどんのつゆは、関東と関西で大きく違う。こいくちしょうゆを使って黒っぽいつゆの関東。うすくちしょうゆを使い透き通ったつゆの関西。塩分濃度は見た目ほどの差はないらしい。あなたの好みはどっち??

グラフ1本分の相当量

鉄 mg 2.0	亜鉛 mg 2.0	ビタミンA レチノール活性当量 µg 20	ビタミンA レチノール µg 20	ビタミンA β-カロテン当量 µg 200	ビタミンD µg 2.0	ビタミンE α-トコフェロール mg 2.0	ビタミンB1 mg 0.20	ビタミンB2 mg 0.20	葉酸 µg 20	ビタミンC mg 20	食塩相当量 g 1.0
0.3	0.3	(0)	(0)	0	(0)	0.2	0.09	0.03	5	(0)	2.5
0.2	0.1	(0)	(0)	0	(0)	0.1	0.02	0.01	2	(0)	0.3
0.6	0.4	(0)	(0)	0	(0)	0.3	0.08	0.02	9	(0)	4.3
0.6	0.4	(0)	(0)	0	(0)	0.3	0.08	0.02	8	(0)	3.8
0.5	0.4	(0)	(0)	0	(0)	0.2	0.02	0.02	8	(0)	1.0
0.4	0.2	(0)	(0)	0	(0)	0.1	0	0.16	4	(0)	0.3
0.7	1.1	(0)	(0)	(0)	(0)	0.3	0.02	0.04	15	(0)	2.1
(0.2)	(0.1)	0	0	(3)	0	(0.5)	(0.02)	(0.13)	(2)	0	(1.1)
(0.2)	(0.1)	(3)	0	(31)	0	(0.6)	(0.14)	(0.12)	(3)	(1)	(1.5)
(0.4)	(0.3)	(2)	0	(19)	0	(1.8)	(0.28)	(0.30)	(9)	(2)	(2.3)
(0.2)	(0.1)	(Tr)	0	(6)	0	(0.6)	(0.19)	(0.08)	(2)	(2)	(1.4)
4.2	2.7	(0)	(0)	(0)	(0)	0.4	0.12	0.07	11	(0)	0.3
0.8	0.6	(0)	(0)	(0)	(0)	0.2	0.08	0.04	12	0	0

ラーメンを最初に食べた日本人は？

ラーメンを日本で最初に食べた人は、水戸黄門だという説がある。自らうどんを打つほどのめん好きだった水戸黄門に、明国から亡命していた儒学者が紹介したのがはじまりといわれ、紹介された中国のめんを、水戸黄門自ら家臣に振る舞ったとされている。

当時のラーメンにはれんこんのでん粉が使われ、五辛（しょうが、にんにく、にら、ねぎ、らっきょうのこと）が添えられていたとのこと。

今とはかなり違うけど、これはこれで美味しそう？

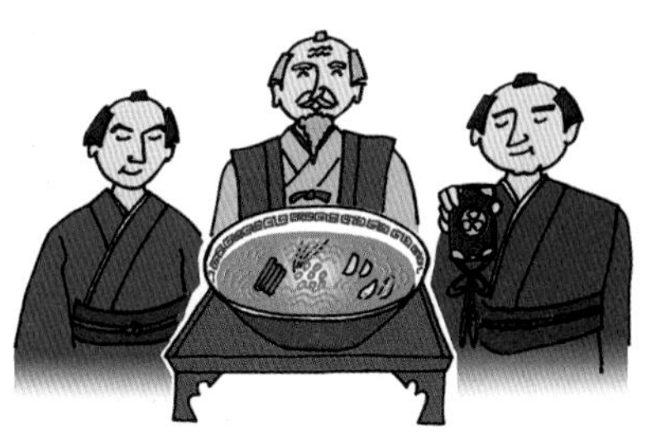

江戸のそば、上方のうどん

そば屋の発祥は江戸時代の初期と推定されるが、うどんの歴史は古く、室町時代には一般に普及しており、江戸も例外ではなかった。そばは、江戸中期（安永年間）に夜の屋台で「夜鷹そば切り」の名で売られてから、江戸ではようやく主流になってきたようである。当時、上方（京・大坂）では夜叫（鳴）きうどんが登場しており、めん類の好みはこの頃からはっきりと分かれはじめたらしい。享保年間（1716～36）には江戸に「二八そば」が登場し、以後、そばは庶民の生活に定着していった。

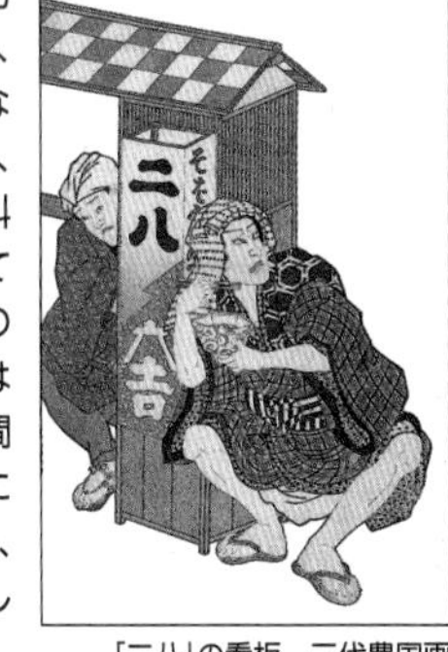

「二八」の看板　三代豊国画

うどん系アラカルト

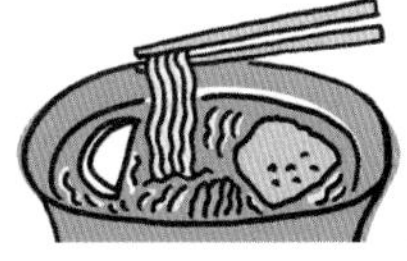

●稲庭うどん　手延式でつくられ、滑らかな舌触りをもつ秋田県の名産品。江戸時代には秋田藩の贈答品に用いられたほどの高級品だった。

●きしめん　名古屋名物の平らなめん。

●讃岐うどん　こしの強さと滑らかな口当たりが特徴の香川県の名物。なお、香川県のうどん生産量は約6万トンで、2位の埼玉県の約3倍。

●ほうとう　山梨県の郷土料理で、かぼちゃや根菜類を主体とした野菜とともにめんを煮込む。「武田信玄の陣中食」に起源をもつとする説がある。

●おっ切り込み　群馬県・埼玉県における郷土料理で、煮込みうどんの一種。具を切って、煮込むことから。

●味噌煮込みうどん　愛知県の郷土料理。かつお節だしを効かせた八丁味噌仕立ての濃い汁で食べる。

ONE POINT 【ふの歴史】ふの起源は中国の唐の時代で、仏教の交流とともに日本にもたらされた。当時は現在の小麦粉に小麦グルテンを混ぜたものではなく、小麦グルテンそのものを調理していた。桃山時代には、ふ（小麦グルテン）を焼いた「ふのやき」と呼ばれるお菓子が登場し珍重され、ふは一般庶民には手の届かない高級食材だったようだ。

- たんぱく質の青字の数値はアミノ酸組成によるたんぱく質
- 脂質の青字の数値は脂肪酸のトリアシルグリセロール当量
- 炭水化物の青字の数値は利用可能炭水化物（質量計）
- 食物繊維総量の黒字の数値はプロスキー変法、青字の数値はAOAC 2011.25法による分析

可食部100gあたり　Tr：微量　（ ）：推定値または推計値　ー：未測定

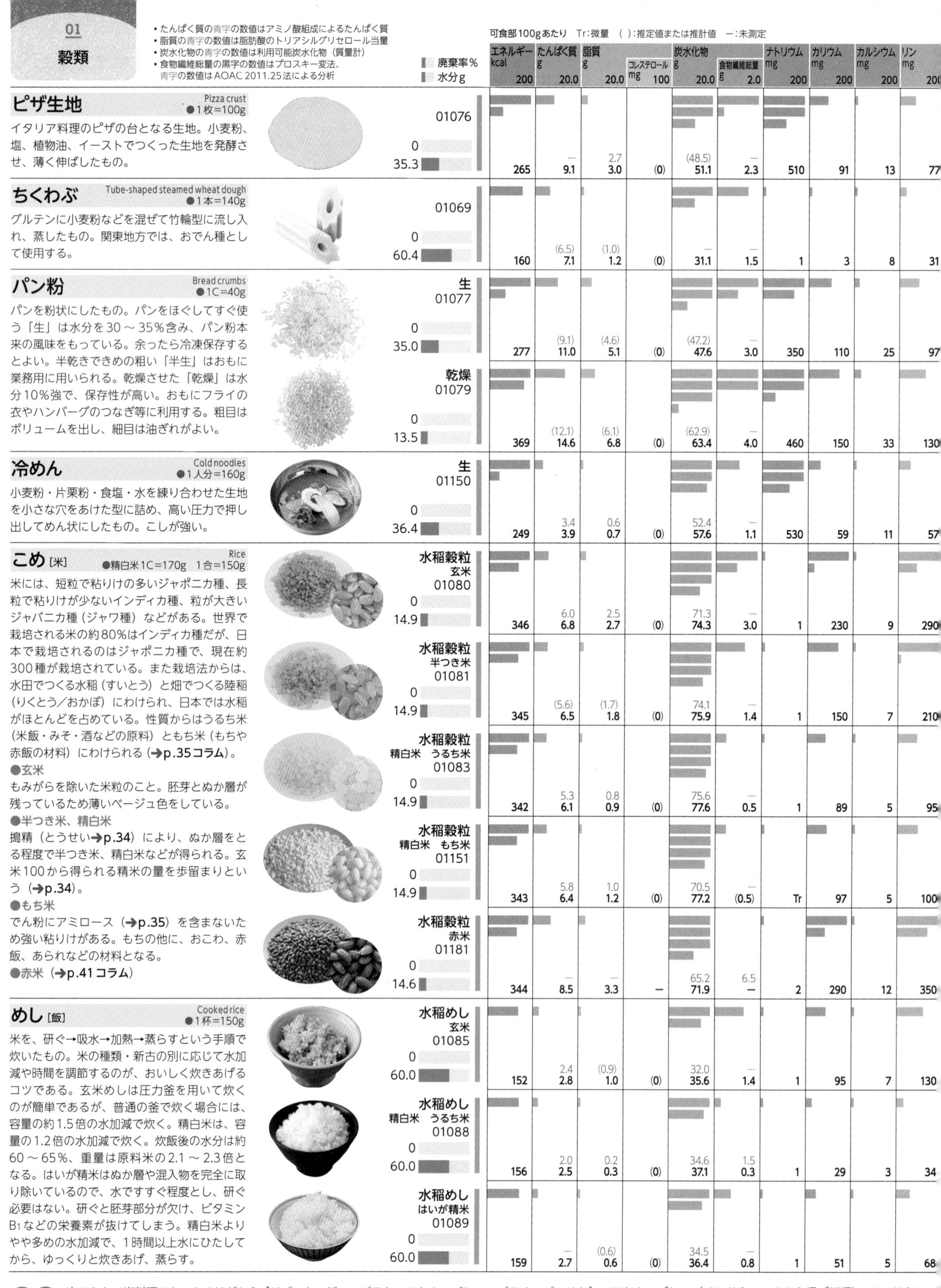

ピザ生地 Pizza crust ●1枚=100g

イタリア料理のピザの台となる生地。小麦粉、塩、植物油、イーストでつくった生地を発酵させ、薄く伸ばしたもの。

ちくわぶ Tube-shaped steamed wheat dough ●1本=140g

グルテンに小麦粉などを混ぜて竹輪型に流し入れ、蒸したもの。関東地方では、おでん種として使用する。

パン粉 Bread crumbs ●1C=40g

パンを粉状にしたもの。パンをほぐしてすぐ使う「生」は水分を30～35％含み、パン粉本来の風味をもっている。余ったら冷凍保存するとよい。半乾きできめの粗い「半生」はおもに業務用に用いられる。乾燥させた「乾燥」は水分10％強で、保存性が高い。おもにフライの衣やハンバーグのつなぎ等に利用する。粗目はボリュームを出し、細目は油ぎれがよい。

冷めん Cold noodles ●1人分=160g

小麦粉・片栗粉・食塩・水を練り合わせた生地を小さな穴をあけた型に詰め、高い圧力で押し出してめん状にしたもの。こしが強い。

こめ［米］ Rice ●精白米1C=170g　1合=150g

米には、短粒で粘りけの多いジャポニカ種、長粒で粘りけが少ないインディカ種、粒が大きいジャバニカ種（ジャワ種）などがある。世界で栽培される米の約80％はインディカ種だが、日本で栽培されるのはジャポニカ種で、現在約300種が栽培されている。また栽培法からは、水田でつくる水稲（すいとう）と畑でつくる陸稲（りくとう／おかぼ）にわけられ、日本では水稲がほとんどを占めている。性質からはうるち米（米飯・みそ・酒などの原料）ともち米（もちや赤飯の材料）にわけられる（➔p.35コラム）。

●玄米
もみがらを除いた米粒のこと。胚芽とぬか層が残っているため薄いベージュ色をしている。

●半つき米、精白米
搗精（とうせい➔p.34）により、ぬか層をとる程度で半つき米、精白米などが得られる。玄米100から得られる精米の量を歩留まりという（➔p.34）。

●もち米
でん粉にアミロース（➔p.35）を含まないため強い粘りけがある。もちの他に、おこわ、赤飯、あられなどの材料となる。

●赤米（➔p.41コラム）

めし［飯］ Cooked rice ●1杯=150g

米を、研ぐ→吸水→加熱→蒸らすという手順で炊いたもの。米の種類・新古の別に応じて水加減や時間を調節するのが、おいしく炊きあげるコツである。玄米めしは圧力釜を用いて炊くのが簡単であるが、普通の釜で炊く場合には、容量の約1.5倍の水加減で炊く。精白米は、容量の1.2倍の水加減で炊く。炊飯後の水分は約60～65％、重量は原料米の2.1～2.3倍となる。はいが精米はぬか層や混入物を完全に取り除いているので、水ですすぐ程度とし、研ぐ必要はない。研ぐと胚芽部分が欠け、ビタミンB_1などの栄養素が抜けてしまう。精白米よりやや多めの水加減で、1時間以上水にひたしてから、ゆっくりと炊きあげ、蒸らす。

食品名	食品番号	廃棄率％	水分g	エネルギー kcal	たんぱく質 g	脂質 g	コレステロール mg	炭水化物 g	食物繊維総量 g	ナトリウム mg	カリウム mg	カルシウム mg	リン mg
ピザ生地	01076	0	35.3	265	— / 9.1	2.7 / 3.0	(0)	(48.5) / 51.1	— / 2.3	510	91	13	77
ちくわぶ	01069	0	60.4	160	(6.5) / 7.1	(1.0) / 1.2	(0)	— / 31.1	— / 1.5	1	3	8	31
パン粉 生	01077	0	35.0	277	(9.1) / 11.0	(4.6) / 5.1	(0)	(47.2) / 47.6	— / 3.0	350	110	25	97
パン粉 乾燥	01079	0	13.5	369	(12.1) / 14.6	(6.1) / 6.8	(0)	(62.9) / 63.4	— / 4.0	460	150	33	130
冷めん 生	01150	0	36.4	249	3.4 / 3.9	0.6 / 0.7	(0)	52.4 / 57.6	— / 1.1	530	59	11	57
こめ 水稲穀粒 玄米	01080	0	14.9	346	6.0 / 6.8	2.5 / 2.7	(0)	71.3 / 74.3	— / 3.0	1	230	9	290
こめ 水稲穀粒 半つき米	01081	0	14.9	345	(5.6) / 6.5	(1.7) / 1.8	(0)	74.1 / 75.9	— / 1.4	1	150	7	210
こめ 水稲穀粒 精白米 うるち米	01083	0	14.9	342	5.3 / 6.1	0.8 / 0.9	(0)	75.6 / 77.6	— / 0.5	1	89	5	95
こめ 水稲穀粒 精白米 もち米	01151	0	14.9	343	5.8 / 6.4	1.0 / 1.2	(0)	70.5 / 77.2	— / (0.5)	Tr	97	5	100
こめ 水稲穀粒 赤米	01181	0	14.6	344	— / 8.5	— / 3.3	—	65.2 / 71.9	6.5 / —	2	290	12	350
めし 水稲めし 玄米	01085	0	60.0	152	2.4 / 2.8	(0.9) / 1.0	(0)	32.0 / 35.6	— / 1.4	1	95	7	130
めし 水稲めし 精白米 うるち米	01088	0	60.0	156	2.0 / 2.5	0.2 / 0.3	(0)	34.6 / 37.1	1.5 / 0.3	1	29	3	34
めし 水稲めし はいが精米	01089	0	60.0	159	— / 2.7	(0.6) / 0.6	(0)	34.5 / 36.4	— / 0.8	1	51	5	68

QA 次のうちで米料理でないものはどれ？【リゾット　ジャンバラヤ　アヤム・ゴレン　プラオ　パエリヤ】▶アヤム・ゴレン（インドネシアのから揚げ料理）。インドネシアの代表的な米料理にはナシ・ゴレンがある。リゾットはイタリア、ジャンバラヤはアメリカ、プラオはインド、パエリヤはスペインの代表的な米料理。

グラフ1本分の相当量

鉄 mg 2.0	亜鉛 mg 2.0	ビタミンA レチノール活性当量 µg 20	ビタミンA レチノール µg 20	ビタミンA β-カロテン当量 µg 200	ビタミンD µg 2.0	ビタミンE α-トコフェロール mg 2.0	ビタミンB₁ mg 0.20	ビタミンB₂ mg 0.20	葉酸 µg 20	ビタミンC mg 20	食塩相当量 g 1.0
0.8	0.6	(0)	(0)	0	(0)	0.3	0.15	0.11	20	(0)	1.3
0.5	0.2	(0)	(0)	(0)	(0)	Tr	0.01	0.02	4	(0)	0
1.1	0.7	Tr	(0)	3	(0)	0.3	0.11	0.02	40	(0)	0.9
1.4	0.9	Tr	(0)	4	(0)	0.4	0.15	0.03	54	(0)	1.2
0.3	0.2	(0)	(0)	(0)	–	0	0.04	Tr	4	(0)	1.3
2.1	1.8	Tr	(0)	1	(0)	1.2	0.41	0.04	27	(0)	0
1.5	1.6	(0)	(0)	(0)	(0)	0.8	0.30	0.03	18	(0)	0
0.8	1.4	(0)	(0)	0	(0)	0.1	0.08	0.02	12	(0)	0
0.2	1.5	(0)	(0)	(0)	(0)	(0.2)	0.12	0.02	(12)	(0)	0
1.2	2.4	0	–	3	0	1.5	0.38	0.05	30	–	0
0.6	0.8	(0)	(0)	0	(0)	0.5	0.16	0.02	10	(0)	0
0.1	0.6	(0)	(0)	0	(0)	Tr	0.02	0.01	3	(0)	0
0.2	0.7	(0)	(0)	(0)	(0)	0.4	0.08	0.01	6	(0)	0

無洗米

洗わなくてよい米が、無洗米の名称で売られている。これは、精米した米の表面の凹凸に入り込んだ肌ぬかを取り去り、洗わなくてよい状態にしたもの。無洗米はもともと、栄養価の高い米の研ぎ汁が海の汚染要因になっていると聞いた精米関係者が、水質汚濁への危機感から開発したものである。現在では、家庭はもちろん外食産業での導入がすすみ普及しはじめている。

環境を考慮するならば、普通の米を使う場合でも、研ぐ回数を減らす、研ぎ汁を庭にまくなどの工夫をしたい。

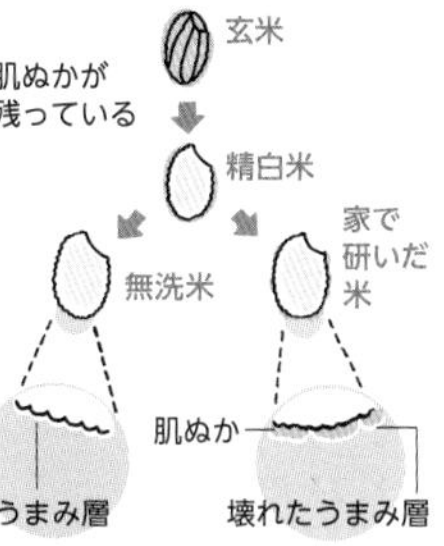

（全国無洗米協会Webサイト）

赤米・黒米・香り米・ワイルドライス

●赤米

玄米の色が赤褐色で、ぬか層に赤色系色素カテコールタンニンを含む。日本にはじめて伝わったうるち米のルーツといわれる。赤飯のルーツともされる。栄養価も白米に比べて高く、たんぱく質、各種ビタミン、ミネラルが豊富。

●黒米

玄米の色が黒色で、ぬか層に紫黒系色素アントシアンを含む。もち米のルーツといわれる。たんぱく質、ビタミンB群、ナイアシン、ビタミンE、鉄分、カルシウム、マグネシウムなどが豊富で栄養価が高い。滋養強壮作用や造血作用があるとされ、薬米ともよばれる。薬膳料理にも用いられる。

●香り米

におい米、麝香（じゃこう）米等ともよばれ、古くから香りのよい米として珍重された。江戸時代には諸国の大名が好んで食したといわれる。普通の米に香り米を3%～10%混ぜて炊飯すると、ポップコーンのような香りがする。

●ワイルドライス

正確にはイネ科マコモ属の寒冷地植物。水深30cmから3mの所に自生し、穀粒は直径2mm、長さ15mmほど。北米大陸のネイティブアメリカンが食べるのを見て、白人が野生の米“ワイルドライス”と名づけた。たんぱく質、食物繊維、ビタミンB_2、葉酸が豊富で、近年になって栄養に富む健康食品として評価されるようになった。香ばしい香りともちっとした食感が特徴で、米に混ぜて炊いたり、スープの具、料理のつけ合わせなどに利用する。

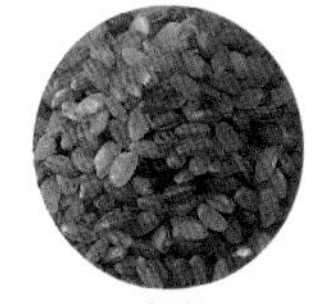
赤米

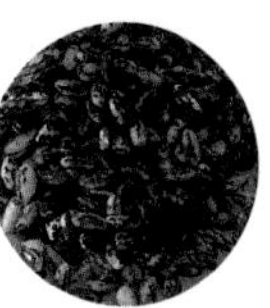
黒米

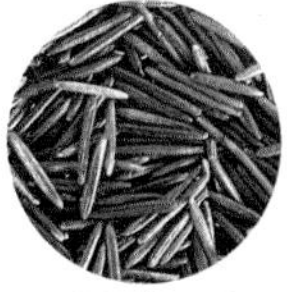
ワイルドライス

ONE POINT 【米の研ぎ方】精米技術が発達したため、最近は米をさっと「洗う」だけでもよくなったが、もともと米は「洗う」とはいわずに「研ぐ（とぐ）」という。米をつかむように、リズミカルにキュッキュと研ぐ。また、ぬかの溶けた水を米が吸ってぬか臭くならないように、3カップなら2分程度で研ぎ終える。

- たんぱく質の青字の数値はアミノ酸組成によるたんぱく質
- 脂質の青字の数値は脂肪酸のトリアシルグリセロール当量
- 炭水化物の青字の数値は利用可能炭水化物（質量計）
- 食物繊維総量の黒字の数値はプロスキー変法、青字の数値はAOAC 2011.25法による分析

廃棄率％　水分g

可食部100gあたり　Tr：微量　（ ）：推定値または推計値　ー：未測定

かゆ・おもゆ［粥・重湯］ Gruel ●全かゆ1杯=180g

白米をやわらかく煮たもの。ふつうにかゆといえば全かゆのことである。全かゆは米の体積の6倍の水で炊いたもので、水をほぼ全部吸って、はしにのる程度のかたさである。五分かゆは米の体積の12倍の水で炊き、水分が表面に少し残り、さらっとしている。おもゆ（重湯）は米の体積の17倍の水で炊いた三分かゆから粒を除いた上澄み液のこと。このほかに、8倍の水で炊いた七分かゆなどがある。飯からつくる場合には水でさっと洗って粘りけを除き、水気を切ってから分量の水を加え、かき混ぜないようにして30分程度炊く。味付けは、食塩を少量加える。正月の七草がゆ、あずきがゆなど、行事食としても用いられる。

アルファ化米 Quick-cooking rice

炊いた米を熱風で急速乾燥させでん粉のα化を保ち、水を加えるだけで消化しやすくおいしいご飯となる。非常食やアウトドアで利用。

おにぎり Rice ball ●1個=80g

平安期の強飯（こわいい）を卵形に固めたつつみいいが、にぎりめしの原型である。中身には梅干し、塩ざけなどがよく用いられる。

焼きおにぎり Baked rice ball ●1個=80g

おにぎりにしょうゆを塗って焼いたもの。しょうゆのほかに、みそを塗ったものもある。冷凍でも売られている。

きりたんぽ Baked tube-shaped cooked rice ●1本=60g

うるち米を炊き、すりつぶしたものを杉の大串に塗りつけ、いろり火や炭火で焼いたもの。秋田県北部地方の郷土料理として有名。

上新粉 Ordinary rice flour ●1C=130g

うるち米を粉にしたもので、小麦粉やじゃがいもでん粉に比べて粒子が大きく、吸水量が小さい。だんご・草もちなどの原料となる。

米粉 Fine flour ●大1=9g

別名パウダーライス。精白米を非常に細かく製粉した微細米粉のこと。小麦アレルギーの人用にパン・めんなどがつくられている。

米粉パン Rice bread ●1個=70g

米粉を酵母で発酵させたパン。小麦粉や小麦グルテンを含まないため、もっちりしっとりした特有の食感。小麦粉より短い発酵時間でよい。

ビーフン Rice noodles ●1袋=150g

うるち米を粉にして水に浸け、圧力を加えて練り、熱湯中にめん状に押し出して、ゆでて乾燥させたもの。もどして油炒めなどにする。

ライスペーパー Rice paper ●1枚=9g

吸水させた米をすりつぶし、湯をわかした鍋の上に張った布の上に薄く広げて蒸し、乾燥させたもの。生春巻きの皮として利用する。

もち［餅］ Rice cake ●1切=50g

もち米を蒸して、うすに入れてつくなどの加工をしたもの。形により、のしもちやかがみもちなどがある。慶事や祝事に多く用いられる。

食品名	食品番号	廃棄率％	水分g	エネルギー kcal	たんぱく質 g	脂質 g	コレステロール mg	炭水化物 g	食物繊維総量 g	ナトリウム mg	カリウム mg	カルシウム mg	リン mg
水稲全かゆ 精白米	01093	0	(83.0)	65	(0.9) / (1.1)	(0.1) / (0.1)	(0)	(14.7) / (15.7)	— / (0.1)	(Tr)	(12)	(1)	(14)
水稲五分かゆ 精白米	01097	0	(91.5)	33	(0.4) / (0.5)	(0.1) / (0.1)	(0)	(7.4) / (7.9)	— / (0.1)	(Tr)	(6)	(1)	(7)
水稲おもゆ 精白米	01101	0	(95.0)	19	(0.2) / (0.3)	(0) / 0	(0)	(4.3) / (4.7)	— / (Tr)	(Tr)	(4)	(Tr)	(4)
アルファ化米 一般用	01110	0	7.9	358	5.0 / 6.0	0.8 / 1.0	(0)	79.6 / 84.8	— / 1.2	5	37	7	71
おにぎり	01111	0	57.0	170	2.4 / 2.7	(0.3) / 0.3	(0)	36.1 / 39.4	— / 0.4	200	31	3	37
焼きおにぎり	01112	0	56.0	166	(2.7) / 3.1	(0.3) / 0.3	0	(36.9) / 39.5	— / 0.4	380	56	5	46
きりたんぽ	01113	0	50.0	200	(2.8) / 3.2	(0.4) / 0.4	0	(41.9) / 46.2	— / 0.4	1	36	4	43
上新粉	01114	0	14.0	343	5.4 / 6.2	(0.8) / 0.9	(0)	75.9 / 78.5	— / 0.6	2	89	5	96
米粉	01158	0	11.1	356	5.1 / 6.0	0.6 / 0.7	(0)	74.3 / 81.9	— / 0.6	1	45	6	62
米粉パン 小麦グルテン不使用のもの	01159	0	41.2	247	2.8 / 3.4	2.8 / 3.1	—	50.8 / 51.3	— / 0.9	340	92	4	46
ビーフン	01115	0	11.1	360	5.8 / 7.0	(1.5) / 1.6	(0)	(72.7) / 79.9	— / 0.9	2	33	14	59
ライスペーパー	01169	0	13.2	339	0.4 / 0.5	0.2 / 0.3	0	77.9 / 84.3	— / 0.8	670	22	21	12
もち	01117	0	44.5	223	3.6 / 4.0	(0.5) / 0.6	(0)	45.5 / 50.8	— / 0.5	0	32	3	22

QA 西が○で、東が□って何のこと？▶もちの形。一般的にもちの形は西日本が丸もち、東日本が角もちといわれている。理由は諸説あるが、関西は正月の神様のお供え物（年玉）として丸く、関東は武士の戦用携帯食としてかさばらないように四角くなったのだとか。ではその境界線はどのあたり？　調べてみるとおもしろいよ。

グラフ１本分の相当量

…g	亜鉛 mg	ビタミンA レチノール活性当量 µg	レチノール µg	β-カロテン当量 µg	ビタミンD µg	ビタミンE α-トコフェロール mg	ビタミンB_1 mg	ビタミンB_2 mg	葉酸 µg	ビタミンC mg	食塩相当量 g
2.0	2.0	20	20	200	2.0	2.0	0.20	0.20	20	20	1.0
(Tr)	(0.3)	(0)	(0)	0	(0)	(Tr)	(0.01)	(Tr)	(1)	(0)	0
(Tr)	(0.1)	(0)	(0)	0	(0)	(Tr)	(Tr)	(Tr)	(1)	(0)	0
(Tr)	(0.1)	(0)	(0)	0	(0)	(Tr)	(Tr)	(Tr)	(Tr)	(0)	0
0.1	1.6	(0)	(0)	0	(0)	0.1	0.04	Tr	7	(0)	0
0.1	0.6	(0)	(0)	0	(0)	Tr	0.02	0.01	3	0	0.5
0.2	0.7	(0)	(0)	0	(0)	Tr	0.03	0.02	5	0	1.0
0.1	0.7	(0)	(0)	0	(0)	Tr	0.03	0.01	4	0	0
0.8	1.0	(0)	(0)	(0)	(0)	0.2	0.09	0.02	12	(0)	0
0.1	1.5	(0)	(0)	(0)	–	0	0.03	0.01	9	(0)	0
0.2	0.9	–	–	–	–	0.5	0.05	0.03	30	–	0.9
0.7	0.6	(0)	(0)	(0)	(0)	0	0.06	0.02	4	(0)	0
1.2	0.1	0	0	0	0	0	0.01	0	3	0	1.7
0.1	0.9	(0)	(0)	0	(0)	Tr	0.03	0.01	4	(0)	0

お寿司屋さんが使う言葉

●あがり

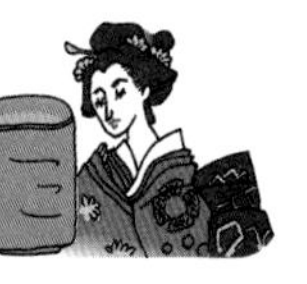

お茶のこと。もとは江戸時代の遊郭（ゆうかく）で使われた言葉で「最後に出すお茶」という意味である。

●がり

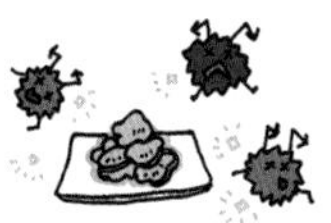

しょうがのこと。噛んだときの「ガリガリ」という音からきている。しょうがには消化促進作用や殺菌作用があり、生ものである寿司に適している。

●むらさき

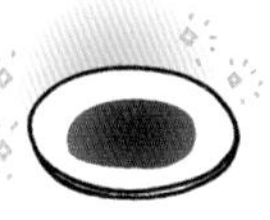

しょうゆのこと。しょうゆはとても高価なものであったため、高貴な色の「紫色」からきているとする説がある。

●しゃり

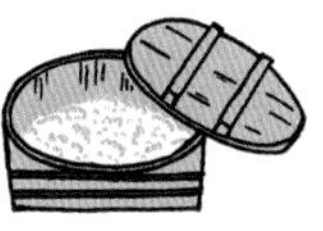

ご飯のこと。インドの仏教用語で、火葬されたお釈迦様の骨を意味する「舎利」からきている。

めでたい赤飯

赤飯のルーツは赤米といわれている。赤い色は邪気を払い、災いを避けるとして、古来より祭事や祝い事の際にふるまわれていた。

その後、赤飯はおもに白いもち米にあずきで色づけされてつくられるようになった。しかし、皮が薄いあずきは調理で腹が裂けやすく、切腹を連想させることから縁起が悪いと避けられるようになり、現在では皮が厚いささげ豆がつかわれることも多い。

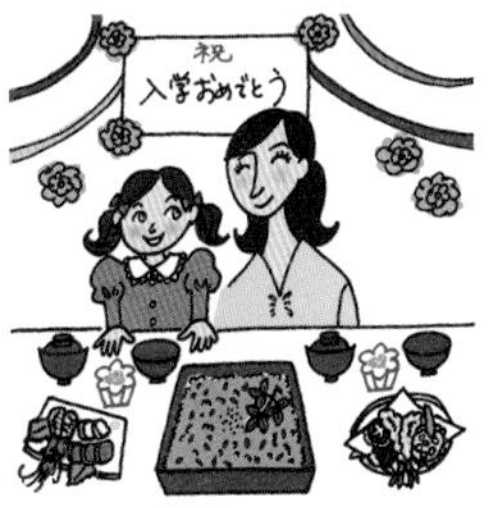

朝鮮のおもち、トッ

朝鮮半島のおもちを「トッ」という。うるち米を使ったものが多いが、材料やつくり方、形、色などは地域によって異なっている。おやつにするほか、正月などの節日に食べられる。

●トックッ

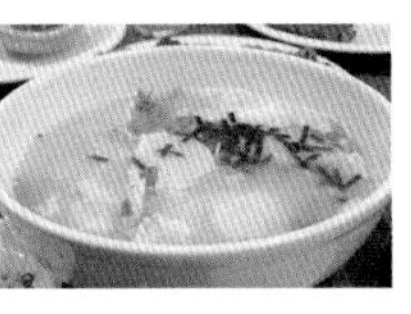

薄切りにしたトッを水につけてもどし、肉や野菜と炒めてスープを加えてつくる雑煮に似た料理。正月などに食べられる。

●トッポキ

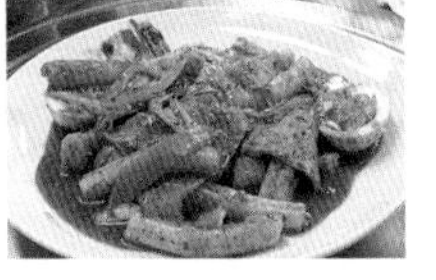

棒状のトッを甘辛く炒めた料理。おやつや夜食としても食べられる。

ONE POINT 【ビーフンの仲間】ビーフンは台湾・中国南部の常食で、中国語で米粉（ミーフェン）と発音する。ビーフンと同じ米粉の麺は他の国にもたくさんあり、ベトナムのフォー、タイのクイティアオ、マレーシアのミーが有名だ。タイのクイティアオは形や太さで名前が変わる。例えば極細麺をセンミー、細麺をセンレック、平らな麺をセンヤイという。

- たんぱく質の青字の数値はアミノ酸組成によるたんぱく質
- 脂質の青字の数値は脂肪酸のトリアシルグリセロール当量
- 炭水化物の青字の数値は利用可能炭水化物（質量計）
- 食物繊維総量の黒字の数値はプロスキー変法、青字の数値はAOAC 2011.25法による分析

可食部100gあたり　Tr：微量　（ ）：推定値または推計値　－：未測定

赤飯
Steamed rice with adzuki beans　●1杯=140～160g

強飯（こわいい）、おこわ、こわめしともいう。もち米にあずき（またはささげ）を加えて蒸したもの。江戸時代後期から慶事に用いられた。

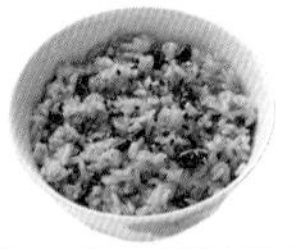

白玉粉
Flour milled in water　●1C=130g

別名寒ざらし粉。もち米を寒中、水にさらし、十分吸水させたあと、水挽きにして沈でん乾燥させたもの。もどすと約2.2倍の重量になる。

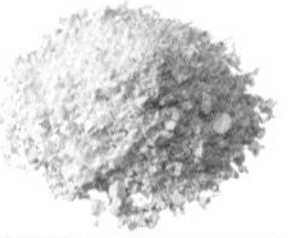

道明寺粉
Steamed flour　●1C=160g

もち米を水に浸けて蒸し、乾燥させて挽いたもの。大阪の道明寺で貯蔵用とされたことから命名された。和菓子などの材料になる。

そば粉
Buckwheat flour　●1C=100g

生育期間が短く、救荒作物として栽培される。そばの実は高血圧を予防するルチンを多く含み、栄養価が高い。製粉してそば粉にする。

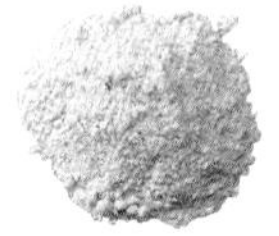

そば［蕎麦］
Buckwheat　●生1玉=170g

そば切りともいう。そばは、年越しそば、引越しそばなど縁起ものにも使われる。そば粉にはたんぱく質が約12%含まれるが粘着性がなく、こねても生地を形成しにくいため、そば粉のみでそばを打つことはむずかしく、つなぎとして小麦粉を50～80%加える。手打ちもあるが、機械製めんが一般的である。そば粉のみの場合には、ふのり、でんぷん、やまいも、たまごなどをつなぎとして用いる。「二八そば」は80%そば粉、「十割そば」は100%そば粉を原料にし、その割合が高い。干しそばは、製めんしたそばを乾燥させたものである。農林水産省告示のJAS規格によれば、JAS標準でそば粉4割以上、JAS上級で同5割以上がそばとされる。

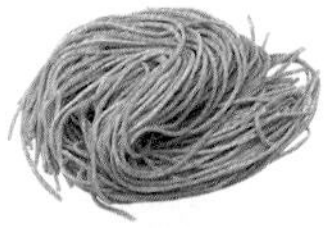

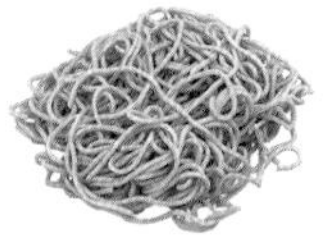

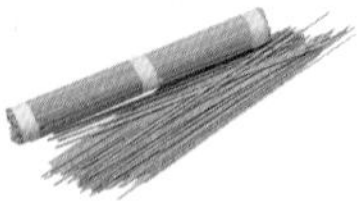

とうもろこし［玉蜀黍］
Corn　●生1本=300～350g

小麦・米と並ぶ世界三大作物。日本には16世紀に伝来した。胚芽からはコーン油が採取される。代表種はスイートコーン（➔p.74）。

●ジャイアントコーン
ペルー原産の大粒品種を油で揚げて、塩味をつけたもの。

●ポップコーン
加熱すると胚乳内の水分が爆裂するポップ種を煎ってはじけさせ、バターや食塩で調味したもので、容積はもとの15～35倍にもなる。

●コーンフレーク
煎ってから調味液を加えて圧延・乾燥させたもの。でんぷんがα化された状態を保っており、牛乳や砂糖をかけて食べることが多い。

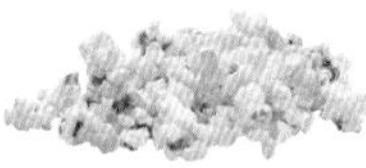

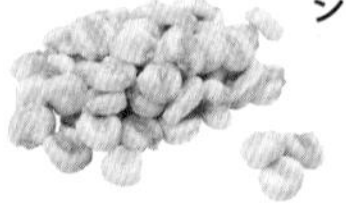

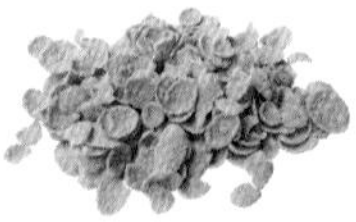

はとむぎ［鳩麦・薏苡］
Job's tears　●1C=120g

イネ科の1年生草本。硬い皮をとり、煎じてはと麦茶として用いるほか、粉にしてだんごやパンに混ぜる。利尿作用など薬効も高い。

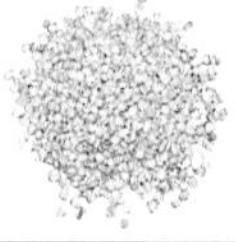

ひえ［稗］
Japanese barnyard millet　●1C=150g

イネ科の1年生草本。古くから山間のやせ地で栽培された。栄養価は高いが、現在では、家畜の飼料として用いることが多い。

ライむぎ［ライ麦］
Rye　●1C=110g

イネ科に属す。寒冷地でも栽培できるため、古くからロシアや北欧諸国で、黒パンやウイスキー・ウオッカ等の原料として利用している。

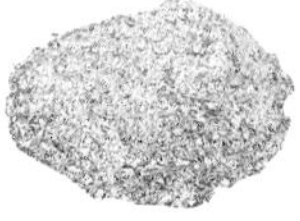

食品名	番号	廃棄率%	水分g	エネルギー kcal	たんぱく質 g（アミノ酸組成）	たんぱく質 g	脂質 g（トリアシルグリセロール当量）	脂質 g	コレステロール mg	炭水化物 g（利用可能炭水化物）	炭水化物 g	食物繊維総量 g（AOAC）	食物繊維総量 g（プロスキー）	ナトリウム mg	カリウム mg	カルシウム mg	リン mg
赤飯	01118	0	53.0	186	(3.6)	4.3	(0.5)	0.6	0	(37.3)	41.9	—	1.6	0	71	6	34
白玉粉	01120	0	12.5	347	5.5	6.3	(0.8)	1.0	(0)	76.5	80.0	—	0.5	2	3	5	45
道明寺粉	01121	0	11.6	349	(6.1)	7.1	0.5	0.7	(0)	(77.3)	80.4	—	0.7	4	45	6	41
そば粉 全層粉	01122	0	13.5	339	10.2	12.0	2.9	3.1	(0)	63.9	69.6	—	4.3	2	410	17	400
そば 生	01127	0	33.0	271	8.2	9.8	(1.7)	1.9	(0)	(51.3)	54.5	6.0	—	1	160	18	170
そば ゆで	01128	0	68.0	130	(3.9)	4.8	(0.9)	1.0	(0)	(24.5)	26.0	2.9	2.0	2	34	9	80
干しそば 乾	01129	0	14.0	344	11.7	14.0	(2.1)	2.3	(0)	(65.9)	66.7	—	3.7	850	260	24	230
ジャイアントコーン フライ 味付け	01135	0	4.3	409	(5.2)	5.7	10.6	11.8	(0)	—	76.6	—	10.5	430	110	8	180
ポップコーン	01136	0	4.0	472	(8.7)	10.2	(21.7)	22.8	(0)	(54.1)	59.6	—	9.3	570	300	7	290
コーンフレーク	01137	0	4.5	380	6.8	7.8	(1.2)	1.7	(0)	(82.2)	83.6	—	2.4	830	95	1	45
はとむぎ 精白粒	01138	0	13.0	353	12.5	13.3	—	1.3	(0)	—	72.2	—	0.6	1	85	6	20
ひえ 精白粒	01139	0	12.9	361	8.4	9.4	3.0	3.3	(0)	70.8	73.2	—	4.3	6	240	7	280
ライ麦粉	01143	0	13.5	324	7.8	8.5	1.2	1.6	(0)	58.6	75.8	—	12.9	1	140	25	140

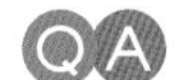

コーンフレークをつくったのは誰？▶アメリカの研究者ケロッグ兄弟が1894年に開発した。健康食品の研究中に、放置していて水分を含んでしまった小麦粉を伸ばして焼いたところおいしかったため、改良して商品化した。栄養があり、消化によいことから評判になった。日本では1963年に発売された。

グラフ1本分の相当量

… g 2.0	亜鉛 mg 2.0	ビタミンA レチノール活性当量 µg 20	ビタミンA レチノール µg 20	ビタミンA β-カロテン当量 µg 200	ビタミンD µg 2.0	ビタミンE α-トコフェロール mg 2.0	ビタミンB1 mg 0.20	ビタミンB2 mg 0.20	葉酸 µg 20	ビタミンC mg 20	食塩相当量 g 1.0
0.4	0.9	0	(0)	1	(0)	Tr	0.05	0.01	9	0	0
1.1	1.2	(0)	(0)	(0)	(0)	0	0.03	0.01	14	(0)	0
0.4	1.5	(0)	(0)	0	(0)	Tr	0.04	0.01	6	(0)	0
2.8	2.4	(0)	(0)	(0)	(0)	0.2	0.46	0.11	51	(0)	0
1.4	1.0	(0)	(0)	(0)	(0)	0.2	0.19	0.09	19	(0)	0
0.8	0.4	(0)	(0)	(0)	(0)	0.1	0.05	0.02	8	(0)	0
2.6	1.5	(0)	(0)	(0)	(0)	0.3	0.37	0.08	25	(0)	2.2
1.3	1.6	(0)	(0)	0	(0)	1.4	0.08	0.02	12	(0)	1.1
4.3	2.4	15	(0)	180	(0)	3.0	0.13	0.08	22	(0)	1.4
0.9	0.2	10	(0)	120	(0)	0.3	0.03	0.02	6	(0)	2.1
0.4	0.4	(0)	(0)	0	(0)	0	0.02	0.05	16	(0)	0
1.6	2.2	(0)	(0)	(0)	(0)	0.1	0.25	0.02	14	0	0
1.5	0.7	(0)	(0)	(0)	(0)	0.7	0.15	0.07	34	(0)	0

そばと健康

そばが、健康食品として見直されている。低カロリーで、日本人に不足しがちなビタミンB群が豊富に含まれ、ヘミセルロース（食物繊維）が多いなどに加え、注目されているのが、抗酸化物質「ルチン」が多く含まれること。その効果には、次のようなものがある。

- 毛細血管の安定・強化　毛細血管の内膜に弾力性をもたせ、脳出血などの予防に効果があるとされる。
- 血圧降下作用　血圧上昇物質のはたらきを弱める。
- すい臓機能の正常化　インスリンの分泌をうながす。

ルチンは1日に30mg摂取するのが理想といわれるが、そば1食には約100mgのルチンが含まれるので、1日1回そばを食べれば十分ということになる。水溶性なので、そば湯も飲むとよい。

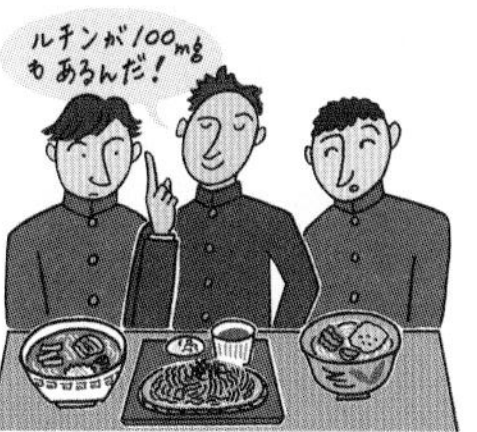

そば粉を使った料理

●そばがき

そば粉を水や湯で溶きながらかき混ぜて、かたまり状にして食べられる料理。そばのように、細長い麺状にしないのが特徴。

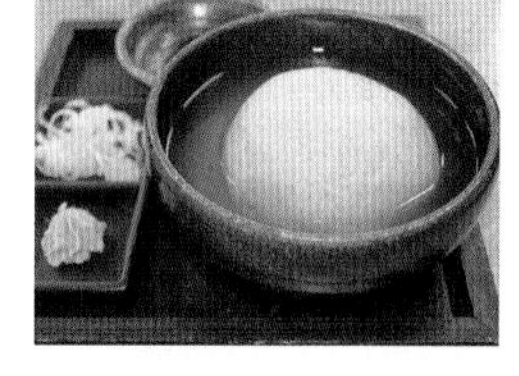

●そば粉のガレット

小麦粉のかわりにそば粉を使ったクレープのこと。ガレットとはフランス語で「円く薄いもの」を意味し、特にそば粉を使った甘くないクレープをさすことが多い。

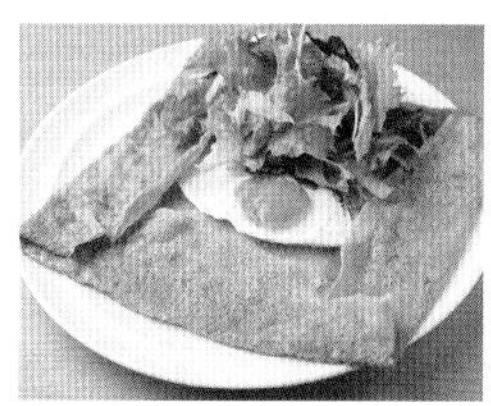

とうもろこしとバイオ燃料

地球温暖化をもたらすといわれている二酸化炭素の排出量を減らす試みが、世界各国で行われている。バイオ燃料の利用もその1つだ。

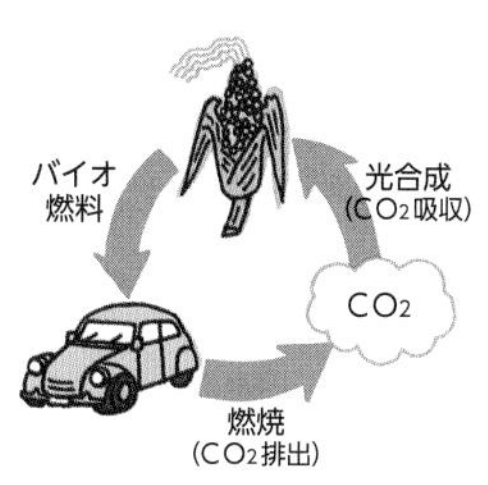

二酸化炭素を吸収しながら成長する植物を原料にしたアルコール燃料ならば、燃やしても二酸化炭素の総排出量は増えないと考えられる。そこで、とうもろこしなどの穀物からバイオ燃料がつくられるようになった。

しかし、穀物全体の生産量が増えているわけではなく、これまで食糧にしていた分からバイオ燃料の原料に回している。そのため、需要だけが高まって値段が上がっている。さらに、貴重な食糧を燃料にすることによる食糧不足も心配されている。

ONE POINT　【おそばのマナー】そばを食べるときズズーッと音をたてることがよしとされている。食事のマナーという点からは世界的にも珍しいが、これはそばの香りを楽しむために空気と一緒にすするためであり、むしろそうした食べ方の方が推奨されているようだ。

02 いも類

POTATOES

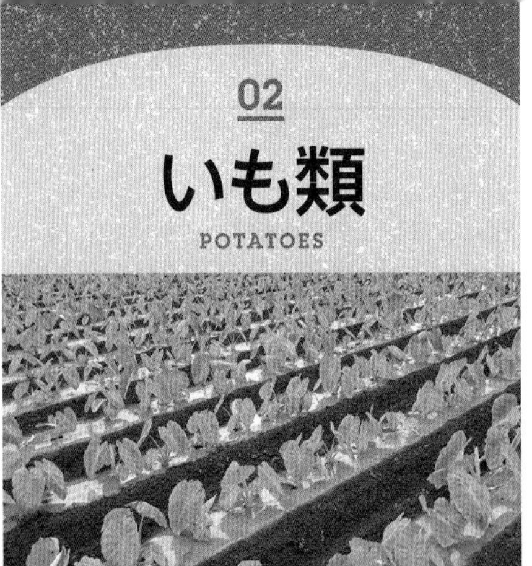

さといも畑

いも類は、地下茎または根の一部が肥大して塊茎または塊根となり、その部分に多量のでん粉またはその他の多糖類が蓄えられたものである。穀類と同じくエネルギー源とされている。でん粉や菓子などの加工原料として広く利用されている。さつまいもは関東以西の温暖な地で、じゃがいもは関東以北の冷涼な土地で多く栽培されている。

栄養上の特性

固形分の大部分は炭水化物であるが、水分を70%以上も含むため、穀類と比較してエネルギーは高くない。カルシウムやカリウムなどのミネラル成分に富み、アルカリ性食品であり、肉料理などの付け合わせにも向いている。また、さつまいも・じゃがいもに含まれるビタミンCは、貯蔵や調理による損失が少ないという特徴をもっている。

選び方・保存のしかた

●さつまいも

●太く、表皮が鮮やかで光沢のあるものがよい。

●8℃以下で低温障害（表面に黒い斑点が出る）を起こすので、直射日光の当たらない室内で保存する。水気に注意し、新聞紙などに包んでおく。

●じゃがいも

●皮にしわがなく、色が一定しているものがよい。特に冷蔵保存の必要はない。風通しのよい室内で保存する。芽や、日光が当たって緑色になった部分に生じる「ソラニン」という有害物質に注意する。

●さといも

●丸く太ったものがよい。皮が茶褐色で、適度に湿り気のあるものを選ぶ。泥つきの方がよい。

●新聞紙に包み、室温で保存する。

●やまのいも

●いちょういもは切り口が白く、長いもは皮が茶色がかったものがよい。

●泥つきのものは新聞紙に包み、室内で保存する。使いかけのものはラップで包み、冷蔵保存する。

●こんにゃく

●表面がぬるぬるしていないものがよい。

●袋入りの場合、開封せずに中の水に浸しておく。

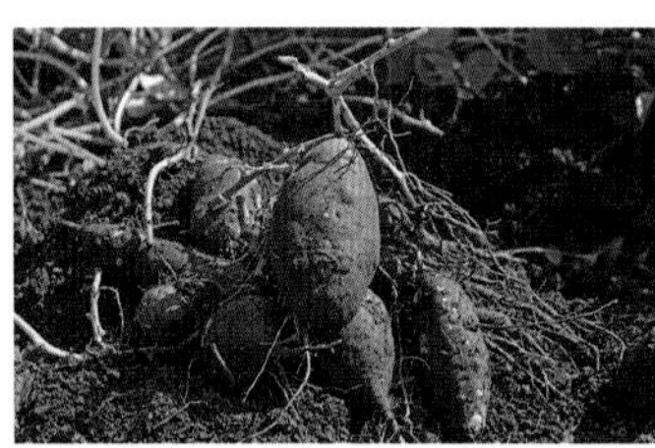

さつまいもの収穫

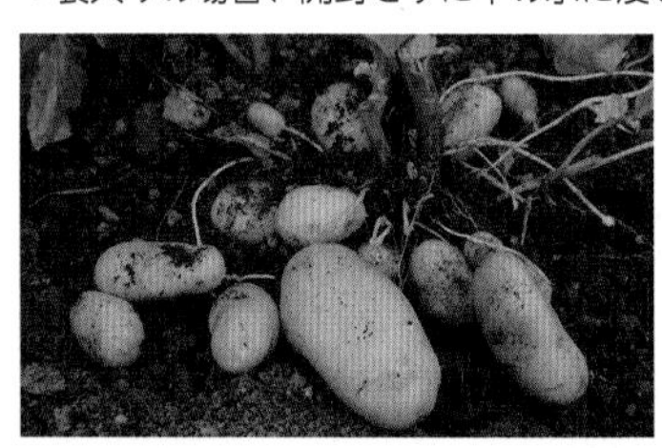

じゃがいもの収穫

- たんぱく質の青字の数値はアミノ酸組成によるたんぱく質
- 脂質の青字の数値は脂肪酸のトリアシルグリセロール当量
- 炭水化物の青字の数値は利用可能炭水化物（質量計）
- 食物繊維総量の黒字の数値はプロスキー変法、青字の数値はAOAC 2011.25法による分析

可食部100gあたり　Tr：微量　（ ）：推定値または推計値　－：未測定

アメリカほどいも［亜米利加塊芋］ Groundnut (Apios) ●1個=5～20g

マメ科。肥大した根茎を食用にする。皮つきのまま調理し、そのまま食べることができる。原産地の北アメリカで古くから食用とされた。

こんにゃく［蒟蒻］ Konjac ●板こんにゃく1枚=170～200g

こんにゃくいもを乾燥させ、粉末にして水を加えて糊状にしたのち、水酸化カルシウムを加えて凝固させたもの。ひも状に絞り出して固めたものがしらたき（糸こんにゃく）である。それ自体には味がなく、煮物・田楽・酢みそなどで食べる。エネルギーも低く、消化もよくないので低カロリー食となる。整腸作用があり、昔から「こんにゃくは体の砂払い」などといわれてきた。

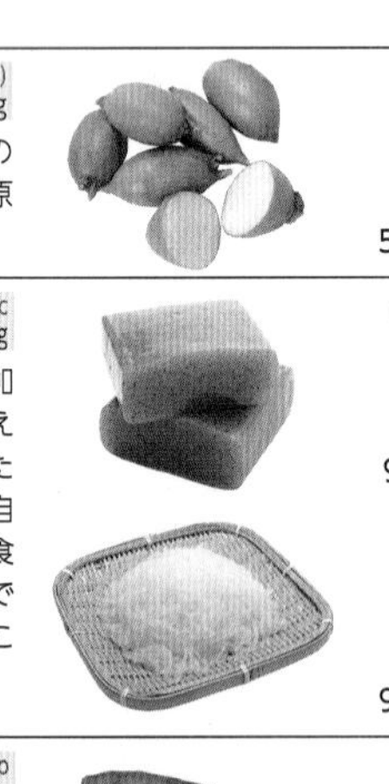

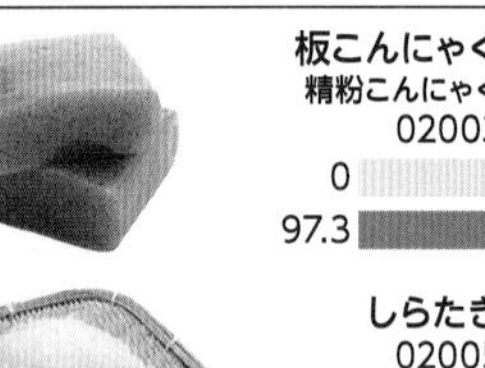

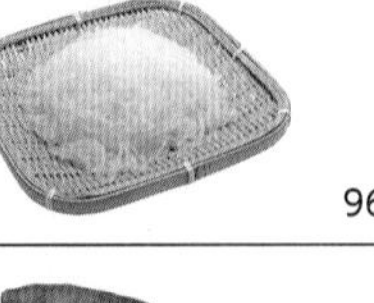

さつまいも［薩摩芋］ Sweet potato ●中1本=200～250g

かんしょ（甘藷）、琉球いも、唐いもなど異名は多い。いも類の中で唯一甘味をもつ。アミラーゼを多く含み、30～60℃近くまでゆっくり加熱すると、そのあいだに糖化が進み、甘味が増す。繊維が多く、ビタミンB_1やB_2、特にビタミンCが多く含まれるので、体調のコントロールに効果的である。食用のほかのおもな用途は、でん粉用、飼料用である。

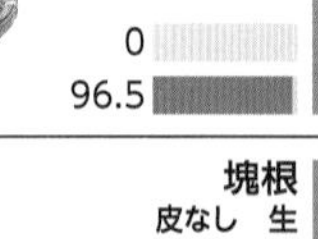

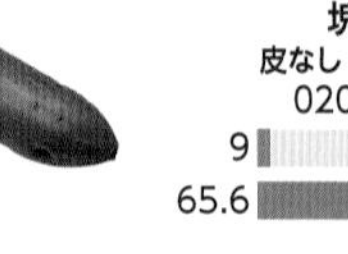

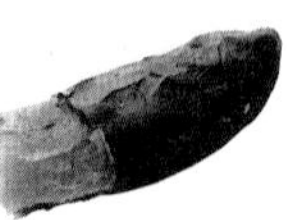

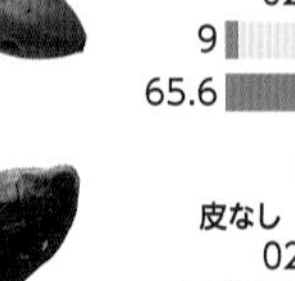

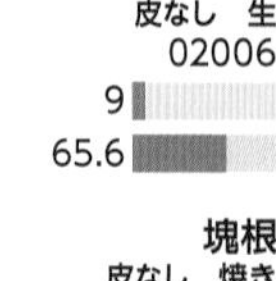

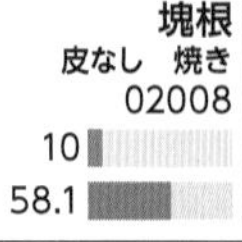

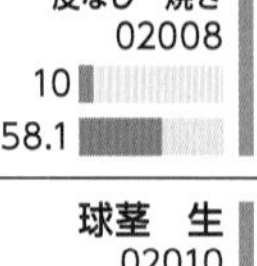

さといも［里芋］ Taro ●中1本=50～60g

山のいもに対して、里で栽培されたためにこう呼ばれる。株の中心にある親いもから出る脇いも（子いも）をさといもという。主成分は糖質（でん粉）。微量のシュウ酸塩が含まれ、直接皮膚に触れると皮膚が刺激されてかゆくなる。特有のぬめりはガラクタンの性質による。これは1%程度の食塩に溶けるので、煮る前に塩もみするか、ゆでて水洗いするとよい。

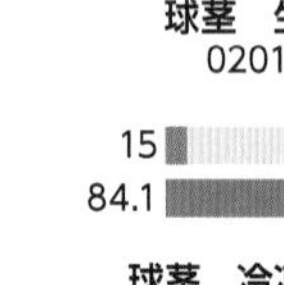

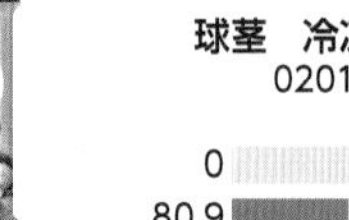

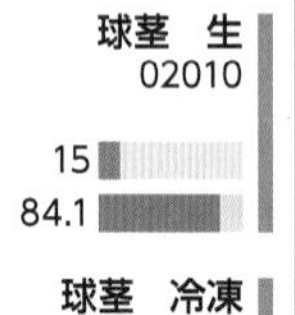

食品名	廃棄率%	水分g	エネルギー kcal	たんぱく質 g	脂質 g	コレステロール mg	炭水化物 g	食物繊維総量 g	ナトリウム mg	カリウム mg	カルシウム mg	リン mg
アメリカほどいも 塊根 生 02068	20	56.5	146	3.5 5.9	0.2 0.6	－	30.5 35.6	11.1 －	5	650	73	12
こんにゃく 板こんにゃく 精粉こんにゃく 02003	0	97.3	5	－ 0.1	－ Tr	(0)	－ 2.3	2.2	10	33	43	5
こんにゃく しらたき 02005	0	96.5	7	－ 0.2	－ Tr	(0)	－ 3.0	2.9	10	12	75	1
さつまいも 塊根 皮なし 生 02006	9	65.6	126	1.0 1.2	0.1 0.2	(0)	28.3 31.9	－ 2.2	11	480	36	4
さつまいも 塊根 皮なし 焼き 02008	10	58.1	151	1.2 1.4	(0.1) 0.2	(0)	34.4 39.0	－ 3.5	13	540	34	5
さといも 球茎 生 02010	15	84.1	53	1.2 1.5	0.1 0.1	(0)	10.3 13.1	－ 2.3	Tr	640	10	5
さといも 球茎 冷凍 02012	0	80.9	69	1.8 2.2	0.1 0.1	(0)	12.5 16.1	－ 2.0	3	340	20	5

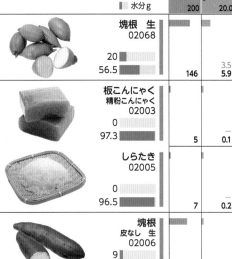

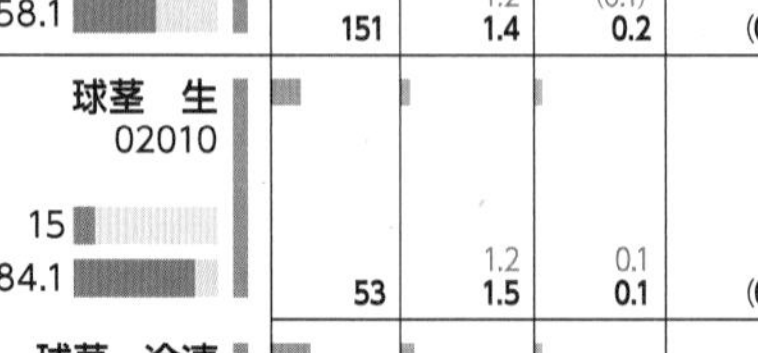

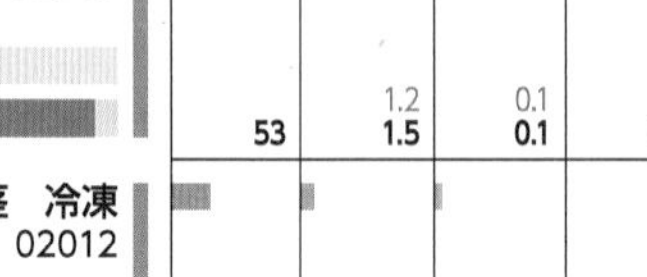

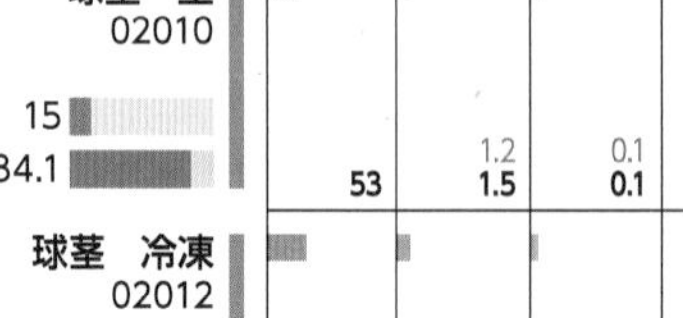

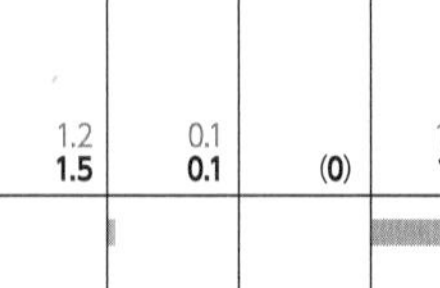

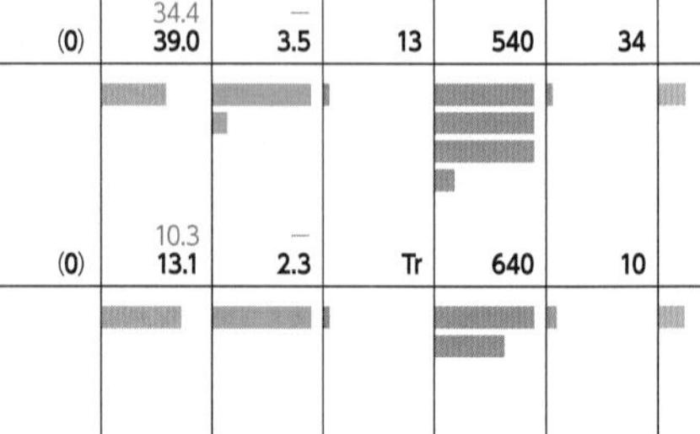

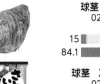

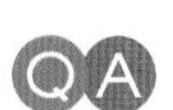

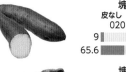

QA さつまいもを食べるとおならが出るのはなぜ？▶さつまいもは食物繊維が多く、でん粉の粒子が大きいため小腸で消化しきれずに大腸まで送られ、腸内細菌によって分解されるときに炭酸ガスが発生し、おならの元となる。さつまいもを食べて出るおならは、においのもとになる硫化水素があまり含まれていないため、ほとんどにおいがない。

でん粉類

STARCHES

でん粉は、植物の光合成により、根・茎・種実な
どに蓄えられた多糖類を乾燥させた無味・無臭の白
色の粉末である。原料植物により粒子の形や大きさ
が異なる。水に溶けず、生のままでは消化しにくい
ので、水を加えて加熱し、糊化させてから食用にす
る。生の状態のものをβでん粉、糊化させたものを
αでん粉という。現在製造されているものには、じ
ゃがいもでん粉・さつまいもでん粉・くずでん粉（く
ず粉）・キャッサバでん粉（タピオカ）・とうもろこ
しでん粉（コーンスターチ）などがあり、製菓用・
料理用として用いられるほか、ブドウ糖などの安定
剤・水産練り製品の結着剤・保水剤・織物や紙の糊・
オブラート・医薬品などにも広く用いられている。

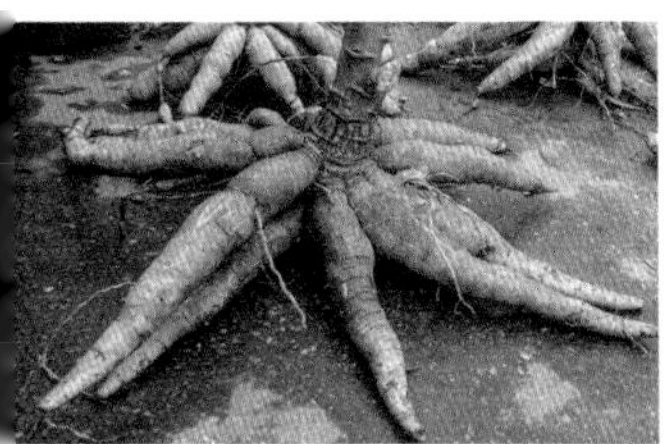
キャッサバの収穫

じゃがいもとさつまいもの伝播

メキシコ、グアテマラが原産。紀元前3000年以前に作物とされていた。紀元前2000年頃には南アメリカへ伝わった。

日本へは、琉球の野國總管が慶長10（1605）年に中国福建省から持ち帰り、琉球で栽培された。その後、琉球→種子島→薩摩へ伝えられた。江戸では「さつまいも」、薩摩では「琉球いも」、琉球では「唐いも」と呼ばれたのは、伝播経路の表れ。

北海道へは寛政年間（1789～1801）にロシアからサハリン経由で伝わった。明治初期には、計画栽培が始まった。「男しゃくいも」は、明治40年頃に函館の農場主であった川田龍吉男爵が、イギリスから新種を導入し北海道で栽培したことからこの名がある。

さつまいも

じゃがいも

15世紀にコロンブスによってヨーロッパに伝えられた。

16世紀後半にスペイン人によってヨーロッパへ伝えられた。

冷涼な気候になじまず、あまり普及しなかった。16世紀末に中国へ

中米から南米のアンデス山地原産。ヨーロッパへ伝えられた当初は観賞用で、食用としては普及しなかった。

フランスでは、じゃがいもを食用として普及させようと国王ルイ16世の土地に栽培、昼間は厳重な警備をつけて夜は解いた。人々は、夜間にじゃがいもを盗んで食べ、これにより広まったといわれる。

日本へは慶長年間（1596～1615）に、オランダ人によってジャカトラ港（ジャカルタ）から船に積み込まれ、伝わった。ジャカトラから来たのでジャガタラいもと呼ばれ、のちにじゃがいもとなった。

グラフ１本分の相当量

g	亜鉛 mg	ビタミンA レチノール活性当量 µg	ビタミンA レチノール µg	ビタミンA β-カロテン当量 µg	ビタミンD µg	ビタミンE α-トコフェロール mg	ビタミンB1 mg	ビタミンB2 mg	葉酸 µg	ビタミンC mg	食塩相当量 g
2.0	2.0	20	20	200	2.0	2.0	0.20	0.20	20	20	1.0
1.1	0.6	0	–	3	–	0.8	0.12	0.03	47	15	0
0.4	0.1	(0)	(0)	(0)	(0)	0	(0)	(0)	1	(0)	0
0.5	0.1	(0)	(0)	(0)	(0)	0	(0)	(0)	0	(0)	0
0.6	0.2	2	(0)	28	(0)	1.5	0.11	0.04	49	29	0
0.7	0.2	1	(0)	6	(0)	1.3	0.12	0.06	47	23	0
0.5	0.3	Tr	(0)	5	(0)	0.6	0.07	0.02	30	6	0
0.6	0.4	Tr	(0)	5	(0)	0.7	0.07	0.01	22	5	0

いもの分類

いもは可食部によって、次のように分類される。
- 塊根……さつまいも・やまのいも
- 塊茎……じゃがいもなど
- 球茎……こんにゃくいも・さといも

こんにゃくのつくり方

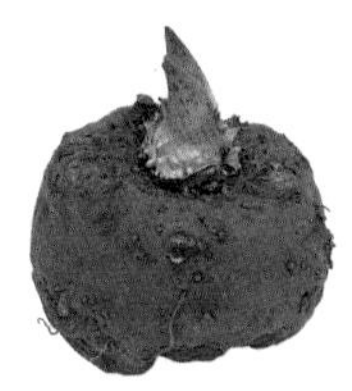
❶こんにゃくいもをよく洗い、根と芽を取り除き、皮をむいてすりおろす。

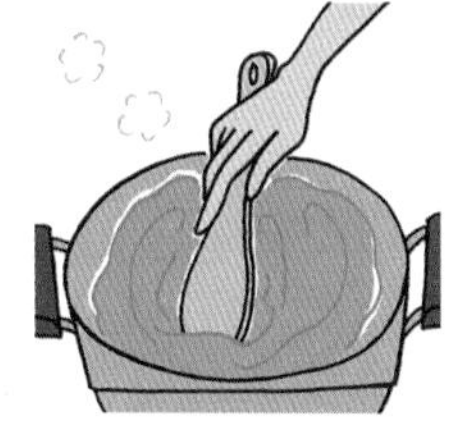
❷水を加えてよく混ぜ、火にかける。色が変わり、粘りが出てきたら火を止める。

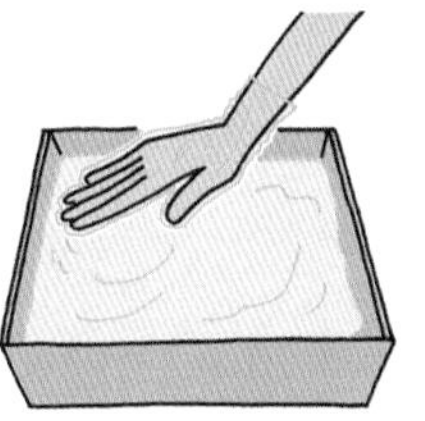
❸石灰などの凝固剤を加えて素早くかき混ぜ、のり状になったら箱型に入れる。

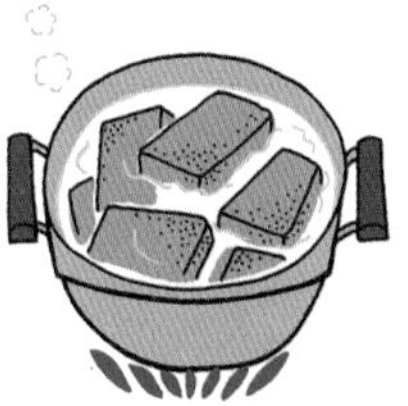
❹固まるのを待って適当な大きさに切り分け、お湯でゆでてあくを抜く。

ONE POINT 【さつまいもの伝来】さつまいもは、慶長10（1605）年に中国から琉球（沖縄）の宮古島に伝わったのが最初とされる。飢餓（きが）の際の救荒（きゅうこう）作物として栽培を広めたのは、「蕃薯考（ばんしょこう）」を著した江戸時代の蘭学者・青木昆陽である。1730年代に栽培に成功し、関東でも広く普及することとなった。

- たんぱく質の青字の数値はアミノ酸組成によるたんぱく質
- 脂質の青字の数値は脂肪酸のトリアシルグリセロール当量
- 炭水化物の青字の数値は利用可能炭水化物（質量計）
- 食物繊維総量の黒字の数値はプロスキー変法、青字の数値はAOAC 2011.25法による分析

廃棄率％　水分g

可食部100gあたり　Tr：微量　（ ）：推定値または推計値　ー：未測定

じゃがいも［馬鈴薯］ Potatoes

●中1個＝150～200g

慶長年間にジャカルタから伝わったのがこの名の由来である。男しゃく・メークインは明治時代に海外から導入された品種である。ビタミンB_1・Cが多く、熱を加えて調理しても損失が少ないという特徴がある。糖質の大部分はでん粉であり、さつまいもに比べてたんぱく質が多く、繊維は少ない。加工用としてはでん粉原料に大量に使われる。ソラニンという毒成分が多い発芽部や緑色部皮層は取り除いて使用する。

●フライドポテト
じゃがいもを細切りにし、油で揚げたもの。

●乾燥マッシュポテト
蒸したじゃがいもをローラーで押しつぶし、急速乾燥・粉砕したもの。湯を加えて利用する。

男しゃく　メークイン

やまのいも類［薯蕷］ Yam

●ながいも1本＝700g

栽培種のいちょういも（手いも）および野生種のながいも、やまといも、じねんじょがある。粘りが強い。アミラーゼを含み、生食してもでん粉はよく消化される。すりおろしてそのまま、あるいはとろろ汁として食べるのが一般的。

●いちょういも
いちょう形をしている。粘りが強い。

●ながいも
粘質物が少なく、とろろ汁・酢の物・煮物に用いられるが、和菓子の原料には向かない。

●やまといも
黒皮で球形の丹波いも、白皮で球形の伊勢いもなどがある。いずれも粘質物が多く、濃厚な味わいである。産地は関西地方に多い。

丹波いも

でん粉類［澱粉］ Starch

●じゃがいもでん粉1C＝130g

植物がたくわえたでん粉を取り出し、乾燥させた無味・無臭の白色の粉末。料理に粘性を与えたり水分を吸収したり、揚げ物の衣にする。

●くずでん粉
マメ科のくずの根から取れる。生産量は少ないが質がよく高級菓子や料理に使われる。奈良の吉野くず、福岡の筑紫くずなどがある。

●じゃがいもでん粉
不純物が少なく、糖化原料や水産練り製品、菓子に使われる。本来かたくり（ユリ科の植物）の地下茎からつくられるかたくり粉の代用。

●とうもろこしでん粉
吸湿性が低く、粘性が強いが、老化が早い。コーンスターチ。

くずきり［葛切り］ Kudzu starch noodles

くずでん粉（くず粉）をめん状にして乾燥したもの。しかし現在は、じゃがいもでん粉を利用したものが多い。

ごま豆腐 Goma-dofu

●小1パック＝120g

ごまを香ばしく煎り、ペースト状にすりつぶし、くず粉と水を加えてこげないようによく練りながら加熱し、型に入れて冷やし固めたもの。

タピオカパール Tapioca pearls

キャッサバの塊根から取ったでん粉を成形・加熱処理したもの。もちもちした舌触りから、デザートやスープの浮き実に用いられる。

はるさめ［春雨］ Thin starch noodles

緑豆はるさめは、緑豆のでん粉からつくったもので、中国産が多い。普通はるさめはじゃがいもでん粉やさつまいもでん粉が原料。

食品名	番号	廃棄率 %	水分 g	エネルギー kcal	たんぱく質 g（青字）	たんぱく質 g	脂質 g（青字）	脂質 g	コレステロール mg	炭水化物 g（青字）	炭水化物 g	食物繊維総量 g（青字）	食物繊維総量 g	ナトリウム mg	カリウム mg	カルシウム mg	リン mg
じゃがいも 塊茎 皮なし 生	02017	10	79.8	59	1.3	1.8	Tr	0.1	(0)	15.5	17.3	8.9	1.2	1	410	4	47
じゃがいも 塊茎 皮なし フライドポテト	02020	0	52.9	229	(2.3)	2.9	(10.3)	10.6	Tr	(25.0)	32.4	—	3.1	2	660	4	48
乾燥マッシュポテト	02021	0	7.5	347	5.3	6.6	0.5	0.6	(0)	67.1	82.8	—	6.6	75	1200	24	150
いちょういも 塊根 生	02022	15	71.1	108	3.1	4.5	0.3	0.5	(0)	21.5	22.6	—	1.4	5	590	12	65
ながいも 塊根 生	02023	10	82.6	64	1.5	2.2	0.1	0.3	(0)	12.9	13.9	—	1.0	3	430	17	27
やまといも 塊根 生	02025	10	66.7	119	2.9	4.5	0.1	0.2	(0)	24.5	27.1	—	2.5	12	590	16	72
くずでん粉	02029	0	13.9	356	—	0.2	—	0.2	(0)	(85.6)	85.6	—	—	2	2	18	12
じゃがいもでん粉	02034	0	18.0	338	—	0.1	—	0.1	(0)	(81.6)	81.6	—	—	2	34	10	40
とうもろこしでん粉	02035	0	12.8	363	—	0.1	(0.7)	0.7	(0)	(86.3)	86.3	—	—	1	5	3	13
くずきり 乾	02036	0	11.8	341	—	0.2	—	0.2	(0)	81.5	87.7	—	0.9	4	3	19	18
ごま豆腐	02056	0	84.8	75	(1.5)	1.5	(3.5)	4.3	0	(7.2)	9.1	—	1.0	Tr	32	6	69
タピオカパール 乾	02038	0	11.9	352	—	0	—	0.2	(0)	—	87.8	—	0.5	5	12	24	8
緑豆はるさめ 乾	02039	0	11.8	344	—	0.2	—	0.4	(0)	80.4	87.5	—	4.1	14	13	20	10

Q&A いもはなぜ水からゆでるの？▶いもに限らず根菜類などをお湯に入れてゆでると芯まで熱が通りにくく、逆に外側は煮えすぎて崩れてしまう。そのため水からゆでると、ゆであがる時間差が少なくなり、熱が均一に通る。

グラフ1本分の相当量

鉄 mg	亜鉛 mg	ビタミンA レチノール活性当量 µg	ビタミンA レチノール µg	ビタミンA β-カロテン当量 µg	ビタミンD µg	ビタミンE α-トコフェロール mg	ビタミンB1 mg	ビタミンB2 mg	葉酸 µg	ビタミンC mg	食塩相当量 g
2.0	2.0	20	20	200	2.0	2.0	0.20	0.20	20	20	1.0
0.4	0.2	0	(0)	3	(0)	Tr	0.09	0.03	20	28	0
0.8	0.4	(0)	(0)	Tr	(0)	1.5	0.12	0.06	35	40	0
3.1	0.9	(0)	(0)	0	(0)	0.2	0.25	0.05	100	5	0.2
0.6	0.4	Tr	(0)	5	(0)	0.3	0.15	0.05	13	7	0
0.4	0.3	(0)	(0)	Tr	(0)	0.2	0.10	0.02	8	6	0
0.5	0.6	1	(0)	6	(0)	0.2	0.13	0.02	6	5	0
2.0	Tr	(0)	(0)	(0)	(0)	–	(0)	(0)	(0)	(0)	0
0.6	Tr	0	0	0	(0)	–	0	0	(0)	0	0
0.3	0.1	0	0	0	(0)	–	0	0	(0)	0	0
1.4	0.1	(0)	(0)	(0)	(0)	–	(0)	(0)	(0)	(0)	0
0.6	0.4	0	0	0	0	0	0.10	0.01	6	0	0
0.5	0.1	(0)	(0)	(0)	(0)	(0)	(0)	(0)	(0)	(0)	0
0.5	0.1	(0)	(0)	(0)	(0)	(0)	(0)	(0)	(0)	(0)	0

じゃがいもとこんにゃくはどうしてあく抜きが必要？

●じゃがいも

あくがあるので、切ってそのままにしておくと、断面が褐色になる。切った後、水につけるという下処理をすると、あくが抜けて味がよくなり、表面のでん粉質が洗われるので煮崩れもなくなる。

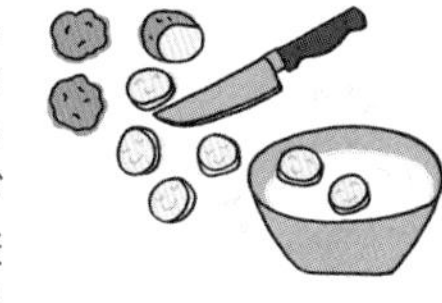

●こんにゃく

こんにゃくは、こんにゃくいもの粉と水を混ぜ、生石灰や炭酸ソーダで固めてつくられる。そのため石灰臭があり、塩でもんだり、水にさらしたり、熱湯でゆでるなどのあく抜きをする。味もしみやすくなる。

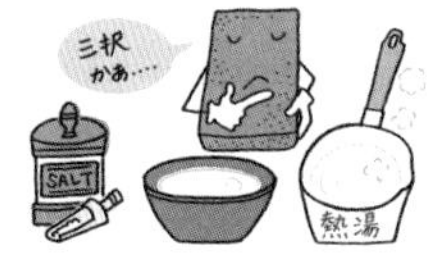

本当のかたくり粉って？

現在手に入るかたくり粉はほとんどがじゃがいものでん粉からできている。

かつてかたくり粉は、文字通りユリ科のカタクリという植物の根茎からつくられていた。ところが、カタクリのでん粉は採取する労力のわりには収量が少なく、現在は高級料理や菓子でしか用いられていない。

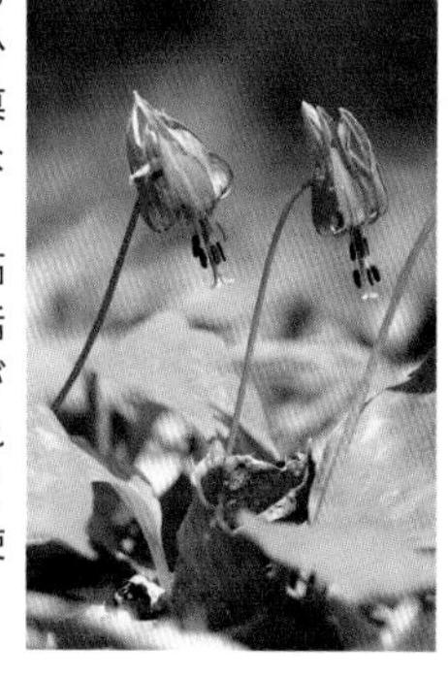

明治以降の北海道開拓でじゃがいもの栽培が活発になると、おもにじゃがいものでん粉が使用されるようになったが、かたくり粉の名称はそのまま使用されているのである。

いもが原材料なの？！

●ニョッキ（イタリア料理）

ゆでたじゃがいもをつぶし、小麦粉を加えて練り合わせてつくる。だんご状に成形して、ゆでてからソースやチーズで味をつける。

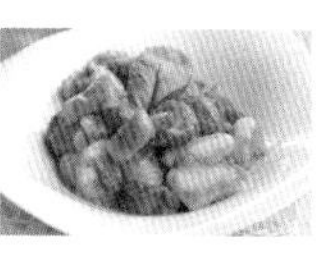

●タラモサラダ（ギリシア料理）

タラモとはギリシア語でたらこのこと。たらこをほぐしてマッシュポテトと合わせて調理する。パンなどにつけて食べる。

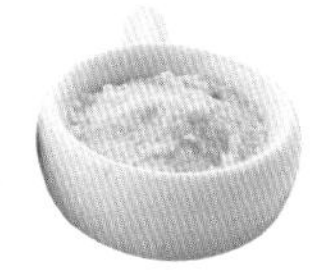

●ヴィシソワーズ（フランス料理）

バターで炒めたじゃがいもや玉ねぎ、香味野菜をブイヨンで煮込み、裏ごしして生クリームを加えたもの。冷製と温製がある。

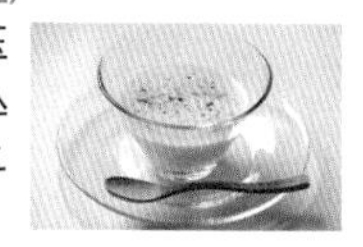

ONE POINT 【じゃがいもを広めた大王】ドイツ料理ではじゃがいもがよく使われるが、ドイツで食用として広めたのはフリードリヒ2世。1772年の冷害による大飢饉（だいききん）のときに国民の前でじゃがいもを食べて見せ、奨励したおかげで盛んに栽培されるようになり、200以上のじゃがいも料理が生まれた。

03

砂糖類

SUGARS

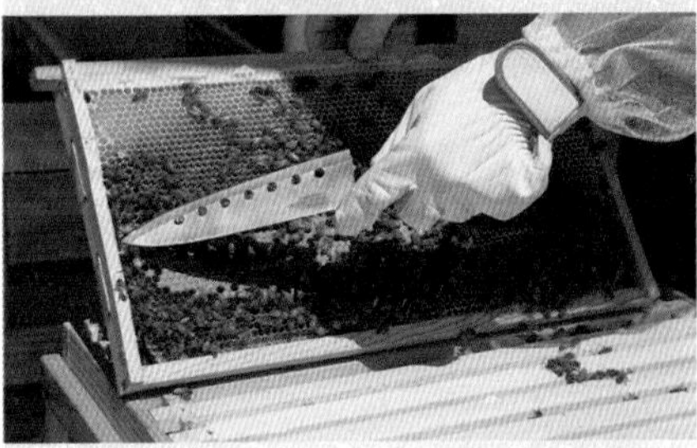

はちみつの採取

砂糖は、植物界に広く分布する炭水化物で、エネルギー源・甘味料として使われる。かんしょ、てんさいを原料とする。主成分はしょ糖で、そのほかに転化糖・ミネラル・水分などを含む。砂糖は、甘味度、不純物含有量、溶けやすさ、結晶の大きさによって使いわけられる。脳や神経の働きには砂糖が分解してできるぶどう糖が必須で、適度な摂取が必要である。

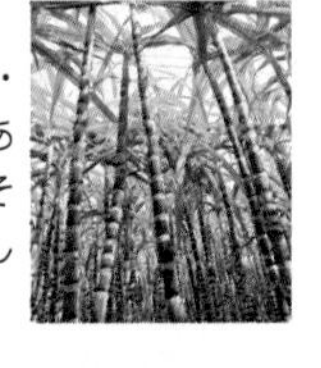

●かんしょ（甘蔗）

さとうきび。日本では、沖縄・鹿児島など暖かい地方が産地である。しょ糖を11～17%含み、その搾り汁を精糖・濃縮・結晶化して砂糖を製造する。

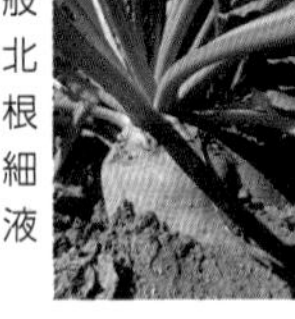

●てんさい（甜菜）

さとうだいこん。ビート。一般に寒地で栽培される。日本では北海道が産地である。てんさいの根は12～18%のしょ糖を含み、細切りした根を温湯につけ、浸出液を精糖・濃縮・結晶化する。

栄養上の特性

主成分であるしょ糖は体内に吸収されやすく、吸収された成分はおもにエネルギー源として利用され、1gあたり4kcalのエネルギーとなる。

保存のしかた

湿度が高いと、べとついたり変質しやすいので、ふたのしまる容器に入れ、湿度の低いところに保存する。

性質

●脱水性

糖類全体が脱水性に富み、なかでも果糖が最も強い。

●でん粉の老化防止

砂糖の親水性により、砂糖とでん粉が共存すると、砂糖が水分をうばうので、αでん粉はβでん粉になりにくい。例：糖分の多い練りようかんは老化しにくい。

●防腐性

砂糖濃度が高くなるほど、水分含量は少なくなるので、細菌などが繁殖しにくい。例：ジャム。

●酸化防止

濃厚な砂糖液には酸素が溶けにくいので、脂肪が共存してもこれを酸化することはない。例：ケーキなどのクリーム。

●ゼリー形成

ペクチン分子から水分をうばい、ゼリーの網目構造をささえる。

●発酵性

イースト菌は糖を分解・発酵させて炭酸ガスとアルコールをつくり、パンをふくらませる。

●着色作用

加熱することでカラメル色に着色させる。

- たんぱく質の青字の数値はアミノ酸組成によるたんぱく質
- 脂質の青字の数値は脂肪酸のトリアシルグリセロール当量
- 炭水化物の青字の数値は利用可能炭水化物（質量計）
- 食物繊維総量の黒字の数値はプロスキー変法、青字の数値はAOAC 2011.25法による分析

可食部100gあたり　Tr：微量　（ ）：推定値または推計値　ー：未測定

砂糖類 Sugars

●黒砂糖大1=15g　車糖大1=9g

甘味料の代表で、調理・加工用に最も広く利用される。天平時代に唐僧の鑑真（がんじん）が最初にもたらしたとされる。濃厚な砂糖液には防腐性があり、食品の貯蔵にも利用される。栄養的には有力なエネルギー源である。

●黒砂糖

特有の風味で、かりん糖やようかんなどに使う。カルシウムが多いのは石灰を添加するため。

●車糖

一般家庭で用いられる白砂糖は車糖（上白）で、転化糖（ぶどう糖と果糖の混合物）が添加されており、水に溶けやすい。三温糖は黄褐色で甘みが強く、濃厚な味である。

●ざらめ糖

グラニュー糖は、ざらめ糖（転化糖をあまり含まないため湿気を吸いにくい砂糖）の一種。溶けやすく淡白なので、製菓・喫茶に適している。角砂糖はグラニュー糖を原料として成形し、熱風で乾燥させたもの。

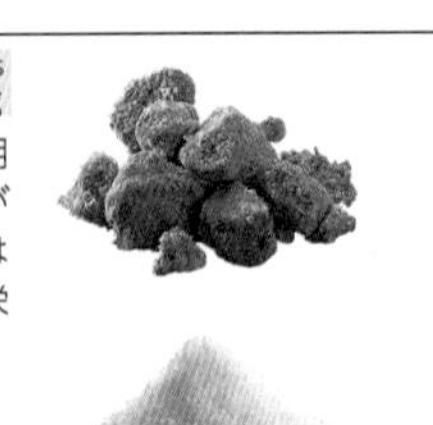

黒蜜 Brown sugar syrup

●大1=18g

さとうきびの搾り汁を煮詰めてアクなどを取り除いた、黒または茶褐色の液体。または、水で溶いた黒砂糖を煮てアクを取り、煮詰めたもの。

はちみつ［蜂蜜］ Honey

●大1=21g

主成分はぶどう糖と果糖。採蜜の花により栄養成分、色、香りが異なる。乳児ボツリヌス症のおそれがあるため、乳児には与えない。

メープルシロップ Maple syrup

●大1=21g

カエデ科のさとうかえで（砂糖楓）の樹液を煮詰めてシロップ状にしたもので、独特の香りがある。カナダやアメリカ北東部が主産地。

食品名	食品番号	廃棄率%	水分g	エネルギー kcal (200)	たんぱく質 g (20.0)	脂質 g (20.0)	コレステロール mg (100)	炭水化物 g (20.0)	食物繊維総量 g (2.0)	ナトリウム mg (200)	カリウム mg (200)	カルシウム mg (200)	リン mg (200)
黒砂糖	03001	0	4.4	352	0.7 1.7	ー Tr	(0)	88.9 90.3	ー ー	27	1100	240	31
車糖 上白糖	03003	0	0.7	391	ー (0)	ー (0)	(0)	99.3 99.3	ー ー	1	2	1	Tr
車糖 三温糖	03004	0	0.9	390	ー Tr	ー (0)	(0)	99.0 99.0	ー ー	7	13	6	Tr
ざらめ糖 グラニュー糖	03005	0	Tr	394	ー (0)	ー (0)	(0)	(99.9) 100	ー ー	Tr	Tr	Tr	(0)
黒蜜	03029	0	46.5	199	ー 1.0	ー 0	0	(49.7) 50.5	ー 0	15	620	140	17
はちみつ	03022	0	17.6	329	(0.2) 0.3	ー Tr	(0)	75.2 81.9	ー ー	2	65	4	5
メープルシロップ	03023	0	33.0	266	ー 0.1	ー 0	(0)	ー 66.3	ー ー	1	230	75	1

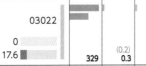

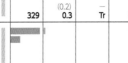

Q&A はちみつ（蜂蜜）の白く固まったものは何？食べても大丈夫？▶はちみつの主成分はぶどう糖、しょ糖、水分、無機質などだが、白く固まったのはぶどう糖の結晶。そのためぶどう糖の多いはちみつほど結晶ができやすい。食べても問題はない。白い固まりを溶かすには、ふたを開けてびんごと湯せんにする（お湯に入れてあたためる）とよい。

甘味類

SWEETENERS

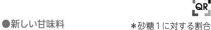

甘味類とは、砂糖以外に食用・食品加工用に用いられる甘味食品である。天然甘味料と人工甘味料からなる。天然甘味料には、砂糖以外に、果糖・ぶどう糖・麦芽糖・メープルシュガーなどがある。人工甘味料は化学的に合成された甘味料で、経済性、糖尿病・むし歯・肥満防止などの目的で、砂糖の代用品として多くの種類が使用されている。

砂糖の分類

- 砂糖
  - 分蜜糖
    - 原料糖(粗糖)
      - 精製糖
        - 液糖
        - 加工糖
          - 粉砂糖
          - 氷砂糖
          - 角砂糖
        - 車糖
          - 三温糖
          - 中白糖
          - 上白糖
        - ざらめ糖
          - グラニュー糖
          - 中ざら糖
          - 白ざら糖
    - 耕地白糖
  - 含蜜糖
    - 黒砂糖・赤砂糖・白下糖

●いろいろな甘味料

種類	特徴
水あめ	でん粉を原料として、酸糖化または麦芽糖化によりつくる。あめ・つくだ煮などに用いられる。
ぶどう糖	おもにさつまいもでん粉によりつくられる。砂糖の70％くらいの甘味がある。
果糖	糖類の中で最も甘味が強く、砂糖の1.3～1.7倍の甘味がある。ダイエット甘味料、菓子などに用いられる。
メープルシロップ	さとうかえでの樹液からつくられ、かえで糖ともいわれる。独特な風味があり、ホットケーキ用シロップ、菓子などに用いられる。

●新しい甘味料

＊砂糖１に対する割合

		種類	甘味度＊	エネルギー kcal／g	特徴
糖質甘味料		ソルビトール	0.5～0.7	難消化性	さわやかな清涼感ある甘味。むし歯にならない。食品添加物。
糖質甘味料		パラチノース	0.4	2	砂糖に似たまろやかな甘味。むし歯になりにくい。
糖質甘味料		カップリングシュガー	0.5～0.6	4	あっさりした味。むし歯になりにくい。
糖質甘味料		フラクトオリゴ糖	0.5～0.6	難消化性	砂糖似の淡い甘味。むし歯になりにくい。ビフィズス菌増殖因子。
非糖質甘味料	天然甘味料	ステビア	100～400	0	キク科のステビアの茎から抽出。さわやかな甘味。むし歯にならない。
非糖質甘味料	天然甘味料	グリチルリチン	170～250	0	マメ科の甘草の根より抽出。高甘味度。むし歯にならない。
非糖質甘味料	合成甘味料	アスパルテーム	180～200	0	高甘味度。さわやかな甘味。食品添加物。

グラフ１本分の相当量

… g 2.0	亜鉛 mg 2.0	ビタミンA レチノール活性当量 µg 20	ビタミンA レチノール µg 20	ビタミンA β-カロテン当量 µg 200	ビタミンD µg 2.0	ビタミンE α-トコフェロール mg 2.0	ビタミンB1 mg 0.20	ビタミンB2 mg 0.20	葉酸 µg 20	ビタミンC mg 20	食塩相当量 g 1.0
4.7	0.5	1	(0)	13	(0)	(0)	0.05	0.07	10	(0)	0.1
Tr	0	(0)	(0)	(0)	(0)	(0)	(0)	(0)	(0)	(0)	0
0.1	Tr	(0)	(0)	(0)	(0)	(0)	Tr	0.01	(0)	(0)	0
Tr	Tr	(0)	(0)	(0)	(0)	(0)	(0)	(0)	(0)	(0)	0
2.6	0.3	0	0	0	0	0	0.03	0.04	6	0	0
0.2	0.1	0	(0)	1	(0)	0	Tr	0.01	7	0	0
0.4	1.5	(0)	(0)	0	(0)	(0)	Tr	0.02	1	(0)	0

本当にむし歯の原因にならないの？

むし歯予防で注目を浴びている甘味料にキシリトールがある。キシリトールは、おもに白樺やかしなどの樹木から採れるキシラン・ヘミセルロースからつくられる。むし歯は、むし歯菌が口腔内の砂糖などを取り込み代謝してできる酸が原因で起こるが、キシリトールは酸を生成しないのでむし歯の原因にはなりにくい。しかし、キシリトールがプラーク（歯垢）を取り除くわけではないので、歯磨きは必要。

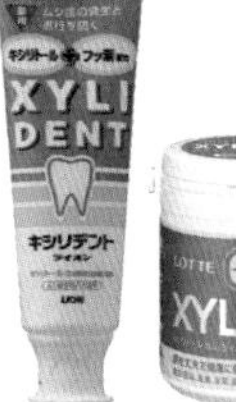

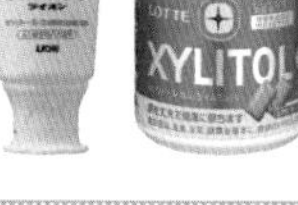

砂糖の加熱による変化と用途

温度℃	用途例
185	
180	カラメル（165～190℃）
175	
170	
165	
160	べっこうあめ（160℃）
155	ドロップ（150～155℃）
150	
145	抜絲（銀絲）（140～145℃）
140	キャンディー（135～138℃）
135	ヌガー（130～135℃）
130	
125	キャラメル（120～125℃）
120	砂糖衣（115～120℃）
115	
110	フォンダン（105～115℃）
105	シロップ（100～105℃）
100	

（山崎清子他『NEW調理と理論』同文書院より）

ONE POINT 【乳児ボツリヌス症】はちみつにはボツリヌス菌が含まれている場合がある。大人が食べても害はないが、腸が未発達の１歳未満の乳児が食べると、乳児ボツリヌス症を引き起こすおそれがある。2017年４月には東京都で生後６か月の男の子にはちみつ入り離乳食を食べさせ続けたことによる、乳児ボツリヌス症の死亡事故が発生した。

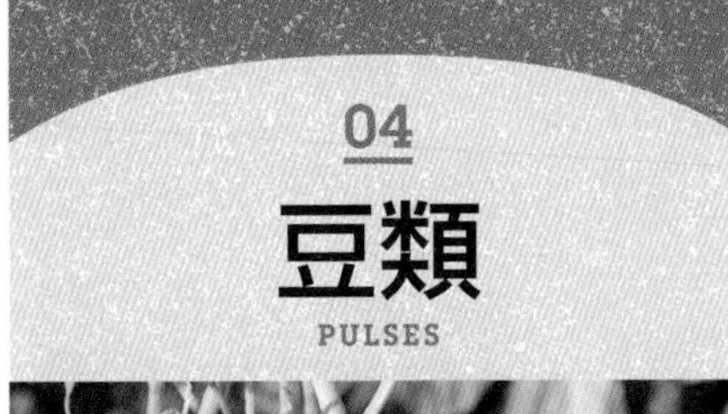

04 豆類

PULSES

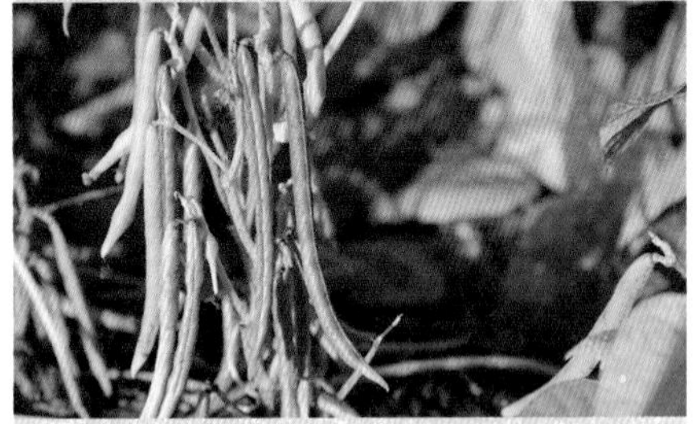

あずきの実り

豆類は、古くから世界各地で栽培されているマメ科の植物である。その種子を食用とするが、栽培がしやすく、貯蔵性に富んでいることから、穀物とともに、私たちにとって重要な食料である。グリンピース・えだまめなど未熟な種子を利用するもの、さやいんげん・さやえんどうなど未熟なさやを利用するものもある。熟して乾燥した種子は乾燥豆として利用される。

栄養上の特性

豆類には、いずれもたんぱく質が20%前後と多く含まれている。わが国のように動物性たんぱく資源の自給率の低い国では重要なたんぱく質供給源であり、だいずは古くから「畑の肉」と呼ばれてきた。

- **糖質を多く含むもの**…あずき、いんげんまめ、えんどう（あんに加工されることが多い）
- **脂質を多く含むもの**…だいず

選び方・保存のしかた

●あずき

- 収穫年次の新しいものを選ぶ。よく乾燥し、皮が薄く色つやのよい、粒のそろったものを選ぶ。使うとき、水に浮き上がるものは取り除く。
- 缶などに入れて、湿気のない場所に保存する。

●いんげんまめ

- よく乾燥して、ふっくらして粒がそろったものがよい。虫食いや形のくずれたものは除く。
- 缶などに入れて、湿気のない場所に保存する。古くなるとかたくなるので、1年以内に使い切る。

●そらまめ

- さやがきれいな緑色をしており、さやの外から見て、豆の形がそろっているものがよい。筋の部分が茶色に変色しているものは避ける。
- さやつきはそのまま新聞紙に包んで保存するが3日以内に使うようにする。さやつきでないものはすぐかたくなるので、早くゆでてポリ袋に入れ、冷蔵する。

●だいず

- つやがあり、粒がそろい、皮に張りのあるものを選ぶ。虫の食っているもの、皮が破れているもの、しわのあるものは避ける。
- 光を遮断し、虫などが入らないよう缶などに入れる。虫がついたときは、紙に広げて日光に当てる。

［だいずの加工品］

●豆腐

- 傷みやすいので、製造年月日の新しいものを選ぶ。色が白くくずれていないものがよい。
- 水につけ冷蔵庫で保存する。1～2日で使い切る。

●油揚げ類（生揚げ・油揚げ・がんもどき）

- 張りとつやのあるものがよい。時間がたつと酸化し、味・香りとも悪くなるので、早く使い切る。
- 乾燥しないように、ラップにくるんで冷蔵する。

●納豆

- 粒の形がそろっており、表面に白色の粘着物が多くでているものがよい。
- 冷蔵庫で保存するが、アンモニア臭のあるものは避ける。

- たんぱく質の青字の数値はアミノ酸組成によるたんぱく質
- 脂質の青字の数値は脂肪酸のトリアシルグリセロール当量
- 炭水化物の青字の数値は利用可能炭水化物（質量計）
- 食物繊維総量の黒字の数値はプロスキー変法、青字の数値はAOAC 2011.25法による分析

可食部100gあたり　Tr：微量　（ ）：推定値または推計値　ー：未測定

あずき［小豆］ Adzuki beans ●乾1C=150g あん1C=170g

全国各地で栽培されるが、北海道・東北地方が主産地である。古くから魔除け、汚れ払いなどに多く用いられた。代表的な品種として、大納言、金時、早生大粒などがある。主成分は炭水化物で脂質は少ない。特殊な成分として、煮ると出る泡にはサポニンが含まれ、血中コレステロールを下げる効果がある。赤飯・あん・菓子・甘納豆などに用いられる。

●ゆで小豆缶詰

ゆでたあずきに砂糖や食塩を加えて缶詰にしたもの。

●こしあん

煮たあずきをこして皮を取り除いたもの。これに砂糖を加えて練ったものを練りあんという。

●つぶしあん

あずきを煮つぶして砂糖を加え、練り上げたもの。また粒あんは、あずきの皮がつぶれないように煮て、砂糖を加えて粒をこわさずにそのまま煮上げたもの。

いんげんまめ［隠元豆］ Kidney beans ●乾1C=150g

日本には、17世紀に中国を経由して隠元（いんげん）禅師によってもたらされた。豆の形は長円形や腎臓形などで、白、茶色、紅色、縞模様などさまざまな色がある。菜豆、さんど豆ともいい、大福豆、白いんげん、金時豆、とら豆など多種がある。煮豆・あん・菓子・甘納豆などに用いられる。欧米では最も多く利用される豆である。うずら豆は煮豆のことをさす。

ささげ［豇豆、大角豆］ Cowpeas ●乾1C=150g

未熟なものはさやごと煮物などに利用するほか、熟した豆を煮豆やあんに用いる。煮ても腹が切れないことから赤飯にも用いられる。

食品名	廃棄率%	水分g	エネルギー kcal	たんぱく質 g（青字）	たんぱく質 g	脂質 g（青字）	脂質 g	コレステロール mg	炭水化物 g（青字）	炭水化物 g	食物繊維総量 g（青字）	食物繊維総量 g	ナトリウム mg	カリウム mg	カルシウム mg	リン mg
あずき 全粒 乾 04001	0	14.2	304	17.8	20.8	0.8	2.0	0	42.3	59.6	24.8	15.3	1	1300	70	35
ゆで小豆缶詰 04003	0	45.3	202	3.6	4.4	0.2	0.4	(0)	44.9	49.2	—	3.4	90	160	13	8
あん こし生あん 04004	0	62.0	147	8.5	9.8	(0.3)	0.6	(0)	23.6	27.1	—	6.8	3	60	73	8
あん つぶし練りあん 04006	0	39.3	239	4.9	5.6	0.3	0.6	0	51.6	54.0	—	5.7	56	160	19	7
いんげんまめ 全粒 乾 04007（金時類）	0	15.3	280	17.7	22.1	1.5	2.5	(0)	38.1	56.4	—	19.6	Tr	1400	140	37
うずら豆 04009	0	41.4	214	6.1	6.7	0.6	1.3	(0)	43.2	49.6	—	5.9	110	230	41	10
ささげ 全粒 乾 04017	0	15.5	280	19.6	23.9	1.3	2.0	(0)	37.1	55.0	—	18.4	1	1400	75	40

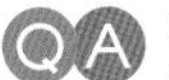

あずきが魔除け!?▶あずきは古来から人々の生活と密接に結びついた豆で、日本や中国、朝鮮ではあずきの赤色に魔除けなど神秘的な力があると信じられ、行事や儀式などに供されてきた。これらの習俗は中国に始まり、朝鮮半島を経てわが国に伝えられたとされている。また、中国では薬用としても使われていたようだ。

色で覚える豆の栄養学

●赤●

不溶性食物繊維を多く含む。不溶性食物繊維は水に溶けないので、水分を吸収して膨れ、腸壁を刺激して腸のはたらきを活発にし、便秘や肌荒れの解消や利尿作用もある。

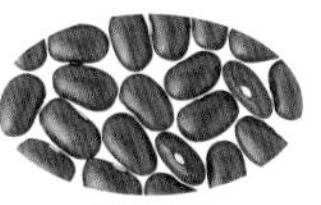

大正金時

●緑●

未成熟な豆は、成熟した豆に比べ栄養価は劣るが、β－カロテンやビタミンCが多く、免疫力強化の効果がある。えだまめのメチオニンは肝臓のはたらきを助ける。

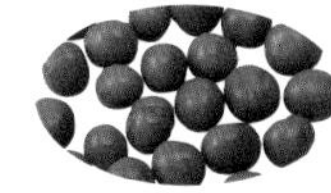

グリンピース

●黄●

黄色の豆の代表格だいずは、たんぱく質が多い。ほかに、サポニン、レシチンを含み、悪玉コレステロールを低下させ、老化と生活習慣病の予防に効果を発揮する。

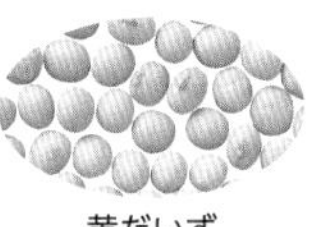

黄だいず

●黒●

正月料理には欠かせない黒豆。漢方では、黒豆には解毒作用があるとされ、腎臓のはたらきを高めるのに効果があるとして、古くから薬用に利用されてきた。

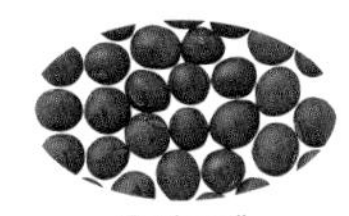

黒だいず

だいず加工のプロセス

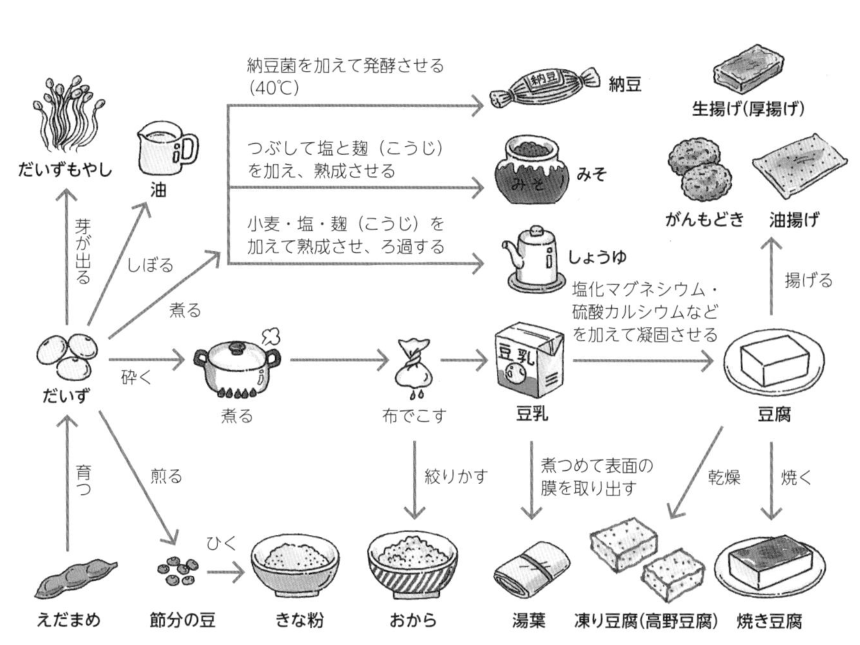

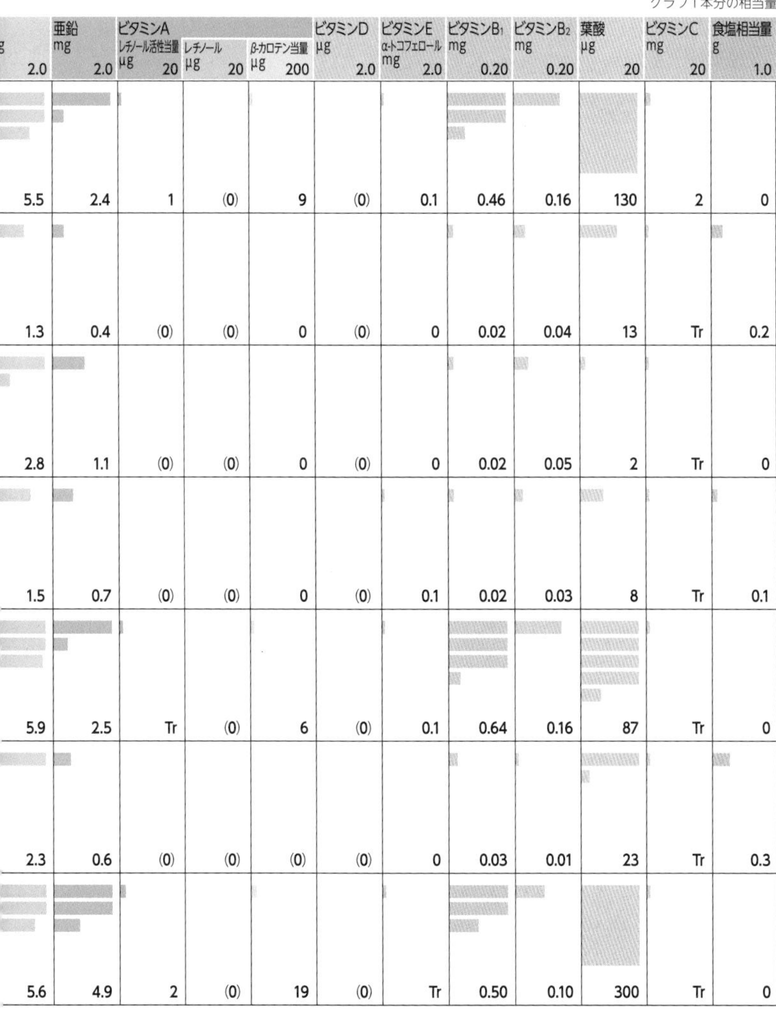

グラフ1本分の相当量

g 2.0	亜鉛 mg 2.0	ビタミンA レチノール活性当量 µg 20	レチノール µg 20	β-カロテン当量 µg 200	ビタミンD µg 2.0	ビタミンE α-トコフェロール mg 2.0	ビタミンB1 mg 0.20	ビタミンB2 mg 0.20	葉酸 µg 20	ビタミンC mg 20	食塩相当量 g 1.0
5.5	2.4	1	(0)	9	(0)	0.1	0.46	0.16	130	2	0
1.3	0.4	(0)	(0)	0	(0)	0	0.02	0.04	13	Tr	0.2
2.8	1.1	(0)	(0)	0	(0)	0	0.02	0.05	2	Tr	0
1.5	0.7	(0)	(0)	0	(0)	0.1	0.02	0.03	8	Tr	0.1
5.9	2.5	Tr	(0)	6	(0)	0.1	0.64	0.16	87	Tr	0
2.3	0.6	(0)	(0)	(0)	(0)	0	0.03	0.01	23	Tr	0.3
5.6	4.9	2	(0)	19	(0)	Tr	0.50	0.10	300	Tr	0

伝統行事と豆

●正月

まめに暮らせるようにという願いをこめて、黒豆を食べる。煮豆は保存もきくので、おせち料理に欠かせない一品。

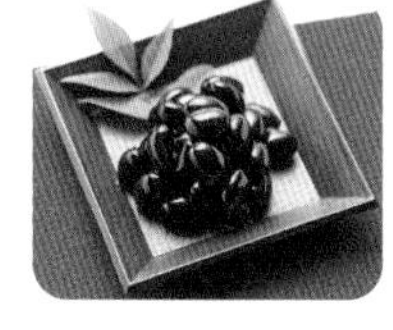

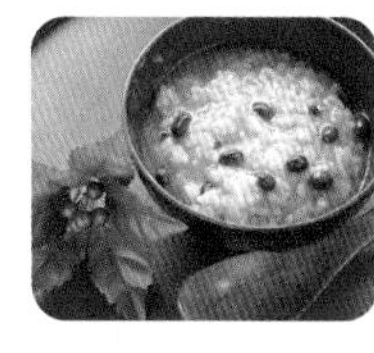

●小正月（こしょうがつ）

1月15日の朝に、邪気払いや無病息災を祈願して、あずきがゆを食べる習慣がある。15日がゆともいう。

●節分

2月3日ごろに煎っただいずをまき、家の中の鬼を追い払い、福を呼び入れる行事。まいた豆は、ひろい集めて、各自が年の数だけ食べる習わしがある。

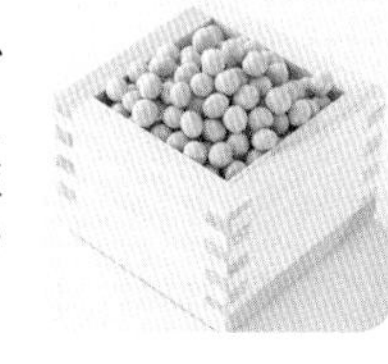

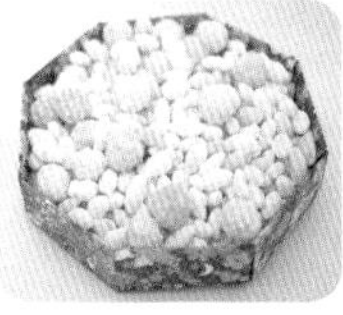

●ひな祭り

3月3日にひな人形などを飾って祭る。ひなあられには、だいずか黒豆が用いられたり、もち米を煎って砂糖をまぶしたりする。

●豆名月

陰暦9月13日の夜の月を豆名月といい、えだまめを供えて祭る。栗を供えて栗名月ということもある。この時期がちょうど収穫の頃となる。

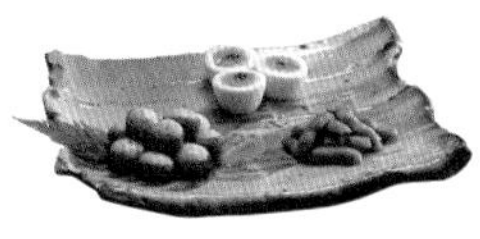

ONE POINT 【あずきの色の秘密】あずきの色素は老化防止や血圧抑制効果、また血液をサラサラにするはたらきがあるといわれるアントシアニンがおもな成分である。鉄分と結合すると黒褐色（こくかっしょく）に変色するので、鉄鍋で煮ない方がよい。

- たんぱく質の青字の数値はアミノ酸組成によるたんぱく質
- 脂質の青字の数値は脂肪酸のトリアシルグリセロール当量
- 炭水化物の青字の数値は利用可能炭水化物（質量計）
- 食物繊維総量の黒字の数値はプロスキー変法、青字の数値はAOAC 2011.25法による分析

可食部100gあたり　Tr:微量　( ):推定値または推計値　ー:未測定

えんどう［豌豆］ Peas
●乾1C=160g

先端部を若どりした豆苗（トウミョウ）、若いさやごと食べるさやえんどう、未熟豆を食べるグリンピース、乾燥豆(青えんどう・赤えんどう)など、時期によりさまざまな用途に用いられる。青えんどうは煮てうぐいす豆、煎り豆、フライビーンズなど、赤えんどうはみつ豆などに用いられる。主産地は北海道で、成分はあずきに似ている。食物繊維が多い。

そらまめ［蚕豆］ Broad beans
●乾1C=110g

別名のら豆。豆の形・大きさはいろいろあるが、野菜として出回っているものは大型種である。さやをむくとすぐに皮が固くなるので、調理の直前にさやから出すとよい。完熟したものは乾燥豆にして、煮豆・甘納豆・和菓子のあんなどに用いられる。乾燥豆は皮が固いので、一昼夜水に浸してもどしてから調理するとよい。おたふく豆は皮のまま砂糖煮したもの。

だいず［大豆］ Soybeans
●乾1C=130g

熱帯から温帯北部まで広く栽培され、種子を食用とする。一般に外皮の色によって、3種に分けられる（➔p.55コラム）。栄養上は動物性たんぱく質のアミノ酸組成と似てすぐれているが、組織が固いので消化率は低い。消化率を高めるため、手を加えて加工品として利用することが多い。水煮缶詰は、大豆をゆでたものを缶詰にしているので、そのまま使うことができる。

きな粉［黄粉］ Roasted and ground beans
●大1=6g

だいずを煎って粉にしたもの。生だいずより消化がよく、香りもよい。団子・くずもちなどに用いると粘着を防ぎ、食味もよい。

豆腐 Tofu
●1丁=300～400g

最も一般的なだいずの加工品。豆腐は消化がよく、たんぱく質と脂質に富む。冷やっこ・湯豆腐・田楽など、さまざまな料理法により広く利用される。

●木綿豆腐
水分が少ない分たんぱく質や脂質が多い。

●絹ごし豆腐
水分が多く、こわれやすい。

焼き豆腐 Grilled tofu
●1丁=300～400g

木綿豆腐を水切りして焼いたもの。通常はバーナーで焼きめをつける。すき焼きや煮物、炒め物などに使う。

生揚げ Fried slices of drained tofu
●1枚=120～140g

豆腐の加工品。厚揚げともいう。豆腐を厚めに切って水分を切り、180～200℃の高温の油で揚げてつくる。煮物やおでん種とする。

油揚げ Fried thin slices of pressed tofu
●1枚=20～30g

豆腐の加工品。豆腐を薄めに切って水分をよく切り、低温の油で揚げて膨化させ、次に高温の油できつね色に揚げてつくる。

がんもどき Fried mixture of crushed tofu
●1個=95～125g

豆腐の加工品。関西では飛竜頭（ひりょうず）という。豆腐に昆布、野菜、ごまなどを混ぜて平丸形にして揚げてつくる。

食品	番号	廃棄率%	水分g	エネルギー kcal	たんぱく質 g	脂質 g	コレステロール mg	炭水化物 g	食物繊維総量 g	ナトリウム mg	カリウム mg	カルシウム mg	リン mg
全粒 青えんどう 乾	04012	0	13.4	310	17.8 21.7	1.5 2.3	(0)	38.9 60.4	— 17.4	1	870	65	360
うぐいす豆	04016	0	39.7	228	(4.5) 5.6	0.3 0.7	(0)	— 52.9	— 5.3	150	100	18	130
全粒 乾	04019	0	13.3	323	20.5 26.0	1.3 2.0	(0)	34.3 55.9	— 9.3	1	1100	100	440
おたふく豆	04021	0	37.2	237	(6.1) 7.9	0.6 1.2	(0)	— 52.2	— 5.9	160	110	54	140
全粒 黄大豆 国産 乾	04023	0	12.4	372	32.9 33.8	18.6 19.7	Tr	6.7 29.5	21.5 17.9	1	1900	180	490
水煮缶詰 黄大豆	04028	0	71.7	124	12.5 12.9	(6.3) 6.7	(Tr)	0.8 7.7	— 6.8	210	250	100	17
黄大豆 全粒大豆	04029	0	4.0	451	34.3 36.7	24.7 25.7	(Tr)	6.8 28.5	— 18.1	1	2000	190	660
木綿豆腐	04032	0	85.9	73	6.7 7.0	4.5 4.9	0	0.8 1.5	1.1 0.4	9	110	93	88
絹ごし豆腐	04033	0	88.5	56	5.3 5.3	(3.2) 3.5	(0)	0.9 2.0	0.9 0.3	11	150	75	6
焼き豆腐	04038	0	84.8	82	7.8 7.8	(5.2) 5.7	(0)	0.6 1.0	— 0.5	4	90	150	11
生揚げ	04039	0	75.9	143	10.3 10.7	(10.7) 11.3	Tr	1.1 0.9	— 0.7	3	120	240	15
生 (油揚げ)	04040	0	39.9	377	23.0 23.4	31.2 34.4	(Tr)	0.5 0.4	— 1.3	4	86	310	35
がんもどき	04041	0	63.5	223	15.2 15.3	(16.8) 17.8	Tr	2.0 1.6	— 1.4	190	80	270	20

QA どうして豆腐は腐るって字が入っているの？▶豆腐は中国から伝わった食材で、中国語でも「豆腐」と書く。中国語で「腐」は、「くさる」ではなく、「ぷよぷよしたもの」という意味。つまり、豆腐とは「豆がぷよぷよしたもの」という意味。

グラフ１本分の相当量

鉄 mg	亜鉛 mg	ビタミンA レチノール活性当量 µg	レチノール µg	β-カロテン当量 µg	ビタミンD µg	ビタミンE α-トコフェロール mg	ビタミンB1 mg	ビタミンB2 mg	葉酸 µg	ビタミンC mg	食塩相当量 g
2.0	2.0	20	20	200	2.0	2.0	0.20	0.20	20	20	1.0
5.0	4.1	8	(0)	92	(0)	0.1	0.72	0.15	24	Tr	0
2.5	0.8	Tr	(0)	6	(0)	0	0.02	0.01	4	Tr	0.4
5.7	4.6	Tr	(0)	5	(0)	0.7	0.50	0.20	260	Tr	0
5.3	0.8	(0)	(0)	Tr	(0)	0.2	0.01	0.01	30	Tr	0.4
6.8	3.1	1	(0)	7	(0)	2.3	0.71	0.26	260	3	0
1.8	1.1	(0)	(0)	0	(0)	0.5	0.01	0.02	11	Tr	0.5
8.0	4.1	Tr	(0)	4	(0)	1.7	0.07	0.24	220	1	0
1.5	0.6	0	(0)	0	(0)	0.2	0.09	0.04	12	0	0
1.2	0.5	0	(0)	0	(0)	0.1	0.11	0.04	12	0	0
1.6	0.8	(0)	(0)	(0)	(0)	0.2	0.07	0.03	12	Tr	0
2.6	1.1	(0)	(0)	(0)	(0)	0.8	0.07	0.03	23	Tr	0
3.2	2.5	(0)	(0)	(0)	(0)	1.3	0.06	0.04	18	0	0
3.6	1.6	(0)	(0)	(0)	(0)	1.5	0.03	0.04	21	Tr	0.5

だいずの国内生産と輸入割合

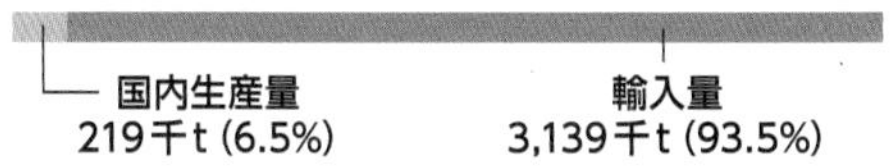

国内生産量
219千t (6.5%)

輸入量
3,139千t (93.5%)

（農林水産省「食料需給表」2020年）

だいずの輸入先国別割合

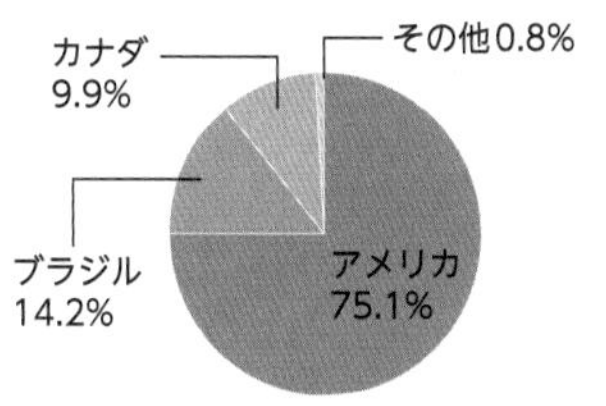

輸入だいずのほとんどは搾油され、サラダ油などに加工されて利用される。（財務省「貿易統計」2020年）

黒だいずと青だいず

だいずは外皮の色により、黄だいず、青だいず、黒だいずに分けられる。黄だいずが一般的。

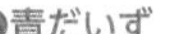

●黒だいず

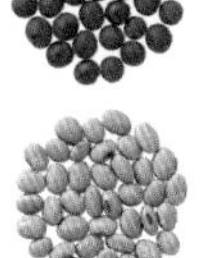

種皮の色が黒い。大半が大粒品種で煮豆に使われる。解毒作用がある。

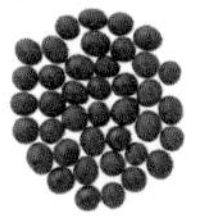

●青だいず

種皮の色が緑色。大半が大粒品種で浸し豆などに使われる。豆自体が甘く、脂肪が少ない。

木綿豆腐と絹ごし豆腐のつくり方

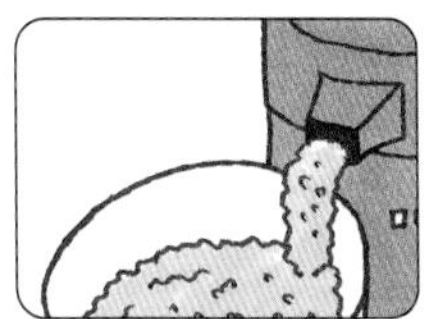

❶一晩水に浸けておいただいずを砕き、水を加えて煮込む。

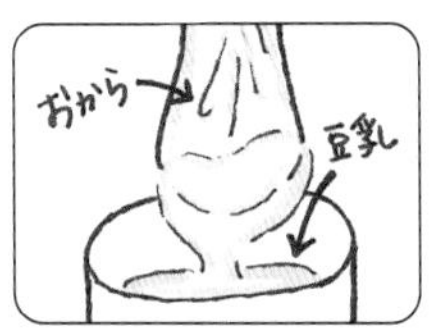

❷煮上がったら、それをこして豆乳とおからに分ける。

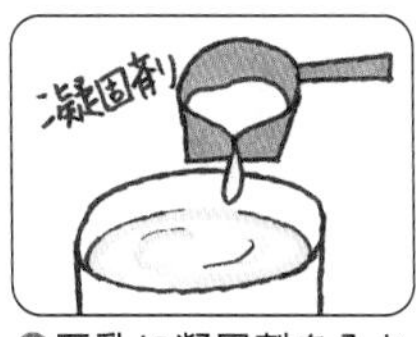

❸豆乳に凝固剤を入れて、固める。

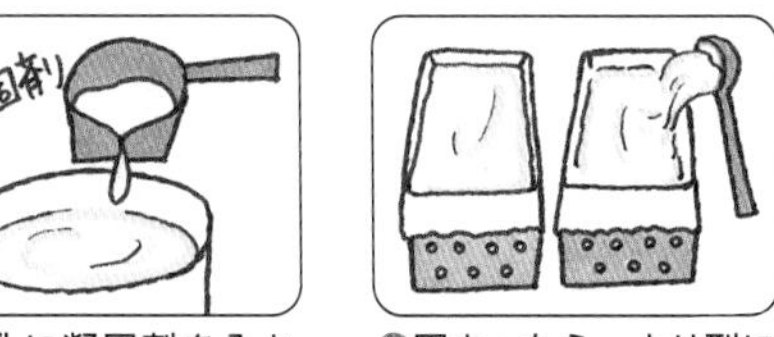

❹固まったら、よせ型に入れて成形する。

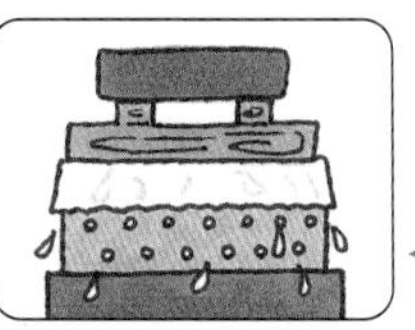
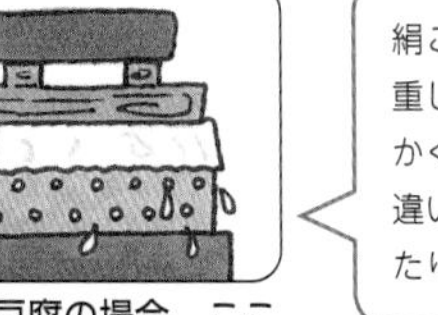

❺木綿豆腐の場合、ここで重しをする。でき上がったら、よせ型から出して水槽に入れる。

絹ごし豆腐の場合は、重しをしないでやわらかく仕上げる。両者の違いは水分による口あたりのやわらかさ。

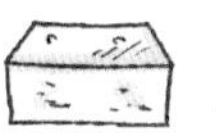
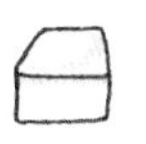

ONE POINT 【摂りすぎには注意】だいずに含まれる注目の栄養素イソフラボン。通常の食事からは18mg/日を摂取しており、効能も期待される。しかし、サプリメントなどによる過剰摂取は禁物で、急遽、内閣府食品安全委員会によって１日あたりの摂取目安量は上限値70～75mg/日と設定されたほど。特に妊婦や幼児は要注意だ。

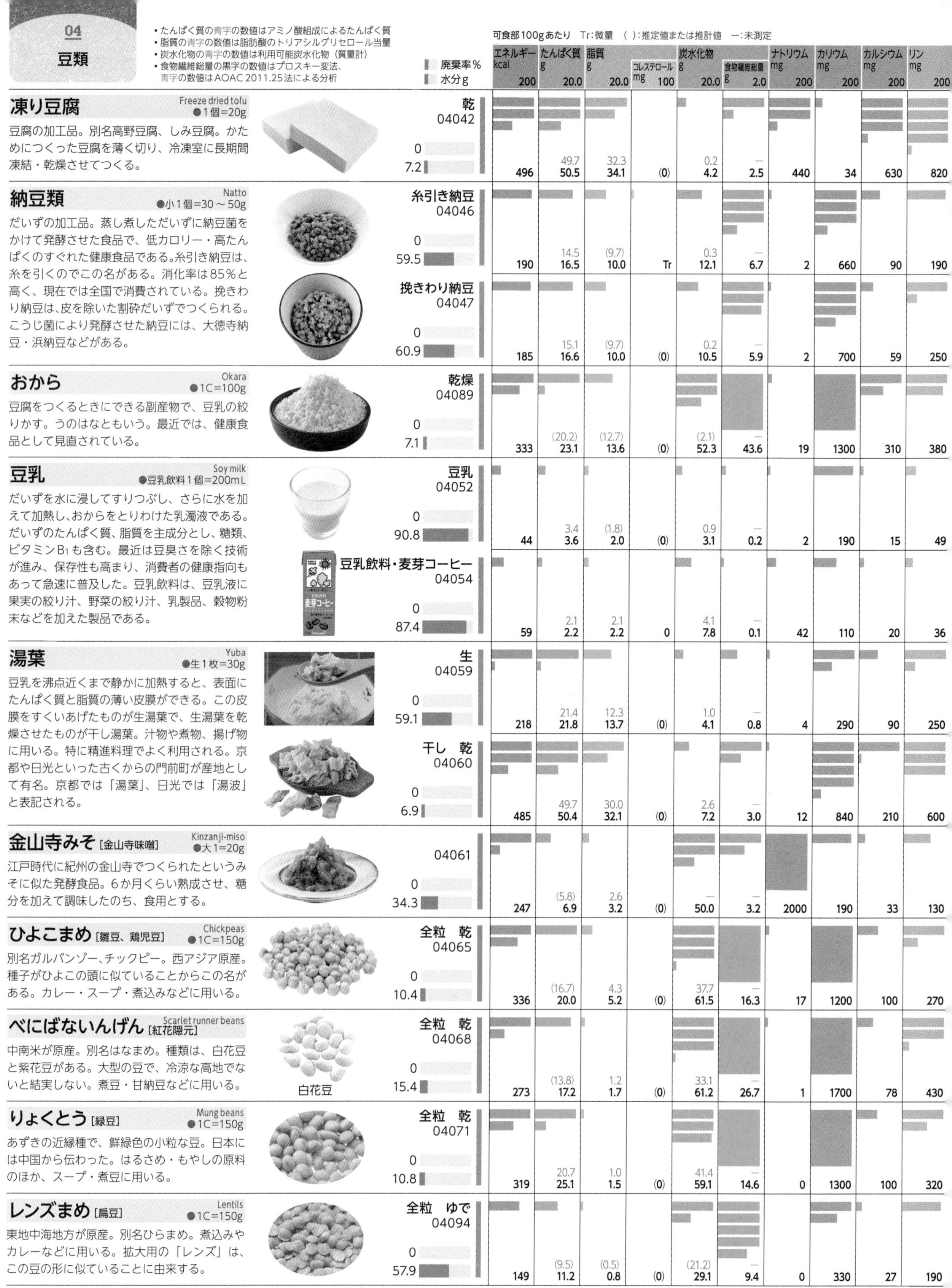

• たんぱく質の青字の数値はアミノ酸組成によるたんぱく質
• 脂質の青字の数値は脂肪酸のトリアシルグリセロール当量
• 炭水化物の青字の数値は利用可能炭水化物（質量計）
• 食物繊維総量の黒字の数値はプロスキー変法、青字の数値はAOAC 2011.25法による分析

可食部100gあたり　Tr：微量　（ ）：推定値または推計値　ー：未測定

凍り豆腐
Freeze dried tofu ●1個=20g

豆腐の加工品。別名高野豆腐、しみ豆腐。かためにつくった豆腐を薄く切り、冷凍室に長期間凍結・乾燥させてつくる。

納豆類
Natto ●小1個=30～50g

だいずの加工品。蒸し煮しただいずに納豆菌をかけて発酵させた食品で、低カロリー・高たんぱくのすぐれた健康食品である。糸引き納豆は、糸を引くのでこの名がある。消化率は85％と高く、現在では全国で消費されている。挽きわり納豆は、皮を除いた割砕だいずでつくられる。こうじ菌により発酵させた納豆には、大徳寺納豆・浜納豆などがある。

おから
Okara ●1C=100g

豆腐をつくるときにできる副産物で、豆乳の絞りかす。うのはなともいう。最近では、健康食品として見直されている。

豆乳
Soy milk ●豆乳飲料1個=200mL

だいずを水に浸してすりつぶし、さらに水を加えて加熱し、おからをとりわけた乳濁液である。だいずのたんぱく質、脂質を主成分とし、糖類、ビタミンB_1も含む。最近は豆臭さを除く技術が進み、保存性も高まり、消費者の健康指向もあって急速に普及した。豆乳飲料は、豆乳液に果実の絞り汁、野菜の絞り汁、乳製品、穀物粉末などを加えた製品である。

湯葉
Yuba ●生1枚=30g

豆乳を沸点近くまで静かに加熱すると、表面にたんぱく質と脂質の薄い皮膜ができる。この皮膜をすくいあげたものが生湯葉で、生湯葉を乾燥させたものが干し湯葉。汁物や煮物、揚げ物に用いる。特に精進料理でよく利用される。京都や日光といった古くからの門前町が産地として有名。京都では「湯葉」、日光では「湯波」と表記される。

金山寺みそ［金山寺味噌］
Kinzanji-miso ●大1=20g

江戸時代に紀州の金山寺でつくられたというみそに似た発酵食品。6か月くらい熟成させ、糖分を加えて調味したのち、食用とする。

ひよこまめ［雛豆、鶏児豆］
Chickpeas ●1C=150g

別名ガルバンゾー、チックピー。西アジア原産。種子がひよこの頭に似ていることからこの名がある。カレー・スープ・煮込みなどに用いる。

べにばないんげん［紅花隠元］
Scarlet runner beans

中南米が原産。別名はなまめ。種類は、白花豆と紫花豆がある。大型の豆で、冷涼な高地でないと結実しない。煮豆・甘納豆などに用いる。

白花豆

りょくとう［緑豆］
Mung beans ●1C=150g

あずきの近縁種で、鮮緑色の小粒な豆。日本には中国から伝わった。はるさめ・もやしの原料のほか、スープ・煮豆に用いる。

レンズまめ［扁豆］
Lentils ●1C=150g

東地中海地方が原産。別名ひらまめ。煮込みやカレーなどに用いる。拡大用の「レンズ」は、この豆の形に似ていることに由来する。

食品名	番号	廃棄率%	水分g	エネルギー kcal	たんぱく質（アミノ酸組成）g	たんぱく質 g	脂質（トリアシルグリセロール当量）g	脂質 g	コレステロール mg	炭水化物（利用可能炭水化物）g	炭水化物 g	食物繊維総量（AOAC）g	食物繊維総量（プロスキー）g	ナトリウム mg	カリウム mg	カルシウム mg	リン mg
凍り豆腐 乾	04042	0	7.2	496	49.7	50.5	32.3	34.1	(0)	0.2	4.2	—	2.5	440	34	630	820
糸引き納豆	04046	0	59.5	190	14.5	16.5	(9.7)	10.0	Tr	0.3	12.1	—	6.7	2	660	90	190
挽きわり納豆	04047	0	60.9	185	15.1	16.6	(9.7)	10.0	(0)	0.2	10.5	—	5.9	2	700	59	250
おから 乾燥	04089	0	7.1	333	(20.2)	23.1	(12.7)	13.6	(0)	(2.1)	52.3	—	43.6	19	1300	310	380
豆乳	04052	0	90.8	44	3.4	3.6	(1.8)	2.0	(0)	0.9	3.1	—	0.2	2	190	15	49
豆乳飲料・麦芽コーヒー	04054	0	87.4	59	2.1	2.2	2.1	2.2	0	4.1	7.8	—	0.1	42	110	20	36
湯葉 生	04059	0	59.1	218	21.4	21.8	12.3	13.7	(0)	1.0	4.1	—	0.8	4	290	90	250
湯葉 干し 乾	04060	0	6.9	485	49.7	50.4	30.0	32.1	(0)	2.6	7.2	—	3.0	12	840	210	600
金山寺みそ	04061	0	34.3	247	(5.8)	6.9	2.6	3.2	(0)	—	50.0	—	3.2	2000	190	33	130
ひよこまめ 全粒 乾	04065	0	10.4	336	(16.7)	20.0	4.3	5.2	(0)	37.7	61.5	—	16.3	17	1200	100	270
べにばないんげん 全粒 乾	04068	0	15.4	273	(13.8)	17.2	1.2	1.7	(0)	33.1	61.2	—	26.7	1	1700	78	430
りょくとう 全粒 乾	04071	0	10.8	319	20.7	25.1	1.0	1.5	(0)	41.4	59.1	—	14.6	0	1300	100	320
レンズまめ 全粒 ゆで	04094	0	57.9	149	(9.5)	11.2	(0.5)	0.8	(0)	(21.2)	29.1	—	9.4	0	330	27	190

Q&A　日本でいちばん納豆を食べるのはどこの都市？▶一般に納豆を食べる量は東日本が多い。納豆の購入が多い都市第1位は、福島県福島市。2位が山形県山形市、3位が茨城県水戸市であり、以下、岩手県盛岡市、長野県長野市と続く。納豆は健康への関心が高まったことで注目が集まり、全国の消費額は30年前と比べて約2.0倍になっている。

グラフ1本分の相当量

…g	亜鉛 mg	ビタミンA レチノール活性当量 µg	ビタミンA レチノール µg	ビタミンA β-カロテン当量 µg	ビタミンD µg	ビタミンE α-トコフェロール mg	ビタミンB1 mg	ビタミンB2 mg	葉酸 µg	ビタミンC mg	食塩相当量 g
2.0	2.0	20	20	200	2.0	2.0	0.20	0.20	20	20	1.0
7.5	5.2	1	(0)	9	(0)	1.9	0.02	0.02	6	0	1.1
3.3	1.9	(0)	(0)	0	(0)	0.5	0.07	0.56	120	Tr	0
2.6	1.3	(0)	(0)	0	(0)	0.8	0.14	0.36	110	Tr	0
4.9	2.3	(0)	(0)	0	(0)	1.5	0.42	0.11	53	Tr	0
1.2	0.3	(0)	(0)	(0)	(0)	0.1	0.03	0.02	28	Tr	0
0.3	0.2	0	0	0	0	0.3	0.01	0.01	15	Tr	0.1
3.6	2.2	1	(0)	10	(0)	0.9	0.17	0.09	25	Tr	0
8.3	4.9	1	(0)	8	(0)	2.4	0.35	0.12	38	0	0
1.7	0.7	(0)	(0)	(0)	(0)	0	0.12	0.18	34	Tr	5.1
2.6	3.2	2	(0)	19	(0)	2.5	0.37	0.15	350	Tr	0
5.4	3.4	Tr	(0)	4	(0)	0.1	0.67	0.15	140	Tr	0
5.9	4.0	13	(0)	150	(0)	0.3	0.70	0.22	460	Tr	0
4.3	2.5	1	(0)	15	(0)	0.4	0.20	0.06	22	0	0

世界の納豆

インドネシアのテンペ

だいずの粒がかびの菌糸で固められている。外見とほんのり甘い風味がカマンベールチーズに似ているため"東洋のチーズ"とも呼ばれる。

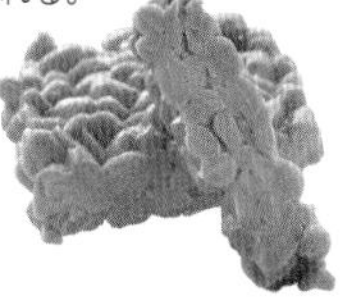

タイのトゥアナオ

タイ語で腐った豆の意味。タイ北部の山岳地帯に暮らす少数民族の伝統食品。だいずを蒸してからバナナの葉に包んで発酵させる。発酵後、砕いてのばし、円盤状にして乾燥させる。スープ等の調味料として使うことが多い。塩を混ぜて魚醤のかわりにすることもある。

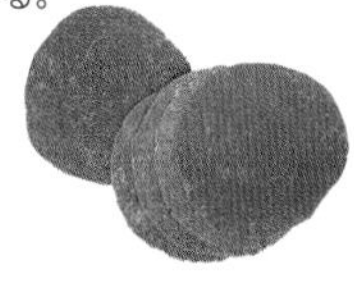

アフリカのダワダワ

中央アフリカ、西部アフリカ原産。フサマメノキの豆を細菌発酵させたもの。

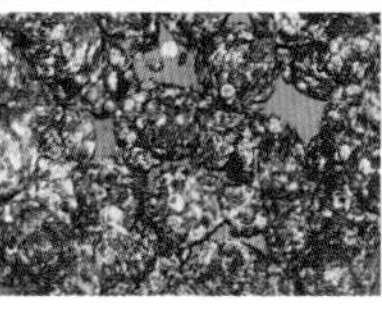

ネパールのキネマ

煮豆を大型の木の葉で包んで細菌によって発酵させたもの。アンモニア臭があり、長い糸を引く。日本の納豆に近い。

納豆のネバネバとナットウキナーゼ

納豆には、おもに東日本で食べられる糸引き納豆や京都の大徳寺納豆、静岡の浜納豆などがある。このなかで糸引き納豆は、あのネバネバとにおいで苦手な人も多いのではないだろうか。ネバネバの正体は、納豆菌がだいずを分解してつくり出したフラクタンという物質で、ここからうま味成分「グルタミン酸」が生み出される。さらに、最近注目されるのは、ネバネバに含まれる酵素「ナットウキナーゼ」。この酵素には心筋梗塞や脳卒中の原因となる血栓を溶かすはたらきがある。このナットウキナーゼの効力は8時間以上持続し、また、血栓は夜中の2時頃から朝方にできやすいといわれるため、納豆は夕食時に食べた方が効果が期待できるといわれる。

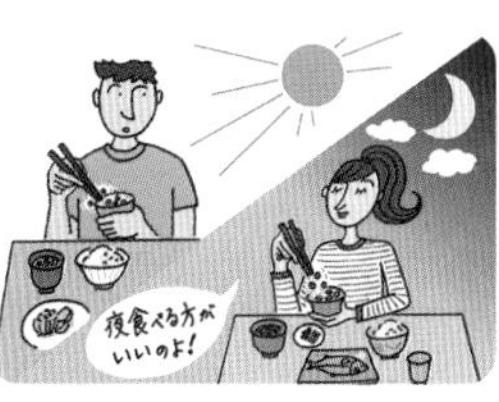

だいず発酵食品の効用

納豆やみそ・しょうゆなどは、味や香りがよい、保存性がある、消化しやすいなど、多くの利点をもつ発酵食品。だいずを使った発酵食品では、その発酵によってがんや老化、動脈硬化などの一因となる活性酸素を除去する性質が強まるという研究結果も出ている。

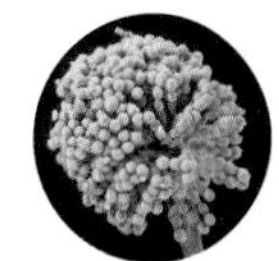

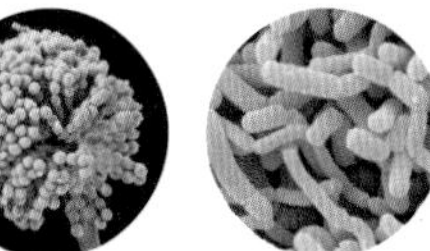

麹菌(こうじきん)　乳酸菌

みそやしょうゆの材料であるだいず・米あるいは麦に、麹菌のほか酵母菌や乳酸菌などの微生物が働いて、独特の風味をつくり出す。

納豆菌

発酵中にビタミン B_2 や B_{12} を増やす。

ONE POINT 【関西人は納豆がお嫌い?】一般に、納豆は東日本での消費が多く、西日本ではあまり人気がないといわれる。しかし、例外的に熊本では古くから普及しているし、また、人の移動にともなって食文化の交流が進み、最近では関西でも普通に販売・消費されている。

05 種実類

NUTS & SEEDS

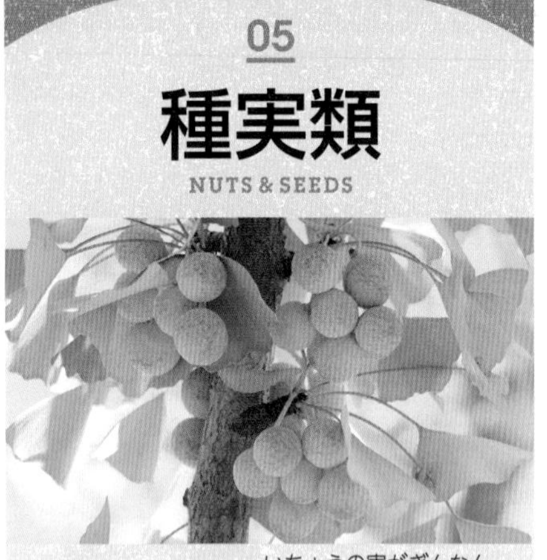
いちょうの実がぎんなん

種実類は、植物の種子や堅果類の果実で、食用にするものをいう。果実類では果肉を食用とするが、種実類では種実の胚や胚乳を食用とする。煎って食べたり、油を搾ったり、料理や菓子に使われる。

- 種子類：あさ・かぼちゃ・ごま・すいか
- 堅果類：アーモンド・カシューナッツ・ぎんなん・くり・くるみ・ピスタチオ・落花生

栄養上の特性

たんぱく質・脂質・炭水化物のほか、カルシウム・リンなどの豊富なものが多く、高エネルギーで強壮の効能があるといわれる。

脂質含量が多いもの	アーモンド、カシューナッツ、くるみ、ココナッツ、ごま、ピスタチオ、ひまわりの種、まつの実など
糖質含量が多いもの	はすの実、しいの実、ぎんなん、くりなど

●種実の部位の名称

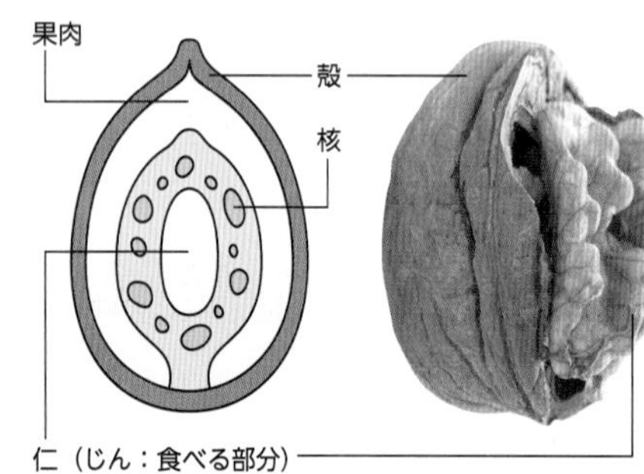

選び方・保存のしかた

●アーモンド

●粒のまま、スライス状、粉末状などの形で市販されているが、形が小さいものほど酸化しやすいので密封容器に入れ、冷蔵保存する。

●くり

●皮につやがあり、重みのあるものがよい。大粒のものの方が味がよい。穴があいていたり、白い粉が出ていたりするものは、虫がついている場合があるので注意する。

●生のくりは虫がつきやすく、保存がむずかしい。密封して冷凍保存するとよい。甘露煮などにしても保存力が高まる。

●ごま

●よく実が入り、粒のそろったもの、よく乾燥したものがよい。

●密封容器に入れ、乾燥したところにおく。煎りごまやすりごまは、なるべく早く使い切る。

●落花生

●油分が多いため酸化しやすいので、油臭いものかび臭いものは避ける。落花生のかびは有害なので注意する。

●室温では酸化しやすいので、密封容器に入れ、冷凍保存する。

- たんぱく質の青字の数値はアミノ酸組成によるたんぱく質
- 脂質の青字の数値は脂肪酸のトリアシルグリセロール当量
- 炭水化物の青字の数値は利用可能炭水化物（質量計）
- 食物繊維総量の黒字の数値はプロスキー変法、青字の数値はAOAC 2011.25法による分析

可食部100gあたり　Tr：微量　（　）：推定値または推計値　ー：未測定

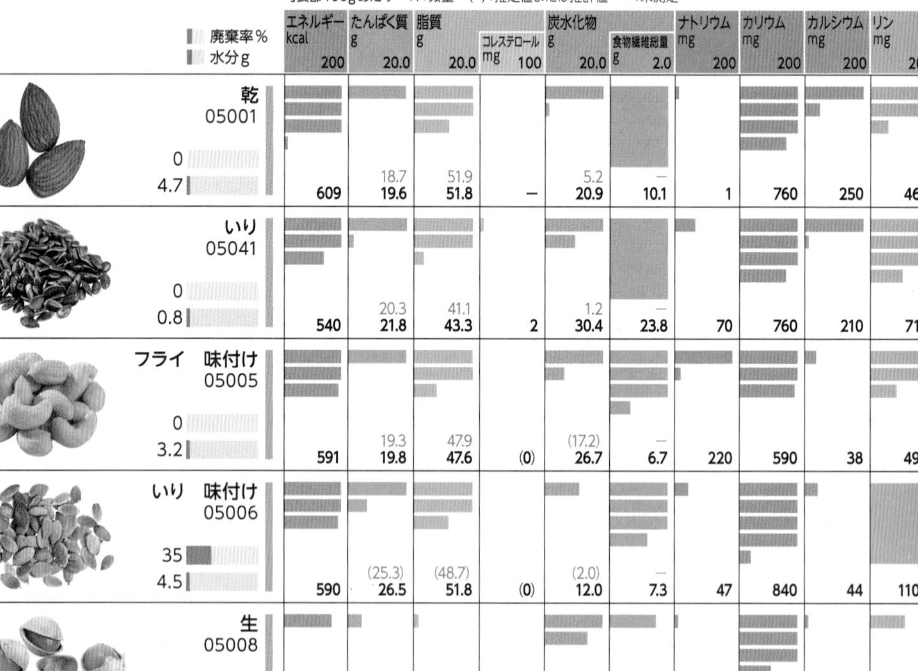

食品名	説明	状態・食品番号	廃棄率%	水分g	エネルギー kcal (200)	たんぱく質 g (20.0) アミノ酸組成	たんぱく質 g (20.0)	脂質 g (20.0) トリアシルグリセロール当量	脂質 g (20.0)	コレステロール mg (100)	炭水化物 g (20.0) 利用可能炭水化物	炭水化物 g (20.0)	食物繊維総量 g (2.0) AOAC	食物繊維総量 g (2.0)	ナトリウム mg (200)	カリウム mg (200)	カルシウム mg (200)	リン mg (20…)
アーモンド Almonds ●10粒=14g	スイート種（食用）とビター種（リキュール用）がある。洋菓子、チョコレートの香味づけやビール、カクテルのつまみなどに用いる。	乾 05001	0	4.7	609	18.7	19.6	51.9	51.8	—	5.2	20.9	—	10.1	1	760	250	460
あまに［亜麻仁］ Flax seeds ●小1=3g	亜麻という植物の種子（仁）なのであまにと呼ばれる。非常に古くから、種子は油に、茎は布地（リネン、リンネル）や紙に利用されてきた。	いり 05041	0	0.8	540	20.3	21.8	41.1	43.3	2	1.2	30.4	—	23.8	70	760	210	710
カシューナッツ Cashew nuts ●10粒=12g	常緑高木カシューの実。果実は勾玉に似た形をしている。煎ってそのままおやつに最適。中国料理や洋菓子の材料としても用いられる。	フライ 味付け 05005	0	3.2	591	19.3	19.8	47.9	47.6	(0)	(17.2)	26.7	—	6.7	220	590	38	490
かぼちゃ［南瓜］ Pumpkin seeds ●大1=10g	皮をとってから塩蒸しして乾燥させる。つまみや菓子・料理に利用。脂質がおもな成分で、たんぱく質・亜鉛、リノール酸が豊富。	いり 味付け 05006	35	4.5	590	(25.3)	26.5	(48.7)	51.8	(0)	(2.0)	12.0	—	7.3	47	840	44	1100
ぎんなん［銀杏］ Ginkgo nuts ●1粒=2～3g	いちょうの実。その胚乳を食用とする。でん粉が主で、たんぱく質や脂肪は少なく、ビタミンCを多く含む。各種料理に使われる。	生 05008	25	57.4	168	4.2	4.7	1.3	1.6	(0)	30.4	34.8	—	1.6	Tr	710	5	120
くるみ［胡桃］ Walnuts ●1粒=5g	鬼ぐるみ・姫ぐるみ・ペルシャぐるみなど品種が多い。良質の脂肪、たんぱく質に富み、健康食品、美容食品として珍重されてきた。	いり 05014	0	3.1	713	13.4	14.6	70.5	68.8	(0)	2.6	11.7	—	7.5	4	540	85	280
けし［芥子］ Poppy seeds ●小1=3g	別名ポピーシード。熱を加えると香ばしいにおいが出る。プチプチした食感で、あんパンなどの飾りに使用される。主成分は脂質。	乾 05015	0	3.0	555	(20.2)	19.3	47.6	49.1	(0)	3.2	21.8	—	16.5	4	700	1700	820

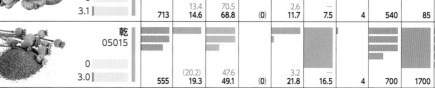

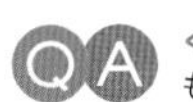
くるみの語源は？▶くるみは漢字で「胡桃」と書く。胡とは、中国の西域諸国のことを指し、そこから伝わった桃（くるみの殻は桃の種に似ている）という意味。この他にも「胡」を使うものに胡瓜（きゅうり）、胡椒（こしょう）、胡麻（ごま）などがある。

おもな種実類が実る様子

●アーモンド

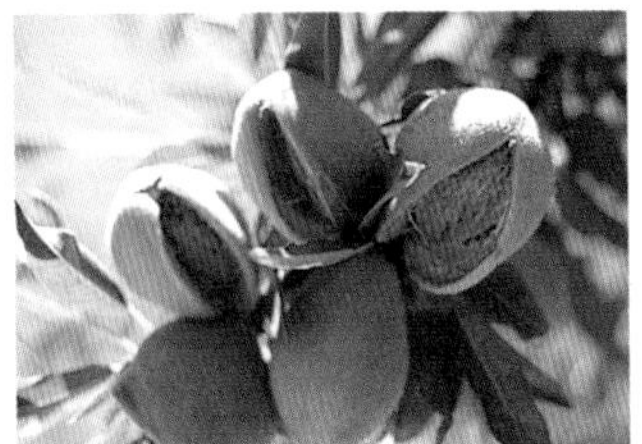

固い殻に守られている。

●ピスタチオ

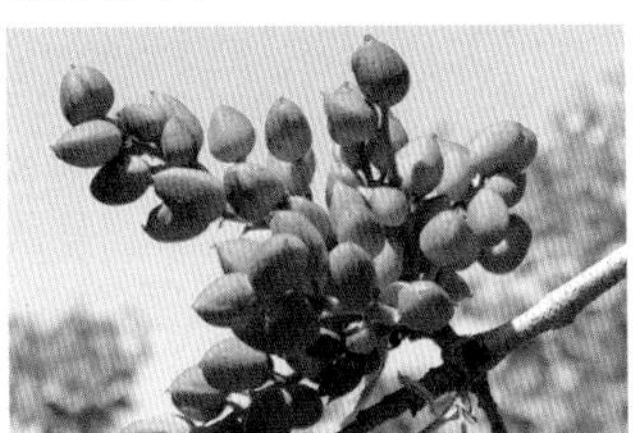

外皮は自然に縦に割れる。

●落花生

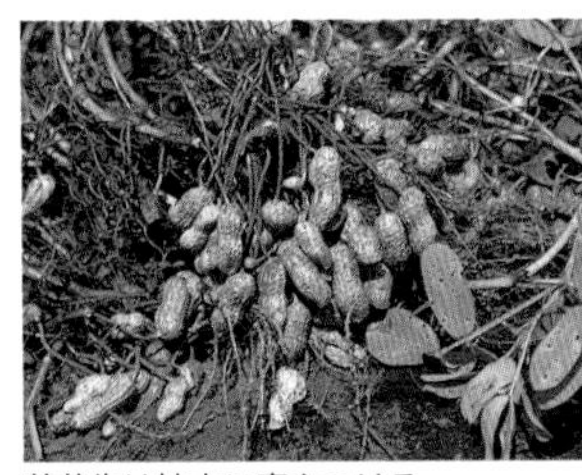

落花生は地中に実をつける。

●くるみ

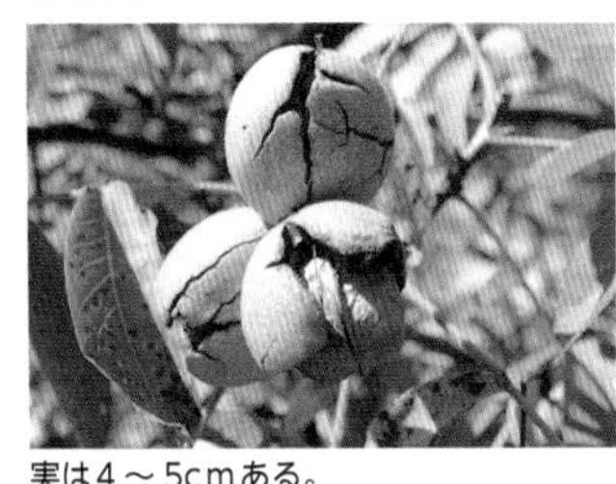

実は4～5cmある。

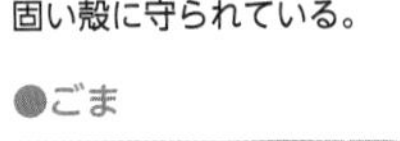

●ごま

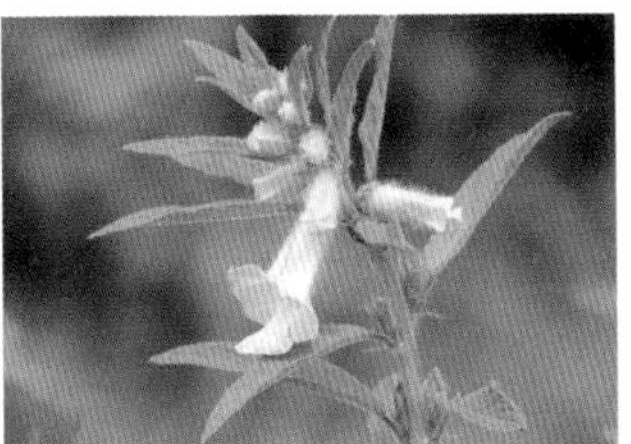

ごまは白い花をつける。

●カシューナッツ

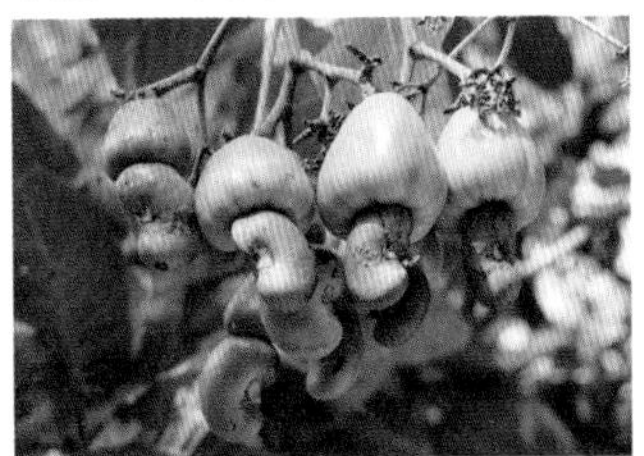

果実の先端に種子がついている。

●ココナッツ

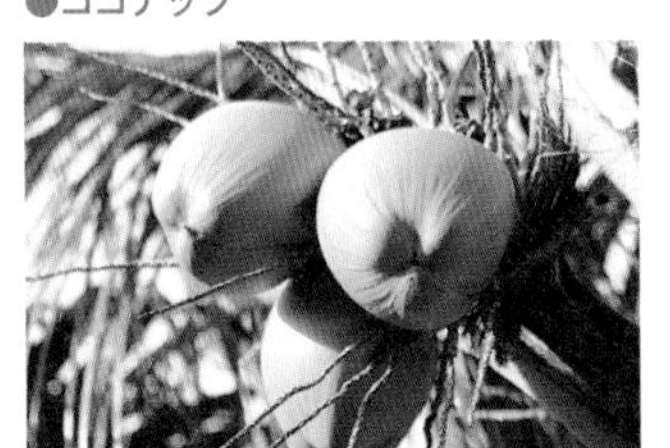

ココヤシの果実がココナッツ。

●はす

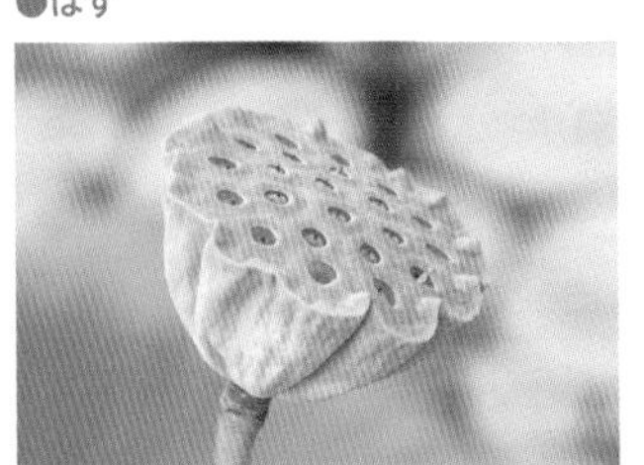

花托（かたく）の穴に実が入っている。

グラフ１本分の相当量

鉄 mg 2.0	亜鉛 mg 2.0	ビタミンA レチノール活性当量 μg 20	ビタミンA レチノール μg 20	ビタミンA β-カロテン当量 μg 200	ビタミンD μg 2.0	ビタミンE α-トコフェロール mg 2.0	ビタミンB1 mg 0.20	ビタミンB2 mg 0.20	葉酸 μg 20	ビタミンC mg 20	食塩相当量 g 1.0
3.6	3.6	1	(0)	11	(0)	30.0	0.20	1.06	65	0	0
9.0	6.1	1	0	16	0	0.4	0.01	0.17	45	0	0.2
4.8	5.4	1	(0)	10	(0)	0.6	0.54	0.18	63	0	0.6
6.5	7.7	3	(0)	31	(0)	0.6	0.21	0.19	79	Tr	0.1
1.0	0.4	24	(0)	290	(0)	2.5	0.28	0.08	45	23	0
2.6	2.6	2	(0)	23	(0)	1.2	0.26	0.15	91	0	0
23.0	5.1	Tr	(0)	6	(0)	1.5	1.61	0.20	180	0	0

アーモンドの利用法

アーモンドは、紀元前から、西アジア、地中海沿岸、北アフリカなどに広く栽培された桃の一種で、その種子が食用とされる。食べられるのはスイート種である。また、オイルやエッセンスを抽出し、菓子づくりに用いられることもある。

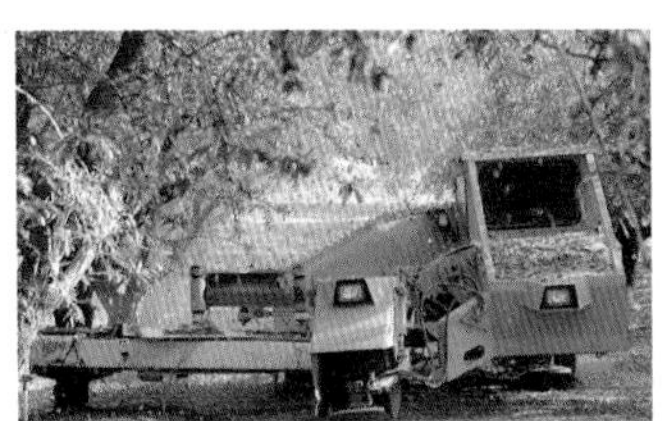

アーモンドの収穫風景

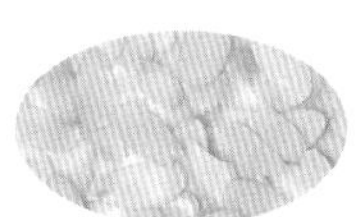

スライスアーモンド

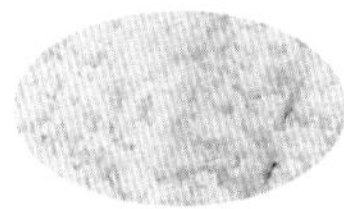

アーモンドパウダー

ぎんなんで食中毒？

ぎんなんには、メチルピリドキシンという化学物質が含まれるため、食べ過ぎる（数十粒以上）と食中毒を起こし、痙攣（けいれん）や呼吸困難に陥ることもある。特に子どもは分解酵素が少ないため、数粒でも危険。5歳以下の子どもは食べないようにしよう。

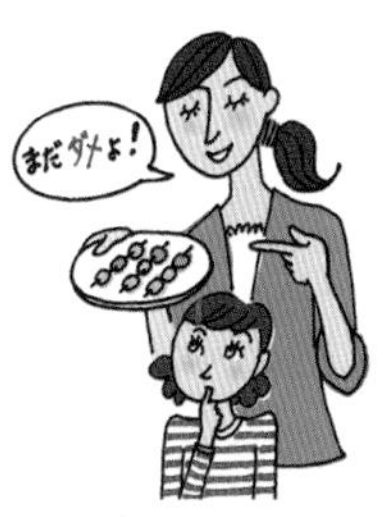

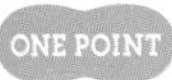

【けしは栽培できません】けしの中には、花が落ちた後の果実からはモルヒネの原料となるアヘンが採取できる種類がある。食用のけしの種子自体は規制されていないが、極微量なアヘンを含む種類もあるため、栽培することはあへん法で禁止されている。また食用の種子には発芽防止処理が施されている。観賞用のひなげしなどは問題ない。

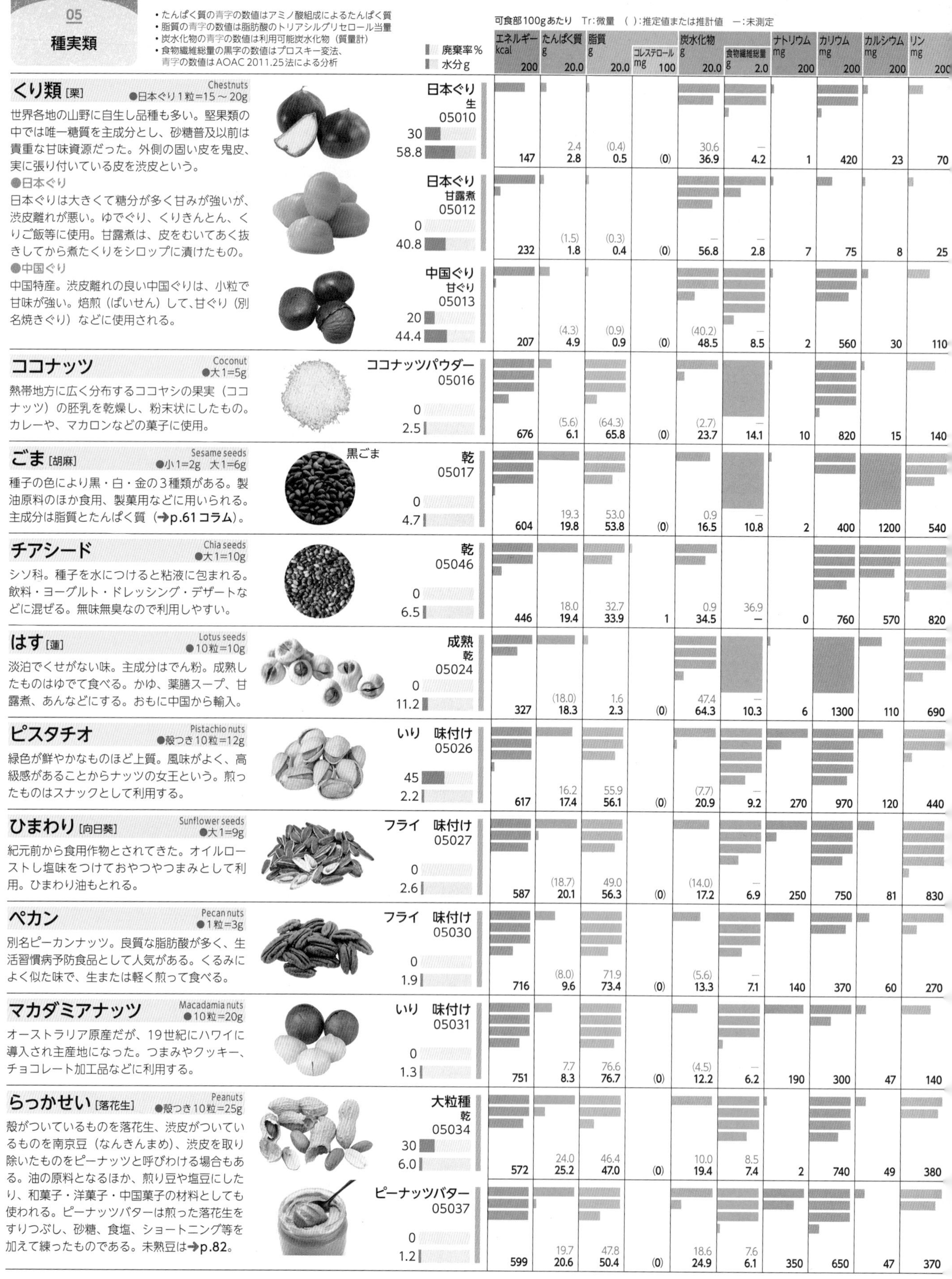

05 種実類

- たんぱく質の青字の数値はアミノ酸組成によるたんぱく質
- 脂質の青字の数値は脂肪酸のトリアシルグリセロール当量
- 炭水化物の青字の数値は利用可能炭水化物（質量計）
- 食物繊維総量の黒字の数値はプロスキー変法、青字の数値はAOAC 2011.25法による分析

廃棄率％ / 水分g

可食部100gあたり　Tr：微量　（ ）：推定値または推計値　ー：未測定

くり類［栗］ Chestnuts
●日本ぐり1粒=15～20g

世界各地の山野に自生し品種も多い。堅果類の中では唯一糖質を主成分とし、砂糖普及以前は貴重な甘味資源だった。外側の固い皮を鬼皮、実に張り付いている皮を渋皮という。

●日本ぐり
日本ぐりは大きくて糖分が多く甘みが強いが、渋皮離れが悪い。ゆでぐり、くりきんとん、くりご飯等に使用。甘露煮は、皮をむいてあく抜きしてから煮たくりをシロップに漬けたもの。

●中国ぐり
中国特産。渋皮離れの良い中国ぐりは、小粒で甘味が強い。焙煎（ばいせん）して、甘ぐり（別名焼きぐり）などに使用される。

ココナッツ Coconut
●大1=5g

熱帯地方に広く分布するココヤシの果実（ココナッツ）の胚乳を乾燥し、粉末状にしたもの。カレーや、マカロンなどの菓子に使用。

ごま［胡麻］ Sesame seeds
●小1=2g　大1=6g

種子の色により黒・白・金の3種類がある。製油原料のほか食用、製菓用などに用いられる。主成分は脂質とたんぱく質（➔p.61コラム）。

チアシード Chia seeds
●大1=10g

シソ科。種子を水につけると粘液に包まれる。飲料・ヨーグルト・ドレッシング・デザートなどに混ぜる。無味無臭なので利用しやすい。

はす［蓮］ Lotus seeds
●10粒=10g

淡泊でくせがない味。主成分はでん粉。成熟したものはゆでて食べる。かゆ、薬膳スープ、甘露煮、あんなどにする。おもに中国から輸入。

ピスタチオ Pistachio nuts
●殻つき10粒=12g

緑色が鮮やかなものほど上質。風味がよく、高級感があることからナッツの女王という。煎ったものはスナックとして利用する。

ひまわり［向日葵］ Sunflower seeds
●大1=9g

紀元前から食用作物とされてきた。オイルローストし塩味をつけておやつやつまみとして利用。ひまわり油もとれる。

ペカン Pecan nuts
●1粒=3g

別名ピーカンナッツ。良質な脂肪酸が多く、生活習慣病予防食品として人気がある。くるみによく似た味で、生または軽く煎って食べる。

マカダミアナッツ Macadamia nuts
●10粒=20g

オーストラリア原産だが、19世紀にハワイに導入され主産地になった。つまみやクッキー、チョコレート加工品などに利用する。

らっかせい［落花生］ Peanuts
●殻つき10粒=25g

殻がついているものを落花生、渋皮がついているものを南京豆（なんきんまめ）、渋皮を取り除いたものをピーナッツと呼びわける場合もある。油の原料となるほか、煎り豆や塩豆にしたり、和菓子・洋菓子・中国菓子の材料としても使われる。ピーナッツバターは煎った落花生をすりつぶし、砂糖、食塩、ショートニング等を加えて練ったものである。未熟豆は➔p.82。

食品名	食品番号	廃棄率％	水分g	エネルギー kcal (200)	たんぱく質 g (20.0)	脂質 g (20.0)	コレステロール mg (100)	炭水化物 g (20.0)	食物繊維総量 g (2.0)	ナトリウム mg (200)	カリウム mg (200)	カルシウム mg (200)	リン mg (200)
日本ぐり 生	05010	30	58.8	147	2.4 2.8	(0.4) 0.5	(0)	30.6 36.9	— 4.2	1	420	23	70
日本ぐり 甘露煮	05012	0	40.8	232	(1.5) 1.8	(0.3) 0.4	(0)	— 56.8	— 2.8	7	75	8	25
中国ぐり 甘ぐり	05013	20	44.4	207	(4.3) 4.9	(0.9) 0.9	(0)	(40.2) 48.5	— 8.5	2	560	30	110
ココナッツパウダー	05016	0	2.5	676	(5.6) 6.1	(64.3) 65.8	(0)	(2.7) 23.7	— 14.1	10	820	15	140
ごま 乾（黒ごま）	05017	0	4.7	604	19.3 19.8	53.0 53.8	(0)	0.9 16.5	— 10.8	2	400	1200	540
チアシード 乾	05046	0	6.5	446	18.0 19.4	32.7 33.9	1	0.9 34.5	36.9 —	0	760	570	820
はす 成熟 乾	05024	0	11.2	327	(18.0) 18.3	1.6 2.3	(0)	47.4 64.3	— 10.3	6	1300	110	690
ピスタチオ いり 味付け	05026	45	2.2	617	16.2 17.4	55.9 56.1	(0)	(7.7) 20.9	9.2	270	970	120	440
ひまわり フライ 味付け	05027	0	2.6	587	(18.7) 20.1	49.0 56.3	(0)	(14.0) 17.2	— 6.9	250	750	81	830
ペカン フライ 味付け	05030	0	1.9	716	(8.0) 9.6	71.9 73.4	(0)	(5.6) 13.3	— 7.1	140	370	60	270
マカダミアナッツ いり 味付け	05031	0	1.3	751	7.7 8.3	76.6 76.7	(0)	(4.5) 12.2	— 6.2	190	300	47	140
らっかせい 大粒種 乾	05034	30	6.0	572	24.0 25.2	46.4 47.0	(0)	10.0 19.4	8.5 7.4	2	740	49	380
ピーナッツバター	05037	0	1.2	599	19.7 20.6	47.8 50.4	(0)	18.6 24.9	7.6 6.1	350	650	47	370

QA 落花生は土の中でできるって本当？▶落花生は土の中で生長する、珍しい習性をもっている（➔p.59）。花がしぼむと、花の元が伸びて（子房柄）土の中にもぐり、落花生ができる。この習性が名前の由来。英語ではピーナッツというが、ピー（Pea）は草の実、ナッツ（Nuts）は木の実、つまり「畑で採れる木の実」という意味。

グラフ1本分の相当量

鉄 mg	亜鉛 mg	ビタミンA レチノール活性当量 µg	ビタミンA レチノール µg	ビタミンA β-カロテン当量 µg	ビタミンD µg	ビタミンE α-トコフェロール mg	ビタミンB1 mg	ビタミンB2 mg	葉酸 µg	ビタミンC mg	食塩相当量 g
2.0	2.0	20	20	200	2.0	2.0	0.20	0.20	20	20	1.0
0.8	0.5	3	(0)	37	(0)	0	0.21	0.07	74	33	0
0.6	0.1	3	(0)	32	(0)	0	0.07	0.03	8	0	0
2.0	0.9	6	(0)	68	(0)	0.1	0.20	0.18	100	2	0
2.8	1.4	(0)	(0)	(0)	(0)	0	0.03	0.03	10	0	0
9.6	5.5	1	(0)	9	(0)	0.1	0.95	0.25	93	Tr	0
7.6	5.9	0	(0)	3	(0)	0.3	0.97	0.25	84	1	0
2.9	2.8	1	(0)	6	(0)	1.0	0.44	0.11	200	1	0
3.0	2.5	10	(0)	120	(0)	1.4	0.43	0.24	59	(0)	0.7
3.6	5.0	1	(0)	9	(0)	12.0	1.72	0.25	280	0	0.6
2.7	3.6	4	(0)	45	(0)	1.7	0.19	0.19	43	0	0.4
1.3	0.7	(0)	(0)	Tr	(0)	Tr	0.21	0.09	16	(0)	0.5
1.6	2.3	1	0	8	0	11.0	0.41	0.10	76	0	0
1.6	2.7	Tr	(0)	4	(0)	4.8	0.10	0.09	86	(0)	0.9

ココナッツの四段活用

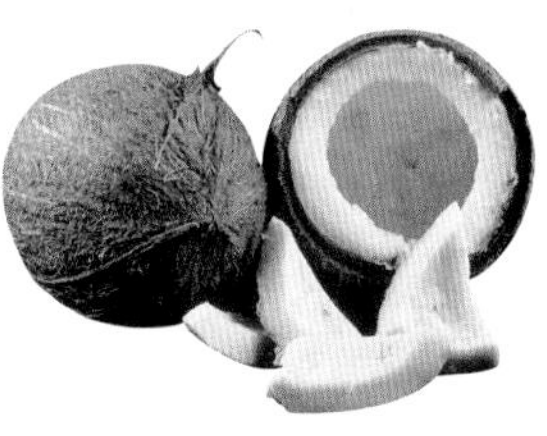

ココナッツはココヤシの果実で、椰子の実ともいわれる。ココヤシは、茎は材木に、葉は屋根をふく材料に、果実は食用にと利用価値が高く、熱帯地方で広く栽培されている。果実のココナッツは繊維質の厚い殻に包まれていて、その中に固い殻があり、内側に白い固形の胚乳がある。

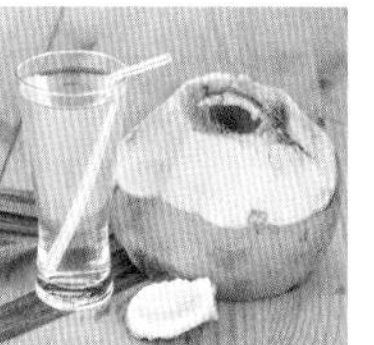

●ココナッツウォーター（ココナッツジュース）

未熟なココナッツの中心付近にある無色透明な液状の胚乳のこと。わずかに甘く、ジュースとしてそのまま飲める。

●ココナッツパウダー（➔p.60）

成熟したココナッツの白い固形胚乳の部分を削り取って乾燥させたものをコプラといい、これを粉にしたものがココナッツパウダー。菓子の原料になる。

●ココナッツミルク（➔p.90）

成熟したココナッツの白い固形胚乳の部分をすりおろし、水を加えて絞ったミルク状の液体。熱帯地方の多くの料理に用いられる。

●ココナッツオイル

別名やし油。コプラを圧搾して採取した油、またはさらにそれを精製した油。飽和脂肪酸が多い。

ごまはこんなにスグレモノ

●原産地と歴史

アフリカあるいはインドが原産地とされる。紀元前3000年頃の古代エジプトで、ごまの効能が医学書に象形文字で残されている。中国には、紀元前1世紀に西域から伝わったといわれ、「不老長寿」の妙薬として珍重された。日本でも縄文時代後期の遺跡からごまが出土している。飛鳥時代に普及しはじめたが、当時は上層階級向けの高級品。庶民に一般的になるのは江戸時代である。

●栄養価

たんぱく質約20%、脂質50%を含有しており、カルシウム、鉄、ビタミンB1・B2・E（α-トコフェロール➔p.33）などに富む。なかでも、不飽和脂肪酸のリノール酸が多い。ごまのビタミンEや抗酸化物質（ゴマリグナン）は脂肪酸の酸化防止の役目を果たす。美容に、生活習慣病予防に、ごまのパワーが注目されている。

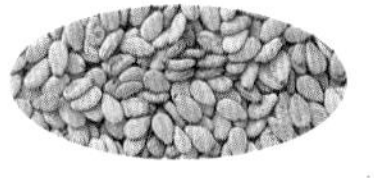

白ごま

油脂分が多く、すりごまとして料理に使われるほか、ごま油の原料となる。

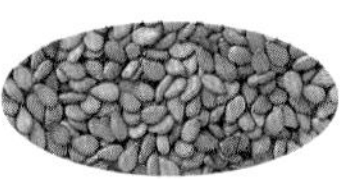

金ごま

黄ごまともいう。もっとも芳香性があり、風味がよく、珍重される。

種実類

ONE POINT 【「ひらけごま！」の由来】アラビアの物語に出てくる、宝の洞窟の扉を開けるための呪文だが、原文でも「イフタフ・ヤー・シムシム！（開け、やー、ごま！）」という。これは、ごまが熟すとさやがパッとはじけて中の種が飛び出ることから、「扉よパッと開け、宝ものよ出て来い！」という願いを込めたためらしい。

06 野菜類

VEGETABLES

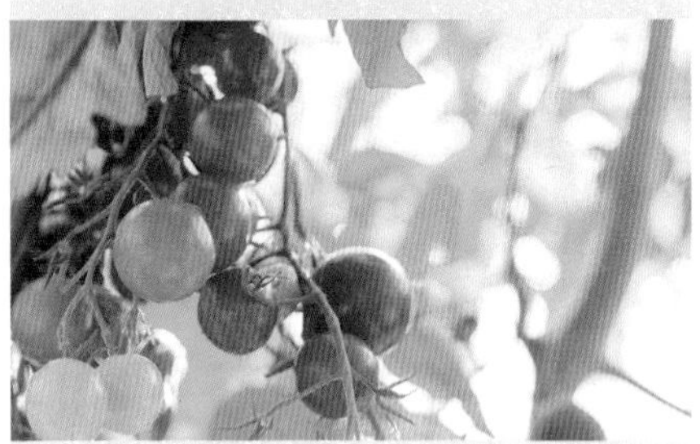

ミニトマトは房状に成長する

野菜は、豊かな色彩と特有の香りと食感をもつ農作物で、栄養に富んだ食品である。食卓を飾る食材としても、健康を維持していくためにも欠かせない。栽培法や品種の改良、輸入などにより、その種類は年々増加しており、現在日本では約500種が存在し、約130種が栽培されている。最近では、洋野菜だけではなく、中国野菜の栽培も全国に広まり、新顔野菜が次々と登場している。

野菜類は、利用部位により、果菜類・葉茎菜類・根菜類に大別される。また、β－カロテン当量の分量によって緑黄色野菜と淡色野菜に分けられる（➔p.65コラム）。

栄養上の特性

一般に重量の90%を水分が占め、固形分が少ないため、低エネルギーであるが、ビタミンA・C、カリウム、鉄、カルシウムなどの供給源である。また、食物繊維を多く含み、整腸作用を促すなど体調維持には欠かせない。緑黄色野菜には、特にカロテンのほかにビタミンB_1・B_2・Cが多く、淡色野菜にはカリウムやビタミンCが多い。バランスのよい食生活のためには、1日に100gの緑黄色野菜をとることが勧められる。特殊な成分をもつ野菜として、にんにく中のアリシンは酵素分解によりビタミンB_1と結合し、その吸収をよくする。だいこん中のβ－アミラーゼは、多糖類を分解する消化酵素である。また、キャベツに含まれるアミノ酸は胃腸障害に効力があるといわれる。

選び方・保存のしかた

●かぼちゃ　見た目より重いものを選ぶ。果柄（かへい）のつけ根の青いものは甘味が少ない。

●キャベツ　重みがあり、外葉がみずみずしく、巻きの固いものがよい。

●きゅうり　張りとつやのあるものが新鮮。いぼがチクチクするものほど鮮度が高い。

●ごぼう　全体に太さが一定のものがよい。ひげ根が多いものは避ける。洗いごぼうは、あまり白いものは風味が落ちる。

●だいこん　葉がしっかりして、みずみずしいものがよい。葉をつけ根から切り離しておくと、「す」が入るのを防ぐことができる。

●たまねぎ　よく乾燥していて、表面が透きとおるような茶色の皮のものがよい。肉質のしっかりした

●野菜の利用部位と種類

果菜類	葉茎菜類			根菜類
果実または種実を食用とする	茎を食用とする（若くてやわらかい茎や地下茎を食用とするものを含む）	花らい（花のつぼみ）を食用とする	葉を食用とする（アブラナ科・キク科・セリ科に多い）	発育肥大した根を食用とする
なす ピーマン きゅうり トマト オクラ かぼちゃ とうがん とうがらし さやいんげん えだまめ	アスパラガス うど たけのこ わらび	ブロッコリー みょうが アーティチョーク きく カリフラワー	ほうれんそう レタス はくさい キャベツ たいさい しゅんぎく こまつな	ごぼう だいこん にんじん かぶ

・たんぱく質の青字の数値はアミノ酸組成によるたんぱく質
・脂質の青字の数値は脂肪酸のトリアシルグリセロール当量
・炭水化物の青字の数値は利用可能炭水化物（質量計）
・食物繊維総量の黒字の数値はプロスキー変法、青字の数値はAOAC 2011.25法による分析

緑黄色野菜　廃棄率%　水分g

可食部100gあたり　Tr:微量　( ):推定値または推計値　ー:未測定

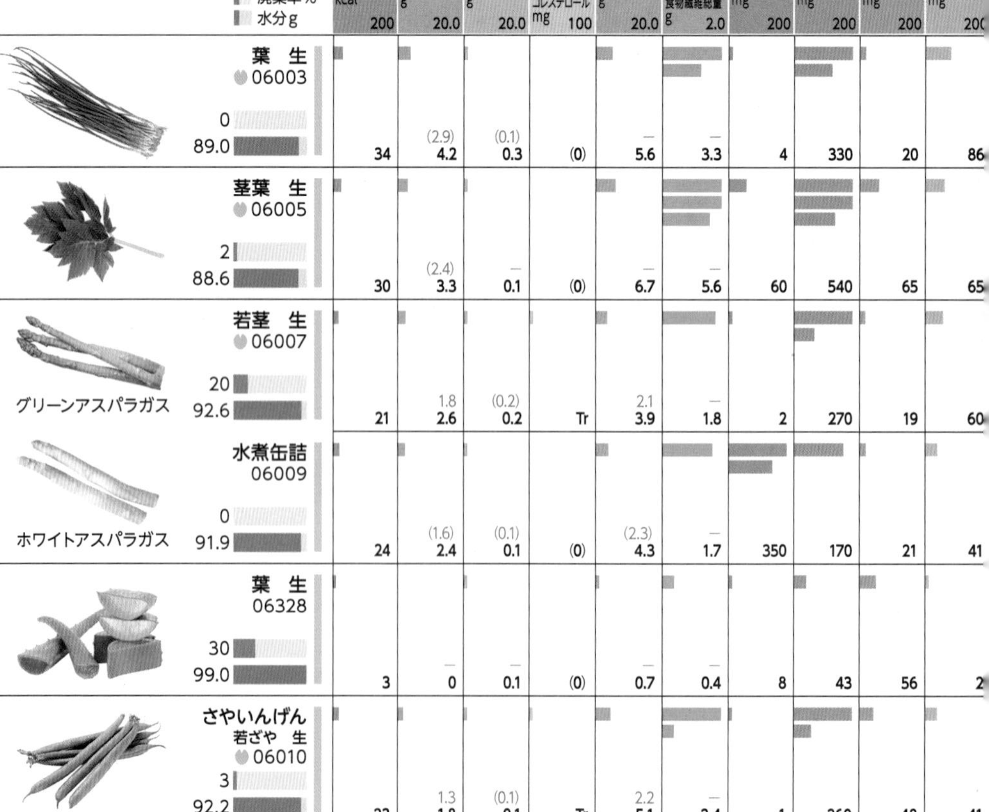

食品	廃棄率%	水分g	エネルギー kcal	たんぱく質 g	脂質 g	コレステロール mg	炭水化物 g	食物繊維総量 g	ナトリウム mg	カリウム mg	カルシウム mg	リン mg
あさつき 葉 生 06003（緑黄色野菜）	0	89.0	34	(2.9) 4.2	(0.1) 0.3	(0)	5.6	ー 3.3	4	330	20	86
あしたば 茎葉 生 06005（緑黄色野菜）	2	88.6	30	(2.4) 3.3	ー 0.1	(0)	6.7	ー 5.6	60	540	65	65
アスパラガス 若茎 生 06007（緑黄色野菜）	20	92.6	21	1.8 2.6	(0.2) 0.2	Tr	2.1 3.9	ー 1.8	2	270	19	60
アスパラガス 水煮缶詰 06009	0	91.9	24	(1.6) 2.4	(0.1) 0.1	(0)	(2.3) 4.3	ー 1.7	350	170	21	41
アロエ 葉 生 06328	30	99.0	3	ー 0	ー 0.1	(0)	ー 0.7	ー 0.4	8	43	56	2
いんげんまめ さやいんげん 若ざや 生 06010（緑黄色野菜）	3	92.2	23	1.3 1.8	(0.1) 0.1	Tr	2.2 5.1	ー 2.4	1	260	48	41

あさつき［浅葱］ Chive ●1わ＝25g

別名せんぼんわけぎ、せんぶき。ねぎ類でもっとも細く、春ものが味がよい。薬味・酢みそあえなどにする。

あしたば Angelica ●5本＝75g

別名八丈草。芽を摘んでも翌日にまた芽が出てくるので、この名がついた。若茎、若葉を食用とする。天ぷらやあえ物にする。

アスパラガス Asparagus ●1本＝20～25g

紀元前から栽培されていたユリ科の植物で、若茎を食用とする。若芽を太陽に当てないように盛り土をして軟化栽培させたものがホワイトアスパラガスで、若茎を伸長させて収穫したものがグリーンアスパラガスである。ホワイトはおもに缶詰用となる。栄養的にはグリーンがすぐれ、カロテンを多く含む緑黄色野菜である。サラダ・グラタン・スープなどにする。

グリーンアスパラガス

ホワイトアスパラガス

アロエ Aloe ●葉1枚＝1kg

多肉質植物。葉が大きくて厚みがあるアロエベラが広く利用される。表皮を取り除き、ゼリー状の葉肉をジュース・サラダなどにする。

いんげんまめ［隠元豆］ Kidney beans ●1さや＝5～10g

いんげんまめの若ざや（＝さやいんげん）を食用とする。17世紀頃に中国の隠元（いんげん）禅師が日本に伝えた。あえ物や天ぷらにする。

QA アスパラガスという名前の由来は？▶細いたけのこのように地面をおしのけて次々と生えてくる様子から、「たくさん分かれる」「激しく裂ける」という意味のギリシャ語「アスパラゴス」が語源となっている。

のを選ぶ。芽の出たものは鮮度・味が落ちる。
トマト　皮に張りのある光沢のよいものを選ぶ。たの部分の元気なものがよい。
なす　外皮のつやがよく、へたについたとげがチクチクするくらいのものが新鮮。
にんじん　色が鮮やかで、表面がなめらかな、あり大きくないものがよい。
ねぎ　根深ねぎは、白い部分と緑の部分がはっきとして、光沢のよい、しまったものがよい。葉ねは、根の近くまで緑色の鮮やかなものがよい。葉が茶色のものは、収穫後2～3日たっている。
はくさい　外葉の緑色が濃く、胴がよく張り、巻がしっかりしたものがよい。大きさのわりに重いのがよい。
ピーマン　緑色が濃く、光沢と弾力性があり、果の厚いものがよい。
ブロッコリー　花芽がしまり、こんもりとして緑の濃いもの、切り口がみずみずしいものがよい。に空洞のあるものは水っぽい。
ほうれんそう　葉が厚く、張りがあり、緑色が鮮かでみずみずしいものがよい。
野菜の保存方法
ねぎ、たまねぎ、にんにくなど冷暗所での常温保が適するものを除き、水分の蒸散を抑えるため、聞紙やラップにきっちりと包み、冷蔵庫の野菜室入れる。長期間保存するときは、ゆでるなどの下しらえをして冷凍する。また、根や葉をつけてお と身の質が落ちるので、切り離して保存する。たねぎやにんにくは皮つきのまま乾燥させ、日陰にるすなどして乾燥状態を保つ。

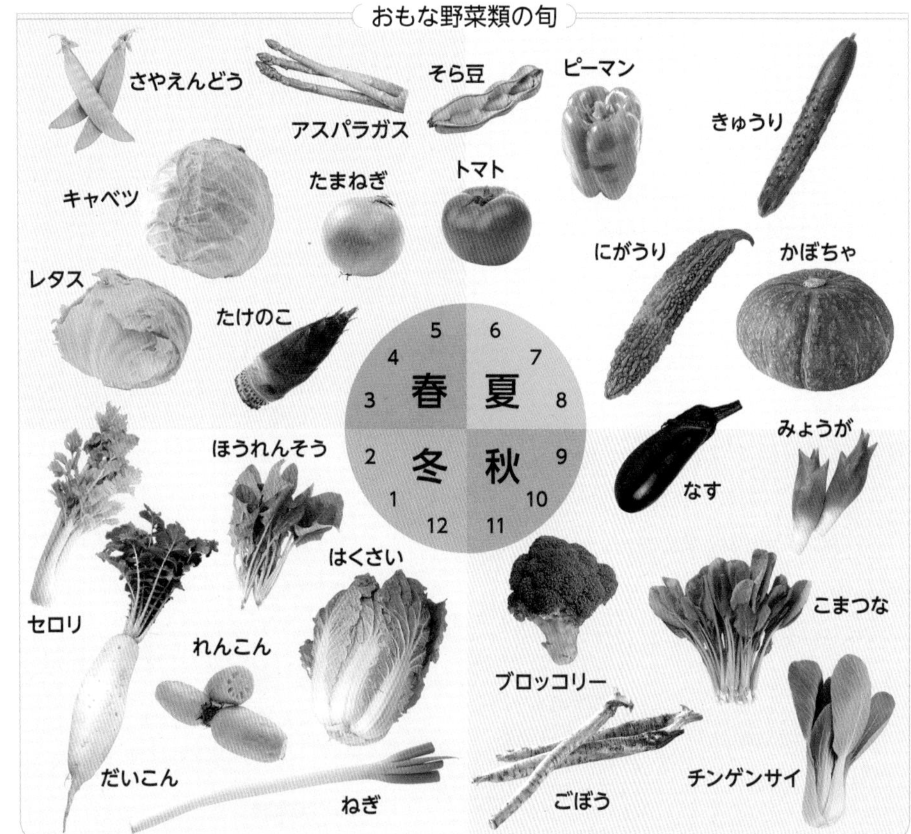

グラフ1本分の相当量

g 2.0	亜鉛 mg 2.0	ビタミンA レチノール活性当量 µg 20	レチノール µg 20	β-カロテン当量 µg 200	ビタミンD µg 2.0	ビタミンE α-トコフェロール mg 2.0	ビタミンB1 mg 0.20	ビタミンB2 mg 0.20	葉酸 µg 20	ビタミンC mg 20	食塩相当量 g 1.0
0.7	0.8	62	(0)	750	(0)	0.9	0.15	0.16	210	26	0
1.0	0.6	440	(0)	5300	(0)	2.6	0.10	0.24	100	41	0.2
0.7	0.5	31	(0)	380	(0)	1.5	0.14	0.15	190	15	0
0.9	0.3	1	(0)	7	(0)	0.4	0.07	0.06	15	11	0.9
0	0	0	(0)	1	(0)	0	0	0	4	1	0
0.7	0.3	49	(0)	590	(0)	0.2	0.06	0.11	50	8	0

アイヌ民族の伝統的食生活

「日本食品標準成分表2020年版（八訂）」から、アイヌ民族の伝統的な食材が収載されている。

日常の食事の基本は具がたくさん入った汁物と雑穀のかゆで、煮物やあえ物もよく食べられた。儀式の日には酒やだんご、ご飯物などもつくった。

調理法は焼く・蒸す・ゆでる・炊く・煮るなど。味つけは薄味で、おもな調味料は動物や魚から採った油脂と塩。たらのあぶらは高級品とされた。

食料は、山や川・海での狩りや漁と山菜の採集を中心に得ており、鮭とえぞ鹿は主要な食料だった。また、あわやひえなどの雑穀や野菜の栽培もおこなわれた。

食材は厳しい冬や飢饉に備えて乾燥・燻製などさまざまに加工して保存した。食用となる植物は数百種類あり、薬用にもした。おおうばゆりでん粉は食料のかなめとされた。地下に実をつけるやぶまめ（つちまめ）は春一番に掘り採った。茎が長いつるになり根が朝鮮にんじんのようになるつるにんじんは、韓国では高級食材として現代でも利用される。なぎなたこうじゅは飲料にした。

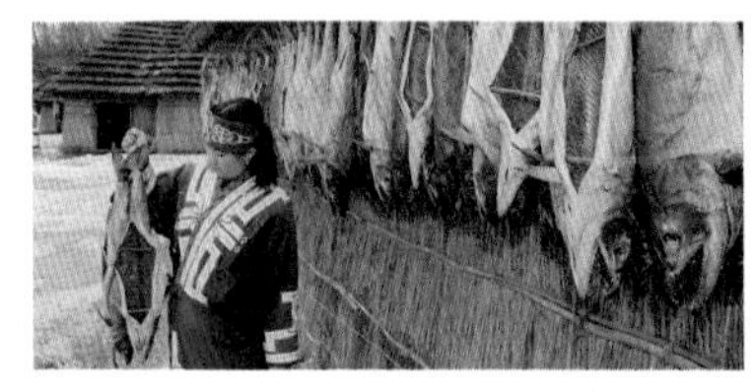

ONE POINT 【アロエは輸出入禁止?!】アロエ属全種が希少種としてワシントン条約によって規制されており、キダチアロエはその代表例。例えば化粧品などにアロエが微量に含まれていれば、輸出するには経済産業大臣の許可が必要。ただし、食用としておもに出回っているアロエベラは規制の対象外となっている。

06 野菜類

- たんぱく質の青字の数値はアミノ酸組成によるたんぱく質
- 脂質の青字の数値は脂肪酸のトリアシルグリセロール当量
- 炭水化物の青字の数値は利用可能炭水化物（質量計）
- 食物繊維総量の黒字の数値はプロスキー変法、青字の数値はAOAC 2011.25法による分析

緑黄色野菜　廃棄率％　水分g

可食部100gあたり　Tr：微量　（ ）：推定値または推計値　ー：未測定

うど［独活］ Japanese spikenard ●中1本=250g

暗所で軟白栽培するうど、半地下式で上半分を緑化したものを山うどという。歯ざわりがよく、あくが強い。生食、酢の物などに。

山うど

えだまめ［枝豆］ Soybeans ●1さや=2～3g

だいずを完熟前に収穫したもので、塩ゆでにする。山形のだだちゃ豆は、独特の風味がある。東北ではすりつぶしたあんを「ずんだ」という。

エンダイブ Endive ●1個=200g

キク科の植物で、外側の葉に苦みをもつことから、にがちしゃとも呼ばれる。内側の黄色い部分をサラダ菜と同様に使う。

えんどう類［豌豆］ Peas ●さやえんどう5さや=15g

えんどう豆については豆類参照（➔p.54）。

●トウミョウ
えんどうの若芽が育つ頃に、葉の先端をつんで食用とする。中国野菜の1つ。やわらかな葉や茎を炒め物やスープなどにする。

●さやえんどう
えんどうの若ざやを食用とするもの。小型の主要品種は絹さやで、さやが薄く、手でつかんで衣ずれのような音がするものがよい。大型のものには、洋種のオランダざやなどがある。色や歯ざわりを楽しむ料理に用いられることが多い。

●スナップえんどう
別名スナックえんどう。実が熟してもさやも豆もやわらかいため、さやごと食べられる。しかし、さやえんどうのような歯切れのよさはない。日本では1980年頃から販売されるようになった。

●グリンピース
えんどうの未熟な種子を食用とするもの。さわやかな香りと独特の風味が楽しめる、季節感あふれる野菜の1つである。生は春から初夏にかけての時期に限られるが、缶詰や冷凍ものが1年中出回っている。炊き込みご飯のほか、料理の彩り・スープ・サラダなどに使う。

オクラ Okra ●1個=5～10g

アオイ科の植物。未熟な果実を食用とする。独特の粘りと風味をもち、刻んであえ物にしたり、煮物のあしらいや吸い物に使う。

かぼちゃ類［南瓜］ Pumpkin and squash ●1個=1～1.5kg

ウリ科に属し、カンボジアから渡来したのでこの名がある。また、日本かぼちゃ・西洋かぼちゃ・ぺポかぼちゃなど、多くの品種がある。切り売りの場合は、肉厚で切り口の色が濃く鮮やかで、身がしまり、種実がつまっているものがよい。最盛期は8～10月。

●日本かぼちゃ
唐からきたなすという意味で「とうなす」という呼び名もある。甘味が少なく粘質で、薄味の和風の煮物にむく。おもに関東以南で栽培される。

●西洋かぼちゃ
日本かぼちゃに比べ、糖質・カリウム・カロテン・ビタミンCが多い。肉質はほくほくして甘味が強い。煮食、ポタージュ・揚げ物など。

●そうめんかぼちゃ
別名糸かぼちゃ・金糸うり。ぺポかぼちゃの一種。加熱すると果肉の繊維がほぐれて糸状になる。酢の物・あえ物に向く。

食品名	食品番号	緑黄色野菜	廃棄率％	水分g	エネルギー kcal	たんぱく質 g（青字）	たんぱく質 g	脂質 g（青字）	脂質 g	コレステロール mg	炭水化物 g（青字）	炭水化物 g	食物繊維総量 g（青字）	食物繊維総量 g	ナトリウム mg	カリウム mg	カルシウム mg	リン mg
うど 茎 生	06012		35	94.4	19	(0.8)	0.8	—	0.1	(0)	—	4.3	—	1.4	Tr	220	7	25
えだまめ 生	06015		45	71.7	125	10.3	11.7	5.7	6.2	(0)	4.3	8.8	—	5.0	1	590	58	170
エンダイブ 葉 生	06018	●	15	94.6	14	(0.9)	1.2	(0.1)	0.2	(0)	—	2.9	—	2.2	35	270	51	3[illegible]
えんどう類 トウミョウ 茎葉 生	06019	●	0	90.9	28	(2.2)	3.8	—	0.4	(0)	—	4.0	—	3.3	7	350	34	6[illegible]
えんどう類 さやえんどう 若ざや 生	06020	●	9	88.6	38	1.8	3.1	(0.2)	0.2	0	4.1	7.5	—	3.0	1	200	35	63
えんどう類 スナップえんどう 若ざや 生	06022		5	86.6	47	(1.6)	2.9	(0.1)	0.1	(0)	(5.7)	9.9	—	2.5	1	160	32	6[illegible]
えんどう類 グリンピース 生	06023		0	76.5	76	5.0	6.9	0.2	0.4	0	11.8	15.3	—	7.7	1	340	23	120
えんどう類 グリンピース 冷凍	06025		0	75.7	80	4.5	5.8	0.5	0.7	(0)	10.5	17.1	9.3	5.8	9	240	27	110
オクラ 果実 生	06032	●	15	90.2	26	1.5	2.1	(0.1)	0.2	Tr	1.9	6.6	—	5.0	4	260	92	58
かぼちゃ類 日本かぼちゃ 果実 生	06046	●	9	86.7	41	1.1	1.6	Tr	0.1	0	7.8	10.9	—	2.8	1	400	20	42
かぼちゃ類 西洋かぼちゃ 果実 生	06048	●	10	76.2	78	1.2	1.9	0.2	0.3	0	15.9	20.6	—	3.5	1	450	15	43
かぼちゃ類 西洋かぼちゃ 果実 冷凍	06050		0	78.1	75	(1.3)	2.2	(0.2)	0.3	(0)	(14.6)	18.5	—	4.2	3	430	25	46
かぼちゃ類 そうめんかぼちゃ 果実 生	06051		30	92.4	25	(0.5)	0.7	(0.1)	0.1	(0)	—	6.1	—	1.5	1	260	27	35

Q&A 「うどの大木」という慣用句は本当!?▶野菜類のうどとは別に木として成長するうどがある。大木に成長するが材質が非常にやわらかいため、「大きく育っても役に立たないもの」の例えとされたと考えられる。

グラフ1本分の相当量

g	亜鉛 mg	ビタミンA レチノール活性当量 µg	ビタミンA レチノール µg	ビタミンA β-カロテン当量 µg	ビタミンD µg	ビタミンE α-トコフェロール mg	ビタミンB₁ mg	ビタミンB₂ mg	葉酸 µg	ビタミンC mg	食塩相当量 g
2.0	2.0	20	20	200	2.0	2.0	0.20	0.20	20	20	1.0
0.2	0.1	(0)	(0)	0	(0)	0.2	0.02	0.01	19	4	0
2.7	1.4	22	(0)	260	(0)	0.8	0.31	0.15	320	27	0
0.6	0.4	140	(0)	1700	(0)	0.8	0.06	0.08	90	7	0.1
1.0	0.4	340	(0)	4100	(0)	3.3	0.24	0.27	91	79	0
0.9	0.6	47	(0)	560	(0)	0.7	0.15	0.11	73	60	0
0.6	0.4	34	(0)	400	(0)	0.4	0.13	0.09	53	43	0
1.7	1.2	35	(0)	420	(0)	0.1	0.39	0.16	76	19	0
1.6	1.0	36	(0)	440	(0)	Tr	0.29	0.11	77	20	0
0.5	0.6	56	(0)	670	(0)	1.2	0.09	0.09	110	11	0
0.5	0.3	60	0	730	(0)	1.8	0.07	0.06	80	16	0
0.5	0.3	330	(0)	4000	(0)	4.9	0.07	0.09	42	43	0
0.5	0.6	310	(0)	3800	(0)	4.2	0.06	0.09	48	34	0
0.3	0.2	4	(0)	49	(0)	0.2	0.05	0.01	25	11	0

緑黄色野菜（左ページの食品番号に●を付した）

厚生労働省は、「食品成分表（五訂）」において、β-カロテン当量が600µg以上の野菜を緑黄色野菜と定義した（これ未満でも栄養指導上、緑黄色野菜としたものもある）。この基準を「2020年版（八訂）」に当てはめると、下記の通りとなる。

10000～(µg)	しそ　葉（p.68）	モロヘイヤ（p.80）
9999～5000(µg)	とうがらし　果実　生 パセリ（p.78） バジル（p.76） あしたば（p.62） とうがらし　葉 きんとき（p.76）	にんじん（p.76） よめな ミニキャロット よもぎ（p.80） なずな
4999～3000(µg)	めたで ようさい（p.80） トウミョウ（p.64） だいこん　葉（p.72） ふだんそう にら（p.76） 糸みつば（p.80） つるむらさき（p.74）	しゅんぎく（p.68） ほうれんそう（p.78） 西洋かぼちゃ（p.64） サンチュ（p.82） ルッコラ（p.82） おかひじき こまつな（p.68）
2999～2000(µg)	ケール からしな（p.66） つるな しそ　実（p.68） 葉だいこん みずかけな タアサイ（p.70） こねぎ（p.76） ぎょうじゃにんにく チンゲンサイ（p.72）	かぶ　葉（p.66） クレソン（p.66） わけぎ（p.82） 洋種なばな たかな リーフレタス 和種なばな（p.76） サラダな（p.82） すぐきな サニーレタス（p.82）
1999～1000(µg)	せり（p.70） つまみな トマピー キンサイ みぶな 葉にんじん たいさい（p.70） 葉ねぎ（p.76） おおさかしろな こごみ じゅうろくささげ はなっこりー（p.80） つくし 赤ピーマン（p.78）	かいわれだいこん（p.72） ながさきはくさい ひろしまな パクチョイ エンダイブ（p.64） 根みつば 葉たまねぎ（p.72） ブロッコリー　芽ばえ みずな（p.80） さんとうさい のざわな ひのな 花にら
999～600(µg)	赤色ミニトマト（p.74） のびる あさつき（p.62） 切りみつば めキャベツ（p.80） オクラ（p.64）	ブロッコリー（p.80） とんぶり 日本かぼちゃ（p.64） 茎にんにく（p.76） レタス　水耕栽培
599～0(µg)	さやいんげん（p.62） さやえんどう（p.64） ししとう（p.68） アスパラガス（p.62）	たらのめ（p.72） 赤色トマト（p.74） 青ピーマン（p.78）

ずんだスイーツ

ずんだとは、ゆでた枝豆の薄皮をむいてすりつぶしたもの。東北地方の夏の季節料理として、甘味をつけてずんだ餅などに利用してきた。現在は冷凍技術の発達で一年中作れるようになり、特に和洋菓子に多用され、ずんだスイーツというジャンルができている。

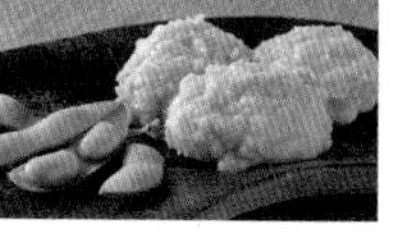

「ずんだ」の語源として、豆を打ってつぶす作業から豆打（ずだ）→豆ん打となったという説が有力とされる。

野菜類

ONE POINT【かぼちゃと先人の知恵】昔から「冬至（とうじ）にかぼちゃを食べると風邪や中風（脳卒中）にならない」といわれるが、これは緑黄色野菜が不足する冬の時期に、かぼちゃでビタミンを補給して体調を整えようとした先人の知恵を伝える言葉。

- たんぱく質の青字の数値はアミノ酸組成によるたんぱく質
- 脂質の青字の数値は脂肪酸のトリアシルグリセロール当量
- 炭水化物の青字の数値は利用可能炭水化物（質量計）
- 食物繊維総量の黒字の数値はプロスキー変法、青字の数値はAOAC 2011.25法による分析

●緑黄色野菜　廃棄率％　水分g

可食部100gあたり　Tr：微量　（ ）：推定値または推計値　－：未測定

かぶ［蕪］ Turnip
●葉1株分=40g　根中1個=80g

アブラナ科の植物で、肥大した根・葉・茎を食用とする。日本ではもっとも古い野菜の1つで、古名を「すずな」という。根の大きさによる分類では、大型の聖護院かぶ、中型の天王寺かぶ、小型の金町小かぶが代表品種である。かぶの葉にはカロテンとビタミンCが多く、カルシウム・鉄・カリウムも多く含まれ、緑黄色野菜である。根にはビタミンCやでん粉分解酵素のアミラーゼが含まれる。料理としては、汁の実や煮物、かぶら蒸しなどの蒸し物、酢の物・塩漬・ぬかみそ漬などの漬物に広く用いられる。京都の聖護院かぶは千枚漬で有名。西洋料理では、鴨や仔羊との相性がよく、煮込みやつけ合わせとしてよく使われる。

からしな［芥子菜］ Leaf mustard
●葉1株分=30g

別名葉がらし、菜がらし。鉄、カルシウム、ビタミン類が豊富。独特の強い辛みと鼻をつく香気がある。種子から和がらしをつくる。

カリフラワー Cauliflower
●1個=500g

花を咲かせずに結球したキャベツの変種で、花のつぼみを食用とする。ビタミンC・鉄を多く含む。サラダや酢漬けに。

かんぴょう［干瓢］ Kanpyo
●巻きずし1本分=3g

ゆうがおの果肉を薄くはぎ、乾燥させた加工品で、栃木県や茨城県が主産地である。甘辛く煮込んで、巻きずしの具とすることが多い。

きく［菊］ Chrysanthemum
●1輪=5g

日本の伝統的な食用花（エディブルフラワー）。江戸時代から食されている。観賞用とは別に改良された専用の食用菊を利用する。

キャベツ類 Cabbage
●1枚=60g　1個=700～1kg

アブラナ科に属し、甘藍（かんらん）ともいう。外の葉が大きくなると結球する野菜で、生の歯ごたえと加熱したときの甘味が親しまれる。冬キャベツは2月頃出回り扁平で葉がかため、春キャベツは巻きがゆるめで葉がやわらかい。特にビタミンCを多く含み、生食・煮物・炒め物・蒸し物など用途は広い。

●グリーンボール
小ぶりのボール形で、肉厚の割にやわらかい。

●レッドキャベツ
酢を使った料理に使うと鮮やかな赤色となる。赤い色素（アントシアン）は茎や葉の表皮だけにあり、その下の細胞はふつうの緑色や白色をしているため、切り口が美しい模様になる。

きゅうり［胡瓜］ Cucumber
●生中1本=80～100g

ウリ科の代表的野菜で、果実の未熟なうちに食用にする。世界各地で栽培され、品種は多い。水分含量が多く栄養価は低いが、さわやかな香りと歯ざわりが好まれる。サラダ・漬物などに用いる。中華料理では炒め物にも。

●ピクルス
香辛料や甘味料と酢に漬けた「スイート型」と、塩漬け後に乳酸発酵させた「サワー型」がある。

クレソン Watercress
●1本=5g

明治初期に伝えられ、和名をみずがらし、オランダがらしという。ピリッとした辛味と香りが特徴。肉料理のつけ合わせやサラダに用いる。

食品名	食品番号	廃棄率%	水分g	エネルギー kcal	たんぱく質 g	脂質 g	コレステロール mg	炭水化物 g	食物繊維総量 g	ナトリウム mg	カリウム mg	カルシウム mg	リン mg
かぶ 葉 生 ●	06034	30	92.3	20	(2.0) 2.3	(0.1) 0.1	(0)	— 3.9	— 2.9	24	330	250	42
かぶ 根 皮つき 生	06036	9	93.9	18	0.6 0.7	(0.1) 0.1	(0)	3.0 4.6	— 1.5	5	280	24	28
かぶ 漬物 塩漬 根 皮つき	06041	0	90.5	21	(0.8) 1.0	(0.1) 0.2	(0)	— 4.9	— 1.9	1100	310	48	36
からしな 葉 生 ●	06052	0	90.3	26	2.8 3.3	— 0.1	(0)	— 4.7	— 3.7	60	620	140	72
カリフラワー 花序 生	06054	50	90.8	28	2.1 3.0	(0.1) 0.1	0	3.2 5.2	— 2.9	8	410	24	6
かんぴょう 乾	06056	0	19.8	239	4.4 6.3	— 0.2	(0)	33.2 68.1	— 30.1	3	1800	250	14
きく 花びら 生	06058	15	91.5	25	(1.2) 1.4	— 0	(0)	— 6.5	— 3.4	2	280	22	2
キャベツ 結球葉 生	06061	15	92.7	21	0.9 1.3	0.1 0.2	(0)	3.5 5.2	— 1.8	5	200	43	2
グリーンボール 結球葉 生	06063	15	93.4	20	(1.0) 1.4	(Tr) 0.1	(0)	(3.2) 4.3	— 1.6	4	270	58	4
レッドキャベツ 結球葉 生	06064	10	90.4	30	(1.3) 2.0	Tr 0.1	(0)	(3.5) 6.7	— 2.8	4	310	40	4
きゅうり 果実 生	06065	2	95.4	13	0.7 1.0	Tr 0.1	0	1.9 3.0	— 1.1	1	200	26	3
きゅうり 漬物 ピクルス サワー型	06070	0	93.4	13	(1.0) 1.4	— Tr	(0)	— 2.5	— 1.4	1000	11	23	
クレソン 茎葉 生 ●	06077	15	94.1	13	(1.5) 2.1	(0.1) 0.1	(0)	(0.5) 2.5	— 2.5	23	330	110	5

QA 江戸時代に、武士たちが「おそれ多い」として食べなかったといわれる野菜は次のどれ？［こまつな　なす　きゅうり　トマト］▶きゅうり。きゅうりの切り口が、徳川の三つ葉葵（あおい）の紋（もん）に似ていることからそういわれた。

鉄 mg	亜鉛 mg	ビタミンA レチノール活性当量 µg	ビタミンA レチノール µg	ビタミンA β-カロテン当量 µg	ビタミンD µg	ビタミンE α-トコフェロール mg	ビタミンB₁ mg	ビタミンB₂ mg	葉酸 µg	ビタミンC mg	食塩相当量 g
2.0	2.0	20	20	200	2.0	2.0	0.20	0.20	20	20	1.0
2.1	0.3	230	(0)	2800	(0)	3.1	0.08	0.16	110	82	0.1
0.3	0.1	(0)	(0)	0	(0)	0	0.03	0.03	48	19	0
0.3	0.1	(0)	(0)	0	(0)	0	0.02	0.03	48	19	2.8
2.2	0.9	230	0	2800	(0)	3.0	0.12	0.27	310	64	0.2
0.6	0.6	2	(0)	18	(0)	0.2	0.06	0.11	94	81	0
2.9	1.8	(0)	(0)	0	(0)	0.4	0	0.04	99	0	0
0.7	0.3	6	(0)	67	(0)	4.6	0.10	0.11	73	11	0
0.3	0.2	4	(0)	50	(0)	0.1	0.04	0.03	78	41	0
0.4	0.2	9	(0)	110	(0)	0.2	0.05	0.04	53	47	0
0.5	0.3	3	(0)	36	(0)	0.1	0.07	0.03	58	68	0
0.3	0.2	28	(0)	330	(0)	0.3	0.03	0.03	25	14	0
1.2	0.1	1	(0)	14	(0)	Tr	0.02	0.06	1	0	2.5
1.1	0.2	230	(0)	2700	(0)	1.6	0.10	0.20	150	26	0.1

グラフ1本分の相当量

野菜の色素と調理による変化

クロロフィル系

色素の分類	おもな効用	摂取方法
さやえんどう こまつな／ピーマン ほうれんそう／パセリ	増血作用 抗菌 消臭	熱と酸の組み合わせに弱いので注意

色の変化など

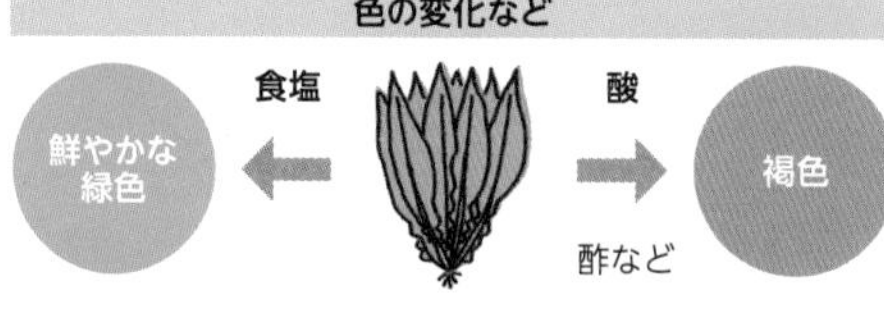

アントシアニン

色素の分類	おもな効用	摂取方法
なす／赤かぶ 赤じそ／紫いも	視力低下予防 血管の保護	熱に強く、水溶性なのでスープなどに向く

色の変化など

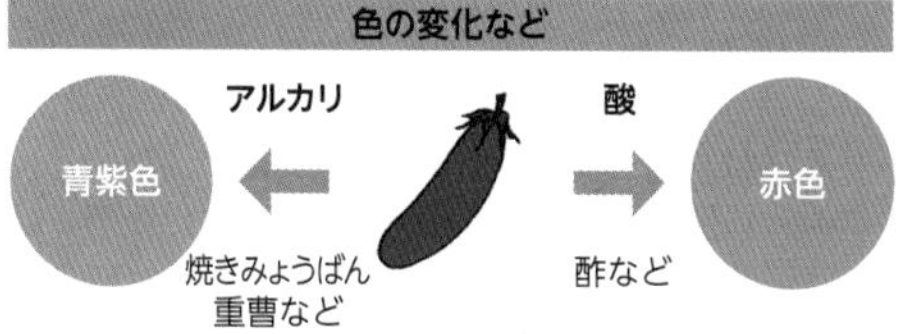

フラボノイド系

色素の分類	おもな効用	摂取方法
たまねぎ／れんこん カリフラワー キャベツ	高血圧予防 動脈硬化予防 抗酸化作用	熱と酸の組み合わせに弱いので注意

色の変化など

アルカリ　酸

黄色 ← → 白

焼きみょうばん
重曹など

酢など

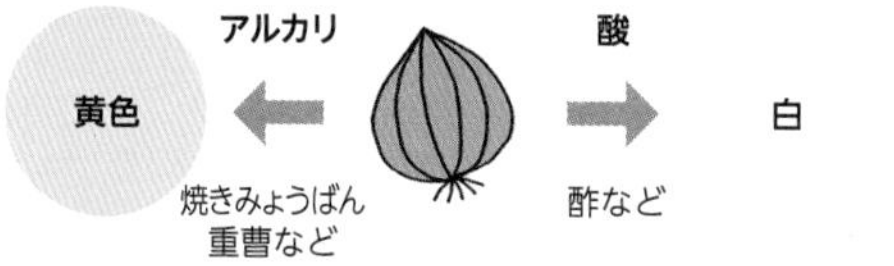

カロテノイド系

色素の分類	おもな効用	摂取方法
β-カロテン…にんじん／かぼちゃ リコピン…トマト カプサンチン…赤ピーマン／赤とうがらし	ガン予防 動脈硬化予防 老化抑制	熱に強いので炒めてもよい。脂肪分と同時に摂取すると吸収が向上する

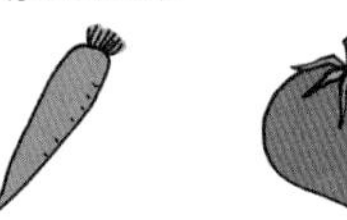

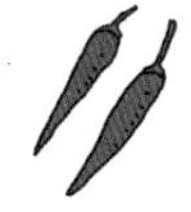

エディブルフラワー

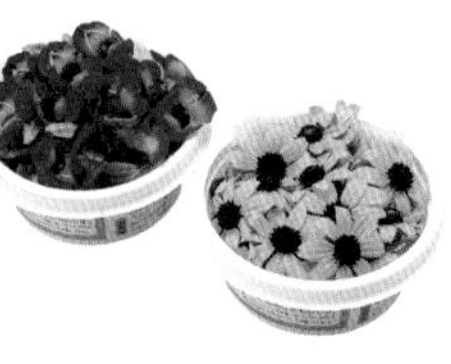

花弁や花冠を食べられる花をエディブルフラワーといい、料理を目や香りで楽しむためにジャムやケーキ、サラダ、あえ物、あしらいなどに用いられている。さくらの塩漬やきくなどは昔からのもの。食用にする場合は、観賞用を使わずに、農薬などを使っていない食用のものを利用する。

ONE POINT 【野菜は立てて保存しよう】植物には地面から垂直に伸びようとする性質があるため、例えば青菜類を横に寝かせておくと、起きあがろうとしてもっているエネルギーを使い、味がそこなわれる。野菜は、育っていた状態と同じ姿勢で保存すると味の落ちかたが遅い。

06

野菜類

- たんぱく質の青字の数値はアミノ酸組成によるたんぱく質
- 脂質の青字の数値は脂肪酸のトリアシルグリセロール当量
- 炭水化物の青字の数値は利用可能炭水化物（質量計）
- 食物繊維総量の黒字の数値はプロスキー変法、青字の数値はAOAC 2011.25法による分析

緑黄色野菜　廃棄率％　水分g

可食部100gあたり　Tr：微量　（ ）：推定値または推計値　ー：未測定

くわい［慈姑］ Arrowhead ●1個=15～20g

水田の地中に伸びた地下茎の塊茎を食用とする。煮物や揚げ物にする。たくさん芽が出る＝めでたいことから、正月の縁起物。

ごぼう［牛蒡］ Edible burdock ●1本=180g

キク科の野菜で、肥大した根を食用とする。素朴な香りと強い歯ごたえをもち、あくが強い。繊維が多く、整腸作用がある。

こまつな［小松菜］ Spinach mustard ●1わ=300g

中国から伝わったかぶの一種で、葉を食用とする。東京の小松川の特産であったことに由来する。あくが少ないので、おひたしなどにする。

ザーサイ［搾菜］ Stem mustard ●小皿1=20g

中国四川省の代表的な漬物。こぶ状に肥大したからし菜の変種を、とうがらし・さんしょう・ういきょうなどとともに塩漬けしたもの。

ししとう［獅子唐］ Sweet peppers ●1本=5～10g

とうがらしの甘味種。未熟果を食用とする。カロテン・ビタミンCが多い。料理のあしらいに使うほか、油炒め・天ぷらなどにする。

しそ［紫蘇］ Perilla ●葉1枚=0.5g　実1本=1～5g

芽から葉、実まですべて利用できる代表的な香味野菜。葉が緑色をした青じそ、紅紫色の赤じそがあるが、栄養価の差はあまりない。大葉は青じその葉のことで、香りが強い。ビタミンAが特に多く、ビタミンCにも富む。薬味として生食する場合は青じそが、梅干しや漬物の着色には赤じそが用いられる。また、さしみのつまなどには、穂じそ（実じそ）が利用される。

穂じそ

しゅんぎく［春菊］ Garland chrysanthemum ●1わ=200g

関西では菊菜と呼ぶ。菊に似た独特の香りをもつ。あくが少なく、若くやわらかい葉は生食できる。冬から初春に、鍋物での需要が多い。

じゅんさい［蓴菜］ Water shield ●5個=10g

各地の池や沼に自生しているが、栽培もされている。透明なゼリー状の粘質物に包まれている若芽や蕾を食用にする。秋田県がおもな産地。

しょうが類［生姜］ Ginger ●しょうが1かけ=10～15g

●葉しょうが

別名はじかみ、筆しょうが。塊茎から新芽が出始めたものを葉がついたまま収穫する。生臭みを消す、殺菌作用があるなどの効能がある。

●しょうが

しょうがの根茎（根しょうが）のことで、種しょうがから分かれてできたものを新しょうが、2年以上たつ種しょうがをひねしょうがと呼ぶ。ひねしょうがは薬味、肉や魚の臭み消し等に利用する。

●漬物（酢漬・甘酢漬）

酢漬は、別名紅しょうが。塩で下漬した後、梅酢（梅干しを漬けた後の残り汁）で数日間漬け込み細切りにする。赤系食用色素で漬け込むことが多い。焼きそば、たこ焼きなどに加える。甘酢漬は、新しょうがを薄切りにしてゆで、甘酢に漬けたもの。しょうがに含まれるアントシアン系色素が酢と反応して、ピンク色に漬け上がる。寿司屋ではガリと呼ばれる。

食品名	食品番号	緑黄色野菜	廃棄率％	水分g	エネルギー kcal (200)	たんぱく質 g (20.0)	脂質 g (20.0)	コレステロール mg (100)	炭水化物 g (20.0)	食物繊維総量 g (2.0)	ナトリウム mg (200)	カリウム mg (200)	カルシウム mg (200)	リン mg (200)
くわい 塊茎 生	06078		20	65.5	128	― 6.3	― 0.1	(0)	― 26.6	― 2.4	3	600	5	150
ごぼう 根 生	06084		10	81.7	58	1.1 1.8	(0.1) 0.1	(0)	1.0 15.4	― 5.7	18	320	46	62
こまつな 葉 生	06086	●	15	94.1	13	1.3 1.5	0.1 0.2	(0)	0.3 2.4	― 1.9	15	500	170	45
ザーサイ 漬物	06088		0	77.6	20	(2.0) 2.5	― 0.1	(0)	― 4.6	― 4.6	5400	680	140	67
ししとう 果実 生	06093	●	10	91.4	24	1.3 1.9	(0.1) 0.3	(0)	1.2 5.7	― 3.6	1	340	11	34
しそ 葉 生	06095	●	0	86.7	32	3.1 3.9	Tr 0.1	(0)	― 7.5	― 7.3	1	500	230	70
しそ 実 生	06096	●	0	85.7	32	(2.7) 3.4	0.1 0.1	(0)	― 8.9	― 8.9	1	300	100	85
しゅんぎく 葉 生	06099	●	1	91.8	20	1.9 2.3	0.1 0.3	(0)	0.4 3.9	― 3.2	73	460	120	44
じゅんさい 若葉 水煮びん詰	06101		0	98.6	4	― 0.4	― 0	(0)	― 1.0	― 1.0	2	2	4	5
葉しょうが 根茎 生	06102		40	96.3	9	(0.4) 0.5	(0.1) 0.2	(0)	― 2.1	― 1.6	5	310	15	21
しょうが 根茎 皮なし 生	06103		20	91.4	28	0.7 0.9	(0.2) 0.3	(0)	4.0 6.6	― 2.1	6	270	12	25
しょうが 漬物 酢漬	06104		0	89.2	15	(0.3) 0.3	(0.1) 0.2	(0)	― 3.9	― 2.2	2200	25	22	5
しょうが 漬物 甘酢漬	06105		0	86.0	44	(0.2) 0.2	(0.3) 0.4	(0)	― 10.7	― 1.8	800	13	39	3

Q&A　ししとうって、辛いの？辛くないの？▶別名ししとうがらし（獅子唐辛子）ともいい、名前の通り唐辛子の一種。甘味種なのでピーマン同様にそのまま食べるが、ときどき激辛なものに当たることがある。見分けは難しくロシアンルーレットのようだ。辛くなる原因は、環境のストレスでもともと持っていた辛味が出てくるためという説がある。

グラフ1本分の相当量

鉄 mg	亜鉛 mg	ビタミンA レチノール活性当量 µg	ビタミンA レチノール µg	ビタミンA β-カロテン当量 µg	ビタミンD µg	ビタミンE α-トコフェロール mg	ビタミンB1 mg	ビタミンB2 mg	葉酸 µg	ビタミンC mg	食塩相当量 g
2.0	2.0	20	20	200	2.0	2.0	0.20	0.20	20	20	1.0
0.8	2.2	(0)	(0)	0	(0)	3.0	0.12	0.07	140	2	0
0.7	0.8	Tr	(0)	1	(0)	0.6	0.05	0.04	68	3	0
2.8	0.2	260	(0)	3100	(0)	0.9	0.09	0.13	110	39	0
2.9	0.4	1	(0)	11	(0)	0.2	0.04	0.07	14	0	13.7
0.5	0.3	44	(0)	530	(0)	1.3	0.07	0.07	33	57	0
1.7	1.3	880	(0)	11000	(0)	3.9	0.13	0.34	110	26	0
1.2	1.0	220	(0)	2600	(0)	3.8	0.09	0.16	72	5	0
1.7	0.2	380	(0)	4500	(0)	1.7	0.10	0.16	190	19	0.2
0	0.2	2	(0)	29	(0)	0.1	0	0.02	3	0	0
0.4	0.4	Tr	(0)	4	(0)	0.1	0.02	0.03	14	3	0
0.5	0.1	Tr	(0)	5	(0)	0.1	0.03	0.02	8	2	0
0.2	Tr	0	(0)	5	(0)	0.1	0	0.01	1	0	5.6
0.3	Tr	0	(0)	4	(0)	0.1	0.63	0	1	0	2.0

ごぼうに関連する言葉

●ごぼう抜き

「ごぼう抜き」といえば、思い浮かべるのは、競争などで数人を一気に抜き去ることではないだろうか。ほかに、人材をほかから引き抜くこと、座り込みをしている人たちを排除するために1人ずつ引き抜くことなどに使う。どれも、ごぼうを土中から一気に引き抜くようすからきたいい方である。

●ごんぼほり

「ごんぼ」とはごぼうが変化したもの。北海道や東北地方北部の方言で、しつこく文句をいう人やだだをこねる子どものことを「ごんぼほり」という。地中に深くのびたごぼうを折らないように掘り出すのは大変なことから、やっかいで手に負えない人を表す言葉になったらしい。

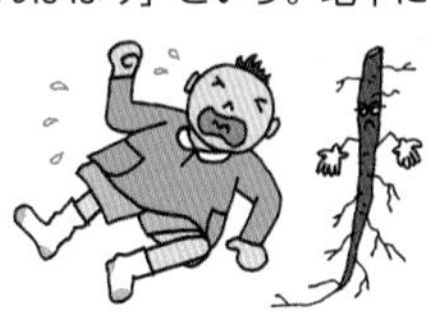

注目を浴びる新しい野菜 ①

（➔p.81コラム）

西洋野菜

●トレビス

キク科に属するチコリの一種で、原産地はイタリア。肉質はやわらかく、少しほろ苦い。生のままサラダに用いることが多い。

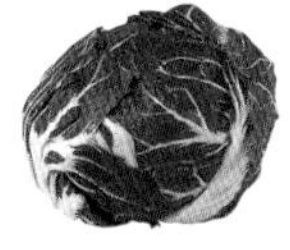

●アーティチョーク

朝鮮あざみのつぼみ。がくと花しんを食べる。がくは一枚ずつはがして、中身をしごき出すように食べる。花しんはやわらかく美味。

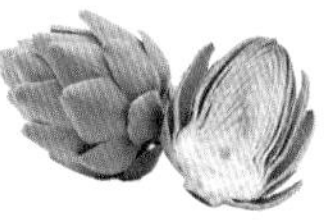

●コールラビ

アブラナ科。キャベツの変種で、茎の根元がかぶのように肥大したもの。語源はドイツ語で、コールはキャベツ、ラビはかぶを意味する。

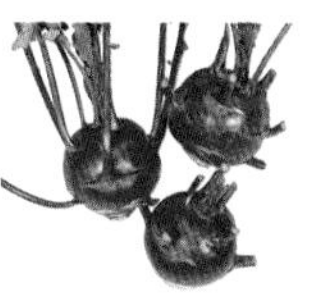

中国野菜

●香菜（シャンツァイ）

別名パクチー、中国パセリ、コリアンダー。独特の風味をもつセリ科の香味野菜。東南アジア、特にタイ料理には欠かせない。

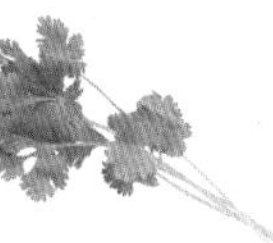

●まこも

イネ科の水生植物まこもに食用の菌がついて肥大した白い部分のみを食べる。たけのことうりを合わせたような淡白な味。

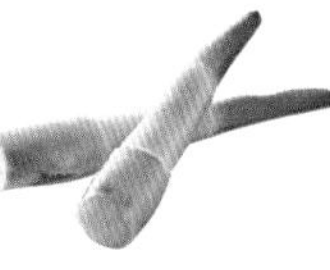

●芹菜（キンサイ）

キク科。セロリの一種の中国野菜で、中華料理などの風味づけに使う香味野菜。セロリより葉は小さく茎も細いが、繊維質が少なく香りが高い。

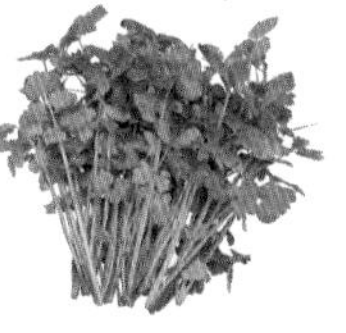

野菜類

ONE POINT 【そんなつもりはなかったのに……】ごぼうは日本のみで食用とされるらしい。太平洋戦争で捕虜（ほりょ）になった連合国兵にごぼうを食べさせたところ、その後軍事裁判でその兵士に「木の根を食べさせられた」と証言されたことにより、捕虜虐待のため食事を与えた人は死刑になってしまった。食文化の違いが生んだ悲劇だ。

- たんぱく質の青字の数値はアミノ酸組成によるたんぱく質
- 脂質の青字の数値は脂肪酸のトリアシルグリセロール当量
- 炭水化物の青字の数値は利用可能炭水化物（質量計）
- 食物繊維総量の黒字の数値はプロスキー変法、青字の数値はAOAC 2011.25法による分析

緑黄色野菜　廃棄率％　水分g

可食部100gあたり　Tr：微量　（ ）：推定値または推計値　ー：未測定

しろうり［白瓜］
Oriental pickling melon
●生1本=200g

別名あさうり、つけうり。まくわうりの一種であるが、生長しても甘味も香りももたない。果肉はかたく、外皮はなめらかでつやがある。完熟すると白くなるので、この名がある。4～9月頃まで出回り、旬は夏。味が淡白なので、奈良漬・みそ漬・鉄砲漬などの漬物に加工されることが多いが、薄切りにして三杯酢であえたり、わん種などにも使われる。

ずいき［芋茎］
Taro
●1本=2g

さといもの葉柄のことで、干しずいきは、ずいきの皮をむいて乾燥したもの。繊維質・ミネラルに富み、酢の物やあえ物に用いる。

ズッキーニ
Zucchini
●1本=200g

ペポかぼちゃの一種で、未熟果を食用にする。水分が多く、ビタミンA・Cに富む。煮込み料理・炒め物・フライなどにする。

せり［芹］
Water dropwort
●1わ=150g

春の七草の1つで、香りと歯ざわりを楽しむ。カロテンの多い野菜で、あえ物・おひたしのほか、鍋物などにも使われる。

セロリ
Celery
●1本=100～150g

別名オランダみつば。独特の強い香りと歯ざわりが特徴の茎菜類。サラダのほか、欧米では煮込み料理やスープに使うことが多い。

ぜんまい［薇］
Japanese royal fern
●1袋=80～200g

若芽を食用とする山菜。わらびに似ているが、より大きく、かたい。生は苦味が強いので、十分あくを抜く。天ぷら・あえ物などに用いる。

そらまめ［蚕豆］
Broad beans
●1粒=6g

若ざや用の未熟な豆を食用とする。おいしいのは収穫してから3日だけといわれるほど鮮度が落ちやすい。塩ゆで・炒め物などに用いる。

タアサイ［搨菜］
Tatsoi
●1株=200g

中国野菜。日本では2月頃に多く獲れる。カロテンやビタミンCが豊富で、炒め物や煮物などに使われる。

たいさい［体菜］
Chinese mustard
●1株=150～200g

チンゲンサイと同じ仲間の中国野菜。別名しゃくし菜。カルシウム、鉄、カロテンなどが豊富。おひたし、炒め物、煮物などに用いる。

たけのこ［筍］
Bamboo shoots
●生大1本=1～2kg

竹の幼茎で、4月～5月に山野に自生するか、栽培される。代表的な品種は孟宗（もうそう）竹で、肉質がやわらかく品質がよい。また、えぐ味が少ない淡竹（はちく）、あくがつよい真竹（まだけ）などがある。掘りたてはえぐ味もなく生で食べられるが、時間がたつとえぐ味が出てくるので、米ぬかや米のとぎ汁を使って下ゆでしてから調理する。主産地で水煮にして、缶詰として加工する場合も多い。

●めんま
別名しなちく。麻竹（まちく）のたけのこを細かく切って蒸し、乳酸発酵後に天日で干して塩蔵したもの。塩抜きしてから調味液で煮る。乾燥品もある。

食品名	番号	廃棄率%	水分g	エネルギー kcal	たんぱく質 g	脂質 g	コレステロール mg	炭水化物 g	食物繊維総量 g	ナトリウム mg	カリウム mg	カルシウム mg	リン mg
しろうり 果実 生	06106	25	95.3	15	(0.6) 0.9	(Tr) 0.1	(0)	– 3.3	– 1.2	1	220	35	20
しろうり 漬物 奈良漬	06108	0	44.0	216	– 4.6	– 0.2	(0)	– 40.0	– 2.6	1900	97	25	79
干しずいき 乾	06111	0	9.9	232	(2.6) 6.6	(0.3) 0.4	(0)	– 63.5	25.8	6	10000	1200	210
ズッキーニ 果実 生	06116	4	94.9	16	(0.9) 1.3	(0.1) 0.1	(0)	(2.3) 2.8	– 1.3	1	320	24	37
せり 茎葉 生（緑黄色野菜）	06117	30	93.4	17	(1.9) 2.0	(0.1) 0.1	(0)	– 3.3	– 2.5	19	410	34	51
セロリ 葉柄 生	06119	35	94.7	12	0.4 0.4	0.1 0.1	(0)	1.3 3.6	– 1.5	28	410	39	39
生ぜんまい 若芽 生	06120	15	90.9	27	(1.3) 1.7	– 0.1	(0)	– 6.6	– 3.8	2	340	10	37
そらまめ 未熟豆 生	06124	25	72.3	102	8.3 10.9	0.1 0.2	(0)	12.1 15.5	– 2.6	1	440	22	220
タアサイ 葉 生（緑黄色野菜）	06126	6	94.3	12	(1.1) 1.3	(0.1) 0.2	(0)	– 2.2	– 1.9	29	430	120	46
たいさい 葉 生（緑黄色野菜）	06145	0	93.7	15	(0.8) 0.9	(Tr) 0.1	(0)	– 3.5	– 1.6	38	340	79	49
たけのこ 若茎 生	06149	50	90.8	27	2.5 3.6	(0.1) 0.2	(0)	1.4 4.3	– 2.8	Tr	520	16	62
たけのこ 水煮缶詰	06151	0	92.8	22	(1.9) 2.7	(0.1) 0.2	(0)	(2.2) 4.0	– 2.3	3	77	19	38
めんま 塩蔵 塩抜き	06152	0	93.9	15	(0.7) 1.0	(0.4) 0.5	(0)	– 3.6	– 3.5	360	6	18	1

QA ゆでたけのこについてる白い粉の正体は？！▶たけのこをゆでると、チロシン（➔p.160）というアミノ酸が溶け出して、冷えると結晶化する。これが白い粉の正体で神経伝達物質や甲状腺ホルモンなどの材料となるので、見た目を重視しなければそのまま食べるようにしよう。

グラフ1本分の相当量

鉄 mg 2.0	亜鉛 mg 2.0	ビタミンA レチノール活性当量 µg 20	ビタミンA レチノール µg 20	ビタミンA β-カロテン当量 µg 200	ビタミンD µg 2.0	ビタミンE α-トコフェロール mg 2.0	ビタミンB1 mg 0.20	ビタミンB2 mg 0.20	葉酸 µg 20	ビタミンC mg 20	食塩相当量 g 1.0
0.2	0.2	6	(0)	70	(0)	0.2	0.03	0.03	39	8	0
0.4	0.8	2	(0)	27	(0)	0.1	0.03	0.11	52	0	4.8
9.0	5.4	1	(0)	15	(0)	0.4	0.15	0.30	30	0	0
0.5	0.4	27	(0)	320	(0)	0.4	0.05	0.05	36	20	0
1.6	0.3	160	(0)	1900	(0)	0.7	0.04	0.13	110	20	0
0.2	0.2	4	(0)	44	(0)	0.2	0.03	0.03	29	7	0.1
0.6	0.5	44	(0)	530	(0)	0.6	0.02	0.09	210	24	0
2.3	1.4	20	(0)	240	(0)	Tr	0.30	0.20	120	23	0
0.7	0.5	180	(0)	2200	(0)	1.5	0.05	0.09	65	31	0.1
1.1	0.7	130	(0)	1500	(0)	0.9	0.07	0.07	120	45	0.1
0.4	1.3	1	(0)	11	(0)	0.7	0.05	0.11	63	10	0
0.3	0.4	(0)	(0)	0	(0)	1.0	0.01	0.04	36	0	0
0.2	Tr	(0)	(0)	0	(0)	Tr	0	0	1	0	0.9

そらまめに関する豆知識

●そらまめでつくる調味料

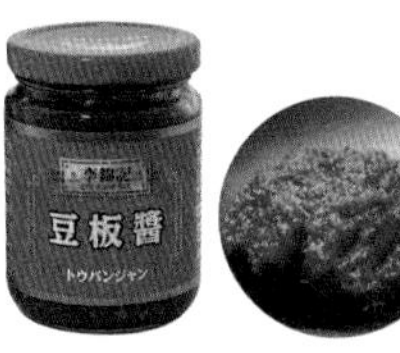

中国の四川省発祥の豆板醤（トウバンジャン）(➔ p.166)は、そらまめを麹と塩で発酵させ、唐辛子を加えて熟成させた調味料。

●中国からやって来た

北アフリカが原産というそらまめ。このそらまめが日本にやってきたのは、奈良時代。736年にインドの僧センナが中国経由で来日したときに僧行基に贈り、これが兵庫県で試作されたと伝えられている。

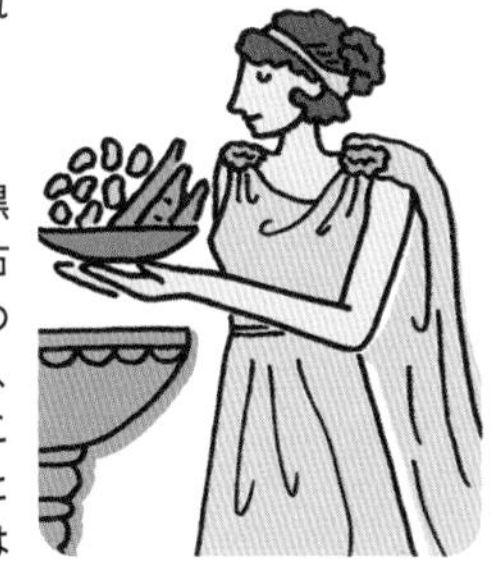

●古代ギリシャでは？

そらまめの花びらの黒色から死を連想して、古代ギリシャではそらまめを葬儀用に用いた。また、茎が中空になっていることから、この茎が冥界と地上を結び、豆の中には死者の魂が宿っているとも考えたという。

●そらまめ病

日本人はそらまめを食べてもアレルギーを発症しないが、地中海周辺のギリシャ、イタリア、アルメニアなどには黄疸（おうだん）を起こしたり、高熱が出たりする人がいる。遺伝病の一種で、そらまめを生で食べたり花粉を吸い込んだりすることで発病するという。

たけのこに関する豆知識

●たけのこの掘り出し方

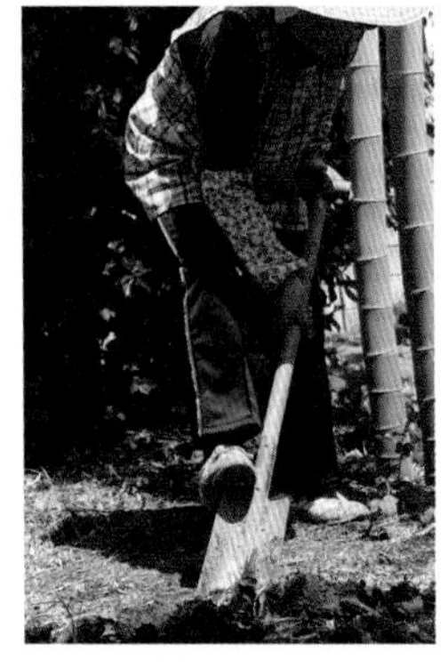

私たちが食べるたけのこは、竹の地下茎から出る若い芽。たけのこは日光に当たるとえぐ味が強くなるので、地上に出る前、土が少し盛り上がったくらいのときに掘り出すのが望ましいとされる。たけのこ農家などでは、土の表面のひび割れを見つけて印をつけておき、後日たけのこを掘り出すのだそうだ。

●たけのこに関連する言葉

たけのこが伸びるには、多量の水が使われる。たけのこが地表に出はじめるころに雨が降ると、たけのこはぐんぐん伸びる。このようすから、あいついで物事が発生することを「雨後のたけのこ」という。

また、「たけのこの親まさり」という言葉もある。たけのこは生長が早く、親竹を超して伸びていくようすから生まれた言葉である。子どもが親よりもすぐれていることを表している。

ONE POINT 【新春に限る!?】春の七草のせりには、"5月のせりは食べるな"という言葉がある。これは猛毒の毒ぜりがこの時期に伸び始めるため。毒ぜりは茎が太くて節がたくさんあり、空洞になっているので、摘（つ）み草のときには要注意。

- たんぱく質の青字の数値はアミノ酸組成によるたんぱく質
- 脂質の青字の数値は脂肪酸のトリアシルグリセロール当量
- 炭水化物の青字の数値は利用可能炭水化物（質量計）
- 食物繊維総量の黒字の数値はプロスキー変法、青字の数値はAOAC 2011.25法による分析

緑黄色野菜　廃棄率％　水分g

可食部100gあたり　Tr：微量　（ ）：推定値または推計値　—：未測定

かいわれだいこん［貝割大根］ Daikon, sprouts ●1パック=50g

四十日群だいこんの種を水耕栽培し、双葉を食用とする。ピリッとした辛味がある。料理のあしらいやサラダ・おひたしなどにする。

だいこん［大根］ Japanese radishes ●根中1本=800g

アブラナ科。肥大した根と葉を食用とする。古名は、春の七草の「すずしろ」。種類が多く、品種により大きさ・形・色がさまざまである。代表品種は宮重（青首だいこん）で、1年中出回る。ほかの在来種は、守口（岐阜）・方領（愛知）・聖護院（京都）・桜島（鹿児島）などが有名。根には、ビタミンC・アミラーゼを多く含む。

だいこんの辛味は、強い殺菌作用のあるイソチオシアネートという成分による。これは、すりおろしたりすることで、細胞が壊れてはじめて生成される。この成分はだいこんの先端に多く含まれるので、好みで部位を使い分ける。

●切干しだいこん

だいこんを天日乾燥させた加工品。生よりも甘味と風味が加わる。はりはり漬などの漬物や水でもどし、煮物に使う。

●たくあん漬（塩押しだいこん漬）

生だいこんを塩漬けしたのち、本漬けしたもの。別名新漬たくあん。江戸時代に沢庵和尚が考案したものといわれる。

●福神漬

七福神にちなみ、だいこんを主材料に7種類の野菜をしょうゆ漬けした漬物。東京・下谷の酒悦で命名した。カレーの薬味として定着した。

たかな［高菜］ Leaf mustard

独特の辛味がある。たかな漬は、たかなを塩漬けしてから乳酸発酵させたもの。刻んでチャーハンや炒め物に用いられることが多い。

たまねぎ類［玉葱］ Onions ●中1個=200g

中央アジア原産で、世界各地で栽培される重要な作物である。日本には明治初期に導入された。生の独特の辛味はアリシンによるもの。調理の際に目を刺激する原因物質だが、ビタミンB_1の吸収を助けるはたらきや、強い殺菌作用、消化酵素の分泌促進作用、発汗作用等がある。サラダや炒め物、煮物のほか、加熱すると甘味が出るのでスープやうま味のベースに使用。

●赤たまねぎ

別名レッドオニオン、紫たまねぎ。辛味が少ないので、サラダなど生食に向く。

●葉たまねぎ

玉になる部分がふくらみはじめたくらいの早い時期に、葉がついたまま収穫したもの。

たらのめ［たらの芽］ Japanese angelica-tree ●1個=5g

春にたらの木の先端に出る若芽を食用とする山菜。独特の香りと食感を楽しむ。天ぷら・あえ物・汁の実に使う。

チコリ Chicory ●1個=80g

はくさいに似た紡錘（ぼうすい）形の葉を食用とする。ほろ苦く、サクサクした歯ざわりがある。サラダや、ゆでてバターソテーなどに使う。

チンゲンサイ［青梗菜］ Green bok choy ●1株=100～200g

漬け菜の一種で代表的な中国野菜。味にくせがなく、歯切れがよい。カロテン・ビタミンC・カルシウムに富む。炒め物・鍋物などに。

食品名	食品番号	廃棄率%	水分g	エネルギーkcal	たんぱく質g（アミノ酸組成）	たんぱく質g	脂質g（トリアシルグリセロール当量）	脂質g	コレステロールmg	炭水化物g（利用可能炭水化物）	炭水化物g	食物繊維総量g	ナトリウムmg	カリウムmg	カルシウムmg	リンmg
かいわれだいこん 芽ばえ 生（緑黄色野菜）	06128	0	93.4	21	(1.8)	2.1	(0.2)	0.5	(0)	—	3.3	— 1.9	5	99	54	61
だいこん 葉 生（緑黄色野菜）	06130	10	90.6	23	1.9	2.2	Tr	0.1	(0)	1.4	5.3	— 4.0	48	400	260	52
だいこん 根 皮つき 生	06132	10	94.6	15	0.4	0.5	Tr	0.1	0	2.6	4.1	— 1.4	19	230	24	18
切干しだいこん 乾	06136	0	8.4	280	(7.3)	9.7	(0.3)	0.8	(0)	—	69.7	— 21.3	210	3500	500	220
漬物 たくあん漬 塩押しだいこん漬	06138	0	85.0	43	(0.5)	0.6	—	0.3	(0)	—	10.8	— 2.3	1300	56	16	12
漬物 福神漬	06143	0	58.6	137		2.7	—	0.1	(0)	—	33.3	— 3.9	2000	100	36	29
たかな漬	06148	0	87.2	30	(1.5)	1.9	—	0.6	(0)	—	6.2	— 4.0	1600	110	51	24
たまねぎ りん茎 生	06153	6	90.1	33	0.7	1.0	Tr	0.1	1	6.9	8.4	— 1.5	2	150	17	31
赤たまねぎ りん茎 生	06156	8	89.6	34	(0.6)	0.9	(Tr)	0.1	(0)	(7.2)	9.0	— 1.7	2	150	19	34
葉たまねぎ りん茎及び葉 生（緑黄色野菜）	06337	1	89.5	33	(1.2)	1.8	—	0.4	(0)	(5.1)	7.6	— 3.0	3	290	67	45
たらのめ 若芽 生（緑黄色野菜）	06157	30	90.2	27		4.2	—	0.2	(0)	—	4.3	— 4.2	1	460	16	120
チコリ 若芽 生	06159	15	94.7	17	(0.8)	1.0	—	Tr	(0)	(0.8)	3.9	— 1.1	3	170	24	25
チンゲンサイ 葉 生（緑黄色野菜）	06160	15	96.0	9	0.7	0.6	(0.1)	0.1	(0)	0.4	2.0	— 1.2	32	260	100	27

Q&A だいこんは怒りながらすりおろすと辛くなるって本当？［YES or NO］▶だいこんの細胞には「グルコシノレート」という成分が含まれている。すりおろすことで細胞が壊され、「イソチオシアネート」に変化して辛味がうまれる。怒って力を込めるほど細胞がより壊れるため、辛くなるといわれている。したがって答えはYES……？

鉄 mg	亜鉛 mg	ビタミンA レチノール活性当量 µg	ビタミンA レチノール µg	ビタミンA β-カロテン当量 µg	ビタミンD µg	ビタミンE α-トコフェロール mg	ビタミンB₁ mg	ビタミンB₂ mg	葉酸 µg	ビタミンC mg	食塩相当量 g
2.0	2.0	20	20	200	2.0	2.0	0.20	0.20	20	20	1.0 ← グラフ1本分の相当量
0.5	0.3	160	(0)	1900	(0)	2.1	0.08	0.13	96	47	0
3.1	0.3	330	(0)	3900	(0)	3.8	0.09	0.16	140	53	0.1
0.2	0.2	(0)	(0)	0	(0)	0	0.02	0.01	34	12	0
3.1	2.1	0	(0)	2	(0)	0	0.35	0.20	210	28	0.5
0.2	0.1	(0)	(0)	1	(0)	Tr	0.01	0.01	10	40	3.3
1.3	0.1	8	(0)	100	(0)	0.1	0.02	0.10	3	0	5.1
1.5	0.2	200	(0)	2400	(0)	1.6	0.01	0.03	23	Tr	4.0
0.3	0.2	0	0	1	0	Tr	0.04	0.01	15	7	0
0.3	0.2	(0)	(0)	0	(0)	0.1	0.03	0.02	23	7	0
0.6	0.3	120	0	1500	(0)	1.1	0.06	0.11	120	32	0
0.9	0.8	48	(0)	570	(0)	2.4	0.15	0.20	160	7	0
0.2	0.2	1	(0)	11	(0)	0.2	0.06	0.02	41	2	0
1.1	0.3	170	(0)	2000	(0)	0.7	0.03	0.07	66	24	0.1

だいこんの利用法

●部位による使い分け

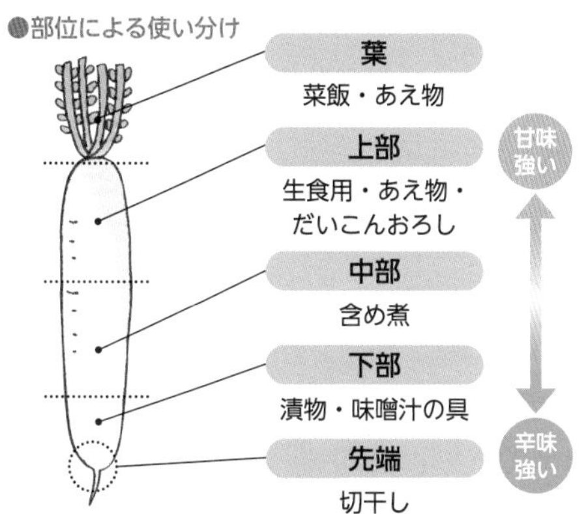

●いろいろな品種

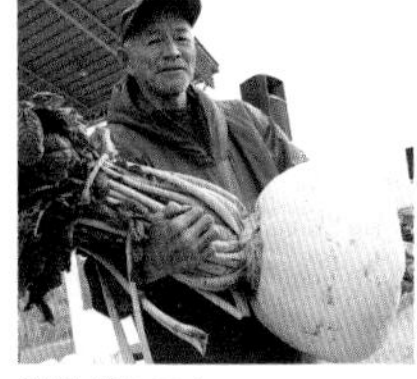
桜島だいこん

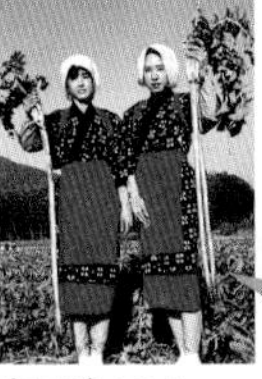
守口だいこん

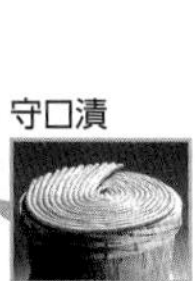
守口漬

いぶりがっこ

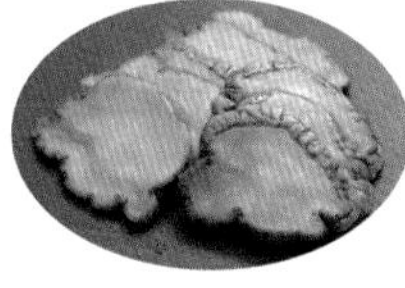

だいこんを燻製にして乾燥させ、食塩や米ぬかなどとともに樽に漬け込んだ秋田県の伝統食品。がっことは、秋田で漬物をさす。降雪により屋外で干すことができず、屋内の囲炉裏火の熱と煙で干したことが始まりといわれている。

日本の野菜の主産地(2020年)

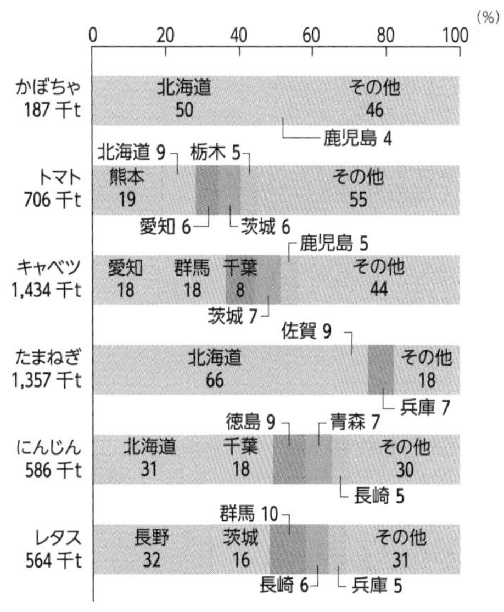

(矢野恒太記念会「日本国勢図会2022/23」)

野菜類

ONE POINT 【たまねぎなんかで泣きたくない】たまねぎにはアリシンという刺激物質が含まれていて、切ったとき気化し、目を刺激することで涙が出る。たまねぎで泣きたくないときは、水につけながら切るとアリシンが水に溶けて気化しなくなる。また、あらかじめ冷蔵庫で数時間冷やしておくのもよい。やってみよう。

- たんぱく質の青字の数値はアミノ酸組成によるたんぱく質
- 脂質の青字の数値は脂肪酸のトリアシルグリセロール当量
- 炭水化物の青字の数値は利用可能炭水化物（質量計）
- 食物繊維総量の黒字の数値はプロスキー変法、青字の数値はAOAC 2011.25法による分析

緑黄色野菜　廃棄率％　水分g

可食部100gあたり　Tr：微量　（ ）：推定値または推計値　－：未測定

つるむらさき［落葵・蔓紫］ Malabar nightshade ●1本=40g

若い茎葉を食用とする。つるが緑色の緑茎種と赤紫色の紫茎種がある。ぬめりと土臭さがある。おひたし、あえ物などに用いる。

紫茎種

とうがらし［唐辛子］ Hot peppers ●乾1個=0.5g

小型の辛味種の生または乾燥したものを薬味や香辛料として用いる。若い果実はつやのある新緑色で熟すと赤くなる。

とうがん［冬瓜］ Chinese preserving melon ●1個=2～5kg

果実は大型の長円形である。ビタミンCを含む。味は淡白で、胃のはたらきを促進するといわれる。蒸し物・スープ・汁の実などに使う。

とうもろこし［玉蜀黍］ ●中1本=300～350g

別名とうきび。世界三大穀類の一つで、人間の食料のほか家畜の飼料や、最近ではバイオエネルギーとしても利用されている。日本へは、天正7（1579）年にポルトガル人が長崎に伝えたのが最初で、明治期に北海道で栽培されるようになり、全国に普及した。スイートコーンは、種実が成熟しても胚乳の炭水化物がでん粉にならず、糖分のまま残るので甘い。ハニーバンタム・ピーターコーンなどはこの種である。ゆでたり焼いたりして利用する。缶詰にも加工され、粒をそのまま残したホールカーネルスタイルのほか、皮ごとすりつぶしたクリームスタイルがあり、サラダやスープなどに利用される。

ヤングコーン Corn, sweet corn, young ear, raw ●1本=10g

別名ベビーコーン、ミニコーン。スイートコーンのごく若い穂を芯ごと利用するもの。缶詰に加工するほか、サラダ・炒め物などに用いる。

トマト類 Tomatoes ●中1個=100～150g

ナス科に属し、南米ペルーのアンデス高原が原産地である。世界各国で栽培されている。促成栽培・抑制栽培もおこなわれ、ほとんど1年中出回る。果皮が固く果肉が緻密な桃太郎、頭頂部がとがったファースト系、小粒なミニトマトなどに分けられる。トマトは日本では生食されることが多く、ビタミン類のよい供給源になっており、ヨーロッパでは「トマトが赤くなると医者が青くなる」ということわざがある。生食のほか、ピューレーにしてソース・スープ・ムースなどにしたり、シチューや煮込みに加える。ヨーロッパ、特にイタリアやスペインでは、調味料としての役割に使われることが多い。トマトジュースは、トマトを破砕・搾汁または裏ごしし、食塩を加えたものである。

●ミニトマト

別名プチトマト、チェリートマトといい、糖度が高く熟してから収穫するため味が濃厚で、料理のアクセントなどに需要が増えている。

なす類［茄子］ Eggplant ●1個=100g

インド原産。生産量が多く、ハウス栽培の普及で1年を通して出回る。形や大きさはさまざまで、長なす、卵形なす、べいなす、丸なすなど。あくが強く、褐変を起こしやすいので、切ったらすぐに水に放つとよい。冬春なすと夏秋なすがあり、後者の収穫量は、前者のほぼ3倍である。秋なすは糖分が多く、形も小さく、肉がしまって美味である。ビタミンやミネラルは少ない。

食品名	食品番号	廃棄率%	水分g	エネルギー kcal	たんぱく質 g	脂質 g	コレステロール mg	炭水化物 g	食物繊維総量 g	ナトリウム mg	カリウム mg	カルシウム mg	リン mg
つるむらさき 茎葉 生（緑黄色野菜）	06165	0	95.1	11	(0.5) 0.7	－ 0.2	(0)	－ 2.6	2.2	9	210	150	28
とうがらし 果実 乾	06172	0	8.8	270	(10.8) 14.7	(4.4) 12.0	(0)	－ 58.4	－ 46.4	17	2800	74	260
とうがん 果実 生	06173	30	95.2	15	(0.3) 0.5	(0.1) 0.1	(0)	－ 3.8	1.3	1	200	19	18
とうもろこし スイートコーン 未熟種子 生	06175	50	77.1	89	2.7 3.6	1.3 1.7	0	12.0 16.8	－ 3.0	Tr	290	3	100
スイートコーン缶詰 クリームスタイル	06179	0	78.2	82	(1.5) 1.7	(0.5) 0.5	(0)	－ 18.6	－ 1.8	260	150	2	46
スイートコーン缶詰 ホールカーネルスタイル	06180	0	78.4	78	(2.2) 2.3	(0.5) 0.5	(0)	(13.0) 17.8	－ 3.3	210	130	2	40
ヤングコーン 幼雌穂 生	06181	0	90.9	29	(1.7) 2.3	(0.2) 0.2	(0)	(4.1) 6.0	－ 2.7	0	230	19	63
赤色トマト 果実 生（緑黄色野菜）	06182	3	94.0	20	0.5 0.7	0.1 0.1	0	3.1 4.7	－ 1.0	3	210	7	26
赤色ミニトマト 果実 生（緑黄色野菜）	06183	2	91.0	30	(0.8) 1.1	(0.1) 0.1	(0)	4.5 7.2	－ 1.4	4	290	12	29
加工品 ホール 食塩無添加	06184	0	93.3	21	(0.9) 0.9	(0.1) 0.2	(0)	(3.6) 4.4	－ 1.3	4	240	9	26
加工品 トマトジュース 食塩添加	06185	0	94.1	15	(0.7) 0.7	(0.1) 0.1	(0)	(2.9) 4.0	－ 0.7	120	260	6	18
なす 果実 生	06191	10	93.2	18	0.7 1.1	Tr 0.1	1	2.6 5.1	－ 2.2	Tr	220	18	30
べいなす 果実 生	06193	30	93.0	20	(0.9) 1.1	(Tr) 0.1	(0)	(2.6) 5.3	－ 2.4	1	220	10	26

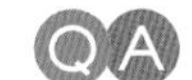
秋にとれる“なす”は昔から「嫁に食わすな」といわれているがそれはなぜ？▶あまりにおいしいので、憎らしい嫁に食べさせるのはもったいないという説がある。また、“秋なす”はタネが少ないので、嫁に子どもができなくなっては困るといわれた説、“なす”を食べるとからだが冷えてよくないという説もある。

グラフ1本分の相当量

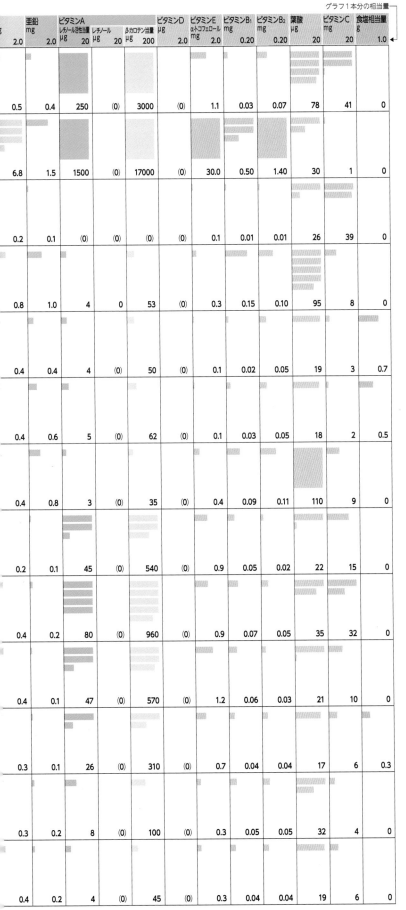

…g	亜鉛 mg	ビタミンA レチノール活性当量 µg	ビタミンA レチノール µg	ビタミンA β-カロテン当量 µg	ビタミンD µg	ビタミンE α-トコフェロール mg	ビタミンB1 mg	ビタミンB2 mg	葉酸 µg	ビタミンC mg	食塩相当量 g
2.0	2.0	20	20	200	2.0	2.0	0.20	0.20	20	20	1.0
0.5	0.4	250	(0)	3000	(0)	1.1	0.03	0.07	78	41	0
6.8	1.5	1500	(0)	17000	(0)	30.0	0.50	1.40	30	1	0
0.2	0.1	(0)	(0)	(0)	(0)	0.1	0.01	0.01	26	39	0
0.8	1.0	4	0	53	(0)	0.3	0.15	0.10	95	8	0
0.4	0.4	4	(0)	50	(0)	0.1	0.02	0.05	19	3	0.7
0.4	0.6	5	(0)	62	(0)	0.1	0.03	0.05	18	2	0.5
0.4	0.8	3	(0)	35	(0)	0.4	0.09	0.11	110	9	0
0.2	0.1	45	(0)	540	(0)	0.9	0.05	0.02	22	15	0
0.4	0.2	80	(0)	960	(0)	0.9	0.07	0.05	35	32	0
0.4	0.1	47	(0)	570	(0)	1.2	0.06	0.03	21	10	0
0.3	0.1	26	(0)	310	(0)	0.7	0.04	0.04	17	6	0.3
0.3	0.2	8	(0)	100	(0)	0.3	0.05	0.05	32	4	0
0.4	0.2	4	(0)	45	(0)	0.3	0.04	0.04	19	6	0

野菜の輸入量(2021年)

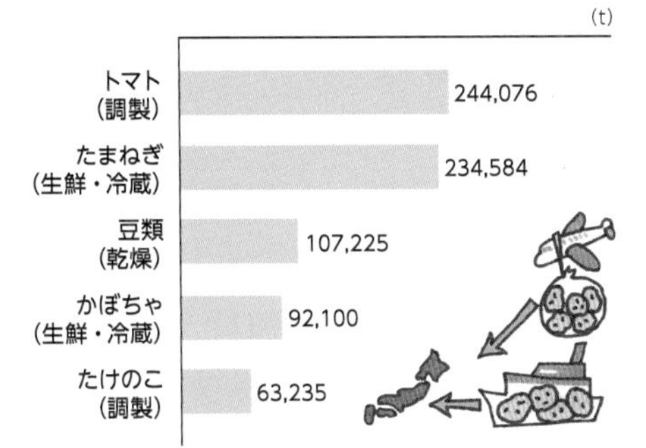

(農林水産省「農林水産物輸出入概況」)

野菜のおもな輸入先国とシェア

●冷凍野菜 2,038億円

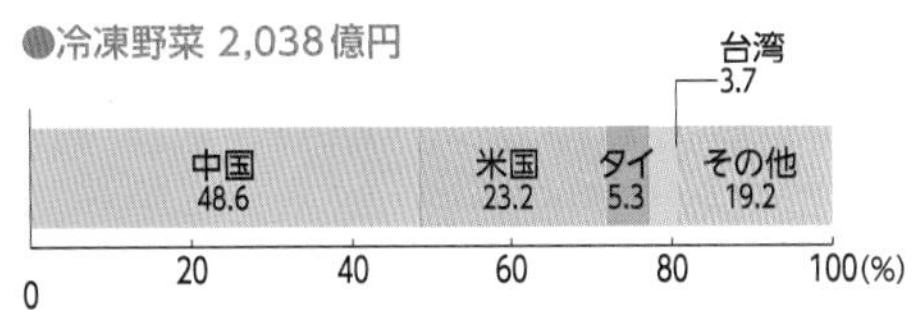

●生鮮・冷蔵野菜 791億円

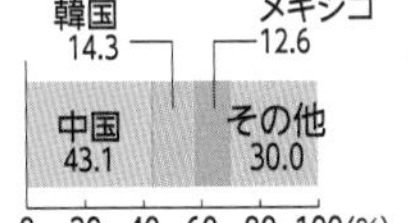

日本は、多くの野菜を輸入しているが、最も多い輸入先は中国である。

(農林水産省「農林水産物輸出入概況(2021年)」より)

ローカル色豊かな なす

全国的には栽培と調理のしやすさから長卵形なすがつくられているが、昔からその地方独特の品種が栽培されてきた。関西や信越地方などでは丸なす、中国、関西、東北地方では長さが20cmほどになる長なす、九州地方では40cmほどにもなる大長なすなどの品種がある。あなたが住んでいるところのなすは？

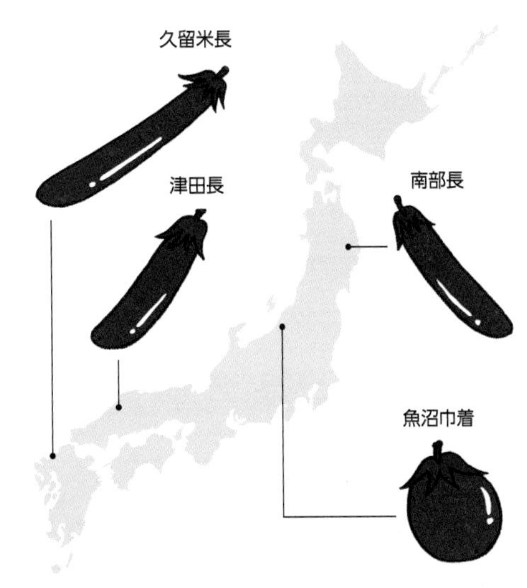

ONE POINT 【トマトはりんごなのか？】トマトのことをイタリアではポモドーロ（黄金のりんご）、フランスではポム・ダムール（愛のりんご）、イギリスではラブ・アップル（愛のりんご）とよんでいる。ヨーロッパでは値打ちの高い果物や野菜に“りんご”という呼び名をつける習慣があったためらしい。

- たんぱく質の青字の数値はアミノ酸組成によるたんぱく質
- 脂質の青字の数値は脂肪酸のトリアシルグリセロール当量
- 炭水化物の青字の数値は利用可能炭水化物（質量計）
- 食物繊維総量の黒字の数値はプロスキー変法、青字の数値はAOAC 2011.25法による分析

緑黄色野菜　廃棄率％　水分g

可食部100gあたり　Tr：微量　（ ）：推定値または推計値　－：未測定

なばな類［菜花］
Turnip rape　●1わ=250g

和種なばなの別名は菜の花。つぼみを食用とする。関東地方で栽培される。食用にするようになったのは、明治時代に入ってからである。

にがうり［苦瓜］
Bitter melon　●中1本=250g

別名ゴーヤ、つるれいし。沖縄・南九州で多く栽培される。ウリ科の未熟果を食用とする。果肉に独特の苦みがある。炒め物やあえ物にする。

にら類［韮］
Chinese chive　●1わ=100g

ユリ科。りん茎から伸びた葉を食用とする。暑さや寒さに強く、伸びが早いので、1年中栽培される。カロテンが豊富な緑黄色野菜で、カルシウム、カリウム、ビタミンB_2・Cなどを多く含む。独特の香りがあり、整腸作用、疲労回復、かぜの予防などに効果があるといわれる。黄にらは日光に当てずに軟化栽培したもの。炒め物・鍋物などに使う。

にんじん類［人参］
Carrot　●中1本=200～250g

短根・だいだい色の西洋種と、細長い東洋種がある。栄養的にすぐれ、1年中供給される家庭の常備菜である。カロテンが特に多く、緑黄色野菜。整腸作用があり、貧血、病後の回復期などによい。和・洋・中いずれの料理にも向き、煮物のほか、炒め物・天ぷらなどに使う。

●きんとき［金時］
京の伝統野菜の1つで、別名京にんじん。

にんにく類［大蒜・葫］
Garlic　●1かけ=10g

球状に肥大したりん茎を食用とする。リン・カリウムを多く含む。強烈なにおいはアリシンという成分によるもので、強い殺菌作用をもち、強壮効果がある。生ですりおろして薬味に用いるほか、肉や魚のうま味を引き出す香辛料として、中国料理や南欧料理などでは欠かせない。

●茎にんにく
長く伸びたにんにくの花茎を切り取ったもの。

ねぎ類［葱］
Welsh onions　●根深ねぎ1本=100～150g

白い部分を食用とする根深ねぎ（別名長ねぎ）と、緑の葉の部分を食用とする葉ねぎ（別名青ねぎ）、一本ねぎを若採りしたこねぎ（市販名万能ねぎ）がある。生では特有のにおいと辛味があるが、加熱すると甘味が出る。緑の葉にはカロテンやビタミンCが多く、ミネラルも含まれているため、葉ねぎの方が根深ねぎより栄養的にすぐれている。生で刻んでめん類の薬味などのほか、汁の実・肉との串焼き・鍋物などにする。根深ねぎの代表品種は、加賀ねぎ（石川）、下仁田ねぎ（群馬）赤ねぎ（茨城）などで、関東で多く生産される。葉ねぎの代表品種は、九条ねぎ（京都）などで、関西で多く生産される。

根深ねぎ　葉ねぎ

のざわな［野沢菜］
Turnip green

かぶの一種だが、根は大きくならない。葉を漬物にする。長野県野沢地方特産なので、この名がついた。炒め物などにも用いる。

バジル
Basil　●5枚=2g

別名バジリコ。甘い香りがある香草。品種は多く、世界中で栽培される。トマトと相性がよく、イタリア料理には不可欠。香辛料➔p.167。

食品名	緑黄色野菜	食品番号	廃棄率％	水分g	エネルギー kcal	たんぱく質 g（青字）	たんぱく質 g	脂質 g（青字）	脂質 g	コレステロール mg	炭水化物 g（青字）	炭水化物 g	食物繊維総量 g（青字）	食物繊維総量 g	ナトリウム mg	カリウム mg	カルシウム mg	リン mg
和種なばな 花らい・茎 生	●	06201	0	88.4	34	(3.6)	4.4	(0.1)	0.2	(0)	–	5.8	–	4.2	16	390	160	86
にがうり 果実 生		06205	15	94.4	15	0.7	1.0	(0.1)	0.1	(0)	0.3	3.9	–	2.6	1	260	14	31
にら 葉 生	●	06207	5	92.6	18	1.3	1.7	(0.1)	0.3	Tr	1.7	4.0	–	2.7	1	510	48	31
黄にら 葉 生		06210	0	94.0	18	(1.5)	2.1	(Tr)	0.1	(0)	–	3.3	–	2.0	Tr	180	15	35
にんじん 根 皮つき 生	●	06212	3	89.1	35	0.5	0.7	0.1	0.2	(0)	5.8	9.3	–	2.8	28	300	28	26
きんとき 根 皮つき 生	●	06218	15	87.3	39	(1.3)	1.8	0.1	0.2	(0)	–	9.6	–	3.9	11	540	37	64
にんにく りん茎 生		06223	9	63.9	129	4.0	6.4	0.5	0.9	(0)	1.0	27.5	–	6.2	8	510	14	160
茎にんにく 花茎 生	●	06224	0	86.7	44	(1.4)	1.9	(0.1)	0.3	(0)	–	10.6	–	3.8	9	160	45	33
根深ねぎ 葉 軟白 生		06226	40	89.6	35	1.0	1.4	Tr	0.1	2	3.6	8.3	–	2.5	Tr	200	36	27
葉ねぎ 葉 生	●	06227	7	90.5	29	1.3	1.9	0.1	0.3	(0)	0	6.5	–	3.2	1	260	80	40
こねぎ 葉 生	●	06228	10	91.3	26	(1.4)	2.0	(0.1)	0.3	(0)	–	5.4	–	2.5	1	320	100	36
のざわな 漬物 調味漬		06231	3	89.5	22	–	1.7	–	0	(0)	–	5.4	–	3.1	960	360	94	36
バジル 葉 生	●	06238	20	91.5	21	(1.2)	2.0	(0.5)	0.6	(0)	(0.3)	4.0	–	4.0	1	420	240	41

Q&A アメリカ国立がん研究所が、がん予防の可能性が高いとしてトップにあげている食品とは？▶にんにく。ただし、食べ過ぎは、胃腸の粘膜を過剰に刺激するおそれがあるので、気をつけよう。

グラフ１本分の相当量

mg	亜鉛 mg	ビタミンA レチノール活性当量 µg	ビタミンA レチノール µg	ビタミンA β-カロテン当量 µg	ビタミンD µg	ビタミンE α-トコフェロール mg	ビタミンB1 mg	ビタミンB2 mg	葉酸 µg	ビタミンC mg	食塩相当量 g
2.0	2.0	20	20	200	2.0	2.0	0.20	0.20	20	20	1.0
2.9	0.7	180	(0)	2200	(0)	2.9	0.16	0.28	340	130	0
0.4	0.2	17	(0)	210	(0)	0.8	0.05	0.07	72	76	0
0.7	0.3	290	(0)	3500	(0)	2.5	0.06	0.13	100	19	0
0.7	0.2	5	(0)	59	(0)	0.3	0.05	0.08	76	15	0
0.2	0.2	720	(0)	8600	(0)	0.4	0.07	0.06	21	6	0.1
0.4	0.9	410	(0)	5000	(0)	0.5	0.07	0.05	110	8	0
0.8	0.8	0	(0)	2	(0)	0.5	0.19	0.07	93	12	0
0.5	0.3	60	(0)	710	(0)	0.8	0.11	0.10	120	45	0
0.3	0.3	7	(0)	83	(0)	0.2	0.05	0.04	72	14	0
1.0	0.3	120	(0)	1500	(0)	0.9	0.06	0.11	100	32	0
1.0	0.3	190	(0)	2200	(0)	1.3	0.08	0.14	120	44	0
0.7	0.3	200	(0)	2400	(0)	1.3	0.03	0.11	35	26	2.4
1.5	0.6	520	(0)	6300	(0)	3.5	0.08	0.19	69	16	0

伝統ある地方の野菜

京野菜

京野菜とは、平安時代から育まれてきた京都が産地の独自の野菜。新鮮な魚介類が手に入りにくかったことや、精進料理の食材としてよい野菜が求められていたことが要因で生まれたといわれている。

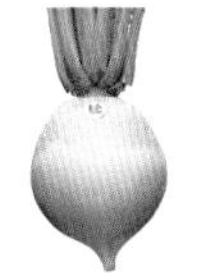
聖護院だいこん

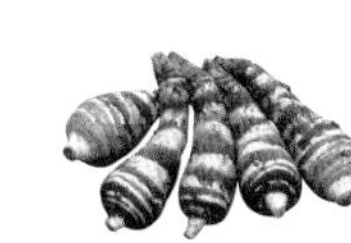
えびいも

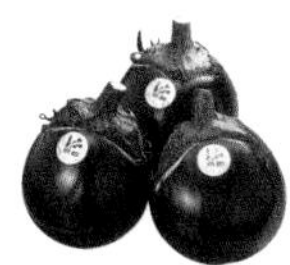
賀茂なす

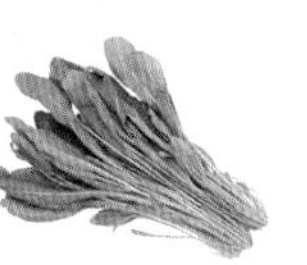
壬生菜

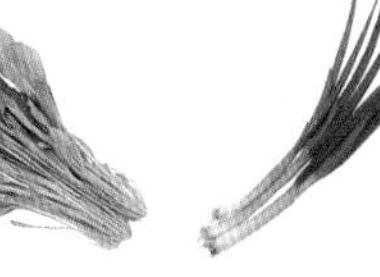
九条ねぎ

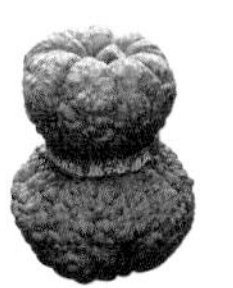
鹿ヶ谷かぼちゃ

加賀野菜

昭和20年以前から金沢で栽培されている独自の野菜。現在、野性味あふれる香りの加賀つるまめや、鮮やかな赤色の表皮が美しい打木赤皮甘栗かぼちゃ、ピリリとした辛味がある二塚からしなど、15品目が認定されている。

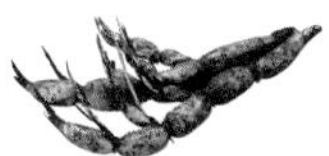
加賀れんこん

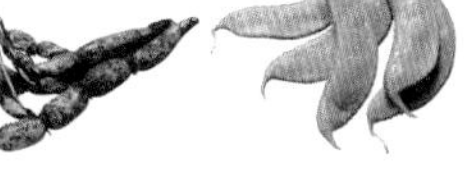
加賀つるまめ

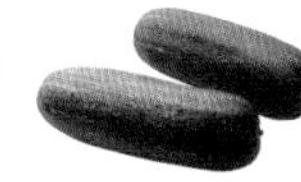
加賀太きゅうり

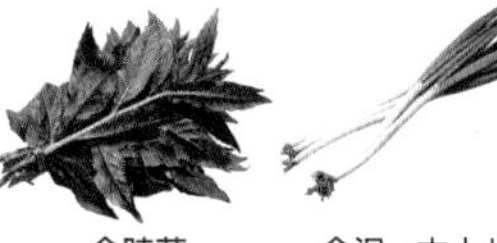
金時草

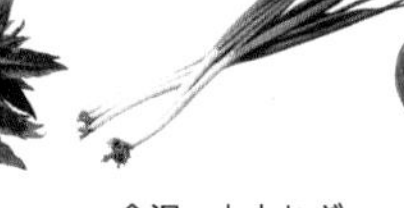
金沢一本太ねぎ

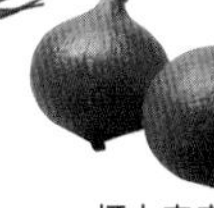
打木赤皮
甘栗かぼちゃ

山形おきたま伝統野菜

山形県の南部、置賜（おきたま）地方で栽培されてきた伝統野菜。江戸時代後期、米沢藩主上杉鷹山により奨励されたといわれる。独特の苦味と香りのあるうこぎ、はい軸が20cmにもなる小野川豆もやしなどと、きのこや山菜まで含めた全19品目が認定されている。

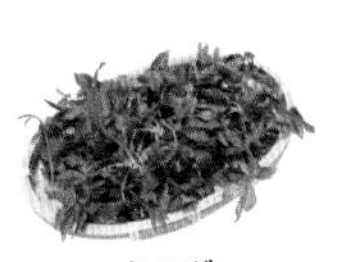
うこぎ

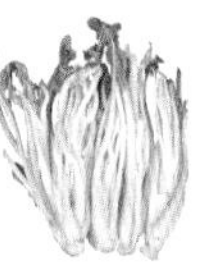
雪菜

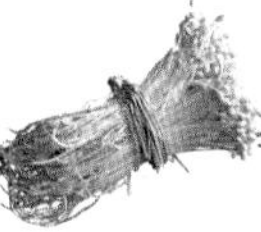
小野川豆もやし

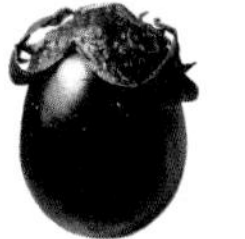
薄皮丸なす

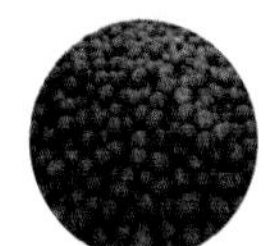
紅だいず

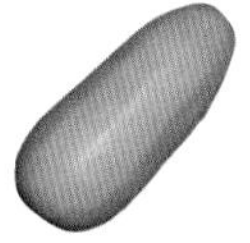
こうずくうり

ONE POINT 【『日本書紀』にも出てくるねぎ】ねぎはユリ科の植物で、原産地はシベリア地方（または中国）といわれている。日本にも古くから伝わり、『日本書紀』に出てくる「秋葱（あきき）」は、ねぎのこと。ねぎのことを単に「き」と呼んでいたらしい。

- たんぱく質の青字の数値はアミノ酸組成によるたんぱく質
- 脂質の青字の数値は脂肪酸のトリアシルグリセロール当量
- 炭水化物の青字の数値は利用可能炭水化物（質量計）
- 食物繊維総量の黒字の数値はプロスキー変法、青字の数値はAOAC 2011.25法による分析

● 緑黄色野菜　廃棄率％　水分g

可食部100gあたり　Tr：微量　（ ）：推定値または推計値　ー：未測定

はくさい［白菜］
Chinese cabbage　●1株=1～1.5kg

日本には明治中期以降に導入され、栽培された。結球と不結球があるが、一般には結球はくさいをさす。キャベツに似た栄養素。やわらかで繊維が少なく、漬物（塩漬・ぬかみそ漬・キムチ）などのほか、鍋物・煮物にも利用される。

●キムチ

白菜に塩と薬味や塩辛などを加え、低温で発酵させた朝鮮の漬物。大根やきゅうりもある。

パセリ
Parsley　●1本=8～10g

香辛野菜の一種で、葉の広がったイタリアンパセリもある。栄養豊かな緑黄色野菜で、サラダやみじん切りにしてスープなどに使う。

はつかだいこん［二十日大根］
Little radish　●1個=10g

別名ラディッシュ。種をまいてから20日～30日で収穫できるためにこの名がついた。料理の飾りやサラダ、酢の物などに利用する。

ビーツ
Red beet　●1個=200g

別名ビート、かえんさい。肥大した根を食用にする。外側だけでなく中まで赤い。サラダのほか、ロシア料理のボルシチに不可欠。

ピーマン類
Sweet peppers　●青ピーマン中1個=30～40g

とうがらしの一変種（甘味種）。比較的大型の果実をつける青果用とうがらしである。果形は球形で中空、皮が厚く、青臭さと苦味がある。緑色のほかに肉厚で外来種の赤ピーマン、(別名パプリカ。香辛料とは品種が異なる。➜p.174)、黄ピーマン（別名キングベル）がある。旬は夏であるが、ハウス栽培で1年中出回っている。夏野菜の中では栄養価が高く、特にビタミンA・Cが豊富な緑黄色野菜である。一般に冬場の方が緑色が濃く、ビタミンCの含有量が多くなる。サラダ・網焼きなどのほか、油との相性がよいので、炒め物・天ぷら・肉詰めや洋食の彩りにする。赤・黄のピーマンは加熱しても鮮やかな色が残るので、調理にも適する。

ふき［蕗］
Japanese butterbur　●1本=60g　1わ=600g

キク科。葉柄の皮をむき、あくを抜いたのち、煮物やつくだ煮、または缶詰・漬物にする。特有の香りと苦味をもつ。

ふきのとう
Japanese butterbur　●1個=10g

ふきのつぼみ。つぼみがやわらかく、しまっている状態のものを食用とする。ほろ苦さをもつ、春の代表的な素材である。天ぷらなどにする。

ほうれんそう［菠薐草］
Spinach　●1わ=200g

茎が長く葉に切れ込みのある東洋種は春採り、葉肉が厚く切れ込みの少なく茎の短い西洋種は秋採り。両者を交配した一代雑種が周年栽培される。栄養価の高い野菜で、特にカロテン、ビタミンB_1・B_2・Cなどが豊富な緑黄色野菜である。カルシウムは、あくの主成分であるシュウ酸（結石の原因。通常の食用では問題ない）と結びついて吸収がよくない。おひたし・あえ物・炒め物・汁の実などに利用される。

●通年平均・夏採り・冬採り

ビタミンCの値が、冬季に高く夏季に低い傾向にある（➜p.79コラム）。夏と冬の値と、平均値とをあわせて掲載している。その他の栄養素は、同じ値としている。

東洋種

西洋種

食品名	番号	廃棄率％	水分g	エネルギー kcal	たんぱく質 g（青字）	たんぱく質 g	脂質 g（青字）	脂質 g	コレステロール mg	炭水化物 g（青字）	炭水化物 g	食物繊維総量 g（青字）	食物繊維総量 g	ナトリウム mg	カリウム mg	カルシウム mg	リン mg
はくさい 結球葉 生	06233	6	95.2	13	0.6	0.8	Tr	0.1	(0)	2.0	3.2	―	1.3	6	220	43	3
漬物 キムチ	06236	0	88.4	27	―	2.3	―	0.1	(0)	―	5.4	―	2.2	1100	290	50	4
パセリ 葉 生 ●	06239	10	84.7	34	3.2	4.0	(0.5)	0.7	(0)	0.9	7.8	―	6.8	9	1000	290	6
はつかだいこん 根 生	06240	25	95.3	13	0.7	0.8	(0.1)	0.1	(0)	(1.9)	3.1	―	1.2	8	220	21	4
ビーツ 根 生	06243	10	87.6	38	(1.0)	1.6	(0.1)	0.1	(0)	(6.9)	9.3	―	2.7	30	460	12	23
青ピーマン 果実 生 ●	06245	15	93.4	20	0.7	0.9	0.1	0.2	0	2.3	5.1	―	2.3	1	190	11	2
赤ピーマン 果実 生 ●	06247	10	91.1	28	(0.8)	1.0	(0.2)	0.2	(0)	(5.3)	7.2	―	1.6	Tr	210	7	22
黄ピーマン 果実 生	06249	10	92.0	28	(0.6)	0.8	(0.1)	0.2	(0)	(4.9)	6.6	―	1.3	Tr	200	8	21
ふき 葉柄 生	06256	40	95.8	11	―	0.3	―	0	(0)	―	3.0	―	1.3	35	330	40	18
ふきのとう 花序 生	06258	2	85.5	38	―	2.5	―	0.1	(0)	―	10.0	―	6.4	4	740	61	89
ほうれんそう 葉 通年平均 生 ●	06267	10	92.4	18	1.7	2.2	0.2	0.4	0	0.3	3.1	―	2.8	16	690	49	47
ほうれんそう 葉 夏採り 生	06355	10	92.4	18	(1.7)	2.2	0.2	0.4	0	(0.3)	3.1	―	2.8	16	690	49	47
ほうれんそう 葉 冬採り 生	06356	10	92.4	18	(1.7)	2.2	0.2	0.4	0	(0.3)	3.1	―	2.8	16	690	49	47

QA　ピーマンの由来は何語？［英語　フランス語　イタリア語］▶フランス語。フランス語のこしょうを指す単語"piment"に由来するといわれている。ちなみにフランスでピーマンは、"poivre vert"と別の名称で呼ばれている。

グラフ１本分の相当量

g	亜鉛 mg	ビタミンA レチノール活性当量 µg	ビタミンA レチノール µg	ビタミンA β-カロテン当量 µg	ビタミンD µg	ビタミンE α-トコフェロール mg	ビタミンB1 mg	ビタミンB2 mg	葉酸 µg	ビタミンC mg	食塩相当量 g
2.0	2.0	20	20	200	2.0	2.0	0.20	0.20	20	20	1.0
0.3	0.2	8	(0)	99	(0)	0.2	0.03	0.03	61	19	0
0.5	0.2	15	(0)	170	(0)	0.5	0.04	0.06	22	15	2.9
7.5	1.0	620	(0)	7400	(0)	3.3	0.12	0.24	220	120	0
0.3	0.1	(0)	(0)	(0)	(0)	0	0.02	0.02	53	19	0
0.4	0.3	(0)	(0)	(0)	(0)	0.1	0.05	0.05	110	5	0.1
0.4	0.2	33	(0)	400	(0)	0.8	0.03	0.03	26	76	0
0.4	0.2	88	(0)	1100	(0)	4.3	0.06	0.14	68	170	0
0.3	0.2	17	(0)	200	(0)	2.4	0.04	0.03	54	150	0
0.1	0.2	4	0	49	(0)	0.2	Tr	0.02	12	2	0.1
1.3	0.8	33	(0)	390	(0)	3.2	0.10	0.17	160	14	0
2.0	0.7	350	(0)	4200	(0)	2.1	0.11	0.20	210	35	0
2.0	0.7	350	(0)	4200	(0)	2.1	0.11	0.20	210	20	0
2.0	0.7	350	(0)	4200	(0)	2.1	0.11	0.20	210	60	0

栽培法のいろいろ

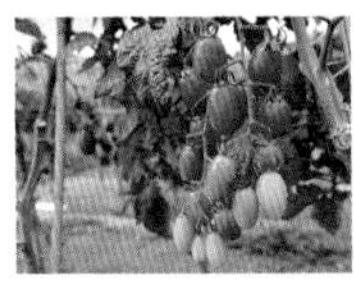

●露地栽培

最も基本的な栽培方法で、畑や花だんで栽培する。収穫量や品質が日照・降雨などの自然条件に影響されやすい。

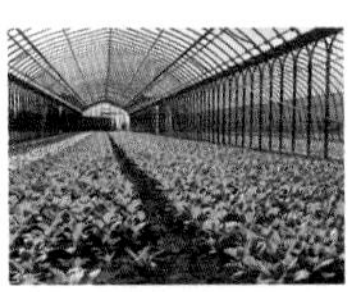

●ハウス栽培

野菜を自然環境から保護し、生産性を高めたり、収穫時期をかえるために、温室などの施設を利用して栽培する方法。

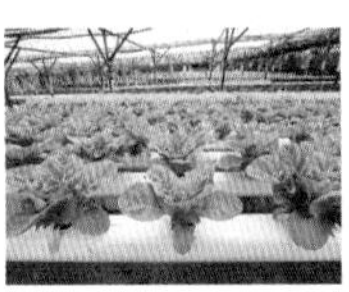

●養液栽培

土を用いず、生育に必要な成分を水溶液を与えて栽培する方法。水や肥料を与えたり、除草をおこなうなどの作業が軽減される。

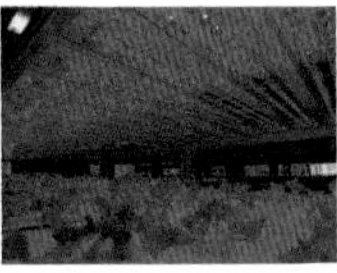

●工場栽培

養液栽培の一種。衛生管理された工場内で栽培され、養液の他成長に必要な照明の調整も可能。無農薬で季節や気候の変動の影響も少ないので、外食チェーンなどで重宝される。

季節で変わる野菜の栄養の成分値

多くの野菜が１年中楽しめるために、意識が薄れてきている野菜の旬。一般に野菜のもつ栄養の成分値は旬のときが最も多く、季節によって変化する。近年の研究によると、ほうれんそうに含まれるビタミンＣは、旬の時期には最低の月の約５倍になるという。トマトでは最低の月の1.8倍になっている。カロテンにおいても差が見られた。また、「日本食品標準成分表2020」においても、ほうれんそうのビタミンＣは、冬採りが100gあたり60mg､夏採りは20mgとある。それぞれの旬を知り、摂取することで、野菜本来がもつ味を楽しみ、高い栄養をとることができる。

●ほうれんそうのビタミンＣ含有量

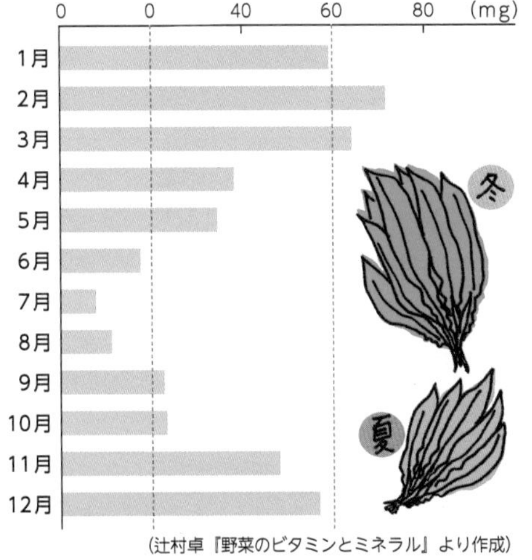

（辻村卓『野菜のビタミンとミネラル』より作成）

野菜類

ONE POINT 【復活の白菜】世田谷の「下山千歳白菜」は、ふつうの白菜の２～３倍の5kgを超える大玉であったことに加え、病害に強いことが評価されて1953年に農林省の登録を受け、関東一円で広く生産された。核家族化がすすみその大きさゆえ一時栽培が中断していたが、現在復活しつつある。

- たんぱく質の青字の数値はアミノ酸組成によるたんぱく質
- 脂質の青字の数値は脂肪酸のトリアシルグリセロール当量
- 炭水化物の青字の数値は利用可能炭水化物（質量計）
- 食物繊維総量の黒字の数値はプロスキー変法、青字の数値はAOAC 2011.25法による分析

緑黄色野菜 / 廃棄率％ / 水分g

可食部100gあたり　Tr：微量　（ ）：推計値または推計値　ー：未測定

はなっこりー
Hanakkori

アブラナ科。くせがなく甘味があり、花・葉・茎すべてが食べられる。ブロッコリーと中国野菜サイシンから産出された新種の野菜。

ブロッコリー
Broccoli ●1株=200g

野生キャベツの一変種。先端の花らい（つぼみ）と、その近くの茎を食用とする。イタリアを中心とする地域が原産地。サラダなどに使う。

みずな［水菜］
Leaf green ●1束=200～300g

京都原産の京野菜の1つで、関東では京菜ともいう。漬物・あえ物のほか、関西では鯨といっしょに「はりはり鍋」にする。

みつば［三葉］
Japanese hornwort ●5本=10g

セリ科の香味野菜。1本の葉柄に3枚の葉がつくことからこの名がある。ゆでて、おひたしやわんづまに使われる。

みょうが［茗荷］
Japanese ginger ●1茎=15～20g

茎をみょうがたけ、花をみょうがの子という。後者には夏みょうがと秋みょうががある。独特の香気があり、薬味などに使う。

めキャベツ［芽キャベツ］
Brussels sprouts ●1個=10～20g

別名子持ちかんらん、姫かんらん、姫キャベツ。成分･味はキャベツと大差ないが、甘味がある。塩ゆでし、サラダなどに使う。

もやし類
Bean sprouts ●1袋=200～300g

豆類を水に浸して、暗所に10日ほど置いて発芽させたもので、芽と茎を食べる。豆の種類により、外見も味も異なる。豆の状態よりも、発芽することでビタミンCが豊富になり、アミノ酸含有量も多くなる。炒め物・おひたし・ナムルなどに広く使われる。

●アルファルファもやし
別名糸もやし。牧草として栽培される種が元。

●だいずもやし
別名豆もやし。だいずが発芽したもので、太くて長い。歯ごたえがあり、加熱料理に向く。

●りょくとうもやし
りょくとう（➜p.56）を発芽させる。水分が多く、甘味がある。最も多く出回るもやし。

モロヘイヤ
Nalta jute ●1本=5g

古代エジプトでも食用とされていたシナノキ科の葉。くせがなく、かすかな甘味があり、刻むとオクラのような粘りがある。スープなどに。

ゆりね［百合根］
Lily bulb ●1個=70～100g

ユリの鱗茎。ヤマユリやオニユリを食用にする。ほのかな甘味がある。球形のまま姿煮、鱗片をはがして煮物、茶わん蒸しなどに利用する。

ようさい［蕹菜］
Water convolvulus ●1本=5g

つる性の茎葉を利用。茎が空洞なので空心菜（くうしんさい）、花がアサガオに似ているので朝顔菜ともいう。炒め物・おひたしなどに使う。

よもぎ［蓬］
Japanese wormwood ●1茎=5g

別名よもぎな。全国の山野に自生する。春に若葉を摘んで草もちに利用するので、もちぐさともいう。カルシウム・鉄・ビタミン類が豊富。

食品名	食品番号	廃棄率%	水分g	エネルギー kcal	たんぱく質 g	脂質 g	コレステロール mg	炭水化物 g	食物繊維総量 g	ナトリウム mg	カリウム mg	カルシウム mg	リン mg
はなっこりー 生	06392	0	89.5	34	– / 3.6	– / 0.5	–	– / 5.4	3.1 / –	5	380	51	79
ブロッコリー 花序 生	06263	35	86.2	37	3.8 / 5.4	0.3 / 0.6	0	2.3 / 6.6	– / 5.1	7	460	50	110
みずな 葉 生	06072	15	91.4	23	(1.9) / 2.2	– / 0.1	(0)	– / 4.8	– / 3.0	36	480	210	64
糸みつば 葉 生	06278	8	94.6	12	(0.8) / 0.9	– / 0.1	(0)	– / 2.9	– / 2.3	3	500	47	47
みょうが 花穂 生	06280	3	95.6	11	(0.7) / 0.9	– / 0.1	(0)	– / 2.6	– / 2.1	1	210	25	12
めキャベツ 結球葉 生	06283	0	83.2	52	(3.9) / 5.7	(0.1) / 0.1	(0)	(4.1) / 9.9	– / 5.5	5	610	37	73
アルファルファもやし 生	06286	0	96.0	11	– / 1.6	(0.1) / 0.1	(0)	(0.3) / 2.0	– / 1.4	7	43	14	37
だいずもやし 生	06287	4	92.0	29	2.9 / 3.7	1.2 / 1.5	Tr	0.6 / 2.3	– / 2.3	3	160	23	51
りょくとうもやし 生	06291	3	95.4	15	1.2 / 1.7	(0.1) / 0.1	(0)	1.3 / 2.6	– / 1.3	2	69	10	25
モロヘイヤ 茎葉 生	06293	0	86.1	36	(3.6) / 4.8	(0.4) / 0.5	(0)	0.1 / 6.3	– / 5.9	1	530	260	110
ゆりね りん茎 生	06296	10	66.5	119	(2.4) / 3.8	– / 0.1	(0)	– / 28.3	– / 5.4	1	740	10	71
ようさい 茎葉 生	06298	0	93.0	17	(1.7) / 2.2	– / 0.1	(0)	(0.9) / 3.1	– / 3.1	26	380	74	44
よもぎ 葉 生	06301	0	83.6	43	(4.2) / 5.2	– / 0.3	(0)	– / 8.7	– / 7.8	10	890	180	100

QA　ヨーロッパで「胃腸のほうき」といわれる野菜は、次のどれ？［ブロッコリー　レタス　ほうれんそう］▶ほうれんそう。由来は、ほうれんそうに含まれる食物繊維が、胃腸を整え便通をよくし、消化によいことから、そのすがた形にちなんでそう呼ばれている。

グラフ1本分の相当量

…g 2.0	亜鉛 mg 2.0	ビタミンA レチノール活性当量 µg 20	ビタミンA レチノール µg 20	ビタミンA β-カロテン当量 µg 200	ビタミンD µg 2.0	ビタミンE α-トコフェロール mg 2.0	ビタミンB₁ mg 0.20	ビタミンB₂ mg 0.20	葉酸 µg 20	ビタミンC mg 20	食塩相当量 g 1.0
0.5	0.5	97	—	1200	—	1.3	0.09	0.15	220	90	0
1.3	0.8	75	0	900	0	3.0	0.17	0.23	220	140	0
2.1	0.5	110	(0)	1300	(0)	1.8	0.08	0.15	140	55	0.1
0.9	0.1	270	(0)	3200	(0)	0.9	0.04	0.14	64	13	0
0.5	0.4	3	(0)	31	(0)	0.1	0.05	0.05	25	2	0
1.0	0.6	59	(0)	710	(0)	0.6	0.19	0.23	240	160	0
0.5	0.4	5	(0)	56	(0)	1.9	0.07	0.09	56	5	0
0.5	0.4	(0)	(0)	(Tr)	(0)	0.5	0.09	0.07	85	5	0
0.2	0.3	Tr	(0)	6	(0)	0.1	0.04	0.05	41	8	0
1.0	0.6	840	(0)	10000	(0)	6.5	0.18	0.42	250	65	0
1.0	0.7	(0)	(0)	(0)	(0)	0.5	0.08	0.07	77	9	0
1.5	0.5	360	(0)	4300	(0)	2.2	0.10	0.20	120	19	0.1
4.3	0.6	440	(0)	5300	(0)	3.2	0.19	0.34	190	35	0

注目を浴びる新しい野菜 ②

(➔p.69コラム)

●アイスプラント

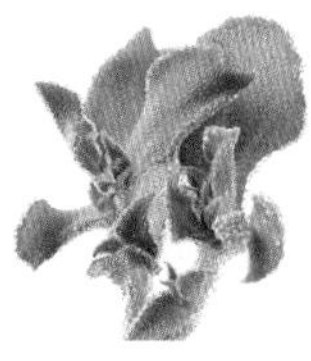

表面の氷のような粒はブラッダー細胞と呼ばれる葉の一部で、ミネラルを豊富に含む。ほのかな塩味がありシャキシャキした食感で、加熱するととろみが出る。

●ロマネスコ

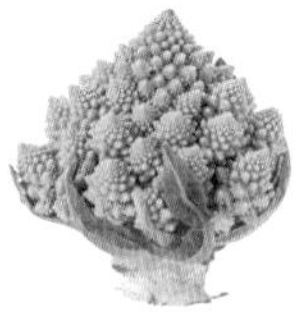

カリフラワーの一種で、味はブロッコリーに、食感はカリフラワーに近い。花蕾群の配列がフラクタル構造をもち、先が尖った螺旋状の模様を描いている。

●フェンネル

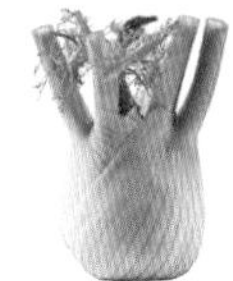

ハーブのフェンネルと異なり、フローレンス・フェンネルという種の、根本近くの肥大した鱗茎をサラダや煮物に利用する。生は強く香る。

●ルバーブ

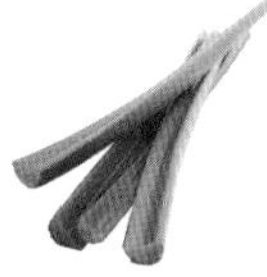

葉の軸（葉柄）を食べる。赤色や緑色があるが、味に大きな違いはない。酸味が非常に強く、加熱すると短時間で溶けるため、おもにジャムや菓子に利用する。

●エシャロット

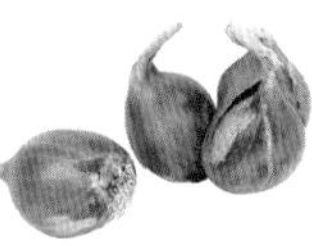

たまねぎの一種で、刺激臭や甘味が少ない。みじん切りやすりおろしをソースやドレッシングなどに利用する。別名香味たまねぎ。

スプラウト

スプラウト(sprout)とは植物の新芽の総称である。

植物の種子が発芽するとき、植物ホルモンや酵素が活性化して、種子の状態では存在していなかったたんぱく質、ビタミン類、ミネラルを生成するといわれる。スプラウトには、これから生長していくために必要な栄養分が凝縮されているわけである。

身近なスプラウトとしてもやしやかいわれだいこんなどがあるが、近年、ブロッコリー、ひまわり、そば、レッドキャベツ、マスタードなどの新芽がスプラウトの名前をつけられて出回るようになった。栄養価が高く、生食が可能で、安価に一年中安定して入手でき、家庭でも簡単に栽培できるため人気が出た。

特に、1992年アメリカのタラレー博士が、ブロッコリースプラウトには、がん予防効果の高いスルフォラファンという酵素が生長したブロッコリーの20～50倍も含まれていることを発見してから、高い関心が集まっている。

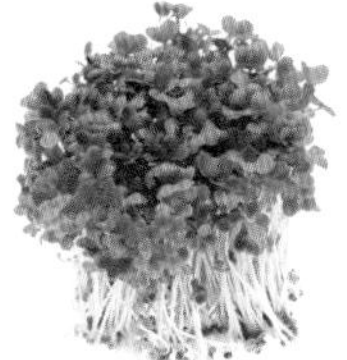

ブロッコリースプラウト

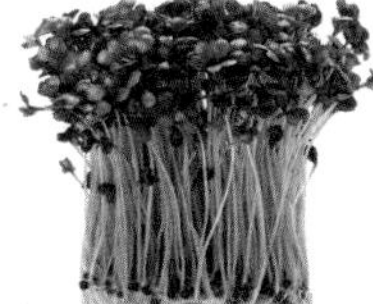

レッドキャベツスプラウト

ONE POINT 【みょうがと物忘れ】釈迦（シャカ）の弟子の中に、自分の名前を覚えることができないので、首から名札をかけていた者がいた。彼の墓に生えた草を、名前を荷（にな）って苦労したことをしのんで茗荷（みょうが）と名づけたという。ここから、みょうがを食べると物忘れがひどくなるという説ができた。

06 野菜類

- たんぱく質の青字の数値はアミノ酸組成によるたんぱく質
- 脂質の青字の数値は脂肪酸のトリアシルグリセロール当量
- 炭水化物の青字の数値は利用可能炭水化物（質量計）
- 食物繊維総量の黒字の数値はプロスキー変法、青字の数値はAOAC 2011.25法による分析

● 緑黄色野菜　廃棄率％　水分g

可食部100gあたり　Tr：微量　（ ）：推定値または推計値　ー：未測定

らっかせい［落花生］ Peanuts
●殻付き10個=25g

マメ科の1年草の種子。淡黄色の子葉を食用とする。脂肪・たんぱく質を多く含む。ゆでると、ほくほくした食感。

らっきょう類［薤］ Japanese scallion
●らっきょう1個=4～7g

●らっきょう
ユリ科の地下にできるりん茎を食用とする。特有のにおいと辛味をもつ。塩漬・甘酢漬・しょうゆ漬などにする。

●エシャレット
らっきょうを軟白栽培して若どりしたもので、1年中出回る。金山寺みそなどを添えて、生食する。エシャロット（➔p.81コラム）とは別物。

リーキ Leeks
●1本=200g

別名ポロねぎ、西洋ねぎ。ふつうのねぎより白い部分が太くて短く、甘味が強い。煮込みやスープなどに使う。

ルッコラ Rocket salad
●1茎=7g

アブラナ科。別名ロケットサラダ。ごまのような風味とぴりっとした辛味がある。地中海沿岸が原産で、サラダなどに。和名きばなすずしろ。

レタス類 Lettuce
●サラダな1株=70～100g

キク科の1年草。紀元前6世紀にはペルシャで食用にされ、中国から日本に伝わった。ちしゃという和名は、切り口から白い液が出るのを乳草と呼び、これが変化したもの。白い液はラクチュコピクリンというポリフェノールの一種で、軽い鎮静作用や催眠促進効果がある。さわやかな味わいがあり、サラダとして生で食べることができるので、調理による栄養分の損失が少ない。形状により、結球性のレタス、不完全結球のサラダな、非結球性のリーフレタス、緩い結球のコスレタスなどがある。

●サラダな
結球がゆるく、表面に光沢がある。しんなりとした歯ざわり。バターヘッド型と呼ばれる。

●サニーレタス
リーフレタスの一種。葉に縮みがあり、葉先が赤紫色のもの。別名赤ちりめんちしゃ。

●サンチュ
リーフレタスの一種。焼肉やサラダに使う。

れんこん［蓮根］ East Indian lotus root
●1節=200g

はすの根茎の肥大した部分を食用とする。穴が空いていることから、見通しがきくという意味で、縁起のよい野菜とされている。

わけぎ［分葱］ Green onion
●1わ=70g

ねぎとたまねぎの雑種。ねぎに似ているが、根元が丸みをおびている。葉は細く、濃緑色でやわらかい。ぬた・あえ物・薬味などに使われる。

わらび［蕨］ Bracken fern
●生1本=10～15g

山菜の一種。栽培もさかんに行われている。木灰（きばい）や重曹であく抜きしたものを、煮物・あえ物などにする。

ミックスベジタブル Mixed vegetables

グリンピース・スイートコーン・さいの目切りにんじんの凍結品。変色防止などのため、湯通しなどの下ごしらえ後に凍結したものが多い。

食品名	食品番号	廃棄率 %	水分 g	エネルギー kcal	たんぱく質 g（アミノ酸組成）	たんぱく質 g	脂質 g（トリアシルグリセロール当量）	脂質 g	コレステロール mg	炭水化物 g（利用可能炭水化物）	炭水化物 g	食物繊維総量 g（AOAC）	食物繊維総量 g	ナトリウム mg	カリウム mg	カルシウム mg	リン mg
らっかせい 未熟豆 生	06303	35	50.1	306	(11.2)	12.0	(23.9)	24.2	(0)	ー	12.4	ー	4.0	1	450	15	20[illegible]
らっきょう 甘酢漬	06306	0	67.5	117	(0.3)	0.4	(0.2)	0.3	(0)	ー	29.4	ー	2.9	750	9	11	[illegible]
エシャレット りん茎 生	06307	40	79.1	59	(1.4)	2.3	(0.1)	0.2	(0)	ー	17.8	ー	11.4	2	290	20	4[illegible]
リーキ りん茎葉 生	06308	35	90.8	30	(1.2)	1.6	(0.1)	0.1	(0)	(4.0)	6.9	ー	2.5	2	230	31	2[illegible]
ルッコラ 葉 生 ●	06319	2	92.7	17	ー	1.9	0.1	0.4	(0)	(0)	3.1	ー	2.6	14	480	170	4[illegible]
レタス 土耕栽培 結球葉 生	06312	2	95.9	11	0.5	0.6	Tr	0.1	(0)	1.7	2.8	ー	1.1	2	200	19	2[illegible]
サラダな 葉 生 ●	06313	10	94.9	10	0.8	1.0	0.1	0.2	(0)	0.7	2.7	ー	1.8	6	410	56	4[illegible]
サニーレタス 葉 生 ●	06315	6	94.1	15	(0.7)	1.2	(0.1)	0.2	(0)	(0.6)	3.2	ー	2.0	4	410	66	3[illegible]
サンチュ 葉 生 ●	06362	0	94.5	14	(1.0)	1.2	(0.2)	0.4	(0)	ー	2.5	ー	2.0	3	470	62	3[illegible]
れんこん 根茎 生	06317	20	81.5	66	1.3	1.9	Tr	0.1	0	13.0	15.5	ー	2.0	24	440	20	7[illegible]
わけぎ 葉 生 ●	06320	4	90.3	30	(1.1)	1.6	ー	0	(0)	ー	7.4	ー	2.8	1	230	59	2[illegible]
生わらび 生	06324	6	92.7	19	1.8	2.4	ー	0.1	(0)	ー	4.0	ー	3.6	Tr	370	12	4[illegible]
ミックスベジタブル 冷凍	06382	0	80.5	67	ー	3.0	ー	0.7	0	ー	15.1	5.9	ー	22	220	19	7[illegible]

Q&A れんこんの穴の数は一般的に何個あるといわれる？▶8～10個。真ん中に1個、その周りに7～9個。れんこんの地下茎や葉、葉柄には穴があり、これらがつながっている。その穴が通気孔となり、外の空気を根に送っている。

グラフ１本分の相当量

…g 2.0	亜鉛 mg 2.0	ビタミンA レチノール活性当量 µg 20	ビタミンA レチノール µg 20	ビタミンA β-カロテン当量 µg 200	ビタミンD µg 2.0	ビタミンE α-トコフェロール mg 2.0	ビタミンB_1 mg 0.20	ビタミンB_2 mg 0.20	葉酸 µg 20	ビタミンC mg 20	食塩相当量 g 1.0
0.9	1.2	Tr	(0)	5	(0)	7.2	0.54	0.09	150	20	0
1.8	0.1	(0)	(0)	0	–	0.2	Tr	Tr	Tr	0	1.9
0.8	0.5	2	(0)	18	(0)	0.4	0.03	0.05	55	21	0
0.7	0.3	4	(0)	45	(0)	0.3	0.06	0.08	76	11	0
1.6	0.8	300	(0)	3600	(0)	1.4	0.06	0.17	170	66	0
0.3	0.2	20	(0)	240	(0)	0.3	0.05	0.03	73	5	0
2.4	0.2	180	(0)	2200	(0)	1.4	0.06	0.13	71	14	0
1.8	0.4	170	(0)	2000	(0)	1.2	0.10	0.10	120	17	0
0.5	0.2	320	(0)	3800	(0)	0.7	0.06	0.10	91	13	0
0.5	0.3	Tr	(0)	3	(0)	0.6	0.10	0.01	14	48	0.1
0.4	0.2	220	(0)	2700	(0)	1.4	0.06	0.10	120	37	0
0.7	0.6	18	(0)	220	(0)	1.6	0.02	1.09	130	11	0
0.7	0.5	320	0	3900	0	0.3	0.14	0.07	50	9	0.1

さしみのあしらい

さしみには、せん切りにしただいこんや大葉などが一緒に盛りつけてある。こうした野菜をあしらいという。さしみの見た目を引き立てるとともに、魚のくさみや脂を口の中から取り除いたり、除菌効果があるとされている（特にわさび）。次の３種類がある。

●けん

さしみのうしろに高く盛ったり、さしみの下に敷いたりする。だいこん・にんじん・きゅうりなどをせん切りや薄切りにしたもの。

●つま

少量の野菜や海藻。大葉（葉じそ）、芽じそ、穂じそ、花丸きゅうり、いかり防風など。

●からみ

味に辛味のあるものをからみという。わさびやおろししょうがなど。

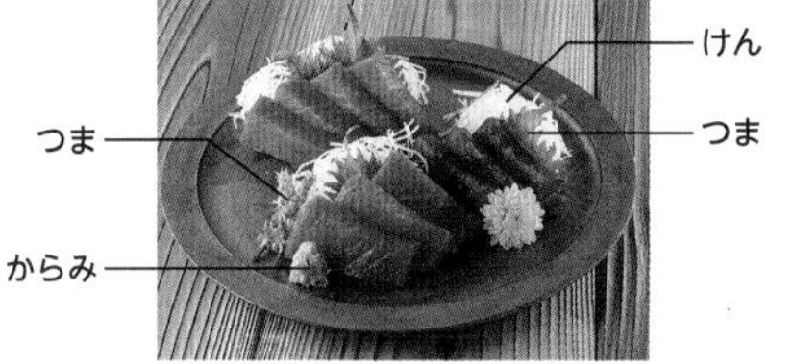

熊本名物辛子れんこん

熊本には辛子れんこんという名物がある。和辛子粉を混ぜた麦みそをれんこんの穴につめ、衣をつけて油で揚げたものである。これは、城主の健康増進を願ってつくられた。

江戸時代初期の熊本城主細川忠利は、生まれつき病弱だった。忠利を見舞った僧玄宅が造血作用のあるれんこんを食べるように勧め、藩のまかない方が辛子れんこんを完成させて献上した。忠利は喜んで食べたという。

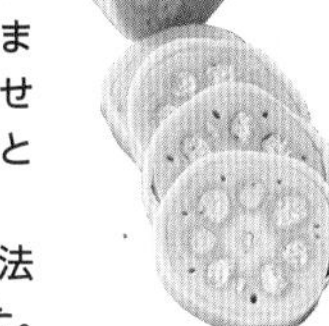

明治維新後、門外不出だった製法が一般に伝わり、熊本名物になった。

わらびもち

わらびもちは、わらび粉・砂糖・水でつくった生地に、きな粉や黒みつをかけて食べる。

わらび粉は、本来わらびの地下茎からとっていたためこの名がついたが、原料の採取・精製に手間がかかるため、近年のわらび粉はさつまいもやタピオカなどのでん粉を使用したものが多い。本物のわらび粉でつくったわらびもちは、希少な高級品となっている。江戸時代も同様で、江戸時代初期の学者、林羅山はくず粉を混ぜたわらびもちのことを書き残している。

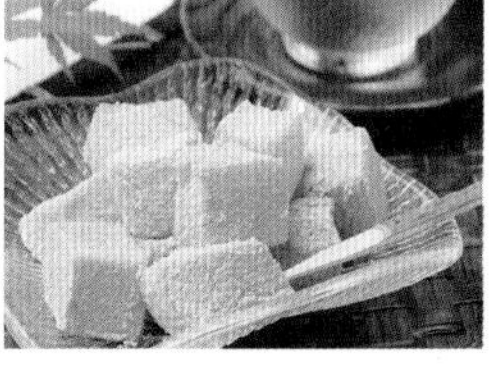

野菜類

ONE POINT 【見るところは一緒】レタスの語源はラテン語のラクチュカ（lactuca）。ラク（lac）は乳を意味する語で、レタスの葉や茎を切ると乳に似た白い液が出ることに由来する。一方、和名では"ちしゃ"というが、乳草→ちしゃとなったといわれる。注目するところは一緒なんだね。

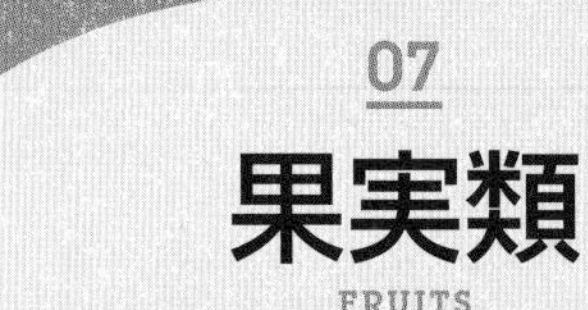

07 果実類

FRUITS

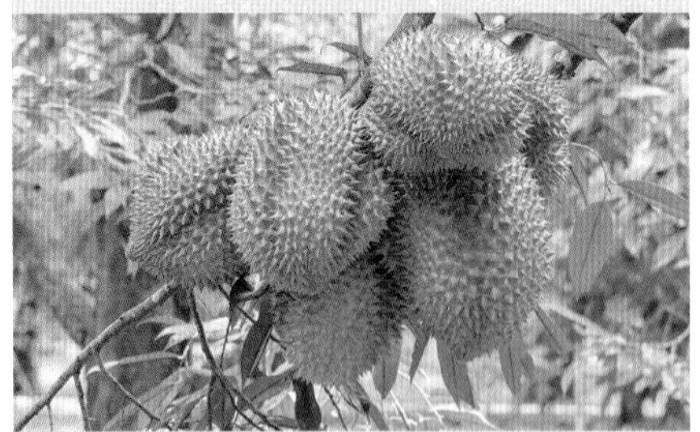

たわわに実るドリアン

果実は、木の実や種実など植物の実を食用とするもので、特有の芳香、色、みずみずしさをもつ季節感あふれる食品である。日本では、平安時代頃までは果物が菓子であり、江戸時代には水菓子と呼ばれた。戦後には、さまざまな果実が盛んに栽培されるとともに、輸入果実も増えた。現在、生食することが多いが、ドライフルーツ・ジャム・ゼリー・ジュース・果実酒などにも加工される。乾燥させた場合、糖分の濃度が高くなり、保存に適する。また、果物はビタミン源とされることが多いが、乾燥した国では水分の補給源としても重要である。

栄養上の特性

甘味成分としてぶどう糖、果糖、しょ糖などを、酸味成分としてリンゴ酸、クエン酸などを含む。また、タンニンを含むものもあり、これが渋みや切り口の褐変の原因となる。生食することが多いので、栄養素の損失がないというメリットもあり、ビタミンCの最適な供給源となっている。あんず、かき、びわなどのように着色の著しい黄肉果実および乾果には、カロテンが多く含まれる。ビタミン以外ではミネラルのカリウムに富んでいる。いちじく、パインアップル、パパイアのようにたんぱく質を分解する酵素をもつものもある。ただし、糖分を多量に含むものがあり、糖尿病の人は注意が必要。

果実類の分類

果菜類	草本の果実	メロン、いちご、すいかなど
仁果類	子房壁が発達して果実になったもの	りんご、なし、びわなど
準仁果類	子房の外果皮中に、中果皮が発達したもの	柑橘類、かきなど
漿果類（液果類）	1果が1子房からできている	ぶどう、バナナ、パインアップルなど
核果類	子房の内果皮がかたい核になり、その中に種子があるもの	もも、うめ、あんず、さくらんぼなど
熱帯果類	輸入される果実をさした便宜的な呼称。国内でも若干生産がある	バナナ、ココナッツ、パパイア、マンゴー、ライチー、マンゴスチンなど

●果実の部位の名称

［仁果類］りんご

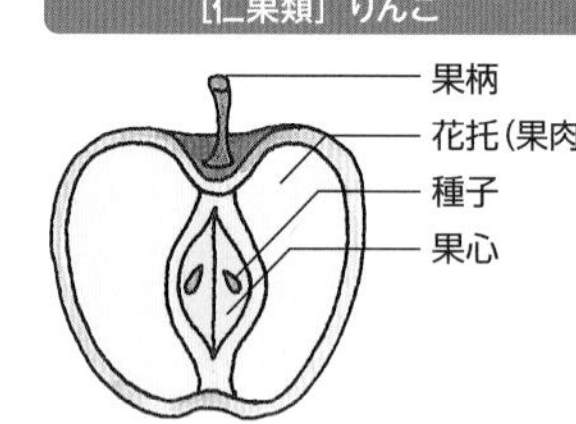

［準仁果類］みかん

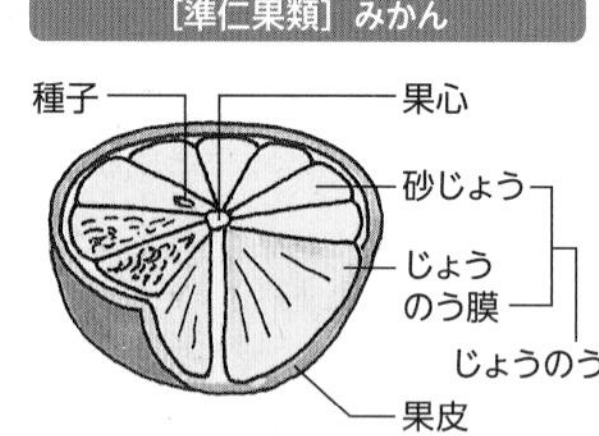

［核果類］もも

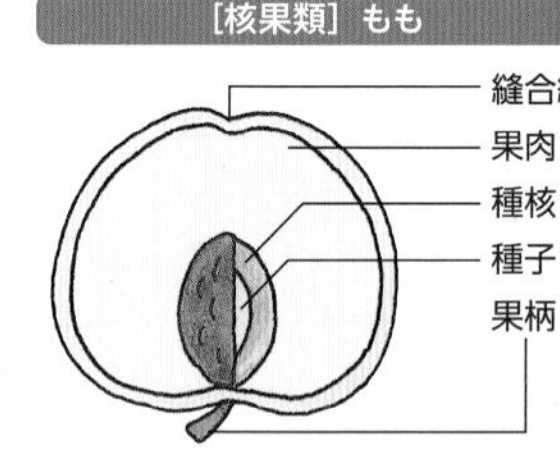

- たんぱく質の青字の数値はアミノ酸組成によるたんぱく質
- 脂質の青字の数値は脂肪酸のトリアシルグリセロール当量
- 炭水化物の青字の数値は利用可能炭水化物（質量計）
- 食物繊維総量の黒字の数値はプロスキー変法、青字の数値はAOAC 2011.25法による分析

可食部100gあたり　Tr：微量　（ ）：推定値または推計値　—：未測定

食品	説明	食品名・番号	廃棄率%	水分g	エネルギー kcal	たんぱく質 g	脂質 g	コレステロール mg	炭水化物 g	食物繊維総量 g	ナトリウム mg	カリウム mg	カルシウム mg	リン mg
					200	20.0	20.0	100	20.0	2.0	200	200	200	200
あけび［通草］ Akebia ●1個=50g	つる性の植物で、本州以南に自生。熟すと果皮が紫になって割れ、果肉は半透明の白いゼリー状。市場には割れる前のものが出回る。	果肉 生 07001	0	77.1	89	— 0.5	— 0.1	0	— 22.0	— 1.1	Tr	95	11	22
アサイー Acai ●10粒=10g	ヤシ科。果実は直径1～1.2cmの黒紫色。果肉は5%ほどで水分が少ない。果肉をピューレー状にして、スムージーなどにする。	冷凍 無糖 07181	0	87.7	62	— 0.9	— 5.3	—	0.2 5.0	4.7 —	11	150	45	19
アセロラ Acerola ●1個=6g	西インド諸島から南米原産のトロピカルフルーツ。ビタミンCの含有量がレモンの17倍もある。生食のほかジュース、ゼリーなど。	果実飲料 10%果汁入り飲料 07004	0	89.4	42	— 0.1	— 0	0	— 10.5	— 0.2	1	13	1	2
アボカド Avocados ●中1個=200g	中南米原産のトロピカルフルーツ。「森のバター」といわれるほど栄養豊富で、サラダなどに野菜として用いられることが多い。	生 07006	30	71.3	176	1.6 2.1	15.5 17.5	Tr	(0.8) 7.9	— 5.6	7	590	8	52
あんず［杏］ Apricots ●1個=70g	別名アプリコット。中国東北部原産で平安時代に伝来。果実は独特の芳香と甘酸っぱさをもち、ジャム・缶詰などに加工されることが多い。	生 07007	5	89.8	37	(0.8) 1.0	(0.2) 0.3	(0)	(4.7) 8.5	— 1.6	2	200	9	15
いちじく［無花果］ Figs ●1個=50g	地中海地方原産で、果実の内側の花も食用とする。生食のほか、乾果・ジャムなどにも加工される。酵素（フィシン）が消化を助ける。	生 07015	15	84.6	57	0.4 0.6	(0.1) 0.1	(0)	(11.0) 14.3	— 1.9	2	170	26	16

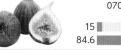

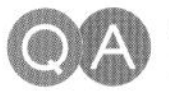
QA 果物を食べると太りそうなんだけど？▶果物に含まれる果糖は砂糖よりも甘く感じるため、甘い＝高カロリーと誤解されているのかも。果物のカロリーは約50kcal（100gあたりの平均）しかないので、特別心配する必要はない。多くのビタミンを含むので、毎日摂るように心がけよう。

選び方・保存のしかた

●いちご　果実は全体に濃い赤色でつやのあるもの。
●うんしゅうみかん　色が濃く、つやのあるもの。
●かき　皮につやとはりがあり、重みのあるもの。
●グレープフルーツ　どっしりと重いもの。
●すいか　叩くと、ややにごった音がすれば食べ頃。
●バナナ　果実に丸みがあり房がそろっているもの。
●ぶどう　色が濃く、粒がそろっていて果皮全体に白い粉がふき、果軸が緑で太いもの。
●もも　全体に色が回っているもの。
●りんご　かたく、花落ちがふくらみ、全体に色が回っているもの。
●保存のしかた　ほとんどの果実は、5℃前後の低温で乾燥させないように保存する。バナナなどの亜熱帯産の果実は低温に弱く、皮が黒ずむなどの低温障害を起こすので冷蔵庫には入れない。

●果実の糖分（%）

果実	果糖	ぶどう糖	しょ糖	合計
バナナ	2.0	6.0	10.0	18.0
ぶどう	6.9	8.1	0	15.0
りんご	6.2	2.6	1.9	10.7
うんしゅうみかん	1.1	1.5	6.0	8.6
なし	4.5	1.9	1.2	7.6
もも（黄）	0.9	0.8	5.1	6.8
いちご	1.6	1.4	0.1	3.1

（山崎清子他「調理と理論」同文書院）

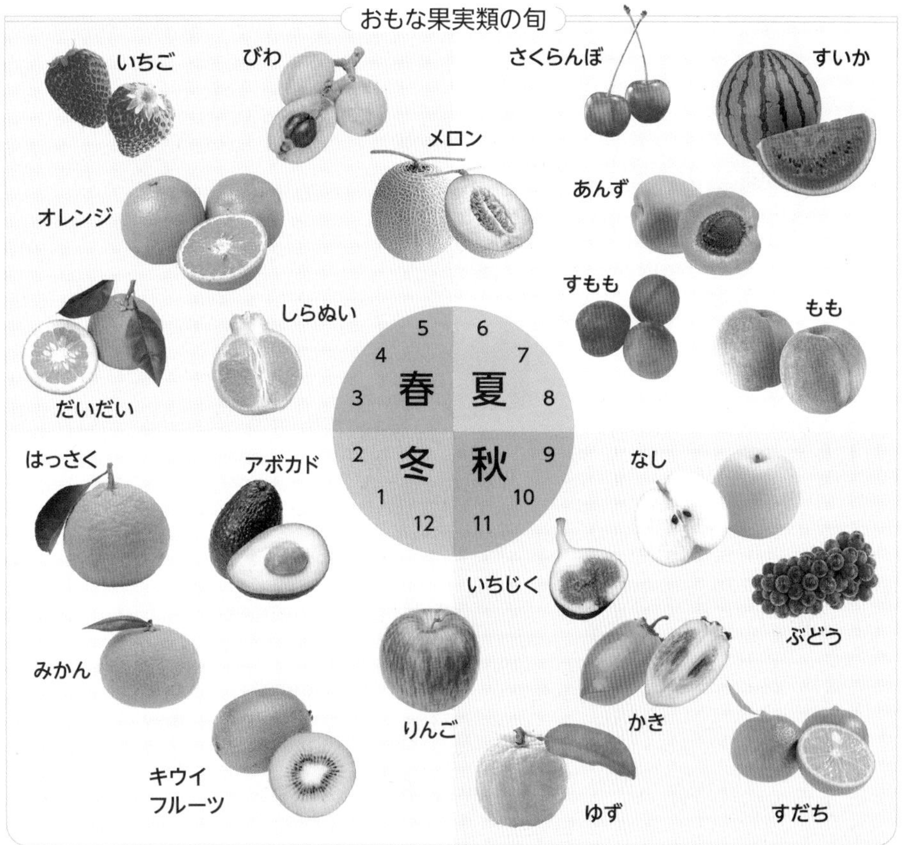

グラフ1本分の相当量

鉄 mg 2.0	亜鉛 mg 2.0	ビタミンA レチノール活性当量 µg 20	レチノール µg 20	β-カロテン当量 µg 200	ビタミンD µg 2.0	ビタミンE α-トコフェロール mg 2.0	ビタミンB1 mg 0.20	ビタミンB2 mg 0.20	葉酸 µg 20	ビタミンC mg 20	食塩相当量 g 1.0
0.3	0.1	(0)	(0)	0	(0)	0.2	0.07	0.03	30	65	0
0.5	0.3	34	–	410	–	3.7	0.03	0.06	13	1	0
0.1	0.1	3	0	35	(0)	0.1	Tr	Tr	5	120	0
0.6	0.7	7	(0)	87	(0)	3.3	0.09	0.20	83	12	0
0.3	0.1	120	(0)	1500	(0)	1.7	0.02	0.02	2	3	0
0.3	0.2	1	(0)	18	(0)	0.4	0.03	0.03	22	2	0

「スーパーフード」って？

1980年代の北米で食事療法を研究していた医師や専門家たちが、植物由来の食品の中で、ビタミンやミネラル、アミノ酸などの栄養素を突出して多く含む食品をスーパーフードと名付けた。日本スーパーフード協会による定義は、下記の通り。

- 栄養バランスに優れ、一般的な食品より栄養価が高い食品であること。あるいは、ある一部の栄養・健康成分が突出して多く含まれる食品であること。
- 一般的な食品とサプリメントの中間にくるような存在で、料理の食材としての用途と健康食品としての用途をあわせもつ。

具体的には、アセロラ（➔p.84）やココナッツ（➔p.60、90）などのほか、アサイー（➔p.91）やチアシード（➔p.60）などがあげられている。

ただし、「栄養価が高い」といっても、国や公的機関などによる厳密な定義はない。また食べ過ぎると、栄養素の過剰摂取やカロリー過多となる場合もある。

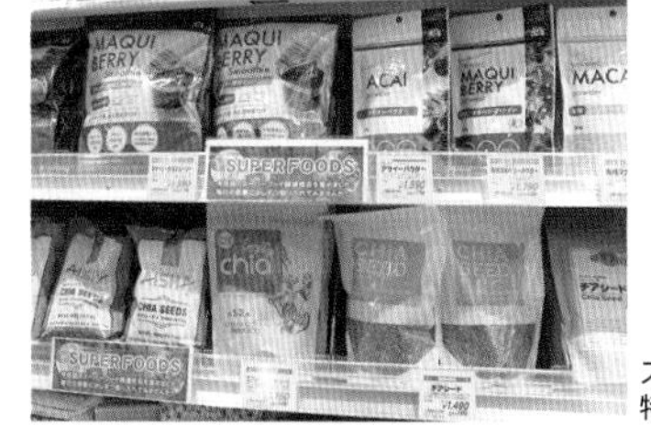

スーパーフード特設コーナー

果実類

ONE POINT 【いちじくには酵素がたっぷり】いちじくはフィシン以外にも、でん粉分解酵素のアミラーゼ、脂肪分解酵素のリパーゼなどいろいろな酵素をもつため、消化作用、整腸作用、便通作用などの効果があるとされる。昔の人は体験から「いちじくは腹薬」といっていた。

- たんぱく質の青字の数値はアミノ酸組成によるたんぱく質
- 脂質の青字の数値は脂肪酸のトリアシルグリセロール当量
- 炭水化物の青字の数値は利用可能炭水化物（質量計）
- 食物繊維総量の黒字の数値はプロスキー変法、青字の数値はAOAC 2011.25法による分析

可食部100gあたり　Tr：微量　（ ）：推定値または推計値　ー：未測定

いちご［苺］
Strawberries　●1個=15～20g

18世紀頃に現在のように甘くて大粒のいちごがつくり出され、19世紀の江戸時代末期にオランダから日本に入ったため、オランダいちごとも呼ばれる。食用にする部分は花托（かたく）が発達したもので、表面についている粒が種子である。代表的な品種は、とよのか・女峰・とちおとめ・あまおうなど。生食のほか、ジャムなどの加工品やケーキなどの飾りに使う。

うめ［梅］
Japanese apricots　●梅干し1個=10g

中国原産で、日本でも梅干し用の果実として古くから親しまれてきた。酸が多いので生食には向かず、加工品として利用される。

オリーブ
Olives　●1個=3g

地中海沿岸原産。果実に苦味成分があるため、未熟な緑色果を塩蔵品としたのがグリーンオリーブ。完熟果からオリーブ油をとる。

かき［柿］
Japanese persimmons　●甘がき中1個=150～200g

甘がき（富有・次郎など）と渋がき（平核無（ひらたねなし）など）がある。ビタミンA・Cが豊富。渋味成分はタンニンの一種。干しがきは、渋がきの皮をむいて干し、甘くしたもの。乾燥させて半分ほど水分が飛んだ干しがきをあんぽがき、さらに乾燥させて白い粉がついた干しがきを枯露（ころ）がきという。白い粉は、甘味成分の一種でグルコースの結晶。

キワノ
Kiwano　●1個=200g

アフリカ原産のトロピカルフルーツ。別名角メロン。表面にとげ状の突起が何本もある。果肉は種を含んだ緑色のゼリー状で、甘酸っぱい。

いよかん［伊予柑］
Iyo　●中1個=200～250g

みかん類とオレンジ類の雑種の1つで、愛媛県で多くつくられる。果皮はむきやすく、果肉はやわらかく、多汁である。

うんしゅうみかん［温州蜜柑］
Satsuma mandarins　●1個=100g

一般にみかんと呼ばれる。果実はへん円形で赤橙色。つぶつぶした果肉部分（砂じょう）と、それらを包む膜を含めてじょうのうという。果肉は多汁でやわらかく、甘味と酸味が適度に調和し、種子のないものが多い。うんしゅうみかんは、ハウス栽培（5月頃～）、極早生（青みかん9月上旬～）、早生（10月下旬～）、普通温州（11月～12月）とつないで、1年中出回る。生産量は、日本の果実の中でずばぬけて多い。おもな産地のほとんどが、関東以南の太平洋や瀬戸内海に面した沿岸地である。未熟な頃には酸が多く、糖分は少ないが、成熟するにつれて酸はしだいに減少し、糖分が増加する。ビタミンC、カロテンとも多い。生食のほか、缶詰・ジュース・ジャム・シロップなどの原料になる。皮を乾燥したものは陳皮（ちんぴ）といい、香辛料として七味唐辛子に利用したり、漢方薬にする。日本以外では、スペインやトルコ・韓国などでも栽培されている。

オロブランコ
Oroblanco　●1個=250g

グレープフルーツとぶんたんの交配種。形も大きさもグレープフルーツに似ているが果皮は緑色で甘味が強い。スィーティーとも呼ぶ。

食品名	食品番号	廃棄率 %	水分 g	エネルギー kcal	たんぱく質 g（アミノ酸組成）	たんぱく質 g	脂質 g（トリアシルグリセロール当量）	脂質 g	コレステロール mg	炭水化物 g（利用可能炭水化物）	炭水化物 g	食物繊維総量 g（AOAC）	食物繊維総量 g	ナトリウム mg	カリウム mg	カルシウム mg	リン mg
いちご 生	07012	2	90.0	31	0.7	0.9	0.1	0.1	0	(5.9)	8.5	―	1.4	Tr	170	17	31
いちご ジャム 低糖度	07014	0	50.7	194	(0.4)	0.5	(0.1)	0.1	(0)	―	48.4	―	1.1	12	79	12	14
うめ 梅干し 調味漬	07023	25	68.7	90	―	1.5	(0.4)	0.6	(0)	―	21.1	―	2.5	3000	130	25	15
オリーブ 塩漬 グリーンオリーブ	07037	25	75.6	148	(0.7)	1.0	(14.6)	15.0	(0)	(0)	4.5	―	3.3	1400	47	79	8
かき 甘がき 生	07049	9	83.1	63	0.3	0.4	0.1	0.2	0	13.1	15.9	―	1.6	1	170	9	14
かき 干しがき	07051	8	24.0	274	(1.0)	1.5	(0.8)	1.7	(0)	―	71.3	―	14.0	4	670	27	62
キワノ 生	07055	40	89.2	41	―	1.5	―	0.9	0	―	8.0	―	2.6	2	170	10	42
いよかん 砂じょう 生	07018	40	86.7	50	(0.5)	0.9	―	0.1	(0)	―	11.8	―	1.1	2	190	17	18
うんしゅうみかん じょうのう 普通 生	07027	20	86.9	49	0.4	0.7	Tr	0.1	0	8.9	12.0	―	1.0	1	150	21	15
うんしゅうみかん 砂じょう 普通 生	07029	25	87.4	49	(0.4)	0.7	(Tr)	0.1	(0)	9.5	11.5	―	0.4	1	150	15	15
うんしゅうみかん 果実飲料 果粒入りジュース	07032	0	86.7	53	(0.1)	0.2	(0)	Tr	(0)	―	13.0	―	Tr	4	33	5	4
うんしゅうみかん 缶詰 果肉	07035	0	83.8	63	―	0.5	(Tr)	0.1	(0)	―	15.3	―	0.5	4	75	8	8
オロブランコ 砂じょう 生	07048	45	88.7	43	(0.5)	0.8	―	0.1	0	―	10.1	―	0.9	1	150	12	19

Q&A 日本での名前が、海外でもそのまま呼ばれているくだものは次のうちどれ？［なし　さくらんぼ　もも　かき］▶かき。ヨーロッパの多くの都市では"kaki"あるいは"caki"で通じてしまう。フランス語では正式に"カキ　デュ　ジャポン=kaki du Japon"と呼ばれている。

g 2.0	亜鉛 mg 2.0	ビタミンA レチノール活性当量 µg 20	レチノール µg 20	β-カロテン当量 µg 200	ビタミンD µg 2.0	ビタミンE α-トコフェロール mg 2.0	ビタミンB1 mg 0.20	ビタミンB2 mg 0.20	葉酸 µg 20	ビタミンC mg 20	食塩相当量 g 1.0
0.3	0.2	1	(0)	18	(0)	0.4	0.03	0.02	90	62	0
0.4	0.1	(0)	(0)	Tr	(0)	0.2	0.01	0.01	27	10	0
2.4	0.1	Tr	(0)	4	(0)	0.2	0.01	0.01	0	0	7.6
0.3	0.2	38	(0)	450	(0)	5.5	0.01	0.02	3	12	3.6
0.2	0.1	35	(0)	420	(0)	0.1	0.03	0.02	18	70	0
0.6	0.2	120	(0)	1400	(0)	0.4	0.02	0	35	2	0
0.4	0.4	3	(0)	36	(0)	0.7	0.03	0.01	2	2	0
0.2	0.1	13	(0)	160	(0)	0.1	0.06	0.03	19	35	0
0.2	0.1	84	(0)	1000	(0)	0.4	0.10	0.03	22	32	0
0.1	0.1	92	(0)	1100	(0)	0.4	0.09	0.03	22	33	0
0.1	Tr	18	(0)	220	(0)	0.1	0.02	0.01	0	12	0
0.4	0.1	34	(0)	410	(0)	0.5	0.05	0.02	12	15	0
0.2	0.1	Tr	(0)	5	(0)	0.3	0.09	0.02	34	38	0

グラフ１本分の相当量

果実の輸入量とおもな輸入先(2020年)

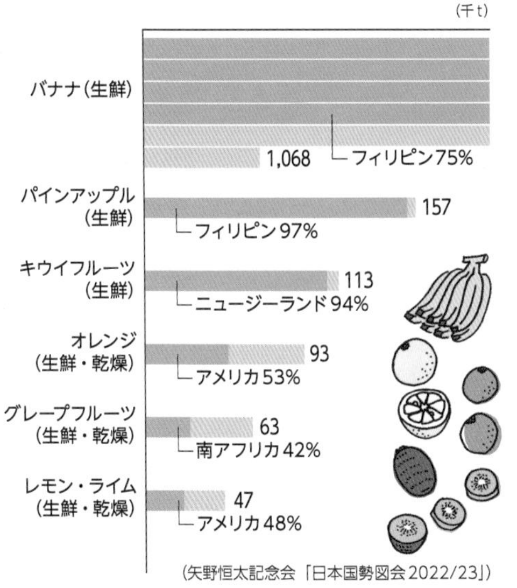

(矢野恒太記念会「日本国勢図会 2022/23」)

甘がきのおもな品種

●富有（ふゆう）
岐阜原産。甘味が多くやわらか。日持ちする。

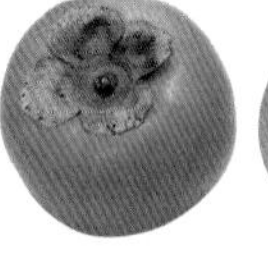
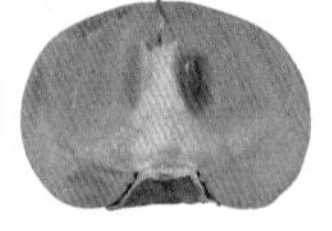

●次郎
静岡原産。江戸末期から栽培される。甘味が多くややかため。

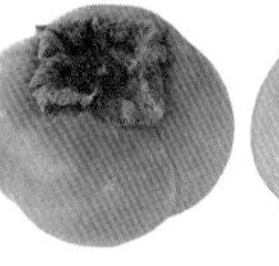
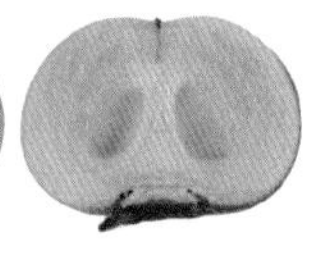

●筆柿
愛知原産。小ぶりで筆の形をしており、歯ごたえがある。

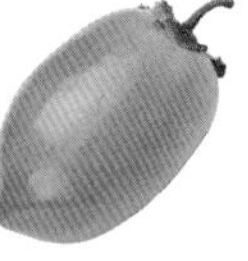
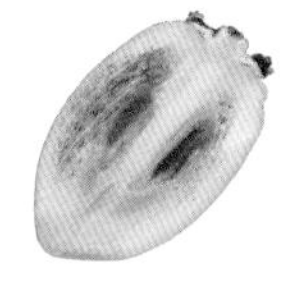

ストレートジュースVS濃縮還元ジュース

みかんに限らず、ジュースには「ストレート」と「濃縮還元」があって、どちらも果汁100%となっているけど、これって何が違うのだろう？

これは、製法の違いによるもの。ストレートはその名の通り、果汁を搾ってそのまま容器に詰めたもの。収穫された果物をすぐに搾ってジュースにしているため、旬の味が楽しめる。

一方、濃縮還元は、搾った果汁から水分を蒸発させて4～6倍程度まで濃縮して冷凍保存する。使うときには水を加えて元の濃度に戻す（蒸発工程中に香りが飛ぶため「香料」を加えることもある）。濃縮させることで保管費や運搬費が安く済み、1年中安定的に流通できるという利点もある。

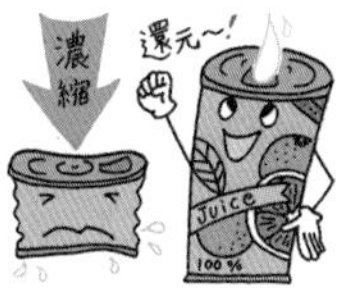

果実類

ONE POINT 【オリーブと鳩】オリーブの木は、鳩とともに平和の象徴とされることが多い。これは、旧約聖書のノアの箱船伝説に基づいている。神が起こした大洪水のあと、陸地を探すためにノアが放った鳩がオリーブの枝をくわえて帰ってきたということに由来する。

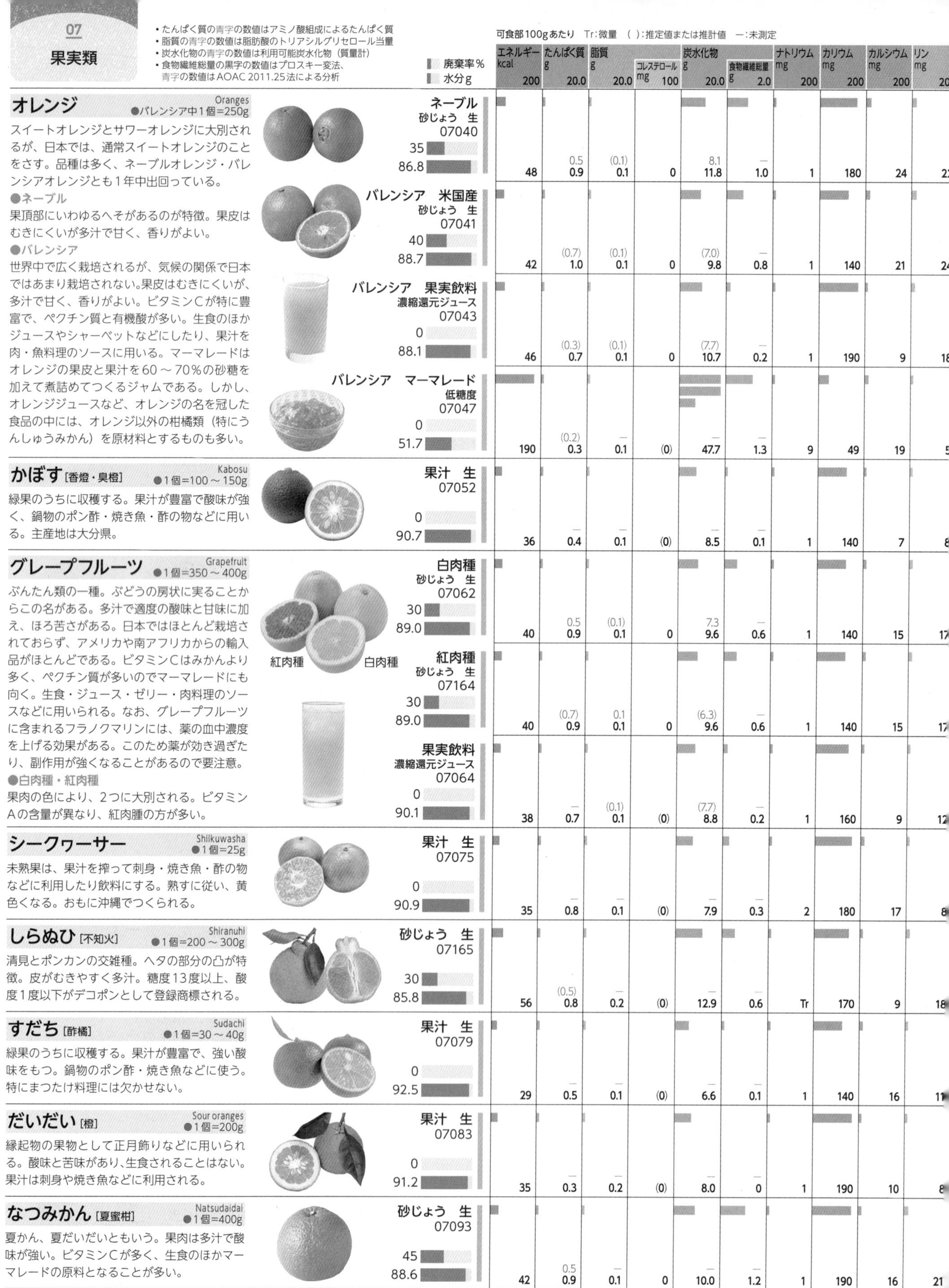

07 果実類

- たんぱく質の青字の数値はアミノ酸組成によるたんぱく質
- 脂質の青字の数値は脂肪酸のトリアシルグリセロール当量
- 炭水化物の青字の数値は利用可能炭水化物（質量計）
- 食物繊維総量の黒字の数値はプロスキー変法、青字の数値はAOAC 2011.25法による分析

廃棄率％　水分g

可食部100gあたり　Tr：微量　（ ）：推定値または推計値　ー：未測定

オレンジ　Oranges

●バレンシア中1個=250g

スイートオレンジとサワーオレンジに大別されるが、日本では、通常スイートオレンジのことをさす。品種は多く、ネーブルオレンジ・バレンシアオレンジとも1年中出回っている。

●ネーブル
果頂部にいわゆるへそがあるのが特徴。果皮はむきにくいが多汁で甘く、香りがよい。

●バレンシア
世界中で広く栽培されるが、気候の関係で日本ではあまり栽培されない。果皮はむきにくいが、多汁で甘く、香りがよい。ビタミンCが特に豊富で、ペクチン質と有機酸が多い。生食のほかジュースやシャーベットなどにしたり、果汁を肉・魚料理のソースに用いる。マーマレードはオレンジの果皮と果汁を60～70％の砂糖を加えて煮詰めてつくるジャムである。しかし、オレンジジュースなど、オレンジの名を冠した食品の中には、オレンジ以外の柑橘類（特にうんしゅうみかん）を原材料とするものも多い。

かぼす［香橙・臭橙］　Kabosu

●1個=100～150g

緑果のうちに収穫する。果汁が豊富で酸味が強く、鍋物のポン酢・焼き魚・酢の物などに用いる。主産地は大分県。

グレープフルーツ　Grapefruit

●1個=350～400g

ぶんたん類の一種。ぶどうの房状に実ることからこの名がある。多汁で適度の酸味と甘味に加え、ほろ苦さがある。日本ではほとんど栽培されておらず、アメリカや南アフリカからの輸入品がほとんどである。ビタミンCはみかんより多く、ペクチン質が多いのでマーマレードにも向く。生食・ジュース・ゼリー・肉料理のソースなどに用いられる。なお、グレープフルーツに含まれるフラノクマリンには、薬の血中濃度を上げる効果がある。このため薬が効き過ぎたり、副作用が強くなることがあるので要注意。

●白肉種・紅肉種
果肉の色により、2つに大別される。ビタミンAの含量が異なり、紅肉腫の方が多い。

紅肉種　白肉種

シークヮーサー　Shikuwasha

●1個=25g

未熟果は、果汁を搾って刺身・焼き魚・酢の物などに利用したり飲料にする。熟すに従い、黄色くなる。おもに沖縄でつくられる。

しらぬひ［不知火］　Shiranuhi

●1個=200～300g

清見とポンカンの交雑種。ヘタの部分の凸が特徴。皮がむきやすく多汁。糖度13度以上、酸度1度以下がデコポンとして登録商標される。

すだち［酢橘］　Sudachi

●1個=30～40g

緑果のうちに収穫する。果汁が豊富で、強い酸味をもつ。鍋物のポン酢・焼き魚などに使う。特にまつたけ料理には欠かせない。

だいだい［橙］　Sour oranges

●1個=200g

縁起物の果物として正月飾りなどに用いられる。酸味と苦味があり、生食されることはない。果汁は刺身や焼き魚などに利用される。

なつみかん［夏蜜柑］　Natsudaidai

●1個=400g

夏かん、夏だいだいともいう。果肉は多汁で酸味が強い。ビタミンCが多く、生食のほかマーマレードの原料となることが多い。

食品名	食品番号	廃棄率％	水分g	エネルギー kcal	たんぱく質 g	脂質 g	コレステロール mg	炭水化物 g	食物繊維総量 g	ナトリウム mg	カリウム mg	カルシウム mg	リン mg
オレンジ ネーブル 砂じょう 生	07040	35	86.8	48	0.5 / 0.9	(0.1) / 0.1	0	8.1 / 11.8	— / 1.0	1	180	24	22
オレンジ バレンシア 米国産 砂じょう 生	07041	40	88.7	42	(0.7) / 1.0	(0.1) / 0.1	0	(7.0) / 9.8	— / 0.8	1	140	21	24
オレンジ バレンシア 果実飲料 濃縮還元ジュース	07043	0	88.1	46	(0.3) / 0.7	(0.1) / 0.1	0	(7.7) / 10.7	— / 0.2	1	190	9	18
オレンジ バレンシア マーマレード 低糖度	07047	0	51.7	190	(0.2) / 0.3	— / 0.1	(0)	— / 47.7	— / 1.3	9	49	19	5
かぼす 果汁 生	07052	0	90.7	36	— / 0.4	— / 0.1	(0)	— / 8.5	— / 0.1	1	140	7	8
グレープフルーツ 白肉種 砂じょう 生	07062	30	89.0	40	0.5 / 0.9	(0.1) / 0.1	0	7.3 / 9.6	— / 0.6	1	140	15	17
グレープフルーツ 紅肉種 砂じょう 生	07164	30	89.0	40	(0.7) / 0.9	0.1 / 0.1	0	(6.3) / 9.6	— / 0.6	1	140	15	17
グレープフルーツ 果実飲料 濃縮還元ジュース	07064	0	90.1	38	— / 0.7	(0.1) / 0.1	(0)	(7.7) / 8.8	— / 0.2	1	160	9	12
シークヮーサー 果汁 生	07075	0	90.9	35	— / 0.8	— / 0.1	(0)	— / 7.9	— / 0.3	2	180	17	8
しらぬひ 砂じょう 生	07165	30	85.8	56	(0.5) / 0.8	— / 0.2	(0)	— / 12.9	— / 0.6	Tr	170	9	18
すだち 果汁 生	07079	0	92.5	29	— / 0.5	— / 0.1	(0)	— / 6.6	— / 0.1	1	140	16	11
だいだい 果汁 生	07083	0	91.2	35	— / 0.3	— / 0.2	(0)	— / 8.0	— / 0	1	190	10	8
なつみかん 砂じょう 生	07093	45	88.6	42	0.5 / 0.9	— / 0.1	0	— / 10.0	— / 1.2	1	190	16	21

QA シークヮーサーって、どういう意味？▶シークヮーサーは琉球諸島及び台湾に自生している果実。名前は沖縄の方言から来ている。「シー」は沖縄の方言ですっぱいという意味、「クヮーサー」は食べさせるという意味があるとされる。

グラフ１本分の相当量

鉄 mg	亜鉛 mg	ビタミンA レチノール活性当量 µg	ビタミンA レチノール µg	ビタミンA β-カロテン当量 µg	ビタミンD µg	ビタミンE α-トコフェロール mg	ビタミンB1 mg	ビタミンB2 mg	葉酸 µg	ビタミンC mg	食塩相当量 g
2.0	2.0	20	20	200	2.0	2.0	0.20	0.20	20	20	1.0
0.2	0.1	11	(0)	130	(0)	0.3	0.07	0.04	34	60	0
0.3	0.2	10	(0)	120	(0)	0.3	0.10	0.03	32	40	0
0.1	0.1	4	(0)	47	(0)	0.3	0.07	0.02	27	42	0
0.2	Tr	5	(0)	56	(0)	0.4	0.01	0	3	4	0
0.1	Tr	1	(0)	10	(0)	0.1	0.02	0.02	13	42	0
Tr	0.1	(0)	(0)	0	(0)	0.3	0.07	0.03	15	36	0
Tr	0.1	34	(0)	410	(0)	0.3	0.07	0.03	15	36	0
0.1	Tr	10	(0)	110	(0)	0.2	0.06	0.02	10	53	0
0.1	0.1	7	(0)	89	(0)	0.5	0.08	0.03	7	11	0
0.1	0.1	30	(0)	360	(0)	0.3	0.09	0.03	17	48	0
0.2	0.2	0	0	Tr	(0)	0.3	0.03	0.02	13	40	0
0.1	Tr	2	(0)	18	(0)	0.1	0.03	0.02	13	35	0
0.2	0.1	7	(0)	85	(0)	0.3	0.08	0.03	25	38	0

日本の果実の主産地(2020年)

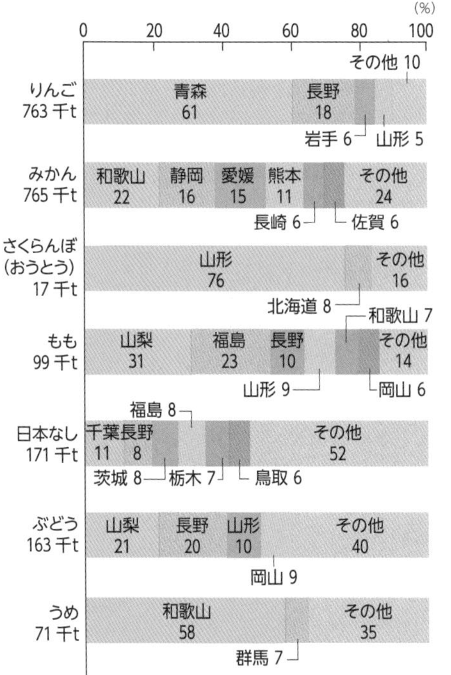

(矢野恒太記念会「日本国勢図会2022/23」)

おもな柑橘類の系統

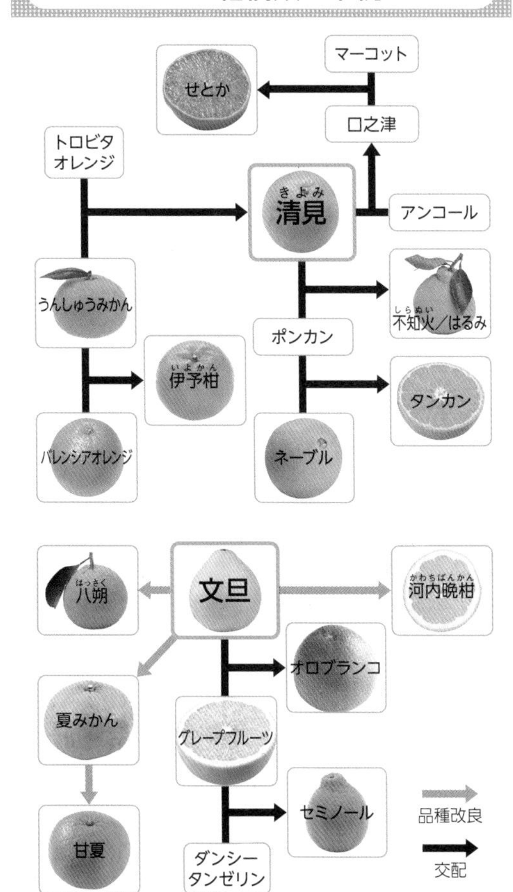

果実類

ONE POINT 【かぼすvsすだちvsシークヮーサー】香酸柑橘という種類でレモンやライムと同じ仲間。３つを酸味が強い順に並べると、かぼす→すだち→シークヮーサーといった感じ。実はサイズも大きい順に並べると、同じ並びになる。

- たんぱく質の青字の数値はアミノ酸組成によるたんぱく質
- 脂質の青字の数値は脂肪酸のトリアシルグリセロール当量
- 炭水化物の青字の数値は利用可能炭水化物（質量計）
- 食物繊維総量の黒字の数値はプロスキー変法、青字の数値はAOAC 2011.25法による分析

廃棄率％　水分g

可食部100gあたり　Tr：微量　（　）：推定値または推計値　ー：未測定

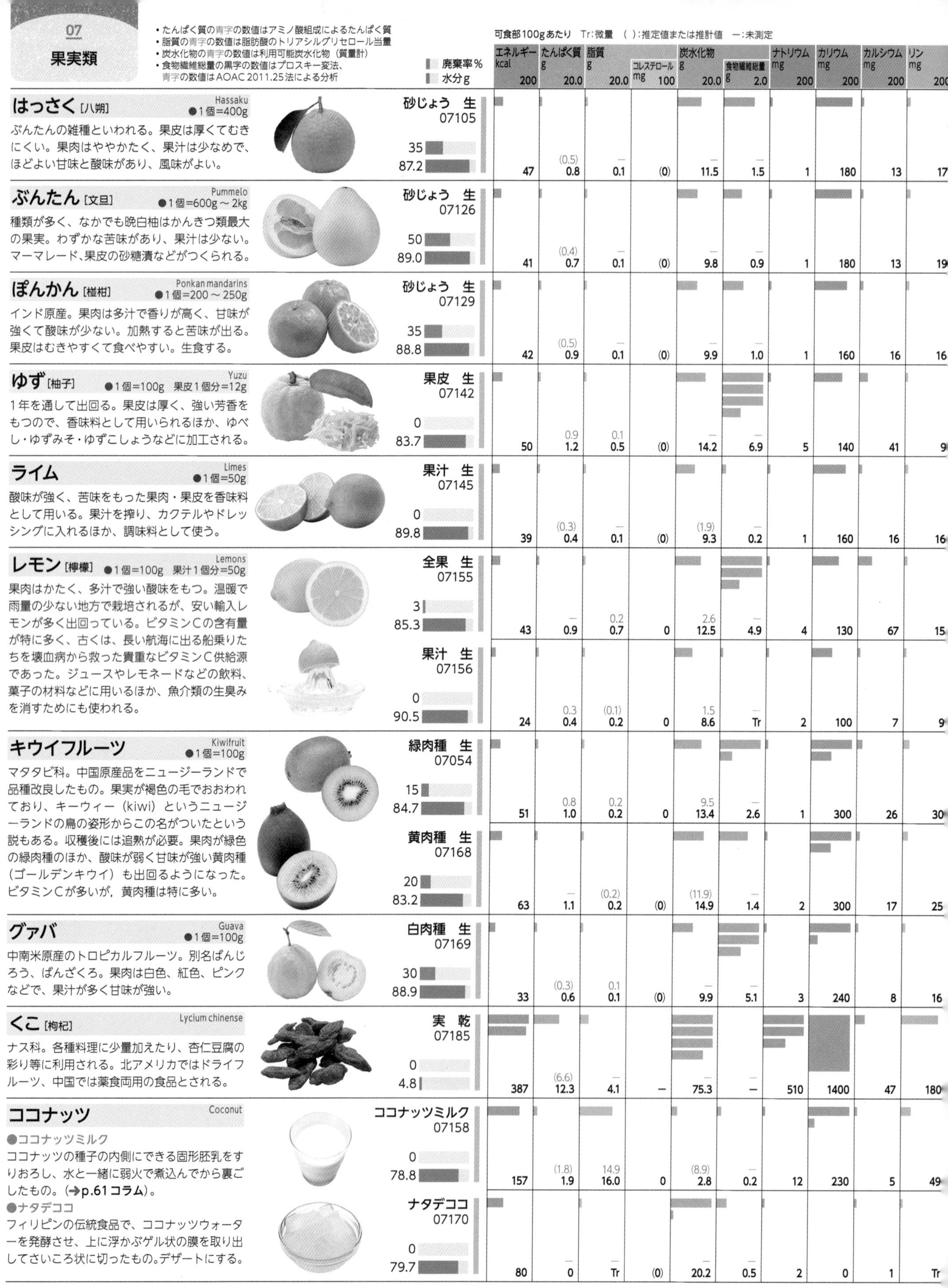

はっさく［八朔］ Hassaku ●1個=400g
ぶんたんの雑種といわれる。果皮は厚くてむきにくい。果肉はややかたく、果汁は少なめで、ほどよい甘味と酸味があり、風味がよい。

ぶんたん［文旦］ Pummelo ●1個=600g～2kg
種類が多く、なかでも晩白柚はかんきつ類最大の果実。わずかな苦味があり、果汁は少ない。マーマレード、果皮の砂糖漬などがつくられる。

ぽんかん［椪柑］ Ponkan mandarins ●1個=200～250g
インド原産。果肉は多汁で香りが高く、甘味が強くて酸味が少ない。加熱すると苦味が出る。果皮はむきやすくて食べやすい。生食する。

ゆず［柚子］ Yuzu ●1個=100g　果皮1個分=12g
1年を通して出回る。果皮は厚く、強い芳香をもつので、香味料として用いられるほか、ゆべし・ゆずみそ・ゆずこしょうなどに加工される。

ライム Limes ●1個=50g
酸味が強く、苦味をもった果肉・果皮を香味料として用いる。果汁を搾り、カクテルやドレッシングに入れるほか、調味料として使う。

レモン［檸檬］ Lemons ●1個=100g　果汁1個分=50g
果肉はかたく、多汁で強い酸味をもつ。温暖で雨量の少ない地方で栽培されるが、安い輸入レモンが多く出回っている。ビタミンCの含有量が特に多く、古くは、長い航海に出る船乗りたちを壊血病から救った貴重なビタミンC供給源であった。ジュースやレモネードなどの飲料、菓子の材料などに用いるほか、魚介類の生臭みを消すためにも使われる。

キウイフルーツ Kiwifruit ●1個=100g
マタタビ科。中国原産品をニュージーランドで品種改良したもの。果実が褐色の毛でおおわれており、キーウィー（kiwi）というニュージーランドの鳥の姿形からこの名がついたという説もある。収穫後には追熟が必要。果肉が緑色の緑肉種のほか、酸味が弱く甘味が強い黄肉種（ゴールデンキウイ）も出回るようになった。ビタミンCが多いが，黄肉種は特に多い。

グァバ Guava ●1個=100g
中南米原産のトロピカルフルーツ。別名ばんじろう、ばんざくろ。果肉は白色、紅色、ピンクなどで、果汁が多く甘味が強い。

くこ［枸杞］ Lycium chinense
ナス科。各種料理に少量加えたり、杏仁豆腐の彩り等に利用される。北アメリカではドライフルーツ、中国では薬食両用の食品とされる。

ココナッツ Coconut
●ココナッツミルク
ココナッツの種子の内側にできる固形胚乳をすりおろし、水と一緒に弱火で煮込んでから裏ごしたもの。（➔p.61コラム）。
●ナタデココ
フィリピンの伝統食品で、ココナッツウォーターを発酵させ、上に浮かぶゲル状の膜を取り出してさいころ状に切ったもの。デザートにする。

食品名	食品番号	廃棄率%	水分g	エネルギー kcal	たんぱく質 g	脂質 g	コレステロール mg	炭水化物 g	食物繊維総量 g	ナトリウム mg	カリウム mg	カルシウム mg	リン mg
はっさく 砂じょう 生	07105	35	87.2	47	(0.5) 0.8	— 0.1	(0)	— 11.5	— 1.5	1	180	13	17
ぶんたん 砂じょう 生	07126	50	89.0	41	(0.4) 0.7	— 0.1	(0)	— 9.8	— 0.9	1	180	13	19
ぽんかん 砂じょう 生	07129	35	88.8	42	(0.5) 0.9	— 0.1	(0)	— 9.9	— 1.0	1	160	16	16
ゆず 果皮 生	07142	0	83.7	50	0.9 1.2	0.1 0.5	(0)	— 14.2	— 6.9	5	140	41	9
ライム 果汁 生	07145	0	89.8	39	(0.3) 0.4	— 0.1	(0)	(1.9) 9.3	— 0.2	1	160	16	16
レモン 全果 生	07155	3	85.3	43	— 0.9	0.2 0.7	0	2.6 12.5	— 4.9	4	130	67	15
レモン 果汁 生	07156	0	90.5	24	0.3 0.4	(0.1) 0.2	0	1.5 8.6	— Tr	2	100	7	9
キウイフルーツ 緑肉種 生	07054	15	84.7	51	0.8 1.0	0.2 0.2	0	9.5 13.4	— 2.6	1	300	26	30
キウイフルーツ 黄肉種 生	07168	20	83.2	63	— 1.1	(0.2) 0.2	(0)	(11.9) 14.9	— 1.4	2	300	17	25
グァバ 白肉種 生	07169	30	88.9	33	(0.3) 0.6	0.1 0.1	(0)	— 9.9	— 5.1	3	240	8	16
くこ 実 乾	07185	0	4.8	387	(6.6) 12.3	— 4.1	—	— 75.3	—	510	1400	47	180
ココナッツ ココナッツミルク	07158	0	78.8	157	(1.8) 1.9	14.9 16.0	0	(8.9) 2.8	— 0.2	12	230	5	49
ココナッツ ナタデココ	07170	0	79.7	80	— 0	— Tr	(0)	— 20.2	— 0.5	2	0	1	Tr

Q&A ココナッツの活用▶ココナッツの種子は捨てるところがない。内側の胚乳はココナッツミルク、ココナッツオイル、ココナッツパウダーなどとして食用に加工され、外側の皮の繊維はロープやたわしに、その内側の固い殻は容器として利用される。

グラフ１本分の相当量

g 2.0	亜鉛 mg 2.0	ビタミンA レチノール活性当量 µg 20	ビタミンA レチノール µg 20	ビタミンA β-カロテン当量 µg 200	ビタミンD µg 2.0	ビタミンE α-トコフェロール mg 2.0	ビタミンB1 mg 0.20	ビタミンB2 mg 0.20	葉酸 µg 20	ビタミンC mg 20	食塩相当量 g 1.0
0.1	0.1	9	(0)	110	(0)	0.3	0.06	0.03	16	40	0
0.1	0.1	1	(0)	15	(0)	0.5	0.03	0.04	16	45	0
0.1	Tr	52	(0)	620	(0)	0.2	0.08	0.04	13	40	0
0.3	0.1	20	(0)	240	(0)	3.4	0.07	0.10	21	160	0
0.2	0.1	(0)	(0)	0	(0)	0.2	0.03	0.02	17	33	0
0.2	0.1	2	(0)	26	(0)	1.6	0.07	0.07	31	100	0
0.1	0.1	1	(0)	6	(0)	0.1	0.04	0.02	19	50	0
0.3	0.1	4	(0)	53	(0)	1.3	0.01	0.02	37	71	0
0.2	0.1	3	(0)	41	(0)	2.5	0.02	0.02	32	140	0
0.1	0.1	(0)	(0)	0	(0)	0.3	0.03	0.04	41	220	0
4.0	1.2	250	–	3000	0	5.7	0.28	0.40	99	9	1.3
0.8	0.3	0	0	0	(0)	Tr	0.01	0	4	0	0
0	0	0	(0)	0	(0)	0	0	0	0	0	0

ゆずの加工品

ゆずは九州から東北地方までの広い地域で栽培されており、加工品も多い。

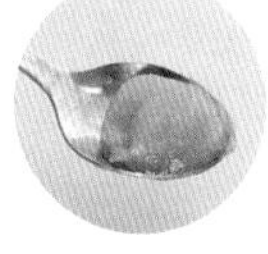

●ゆずみそ
ゆずの皮、果汁、みそを合わせたもの。さしみこんにゃくや冷奴などに使われる。

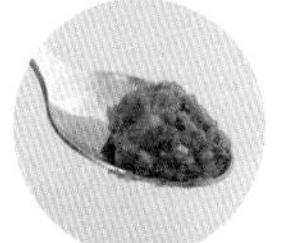

●ゆずこしょう
唐辛子に非常に細かくしたゆずの皮を合わせて、塩などで味を調えたもの。鍋料理やさしみなどの薬味に使われる。

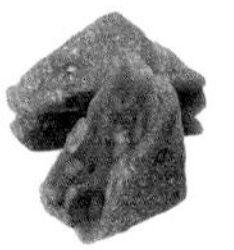

●ゆべし（くるみゆべし）
ゆずを使った菓子。上新粉またはもち米粉、ゆず皮、くるみ、砂糖などを混ぜてつくった生地を蒸し、切り分けたもの。

変わり種くだもの

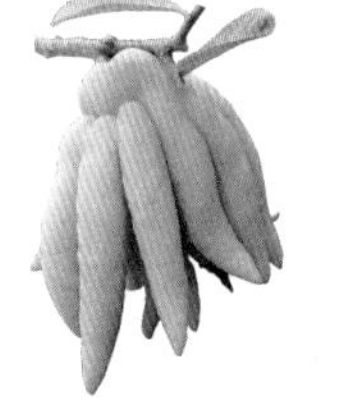

●ぶっしゅかん（仏手柑）
先端が指のように分かれているようすを、合掌する仏様の両手に見立ててこの名がついた。身がほとんどないので、皮をマーマレードに利用したり、砂糖漬けにする。

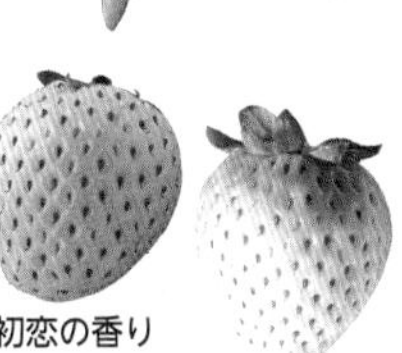

初恋の香り

天使の実

●白イチゴ
未熟で酸っぱそうに見えるが、普通のいちごよりも糖度が高くて甘く、香りも強い。「天使の実」は平均果重が60gと重く、100gを超えるものもある。

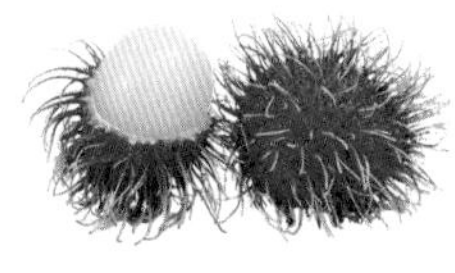

●ランブータン
外見から、マレー語で「毛のあるもの」という意味の名がついた。果肉は乳白色で濃厚な甘さとほのかな酸味がある。東南アジアで最も一般的な果物で年に２回結実。

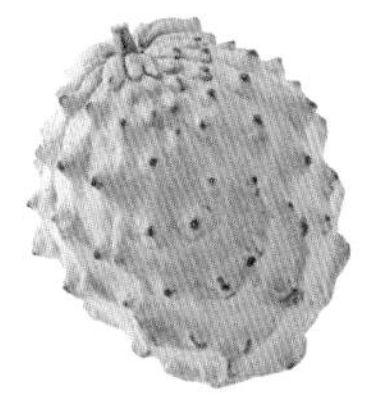

●アテモヤ
「森のアイスクリーム」ともいわれる。果肉はクリーム状で非常に甘く、ほどよい酸味と独特の香りがある。20℃くらいの常温で追熟させてから食べる。

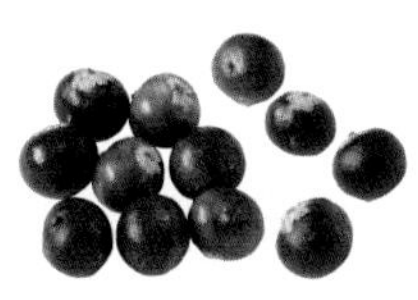

●アサイー
直径約1cmほどで、食べられる部分はわずか5％程度だが、栄養価が非常に高く、「ミラクルフルーツ」「ブラジルの奇跡」などともいわれる。味はほとんどない。

果実類

ONE POINT 【海賊以上に怖いもの・・・】大航海時代に最も恐れられたのは、ビタミンCの不足から生じる壊血病（かいけつびょう）。バスコ・ダ・ガマのインド航路発見の航海においては、180人の船員のうち100人がこの病気で死亡したらしい。対策としてイギリス海軍ではライムやレモンジュースを飲むことが義務づけられた。

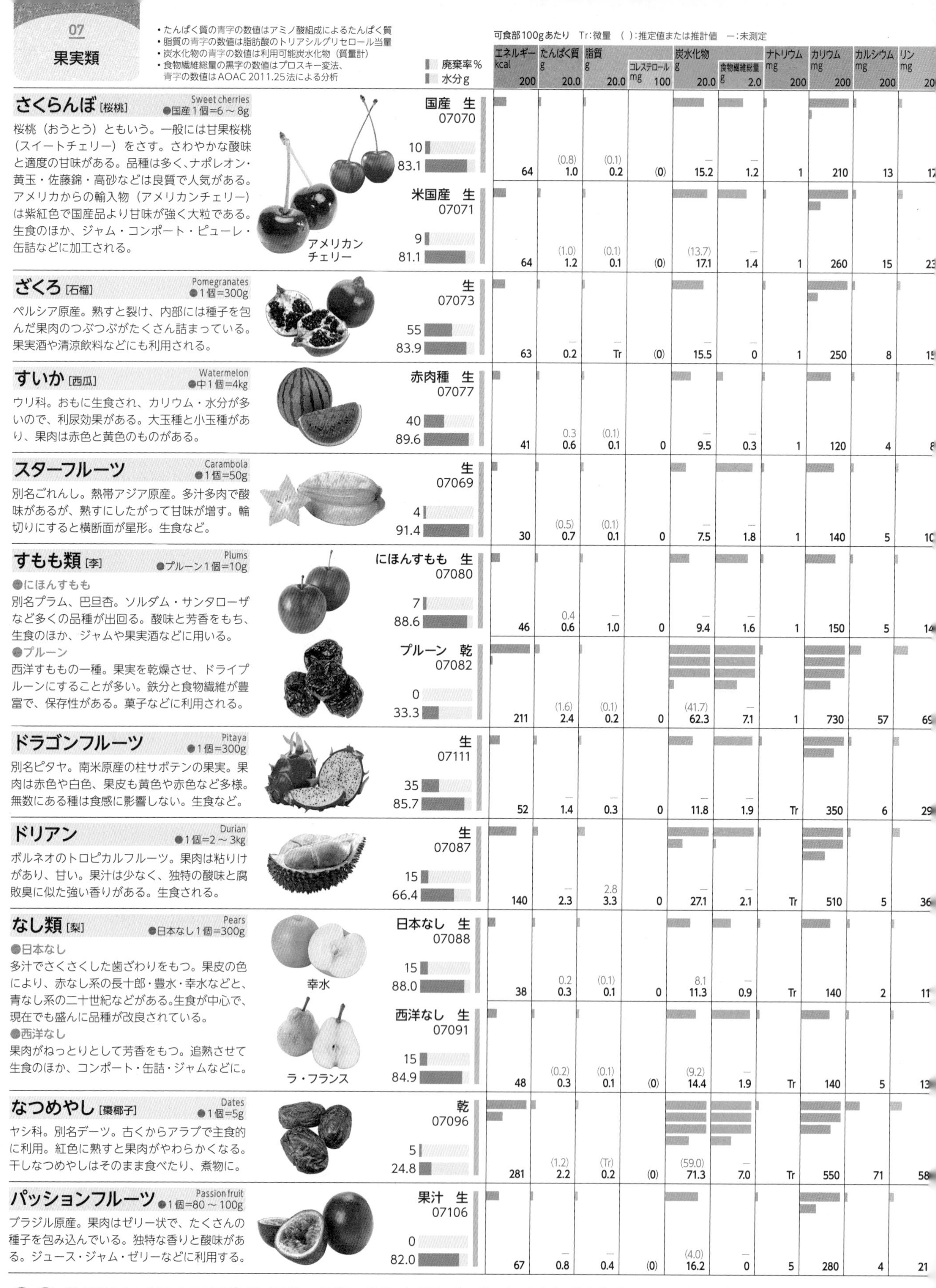

07 果実類

- たんぱく質の青字の数値はアミノ酸組成によるたんぱく質
- 脂質の青字の数値は脂肪酸のトリアシルグリセロール当量
- 炭水化物の青字の数値は利用可能炭水化物（質量計）
- 食物繊維総量の黒字の数値はプロスキー変法、青字の数値はAOAC 2011.25法による分析

可食部100gあたり　Tr:微量　( ):推定値または推計値　ー:未測定

さくらんぼ［桜桃］

Sweet cherries　●国産1個=6～8g

桜桃（おうとう）ともいう。一般には甘果桜桃（スイートチェリー）をさす。さわやかな酸味と適度の甘味がある。品種は多く、ナポレオン・黄玉・佐藤錦・高砂などは良質で人気がある。アメリカからの輸入物（アメリカンチェリー）は紫紅色で国産品より甘味が強く大粒である。生食のほか、ジャム・コンポート・ピューレ・缶詰などに加工される。

アメリカンチェリー

ざくろ［石榴］

Pomegranates　●1個=300g

ペルシア原産。熟すと裂け、内部には種子を包んだ果肉のつぶつぶがたくさん詰まっている。果実酒や清涼飲料などにも利用される。

すいか［西瓜］

Watermelon　●中1個=4kg

ウリ科。おもに生食され、カリウム・水分が多いので、利尿効果がある。大玉種と小玉種があり、果肉は赤色と黄色のものがある。

スターフルーツ

Carambola　●1個=50g

別名ごれんし。熱帯アジア原産。多汁多肉で酸味があるが、熟すにしたがって甘味が増す。輪切りにすると横断面が星形。生食など。

すもも類［李］

Plums　●プルーン1個=10g

●にほんすもも

別名プラム、巴旦杏。ソルダム・サンタローザなど多くの品種が出回る。酸味と芳香をもち、生食のほか、ジャムや果実酒などに用いる。

●プルーン

西洋すももの一種。果実を乾燥させ、ドライプルーンにすることが多い。鉄分と食物繊維が豊富で、保存性がある。菓子などに利用される。

ドラゴンフルーツ

Pitaya　●1個=300g

別名ピタヤ。南米原産の柱サボテンの果実。果肉は赤色や白色、果皮も黄色や赤色など多様。無数にある種は食感に影響しない。生食など。

ドリアン

Durian　●1個=2～3kg

ボルネオのトロピカルフルーツ。果肉は粘りけがあり、甘い。果汁は少なく、独特の酸味と腐敗臭に似た強い香りがある。生食される。

なし類［梨］

Pears　●日本なし1個=300g

●日本なし

多汁でさくさくした歯ざわりをもつ。果皮の色により、赤なし系の長十郎・豊水・幸水などと、青なし系の二十世紀などがある。生食が中心で、現在でも盛んに品種が改良されている。

幸水

●西洋なし

果肉がねっとりとして芳香をもつ。追熟させて生食のほか、コンポート・缶詰・ジャムなどに。

ラ・フランス

なつめやし［棗椰子］

Dates　●1個=5g

ヤシ科。別名デーツ。古くからアラブで主食的に利用。紅色に熟すと果肉がやわらかくなる。干しなつめやしはそのまま食べたり、煮物に。

パッションフルーツ

Passion fruit　●1個=80～100g

ブラジル原産。果肉はゼリー状で、たくさんの種子を包み込んでいる。独特な香りと酸味がある。ジュース・ジャム・ゼリーなどに利用する。

食品名	番号	廃棄率 %	水分 g	エネルギー kcal	たんぱく質 g	脂質 g	コレステロール mg	炭水化物 g	食物繊維総量 g	ナトリウム mg	カリウム mg	カルシウム mg	リン mg
さくらんぼ 国産 生	07070	10	83.1	64	(0.8) 1.0	(0.1) 0.2	(0)	— 15.2	— 1.2	1	210	13	17
さくらんぼ 米国産 生	07071	9	81.1	64	(1.0) 1.2	(0.1) 0.1	(0)	(13.7) 17.1	— 1.4	1	260	15	23
ざくろ 生	07073	55	83.9	63	— 0.2	— Tr	(0)	— 15.5	— 0	1	250	8	15
すいか 赤肉種 生	07077	40	89.6	41	0.3 0.6	(0.1) 0.1	0	— 9.5	— 0.3	1	120	4	8
スターフルーツ 生	07069	4	91.4	30	(0.5) 0.7	(0.1) 0.1	0	— 7.5	— 1.8	1	140	5	10
すもも類 にほんすもも 生	07080	7	88.6	46	0.4 0.6	— 1.0	0	— 9.4	— 1.6	1	150	5	14
すもも類 プルーン 乾	07082	0	33.3	211	(1.6) 2.4	(0.1) 0.2	0	(41.7) 62.3	— 7.1	1	730	57	69
ドラゴンフルーツ 生	07111	35	85.7	52	— 1.4	— 0.3	0	— 11.8	— 1.9	Tr	350	6	29
ドリアン 生	07087	15	66.4	140	— 2.3	2.8 3.3	0	— 27.1	— 2.1	Tr	510	5	36
なし類 日本なし 生	07088	15	88.0	38	0.2 0.3	(0.1) 0.1	0	8.1 11.3	— 0.9	Tr	140	2	11
なし類 西洋なし 生	07091	15	84.9	48	(0.2) 0.3	(0.1) 0.1	(0)	(9.2) 14.4	— 1.9	Tr	140	5	13
なつめやし 乾	07096	5	24.8	281	(1.2) 2.2	(Tr) 0.2	(0)	(59.0) 71.3	— 7.0	Tr	550	71	58
パッションフルーツ 果汁 生	07106	0	82.0	67	— 0.8	— 0.4	(0)	(4.0) 16.2	— 0	5	280	4	21

QA　甘くておいしい“すいか”は水に浮く？［YES or NO］▶YES。よく熟していて甘いすいかは水に浮くが、沈んでしまったらまだ熟しきれていない証拠。買ってきた“すいか”が沈んでしまったら、浮いてくるまで待って食べたほうがよいだろう。また、軽くたたいて音の鈍いもの、ちょっと押して弾力のあるものは食べ頃だ。

グラフ１本分の相当量

g 2.0	亜鉛 mg 2.0	ビタミンA レチノール活性当量 µg 20	レチノール µg 20	β-カロテン当量 µg 200	ビタミンD µg 2.0	ビタミンE α-トコフェロール mg 2.0	ビタミンB1 mg 0.20	ビタミンB2 mg 0.20	葉酸 µg 20	ビタミンC mg 20	食塩相当量 g 1.0
0.3	0.1	8	(0)	98	(0)	0.5	0.03	0.03	38	10	0
0.3	0.1	2	(0)	23	(0)	0.5	0.03	0.03	42	9	0
0.1	0.2	(0)	(0)	0	(0)	0.1	0.01	0.01	6	10	0
0.2	0.1	69	(0)	830	(0)	0.1	0.03	0.02	3	10	0
0.2	0.2	6	(0)	74	(0)	0.2	0.03	0.02	11	12	0
0.2	0.1	7	(0)	79	(0)	0.6	0.02	0.02	37	4	0
1.1	0.4	100	(0)	1200	(0)	1.3	0.07	0.07	3	0	0
0.3	0.3	(0)	(0)	0	(0)	0.4	0.08	0.06	44	7	0
0.3	0.3	3	(0)	36	(0)	2.3	0.33	0.20	150	31	0
0	0.1	(0)	(0)	0	(0)	0.1	0.02	Tr	6	3	0
0.1	0.1	(0)	(0)	0	(0)	0.3	0.02	0.01	4	3	0
0.8	0.4	13	(0)	160	(0)	1.4	0.07	0.04	19	0	0
0.6	0.4	89	(0)	1100	(0)	0.2	0.01	0.09	86	16	0

すいかは野菜か？ 果物か？

植物学上の分類では、野菜＝一年草、果物＝多年草とされている。簡単にいうと、畑で作る植物が野菜で、木になる実を食用とする植物は果物となる。すると、すいかは野菜となる。農林水産省の統計などでは、すいかは野菜として扱われている。

しかし、通常すいかはフルーツコーナーで販売され、デザートやおやつなどとして食べられている。こうした実際の扱われ方や食文化などから、すいかは果物として分類することが一般的だ。食品成分表でも、通常の食習慣から果物と考えられているいちごやメロン、すいかなどを果実類として扱っている。

ちなみに、日本ではトマトは野菜として扱われるが、中国などでは果物として扱われている。

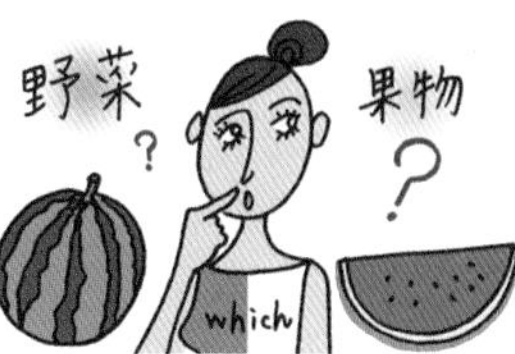

なしに歴史あり

なしは古くから利用され、登呂遺跡などから炭化した種子が発見されている。なしの栽培記録として最も古いのは日本書紀。693年に持統天皇がなしを植えさせたという記述がある。その後、平安時代の終わり頃から日常的に食べられるようになった。古い産地として群馬県、新潟県、岐阜県などがあげられる。

江戸時代になると栽培技術が発達し、各地でつくられ、150以上の品種があったという。明治時代には、二十世紀、長十郎がそれぞれ発見され、20世紀前半にはこの二大品種が生産量の大半を占めていた。第二次世界大戦後、幸水、新水、豊水（「三水」という）が登場し、現在、長十郎の生産量は少なくなっている。

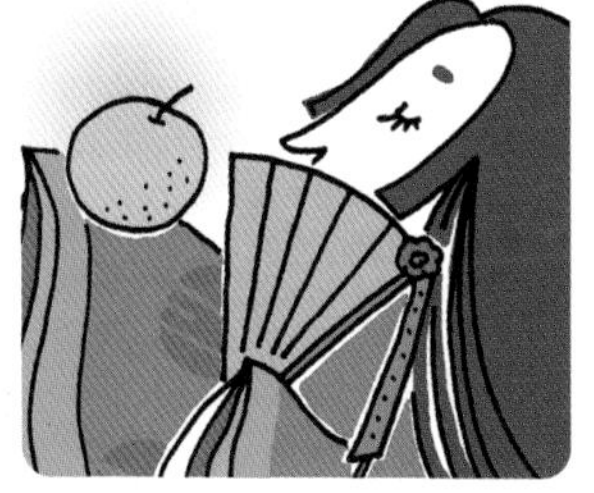

パッションフルーツって情熱の果物？

パッションフルーツと聞くと、どんな印象を受けるだろうか。情熱のフルーツ？　この場合のパッションとは、「キリストの受難」を意味する。

17世紀、キリスト教の布教のために南米に渡った宣教師たちは、パッションフルーツの花にキリストが十字架にかけられたときの印（十字架やいばらの冠など）を見て取り、この名前をつけた。

ちなみに日本では、花の形は時計に見立てられ、「トケイソウ」と呼ばれる。特に果実がとれるものは「クダモノトケイソウ」という。

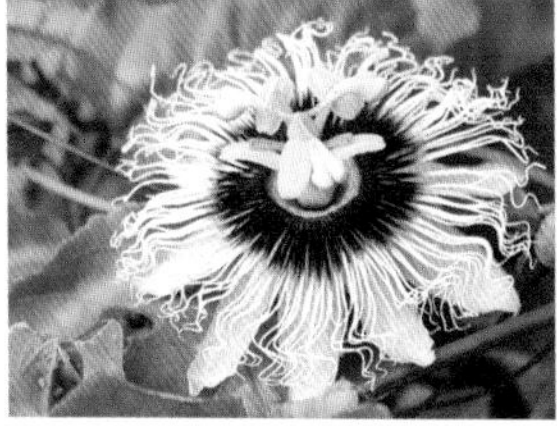

果実類

ONE POINT 【バターフルーツと砂なし!?】"西洋なし"はクリームのようなねっとりした甘さがあるため、別名バターフルーツと呼ばれる。一方で"日本なし"は実がざらついているので、西洋人から"砂なし"と呼ばれることがある。

07 果実類

- たんぱく質の青字の数値はアミノ酸組成によるたんぱく質
- 脂質の青字の数値は脂肪酸のトリアシルグリセロール当量
- 炭水化物の青字の数値は利用可能炭水化物（質量計）
- 食物繊維総量の黒字の数値はプロスキー変法、青字の数値はAOAC 2011.25法による分析

可食部100gあたり　Tr：微量　（ ）：推定値または推計値　ー：未測定

パインアップル Pineapple
●生1個=2kg

熱帯・亜熱帯地方で栽培されるトロピカルフルーツの一種。果肉は白色または赤色で繊維が少なく、多汁で甘味と酸味が適度に調和し、爽快な食味をもつ。たんぱく質分解酵素を含み、消化を助けるはたらきをもつ。新鮮なものは生食されるが、生果は腐敗しやすいため加工品が多くつくられ、缶詰・ジュースのほか、果実酢（ビネガー）・乾菓などになる。

バナナ Bananas
●1本=100～150g

東南アジア原産の代表的なトロピカルフルーツ。日本へは、フィリピン、台湾、エクアドルなどから輸入される。輸入バナナは、未熟な青バナナをむろに入れ、エチレンガスにより追熟して出荷される。黄色に褐色斑が入るようになると食べ頃である。主成分はでん粉で、消化もよい。ビタミンCも多く、ジュース・洋菓子などにも利用される。

バナナチップス

パパイア Papaya
●1個=500g～1kg

パパイア科。熱帯アメリカ原産のトロピカルフルーツ。一部沖縄で生産されるほかは、ハワイからの輸入品が多い。別名パパイヤ、パウパウ、ママオ、ツリーメロン。黄色い「完熟」果は果肉が黄色や紅色でやわらかく、独特の香りと甘味がある。生食やジャムに。緑色の「未熟」果は、皮をむいた果肉をせん切りにしてサラダや炒め物など、野菜として利用する。

びわ［枇杷］ Loquats
●1個=50g

バラ科で中国原産。卵形の果肉は多汁で、甘味と酸味が適度にある。おもに生食される。酸化酵素を含み、傷をつけると褐変する。

ぶどう［葡萄］ Grapes
●生1粒=2g　中1房=150g

ブドウ科のつる性植物の果実。栽培の歴史は古く、紀元前3000年頃にはコーカサス地方で栽培されていた。世界で栽培されるぶどうの半分以上はワインの原料となる。日本には、鎌倉時代に現在の山梨県にヨーロッパから中国を経て伝わった。果色は赤、白、紫など多様。巨峰、デラウェア、ピオーネ、マスカット、甲州などの品種があるが、品種間では栄養素に明らかな差異はないとされる。ぶどうの渋味は抗酸化作用をもつポリフェノールによる。

●干しぶどう
別名レーズン。ぶどうを乾燥させたもの。ビタミンやミネラル、食物繊維などが豊富で、サラダやパンに入れたり、そのまま食べたりする。

ブルーベリー Blueberries
●1個=1～4g

こけもも類の一種。多汁で甘酸っぱく、独特の香りをもつ。アメリカ・カナダが主産地で、ハイブッシュ・ローブッシュ・ラビットアイの3品種が主流。日本では、北海道・東北・長野で栽培され、7～10月に出回る。生食のほか、ペクチン質を利用してジャムに加工されることが多い。パイ・ケーキ・ムース・シャーベットなどに利用される。

マンゴー Mangoes
●1個=250～350g

ウルシ科のトロピカルフルーツの一種。果肉には濃厚な甘味と香りがある。生食のほか、ジャム・プディング・チャツネなどに加工される。

食品	番号	廃棄率%	水分g	エネルギー kcal (200)	たんぱく質 g (20.0)	脂質 g (20.0)	コレステロール mg (100)	炭水化物 g (20.0)	食物繊維総量 g (2.0)	ナトリウム mg (200)	カリウム mg (200)	カルシウム mg (200)	リン mg (20…)
パインアップル 生	07097	45	85.2	54	0.4 0.6	(0.1) 0.1	0	12.2 13.7	— 1.2	Tr	150	11	[illegible]
パインアップル 缶詰	07102	0	78.9	76	(0.3) 0.4	(0.1) 0.1	(0)	(19.4) 20.3	— 0.5	1	120	7	[illegible]
バナナ 生	07107	40	75.4	93	0.7 1.1	(0.1) 0.2	0	18.5 22.5	— 1.1	Tr	360	6	[illegible]
バナナ 乾	07108	0	14.3	314	(2.4) 3.8	(0.2) 0.4	(0)	(64.5) 78.5	— 7.0	1	1300	26	[illegible]
パパイア 完熟 生	07109	35	89.2	33	(0.2) 0.5	(0.2) 0.2	(0)	(7.1) 9.5	— 2.2	6	210	20	[illegible]
パパイア 未熟 生	07110	25	88.7	35	(0.6) 1.3	(0.1) 0.1	(0)	(7.4) 9.4	— 2.2	5	190	36	[illegible]
びわ 生	07114	30	88.6	41	(0.2) 0.3	(0.1) 0.1	(0)	(5.9) 10.6	— 1.6	1	160	13	[illegible]
ぶどう 皮なし 生	07116	15	83.5	58	0.2 0.4	Tr 0.1	0	(14.4) 15.7	— 0.5	1	130	6	[illegible]
ぶどう 干しぶどう	07117	0	14.5	324	(2.0) 2.7	(0.1) 0.2	(0)	(60.3) 80.3	— 4.1	12	740	65	[illegible]
ぶどう 果実飲料 濃縮還元ジュース	07119	0	87.2	46	(0.3) 0.3	(0.1) 0.3	(0)	(11.7) 12.0	— 0.1	2	24	5	[illegible]
ブルーベリー 生	07124	0	86.4	48	(0.3) 0.5	(0.1) 0.1	0	(8.6) 12.9	— 3.3	1	70	8	[illegible]
ブルーベリー ジャム	07125	0	55.1	174	(0.4) 0.7	(0.2) 0.3	0	(41.3) 43.8	— 4.3	1	75	8	[illegible]
マンゴー 生	07132	35	82.0	68	(0.5) 0.6	(0.1) 0.1	(0)	(13.4) 16.9	— 1.3	1	170	15	[illegible]

QA サラワク、レッド・スパニッシュ、カイエンという品種名がある果実は？［パッションフルーツ　プルーン　パインアップル］▶パインアップル。サラワクは、ボルネオ[illegible]サラワク州のジューシーな品種。レッド・スパニッシュは、葉に小さなトゲがあり酸味が強い。カイエンは世界で一番多く生産されており、酸味と甘味のバランスがよい。

グラフ1本分の相当量

鉄 mg	亜鉛 mg	ビタミンA レチノール活性当量 µg	ビタミンA レチノール µg	ビタミンA β-カロテン当量 µg	ビタミンD µg	ビタミンE α-トコフェロール mg	ビタミンB1 mg	ビタミンB2 mg	葉酸 µg	ビタミンC mg	食塩相当量 g
2.0	2.0	20	20	200	2.0	2.0	0.20	0.20	20	20	1.0
0.2	0.1	3	(0)	38	(0)	Tr	0.09	0.02	12	35	0
0.3	0.1	1	0	12	(0)	0	0.07	0.01	7	7	0
0.3	0.2	5	(0)	56	(0)	0.5	0.05	0.04	26	16	0
1.1	0.6	70	(0)	840	(0)	1.4	0.07	0.12	34	Tr	0
0.2	0.1	40	(0)	480	(0)	0.3	0.02	0.04	44	50	0
0.3	0.1	10	(0)	120	(0)	0.1	0.03	0.04	38	45	0
0.1	0.2	68	(0)	810	(0)	0.1	0.02	0.03	9	5	0
0.1	0.1	2	(0)	21	(0)	0.1	0.04	0.01	4	2	0
2.3	0.3	1	(0)	11	(0)	0.5	0.12	0.03	9	Tr	0
0.3	Tr	(0)	(0)	0	(0)	0	0.02	Tr	1	Tr	0
0.2	0.1	5	(0)	55	(0)	1.7	0.03	0.03	12	9	0
0.3	0.1	2	(0)	26	(0)	1.9	0.03	0.02	3	3	0
0.2	0.1	51	(0)	610	(0)	1.8	0.04	0.06	84	20	0

ゼラチンでは固まらないくだものは？

ゼリーはゼラチン（コラーゲンというたんぱく質が原料）を固めたもの。生のパインアップルには、このゼラチンの凝固力を失わせるブロメラインというたんぱく質分解酵素が含まれているため、ゼリーは固まらない。同様にたんぱく質分解酵素は、パパイア・キウイフルーツ・いちじくなどにも含まれるので、これらの果物を用いてゼリーをつくるには、熱を加えるなどして分解酵素のはたらきを失わせる必要がある。その後にゼラチンと混ぜるとよい。なお、缶詰フルーツなどはすでに加熱処理が済んでいるので、そのまま使用できる。また、食感はゼリーと異なるが、ゼラチンのかわりに寒天を使えば生のままでもOK。

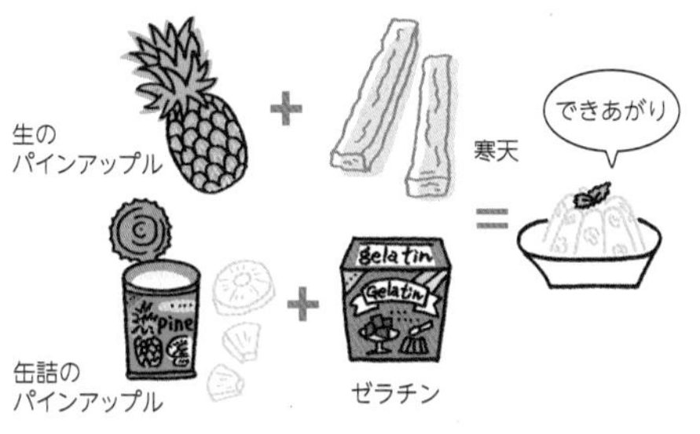
生の
パインアップル
寒天
できあがり
Gelatin
Pine
缶詰の
パインアップル
ゼラチン

ワインをつくるぶどう

ぶどうの原産地は、中央アジアのコーカサス地方から地中海沿岸。あるとき、器の中で蓄えていたぶどうが下の方からつぶれ、自然に発酵してアルコールになっているのを発見したのが、ワインの起源らしい。

ぶどうの品種は全世界に5,000種以上もあるが、その中でワインの原料となるものは約100種類。同じ品種でも土壌、気候、栽培法の違いで味わいが異なってくる。一般にワイン用の品種は小粒で、酸味も甘味も強く、皮が薄く繊維質が少なくてつぶれやすいのが特徴である。

白ワイン用品種

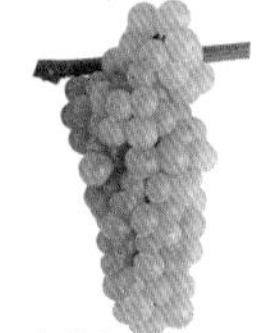

シャルドネ
フランス・ブルゴーニュ地方、カリフォルニアの代表的品種。良質な辛口ワインの原料。

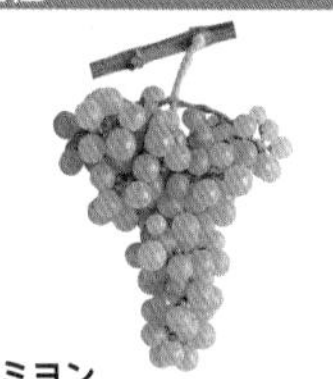

セミヨン
フランス・ボルドー地方で多く栽培される。甘口ワインの原料となる。

赤ワイン用品種

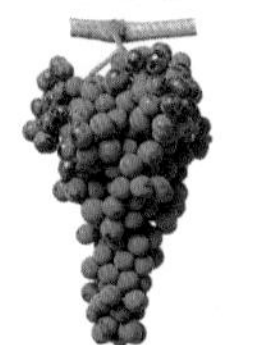

カベルネ・ソーヴィニヨン
フランス・ボルドー地方で栽培される最高級の黒ぶどう。タンニンと酸のバランスのとれたワインとなる。

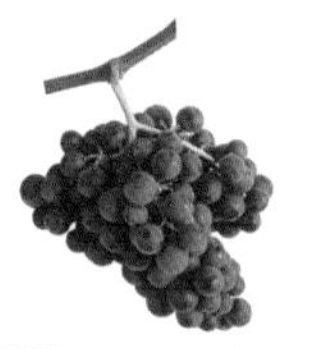

メルロー
フランス・ボルドー地方で栽培される。口あたりがまろやかなワインとなる。

ONE POINT 【種なしぶどうのつくり方】種なしぶどうは、もととなる種をまいて育て、受精前の花を、植物の生長を促進するジベレリンという植物ホルモンに浸ける。すると子房が早く生長して果実ができる。しかし、受精はしていないので種子はできないのだ。

- たんぱく質の青字の数値はアミノ酸組成によるたんぱく質
- 脂質の青字の数値は脂肪酸のトリアシルグリセロール当量
- 炭水化物の青字の数値は利用可能炭水化物（質量計）
- 食物繊維総量の黒字の数値はプロスキー変法、青字の数値はAOAC 2011.25法による分析

廃棄率％ / 水分g

可食部100gあたり　Tr：微量　（ ）：推定値または推計値　ー：未測定

マンゴスチン
Mangosteen　●1個=100g

トロピカルフルーツの一種。果肉はなめらかで芳香があり、フルーツの女王といわれる。生食のほか、ジャムなどに加工される。

メロン
Muskmelon　●1個=500g～1kg

ウリ科。果実は球形から長球形で、網目のあるものとないものがある。網目のあるネットメロンはマスクメロンとも呼ばれるが、マスクは麝香（じゃこう。musk：シカの角からとる香料）のことで、芳香のあるメロンという意味。果肉は多汁で甘味があり、強い香りをもつ。1年中出回るが、夏が旬である。生食のほか、ジュース・シャーベットなどに加工される。

●温室メロン
温室内で栽培されるもので、アールスナイト、クレストアールスなどがある。

●露地メロン
緑肉種としてアムス、アンデスがある。赤肉種としてクインシー、プリンス、夕張などがある。

アールス　アンデス　クインシー

もも類［桃］
Peaches　●もも中1個=250g

中国原産で、日本にも古くから自生していた。山梨、福島、長野、山形、岡山などが主産地である。果肉が白色でやわらかいため生食に向く白肉種（白桃）と、黄色い黄肉種（黄桃）に分けられ、黄桃はおもに缶詰に加工される。ももは糖分が多く、カリウム・ビタミンCも少量含まれる。ピューレーにしてババロアやシャーベットにしたり、フルーツソースの原料にすることもある。

●ネクタリン
別名油桃。ももから派生した一変種。果皮にうぶ毛がなくつるつるしている。ももよりも小さく、果肉は赤紅色や黄色で肉質はしまっており、強い甘味と適度な酸味がある。

白桃　黄桃

ライチー［荔枝］
Lychees　●1個=20g

別名れいし。トロピカルフルーツの一種。果肉は白色半透明で、多汁でやわらかく、芳香がある。中国の楊貴妃が好んだといわれる。

ラズベリー
Red raspberries　●1個=2～3g

木いちごの一種。仏名はフランボワーズ。果皮の色は赤、黒、紫がある。多汁でほどよい酸味と甘味をもつ。ジャムやソースなどに使われる。

りゅうがん［龍眼］
Longans　●1個=5～10g

中国原産のトロピカルフルーツの一種。白色半透明の果肉が竜の目玉に見たてられた。多汁。ライチーに似ているが、風味はやや劣る。

りんご［苹果、林檎］
Apples　●中1個=250g

有史以前から食用とされた古い果実で、中近東原産といわれる。品種は多種多彩で、世界には2000種以上存在する。くせがなく、味、香りともに生食に向き、果実の中では保存性が高い。日本には、早生種（7～9月）のつがる、中生種（10月）のゴールデンデリシャス・紅玉・陸奥、晩生種（11月）のふじ・王林・国光などがある。カリウムやペクチン、食物繊維が多く、リンゴ酸、クエン酸を含む。また、果肉が空気に触れると、りんごに含まれるポリフェノール類が酸化され、切り口が褐変するので、食塩水などにつけて酸化を防ぐ。生食のほかに、料理のソースや洋菓子の材料になるほか、ジュース・ジャムなどにも加工される。

ふじ

食品名	番号	廃棄率%	水分g	エネルギー kcal	たんぱく質 g	脂質 g	コレステロール mg	炭水化物 g	食物繊維総量 g	ナトリウム mg	カリウム mg	カルシウム mg	リン mg
マンゴスチン 生	07133	70	81.5	71	— 0.6	— 0.2	0	— 17.5	— 1.4	1	100	6	12
温室メロン 生	07134	50	87.8	40	(0.7) 1.1	(0.1) 0.1	(0)	(9.3) 10.3	— 0.5	7	340	8	21
露地メロン 緑肉種 生	07135	45	87.9	45	0.6 1.0	(0.1) 0.1	0	9.2 10.4	— 0.5	6	350	6	13
露地メロン 赤肉種 生	07174	45	87.9	45	(0.6) 1.0	0.1 0.1	0	(9.2) 10.4	— 0.5	6	350	6	13
もも 白肉種 生	07136	15	88.7	38	0.4 0.6	(0.1) 0.1	0	8.0 10.2	— 1.3	1	180	4	18
もも 缶詰 黄肉種 果肉	07175	0	78.5	83	(0.4) 0.5	— 0.1	(0)	(16.3) 20.6	— 1.4	4	80	3	9
ネクタリン 生	07140	15	87.8	39	(0.4) 0.7	(0.2) 0.3	(0)	(7.7) 10.7	— 1.7	1	210	5	16
ライチー 生	07144	30	82.1	61	(0.6) 1.0	(0.1) 0.1	0	(14.9) 16.4	— 0.9	Tr	170	2	22
ラズベリー 生	07146	0	88.2	36	— 1.1	— 0.1	0	(5.6) 10.2	— 4.7	1	150	22	29
りゅうがん 乾	07147	60	19.4	310	(3.2) 5.1	(0.3) 0.4	(0)	— 72.9	— 2.8	2	1000	30	94
りんご 皮なし 生	07148	15	84.1	53	0.1 0.1	Tr 0.2	(0)	12.2 15.5	— 1.4	Tr	120	3	12
りんご 果実飲料 濃縮還元ジュース	07150	0	88.1	47	— 0.1	(0.1) 0.2	(0)	(10.3) 11.4	— Tr	6	110	3	9
りんご ジャム	07154	0	46.9	203	(0.2) 0.2	(Tr) 0.1	(0)	(51.0) 52.7	— 0.8	7	33	6	4

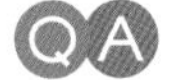

『古事記』の中で、イザナギノミコトが黄泉の国の魔物を倒すために投げて退治したとされる果実は？［かき　もも　びわ］▶もも。古くは、中国で悪者や憎む者を追うときに"もも"を投げつける習慣があったという。

鉄 g	亜鉛 mg	ビタミンA レチノール活性当量 µg	ビタミンA レチノール µg	ビタミンA β-カロテン当量 µg	ビタミンD µg	ビタミンE α-トコフェロール mg	ビタミンB1 mg	ビタミンB2 mg	葉酸 µg	ビタミンC mg	食塩相当量 g
2.0	2.0	20	20	200	2.0	2.0	0.20	0.20	20	20	1.0
0.1	0.2	(0)	(0)	0	(0)	0.6	0.11	0.03	20	3	0
0.3	0.2	3	(0)	33	(0)	0.2	0.06	0.02	32	18	0
0.2	0.2	12	(0)	140	(0)	0.2	0.05	0.02	24	25	0
0.2	0.2	300	(0)	3600	(0)	0.2	0.05	0.02	24	25	0
0.1	0.1	Tr	(0)	5	(0)	0.7	0.01	0.01	5	8	0
0.2	0.2	17	(0)	210	(0)	1.2	0.01	0.02	4	2	0
0.2	0.1	20	(0)	240	(0)	1.4	0.02	0.03	12	10	0
0.2	0.2	(0)	(0)	0	(0)	0.1	0.02	0.06	100	36	0
0.7	0.4	2	(0)	19	(0)	0.8	0.02	0.04	38	22	0
1.7	0.7	0	0	Tr	(0)	0.1	0.03	0.74	20	0	0
0.1	Tr	1	(0)	15	(0)	0.1	0.02	Tr	2	4	0
0.1	Tr	(0)	(0)	0	(0)	0.1	Tr	Tr	2	1	0
0	Tr	Tr	(0)	4	(0)	0.1	0.01	0	1	Tr	0

グラフ1本分の相当量

世界三大美果って?

「世界三大美果とは?」ときかれたら、答えられるだろうか。答えはマンゴー、マンゴスチン、チェリモヤである。生で食べたことのない果実もあるだろう。

マンゴーは近年、輸入量や国内生産量も増え、プリンやアイスクリームなどにも使われて身近になってきた。ただし、ウルシ科の植物なので、人によっては果汁に触れただけでかぶれたり、かゆくなったりすることがある。

マンゴスチンはフルーツの女王といわれている。大航海時代、イギリスのビクトリア女王が好んだことからこのように呼ばれている。

チェリモヤは果肉がねっとりしたクリーム状をしている。スペインではアイスクリームの木などと呼ばれている。日本では、和歌山県などでハウス栽培されている。

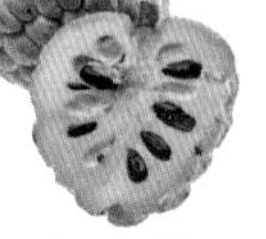
チェリモヤ

ミラクルフルーツ

コーヒー豆ほどの小さな赤い果実には、ミラクリンというたんぱく質が含まれている。ミラクルフルーツを食べたあとに酸っぱいものや苦みのあるものを食べても、ミラクリンが舌の味蕾(みらい)に作用して、甘く感じるようになる。この効果は30分から2時間程度持続するが、ミラクリン自体に甘味はない。

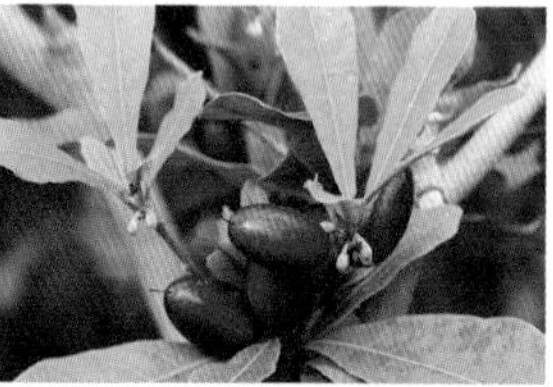

りんごの秘密

●りんごで成熟

りんごは、ほかの植物の成熟を早める成熟ホルモン(エチレン)を発する。りんごを保存するときは、ポリ袋に入れて口をしっかり閉めて冷蔵庫に入れるようにしよう。逆に、追熟が必要な未熟な果実は、熟したりんごと同じ袋に入れておくと、早く熟しておいしく食べられるようになる。

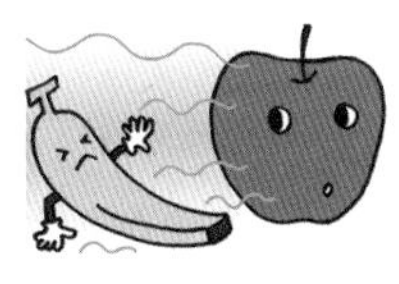

●表面のべたつきの正体

りんごの表面がべたついている。これは何? 口に入れたらいけないもの? いいえ、大丈夫。これはりんご自身が自分を保護するために分泌するロウ質の物質。このおかげで水分の蒸発を防ぎ、新鮮さを保つことができるのだ。

●蜜入りりんごはほんとに甘いの?

琥珀色の「蜜(みつ)」はソルビトールという糖が細胞の間にたまったもの。この甘さは砂糖の半分程度だが、蜜が入っているりんごは全体として糖度が高くなる。つまり、「蜜入りりんごは甘い」は正解である。

ONE POINT 【楊貴妃とライチー】ライチーは中国の代表的な果実。福建省から広東省の中国南部が原産といわれている。その味と香りのすばらしさから、「果物の女王」ともいわれ、楊貴妃(ようきひ)の好物だったことでも有名。唐の玄宗(げんそう)皇帝は楊貴妃のため、遠く華南から長安まで8日8晩、馬でライチーを運ばせたという。

08

きのこ類

MUSHROOMS

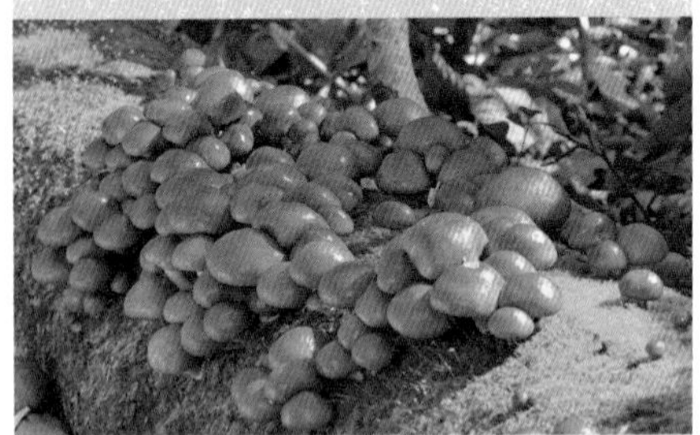

自生するなめこ

きのこは、大型の胞子組織を形成する菌類。葉緑素を含まない。森林に生えることからこの名がある。その種類は8万種にもおよぶが、食用とされるのは100～200種である。食用としての歴史は古く、古代ローマ時代からいろいろなきのこ料理があった。近年人工栽培も盛んにおこなわれ、季節に関係なく、その香りと歯ざわりを楽しむことができる。

栄養上の特性

水分が多く、成分は野菜に似ているが、ビタミンCをほとんど含まない点が大きな違いである。たんぱく質は体内に吸収されない形で存在し、エネルギー源となるカロリーは少ない。食物繊維、カリウム、亜鉛、銅、ビタミンB_1・B_2などを多く含むのも特徴である。日光に当たるとビタミンDに変化するプロビタミンD_2（エルゴステロール）も含む。また、しいたけの香気成分はレンチナンといい、免疫力を高め、がん抑制効果があるとされ、栄養的価値の高い食品である。

生態面から見た分類

菌の種類	生態	名称
腐生菌	動植物の遺体の有機物を分解する	ひとよたけ、ぶなしめじ
木材腐朽菌	衰弱する木材を分解する	しいたけ、えのきたけ、なめこ、ひらたけ、きくらげ、ならたけ
菌根菌	生きた樹木の根に菌根をつくり、その樹木と共生または寄生する	まつたけ、はつたけ、ほんしめじ

選び方・保存のしかた

●しいたけ

●生しいたけは、ぬれた感じがなく、かさが肉厚で色つやがよく、軸が太くて短めのものを選ぶ。かさの裏が白く、うぶ毛が生え、薄い膜のはっているものが新鮮で、茶色のものは避ける。鮮度が落ちるとかさが開ききるので、7、8分の開きのものがよい。

●乾しいたけは、かさが5～6分開きの大きくて表面が黄茶色のものが上等である。用途に合わせて種類を選ぶことも大切である。

●生しいたけは、ポリ袋に入れて冷蔵庫で1週間くらい保存できるが、一度水に通すと傷みが早くなるので注意する。

●きのこの構造と各部位の呼称

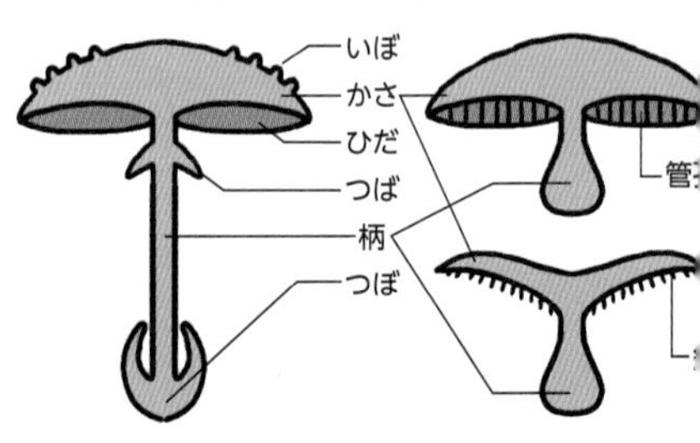

- たんぱく質の青字の数値はアミノ酸組成によるたんぱく質
- 脂質の青字の数値は脂肪酸のトリアシルグリセロール当量
- 炭水化物の青字の数値は利用可能炭水化物（質量計）
- 食物繊維総量の黒字の数値はプロスキー変法、青字の数値はAOAC 2011.25法による分析

可食部100gあたり　Tr：微量　（ ）：推定値または推計値　ー：未測定

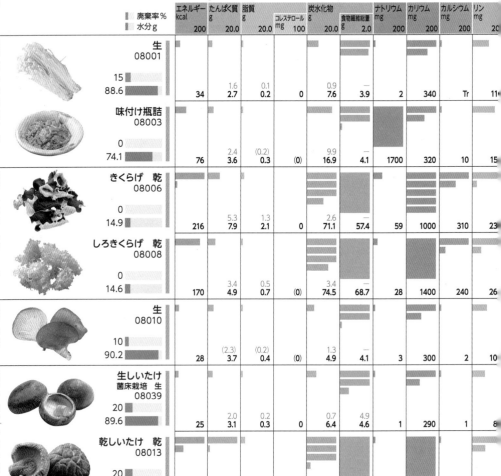

えのきたけ［榎茸］ Winter mushrooms ●1袋=100g

ぬめりがあるので別名なめたけ（滑茸）。味付け瓶詰の商品名をそのまま「なめたけ」とすることが多い。市販品の大部分は、おがくず等の培地で光を当てずに菌床栽培したもやし状態のもので、広葉樹の枯れ木や切り株に発生する天然のものとは異なる。天然のものや光を当てて栽培したものは茶褐色や黄褐色になる。歯ざわりがよく、鍋物・あえ物・炒め物などに使う。

きくらげ類［木耳］ Tree ears ●乾10個=5g

形が人間の耳に似ていることから木耳と書くが、寒天質で歯ざわりがくらげに似ていることから木水母と書くこともある。特徴であるこりこりとした歯ざわりは、にかわ質によるもの。精進料理や中国料理によく利用される。しろきくらげは、乳白色で、中国では銀耳（インアル）といい、不老長寿の薬として珍重されてきたが、栽培可能となり、多く出回るようになった。

くろあわびたけ［黒鮑茸］ Abalone mushrooms ●1個=20g

台湾、タイなどで栽培されるきのこで、ひらたけの近種。ひらたけよりもかさが大きく色は茶褐色で、歯ざわりがあわびに似ている。

しいたけ［椎茸］ Shiitake ●生しいたけ1枚=10～30g

生しいたけと乾しいたけが市場に出回る。ブナ科の樹木に穴をあけて種菌を植え込む原木栽培や、近年は管理しやすく収穫量の多いおがくず培地による菌床栽培が増えている。低カロリーでビタミンや食物繊維が多く、乾燥することによってうまみと香りが濃厚になる。乾しいたけは水でもどしてから利用するが、もどし汁はだしとして利用できる。

食品	廃棄率%	水分g	エネルギー kcal	たんぱく質 g	脂質 g	コレステロール mg	炭水化物 g	食物繊維総量 g	ナトリウム mg	カリウム mg	カルシウム mg	リン mg
えのきたけ 生 08001	15	88.6	34	1.6 2.7	0.1 0.2	0	0.9 7.6	― 3.9	2	340	Tr	11
えのきたけ 味付け瓶詰 08003	0	74.1	76	2.4 3.6	(0.2) 0.3	(0)	9.9 16.9	― 4.1	1700	320	10	15
きくらげ 乾 08006	0	14.9	216	5.3 7.9	1.3 2.1	0	2.6 71.1	― 57.4	59	1000	310	23
しろきくらげ 乾 08008	0	14.6	170	3.4 4.9	0.5 0.7	(0)	3.4 74.5	― 68.7	28	1400	240	26
くろあわびたけ 生 08010	10	90.2	28	(2.3) 3.7	(0.2) 0.4	(0)	1.3 4.9	― 4.1	3	300	2	10
生しいたけ 菌床栽培 生 08039	20	89.6	25	2.0 3.1	0.2 0.3	0	0.7 6.4	4.9 4.6	1	290	1	8
乾しいたけ 乾 08013	20	9.1	258	14.1 21.2	(1.7) 2.8	0	11.2 62.5	― 46.7	14	2200	12	29

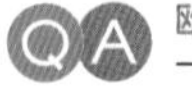
欧米で「ウィンターマッシュルーム」といわれているきのこはどれ？［なめこ　まつたけ　えのきたけ　しいたけ］▶えのきたけ。冬でも見ることができるため、「ウィンターマッシュルーム」といわれる。

えのきたけ
かさが小さくそろっていて、白いものを選ぶ。全体にピンとしているものがよい。火を通すとほどよいぬめりがあって、歯切れのよいものが良品である。根元が変色していたり、かさのべたつくものは古い。
傷みやすいので、密封して冷蔵庫で保存しても2～3日しかもたない。

きくらげ
中国名は木耳（ムウアル）。市販されているものは中国や台湾からの乾燥品が多い。湿気に注意して保存する。

しめじ
かさの色は、初秋に出る淡灰色のものと、10月ごろに出る灰色のものとがある。いずれもかさは小さく、張りがあり、軸は太くて短く、根元が白くふくらんでいるものを選ぶ。かさは小さく、たくさん固まっているものがよい。

なめこ
粘着物を十分にもっていて香味があり、かさが開ききっていない小粒のものがよいとされる。
生なめこはポリ袋に密封され、9月から翌年5月ごろまで市場に出回るが、粘質部分は変質しやすく、色も暗褐色になるので、購入後なるべく早めに使いきるようにする。

エリンギ
●軸が太く弾力のあるものがよい。全体にしなびたり、変色しているものは避ける。
●ラップに包み、冷蔵庫の野菜室で保存する。

まいたけ
●かたく締まって弾力があり、かさの表面の色が濃いものがよい。全体に茶色っぽくやわらかくなっているものは古い。
●水分が少ないので、乾燥させて長期間保存することができる。

マッシュルーム
●軸は太くて短く、弾力があり、かさはすべすべとして丸みと厚みがあるものを選ぶ。ホワイトマッシュルームは白いもののほうがよい。
●生のものは非常に傷みやすいので、冷蔵庫で保管し、早めに使いきる。

まつたけ
●かさは淡い茶褐色でつぼんでいるものがよい。香気はかさにあるので、開いたものは香りが落ち、色が黒く乾いたものは鮮度がよくない。かさの裏の色が白くひだの美しいもの、軸は短めで丸みがあり、つまんだときに弾力性のあるものを選ぶ。フカフカしているのは虫食いの可能性がある。
●保存するには、ラップに包んで冷凍するのが、いちばん香りを逃さない方法である。

きのこの栽培方法

きのこの人工栽培には、古くからおこなわれてきた原木栽培と、おがくず等を使用した菌床栽培がある。

原木栽培は、原木に穴をあけて種菌を打ち込み、一年間、林間地など自然環境下できのこを発生させる方法。自然に近い方法でおこなっていることから、収量・品質などが左右されやすいのが欠点。

菌床栽培は、おがくずとふすまなどの栄養体を混合した培地を菌床袋に詰めてかためたものに種菌を接種し、3か月ほど、空調設備などを備えた施設内において菌を蔓延させてきのこを発生させる方法。国内の生しいたけ生産の、約9割を占めるに至っている。

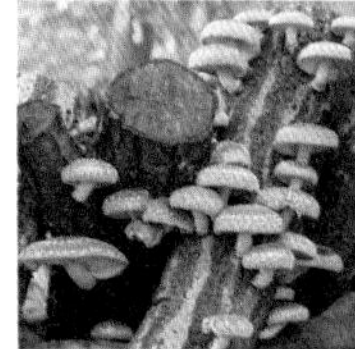
しいたけの原木栽培

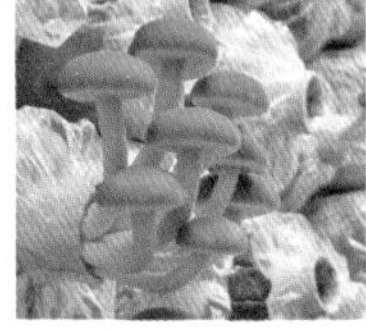
やなぎまつたけの菌床栽培

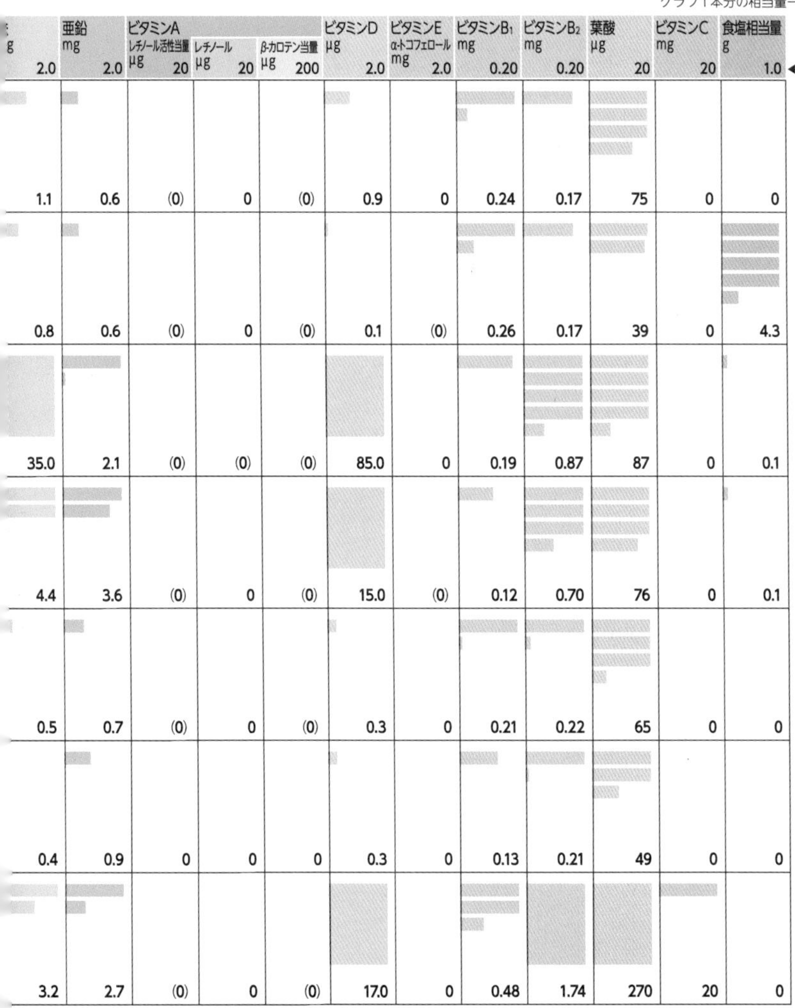

グラフ1本分の相当量

g 2.0	亜鉛 mg 2.0	ビタミンA レチノール活性当量 µg 20	ビタミンA レチノール µg 20	ビタミンA β-カロテン当量 µg 200	ビタミンD µg 2.0	ビタミンE α-トコフェロール mg 2.0	ビタミンB1 mg 0.20	ビタミンB2 mg 0.20	葉酸 µg 20	ビタミンC mg 20	食塩相当量 g 1.0
1.1	0.6	(0)	0	(0)	0.9	0	0.24	0.17	75	0	0
0.8	0.6	(0)	0	(0)	0.1	(0)	0.26	0.17	39	0	4.3
35.0	2.1	(0)	(0)	(0)	85.0	0	0.19	0.87	87	0	0.1
4.4	3.6	(0)	0	(0)	15.0	(0)	0.12	0.70	76	0	0.1
0.5	0.7	(0)	0	(0)	0.3	0	0.21	0.22	65	0	0
0.4	0.9	0	0	0	0.3	0	0.13	0.21	49	0	0
3.2	2.7	(0)	0	(0)	17.0	0	0.48	1.74	270	20	0

きのこ料理「べからず」集

洗うべからず

きのこを水で洗うと風味が失われるので、洗ってはいけない。汚れていれば、表面を布で軽くふけばよい。しいたけは、かさを軽くたたいて、ほこりを取る。

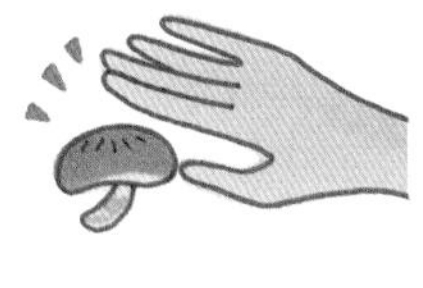

しいたけの軸は捨てるべからず

しいたけの軸はかたくて食感が悪いが、栄養分はかさと同じ。細く裂いて味付けすればおいしい。

しいたけの裏側を焼くべからず

焼きしいたけで焼くのは、かさの表側だけで十分。裏まで焼くと食感が悪くなる。

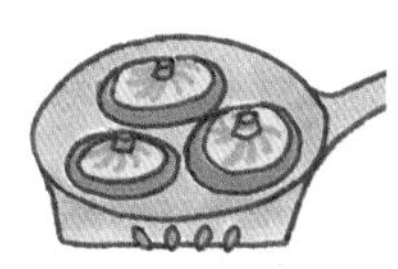

大量の油で炒めるべからず

きのこは油を吸いやすい食材であり、大量の油を使うと風味も悪くなる。調理するときは、あらかじめ湯通ししておき、強火で手早く炒める。

煮すぎるべからず

生きのこは、煮すぎると縮んで食感が悪くなり、風味もなくなってしまう。最後にきのこを入れるようにするのがコツ。

ひだを下に向けるべからず

しいたけは、ひだの中の胞子が落ちるとしぼんでしまう。保存するときは、ひだを上向きにして容器に並べ、ラップをかけて冷蔵庫に入れる。

ONE POINT 【普通のきのこでがん予防】きのこのがん予防効果はよく知られており、民間ではさるのこしかけというきのこの効果が伝えられていた。しかし、えのきたけ、しいたけ、なめこ、ぶなしめじ等の普通の食用きのこのほうが効果が高いという研究結果が出ている。

- たんぱく質の青字の数値はアミノ酸組成によるたんぱく質
- 脂質の青字の数値は脂肪酸のトリアシルグリセロール当量
- 炭水化物の青字の数値は利用可能炭水化物（質量計）
- 食物繊維総量の黒字の数値はプロスキー変法、青字の数値はAOAC 2011.25法による分析

廃棄率％ / 水分g

可食部100gあたり　Tr：微量　（ ）：推定値または推計値　ー：未測定

しめじ類 [占地]
Shimeji　●1パック=100g

"香りまつたけ、味しめじ"といわれるほど味がよい。うま味成分はグルタミン酸やアスパラギン酸、リシンなどである。煮物・わん種・きのこご飯・バター炒めなどにする。

●はたけしめじ
木の樹皮を堆肥化したバーク堆肥で菌床栽培する。歯ごたえがよく、よいだしが出る。

●ぶなしめじ
ほんしめじと似ており、その名で販売されるものもある。まろやかなだしが出る。免疫力の向上や、発がん抑制作用が期待される。

●ほんしめじ
柄の根元が太くふくらんでいるので、大黒（だいこく）様の腹に見立てて大黒しめじともいう。

たもぎたけ [たも木茸]
Pleurotus citrinopileatus　●1パック=100g

中部以北の深い山や北海道の広葉樹の切り株や倒木に発生する。味がよいきのこで、濃く深い味わいのだしが出る。鍋物・汁物などにする。

なめこ [滑子]
Nameko　●1袋=100g

人工栽培したものが多い。別名なめたけ。独特のぬめりと歯切れ、口当たりのよさが好まれる。わん種・なめこおろし・酢の物などにする。

ぬめりすぎたけ [滑杉茸]
Numerisugitake

秋に広葉樹の倒木に発生する。なめこによく似ているが、かさにささくれがある。ぬめりやこくがあり、汁物や鍋物などにする。

エリンギ
King oyster mushrooms　●1本=30g

セリ科植物の枯死した根部に発生する。日本では自生しない。肉質がしっかりしていて歯ごたえがあり、日もちが大変よい。ソテーなどに。

ひらたけ [平茸]
Oyster mushrooms　●1パック=100g

別名かんたけ、オイスターマッシュルーム。味にくせがなく、香りも少ないので、多くの料理に使われる。わん種・あえ物・焼き物などにする。

まいたけ [舞茸]
Maitake　●1パック=100g

現在では人工栽培が可能に。体内の免疫機能を助け、抗がん作用があるといわれるグルカンという多糖類を含む。天ぷら・あえ物などに。

マッシュルーム
Button mushrooms　●生1個=10g

全世界で広く利用されているきのこ。ホワイト種、ブラウン種などがある。成長するにしたがい、ひだの色が、灰色か淡いピンク色→茶色→黒色になる。成熟してひだが黒くなったもののほうがよりうま味が濃いが、日本では若いマッシュルームに人気がある。スープ・ソテー・シチューなど用途は広い。ホワイト種は変色しやすいので、レモン汁をかけて防止する。

まつたけ [松茸]
Matsutake　●中1本=30g

秋の味覚の代表的なきのこで高級品。未だ人工栽培は確立されていない。香りがよく、土瓶蒸し・わん種・まつたけご飯などにする。

やなぎまつたけ [柳松茸]
Black poplar mushrooms

柳類に発生してまつたけのような香りがあるということでこの名がついたが、なめこの近縁のきのこである。焼き物・煮物などにする。

食品名	番号	廃棄率%	水分g	エネルギー kcal	たんぱく質 g（青字）	たんぱく質 g	脂質 g（青字）	脂質 g	コレステロール mg	炭水化物 g（青字）	炭水化物 g	食物繊維総量 g（青字）	食物繊維総量 g	ナトリウム mg	カリウム mg	カルシウム mg	リン mg
はたけしめじ 生	08015	15	92.0	25	—	2.6	—	0.3	(0)	—	4.5	—	2.7	4	260	1	64
ぶなしめじ 生	08016	10	91.1	26	1.6	2.7	0.2	0.5	0	1.3	4.8	3.0	3.5	2	370	1	96
ほんしめじ 生	08018	20	93.6	21	—	2.5	—	0.4	(0)	—	2.8	—	1.9	1	310	2	76
たもぎたけ 生	08019	15	91.7	23	(2.2)	3.6	(0.1)	0.3	(0)	0.4	3.7	—	3.3	1	190	2	85
なめこ 株採り 生	08020	20	92.1	21	1.0	1.8	0.1	0.2	1	2.4	5.4	—	3.4	3	240	4	68
ぬめりすぎたけ 生	08023	8	92.6	23	(1.3)	2.3	(0.2)	0.4	(0)	1.9	4.1	—	2.5	1	260	1	65
エリンギ 生	08025	6	90.2	31	1.7	2.8	0.2	0.4	(0)	2.9	6.0	—	3.4	2	340	Tr	89
ひらたけ 生	08026	8	89.4	34	2.1	3.3	0.1	0.3	(0)	1.3	6.2	—	2.6	2	340	1	10
まいたけ 生	08028	10	92.7	22	1.2	2.0	0.3	0.5	(0)	0.3	4.4	—	3.5	0	230	Tr	54
マッシュルーム 生	08031	5	93.9	15	1.7	2.9	0.1	0.3	0	0.1	2.1	—	2.0	6	350	3	100
マッシュルーム 水煮缶詰	08033	0	92.0	18	(1.9)	3.4	(0.1)	0.2	(0)	(0.2)	3.3	—	3.2	350	85	8	55
まつたけ 生	08034	3	88.3	32	1.2	2.0	0.2	0.6	(0)	1.5	8.2	—	4.7	2	410	6	4
やなぎまつたけ 生	08036	10	92.8	20	—	2.4	(Tr)	0.1	(0)	0.7	4.0	—	3.0	1	360	Tr	110

QA "しめじ"と"ほんしめじ"は同じもの？▶スーパーや八百屋で"しめじ"と表示されて売っているものは、"ひらたけ"である（ひらたけは、本来直径20～35cmもあるの で食用に小さく改良された）。"ひらたけ"という名称は、なじみにくかったため"しめじ"と表記され、本来の"しめじ"は"ほんしめじ"と表記され区別されるようになった

グラフ1本分の相当量→

鉄 mg 2.0	亜鉛 mg 2.0	ビタミンA レチノール活性当量 µg 20	ビタミンA レチノール µg 20	ビタミンA β-カロテン当量 µg 200	ビタミンD µg 2.0	ビタミンE α-トコフェロール mg 2.0	ビタミンB1 mg 0.20	ビタミンB2 mg 0.20	葉酸 µg 20	ビタミンC mg 20	食塩相当量 g 1.0
0.6	0.4	(0)	(0)	(0)	0.9	0	0.12	0.44	20	0	0
0.5	0.5	(0)	0	(0)	0.5	0	0.15	0.17	29	0	0
0.6	0.7	(0)	(0)	(0)	0.6	(0)	0.07	0.28	24	0	0
0.8	0.6	(0)	0	(0)	0.8	0	0.17	0.33	80	0	0
0.7	0.5	(0)	(0)	(0)	0	0	0.07	0.12	60	0	0
0.6	0.4	(0)	0	(0)	0.4	0	0.16	0.34	19	1	0
0.3	0.6	(0)	(0)	(0)	1.2	0	0.11	0.22	65	0	0
0.7	1.0	(0)	0	(0)	0.3	(0)	0.40	0.40	92	0	0
0.2	0.7	(0)	(0)	(0)	4.9	(0)	0.09	0.19	53	0	0
0.3	0.4	(0)	0	(0)	0.3	0	0.06	0.29	28	0	0
0.8	1.0	(0)	0	(0)	0.4	(0)	0.03	0.24	2	0	0.9
1.3	0.8	(0)	0	(0)	0.6	(0)	0.10	0.10	63	0	0
0.5	0.6	(0)	0	(0)	0.4	0	0.27	0.34	33	0	0

近寄るな！ 危険な毒きのこ

きのこは環境などの要因で外観が変わることがあり、毒きのこと食用きのこを区別するのは、非常にむずかしい。名前がよくわからないきのこは、絶対に食べないようにしよう。素人判断は禁物である。

もしも、きのこを食べた後で吐き気などを感じたら中毒を疑い、すぐに食べたきのこを吐き出して、速やかに医師の診察を受ける。また、食後数日たってから症状が出る場合もあるので、注意が必要である。

●つきよたけ

かさが30センチにもなり、ブナの樹肌に重なって発生。暗闇では青白く発光する。日本ではもっとも中毒事故が多く、ときには死に至ることもある。

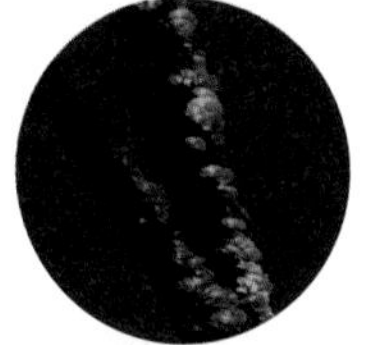

●くさうらべにたけ

ほんしめじ、はたけしめじなどの灰色のかさをもった食用きのこと間違いやすく、事故も多い。激しい腹痛や嘔吐、下痢をともなう。

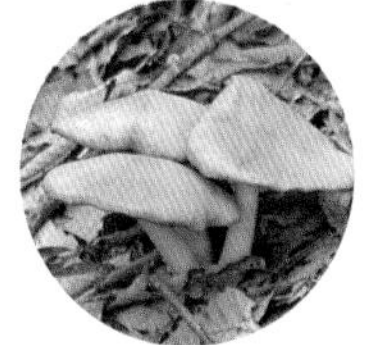

●にがくりたけ

ほぼ一年中、切り株に群生する。硫黄色のかさの中央部が褐色をおびるものもある。食用のくりたけに似ているが味が苦いので区別できる。誤食すると強い消化器系の中毒症状がおきるので要注意。

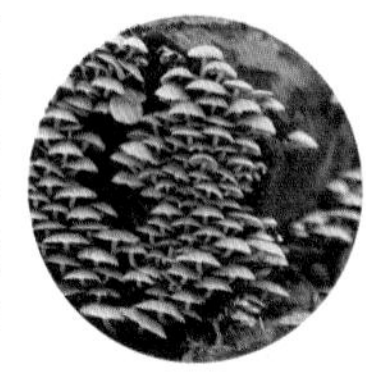

●べにてんぐたけ

かさは6～15センチ。表面は鮮赤色で、全面に白い斑点。夏から秋の針葉樹林や広葉樹林に発生する。誤食すると、筋肉のけいれん、精神錯乱、幻覚、視聴覚障害、嘔吐などをおこす。

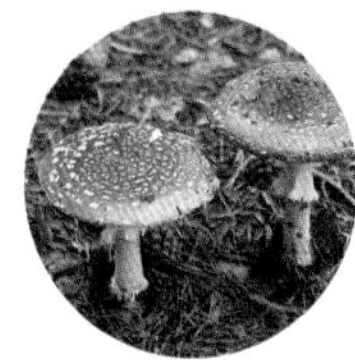

いろいろなきのこの仲間

●トリュフ

世界三大珍味のひとつ。地中に発生するが強い香りをもつため、訓練された犬や豚が探し当てる。白トリュフと黒トリュフがあるが、白い方が香りが強く高価。サラダなどに使われる。

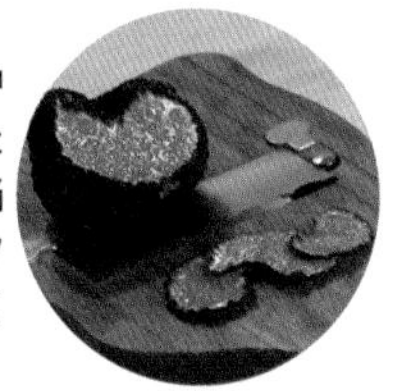

●ふくろたけ

中国や台湾からの水煮の缶詰が輸入される。初期は袋状のつぼみのような形をしているが、中にかさがかくれていて、成長すると、袋がやぶれ、かさが開く。食用には、かさが開く前のつぼみ状態が好まれる。

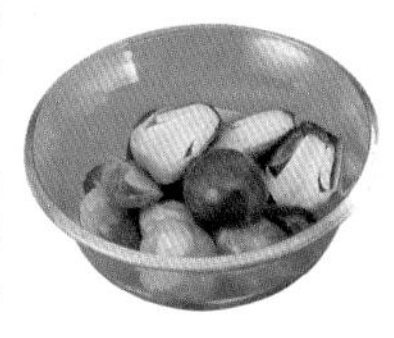

ONE POINT 【舞茸の名の由来】舞茸はさわやかな香りと独特の歯ごたえがあり、濃厚なだしが出て大変おいしいきのこだ。これを見つけた人は喜びのあまり舞い踊ったためこの名がついたといわれている。また、きのこの形が踊っているように見えるためという説もある。

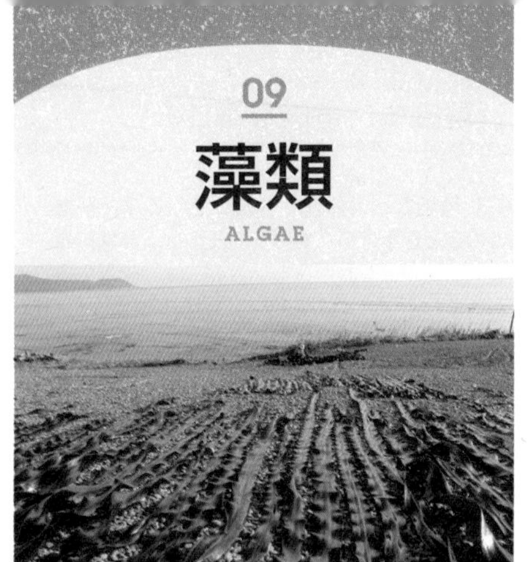

09

藻類

ALGAE

こんぶの天日干し

藻類（海藻）とは、胞子で繁殖し水中で生長する植物をいう。厳密には、種子で繁殖しあまり食用にならない「海草」とは区別されている。現在、世界中には約8,000種の海藻が知られているが、日本近海から産するものは約1,200種ほどである。食用になるものは、緑藻類（あおさ・あおのり）、褐藻類（こんぶ・わかめ）、紅藻類（おごのり・てんぐさ）に分類される。

栄養上の特性

ヨウ素やカルシウムなどのミネラルや各種ビタミン類を多量に含んでいるうえ、食物繊維が豊富で、低カロリーの食品であることから、「海の野菜」と呼ばれ、世界中の注目を集めている。海藻表面のぬるぬるした物質は、粘質多糖類である。

藻類の分類

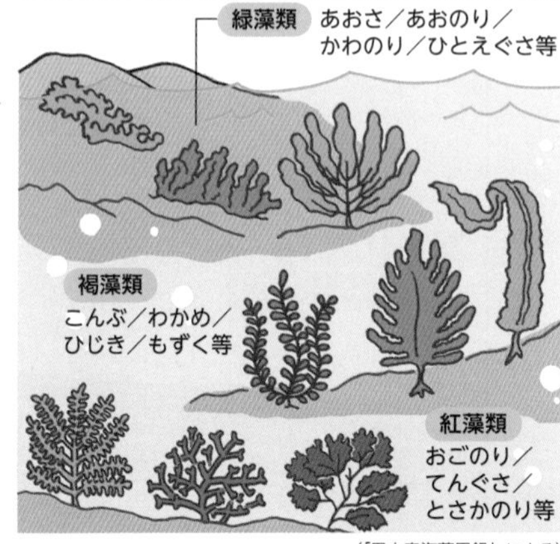

（「日本産海藻目録」による）

選び方・保存のしかた

●あまのり

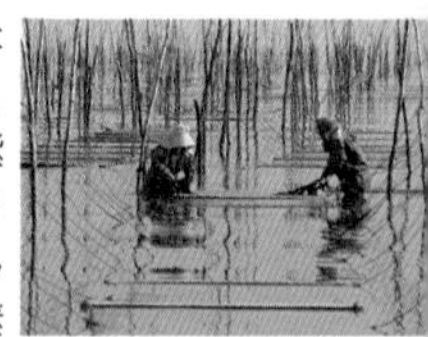

のりの養殖

●ほしのりは、表面がなめらかで、光沢があり、厚さが均一で、色が黒紫色のものがうま味・香りともによい。良質のほしのりは紅藻素・らん藻素などの色素が多く含まれ、焼くと鮮やかな透明感のある濃い緑色に変化する。

●アルミホイルなどに包み、密閉容器に入れて、冷蔵庫で保存する。室温で保存する場合は、乾燥剤と一緒に密閉容器に入れて、乾燥した場所に置く。使うときは必要量を取り出し、すぐにふたをする。

●こんぶ

●だしこんぶは、黒っぽい色をしており、幅が広く、砂が少ないものがよい。葉先より根に近い部分のものがうま味が濃い。香りのよいものが、よく乾燥して熟成している。ちりめんじわや色むらのあるもの、色が薄いものは避ける。真こんぶ・利尻こんぶ・羅臼こんぶが最上品とされる。こんぶによってだしの風味が異なるので、その特徴によって使い分けるのがよい。

- たんぱく質の青字の数値はアミノ酸組成によるたんぱく質
- 脂質の青字の数値は脂肪酸のトリアシルグリセロール当量
- 炭水化物の青字の数値は利用可能炭水化物（質量計）
- 食物繊維総量の黒字の数値はプロスキー変法、青字の数値はAOAC 2011.25法による分析

可食部100gあたり　Tr：微量　（ ）：推定値または推計値　ー：未測定

食品	廃棄率%	水分g	エネルギー kcal (200)	たんぱく質 g (20.0)	脂質 g (20.0)	コレステロール mg (100)	炭水化物 g (20.0)	食物繊維総量 g (2.0)	ナトリウム mg (200)	カリウム mg (200)	カルシウム mg (200)	リン mg (200)
あおのり 素干し 09002	0	6.5	249	21.4 29.4	3.3 5.2	Tr	0.2 41.0	ー 35.2	3200	2500	750	390
あまのり 焼きのり 09004	0	2.3	297	32.0 41.4	2.2 3.7	22	1.7 44.3	ー 36.0	530	2400	280	700
あまのり 味付けのり 09005	0	3.4	301	31.5 40.0	(2.1) 3.5	21	13.5 41.8	ー 25.2	1700	2700	170	710
いわのり 素干し 09007	0	8.4	228	(27.1) 34.8	(0.4) 0.7	30	(0.4) 39.1	36.4	2100	4500	86	530
うみぶどう 生 09012	0	97.0	6	ー 0.5	Tr 0.1	0	ー 1.2	ー 0.8	330	39	34	10
おごのり 塩蔵 塩抜き 09010	0	89.0	26	ー 1.3	ー 0.1	11	ー 8.8	ー 7.5	130	1	54	14
とさかのり 赤とさか 塩蔵 塩抜き 09029	0	92.1	19	ー 1.5	ー 0.1	9	ー 5.1	ー 4.0	270	37	70	11

あおのり［青海苔］ Green laver ●小1＝2g

独特の香りと鮮やかな緑色が特徴。料理の彩りや香りづけに利用する。あぶって粉末にしたものをもみあおのりといい、お好み焼きなどに使う。

あまのり［甘海苔］ Purple laver ●ほしのり1枚＝2g

あさくさのり、すさびのりなどの種類があり、全国各地の沿岸に生育し、養殖もおこなわれている。ほしのりは、原藻を細かく刻み、乾燥させてつくる。10枚で1帖（じょう）という単位で数える。火であぶった焼きのりをのりまきやおにぎりに、もみ刻んでお茶漬けなどにふりかけて使う。味付けのりは、ほしのりにみりんやしょうゆを塗り、乾燥させたものである。

いわのり［岩海苔］ Iwa-nori ●素干し1枚＝10g

養殖されない天然のりで、岩にはりついて生育する。へらやあわびの殻等でかきとり採取する。つくだ煮にしたり、すいてほしのりにする。

うみぶどう［海葡萄］ Green caviar ●1パック＝50g

別名くびれずた。沖縄地方で養殖。薄緑色で、直径1～2mmの粒状の葉がつく。ぷちぷちとした歯ごたえがある。酢じょうゆなどで食べる。

おごのり［海髪］ Ogo-nori ●大1＝4g

原藻を塩蔵もしくは湯通ししてから石灰に漬けて保存し、その後水洗いして食用にする。石灰処理をすると緑色になる。刺身のつまなどに。

とさかのり［鶏冠海苔］ Tosaka-nori ●大1＝4g

にわとりのとさかに似ているため、この名がついた。赤、青（緑）、白のとさかのりが市販されているが、原藻は同じ。海藻サラダなどに使う。

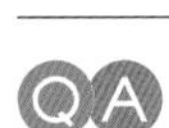

お茶屋さんで“のり”が売られているのはなぜ？▶お茶も“のり”も湿気を避けて香りを保つといった保存方法が好まれるため、室温や換気などの設定がしやすく、一緒に扱う店が多いといわれている。また、“のり”の旬は11月から3月、お茶の旬は4月下旬から5月下旬とシーズンが異なるため、扱いやすいといったことも理由のようだ。

●とろろこんぶは、黄みがかった白っぽいものがおいしい。表面の薄皮の割合が高いと黒くなり、うま味が少なくなる。
●乾燥が不十分だと、うま味成分に海水の塩分が作用して白い結晶（マンニット）が出るので、保存は缶などに入れ、湿気を避けるようにする。

●わかめ

●塩蔵わかめは、濃緑色のものを選ぶ。塩分が多いものはよくないので、加塩の有無と量を表示で確認して、なるべく加塩していないものを選ぶ。養殖がほとんどであるが、天然物は岩礁が多く、潮の流れの激しい沿岸のものが身がしまっていて美味である。
●茎わかめは、緑色が鮮やかなものを選ぶ。少し丸みがあり、肉厚のものがやわらかい。
●ほしわかめは、よく乾燥していて鮮やかな緑色をした、香りの強いものがよい。しけたりかびのあるものは避ける。

●ひじき

●大きさがそろっていて、黒くて光沢があるものを選ぶ。葉先までピンとしているもの、新鮮で香りが強いもの、よく乾燥しているものがよい。

●もずく

●生のものは痛みやすいので、塩蔵品が多い。細いものがよい。

こんぶのうま味と利用法

●こんぶのうま味

こんぶはうま味成分のグルタミン酸（アミノ酸系）を含む。うま味成分は単独で使うよりも，他のうま味成分と組み合わせるとうま味が飛躍的に強くなる（うま味の相乗効果）。

●こんぶ＋豚肉

豚肉はイノシン酸を含む。また、豚肉とこんぶを一緒に煮ると、溶け出した豚肉の油で煮汁の沸点が高くなり、こんぶを水だけで煮るよりもやわらかくなる。

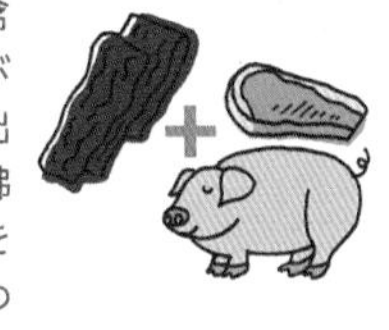

●こんぶ＋乾しいたけ

乾しいたけはグアニル酸を含む。グアニル酸は核酸系のうま味成分で、グルタミン酸と合わせるとうま味の相乗効果が起こる。乾しいたけは、時間をかけてもどすといっそううま味が出る。

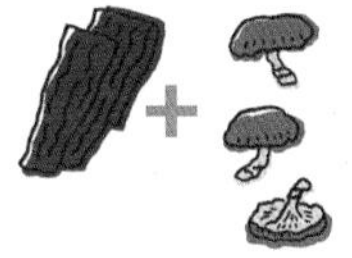

●こんぶ＋かつお節

イノシン酸はかつお節にも含まれている。こんぶとかつお節でとる合わせだしは、昔からうま味の相乗効果を経験的に知っていたからといえる。

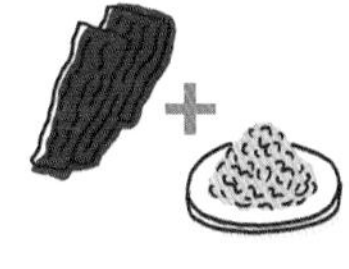

●利用法

こんぶ表面のマンニットという白い結晶はうま味成分が変化したもの。こんぶを利用するときは水洗いするとおいしい成分が流れてしまうので、乾いたふきんか、半量ずつの水と酢にふきんを浸して固く絞り、軽くふいてごみや汚れを落とす程度にする。

違う種類のみそのしきりにこんぶを使うと、こんぶの風味が移って、みそがおいしくなる。

だしをとった後のこんぶも活用できる。ポリ袋などに入れて冷凍保存し、ある程度の量になったら煮物やつくだ煮にする。乾燥させてフードプロセッサーなどで細かくし、ごまや塩などを加えるとふりかけにもなる。

グラフ1本分の相当量

g 2.0	亜鉛 mg 2.0	ビタミンA レチノール活性当量 µg 20	レチノール µg 20	β-カロテン当量 µg 200	ビタミンD µg 2.0	ビタミンE α-トコフェロール mg 2.0	ビタミンB1 mg 0.20	ビタミンB2 mg 0.20	葉酸 µg 20	ビタミンC mg 20	食塩相当量 g 1.0
77.0	1.6	1700	(0)	21000	(0)	2.5	0.92	1.66	270	62	8.1
11.0	3.6	2300	(0)	27000	(0)	4.6	0.69	2.33	1900	210	1.3
8.2	3.7	2700	(0)	32000	(0)	3.7	0.61	2.31	1600	200	4.3
48.0	2.3	2300	(0)	28000	(0)	4.2	0.57	2.07	1500	3	5.3
0.8	Tr	10	(0)	120	(0)	0.2	Tr	0.01	4	Tr	0.8
4.2	0.2	65	(0)	780	(0)	0.1	0.02	0.18	3	0	0.3
1.2	0.2	1	(0)	15	(0)	0	0	0.04	0	0	0.7

藻類の色

のりには、クロロフィルなどの色素が含まれており、色素の割合によってのりの色が決まる。のりが古くなったり、焼いたりすると色が変わるのは、下のように色素の割合が変わるためである。また、のり巻きなどのご飯が時間がたつと赤くなっていることがあるが、これも、ご飯の水分に色素が溶け出したためである。

●含まれる色素の割合で藻類の色は決定される。

緑………クロロフィル　黄・橙…カロテノイド
赤………フィコエリトリン　青………フィコシアニン

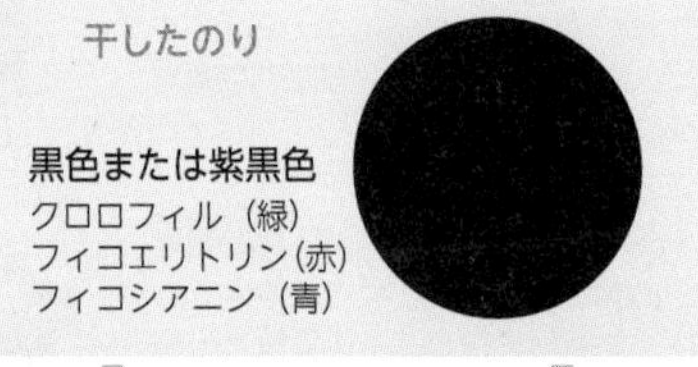

古くなると
赤紫色になる

古くなると、クロロフィル（緑）が分解、フィコエリトリン（赤）が目立つようになるため。

焼くと
緑色になる

焼くとフィコエリトリン（赤）が消失し、クロロフィル（緑）やカロテノイド（黄・橙）が目立つため。

ONE POINT 【ほしのりは２枚重ねて】ほしのりをおいしく焼くコツは、２枚重ねて表側だけを交互に軽く火であぶること。こうすると香りを逃がさずにきれいな緑色になる。

- たんぱく質の青字の数値はアミノ酸組成によるたんぱく質
- 脂質の青字の数値は脂肪酸のトリアシルグリセロール当量
- 炭水化物の青字の数値は利用可能炭水化物（質量計）
- 食物繊維総量の黒字の数値はプロスキー変法、青字の数値はAOAC 2011.25法による分析

可食部100gあたり　Tr:微量　( ):推定値または推計値　ー:未測定

こんぶ類［昆布］ Kombu

●素干し10cm角=5g

食用にされるものは10数種類あり、根・茎・葉に区別される。うま味成分のグルタミン酸を多量に含む。こんぶとかつお節でとるだしは、日本料理の基本となっている。表面の白い粉はうま味成分のマンニット。ぬめりは水溶性食物繊維の一種のアルギン酸。乾燥品が一般的。

●まこんぶ

長さ2～6m、幅30cm。幅が広く肉厚のこんぶで、こんぶ類ではもっとも味がよい。だしのほか、おぼろこんぶ・塩昆布などにする。

●りしりこんぶ

長さ1～3m、幅5～10cm。まこんぶの変種で、高級料理や吸い物のだし用にする。

●削り昆布

まこんぶを食酢でしめらせてやわらかくし、削って薄片にしたもので、幅が広いものをおぼろこんぶ、糸状のものをとろろこんぶという。

●つくだ煮

しょうゆを主体とした調味液で煮詰めたもの。

とろろこんぶ

てんぐさ［天草］ Tengusa

●ところてん1食分=150g

全国各地でとれるが、夏が最盛期。食物繊維が豊富である。ところてんは、てんぐさを煮溶かし寒天質を抽出して凝固させたものである。天突きで糸状にして、しょうゆや黒蜜をかけて食べる。角寒天は、てんぐさを煮て、ろ過した液を箱に入れて凝固させ、凍結・解凍を繰り返して脱水し、乾燥させてつくる。角寒天のほか、粉寒天などもある。寄せ物料理に利用する。

ひじき［鹿尾菜］ Hijiki

●ほしひじき大1=2g

ホンダワラ科の海藻。縄文・弥生時代の遺物より、ひじきらしい海藻が発見され、古くより食されてきたことがわかる。また奈良時代には、神への供え物として使われていた。生ひじきを数時間水煮して渋味を抜くため、釜の材質により、鉄含有量が異なる（➔p.105コラム）。組織が円柱状でやわらかく、煮物にも適する。水でもどしてから利用するが、油との相性もよい。

ゆで

長ひじき

ひとえぐさ［一重草］ Hitoegusa

●小1=7g

原藻をそのまま、または水洗いしてからすいて乾燥させ、しょうゆを主体とした調味料で煮詰めたものが、のりのつくだ煮。

もずく［海蘊］ Mozuku

●1食分=50g

モズク科。ほかの海藻に巻きついて生息するため、"藻付く"が名前の由来。糸状で独特のぬめりがある。酢の物などにする。

わかめ［若布］ Wakame

●乾燥わかめ1人分=2g

北海道南西部から九州にかけての海岸で、黒潮の影響が強い地域以外の各地に分布する。岩手・宮城・徳島で生産量の80%以上を占める。独特のぬめりは水溶性食物繊維のアルギン酸によるもの。酢の物・あえ物・わん種などに利用する。乾燥わかめは、生わかめを乾燥したもの。湯通し塩蔵わかめは、わかめを湯通ししてから冷水で冷却し、塩蔵したもの。乾燥品や塩蔵品は、水でもどしてから熱湯をかけて冷水にさらすと色が鮮やかになる。カットわかめは、湯通し塩蔵わかめを食塩水で洗ってから乾燥し、適当な大きさにカットしたものである。めかぶわかめは、成長したわかめの茎の根元にできるひだ状のもの。刻むと粘りが出てとろろ状になる。

食品名	食品番号	廃棄率%	水分g	エネルギー kcal	たんぱく質 g	脂質 g	コレステロール mg	炭水化物 g	食物繊維総量 g	ナトリウム mg	カリウム mg	カルシウム mg	リン mg
まこんぶ 素干し 乾	09017	0	9.5	170	5.1 / 5.8	1.0 / 1.3	0	0.1 / 64.3	32.1 / 27.1	2600	6100	780	180
りしりこんぶ 素干し	09019	0	13.2	211	(6.4) / 8.0	(1.5) / 2.0	0	– / 56.5	– / 31.4	2700	5300	760	240
削り昆布	09021	0	24.4	177	(5.2) / 6.5	0.6 / 0.9	0	– / 50.2	– / 28.2	2100	4800	650	190
つくだ煮	09023	0	49.6	150	4.7 / 6.0	0.9 / 1.0	0	19.8 / 33.3	– / 6.8	2900	770	150	120
ところてん	09026	0	99.1	2	(0.1) / 0.2	– / 0	Tr	– / 0.6	– / 0.6	3	2	4	1
粉寒天	09049	0	16.7	160	0.1 / 0.2	(0.2) / 0.3	0	0.1 / 81.7	79.0	170	30	120	39
ほしひじき ステンレス釜 乾	09050	0	6.5	180	7.4 / 9.2	1.7 / 3.2	Tr	0.4 / 58.4	– / 51.8	1800	6400	1000	93
ほしひじき 鉄釜 乾	09053	0	6.5	186	– / 9.2	– / 3.2	Tr	– / 56.0	51.8	1800	6400	1000	93
ひとえぐさ つくだ煮	09033	0	56.5	148	11.2 / 14.4	0.5 / 1.3	1	22.9 / 21.1	– / 4.1	2300	160	28	63
もずく 塩蔵 塩抜き	09038	0	97.7	4	0.2 / 0.2	(0.1) / 0.1	0	– / 1.4	– / 1.4	90	2	22	2
乾燥わかめ 素干し	09040	0	12.7	164	(10.4) / 13.6	(0.7) / 1.6	0	41.3	– / 32.7	6600	5200	780	350
湯通し塩蔵わかめ 塩抜き 生	09045	0	93.3	16	1.3 / 1.5	0.2 / 0.3	0	0 / 3.4	2.9 / 3.2	530	10	50	30
めかぶわかめ 生	09047	0	94.2	14	0.7 / 0.9	0.5 / 0.6	0	0 / 3.4	– / 3.4	170	88	77	26

QA "こんぶだし"をとるときにやってはいけないことは、次のどれ？［沸騰している湯で煮立てる　沸騰寸前まで火にかけ取り出す　1～3時間水にひたす］▶こんぶの組織は熱に弱いので、沸騰するほど加熱すると、うま味をそこなう成分が溶け出してしまうので、沸騰している湯で煮立ててはいけない。沸騰寸前で取り出すとよい。

グラフ１本分の相当量

鉄 mg 2.0	亜鉛 mg 2.0	ビタミンA レチノール活性当量 µg 20	ビタミンA レチノール µg 20	ビタミンA β-カロテン当量 µg 200	ビタミンD µg 2.0	ビタミンE α-トコフェロール mg 2.0	ビタミンB1 mg 0.20	ビタミンB2 mg 0.20	葉酸 µg 20	ビタミンC mg 20	食塩相当量 g 1.0
3.2	0.9	130	(0)	1600	(0)	2.6	0.26	0.31	240	29	6.6
2.4	1.0	71	(0)	850	(0)	1.0	0.80	0.35	170	15	6.9
3.6	1.1	64	(0)	760	(0)	0.8	0.33	0.28	32	19	5.3
1.3	0.5	5	0	56	0	0.1	0.05	0.05	15	Tr	7.4
0.1	Tr	(0)	(0)	0	(0)	0	0	0	0	Tr	0
7.3	0.3	0	(0)	0	(0)	0	0	Tr	1	0	0.4
6.2	1.0	360	(0)	4400	(0)	5.0	0.09	0.42	93	0	4.7
58.0	1.0	360	(0)	4400	(0)	5.0	0.09	0.42	93	0	4.7
3.6	0.9	23	(0)	270	(0)	0.1	0.06	0.26	23	0	5.8
0.7	0.3	15	(0)	180	(0)	0.1	Tr	0.01	2	0	0.2
2.6	0.9	650	(0)	7800	(0)	1.0	0.39	0.83	440	27	16.8
0.5	0.2	17	(0)	210	(0)	0.1	0.01	0.01	6	0	1.4
0.3	0.2	20	(0)	240	(0)	0.1	0.02	0.03	36	2	0.4

黒い紙はうまい！

●のりのおいしさの秘密

のりを食べている日本人を見た西洋人が「日本人は黒い紙を食べる」と驚いたのはよく知られているエピソードだが、低カロリーでビタミンやミネラルなどの栄養素がバランスよく含まれ、味もよいことから、最近ではアメリカなどでものりの人気が高まっている。

のりのおいしさは、こんぶ、チーズ、緑茶などに大量に含まれるうま味成分であるグルタミン酸、かつお節のうま味成分であるイノシン酸、しいたけのうま味成分であるグアニル酸を多く含み、ほかにも、甘味成分のアラニンとグリシン糖アルコール、香味成分のタウリンなどを含んでいるためである。

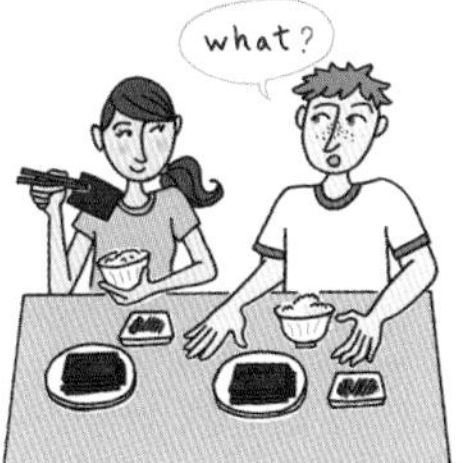

●韓国のり

韓国語で、のりのことを「キム」という。これは、キムさんが王様に献上したのりが、あまりにおいしかったため、王様がこののりをキムと名付けたことに由来するといわれている。

日本でも、韓国料理の人気とともに、韓国のりも手に入りやすくなってきた。韓国のりは、のりにごま油を塗って粗塩をふり、味をつけたもの。日本ののりより緑色がかっていて、さくさくした食感がある。ご飯と一緒に食べたり、おつまみとして食べたりする。

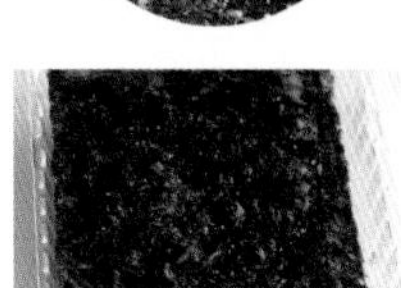

ひじきの鉄分

「食品成分表2020」においてはじめて、ひじきをゆでる釜によって鉄分の成分値に違いがあることが示された。「ステンレス釜」の場合は6.2mgであるのに対して、「鉄釜」は58.0mgと大きく異なるとしている。しかし、日本ひじき協議会は、鉄分含有量の違いを釜の材質によるものとすることに疑問を呈している。

その理由として、ステンレス釜で煮ている韓国産と中国産の鉄分が鉄釜で煮たものに近い数値であること、国内流通の乾燥ひじきの多くは日本標準食品成分表にある「煮熟後乾燥」ではなく「蒸煮後乾燥」したものなので、蒸す場合には釜の材質による影響が考えられないことの2つがあげられている。

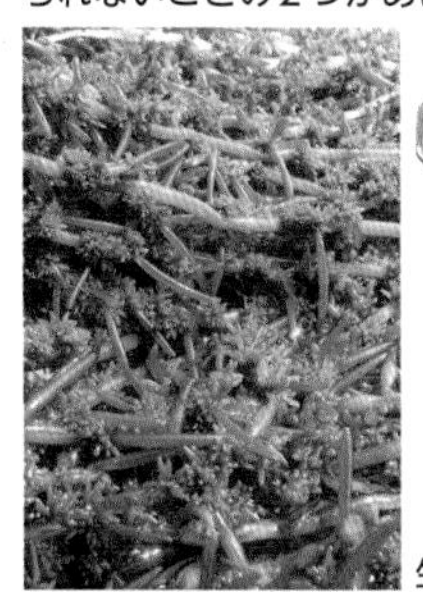

生ひじき

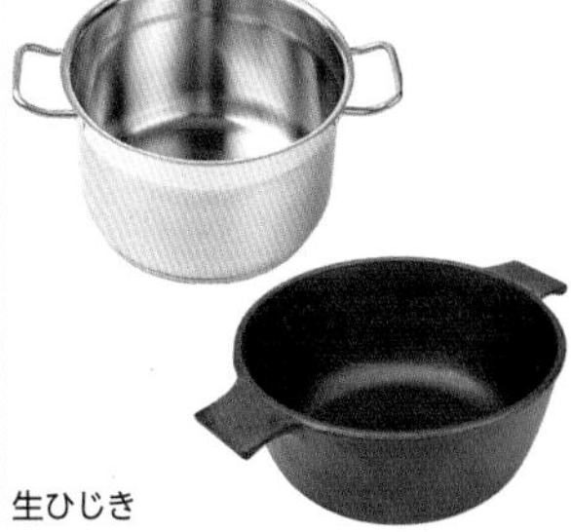

藻類

ONE POINT 【恋人からのプレゼントが"ひじき"!?】『伊勢物語』の中で、在原業平が恋人にひじきを贈る場面が出てくる。ひじきは当時珍しかったため、貴重な一品として考えられていたらしい。しかし、現代に振り返ってみると、プレゼントとして貰う乙女心は複雑な気もする。

10

魚介類

FISHES & SHELLFISHES

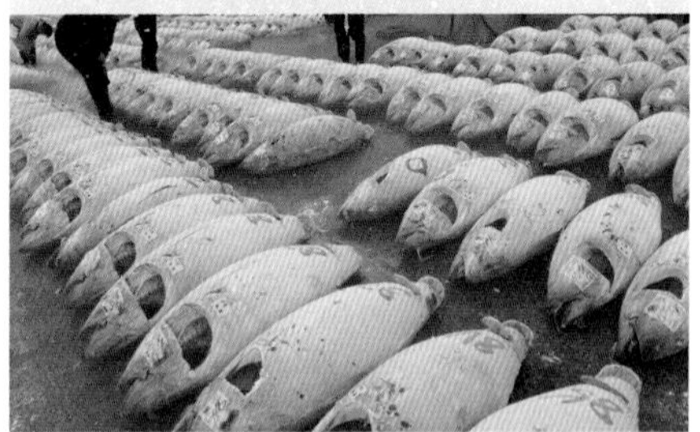
冷凍まぐろの市場

魚介類とは、魚類と貝類を中心とした食用水産生物の総称である。海に囲まれた日本では、古代から採集狩猟経済が営まれ、魚や貝が食料とされた。その後、仏教思想により肉食が禁忌となった影響で、たんぱく源としての魚の重要性はきわめて高いものであった。戦後、食生活の欧米化が進み、生活習慣病の発症率が上昇したことからシーフードが見直されるようになり、近年では、健康食ブームとも結びついて、いわしやさんまなどの青魚が好まれるようなっている。調理ずみのレトルト食品や冷凍食品などの加工品も多く、生鮮魚は回転ずしや外食産業において人気がある。

栄養上の特性

コレステロールを下げる効果があるタウリンを含むたんぱく質を、平均して約20％含み、必須アミノ酸のリシンが多い。脂質の含有量は種類によって異なるが、不飽和脂肪酸が多く、イコサペンタエン酸（IPA）やドコサヘキサエン酸（DHA）は、血栓を予防するのに効果があるといわれる。ミネラルは1％前後含まれるが、カルシウム以外にも微量元素の亜鉛・銅・ヨウ素を多く含む。ヨウ素を含む点は、獣鳥肉と異なる特徴である。ビタミン類では、脂溶性ビタミンのA・Dが血合肉などに多く含まれ、水溶性ビタミンのB_2はうなぎなどに多く含まれる。

鮮魚の保存のしかた

- うろこを取り、内臓・えらを取り出し、腹の中まできれいに流水で洗う。
- 下ごしらえした魚は、水気を切ってバットなどに入れ、ぬれた紙をかぶせて冷蔵する。
- 長期保存ならば、適当におろして小分けにし、切り身にして冷凍保存する。
- さしみの場合、冷蔵保存は1日が限度である。

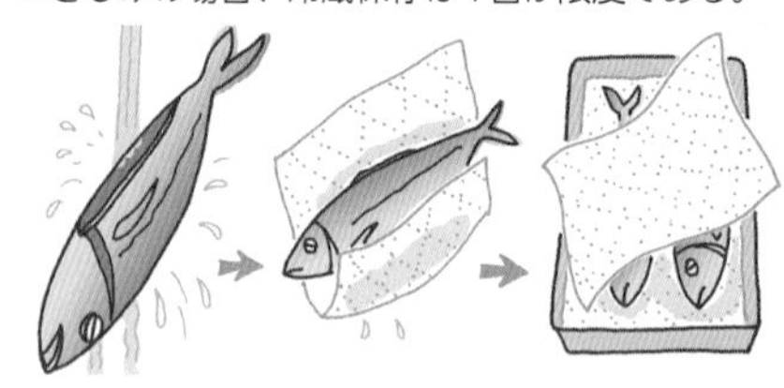

選び方

●1尾で選ぶ場合

目	澄んでいる。落ち込んでいないもの。
えら	鮮やかな赤色であるもの。
腹	弾力のあるもの。古いと腹切れする。
体	かたく、色つやのあるもの。
におい	生臭さ・アンモニア臭のないもの。

●あじ

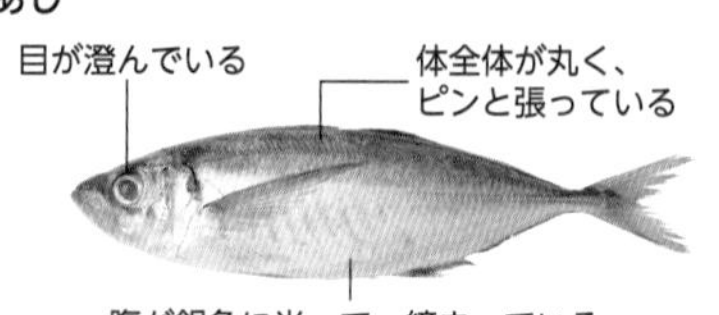
目が澄んでいる
体全体が丸く、ピンと張っている
腹が銀色に光って、締まっている

●切り身を選ぶ場合

●白身ならば、身に弾力があり、透明感のあるもの赤身ならば血合いの色が鮮やかなもの。パックの下に水（ドリップ）のたまっているものは、解凍してから時間がたっているので避ける。

●ぶり

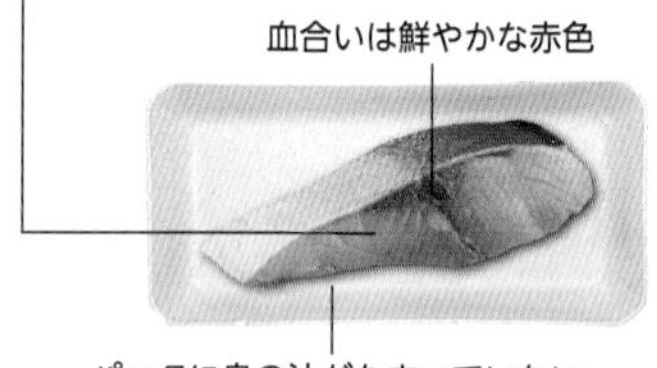
色が鮮やかで、身に張りがある
血合いは鮮やかな赤色
パックに身の汁がたまっていない

- たんぱく質の青字の数値はアミノ酸組成によるたんぱく質
- 脂質の青字の数値は脂肪酸のトリアシルグリセロール当量
- 炭水化物の青字の数値は利用可能炭水化物（質量計）
- 食物繊維総量の黒字の数値はプロスキー変法、青字の数値はAOAC 2011.25法による分析

可食部100gあたり　Tr：微量　（ ）：推定値または推計値　ー：未測定

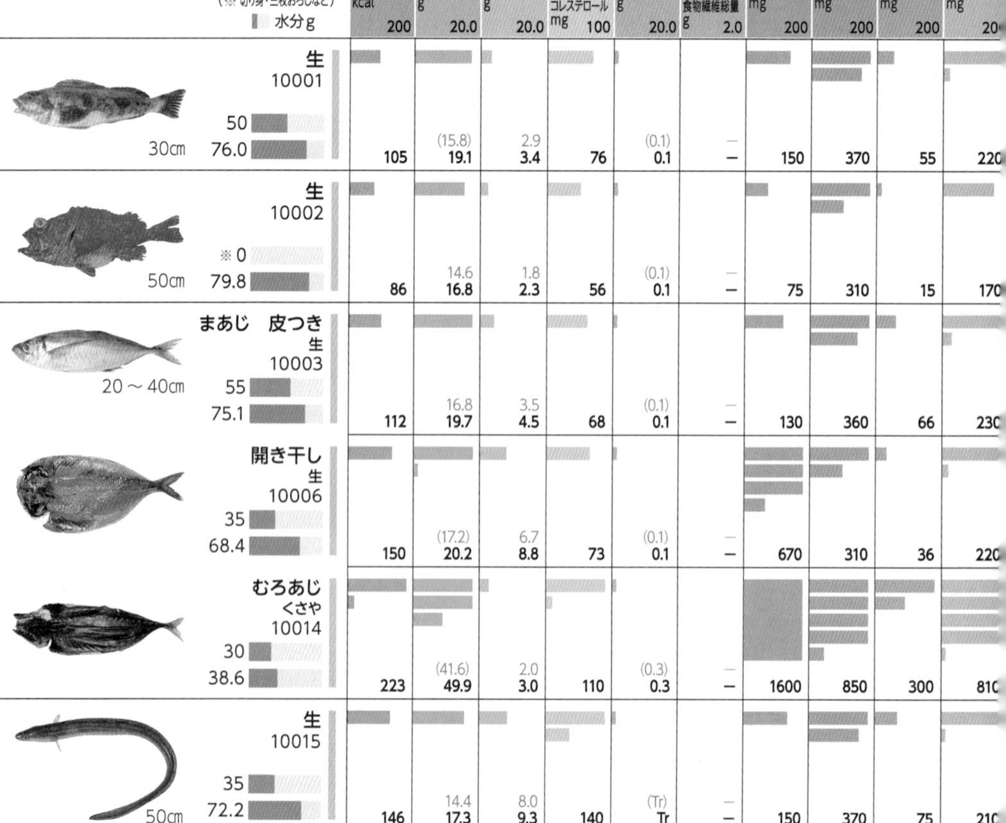

食品名	食品番号	廃棄率%（※切り身・三枚おろしなど）	水分g	エネルギー kcal	たんぱく質 g	脂質 g	コレステロール mg	炭水化物 g	食物繊維総量 g	ナトリウム mg	カリウム mg	カルシウム mg	リン mg
あいなめ 生	10001	50	76.0	105	(15.8) 19.1	2.9 3.4	76	(0.1) 0.1	– –	150	370	55	220
あこうだい 生	10002	※0	79.8	86	14.6 16.8	1.8 2.3	56	(0.1) 0.1	– –	75	310	15	170
まあじ 皮つき 生	10003	55	75.1	112	16.8 19.7	3.5 4.5	68	(0.1) 0.1	– –	130	360	66	230
まあじ 開き干し 生	10006	35	68.4	150	(17.2) 20.2	6.7 8.8	73	(0.1) 0.1	– –	670	310	36	220
むろあじ くさや	10014	30	38.6	223	(41.6) 49.9	2.0 3.0	110	(0.3) 0.3	– –	1600	850	300	810
あなご 生	10015	35	72.2	146	14.4 17.3	8.0 9.3	140	(Tr) Tr	– –	150	370	75	210

あいなめ［鮎並］ Fat greenling ●1尾＝450g 30cm

岩礁にすむ磯魚。関西ではあぶらめという。白身であるが脂肪分が多く、うま味が多い。照り焼き・唐揚げなどにする。

あこうだい［阿候鯛］ Matsubara's red rockfish ●1尾＝300g 50cm

体が赤いのであこうだいというが、たいの仲間ではない。白身でやわらかく、脂質が比較的少ない。煮付け・塩焼きなどにする。

あじ類［鯵］ Horse mackerel ●中1尾＝70～100g 20～40cm

あじという名は、味がよいところからつけられたという。日本近海物だけで20種類以上あるが、あじといえば、ふつう、まあじをさす。背部が暗緑ないし灰青色で、腹部は銀白色である。味にくせがないため和洋料理に合い、たたき・さしみ・酢の物などの生食をはじめ、塩焼き・揚げ物・煮付け・フライ・ムニエルなど用途は広い。開き干しは、大型・中型のあじの内臓を除去し、食塩水に浸漬・乾燥させたものである。

●むろあじ（くさや）

体長30cmくらいで、ひものに向く。くさやは、伊豆七島の特産で、腹から内臓を除去し、長期間熟成・発酵させたくさや汁に浸漬し、天日乾燥させたもので、強い臭気をもつ。

あなご［穴子］ Common Japanese conger ●1尾＝50～150g 50cm

うなぎに似た円筒形の魚で、淡白な風味でありながら、脂ものっている。すし種・天ぷら・煮物・八幡巻き・わん種など用途は広い。

QA IPAとEPAって同じ？ ちがう？▶実は同じものをさしている。本文にあるIPAは、EPA（エイコサペンタエン酸）と表現することもあるが、「日本食品標準成分表（文科省）」ではIPAの表記を採用している。このため本書でもIPAという表記で統一している。

魚介類の分類

成分表に掲載される魚介類は、大きく魚類と貝類・甲殻類（➔p.124～）に分かれている。

海水産魚類	遠洋回遊魚類	えい、かじき、かつお、まぐろ、しいら、さめ
	近海回遊魚類	あじ、いわし、さば、さんま、とびうお、ぶり、にしん、はまち
	沿岸魚類	いさき、かます、しらうお、すずき、ふぐ、ぼら、たかべ
	底生魚類	あなご、あんこう、かれい、ぎんだら、たい、たちうお、ひらめ
	遡降河回遊魚類（※1）	海から河へ：さけ、ます 河から海へ：うなぎ、やつめうなぎ
淡水産魚類		あゆ、ふな、はぜ、なまず、こい、わかさぎ、どじょう、にじます
甲殻類		あみ、えび、かに、しゃこ
軟体動物		いか、たこ
貝類		あかがい、あさり、あわび、かき、さざえ、しじみ、とりがい、はまぐり、ほたてがい
棘皮動物（※2）		うに、なまこ
その他		ほや、くらげ、くじら

※1　産卵のために海から河へ、または、河から海へ移動する習性をもつもの。
※2　棘皮（きょくひ）動物は、うになど棘（とげ）のあるものをさすが、類縁のなまこなども含む。

おもな魚介類の旬

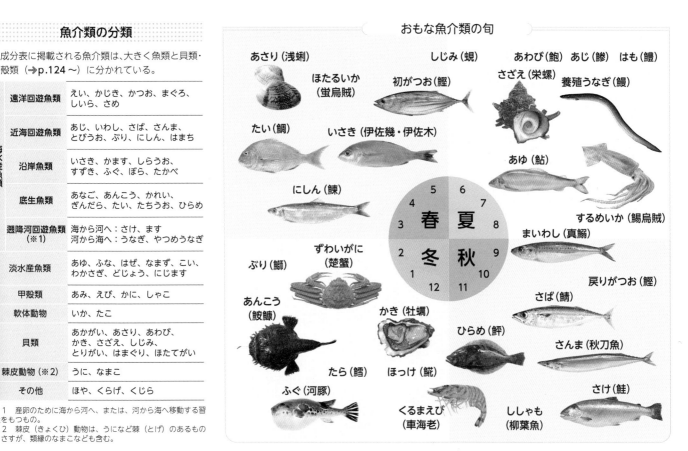

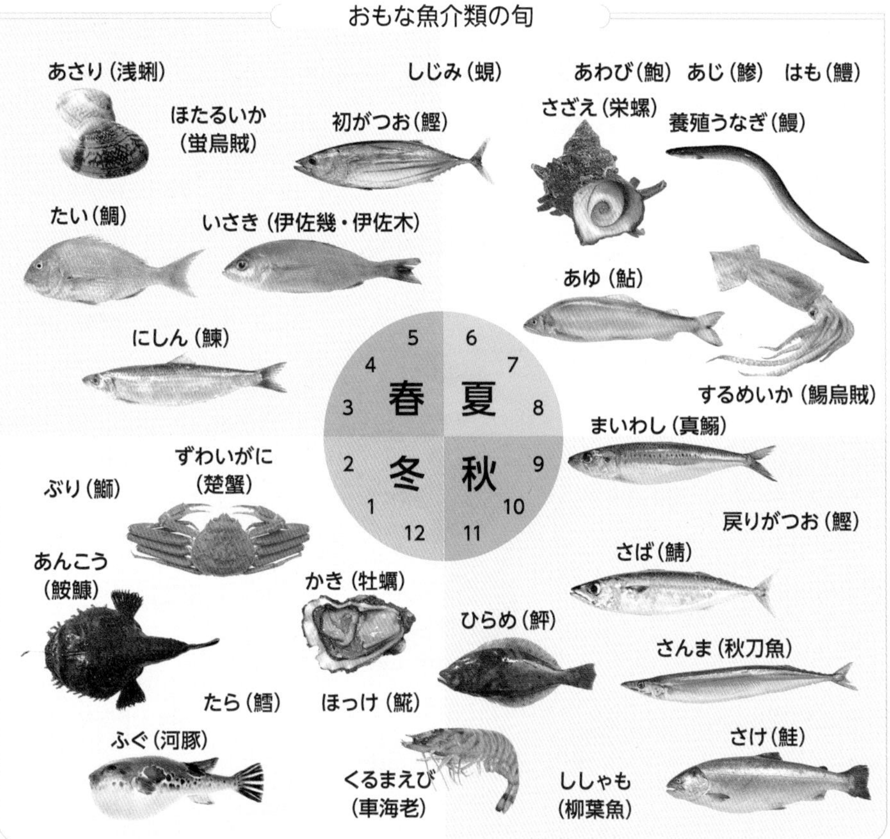

春（3・4・5月）：あさり（浅蜊）、ほたるいか（蛍烏賊）、初がつお（鰹）、たい（鯛）、いさき（伊佐幾・伊佐木）、にしん（鰊）

夏（6・7・8月）：しじみ（蜆）、あわび（鮑）、あじ（鯵）、はも（鱧）、さざえ（栄螺）、養殖うなぎ（鰻）、あゆ（鮎）、するめいか（鯣烏賊）

秋（9・10・11月）：まいわし（真鰯）、戻りがつお（鰹）、さば（鯖）、ひらめ（鮃）、さんま（秋刀魚）、ほっけ（鯱）、さけ（鮭）、ししゃも（柳葉魚）

冬（12・1・2月）：ずわいがに（楚蟹）、ぶり（鰤）、あんこう（鮟鱇）、かき（牡蠣）、たら（鱈）、ふぐ（河豚）、くるまえび（車海老）

グラフ1本分の相当量→

…g 2.0	亜鉛 mg 2.0	ビタミンA レチノール活性当量 µg 20	ビタミンA レチノール µg 20	ビタミンA β-カロテン当量 µg 200	ビタミンD µg 2.0	ビタミンE α-トコフェロール mg 2.0	ビタミンB1 mg 0.20	ビタミンB2 mg 0.20	葉酸 µg 20	ビタミンC mg 20	食塩相当量 g 1.0
0.4	0.5	6	6	(0)	9	1.7	0.24	0.26	8	2	0.4
0.3	0.4	26	26	(0)	1	3.4	0.11	0.04	3	Tr	0.2
0.6	1.1	7	7	0	8.9	0.6	0.13	0.13	5	Tr	0.3
0.8	0.7	(Tr)	Tr	(Tr)	3	0.7	0.10	0.15	6	(0)	1.7
3.2	3.2	(Tr)	Tr	(0)	2	1.2	0.24	0.40	26	(0)	4.1
0.8	0.7	500	500	(0)	0.4	2.3	0.05	0.14	9	2	0.4

DHA・IPAを多く含む魚介類

●DHAを多く含む魚介類（mg）

		mg
1位	くろまぐろ(脂身)	3,200
2位	さば	2,600
3位	さんま	2,200
4位	ぶり	1,700
5位	きちじ	1,500
5位	やつめうなぎ	1,500
7位	めざし	1,400
7位	しろさけ(塩ざけ)	1,400
7位	たちうお	1,400
10位	にじます(養殖)	1,300

●IPAを多く含む魚介類（mg）

		mg
1位	さば	1,800
2位	さんま	1,500
2位	やつめうなぎ	1,500
4位	くろまぐろ(脂身)	1,400
5位	きちじ	1,300
6位	かたくちいわし	1,100
7位	たちうお	970
8位	ぶり	940
9位	めざし	930
10位	にしん	880

可食部・生100 gあたり
（文部科学省「日本食品標準成分表2020年版（八訂）脂肪酸成分表編」）

ONE POINT 【なめろうさんがどうしたの??】千葉の名物「なめろう」「さんが」。なめろうは、あじやいわしの身にしそ、ねぎ、しょうが、みそ等を加えて包丁で細かくたたいたもの。さんがはそれを焼いたもの。ともにご飯のおかずにもってこい。お父さんの酒の肴にも。

- たんぱく質の青字の数値はアミノ酸組成によるたんぱく質
- 脂質の青字の数値は脂肪酸のトリアシルグリセロール当量
- 炭水化物の青字の数値は利用可能炭水化物（質量計）
- 食物繊維総量の黒字の数値はプロスキー変法、青字の数値はAOAC 2011.25法による分析

廃棄率％（※切り身・三枚おろしなど）　水分g

可食部100gあたり　Tr：微量　（　）：推定値または推計値　ー：未測定

あまだい［甘鯛］

Tile fish　●1尾=500g～1kg

半透明の白身魚で、淡白なうま味とほのかな甘味をもつ。京都ではひと塩ものを、ぐじという。焼き物・粕漬・蒸し物などにする。

30～60cm

あゆ［鮎］

Ayu　●1尾=60g

背部が青黒く、腹部は銀白色で、前・尾びれが黄色を帯びた体長20cmくらいの魚で、わが国の代表的な淡水魚の1つである。市場には天然魚と養殖魚が出回っている。川魚の主とも呼ばれ、優美な姿と特有の香りをもつ。旬は夏で、塩焼き・なます・フライなどに向き、また、甘露煮・つくだ煮・塩辛（うるか）・あゆずし・粕漬などにも用いられる。

塩焼き

あんこう［鮟鱇］

Anglerfish　●1切=60～80g

大陸棚や沿岸部のやや深い海底にすむ体長1mくらいの魚。大きな頭と押しつぶしたような平らな体型が特徴。身は淡白でやわらかく、皮や内臓までほとんどの部位を食べることができ、なかでも肝臓はこってりした味わいで珍重される。冬期が美味で、鍋物や汁の実にされる。体がやわらかくぬめりがあるため、「吊し切り」という手法でさばかれる（➔p.109コラム）。

50cm～1m

あんきも

いさき［伊佐機・伊佐木］

Three-line grunt　●中1尾=140g

日本沿岸の岩礁にすむ30～40cmの灰青色の魚。味は淡白で、磯魚特有の香りがある。塩焼き・さしみ・煮付けなどにする。

30cm～40cm

いしだい［石鯛］

Japanese parrot fish　●1尾=1～1.5kg

幼魚のときの体色は灰青色で太い7本の横縞がある。産卵前の春や秋の脂がのったものがおいしい。焼き物・潮汁・煮付けなどにする。

60cm

いぼだい［疣鯛］

Japanese butterfish　●1尾=120g

岩手、新潟以南の暖かい海に分布する。全長25cmくらいで、皮は薄くうろこがはがれやすい。脂肪分が多いがあっさりしている。

15cm～25cm

いわな［岩魚］

White-spotted char　●1尾=70g

体長15～40cmで細く扁平な体をもち、体側下方に赤い斑点がある。夏に脂がのり、塩焼き・唐揚げ・ムニエルなどにする。

15cm～40cm

うなぎ［鰻］

Eel　●中1尾=150～200g

細長い円筒形の体でぬめりのある皮膚をもつ。各地の河川や湖沼に生息しているが、特に本州中部以南に多い。ビタミンAや不飽和脂肪酸が多く含まれる。市場に流通しているものの99％は稚魚を採取して大きくした養殖ものである。近年は、台湾や中国で養殖・加工された輸入物が多い。血液にイクシオトキシンという毒を含むため生食はできないが、熱を加えると毒性が消える。白焼きは、たれをつけずに焼き、わさびじょうゆで食べる。かば焼は、うなぎを開いて串を打ち、たれをつけて焼いたもの。夏の土用の丑（うし）の日にうなぎのかば焼を食べる習慣は、栄養的にも夏バテ防止に役立つ。「きも」にはビタミンA・B₂などが豊富。

1m

うまづらはぎ［馬面剝］

Black scraper

馬の顔に似たかわはぎなのでこの名がついた。岩等に付着している小型の甲殻類、貝類、藻類等をかたい歯で貪欲に食べる。

30cm

食品	番号	廃棄率％	水分g	エネルギー kcal	たんぱく質 g（アミノ酸組成）	たんぱく質 g	脂質 g（トリアシルグリセロール当量）	脂質 g	コレステロール mg	炭水化物 g（利用可能炭水化物）	炭水化物 g	食物繊維総量 g	ナトリウム mg	カリウム mg	カルシウム mg	リン mg
あまだい 生	10018	50	76.5	102	16.0	18.8	2.5	3.6	52	(Tr)	Tr	—	—	73	360	58	190
あゆ 天然 生	10021	45	77.7	93	15.0	18.3	1.9	2.4	83	(0.1)	0.1	—	—	70	370	270	310
あゆ 養殖 生	10025	50	72.0	138	14.6	17.8	6.6	7.9	110	(0.5)	0.6	—	—	55	360	250	320
あんこう 生	10031	※0	85.4	54	(10.8)	13.0	0.1	0.2	78	(0.3)	0.3	—	—	130	210	8	140
あんこう きも 生	10032	0	45.1	401	7.9	10.0	36.9	41.9	560	(2.0)	2.2	—	—	110	220	6	140
いさき 生	10037	45	75.8	116	(14.3)	17.2	4.8	5.7	71	(0.1)	0.1	—	—	160	300	22	220
いしだい 生	10038	55	71.6	138	(16.2)	19.5	5.7	7.8	56	(Tr)	Tr	—	—	54	390	20	240
いぼだい 生	10041	45	74.0	132	(13.6)	16.4	6.4	8.5	57	(Tr)	Tr	—	—	190	280	41	160
いわな 養殖 生	10065	50	76.1	101	—	19.0	2.8	3.6	80	(0.1)	0.1	—	—	49	380	39	260
うなぎ 養殖 生	10067	25	62.1	228	14.4	17.1	16.1	19.3	230	(0.3)	0.3	—	—	74	230	130	260
うなぎ 白焼き	10069	0	52.1	300	(17.4)	20.7	22.6	25.8	220	(0.1)	0.1	—	—	100	300	140	280
うなぎ かば焼	10070	0	50.5	285	(19.3)	23.0	19.4	21.0	230	—	3.1	—	—	510	300	150	300
うまづらはぎ 生	10071	65	80.2	75	15.1	18.2	0.2	0.3	47	(Tr)	Tr	—	—	210	320	50	160

QA　"いしだい"の縞もようは横縞？ 縦縞？ ▶ "いしだい"には背から腹にかけて縞もようがある。上から下にあるものだから縦縞と思いがちだが、実際は横縞。魚に限らず生物はすべて頭を上にした状態で考えるので、魚の場合も頭を上にしてみると横縞ということになる。

グラフ1本分の相当量

（左端の列、見出し欠け） 2.0	亜鉛 mg 2.0	ビタミンA レチノール活性当量 μg 20	ビタミンA レチノール μg 20	ビタミンA β-カロテン当量 μg 200	ビタミンD μg 2.0	ビタミンE α-トコフェロール mg 2.0	ビタミンB1 mg 0.20	ビタミンB2 mg 0.20	葉酸 μg 20	ビタミンC mg 20	食塩相当量 g 1.0
0.3	0.3	27	27	(0)	1	1.3	0.04	0.06	6	1	0.2
0.9	0.8	35	35	(0)	1	1.2	0.13	0.15	27	2	0.2
0.8	0.9	55	55	(0)	8	5.0	0.15	0.14	28	2	0.1
0.2	0.6	13	13	0	1	0.7	0.04	0.16	5	1	0.3
1.2	2.2	8300	8300	(0)	110.0	14.0	0.14	0.35	88	1	0.3
0.4	0.6	41	41	(0)	15.0	0.9	0.06	0.12	12	Tr	0.4
0.3	0.6	39	39	(0)	3	2.1	0.15	0.15	2	Tr	0.1
0.5	0.8	95	95	(0)	2	0.7	0.04	0.19	7	1	0.5
0.3	0.8	5	5	2	5	1.6	0.09	0.12	5	1	0.1
0.5	1.4	2400	2400	1	18.0	7.4	0.37	0.48	14	2	0.2
1.0	1.9	1500	1500	(0)	17.0	5.3	0.55	0.45	16	Tr	0.3
0.8	2.7	1500	1500	(0)	19.0	4.9	0.75	0.74	13	Tr	1.3
0.4	0.5	(0)	0	(0)	8	1.1	0.01	0.13	4	Tr	0.5

あんこうの吊し切り

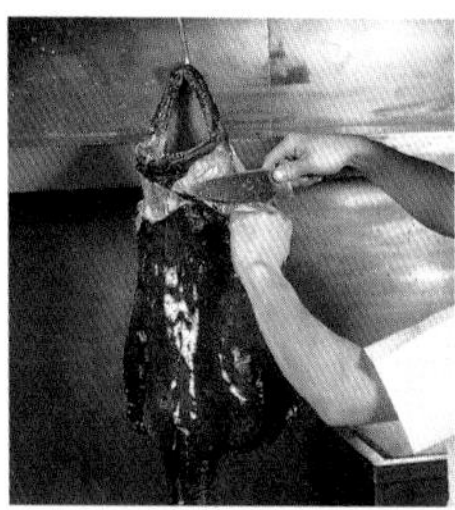

あんこうは、大きくて身がやわらかく、表面がヌルヌルしているので、まな板の上ではさばきにくい。そのため、下あごを金具にかけて吊した状態で解体することが多い。これを「あんこうの吊し切り」という。

粗塩でぬめりをとってから金具に吊し、口から水を流しこんで安定させる。そして、「あんこうの七つ道具」とよばれる7つの部位に解体していくと、金具には最後に大きな口が残る。

●あんこうの七つ道具

肉、きも、水袋（胃）、ぬの（卵巣）、えら、ひれ、皮のことで、これらはすべて食べられる。

土用（どよう）の丑（うし）の日とうなぎの旬

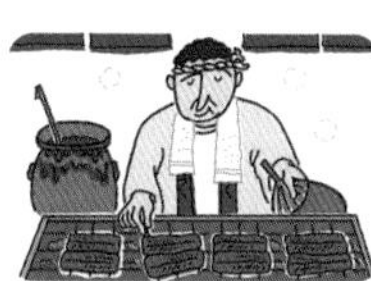

うなぎの旬は、もともと天然物に脂がのってくる初秋から冬。このため、江戸中期頃までは、夏にはうなぎがあまり売れなかったらしい。

そこで困ったうなぎ屋の主人が学者の平賀源内（ひらがげんない）に相談したところ、「本日丑の日」と看板に大書して渡したという。これを店に掲げたところ、土用の丑の日（※）はうなぎのかば焼きを食べる日として、江戸中に広まり、現在に至ったという説がある。うなぎには、豊富な脂肪分のほか、体を強壮に保つビタミンA・B1・D・Eなども多く、夏の体力回復のためにも理に適っていた。

現在は、流通量の99%が養殖で、丑の日（夏）に多く消費されるため、こちらを旬とするようになった。

※この場合の土用は、立秋前の18日間（7/19～8/7ごろ）。丑の日は、十二支の2番目の日。このため、年によって土用の中で丑の日が1回の年と、2回の年がある。

うなぎが絶滅危惧種？

夏に人気のうなぎだが、ここ数年価格高騰が続いている。これは、海洋環境の変化などにより養殖をするための稚魚（シラスウナギ）が獲れないことに加え、各国の乱獲が進んだことで、うなぎの漁獲量が激減しているためである。ニホンウナギは、2013年には環境省が、2014年には国際自然保護連合（IUCN）が絶滅危惧種に認定した。今後の動向が注目される。

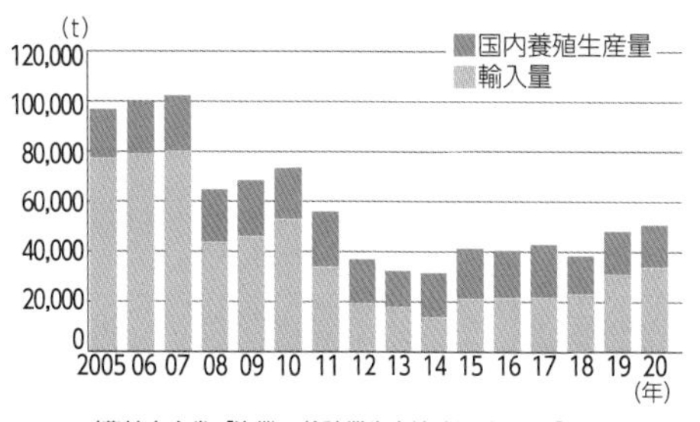

（農林水産省「漁業・養殖業生産統計」財務省「貿易統計」）

魚介類

ONE POINT 【電気うなぎが停電!?】アマゾン川に生息する電気うなぎの発電能力は650ボルト以上あり、800ボルト級を発電するうなぎになると、馬や牛などを倒すほどの威力。発電の目的は外敵から身を守るほか、小魚をしびれさせ捕かくするため。しかし、発電を続けると疲れて放電できなくなり、停電してしまう。うなぎも省エネが必要だ。

- たんぱく質の青字の数値はアミノ酸組成によるたんぱく質
- 脂質の青字の数値は脂肪酸のトリアシルグリセロール当量
- 炭水化物の青字の数値は利用可能炭水化物（質量計）
- 食物繊維総量の黒字の数値はプロスキー変法、青字の数値はAOAC 2011.25法による分析

可食部100gあたり　Tr：微量　（ ）：推定値または推計値　ー：未測定

いわし類［鰯］

Sardine　●まいわし1尾=80g

200種類以上が温帯域を中心に世界中に分布し、群をつくって回遊するため、まとめて捕獲できる。旬は地方によって異なり、1年中獲れる。漁獲量全体から見ると、養殖魚の餌にする量が最大の比率を占める。近年、まいわしの漁獲量が大幅に減っている。1988年には約450万tの漁獲量があったが、現在はその6分の1程度に減少。

●うるめいわし
体が丸く、まいわしよりも脂が少ないため、生食よりも干物に向く。

●かたくちいわし
別名しこいわし・せぐろ。小型で、稚魚はたたみいわしとし、成魚は干物などにする。この塩蔵品のオリーブ油漬がアンチョビである。

●まいわし
体側に黒点が7つ以上並ぶことからナナツボシといわれ、体長3cmくらいまでのしらす、10cm以下の小羽（こば）、約13cm以下の中羽（ちゅうば）、それ以上の大羽（おおば）に分けられる。ふつう、たたきなどには大羽、めざしには中羽を利用する。多脂魚だが、脂質含量は季節により異なり、春から夏には2～4%、秋から冬には15～16%に達する。塩焼き・酢の物・すし種・フライ・つみれなどに用いるほか、各種の加工品がつくられている。

●煮干し
かたくちいわしの小型のものを食塩水でゆで上げたのち、乾燥させたもの。体長3cm以下の煮干しは、ちりめんとも呼ばれる。

●田作り
小型のかたくちいわしを素干し（ごまめ）にしたもの。豊作を祝う正月料理に用いられる。

●めざし
丸干しを串またはわらで数尾重ねて、両目を貫いて干したもの。

●しらす干し
かたくちいわしやまいわしなどの稚魚を食塩水でゆでて乾燥させたもの。「微乾燥品」は水分が多く、関東で好まれる。「半乾燥品」は水分が少なく、関西で好まれる。別名ちりめんじゃこ。

●みりん干し
背開きをして内蔵を除き、しょうゆ・みりんなどを主体とする調味液に浸漬・乾燥させる。

●缶詰　油漬
別名オイルサーディン。頭と内臓を取り除き、塩水に軽く漬け、オイルで煮込んで缶詰にする。

●アンチョビ
小型のかたくちいわしを三枚におろして塩漬し、発酵・熟成させてオリーブ油に漬けたもの。オイルサーディンと異なり、アンチョビは非加熱。

かたくちいわし 生：12cm　まいわし 生：17cm

おこぜ［虎魚］

Devil stinger

独特な頭、顔と背びれのとげに毒をもち、一見グロテスクな魚。旬は夏。ふぐに似た淡白な味わいをもつ。薄づくりや唐揚げにする。

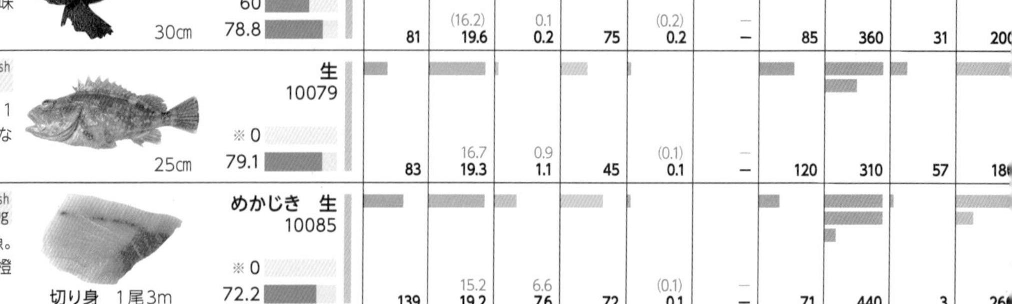

30cm

かさご［笠子］

Marbled rockfish

背びれや腹びれに鋭いとげをもつ胎生魚。11～3月の間に子を産み、この時期が旬。淡白な白身で、さしみ・唐揚げ・煮物などにする。

25cm

かじき類［梶木］

Swordfish　●1切=140g

剣状に鋭く長くつきだした口をもつ大型の魚。かじき類の中ではもっとも美味。肉は薄い赤橙色で、さしみ・照り焼きなどにする。

切り身　1尾3m

食品名	索引番号	廃棄率 % (※ 切り身・三枚おろしなど)	水分 g	エネルギー kcal	たんぱく質 g (アミノ酸組成)	たんぱく質 g	脂質 g (トリアシルグリセロール当量)	脂質 g	コレステロール mg	炭水化物 g (利用可能)	炭水化物 g	食物繊維総量 g	ナトリウム mg	カリウム mg	カルシウム mg	リン mg
うるめいわし 丸干し	10043	15	40.1	219	(38.8)	45.0	3.6	5.1	220	(0.3)	0.3	— / –	2300	820	570	91
かたくちいわし 生	10044	45	68.2	171	15.3	18.2	9.7	12.1	70	(0.3)	0.3	— / –	85	300	60	24
かたくちいわし 煮干し	10045	0	15.7	298	(54.1)	64.5	2.8	6.2	550	(0.3)	0.3	— / –	1700	1200	2200	150
かたくちいわし 田作り	10046	0	14.9	304	(55.9)	66.6	2.8	5.7	720	(0.3)	0.3	— / –	710	1600	2500	230
まいわし 生	10047	60	68.9	156	16.4	19.2	7.3	9.2	67	(0.2)	0.2	— / –	81	270	74	23
めざし 生	10053	15	59.0	206	(15.2)	18.2	11.0	18.9	100	(0.5)	0.5	— / –	1100	170	180	19
しらす干し 微乾燥品	10055	0	67.5	113	19.8	24.5	1.1	2.1	250	(0.1)	0.1	— / –	1700	170	280	48
みりん干し かたくちいわし	10058	0	18.5	330	(37.2)	44.3	5.0	7.0	110	–	25.0	— / –	1100	420	800	66
缶詰 油漬	10063	0	46.2	351	(16.9)	20.3	29.1	30.7	86	(0.3)	0.3	— / –	320	280	350	37
缶詰 アンチョビ	10397	0	54.3	157	21.3	24.2	6.0	6.8	89	(0.1)	0.1	— / –	5200	140	150	18
おこぜ 生	10077	60	78.8	81	(16.2)	19.6	0.1	0.2	75	(0.2)	0.2	— / –	85	360	31	20
かさご 生	10079	※0	79.1	83	16.7	19.3	0.9	1.1	45	(0.1)	0.1	— / –	120	310	57	18
めかじき 生	10085	※0	72.2	139	15.2	19.2	6.6	7.6	72	(0.1)	0.1	— / –	71	440	3	26

QA　「いわし雲」とよばれている雲の正式名称は次のどれ？［巻層雲　巻積雲　高積雲　積雲］▶巻積雲。小さいかたまり状の雲がうろこ状や、さざ波状に並ぶ雲で、いわし雲うろこ雲などとよばれている。

グラフ1本分の相当量

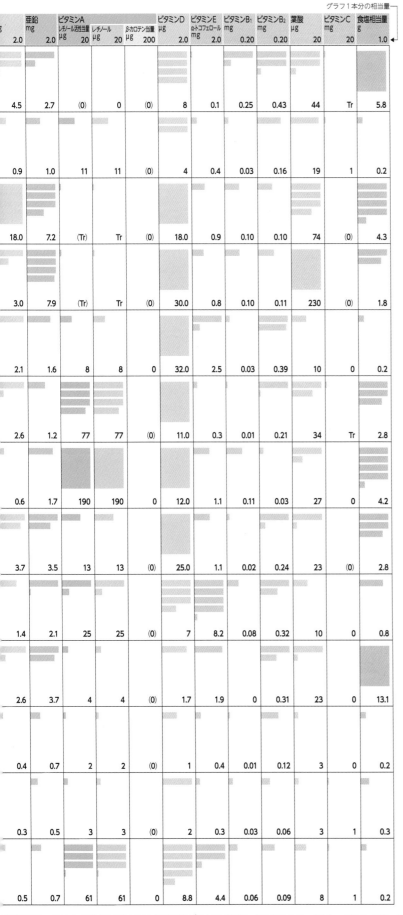

…g 2.0	亜鉛 mg 2.0	ビタミンA レチノール活性当量 µg 20	ビタミンA レチノール µg 20	ビタミンA β-カロテン当量 µg 200	ビタミンD µg 2.0	ビタミンE α-トコフェロール mg 2.0	ビタミンB1 mg 0.20	ビタミンB2 mg 0.20	葉酸 µg 20	ビタミンC mg 20	食塩相当量 g 1.0
4.5	2.7	(0)	0	(0)	8	0.1	0.25	0.43	44	Tr	5.8
0.9	1.0	11	11	(0)	4	0.4	0.03	0.16	19	1	0.2
18.0	7.2	(Tr)	Tr	(0)	18.0	0.9	0.10	0.10	74	(0)	4.3
3.0	7.9	(Tr)	Tr	(0)	30.0	0.8	0.10	0.11	230	(0)	1.8
2.1	1.6	8	8	0	32.0	2.5	0.03	0.39	10	0	0.2
2.6	1.2	77	77	(0)	11.0	0.3	0.01	0.21	34	Tr	2.8
0.6	1.7	190	190	0	12.0	1.1	0.11	0.03	27	0	4.2
3.7	3.5	13	13	(0)	25.0	1.1	0.02	0.24	23	(0)	2.8
1.4	2.1	25	25	(0)	7	8.2	0.08	0.32	10	0	0.8
2.6	3.7	4	4	(0)	1.7	1.9	0	0.31	23	0	13.1
0.4	0.7	2	2	(0)	1	0.4	0.01	0.12	3	0	0.2
0.3	0.5	3	3	(0)	2	0.3	0.03	0.06	3	1	0.3
0.5	0.7	61	61	0	8.8	4.4	0.06	0.09	8	1	0.2

日本の魚種別漁獲量ベスト10（2020年）

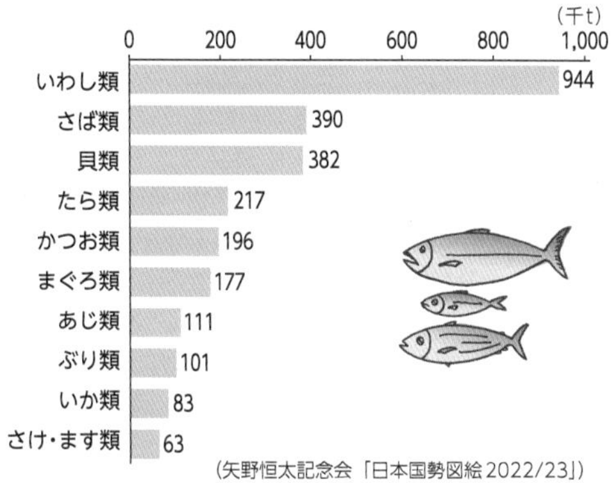

（矢野恒太記念会「日本国勢図絵2022/23」）

白身魚と赤身魚

赤身には脂質が多い。一般に、赤身魚は味が濃く、白身魚は味が淡白であるといわれている。青魚は赤身魚の中で背の皮が青いものをさす。

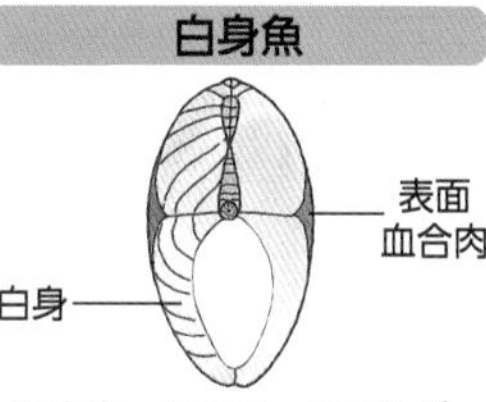

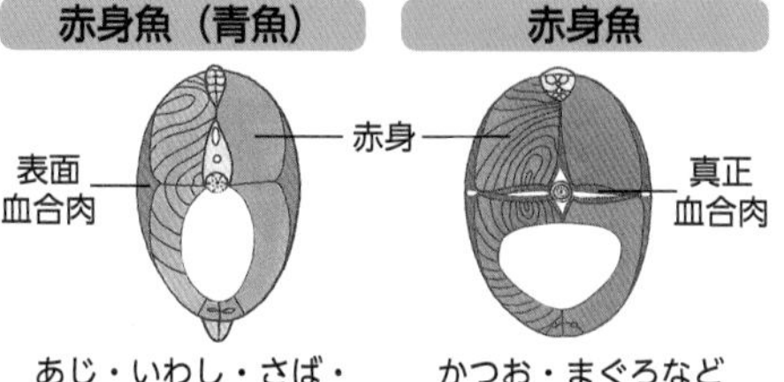

国内漁獲量と輸入量の推移

近年、魚介類の国内漁獲量が大幅に減少している。すけとうだらは70年代に、いわし類も80年代をピークに大幅に減少している。自然減だけでなく、乱獲や温暖化の影響なども懸念される。これを補うように輸入量が急増している。

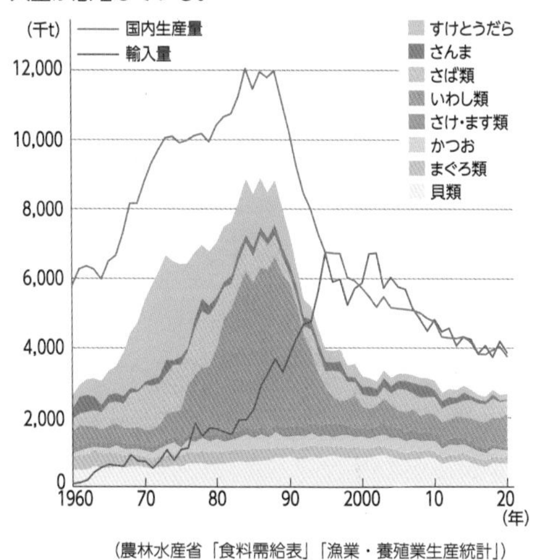

（農林水産省「食料需給表」「漁業・養殖業生産統計」）

魚介類

ONE POINT 【いわしの名の由来】いわしは陸に揚げるとすぐに弱ってしまうため、よわし→いわしとなったという説がある。また、上等な魚ではないため、卑（いや）し→いわしとなったという説等がある。

- たんぱく質の青字の数値はアミノ酸組成によるたんぱく質
- 脂質の青字の数値は脂肪酸のトリアシルグリセロール当量
- 炭水化物の青字の数値は利用可能炭水化物（質量計）
- 食物繊維総量の黒字の数値はプロスキー変法、青字の数値はAOAC 2011.25法による分析

廃棄率％（※切り身・三枚おろしなど）　水分g

可食部100gあたり　Tr：微量　（ ）：推定値または推計値　—：未測定

かつお類［鰹］ Skipjack tuna ●1切=100g

世界中の熱帯・温帯海域にすむ回遊魚。従来は3月頃の九州南部から8～9月の北海道南部沖まで移動する。一本釣りが中心であったが、現在では大型船による沖合漁業が盛んで、急速冷凍されて1年中出回る。一般にかつおという場合、ほんがつおをさす。かつおは季節によって脂ののり具合いや味わいが異なる。関東では脂が適度にのった初夏の初がつお（上りがつお、春獲り）が好まれるが、関西では脂分が多い秋の戻りがつお（下りがつお、秋獲り）が珍重される。ビタミンDが多く、血合いには鉄やビタミン類が多い。身は暗赤色で血合いが多く、野性味ある香りと独特のうま味がある。料理では、高知の郷土料理であるかつおのたたき（土佐づくり）が代表的。ほかに、さしみ・煮物・照り焼きなどに加工される。かつお節は、かつおを三枚におろして煮沸後火であぶり、かびつけ工程を何回も繰り返してつくられる。全漁獲量の半分近くは、かつお節にされる。

●削り節
かつお節を薄く削ったもの。

●塩辛
胃・腸・肝臓などからは塩辛（酒盗）をつくる。

●缶詰
水煮・味付け・油漬などがある。

50㎝～1m　かつお節

食品名	番号	廃棄率%	水分g	エネルギー kcal	たんぱく質 g	脂質 g	コレステロール mg	炭水化物 g	食物繊維総量 g	ナトリウム mg	カリウム mg	カルシウム mg	リン mg
かつお 春獲り 生	10086	※0	72.2	108	20.6 / 25.8	0.4 / 0.5	60	(0.1) / 0.1	— / —	43	430	11	280
かつお 秋獲り 生	10087	35	67.3	150	20.5 / 25.0	4.9 / 6.2	58	(0.2) / 0.2	— / —	38	380	8	260
加工品 削り節	10092	0	17.2	327	64.0 / 75.7	1.9 / 3.2	190	(0.4) / 0.4	— / —	480	810	46	680
加工品 塩辛	10095	0	72.9	58	(9.7) / 12.0	0.7 / 1.5	210	(Tr) / Tr	— / —	5000	130	180	150
缶詰 油漬 フレーク	10097	0	55.5	289	(15.3) / 18.8	23.4 / 24.2	41	(0.1) / 0.1	— / —	350	230	5	160

かます［魳］ Barracuda ●1尾=100g

カマス科。カマス科の海産魚の総称で、一般にはあかかますをさす。肉は白身で淡白だが水っぽいので干物にするとうま味が増す。

40㎝

食品名	番号	廃棄率%	水分g	エネルギー kcal	たんぱく質 g	脂質 g	コレステロール mg	炭水化物 g	食物繊維総量 g	ナトリウム mg	カリウム mg	カルシウム mg	リン mg
生	10098	40	72.7	137	15.5 / 18.9	6.4 / 7.2	58	(0.1) / 0.1	— / —	120	320	41	140

かれい類［鰈］ Righteye flounder ●中1尾=200g

代表的な底魚である。俗に「左ひらめに右かれい」といわれ、目が体の右側にあるのがかれいとされる。まがれい・まこがれい・いしがれい・むしがれいなどがある。代表的なものはまがれいで、肉が上質で美味。まこがれいは6～9月が旬、いしがれいは冬から春にかけてが旬である。子持ちがれいは、抱卵したかれい類に対する通称名。

30～70㎝　切り身

食品名	番号	廃棄率%	水分g	エネルギー kcal	たんぱく質 g	脂質 g	コレステロール mg	炭水化物 g	食物繊維総量 g	ナトリウム mg	カリウム mg	カルシウム mg	リン mg
まがれい 生	10100	※0	77.8	89	17.8 / 19.6	1.0 / 1.3	71	(0.1) / 0.1	— / —	110	330	43	200
子持ちがれい 生	10104	40	72.7	123	— / 19.9	4.8 / 6.2	120	(0.1) / 0.1	— / —	77	290	20	200

かわはぎ［皮剝］ Leatherfish

かたい皮と細かなうろこに覆われていて、皮をはいで調理するので、この名がある。淡白な白身で、さしみやすし種にする。肝が美味。

25㎝

食品名	番号	廃棄率%	水分g	エネルギー kcal	たんぱく質 g	脂質 g	コレステロール mg	炭水化物 g	食物繊維総量 g	ナトリウム mg	カリウム mg	カルシウム mg	リン mg
生	10107	※0	79.9	77	16.3 / 18.8	0.3 / 0.4	47	(Tr) / Tr	— / —	110	380	13	240

かんぱち［間八］ Greater amberjack ●1さく=250g

ぶりによく似た魚で、旬は晩夏から秋。近年では養殖物が多く出回っている。さしみ・塩焼き・照り焼きなどにする。

1.5m

食品名	番号	廃棄率%	水分g	エネルギー kcal	たんぱく質 g	脂質 g	コレステロール mg	炭水化物 g	食物繊維総量 g	ナトリウム mg	カリウム mg	カルシウム mg	リン mg
三枚おろし 生	10108	※0	73.3	119	(17.4) / 21.0	3.5 / 4.2	62	(0.1) / 0.1	— / —	65	490	15	270

きす［鱚］ Japanese whiting ●中1尾=40g

淡黄灰色の細長い体が美しく、海のあゆともいわれる。白身の味わいは上品で、脂は少なく淡白。さしみ・塩焼き・天ぷらなどにする。

25㎝

食品名	番号	廃棄率%	水分g	エネルギー kcal	たんぱく質 g	脂質 g	コレステロール mg	炭水化物 g	食物繊維総量 g	ナトリウム mg	カリウム mg	カルシウム mg	リン mg
生	10109	55	80.8	73	16.1 / 18.5	0.1 / 0.2	88	0 / 0	— / —	100	340	27	180

きちじ［喜知次］ Kichiji rockfish ●1尾=100g

美しい赤色をした魚で、料理の素材としては、きんきと呼ばれる。淡白だが、深海魚特有の脂がある。煮付け・塩焼き・開き干しにする。

20～30㎝

食品名	番号	廃棄率%	水分g	エネルギー kcal	たんぱく質 g	脂質 g	コレステロール mg	炭水化物 g	食物繊維総量 g	ナトリウム mg	カリウム mg	カルシウム mg	リン mg
生	10110	※0	63.9	238	12.2 / 13.6	19.4 / 21.7	74	(Tr) / Tr	— / —	75	250	32	130

きびなご［吉備奈仔］ Blue sprat ●10尾=100g

成魚で体長10cm前後の小型魚。4～8月の産卵期に沿岸に近づくところを地引き網で獲る。鹿児島では夏の旬魚として珍重する。

10㎝

食品名	番号	廃棄率%	水分g	エネルギー kcal	たんぱく質 g	脂質 g	コレステロール mg	炭水化物 g	食物繊維総量 g	ナトリウム mg	カリウム mg	カルシウム mg	リン mg
生	10111	35	78.2	85	(15.6) / 18.8	0.8 / 1.4	75	(0.1) / 0.1	— / —	150	330	100	240

QA “かれい”や“ひらめ”の目は生まれたときから片側に寄っているの？▶“かれい”も“ひらめ”も生まれたときは体も平たくないし、目も普通の魚と同じ。1か月くらいたつと、“かれい”は左目が右に、“ひらめ”は右目が左に寄ってくる。目が一方に寄ることで、海底で生活しているときにえさを見つけるのに都合がいいのだ。

グラフ１本分の相当量

g	亜鉛 mg	ビタミンA レチノール活性当量 µg	ビタミンA レチノール µg	ビタミンA β-カロテン当量 µg	ビタミンD µg	ビタミンE α-トコフェロール mg	ビタミンB1 mg	ビタミンB2 mg	葉酸 µg	ビタミンC mg	食塩相当量 g
2.0	2.0	20	20	200	2.0	2.0	0.20	0.20	20	20	1.0
1.9	0.8	5	5	0	4	0.3	0.13	0.17	6	Tr	0.1
1.9	0.9	20	20	0	9	0.1	0.10	0.16	4	Tr	0.1
9.0	2.5	24	24	0	4	1.1	0.38	0.57	15	Tr	1.2
5.0	12.0	90	90	(0)	120.0	0.7	0.10	0.25	48	(0)	12.7
0.9	0.5	(Tr)	Tr	(0)	4	2.6	0.12	0.11	7	(0)	0.9
0.3	0.5	12	12	(0)	11.0	0.9	0.03	0.14	8	Tr	0.3
0.2	0.8	5	5	(0)	13.0	1.5	0.03	0.35	4	1	0.3
0.2	0.8	12	12	0	4	2.9	0.19	0.20	20	4	0.2
0.2	0.4	2	2	(0)	43.0	0.6	0.02	0.07	6	Tr	0.3
0.6	0.7	4	4	(0)	4	0.9	0.15	0.16	10	Tr	0.2
0.1	0.4	1	1	(0)	0.7	0.4	0.09	0.03	11	1	0.3
0.3	0.4	65	65	(0)	4	2.4	0.03	0.07	2	2	0.2
1.1	1.9	(0)	0	(0)	10.0	0.3	0.02	0.25	8	3	0.4

初がつおと戻りがつお

かつおは世界中の暖かい海にすむ。太平洋の熱帯海域で生まれたかつおが体長40～50cmに成長すると黒潮に乗って北上し、5～6月に日本近海にやって来る。その後、北太平洋でいわしやいかなどの豊富なえさを食べ、秋にかけて南下し、9～10月頃再び日本に近づく。北上するかつおを初がつお、南下するかつおを戻りがつおという。戻りがつおは初がつおに比べて脂質も多く、ビタミンDは倍以上、ビタミンAは4倍になっている。

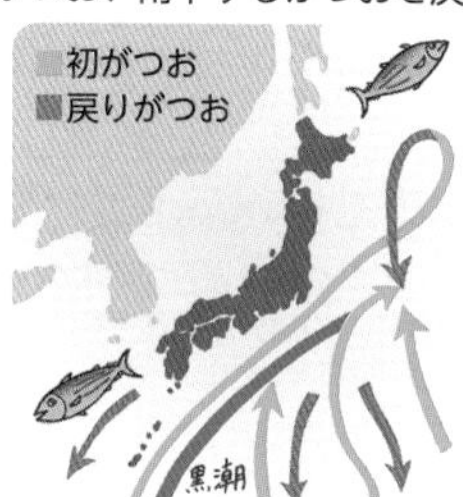

日本では初夏と秋の二度、旬があるが、南洋での遠洋漁業は1年中おこなわれている。

鰹節のつくり方

●なまり節

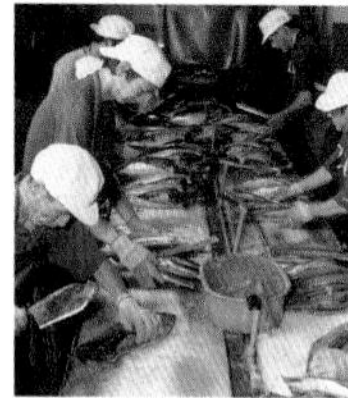

かつおを解体して三枚に下ろし、身の部分を約100分煮る。取り出して冷まし、骨を抜いて、余分な脂肪分を落としたものがなまり節。そのまま食べもする。

●荒節（あらぶし）

なまり節を燻（いぶ）して乾燥させたものが荒節。内部にはまだ水分が残っているので、やわらかく、削りやすい。市販の削り節（花かつお）の原料になる。

●枯節（かれぶし）

荒節を天日干しで乾燥させてから、かびをつけて増殖させる。天日干しとかびつけを2～5回繰り返したものが枯節。かびが水分を奪うため、完全に乾燥した状態になっており、「世界一堅い食品」といわれる。

魚にまつわることわざ

●あじは味に通ず　あじは、昔からおいしい魚として定評があった。

●いわしも三度洗えばたいの味　素材は扱い方が大切であることをたとえている。

●えびでたいを釣る　わずかな物を与えて、大きな利益を得ること。

●寒ぶり寒ぼら寒かれい　どれも寒の頃に旬があるので、その価値とおいしさをあらわす。

●ごまめでも尾頭つき　田作りに使う小さなごまめでも、尾や頭がついていれば立派な魚。

●さばの生き腐れ　さばは大変傷みやすいところから鮮度に注意するよう教えている。

●たいもひとりはうまからず　おいしいたいでさえ、ひとりで食べたのではおいしく感じられない。

●たいもひらめも食うた者が知る　おいしさは食べてみなければわからないことをいう。

●夏座敷とかれいは縁側がよい　かれいのひれの部分を縁側といい、おいしい部分とされている。

●塗り箸でうなぎをはさむ　無理のある、むずかしい操作をすること。

ONE POINT 【かつお節にはキャベツの葉を】かつお節を上手に削るには、かつお節に湿り気が必要だが、水で洗ったりすると生臭くなる。削る部分を毎日新しいキャベツの葉で包んでおくと、適度の湿りけが与えられるため上手に削れる。

- たんぱく質の青字の数値はアミノ酸組成によるたんぱく質
- 脂質の青字の数値は脂肪酸のトリアシルグリセロール当量
- 炭水化物の青字の数値は利用可能炭水化物（質量計）
- 食物繊維総量の黒字の数値はプロスキー変法、青字の数値はAOAC 2011.25法による分析

可食部100gあたり　Tr：微量　（ ）：推定値または推計値　ー：未測定

キャビア
Caviar　●大1=5g

ちょうざめの卵巣を塩漬けにしたもの。世界三大珍味のひとつといわれる。色は薄墨色か、黄みがかった黒色をしている。おもな産地はロシア。

ぎんだら［銀鱈］
Sablefish　●1切=130g

いぶし銀のようなうろこで覆われた大型魚。たらの仲間ではない。白身で脂肪分が多く、フライ・ソテー・鍋物などにする。

60cm

きんめだい［金眼鯛］
Splendid alfonsino　●1尾=300g

目が大きく鮮やかな赤色の深海魚で、たいの仲間ではない。白身の身は脂がのり、蒸し物・煮付け・鍋物などにする。

50cm

ぐち［石魚］
Croaker　●1尾=100g

いしもちの名で知られている。白身でやわらかく、あっさりしている。練り製品の原料に最適で、酒蒸し・ムニエルなどにも向く。

40cm

こい［鯉］
Carp　●中1尾=700g

天然は利根川産、養殖では長野県佐久が知られている。泥臭さはあるが、豊かな風味の白身で、あらい・こいこく・揚げ物などにする。

60cm

このしろ［鰶］
Dotted gizzard shad　●1尾=40g

成長につれて名前が変わる出世魚で15cm前後をこはだという。酢漬けにすると小骨がやわらかくなり、骨ごと食べられる。

さけ・ます類［鮭・鱒］
Salmon and trout　●1切=70～100g

さけとますは「さけ・ます類」と呼ばれるように同じ仲間である。背びれと尾びれの間に小さな脂びれがあるのが特徴。川で生まれて海に一度降りてからまた川に戻る降海型、河川で一生を過ごす陸封型、養殖に分けることができる。

●さくらます
体長60cmと小型で、背びれと尾びれの縁が黒いが、産卵期には桃色となる。富山名物ますずしの材料となる。

●しろさけ
正月の新巻きに代表されるように、最も一般的なさけ。全長80cmの細長い体型で、身は白っぽい。夏に東北地方以北の沿岸を中心に北上中に獲れるものをときしらず（時不知）、秋に北海道から本州北部にかけて川を遡上するものを秋あじという。北海道には、身やあらを使った三平汁・石狩鍋などの郷土料理がある。

●イクラ
すじこ（卵粒を分離せずに卵膜がついたまま塩蔵したもの）を一粒ずつに分離して塩蔵したもので、すし種やどんぶりに用いられる。

●にじます
繁殖期の雄の体側が帯状の虹色に発色するのでこの名がついた。各地で淡水養殖されている。近年は大型の改良種が海面養殖されており、サーモントラウトなどの名前で販売されている。

●べにざけ
アラスカ・カナダ・カムチャツカなどが主産地で、日本近海ではあまり獲れない。スモークサーモンなどに加工されることが多い。

●ますのすけ
別名キングサーモン。大型のさけで、脂肪分が多く、筒切りにしてステーキなどにすることが多い。さけの中では最も高価である。アメリカ・カナダなどからの輸入が多い。

さくらます 60cm　しろさけ 80cm　しろさけ 切り身　べにざけ 30cm　ますのすけ 1.5m

食品名	食品番号	廃棄率 %（※切り身・三枚おろしなど）	水分 g	エネルギー kcal	たんぱく質 g	脂質 g	コレステロール mg	炭水化物 g	食物繊維総量 g	ナトリウム mg	カリウム mg	カルシウム mg	リン mg
キャビア 塩蔵品	10113	0	51.0	242	(22.6) 26.2	13.0 17.1	500	(1.0) 1.1	— —	1600	200	8	45
ぎんだら 生	10115	※0	67.4	210	12.1 13.6	16.7 18.6	50	(Tr) Tr	— —	74	340	15	18
きんめだい 生	10116	60	72.1	147	14.6 17.8	7.9 9.0	60	(0.1) 0.1	— —	59	330	31	49
ぐち 生	10117	60	80.1	78	15.3 18.0	0.6 0.8	66	(Tr) Tr	— —	95	260	37	14
こい 養殖 生	10119	50	71.0	157	14.8 17.7	8.9 10.2	86	(0.2) 0.2	— —	49	340	9	18
このしろ 甘酢漬	10125	0	61.5	184	(15.7) 19.1	8.2 10.1	74	— 6.4	— —	890	120	160	17
さくらます 生	10132	※0	69.8	146	(17.3) 20.9	6.2 7.7	54	(0.1) 0.1	— —	53	390	15	26
しろさけ 生	10134	※0	72.3	124	18.9 22.3	3.7 4.1	59	(0.1) 0.1	— —	66	350	14	24
しろさけ 塩ざけ	10139	※0	63.6	183	19.4 22.4	9.7 11.1	64	(0.1) 0.1	— —	720	320	16	27
しろさけ イクラ	10140	0	48.4	252	(28.8) 32.6	11.7 15.6	480	(0.2) 0.2	— —	910	210	94	53
にじます 海面養殖 皮つき 生	10146	※0	63.0	201	18.7 21.4	11.7 14.2	69	(0.1) 0.1	— —	64	390	13	25
べにざけ 生	10149	※0	71.4	127	(18.6) 22.5	3.7 4.5	51	(0.1) 0.1	— —	57	380	10	26
ますのすけ 生	10152	※0	66.5	176	(16.2) 19.5	9.7 12.5	54	(Tr) Tr	— —	38	380	18	25

QA 正月料理に"このしろ（こはだ）の酢漬け"が出されるのはなぜ？▶"このしろ"は「子の代」とも書き、子孫の繁栄を祈ったといわれる。そこで、"このしろ"を正月料理用いた。また、「子の城」と書き、端午の節句の料理に用いている地方もある。

グラフ1本分の相当量

…g 2.0	亜鉛 mg 2.0	ビタミンA レチノール活性当量 µg 20	ビタミンA レチノール µg 20	ビタミンA β-カロテン当量 µg 200	ビタミンD µg 2.0	ビタミンE α-トコフェロール mg 2.0	ビタミンB1 mg 0.20	ビタミンB2 mg 0.20	葉酸 µg 20	ビタミンC mg 20	食塩相当量 g 1.0
2.4	2.5	60	59	6	1	9.3	0.01	1.31	49	4	4.1
0.3	0.3	1500	1500	0	3.5	4.6	0.05	0.10	1	0	0.2
0.3	0.3	63	63	(0)	2	1.7	0.03	0.05	9	1	0.1
0.4	0.6	5	5	(0)	2.9	0.5	0.04	0.28	6	Tr	0.2
0.5	1.2	4	4	(0)	14.0	2.0	0.46	0.18	10	Tr	0.1
1.8	0.9	(Tr)	Tr	(0)	7	0.5	Tr	0.17	1	(0)	2.3
0.4	0.5	63	63	(0)	10.0	2.3	0.11	0.14	21	1	0.1
0.5	0.5	11	11	(0)	32.0	1.2	0.15	0.21	20	1	0.2
0.3	0.4	24	24	(0)	23.0	0.4	0.14	0.15	11	1	1.8
2.0	2.1	330	330	(0)	44.0	9.1	0.42	0.55	100	6	2.3
0.3	0.5	57	57	(0)	11.0	5.5	0.17	0.10	12	2	0.2
0.4	0.5	27	27	(0)	33.0	1.3	0.26	0.15	13	Tr	0.1
0.3	0.4	160	160	0	16.0	3.3	0.13	0.12	12	1	0.1

熟寿司（なれずし）

魚を保存するための知恵として生まれたなれずし。その歴史は古く、平安時代の『令義解（りょうのぎげ）』や『延喜式（えんぎしき）』という文献に出ている。稲作の技術とともに、大陸から伝わったともいわれている。

なれずしは、塩漬けにした魚を炊いたご飯とともに重石をして漬け、時間をかけてゆっくりと発酵させたもの。独特のにおいと酸味があり、現代の寿司の原型とされている。使われる魚は、さば、あじ、あゆ、さわら、ふなどさまざまで、日本各地に、地方名産としていろいろななれずしが残っている。琵琶湖のふなずし、和歌山のさんまのなれずしが有名。

●さんまのなれずし（和歌山）

県南東部、熊野川流域では12月に入るとなれずしを仕込みはじめる。なれずしは、塩魚とやわらかく炊いたご飯で作る。以前は熊野川でとれたあゆで作っていたが、近年はさんまが一般的になった。できあがったなれずしは、発酵によって生まれた乳酸のおだやかな香りや酸味が魚の塩味と溶けこみ、独特の風味を醸し出す。

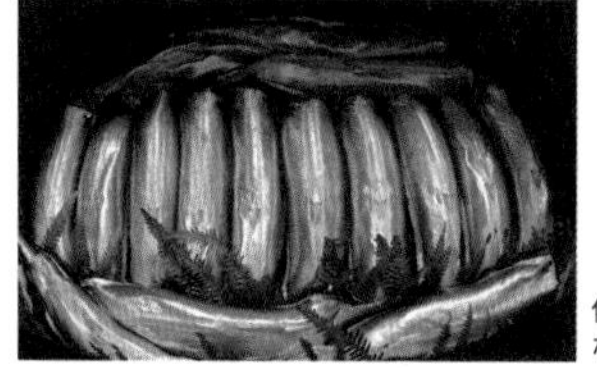
仕込み中のなれずし

さけの珍味あれこれ

●ルイベ

生のさけを冷凍し、解凍せずにそのまま薄く切って食べる冷凍のさしみ。生のままのさけには寄生虫がいるが、冷凍することで寄生虫が死滅する。

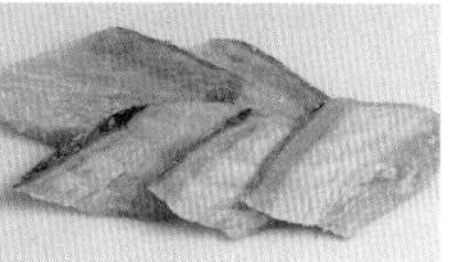

●さけとば

さけを皮つきのまま縦に細長く切って海水で洗い、冷たい潮風にあてて干した保存食。かなり硬い。

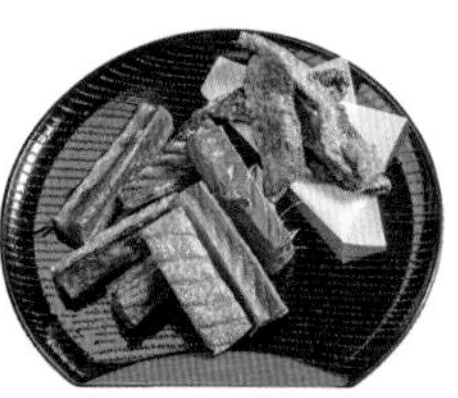

●めふん

さけの背骨に沿ってついている血腸（腎臓）を取り出し、塩漬けにして熟成させた塩辛。アイヌ語の腎臓は「メフル」。

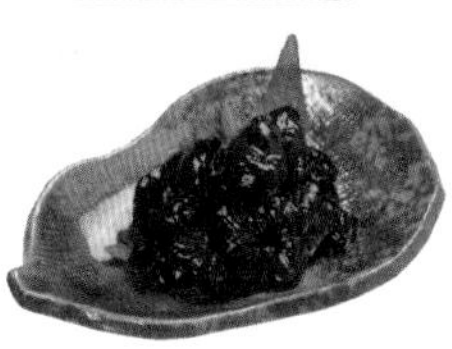

●鮭児（ケイジ）

11月上旬～中旬にかけて、知床から網走付近でとれる脂ののった若いさけ。1万匹中1～2匹しかおらず、幻のさけと呼ばれる。

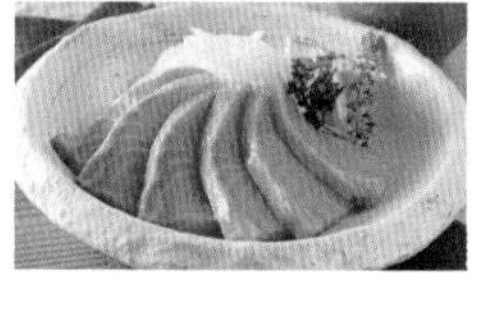

ONE POINT 【キャビアのひとくちメモ】ちょうざめとはいわゆるさめの仲間ではなく、1億年以上前から存在するといわれる古生代の回遊魚。27種類ほど知られているが、キャビアがとれるのは数種類。ベルーガからいちばん大粒の卵がとれるが、卵を産むようになるまで20年近くかかる。

- たんぱく質の青字の数値はアミノ酸組成によるたんぱく質
- 脂質の青字の数値は脂肪酸のトリアシルグリセロール当量
- 炭水化物の青字の数値は利用可能炭水化物（質量計）
- 食物繊維総量の黒字の数値はプロスキー変法、青字の数値はAOAC 2011.25法による分析

廃棄率%（※ 切り身・三枚おろしなど）　水分g

可食部100gあたり　Tr：微量　（ ）：推定値または推計値　ー：未測定

さば類［鯖］ Mackerel ●中1尾＝800g

脂ののったこくのある味で、青魚の代表的な魚である。体長は50cmほどで、おもに食用にされるのは、まさば・ごまさばである。1年中獲れるが、秋さばは脂がのり、一番美味である。青魚特有の不飽和脂肪酸を多く含み、高血圧症やコレステロールの高い人にも効果がある健康食品である。「さばの生き腐れ」といわれるほど、急速に鮮度が落ちる特徴がある。これは、さばの内臓にある酵素が強くて自己消化が急速に進むためである。また、秋さばはうま味も増すが、アミノ酸の一種であるヒスチジンが細菌の作用でヒスタミンに変わり、じんましんなどのアレルギーを引き起こしやすい。鮮度のよいものはさしみにするが、傷みやすさや寄生虫を考えると生食は避けたい。酢と塩で締めると殺菌効果があることから、しめさば・昆布じめ・さばずし（ばってら）などにすることが多い。みそ煮・船場汁などにも用いられる。加工品には、塩さば・さば節・水煮缶詰などがある。

50cm

さめ［鮫］ Shark ●1食分＝5g

大型のさめをふかという。ふかのひれ（尾）を乾燥させたものがふかひれで、高級中国料理の材料として珍重される。

さより［細魚］ Halfbeak ●1尾＝70g

下あごが口ばし状に伸びて体は細長い。背中は青緑色で腹側が透き通り美しいが、腹膜は黒い。脂が少なく淡白な味で、白身魚の高級魚。

40cm

さわら［鰆］ Japanese Spanish mackerel ●1切＝120g

赤身魚のなかまで脂肪が多く、やわらかい。秋から厳冬期に獲れる寒さわらは美味である。照り焼き・みそ漬・バター焼きなどにする。

1m

さんま［秋刀魚］ Pacific saury ●1尾＝120～150g

大衆魚・青魚の代表格である。さいらとも呼ばれる。「秋刀魚」と書かれるように、魚体は偏平で細長く、背部は黒紫色をしていて腹部は銀白色である。また、尾のつけ根や口の先が黄色いものは脂がのり、美味であるといわれている。新鮮なものはさしみにできるが、内臓ごと塩焼きにすることが多い。ほかにフライ・かば焼き・開き干し・塩蔵品・くん製・缶詰など。

35cm

ししゃも類［柳葉魚］ Shishamo smelt ●1尾＝22g

北海道東南部に分布する体長15cmほどの魚。淡白でやわらかく、抱卵した雌が美味。生干しが一般的。焼き物・南蛮漬などにする。

●からふとししゃも

別名カペリン。ししゃもに比べて体が細長く、うろこが小さい。北大西洋と北太平洋で大量に獲れ、日本のししゃもに比べて安価なため、ししゃもとして流通するものの9割を占める。

15cm

したびらめ［舌鮃］ Sole ●1尾＝150g

ひらめやかれいの近縁で、牛の舌とも呼ばれる。淡白で上品なうま味があり、ムニエル・グラタン・ワイン蒸しなどにする。

25cm

しまあじ［縞鰺］ Striped jack ●1尾＝2～3kg

ほどよく脂がのったうま味のある高級魚で、夏が旬。近年は養殖物が多く出回る。あじの中ではもっとも美味とされる。

1m

食品名	食品番号	廃棄率 %	水分 g	エネルギー kcal	たんぱく質 g（アミノ酸組成）	たんぱく質 g	脂質 g（トリアシルグリセロール当量）	脂質 g	コレステロール mg	炭水化物 g（利用可能炭水化物）	炭水化物 g	食物繊維総量 g	ナトリウム mg	カリウム mg	カルシウム mg	リン mg
まさば 生	10154	50	62.1	211	17.8	20.6	12.8	16.8	61	(0.3)	0.3	—	110	330	6	220
ごまさば さば節	10157	0	14.6	330	(64.0)	73.9	2.8	5.1	300	(Tr)	Tr	—	370	1100	860	1200
加工品 塩さば	10161	※0	52.1	263	22.8	26.2	16.3	19.1	59	(0.1)	0.1	—	720	300	27	200
加工品 しめさば	10163	0	50.6	292	17.5	18.6	20.6	26.9	65	—	1.7	—	640	200	9	160
さめ ふかひれ	10169	0	13.0	344	(41.7)	83.9	0.5	1.6	250	(Tr)	Tr	—	180	3	65	36
さより 生	10170	40	77.9	88	(16.2)	19.6	0.9	1.3	100	(Tr)	Tr	—	190	290	41	190
さわら 生	10171	※0	68.6	161	18.0	20.1	8.4	9.7	60	(0.1)	0.1	—	65	490	13	220
さんま 皮つき 生	10173	※0	55.6	287	16.3	18.1	22.7	25.6	68	(0.1)	0.1	—	140	200	28	180
さんま 開き干し	10175	30	59.7	232	(17.5)	19.3	15.8	19.0	80	(0.1)	0.1	—	500	260	60	140
ししゃも 生干し 生	10180	10	67.6	152	(17.4)	21.0	7.1	8.1	230	(0.2)	0.2	—	490	380	330	430
からふとししゃも 生干し 生	10182	0	69.3	160	12.6	15.6	9.9	11.6	290	(0.5)	0.5	—	590	200	350	360
したびらめ 生	10184	45	78.0	89	(15.9)	19.2	1.2	1.6	75	(Tr)	Tr	—	140	310	36	160
しまあじ 養殖 生	10185	55	68.9	153	(18.2)	21.9	6.6	8.0	71	(0.1)	0.1	—	53	390	16	250

QA さんまを網で焼くとき、うちわでどのようにあおげばよい？［上から下へあおぐ　下から上へあおぐ　左右にあおぐ］▶上から下へあおぐ。さんまを網で焼くとき、流れ落ちた脂肪で炎が激しく燃え上がり、炎とすすで魚が真っ黒になる。それを防ぐため、上から下へあおぎ、風圧で炎を立てにくくする。

グラフ1本分の相当量

鉄 mg 2.0	亜鉛 mg 2.0	ビタミンA レチノール活性当量 µg 20	ビタミンA レチノール µg 20	ビタミンA β-カロテン当量 µg 200	ビタミンD µg 2.0	ビタミンE α-トコフェロール mg 2.0	ビタミンB1 mg 0.20	ビタミンB2 mg 0.20	葉酸 µg 20	ビタミンC mg 20	食塩相当量 g 1.0
1.2	1.1	37	37	1	5.1	1.3	0.21	0.31	11	1	0.3
7.2	8.4	(Tr)	Tr	(0)	12.0	0.9	0.25	0.85	30	(0)	0.9
2.0	0.6	9	9	(0)	11.0	0.5	0.16	0.59	10	(0)	1.8
1.1	0.4	14	14	(0)	8	0.5	0.13	0.28	4	Tr	1.6
1.2	3.1	(0)	(0)	(0)	1	0.4	Tr	Tr	23	(0)	0.5
0.3	1.9	(Tr)	Tr	(0)	3	0.9	Tr	0.12	10	2	0.5
0.8	1.0	12	12	(0)	7	0.3	0.09	0.35	8	Tr	0.2
1.4	0.8	16	16	0	16.0	1.7	0.01	0.28	15	0	0.4
1.1	0.7	25	25	(0)	14.0	1.5	Tr	0.30	10	(0)	1.3
1.6	1.8	100	100	6	0.6	0.8	0.02	0.25	37	1	1.2
1.4	2.0	120	120	0	0.4	1.6	Tr	0.31	21	1	1.5
0.3	0.5	30	30	0	2	0.6	0.06	0.14	12	1	0.4
0.7	1.1	10	10	0	18.0	1.6	0.25	0.15	2	Tr	0.1

サカナはどんなふうに釣られてる？

●地びき網

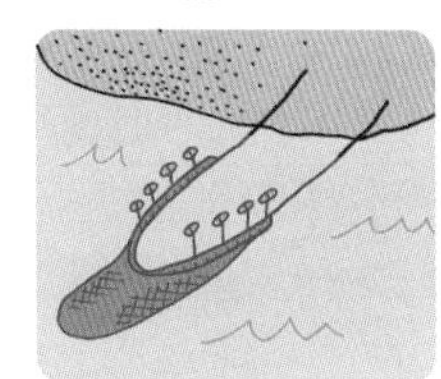

船で沖合に張った網を、浜に引き揚げる。あじ・いわし・さばなど。

●底びき網

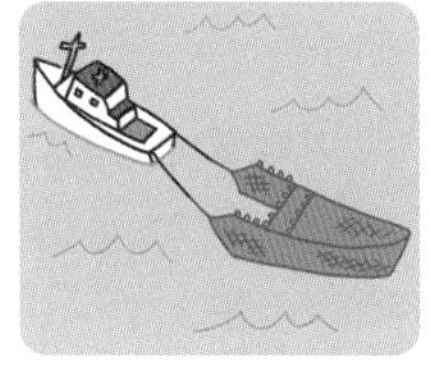

沖合に張った網を、船で引っ張る。海底をさらうことで、大量漁獲できる。

●一本釣り

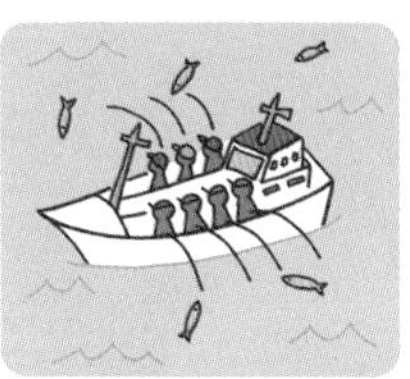

手釣り・竿釣りなどで魚を1尾ずつ釣り上げる。かつお・まぐろ・かじきなど。

●定置網

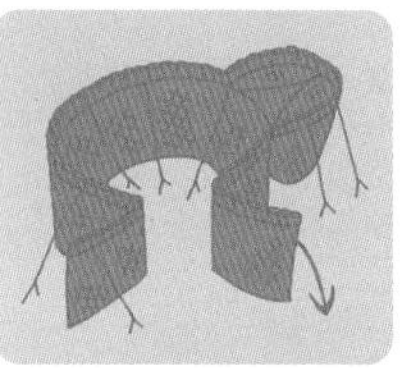

海中に網を常設して魚を待ち受け、毎日、定時に網をたぐり寄せて獲る。ぶり・さけ・まぐろなど。

●巻き網

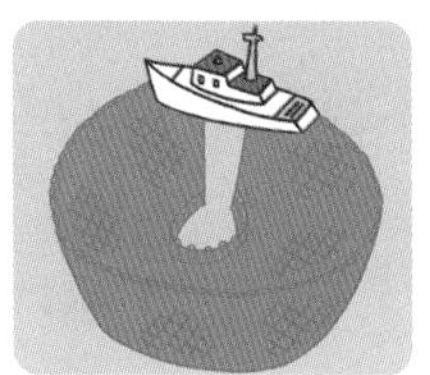

上に浮き、下に重りをつけて海中に網を巻いて立て、魚群が中に入ると下部の輪を締める。あじ・いわし・さばなど。

●棒受け網

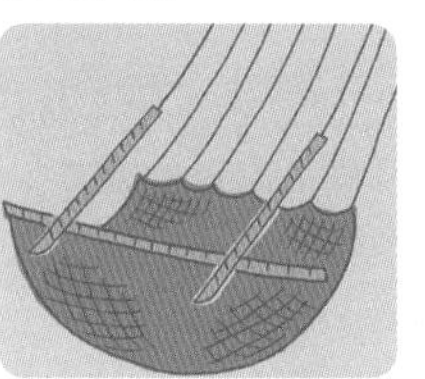

網のはしに棒状の浮きをつけ、魚群が集まったところで引き揚げる。あじ・いわし・さば・さんまなど。

骨抜き加工魚の登場　賛否両論！？

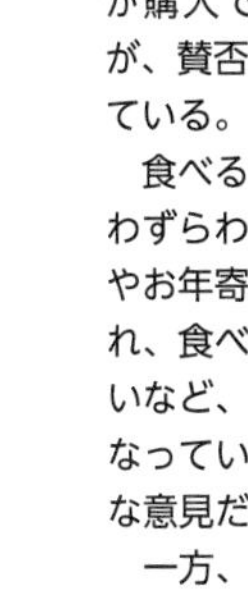

手作業で骨を抜き取った魚が購入できるようになったが、賛否両論、物議をかもしている。

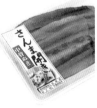

食べるときに骨を取り除くわずらわしさがなく、子どもやお年寄りも安心して食べられ、食べたあとにごみが出ないなど、骨の存在がネックになっていた魚料理の普及につながるというのが肯定的な意見だ。

一方、魚は骨があってあたり前。自分で骨を取り除いて食べるべきところを、お金を出してほかの人にやらせてしまってよいのか。親切すぎるのは考えもの。子どもが魚を正しく理解しなくなる。日本の食文化に悪い影響を与える。といった否定的な意見も多い。

骨のない魚、あなたは賛成？　それとも反対？

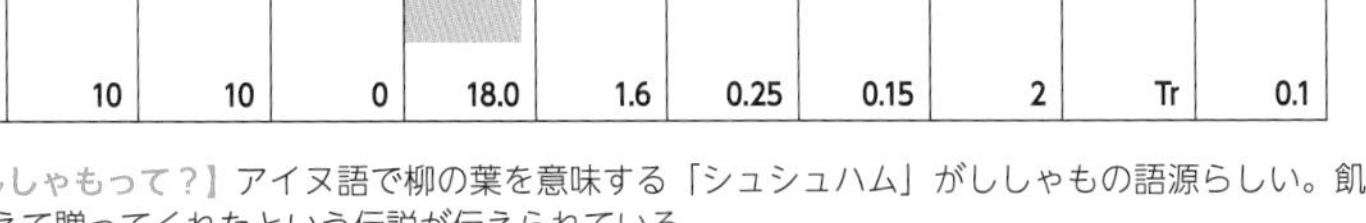

ONE POINT 【ししゃもって？】アイヌ語で柳の葉を意味する「シュシュハム」がししゃもの語源らしい。飢饉（ききん）に苦しむアイヌの人々を救うために、女神様が柳の葉を魚に変えて贈ってくれたという伝説が伝えられている。

- たんぱく質の青字の数値はアミノ酸組成によるたんぱく質
- 脂質の青字の数値は脂肪酸のトリアシルグリセロール当量
- 炭水化物の青字の数値は利用可能炭水化物（質量計）
- 食物繊維総量の黒字の数値はプロスキー変法、青字の数値はAOAC 2011.25法による分析

廃棄率％（※切り身・三枚おろしなど）　水分g

可食部100gあたり　Tr：微量　（ ）：推定値または推計値　ー：未測定

しらうお［白魚］
Japanese icefish　●10尾=25g

体長10cmほどで、宍道湖、八代湖、有明海などが主産地。淡白で甘味のある上品な味で、わん種・天ぷら・卵とじなどにする。

すずき［鱸］
Japanese sea bass　●中1尾=1kg

宍道湖や瀬戸内海産が高級品とされる。濃厚なうま味がある白身で、あらい・わん種・焼き物・揚げ物・蒸し物と、何にでも向く。

60cm

たい類［鯛］
Sea bream　●まだい中1尾=400～500g

まだい・くろだい・ちだい・きだいなど10数種類が日本近海に生息する。秋から春の産卵前のものが味がよい。春の花見時の脂がのったたいは体色も鮮やかになり、さくらだいと呼ばれて珍重される。たいは味も淡白で美味だが、何よりも見事な姿と美しい色で日本料理の代表的な魚である。焼き物・蒸し物・煮物・鍋物などどんな調理法にも向く。

60cm

さくらだい

たちうお［太刀魚］
Atlantic cutlassfish　●1尾=700g

体長1.5mにも達する細長い魚。白身はやわらかく水っぽいが、くせがない。新鮮ならばさしみで。焼き物・唐揚げ・バター焼きにも向く。

1.5m

たら類［鱈］
Cod　●たらこ1腹=50g　まだら1切=80g

北海の代表的な魚。一般的なまだらのほかに、すけとうだらがある。冬が旬で、この時期は生たらが出回るが、1年を通して冷凍のものが多く出回っている。たらは自己消化がはやい魚なので、生ものは用途に応じて下処理して用いる。くせのない白身で、やわらかく、加熱すると身くずれをおこしやすい。ちり鍋・寄せ鍋・煮付け・粕漬・ムニエル・フライなどにする。また、塩だら・たらこなど加工品も多い。

●すけとうだら
体長50cmくらい。胃が大きくどん欲な魚で、「たら腹食う」という言葉もうまれた。

●たらこ・からしめんたいこ
すけとうだらの卵巣を食塩とともに漬け込んだもので、良品は、卵の形が完全で、色が鮮明である。生食または焼いて、おにぎりの具やお茶漬けの種などにする。すけとうだらを明太ということから、西日本では、たらこをめんたいこ（明太子）と呼ぶ。からしめんたいこは、たらこを調味料に漬けたものである。

●まだら
体長1mくらい。体表のまだら模様からこの名がついた。市販品はアメリカ産が多い。

●しらこ
まだらの雄の精巣で、色は白くひだ状で、別名きくこ（菊子）などといわれる。まだらは白子をもっている雄のほうが高価である。

●桜でんぶ
でんぶを食紅などで桜色に着色したもの。いろどりとして太巻き寿司などに利用する。

50cm

1m

どじょう［泥鰌］
Asian pond loach　●1尾=5～10g

沼や水田、浅い池にすむ淡水魚。鮮度が低下しやすく、調理直前に処理する。泥臭さを消すため、ねぎ・ごぼうなどとともに調理する。

20cm

とびうお［飛魚］
Flying fish　●1尾=300g

別名あご。胸びれが発達し、飛ぶことができる。筋肉質で脂質は少なく、バター焼き・干物・かまぼこなどの原料に用いる。

35cm

食品名	索引番号	廃棄率%	水分 g	エネルギー kcal	たんぱく質 g	脂質 g	コレステロール mg	炭水化物 g	食物繊維総量 g	ナトリウム mg	カリウム mg	カルシウム mg	リン mg
しらうお 生	10186	0	82.6	70	(11.3) 13.6	1.4 2.0	220	(0.1) 0.1	— —	170	250	150	270
すずき 生	10188	※0	74.8	113	(16.4) 19.8	3.5 4.2	67	(Tr) Tr	— —	81	370	12	210
まだい 天然 生	10192	50	72.2	129	17.8 20.6	4.6 5.8	65	(0.1) 0.1	— —	55	440	11	220
まだい 養殖 皮つき 生	10193	55	68.5	160	18.1 20.9	7.8 9.4	69	(0.1) 0.1	— —	52	450	12	240
たちうお 生	10198	35	61.6	238	14.6 16.5	17.7 20.9	72	(Tr) Tr	— —	88	290	12	180
すけとうだら 生	10199	※0	81.6	72	14.2 17.4	0.5 1.0	76	(Tr) 0.1	— —	100	350	13	180
すけとうだら たらこ 生	10202	0	65.2	131	21.0 24.0	2.9 4.7	350	(0.4) 0.4	— —	1800	300	24	390
すけとうだら からしめんたいこ	10204	0	66.6	121	(18.4) 21.0	2.3 3.3	280	— 3.0	— —	2200	180	23	290
まだら 生	10205	※0	80.9	72	14.2 17.6	0.1 0.2	58	(0.1) 0.1	— —	110	350	32	230
まだら しらこ 生	10207	0	83.8	60	(7.3) 13.4	0.4 0.8	360	(0.2) 0.2	— —	110	390	6	430
加工品 桜でんぶ	10448	0	5.6	351	9.6 10.6	0.1 0.5	73	79.4 80.2	— —	930	43	300	180
どじょう 生	10213	0	79.1	72	13.5 16.1	0.6 1.2	210	(Tr) Tr	— —	96	290	1100	690
とびうお 生	10215	40	76.9	89	18.0 21.0	0.5 0.7	59	(0.1) 0.1	— —	64	320	13	340

QA 次のうち、実は"たい"ではない魚はどれとどれ？［まだい　あこうだい　くろだい　きんめだい］　▶"あこうだい"と"きんめだい"。"あこうだい"はフサカサゴ科に属する深海魚で、"きんめだい"は、キンメダイ科の赤い魚。それぞれ"たい"とは別種。

鉄 (一部) mg	亜鉛 mg	ビタミンA レチノール活性当量 µg	ビタミンA レチノール µg	ビタミンA β-カロテン当量 µg	ビタミンD µg	ビタミンE α-トコフェロール mg	ビタミンB1 mg	ビタミンB2 mg	葉酸 µg	ビタミンC mg	食塩相当量 g
2.0	2.0	20	20	200	2.0	2.0	0.20	0.20	20	20	1.0
0.4	1.2	50	50	(0)	1	1.8	0.08	0.10	58	4	0.4
0.2	0.5	180	180	0	10.0	1.2	0.02	0.20	8	3	0.2
0.2	0.4	8	8	0	5	1.0	0.09	0.05	5	1	0.1
0.2	0.5	11	11	0	7	2.4	0.32	0.08	4	3	0.1
0.2	0.5	52	52	0	14.0	1.2	0.01	0.07	2	1	0.2
0.2	0.5	10	10	0	0.5	0.9	0.05	0.11	12	1	0.3
0.6	3.1	24	24	0	1.7	7.1	0.71	0.43	52	33	4.6
0.7	2.7	41	37	46	1	6.5	0.34	0.33	43	76	5.6
0.2	0.5	10	10	0	1	0.8	0.10	0.10	5	Tr	0.3
0.2	0.7	8	8	0	2	1.8	0.24	0.13	11	2	0.3
0.4	0.6	2	2	–	0	0.1	0.01	0.01	3	–	2.4
5.6	2.9	15	13	25	4	0.6	0.09	1.09	16	1	0.2
0.5	0.8	3	3	0	2	2.3	0.01	0.10	8	1	0.2

グラフ１本分の相当量

魚卵と一口にいっても…

代表的な魚卵としてイクラ・キャビア・たらこ・かずのこがあげられるが、100gあたりの脂質の量には大きな差がある。

下記のように、イクラ・キャビアに比べて、たらこ・かずのこの脂質は約1/3程度である。この差はイクラはさけの卵、キャビアはチョウザメの卵である一方、たらこはたらの、かずのこはにしんの卵であるように、淡水で産卵するのか海水で産卵するのかが関係しているらしい。詳しいことは今後の研究が待たれる。

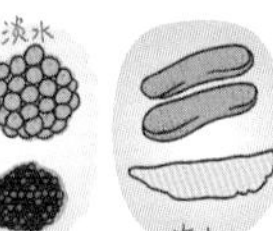

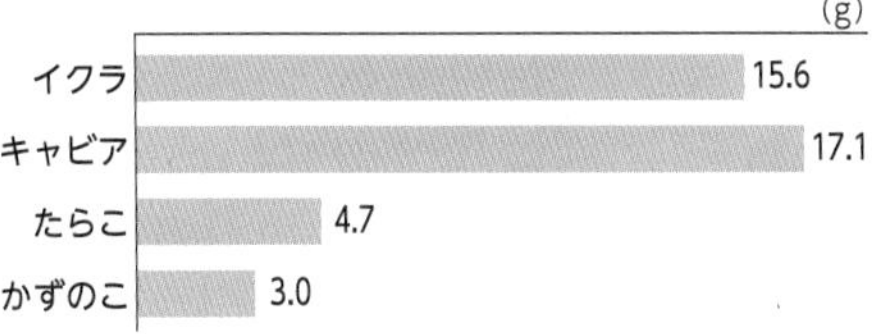

くろまぐろの完全養殖成功！

天然のくろまぐろの幼魚を捕獲して養殖する方法はほかでも実用化されているが、産卵した卵から育てる完全養殖に挑んだのが近畿大学だ。1970年から始め、困難を極めたが、2002年に世界で初めて実現した。現在では大阪と東京の直営店に出荷されている。

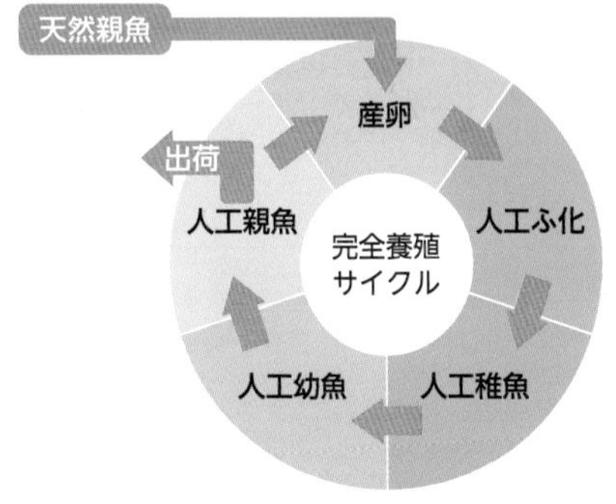

養殖される魚介類の割合 (2020年)
(全生産量に占める養殖ものの割合)

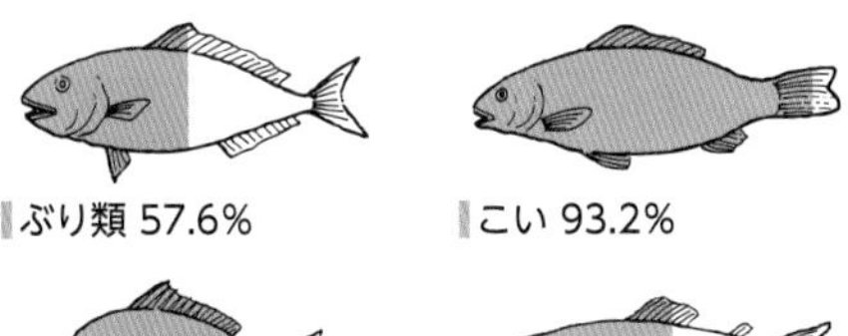
ぶり類 57.6%　こい 93.2%

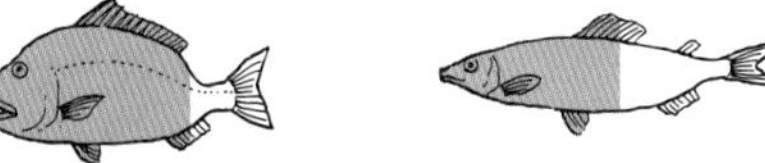
まだい 81.5%　あゆ 66.0%

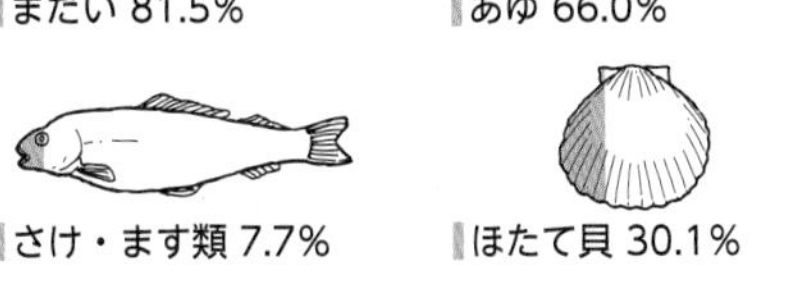
さけ・ます類 7.7%　ほたて貝 30.1%

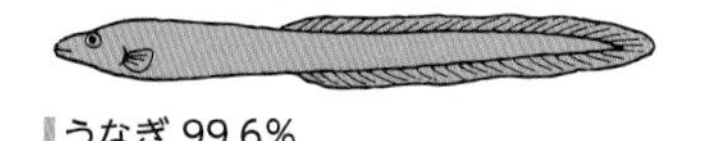
うなぎ 99.6%

(農林水産省「漁業・養殖業生産統計年報」)

ONE POINT 【たいの見分け方】くろだいは色からしてわかりやすいが、ほかの３つのたいは、次の点で区別するとよい。「まだい」は青い斑点（はんてん）と尾びれの後端が黒い。「ちだい」はまだいと似ているが、尾びれの後端が黒くない。「きだい」は青い斑点がなく、尾びれの後端が黒くない。

- たんぱく質の青字の数値はアミノ酸組成によるたんぱく質
- 脂質の青字の数値は脂肪酸のトリアシルグリセロール当量
- 炭水化物の青字の数値は利用可能炭水化物（質量計）
- 食物繊維総量の黒字の数値はプロスキー変法、青字の数値はAOAC 2011.25法による分析

廃棄率％（※ 切り身・三枚おろしなど）　水分g

可食部100gあたり　Tr：微量　（ ）：推定値または推計値　ー：未測定

にしん［鰊］
Pacific herring　●1尾=300g　かずのこ1本=30g

別名かどいわし。まいわしに似た体型であるが、まいわしより大きく、体側に黒点はない。3～5月にかけて産卵のために北海道沿岸に集まるが、これを春にしん（春告魚ともいう）といい、脂がのって美味である。寄生虫がいて鮮度が落ちやすいので、生食せず、塩焼き・かば焼きなどにする。北海道の三平汁は有名な郷土料理。

●身欠きにしん
魚体を二枚におろして乾燥させたもの。煮物に多く用いられるが、脂肪が多いので油焼けしやすく、古いものには特有の渋味がある。

●かずのこ
にしんの卵巣を塩漬けしたもので、子孫繁栄の縁起物とされ、歯切れのよさが好まれる。

35cm

はぜ［沙魚］
Yellowfin goby　●小1尾=15g　中1尾=25g

ふつう、まはぜをさす。体長20cmくらい。骨がやわらかく、熱を通しても身がかたくならない。天ぷら・煮つけ・塩焼き・甘露煮などにする。

20cm

はたはた［鰰・鱩］
Sailfin sandfish　●1尾=50g

鱗（うろこ）がない深海魚。初冬のかみなりが鳴る頃に産卵のために岸に近寄る。煮魚、焼き魚、なれずし、調味料のしょっつるに利用する。

はも［鱧］
Conger pike　●1尾=500g

あなごに似た細長い円筒形の魚で、全長は2mにもなる。白身のやわらかな肉質で、小骨が多い。はもちり・照り焼き・すし種などに。

2m

ひらまさ［平政］
Goldstriped amberjack　●1切=120g

ぶり、かんぱちなどの仲間。脂がのった引き締まった肉は歯ごたえがありおいしい。さしみ・塩焼き・ムニエル・ステーキなどにする。

80cm

ひらめ［鮃・平目］
Olive flounder　●中1尾=800g

たいと並んで高級魚の代表とされる。きめの細かい締まった白身で、くせがなくうま味が強い。背びれに沿った縁側は脂がのり、歯ごたえもよい。肝臓も脂肪が多く、とろりとした味わいがある。1年中出回るが、脂ののる冬の寒びらめが珍重される。市場に出回るうちの約1割は養殖物である。さしみやすし種・昆布じめなどにする。

80cm

ひらめのさしみ

ふぐ［河豚］
Puffer

とらふぐ、からすふぐ、しょうさいふぐ、まふぐがおもに出回る。卵巣・肝臓に強い毒をもつ。薄づくり・ちり鍋・唐揚げなどにする。

70cm

ふな［鮒］
Crucian carp　●1尾=150g

各地の川や湖沼にすむ淡水魚。甘露煮・さんしょう焼きなどにする。ふなずしは、にごろぶなどを塩と米飯で漬け込んだなれずし。

ぶり［鰤］
Yellowtail　●1切=100g

成長とともに呼び名が変わる出世魚。成魚をぶりと呼ぶ。冬のぶりは寒ぶりといい、脂がのって美味。照り焼き・煮付けなどにする。

●はまち
本来は、ぶりの幼魚の関東での呼び名であるが、現在では養殖ぶりの通称。これは出荷される養殖ぶりがはまちの大きさであることから定着。天然ぶりを上回る量が市場に出荷されている。

1m

40cm

食品名	食品番号	廃棄率 %	水分 g	エネルギー kcal	たんぱく質（アミノ酸組成） g	たんぱく質 g	脂質（トリアシルグリセロール当量） g	脂質 g	コレステロール mg	炭水化物（利用可能炭水化物） g	炭水化物 g	食物繊維総量 g	ナトリウム mg	カリウム mg	カルシウム mg	リン mg
にしん 生	10218	45	66.1	196	14.8	17.4	13.1	15.1	68	(0.1)	0.1	–	110	350	27	24
にしん 身欠きにしん	10219	9	60.6	224	(17.8)	20.9	14.6	16.7	230	(0.2)	0.2	–	170	430	66	29
にしん かずのこ 塩蔵 水戻し	10224	0	80.0	80	(16.1)	15.0	1.6	3.0	230	(0.5)	0.6	–	480	2	8	9
はぜ 生	10225	60	79.4	78	16.1	19.1	0.1	0.2	92	(0.1)	0.1	–	93	350	42	19
はたはた 生	10228	※0	78.8	101	12.8	14.1	4.4	5.7	100	(Tr)	Tr	–	180	250	60	12
はも 生	10231	※0	71.0	132	18.9	22.3	4.3	5.3	75	(Tr)	Tr	–	66	450	79	28
ひらまさ 生	10233	※0	71.1	128	(18.8)	22.6	3.6	4.9	68	(0.1)	0.1	–	47	450	12	30
ひらめ 天然 生	10234	40	76.8	96	(17.6)	20.0	1.6	2.0	55	(Tr)	Tr	–	46	440	22	24
ひらめ 養殖 皮つき 生	10235	40	73.7	115	19.0	21.6	3.1	3.7	62	(Tr)	Tr	–	43	440	30	24
ふぐ とらふぐ 養殖 生	10236	※0	78.9	80	(15.9)	19.3	0.2	0.3	65	(0.2)	0.2	–	100	430	6	25
ふな ふなずし	10449	20	57.0	181	19.1	21.3	5.6	7.9	300	–	9.2	–	1500	64	350	24
ぶり 成魚 生	10241	※0	59.6	222	18.6	21.4	13.1	17.6	72	(0.3)	0.3	–	32	380	5	13
ぶり はまち 養殖 皮つき 生	10243	※0	61.5	217	17.8	20.7	13.4	17.2	77	(0.3)	0.3	–	38	340	19	21

QA 河豚（ふぐ）に関することわざをいくつか教えて？▶「河豚は食いたし命は惜しし」、「河豚にも当たれば鯛にも当たる」、「河豚汁や鯛もあるのに無分別」、「こたつで河豚汁」など。ふぐは毒をもっているため注意しなければいけないことから、昔から関連付けたことわざがたくさんある。意味は辞書で調べてみよう。

グラフ1本分の相当量

mg 2.0	亜鉛 mg 2.0	ビタミンA レチノール活性当量 µg 20	レチノール µg 20	β-カロテン当量 µg 200	ビタミンD µg 2.0	ビタミンE α-トコフェロール mg 2.0	ビタミンB1 mg 0.20	ビタミンB2 mg 0.20	葉酸 µg 20	ビタミンC mg 20	食塩相当量 g 1.0
1.0	1.1	18	18	0	22.0	3.1	0.01	0.23	13	Tr	0.3
1.5	1.3	(Tr)	Tr	(0)	50.0	2.7	0.01	0.03	12	(0)	0.4
0.4	1.3	2	2	0	17.0	0.9	Tr	0.01	0	0	1.2
0.2	0.6	7	6	9	3	1.0	0.04	0.04	8	1	0.2
0.5	0.6	20	20	(0)	2	2.2	0.02	0.14	7	0	0.5
0.2	0.6	59	59	0	5	1.1	0.04	0.18	21	1	0.2
0.4	0.7	19	19	0	5	1.4	0.20	0.14	8	3	0.1
0.1	0.4	12	12	0	3	0.6	0.04	0.11	16	3	0.1
0.1	0.5	19	19	0	1.9	1.6	0.12	0.34	13	5	0.1
0.2	0.9	3	3	0	4	0.8	0.06	0.21	3	Tr	0.3
0.9	2.9	43	43	–	3.6	4.6	Tr	0.07	15	0	3.9
1.3	0.7	50	50	(0)	8	2.0	0.23	0.36	7	2	0.1
1.0	0.8	32	32	0	4	4.6	0.16	0.21	9	2	0.1

出世魚

成長するにつれて呼び名が変わっていく魚を「出世魚」という。ぶり・すずき・まだい・このしろ・くろまぐろ・ぼらなどが知られるが、呼び名を変える意味は、成長段階によってうま味が異なるために商品としての価値が変わるからだといわれる。このうち、ぶりは代表的な出世魚で、多くの地方名をもつ。天下を治めた戦国大名が何度も改名をしながら出世を遂げたことにちなみ、出世魚は、縁起のよい魚として、正月や端午の節句などの祝膳に供される。

●出世魚ぶりの地方による名称

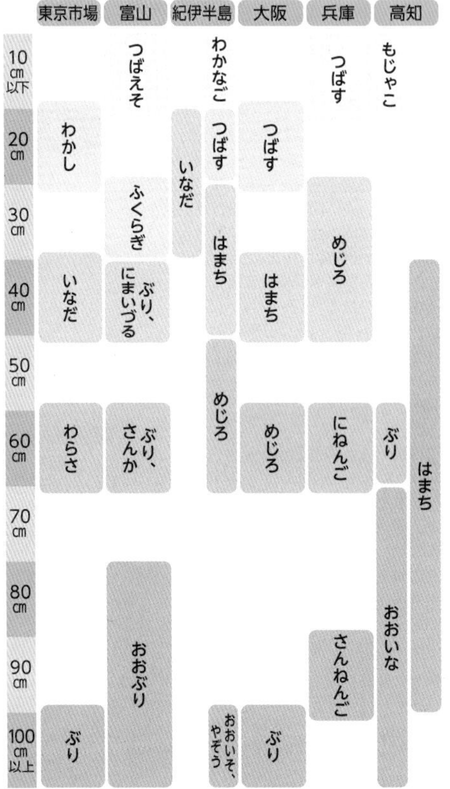

（平凡社『食材魚貝大百科3』）

食べてわかる!? コピー食品

ある食材を、ほかの食材を使って似せてつくった加工食品をコピー食品と呼んでいる。

●かに風味かまぼこ（かにかま）

かにの身に似せてつくったかまぼこで、原料はすけとうだら。今ではかにのコピー食品というよりも、独立した食品になっている（➜p.130）。

●人造イクラ

海藻エキスと食用油に着色、味付けしたもの。本物そっくりだが、たんぱく質量が少ないため、湯に入れても白濁しない。

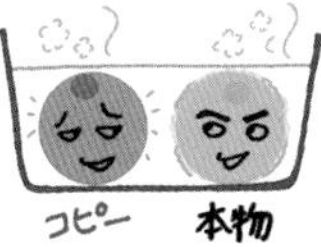

●ねぎとろ

本来はくろまぐろの脂身（中落ち）をたたいたもので、希少なもの。安価なねぎとろは、イワシやサンマの赤身にサラダ油を加えたコピー食品…かも？

魚介類

ONE POINT 【ふぐの毒】テトロドトキシンは、青酸カリの1000分の1で致死量というかなり強い毒である。もともとは餌についていた細菌がつくりだした毒で、これがふぐの体内で蓄積されたもの。このため餌の種類を変えて養殖すると、同じ種でもテトロドトキシンが少なかったり、全くなくなる場合がある。

- たんぱく質の青字の数値はアミノ酸組成によるたんぱく質
- 脂質の青字の数値は脂肪酸のトリアシルグリセロール当量
- 炭水化物の青字の数値は利用可能炭水化物（質量計）
- 食物繊維総量の黒字の数値はプロスキー変法、青字の数値はAOAC 2011.25法による分析

廃棄率％（※ 切り身・三枚おろしなど）　水分g

可食部100gあたり　Tr：微量　（ ）：推定値または推計値　－：未測定

ほうぼう［魴鮄］
Red gurnard　●1尾=100g

上質の白身でうま味が強い。さしみ・煮付け・唐揚げ・塩焼き・鍋料理などにする。胸びれの一部を足のように動かして海底を歩く。

30cm

ほっけ［𩸽］
Atka mackerel　●1尾=500g

あいなめの仲間で、成魚の体長は60cmくらい。おもに東北、北海道沿岸で獲れる。生干しの開きが多く出回る。

60cm

ぼら［鯔・鰡］
Striped mullet　●からすみ1腹=80g

内湾の浅瀬で成長したのち、10～12月に南の外洋へ回遊し、産卵する。からすみは卵巣を塩漬けしたもので、珍重される。

まぐろ類［鮪］
Tuna　●さしみ1切=20g

紡錘形で、三日月型をした尾びれのつけ根ががくびれた大型の魚で、赤道を中心に南北緯度45度くらいまでの温暖地域に生息する。江戸時代中期までは、流通の関係から塩漬けが主流であったが、その後、赤身をしょうゆ漬けした「づけ」に調味され、生食されるようになった。「とろ」と呼ばれる脂身が好まれるようになったのは戦後のことである。

●きはだ
めばちまぐろとほぼ同じ範囲に生息し、夏から秋にかけて日本近海を回遊する。背びれと尻びれが黄色で、身は薄紅色である。

●くろまぐろ
別名ほんまぐろ。体長3mくらいで、最も高価である。旬は1～2月で、さしみ・照り焼き・すし種などにされる。とろは脂肪分が多く、魚肉の10％程度しかとれない。

●びんなが
まぐろの中では最も小さく、6月頃に日本の沖合を回遊する。

●缶詰
油漬缶詰・フレーク味付け缶詰などがあり、ツナ缶として好まれる。「シーチキン」は登録商標で、原料のびんながが鶏肉に似ていたところから命名。

2m　3m　赤身 生　脂身 生　50cm～1m

まながつお［鯧］
Silver pomfret　●1切=150g

かつおとは別種の魚で、きめ細かい白身でねっとりとした味わいがある。水分が多いので、白みそに漬けた焼き物にすることが多い。

60cm

むつ［鯥］
Gnomefish　●1切=80g

本州以南にすむ体長50cmほどの魚で、真冬のものは「寒むつ」といわれ美味である。さしみ・焼き物・鍋物・煮付けなどにする。

50cm

めばる［眼張］
Japanese stingfish　●1尾=300g

日本各地の沿岸の岩礁にすむ。目が大きいことから、この名がついた。身は淡白で、煮付けや唐揚げなどにする。

30cm

やまめ［山女］
Seema

別名やまべ。サケ科のさくらますのうち陸封型（海に下らずに河川で一生を過ごすもの）のこと。養殖もされる。焼き魚や甘露煮などにする。

20cm

わかさぎ［鰙・公魚］
Japanese smelt　●中1尾=10g

全長10cmくらいの魚で、きゅうりに似た香りがある。あっさりしたうま味があり、天ぷら・唐揚げ・あめ煮などにする。

10cm

食品	食品番号	廃棄率％	水分g	エネルギー kcal	たんぱく質 g（アミノ酸組成）	たんぱく質 g	脂質 g（トリアシルグリセロール当量）	脂質 g	コレステロール mg	炭水化物 g（利用可能）	炭水化物 g	食物繊維総量 g	ナトリウム mg	カリウム mg	カルシウム mg	リン mg
ほうぼう 生	10244	50	74.9	110	(16.2)	19.6	3.0	4.2	55	(Tr)	Tr	－	110	380	42	200
ほっけ 開き干し 生	10248	35	67.0	161	18.0	20.6	8.3	9.4	86	(0.1)	0.1	－	690	390	170	330
ぼら からすみ	10250	0	25.9	353	－	40.4	14.9	28.9	860	(0.3)	0.3	－	1400	170	9	530
まぐろ類 きはだ 生	10252	※0	74.0	102	20.6	24.3	0.6	1.0	37	(Tr)	Tr	－	43	450	5	290
くろまぐろ 天然 赤身 生	10253	※0	70.4	115	22.3	26.4	0.8	1.4	50	(0.1)	0.1	－	49	380	5	270
くろまぐろ 天然 脂身 生	10254	※0	51.4	308	16.7	20.1	23.5	27.5	55	(0.1)	0.1	－	71	230	7	180
びんなが 生	10255	※0	71.8	111	21.6	26.0	0.6	0.7	49	(0.2)	0.2	－	38	440	9	310
缶詰 油漬 フレーク ライト	10263	0	59.1	265	(14.4)	17.7	21.3	21.7	32	(0.1)	0.1	－	340	230	4	160
まながつお 生	10266	40	70.8	161	(13.9)	17.1	9.7	10.9	70	(Tr)	Tr	－	160	370	21	190
むつ 生	10268	※0	69.7	175	14.5	16.7	11.6	12.6	59	(Tr)	Tr	－	85	390	25	180
めばる 生	10271	55	77.2	100	15.6	18.1	2.8	3.5	75	(Tr)	Tr	－	75	350	80	200
やまめ 養殖 生	10275	45	75.6	110	(15.1)	18.4	3.7	4.3	65	(0.3)	0.3	－	50	420	85	280
わかさぎ 生	10276	0	81.8	71	11.8	14.4	1.2	1.7	210	(0.1)	0.1	－	200	120	450	350

QA　230kgのくろまぐろからとれる“とろ”は、およそどのくらい？　［200kg　100kg　30kg　15kg］　▶15kg。“とろ”は、まぐろの腹肉部分をさし、1匹から少量しかとれないので、高価な値がついている。

グラフ1本分の相当量

g 2.0	亜鉛 mg 2.0	ビタミンA レチノール活性当量 µg 20	ビタミンA レチノール µg 20	ビタミンA β-カロテン当量 µg 200	ビタミンD µg 2.0	ビタミンE α-トコフェロール mg 2.0	ビタミンB_1 mg 0.20	ビタミンB_2 mg 0.20	葉酸 µg 20	ビタミンC mg 20	食塩相当量 g 1.0
0.4	0.5	9	9	(0)	3	0.5	0.09	0.15	5	3	0.3
0.5	0.9	30	30	0	4.6	1.3	0.10	0.24	7	4	1.8
1.5	9.3	350	350	8	33.0	9.7	0.01	0.93	62	10	3.6
2.0	0.5	2	2	Tr	6	0.4	0.15	0.09	5	0	0.1
1.1	0.4	83	83	0	5	0.8	0.10	0.05	8	2	0.1
1.6	0.5	270	270	0	18.0	1.5	0.04	0.07	8	4	0.2
0.9	0.5	4	4	0	7	0.7	0.13	0.10	4	1	0.1
0.5	0.3	8	8	0	2	2.8	0.01	0.03	3	0	0.9
0.3	0.5	90	90	(0)	5	1.4	0.22	0.13	7	1	0.4
0.5	0.4	8	8	(0)	4	0.9	0.03	0.16	6	Tr	0.2
0.4	0.4	11	11	(0)	1	1.5	0.07	0.17	5	2	0.2
0.5	0.8	15	15	Tr	8	2.2	0.15	0.16	13	3	0.1
0.9	2.0	99	99	2	2	0.7	0.01	0.14	21	1	0.5

まぐろとかつおの違い

まぐろとかつおはどちらもサバ科の回遊魚。まぐろのほうがかつおよりも大きく成長する。くろまぐろは体長3m、体重は500kgにもなるが、かつおは体長1m、体重18kgほどである。かつおは体の中に浮き袋をもたないので、昼夜を問わず平均時速30kmで泳ぎ続け、速くても時速60kmほど。一方、まぐろは瞬間的に時速80～90kmで泳ぐことができる。

まぐろやかつおは、えさを求めて回遊する。まぐろは太平洋を横断するように東西に回遊する。くろまぐろは日本近海で1～2年過ごした後、アメリカ近海まで行き、1～2年後戻ってくる。かつおは日本近海を南北に回遊する。

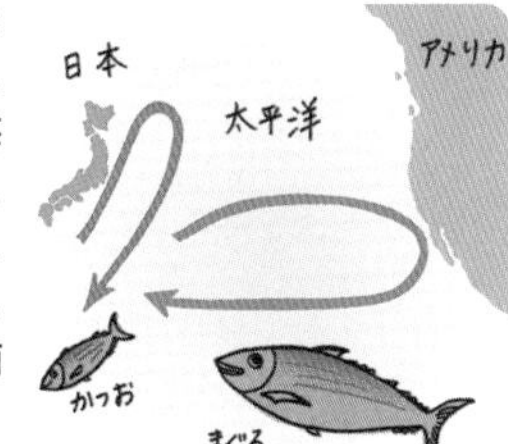

まぐろのサクは筋目で選ぶ

トロは、筋が切り口と直角に平行に入っているのものが最良。斜めに平行に入っているものは普通。木の年輪のように入っているものや、間隔が広いものは味が落ちる。赤身は白い筋の入っていないものを選ぶ。

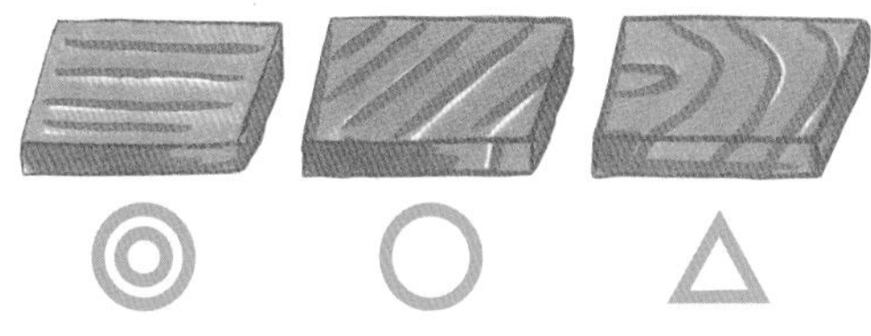

まぐろの部位

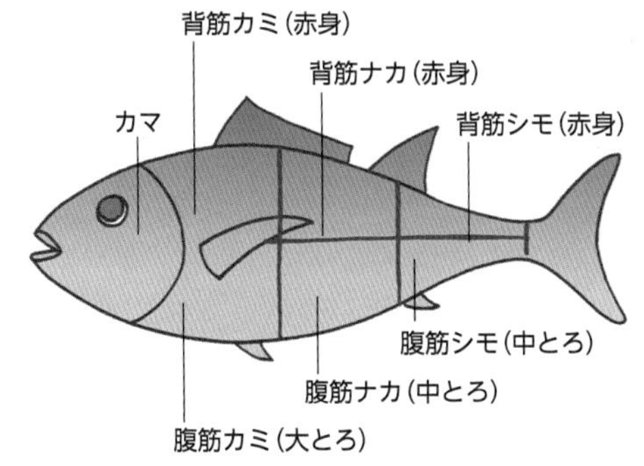

食卓からまぐろが消える？

日本は世界のまぐろの約2割を消費するまぐろ消費大国。近年、まぐろは世界中で需要が増加していることに加え、乱獲のおそれから、資源保護の必要性が高まってきた。中西部太平洋まぐろ類委員会（WCPFC）では、くろまぐろに続き、めばちまぐろ・びんながまぐろ・きはだまぐろなどの漁獲を抑制している。

ONE POINT 【ぼらに由来する言葉】ぼらは成長するにつれて名称がかわる出世魚。"とどのつまり"は、ぼらが最終的にはとどという名になることから、"結局"という意味。"おぼこ"は、ぼらの幼魚のことで幼く初々しいこと、"いなせ"は、江戸日本橋魚河岸の若者が髪を鯔背銀杏（いなせいちょう）に結っていたことから、粋で威勢がいいようす。

貝類・甲殻類 ほか

SHELLFISHES

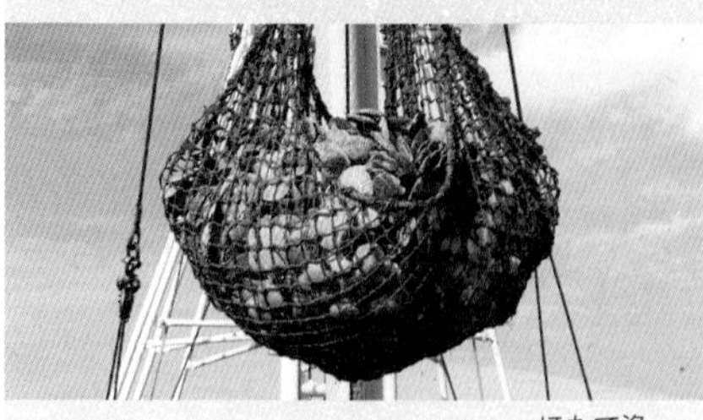

ほたて漁

魚介類は大きく分けて、魚類とその他（貝類や甲殻類）に分かれる。貝類や甲殻類は魚と違い、磯や砂浜で比較的容易に採集できるものも多く、太古の昔から食料として利用してきた。

栄養上の特性

●貝類

魚類に比べて水分が多く、たんぱく質や脂質は少ないが、ミネラル、ビタミンA・D・B_{12}、各種アミノ酸やグリコーゲンを多く含む。貝特有のコハク酸のうま味をもつ。

●えび・かに

良質なたんぱく質をもち、殻は動物性の食物繊維といわれるキチン質に富む。小えびなど殻ごと食べるものは、カルシウムとともにキチン質供給源となる。かにみそは，脂肪やグリコーゲンを豊富に含む。うま味成分も多い。

●いか

必須アミノ酸のリシンを多く含む。コレステロールは魚介類の中では多いが、これを下げるはたらきをもつタウリンを多く含む。

●たこ

いかと同様にコレステロールが比較的多いが、タウリンを含む。また、神経を休めるはたらきをもつアセチルコリンも含む。

貝類・甲殻類などの分類

●貝類

- 二枚貝：あかがい・あさり・かき・ほたてがい
しじみ・はまぐりなど
- 巻き貝：あわび・さざえ・たにし・とこぶしな

●頭足類：いか・たこ

●甲殻類：えび・かに・しゃこ

●棘皮動物：なまこ・うに

魚介類の食品表示

生鮮魚介類には食品表示法で、名称・産地など表示が義務づけられている（➔p.214）。

- 名称：輸入魚の“メロ”がむつとは違う種なのに“むつ”という名称で販売されるなど、紛らわしい示をなくすために種名（＝標準和名）を表示する。
  例：かじきまぐろ×→まかじき
- 産地：国産品の場合は漁獲水域や水揚げ港などを輸入品の場合は原産国名を表示する。

このほか、養殖・解凍したものはその旨を明記し保存方法なども表記する義務がある。

- たんぱく質の青字の数値はアミノ酸組成によるたんぱく質
- 脂質の青字の数値は脂肪酸のトリアシルグリセロール当量
- 炭水化物の青字の数値は利用可能炭水化物（質量計）
- 食物繊維総量の黒字の数値はプロスキー変法、青字の数値はAOAC 2011.25法による分析

可食部100gあたり　Tr：微量　（ ）：推定値または推計値　ー：未測定

食品	画像	食品名・番号	廃棄率% / 水分g	エネルギー kcal (200)	たんぱく質 g (20.0)	脂質 g (20.0)	コレステロール mg (100)	炭水化物 g (20.0)	食物繊維総量 g (2.0)	ナトリウム mg (200)	カリウム mg (200)	カルシウム mg (200)	リン mg (20…)
あかがい［赤貝］ Bloody clam ●中身1個=15～20g 身の赤色と弾力のある歯ごたえをもつ二枚貝。最近は輸入物や養殖物も多い。酢の物・すし種・あえ物など生食に向く。	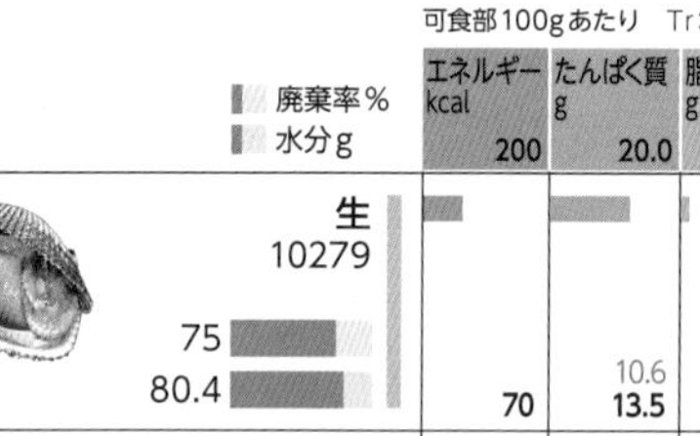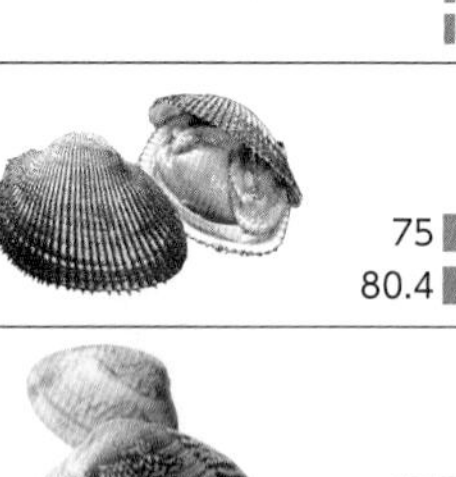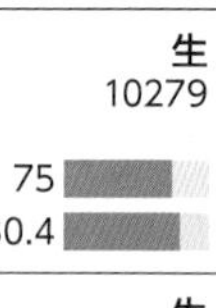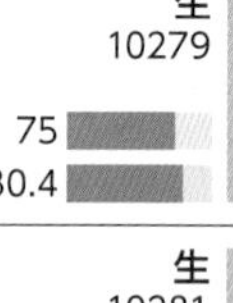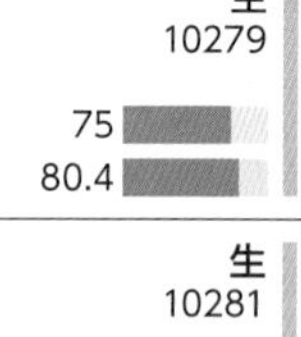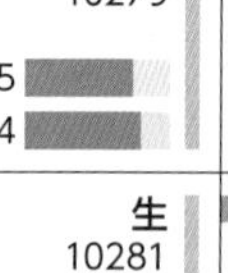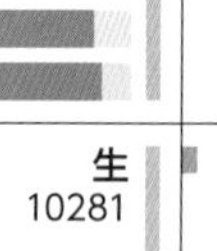	生 10279	75 / 80.4	70	10.6 13.5	0.1 0.3	46	(3.2) 3.5	ー ー	300	290	40	14
あさり［浅蜊］ Short-necked clam ●中身1個=2～3g 潮干狩りで最もなじみのある4cmくらいの二枚貝。太平洋沿岸の浅海で1年を通してとれる。コハク酸が多く、うま味の濃い貝である。汁物に特有の風味を与え、酒蒸し・ぬた・つくだ煮・チャウダー・パスタ料理などに用いられる。味付け缶詰は、むき身をしょうゆ・みりんなどを主体とする調味液で味付け加工したものである。	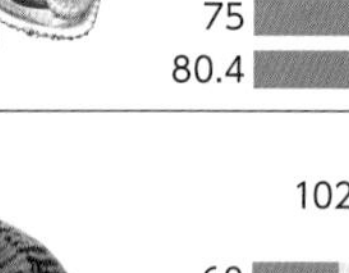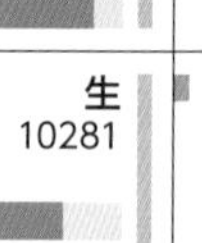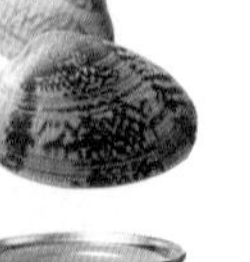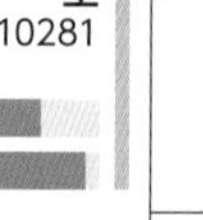	生 10281	60 / 90.3	27	4.6 6.0	0.1 0.3	40	(0.4) 0.4	ー ー	870	140	66	8
	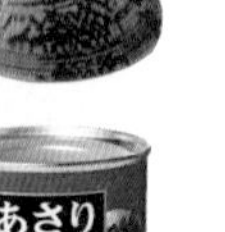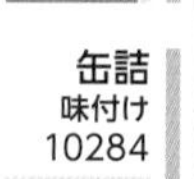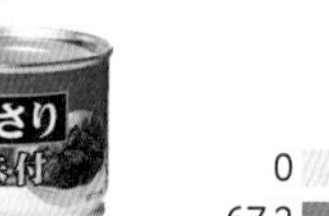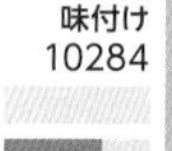	缶詰 味付け 10284	0 / 67.2	124	(12.8) 16.6	0.9 1.9	77	ー 11.5	ー ー	640	35	87	18
あわび［鮑］ Abalone ●1個=250～300g 身の締まった特有の歯ごたえと濃厚なうま味をもつ。蒸し物・ステーキなどにする。くろあわびは最も食味がよく、身がかためでさしみに向く。	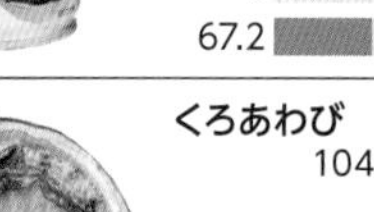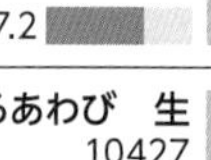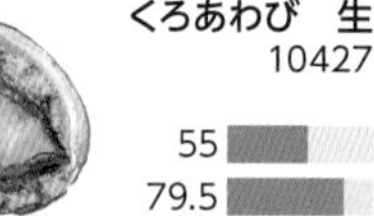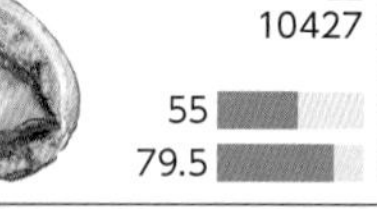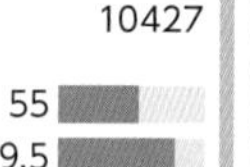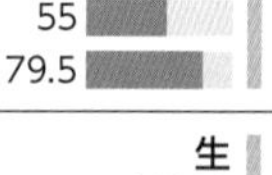	くろあわび 生 10427	55 / 79.5	76	11.2 14.3	0.3 0.8	110	3.3 3.6	ー ー	430	160	25	8
いがい［貽貝］ Mediterranean mussel ●1個=8～15g 北海道以南にすむ二枚貝で、ムール貝・姫貝・にたり貝・ええがいとも呼ばれる。汁物・煮物・焼き物・ぬたなどにする。	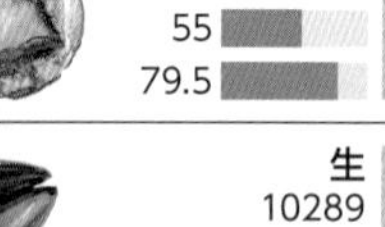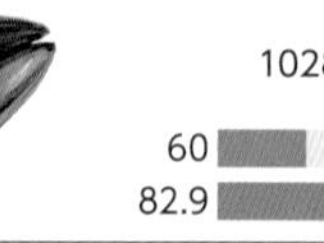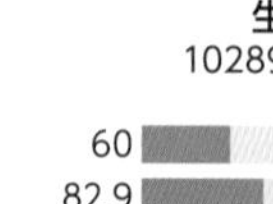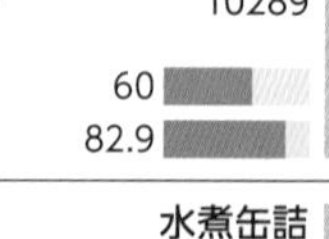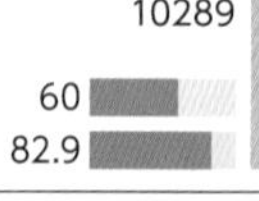	生 10289	60 / 82.9	63	7.5 10.3	0.8 1.6	47	2.8 3.2	ー ー	540	230	43	16
エスカルゴ Escargot Apple snails ●1個=10g 食用かたつむり。フランスからの輸入物が多い。エスカルゴバターとともに身を殻に詰めてオーブンで焼いた料理が有名。	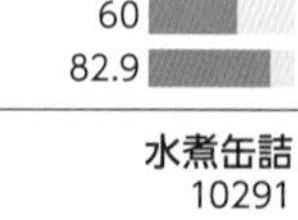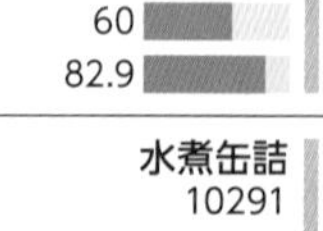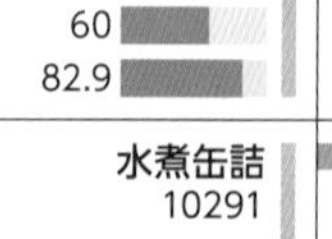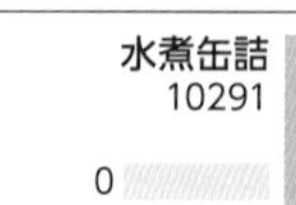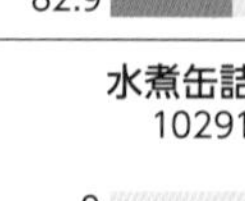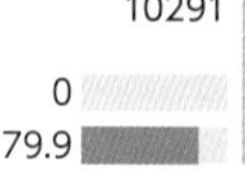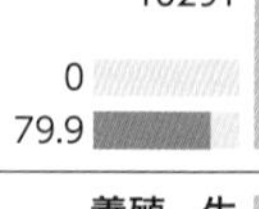	水煮缶詰 10291	0 / 79.9	75	(12.0) 16.5	0.4 1.0	240	(0.7) 0.8	ー ー	260	5	400	13
かき［牡蛎］ Pacific oyster ●中身1個=8～15g やわらかな身とほのかな甘味をもつ二枚貝。「海のミルク」といわれるほど栄養価が高く、うま味が濃い。酢がき・鍋物・フライなどに。	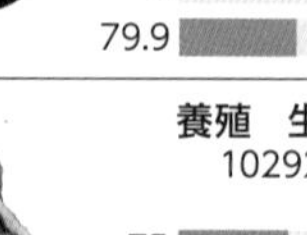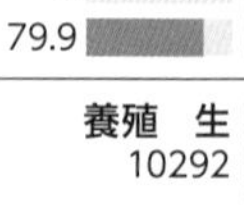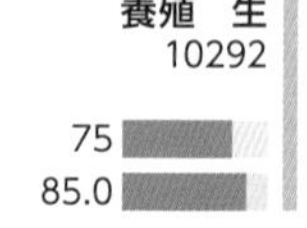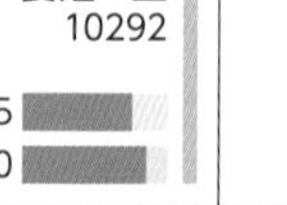	養殖 生 10292	75 / 85.0	58	4.9 6.9	1.3 2.2	38	2.3 4.9	ー ー	460	190	84	10
さざえ［栄螺］ Turban shell ●中身1個=30～50g 外海の荒磯にすむ巻き貝。歯ごたえがあり、肝にはやや苦いうま味がある。さしみ・壺焼き・あえ物などにする。	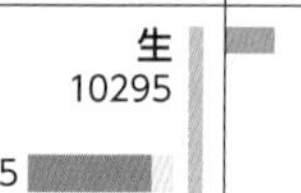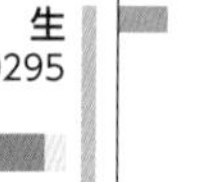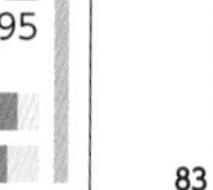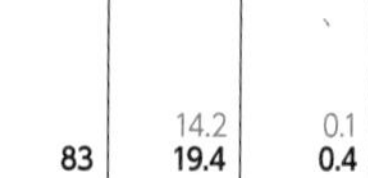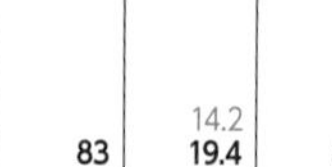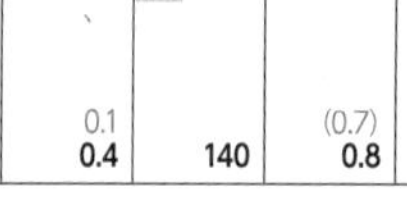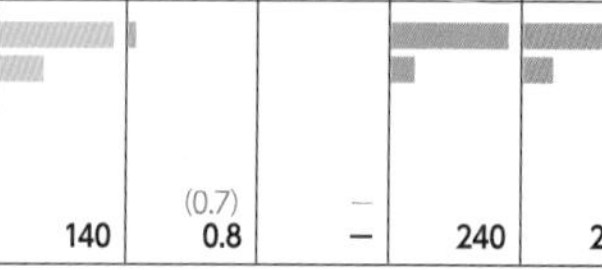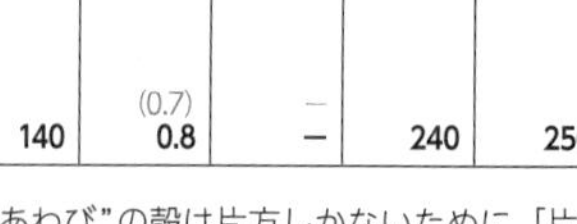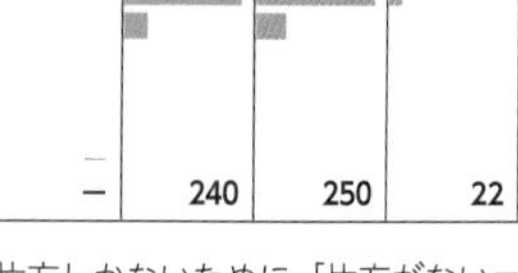	生 10295	85 / 78.0	83	14.2 19.4	0.1 0.4	140	(0.7) 0.8	ー ー	240	250	22	14

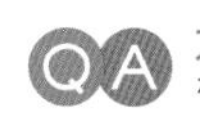

Q&A 万葉集で片想いを語るものとして歌われていた貝とは、次のうちどれ？［あかがい　あわび　かき］ ▶あわび。“あわび”の殻は片方しかないために「片方がない＝片想い」を連想させた。このため、万葉の人びとにとっては、自分を想ってくれない人を想うことを「あわびの貝の片想い」とたとえたという。

選び方

あさり
殻を固く閉じ、塩水に入れると水管を出すものが
鮮である。むき身は弾力と透明感があって、磯の
おいのするものがよい。

はまぐり
中型でふっくらとしたものがよい。二つの貝を打
合わせて、高く澄んだ音がすれば新鮮である。

くるまえび
身が締まった活けもので、体が透明で、頭のつけ
がしっかりしているものがよい。

しばえび
頭部がオレンジ色に透けて見え、首がしっかりし
いるものがよい。みそが黒ずんでいるものは古い。

するめいか・やりいか
透明感があり、吸盤が吸い付くもの、目が黒々し
いるものが新鮮。

かに
手に持つと重みのあるものが身が詰まっている。
]やはさみがとれていないもの。

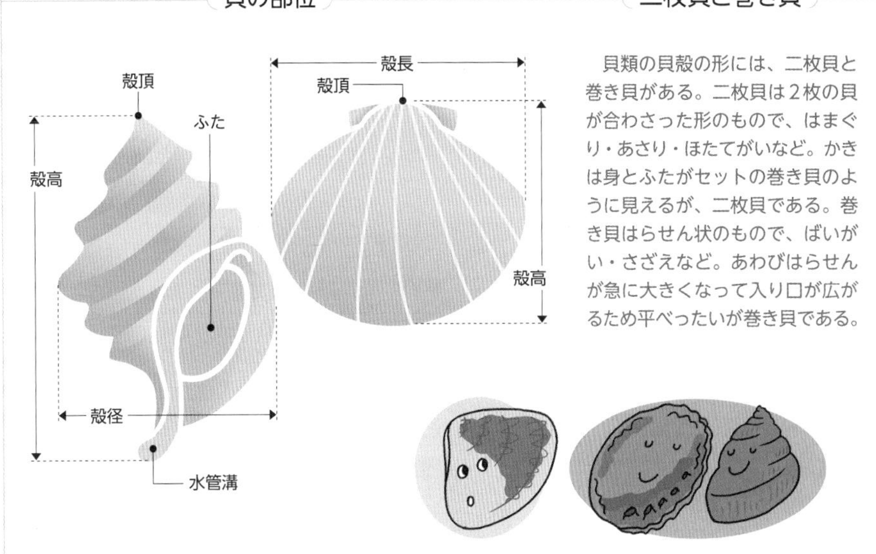

二枚貝と巻き貝

貝類の貝殻の形には、二枚貝と巻き貝がある。二枚貝は2枚の貝が合わさった形のもので、はまぐり・あさり・ほたてがいなど。かきは身とふたがセットの巻き貝のように見えるが、二枚貝である。巻き貝はらせん状のもので、ばいがい・さざえなど。あわびはらせんが急に大きくなって入り口が広がるため平べったいが巻き貝である。

グラフ1本分の相当量

	亜鉛 mg	ビタミンA レチノール活性当量 µg	ビタミンA レチノール µg	ビタミンA β-カロテン当量 µg	ビタミンD µg	ビタミンE α-トコフェロール mg	ビタミンB1 mg	ビタミンB2 mg	葉酸 µg	ビタミンC mg	食塩相当量 g
2.0	2.0	20	20	200	2.0	2.0	0.20	0.20	20	20	1.0
5.0	1.5	35	30	60	(0)	0.9	0.20	0.20	20	2	0.8
3.8	1.0	4	2	22	0	0.4	0.02	0.16	11	1	2.2
28.0	3.2	6	3	36	(0)	2.3	Tr	0.06	1	(0)	1.6
2.2	–	1	0	17	(0)	0.3	0.15	0.09	20	1	1.1
3.5	1.0	34	34	Tr	(0)	1.1	0.01	0.37	42	5	1.4
3.9	1.5	(0)	0	–	0	0.6	0	0.09	1	0	0.7
2.1	14.0	24	24	6	0.1	1.3	0.07	0.14	39	3	1.2
0.8	2.2	31	Tr	360	(0)	2.3	0.04	0.09	16	1	0.6

かきの養殖

●養殖の歴史

古代ローマ時代から、人々はかきに目がなかったらしい。ローマでは、初歩的な養殖がおこなわれていたという。日本でも同様で、貝塚からの出土例を見ると、縄文期の日本人が食べた貝の中で、はまぐりについで多かったのがかきであった。

現在かきは、波が静かで水のきれいな内海で養殖されている。おもな産地は、広島湾・松島湾・厚岸湾・気仙沼湾・伊勢湾・有明海などである。

●フランスのかきは日本のかき？

フランスでも高級食材であったかきが、1960年代に寄生虫などで壊滅的打撃を受けた。この後日本産のまがきを輸入して養殖し、現在に至っている。

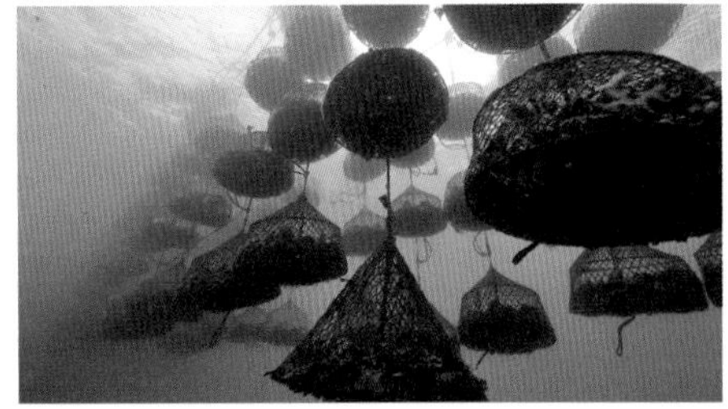

かきの養殖

かきの食べ頃

●かきの食べ頃

欧米では、英語でRのつかない月（5月～8月）はかきを食べないとされるが、日本でも「桜が散ったらかき喰うな」といわれている。6～9月は産卵期で、かきのうま味の素であるグリコーゲンを大量に使ってしまうため、やせて味が悪くなるからである。秋からはまたグリコーゲンを蓄えはじめ、その量は冬に最高となる。だからかきの旬は冬。例外は「夏がき」とも呼ばれる岩がきで、これは8月が旬である。

ONE POINT 【♂♀の運命は栄養次第】かきは5～6月に産卵し、産卵が終わると中性になるが、翌年の産卵期の前にあまり栄養を取れなかったかきは雄に、栄養を取ったかきは雌になる。栄養状態によって雄になるか雌になるか決まるなんて、何とも落ち着かないなぁ。

• たんぱく質の青字の数値はアミノ酸組成によるたんぱく質
• 脂質の青字の数値は脂肪酸のトリアシルグリセロール当量
• 炭水化物の青字の数値は利用可能炭水化物（質量計）
• 食物繊維総量の黒字の数値はプロスキー変法、青字の数値はAOAC 2011.25法による分析

可食部100gあたり　Tr：微量　（　）：推定値または推計値　－：未測定

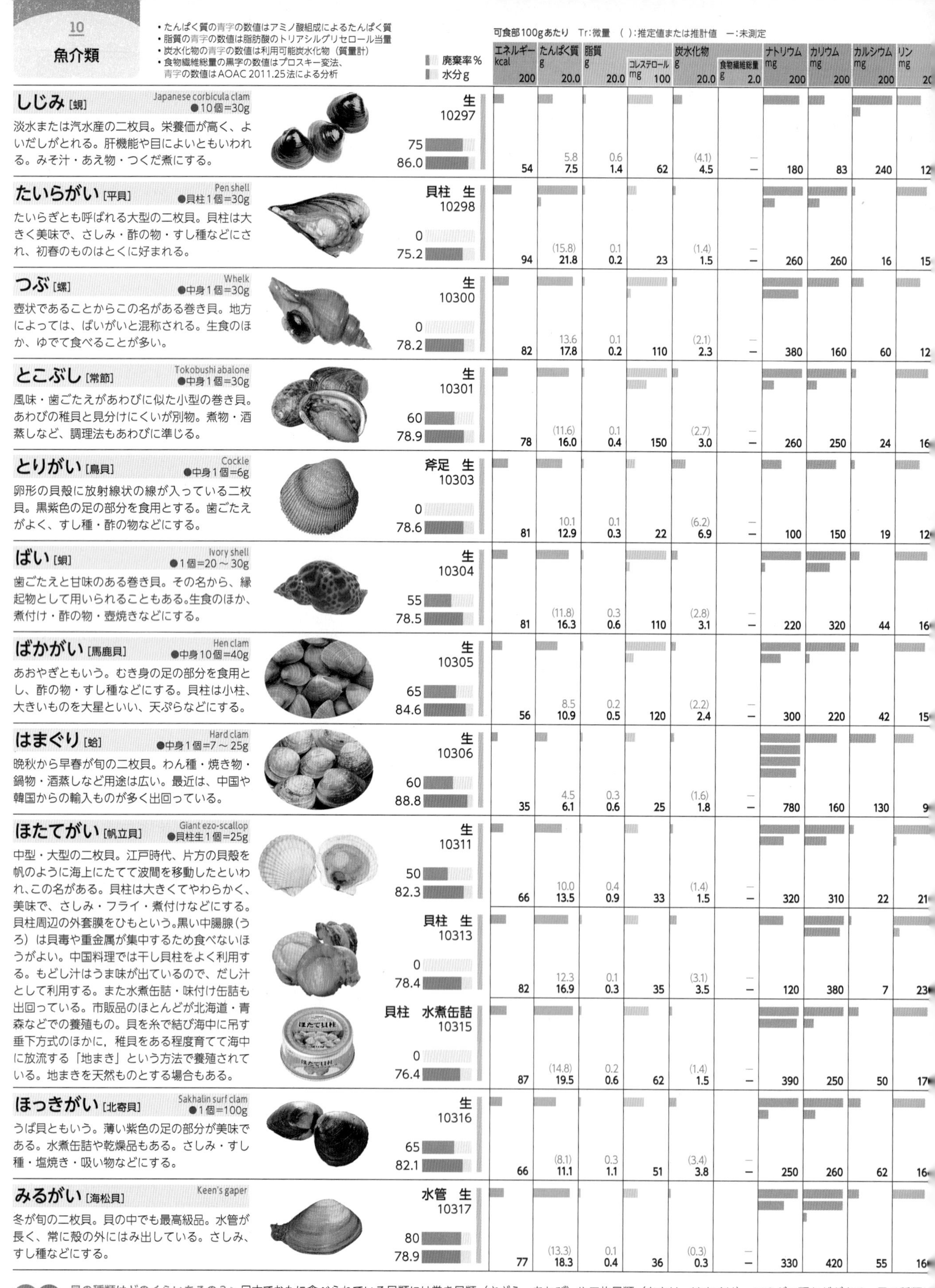

しじみ［蜆］ Japanese corbicula clam ●10個=30g
淡水または汽水産の二枚貝。栄養価が高く、よいだしがとれる。肝機能や目によいともいわれる。みそ汁・あえ物・つくだ煮にする。

たいらがい［平貝］ Pen shell ●貝柱1個=30g
たいらぎとも呼ばれる大型の二枚貝。貝柱は大きく美味で、さしみ・酢の物・すし種などにされ、初春のものはとくに好まれる。

つぶ［螺］ Whelk ●中身1個=30g
壺状であることからこの名がある巻き貝。地方によっては、ばいがいと混称される。生食のほか、ゆでて食べることが多い。

とこぶし［常節］ Tokobushi abalone ●中身1個=30g
風味・歯ごたえがあわびに似た小型の巻き貝。あわびの稚貝と見分けにくいが別物。煮物・酒蒸しなど、調理法もあわびに準じる。

とりがい［鳥貝］ Cockle ●中身1個=6g
卵形の貝殻に放射線状の線が入っている二枚貝。黒紫色の足の部分を食用とする。歯ごたえがよく、すし種・酢の物などにする。

ばい［蛽］ Ivory shell ●1個=20～30g
歯ごたえと甘味のある巻き貝。その名から、縁起物として用いられることもある。生食のほか、煮付け・酢の物・壺焼きなどにする。

ばかがい［馬鹿貝］ Hen clam ●中身10個=40g
あおやぎともいう。むき身の足の部分を食用とし、酢の物・すし種などにする。貝柱は小柱、大きいものを大星といい、天ぷらなどにする。

はまぐり［蛤］ Hard clam ●中身1個=7～25g
晩秋から早春が旬の二枚貝。わん種・焼き物・鍋物・酒蒸しなど用途は広い。最近は、中国や韓国からの輸入ものが多く出回っている。

ほたてがい［帆立貝］ Giant ezo-scallop ●貝柱生1個=25g
中型・大型の二枚貝。江戸時代、片方の貝殻を帆のように海上にたてて波間を移動したといわれ、この名がある。貝柱は大きくてやわらかく、美味で、さしみ・フライ・煮付けなどにする。貝柱周辺の外套膜をひもという。黒い中腸腺（うろ）は貝毒や重金属が集中するため食べないほうがよい。中国料理では干し貝柱をよく利用する。もどし汁はうま味が出ているので、だし汁として利用する。また水煮缶詰・味付け缶詰も出回っている。市販品のほとんどが北海道・青森などでの養殖もの。貝を糸で結び海中に吊す垂下方式のほかに、稚貝をある程度育てて海中に放流する「地まき」という方法で養殖されている。地まきを天然ものとする場合もある。

ほっきがい［北寄貝］ Sakhalin surf clam ●1個=100g
うば貝ともいう。薄い紫色の足の部分が美味である。水煮缶詰や乾燥品もある。さしみ・すし種・塩焼き・吸い物などにする。

みるがい［海松貝］ Keen's gaper
冬が旬の二枚貝。貝の中でも最高級品。水管が長く、常に殻の外にはみ出している。さしみ、すし種などにする。

食品名	食品番号	廃棄率 %	水分 g	エネルギー kcal	たんぱく質 g	脂質 g	コレステロール mg	炭水化物 g	食物繊維総量 g	ナトリウム mg	カリウム mg	カルシウム mg	リン mg
しじみ 生	10297	75	86.0	54	5.8 / 7.5	0.6 / 1.4	62	(4.1) / 4.5	— / —	180	83	240	12
たいらがい 貝柱 生	10298	0	75.2	94	(15.8) / 21.8	0.1 / 0.2	23	(1.4) / 1.5	— / —	260	260	16	15
つぶ 生	10300	0	78.2	82	13.6 / 17.8	0.1 / 0.2	110	(2.1) / 2.3	— / —	380	160	60	12
とこぶし 生	10301	60	78.9	78	(11.6) / 16.0	0.1 / 0.4	150	(2.7) / 3.0	— / —	260	250	24	16
とりがい 斧足 生	10303	0	78.6	81	10.1 / 12.9	0.1 / 0.3	22	(6.2) / 6.9	— / —	100	150	19	12
ばい 生	10304	55	78.5	81	(11.8) / 16.3	0.3 / 0.6	110	(2.8) / 3.1	— / —	220	320	44	16
ばかがい 生	10305	65	84.6	56	8.5 / 10.9	0.2 / 0.5	120	(2.2) / 2.4	— / —	300	220	42	15
はまぐり 生	10306	60	88.8	35	4.5 / 6.1	0.3 / 0.6	25	(1.6) / 1.8	— / —	780	160	130	9
ほたてがい 生	10311	50	82.3	66	10.0 / 13.5	0.4 / 0.9	33	(1.4) / 1.5	— / —	320	310	22	21
ほたてがい 貝柱 生	10313	0	78.4	82	12.3 / 16.9	0.1 / 0.3	35	(3.1) / 3.5	— / —	120	380	7	23
ほたてがい 貝柱 水煮缶詰	10315	0	76.4	87	(14.8) / 19.5	0.2 / 0.6	62	(1.4) / 1.5	— / —	390	250	50	17
ほっきがい 生	10316	65	82.1	66	(8.1) / 11.1	0.3 / 1.1	51	(3.4) / 3.8	— / —	250	260	62	16
みるがい 水管 生	10317	80	78.9	77	(13.3) / 18.3	0.1 / 0.4	36	(0.3) / 0.3	— / —	330	420	55	16

Q&A 貝の種類はどのくらいあるの？▶日本でおもに食べられている貝類には巻き貝類（さざえ、あわび）や二枚貝類（あさり、はまぐり）、つのがい類などがある。貝の種類は世界で11万種類もあるといわれている。なかでも日本は、海に囲まれ寒流と暖流がぶつかり合うなどの環境にあるため、7,000種類もの貝が生息しているといわれる。

グラフ1本分の相当量

鉄 g 2.0	亜鉛 mg 2.0	ビタミンA レチノール活性当量 µg 20	ビタミンA レチノール µg 20	ビタミンA β-カロテン当量 µg 200	ビタミンD µg 2.0	ビタミンE α-トコフェロール mg 2.0	ビタミンB1 mg 0.20	ビタミンB2 mg 0.20	葉酸 µg 20	ビタミンC mg 20	食塩相当量 g 1.0
8.3	2.3	33	25	100	0.2	1.7	0.02	0.44	26	2	0.4
0.6	4.3	Tr	Tr	Tr	(0)	0.8	0.01	0.09	25	2	0.7
1.3	1.2	2	0	19	(0)	1.8	Tr	0.12	15	Tr	1.0
1.8	1.4	5	0	58	(0)	1.3	0.15	0.14	24	1	0.7
2.9	1.6	Tr	Tr	Tr	(0)	1.2	0.16	0.06	18	1	0.3
0.7	1.3	1	0	10	(0)	2.2	0.03	0.14	14	2	0.6
1.1	1.8	5	4	5	(0)	0.8	0.14	0.06	18	1	0.8
2.1	1.7	9	7	25	(0)	0.6	0.08	0.16	20	1	2.0
2.2	2.7	23	10	150	(0)	0.9	0.05	0.29	87	3	0.8
0.2	1.5	1	1	0	0	0.8	0.01	0.06	61	2	0.3
0.7	2.7	Tr	Tr	Tr	(0)	1.1	Tr	0.05	7	(0)	1.0
4.4	1.8	7	6	10	(0)	1.4	0.01	0.16	45	2	0.6
3.3	1.0	Tr	Tr	Tr	(0)	0.6	Tr	0.14	13	1	0.8

はまぐり・あれこれ

「浜栗」と呼ばれるのは海のくり、浜のくりという意味で、形状からこの名が付いたといわれる。旬は冬から春にかけてである。

●昔から食べられていた貝

はまぐりは、縄文時代から多く食べられていた貝。しじみなどと一緒に貝塚から多数見つかった。

●貝合わせ（貝覆い）

平安時代後期から貴族の間で行われた遊び。1つの貝の一方の殻を地貝、もう一方を出し貝として離す。地貝と出し貝を1つずつ比べ、合えば自分のものになるという遊び。貝の内側に和歌や絵を描き、対になる貝を組み合わせるようにもなった。

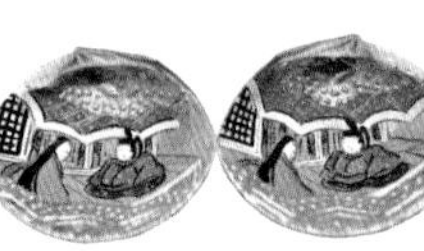

貝合わせの貝

●「ぐれる」の語源

生活態度が正しい道からそれることを「ぐれる」というが、この言葉ははまぐりに由来する。はまぐりは貝殻をひっくり返すと合わなくなることから、言葉をひっくり返して「ぐりはま」とし、食い違って合わない意味になった。これが「ぐれはま」と変化し、動詞になったのが「ぐれる」である。

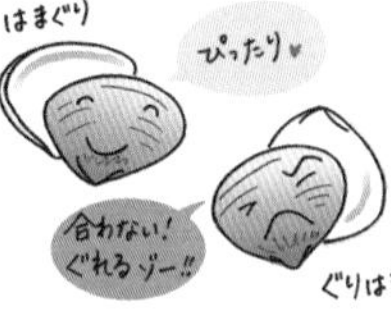

はまぐり
ぴったり♥
合わない！
ぐれるゾー!!
ぐりはま

●一晩で三里走るはまぐり

誕生してから1～2年の若いはまぐりは、長さが1～3mにもなる粘液のひもを分泌して、その浮力によって移動する。潮の干満を利用して、分速1mほどで移動できることから、「はまぐり、一夜に三里を走る」といわれる。

また、中国では、はまぐりが粘液状のひもを出すことを「はまぐりが気を吐いた」といい、蜃気楼（「蜃」は大はまぐりのこと）は大はまぐりが吐き出した気によって海面上に現れた楼台（建物）であるといわれていた。

おもな漁港の水揚げ量（2020年）

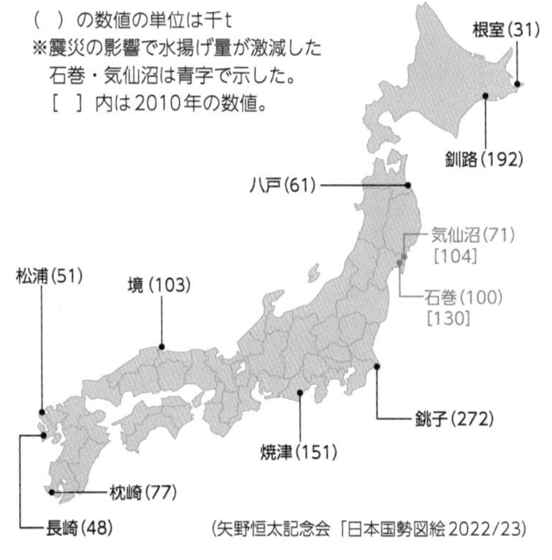

（矢野恒太記念会「日本国勢図絵2022/23」）

魚介類

ONE POINT 【しじみの種類】"やまとしじみ"、"ましじみ"、"せたしじみ"などがある。"やまとしじみ"は春が旬で、島根県の宍道（しんじ）湖、青森県の十三（じゅうさん）湖などが有名（ともに淡水と海水が混じる汽水域）。澄んだ小川などに生息する淡水性の"ましじみ"は、冬が旬。"せたしじみ"は琵琶湖の瀬田川に生息し、春が旬。

- たんぱく質の青字の数値はアミノ酸組成によるたんぱく質
- 脂質の青字の数値は脂肪酸のトリアシルグリセロール当量
- 炭水化物の青字の数値は利用可能炭水化物（質量計）
- 食物繊維総量の黒字の数値はプロスキー変法、青字の数値はAOAC 2011.25法による分析

えび類［海老］ Prawn and shrimp

●ブラックタイガー1尾=40g

えびは、古来から日本では慶事には欠かせない素材で、世界中から輸入される。腰が曲がっていること、ひげが長いことから海の老人にたとえられ、「海老」の字が当てられる。えびはおよそ3,000種あるといわれる。脂質は少なく、うま味が強いわりに淡白である。

●あまえび
別名ほっこくあかえび。赤く、甘い。さしみ・すし種にする。

●くるまえび
もっとも美味とされ、養殖物、輸入物が入荷量の大部分を占める。大きさによって、さいまき・中まき・まきと呼び名がかわる。フライ・天ぷら・さしみ・すし種などにする。

●さくらえび
駿河湾だけで漁獲される5cmほどの淡紅色のえびで、素干し・煮干しなどにする。

●バナメイえび
味がよく、ブラックタイガーに比べて病気に強いために世界中で養殖がおこなわれるようになり、市販のむきえびの多くを占めている。薄い灰色で、加熱しても赤色は薄い。

●ブラックタイガー
全身が黒っぽく、加熱すると鮮やかな赤色になる。大型で成長も早いため、東南アジア各地で養殖され、日本へ輸出している。

●干しえび
日本各地でとれるさるえびを干したもの。水で戻すと濃厚なうま味が出る。

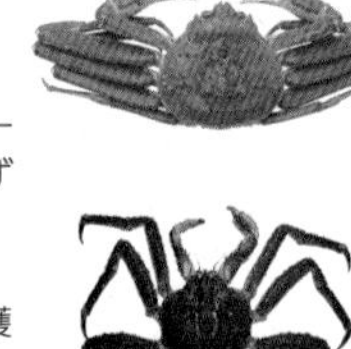
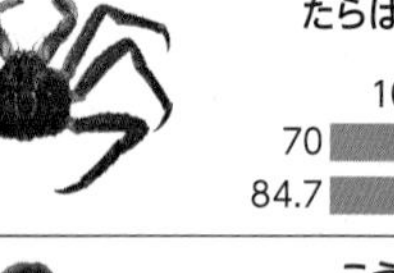
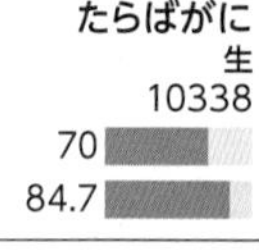
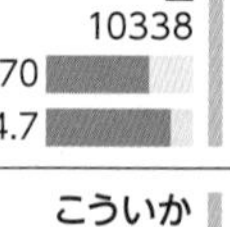
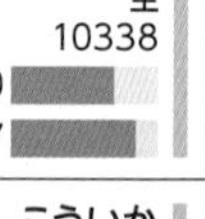
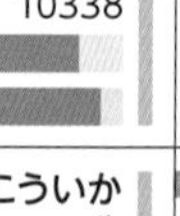
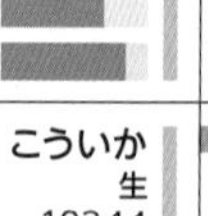

かに類［蟹］ Crab

●ずわいがに脚1本=80g

かには世界中に広く分布し、日本だけでも約1,000種類いる。うま味のエキス分が多く、みそと呼ばれる内臓や卵は濃厚な味で、栄養価も高い。

●がざみ
遊泳力が強く、わたりがにとも呼ばれる。底引網で捕獲され、流通量は一番多い。

●ずわいがに
北陸・山陰など日本海各地に分布する。雌は一般にこうばこがにと呼ばれる。紅ずわいや大ずわいもずわいがにとして出回るが、味は劣る。

●たらばがに
太平洋沿岸北部に分布し、たらの漁場で多く獲れることからこの名がある。足とハサミをあわせて4対で、やどかりの仲間。

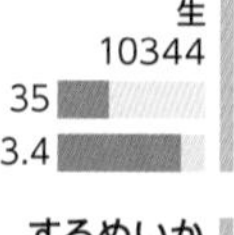
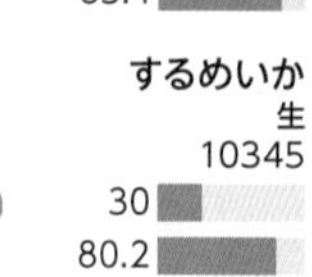
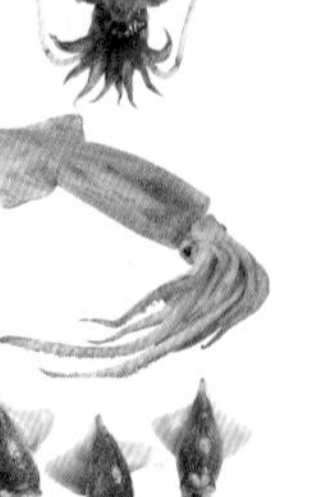
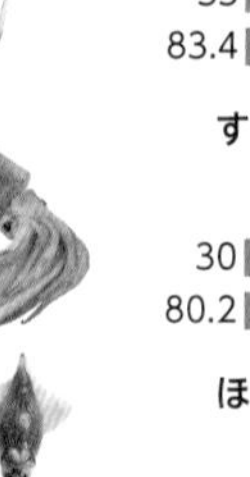

いか類［烏賊］ Squids

●中1ぱい=250～300g

日本近海に生息するいかは多種ある。新鮮ないかはさしみ・すし種に、また、天ぷら・つけ焼きなどにも向く。トマトと煮込んだり、いか墨をスパゲッティのソースにも用いる。夜のいか漁の漁り火（いさりび）は、風物にもなっている。

●こういか
別名をすみいか、まいかともいう。胴部に大きくて厚い甲をもち、身がやわらかい。

●するめいか
漁獲量がもっとも多く、東日本で多く流通する。身が薄く歯ぎれがよく、あっさりとした味。

●ほたるいか
胴長5cmほどの小さないかで、富山県の特産として有名。体表の数百の発光器から青白い光を発するためこの名がついた。

●するめ
するめいかの内臓を取り除いて干したもの。塩辛は、内臓などを除いたいかを細切りにして、肝臓と食塩を加えて熟成させたものである。

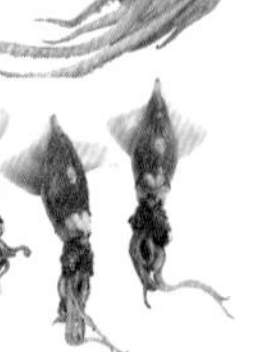
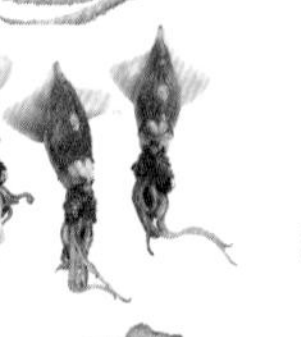
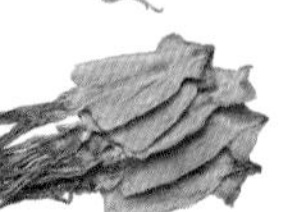
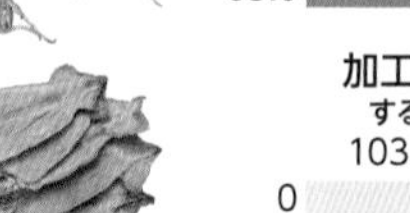
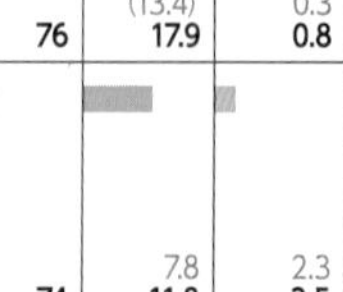

可食部100gあたり　Tr：微量　（ ）：推定値または推計値　ー：未測定

食品名	索引番号	廃棄率%	水分g	エネルギー kcal	たんぱく質 g	脂質 g	コレステロール mg	炭水化物 g	食物繊維総量 g	ナトリウム mg	カリウム mg	カルシウム mg	リン mg
あまえび 生	10319	65	78.2	85	15.2 19.8	0.7 1.5	130	(0.1) 0.1	ー ー	300	310	50	240
くるまえび 養殖 生	10321	55	76.1	90	18.2 21.6	0.3 0.6	170	(Tr) Tr	ー ー	170	430	41	310
さくらえび 素干し	10325	0	19.4	286	(46.9) 64.9	2.1 4.0	700	(0.1) 0.1	ー ー	1200	1200	2000	1200
バナメイえび 養殖 生	10415	20	78.6	82	16.5 19.6	0.3 0.6	160	(0.6) 0.7	ー ー	140	270	68	220
ブラックタイガー 養殖 生	10329	15	79.9	77	(15.2) 18.4	0.1 0.3	150	(0.3) 0.3	ー ー	150	230	67	210
加工品 干しえび	10330	0	24.2	213	(40.0) 48.6	1.2 2.8	510	(0.3) 0.3	ー ー	1500	740	7100	990
がざみ 生	10332	65	83.1	61	(10.8) 14.4	0.1 0.3	79	(0.3) 0.3	ー ー	360	300	110	200
ずわいがに 生	10335	70	84.0	59	10.6 13.9	0.2 0.4	44	(0.1) 0.1	ー ー	310	310	90	170
たらばがに 生	10338	70	84.7	56	10.1 13.0	0.5 0.9	34	(0.2) 0.2	ー ー	340	280	51	220
こういか 生	10344	35	83.4	64	10.6 14.9	0.6 1.3	210	(0.1) 0.1	ー ー	280	220	17	170
するめいか 生	10345	30	80.2	76	(13.4) 17.9	0.3 0.8	250	(0.1) 0.1	ー ー	210	300	11	250
ほたるいか 生	10348	0	83.0	74	7.8 11.8	2.3 3.5	240	(0.2) 0.2	ー ー	270	290	14	170
加工品 するめ	10353	0	20.2	304	(50.2) 69.2	1.7 4.3	980	(0.4) 0.4	ー ー	890	1100	43	1100

Q A かにの缶詰に入っている白い薄紙って何のためのもの？▶かにの身をそのまま入れると、かにの成分と缶の鉄の成分が化学変化を起こし、ガラス状の異物を発生させる。それを防ぐため、酸性パーチと呼ばれる薄紙を入れている。形が崩れないようにしているのではない。

	亜鉛 mg	ビタミンA レチノール活性当量 µg	レチノール µg	β-カロテン当量 µg	ビタミンD µg	ビタミンE α-トコフェロール mg	ビタミンB1 mg	ビタミンB2 mg	葉酸 µg	ビタミンC mg	食塩相当量 g
2.0	2.0	20	20	200	2.0	2.0	0.20	0.20	20	20	1.0
0.1	1.0	3	3	0	(0)	3.4	0.02	0.03	25	Tr	0.8
0.7	1.4	4	0	49	(0)	1.6	0.11	0.06	23	Tr	0.4
3.2	4.9	(Tr)	Tr	(0)	(0)	(7.2)	0.17	0.15	230	0	3.0
1.4	1.2	0	0	(0)	0	1.7	0.03	0.04	38	1	0.3
0.2	1.4	1	1	0	(0)	1.4	0.07	0.03	15	Tr	0.4
15.0	3.9	14	14	5	(0)	2.5	0.10	0.19	46	0	3.8
0.3	3.7	1	0	7	(0)	1.8	0.02	0.15	22	Tr	0.9
0.5	2.6	(Tr)	Tr	(0)	(0)	2.1	0.24	0.60	15	Tr	0.8
0.3	3.2	1	0	7	(0)	1.9	0.05	0.07	21	1	0.9
0.1	1.5	5	5	Tr	(0)	2.2	0.03	0.05	3	1	0.7
0.1	1.5	13	13	0	0.3	2.1	0.07	0.05	5	1	0.5
0.8	1.3	1500	1500	Tr	(0)	4.3	0.19	0.27	34	5	0.7
0.8	5.4	22	22	0	(0)	4.4	0.10	0.10	11	0	2.3

グラフ1本分の相当量

えび／かに／いか／たこの部位

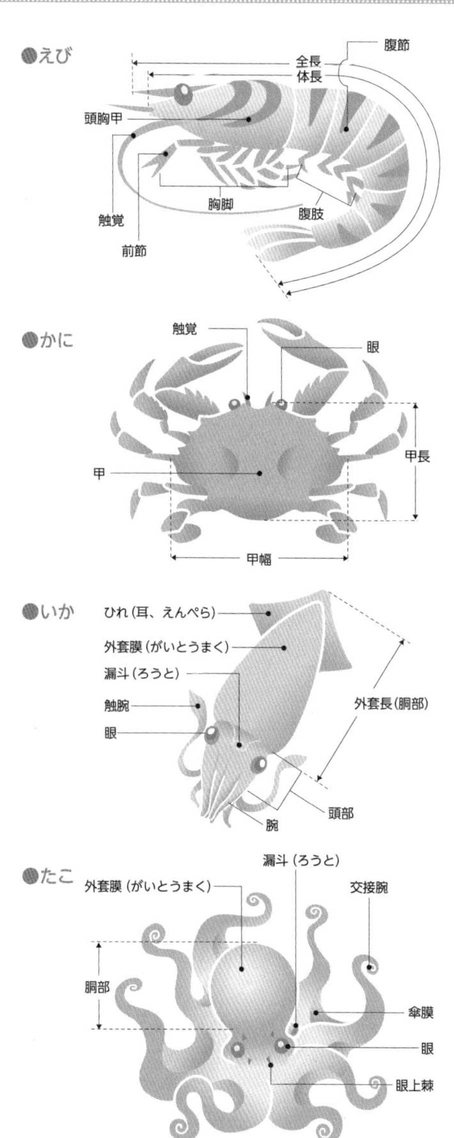

くるまえびはスパルタママ？

一般にえび類の雌は、産卵すると卵を抱え、孵化（ふか）するまで腹の足を動かして卵に新鮮な海水を送るが、くるまえびは産卵後、そのまま海中へ放卵する。抱卵と放卵、発音は同じでも、意味は大きく違う。

くるまえびは養殖物と天然物の味の差がほとんどなく、養殖が盛んにおこなわれているが、くるまえびの養殖成功は、漁業が「獲る漁業」から「つくる漁業」へと転換するときの大きなきっかけとなった。1960年代から幼生を大量に養殖する技術が確立され、現在では、卵から成体になるまでのすべてを人工管理できるようになっており、年間5億尾以上が放流されている。

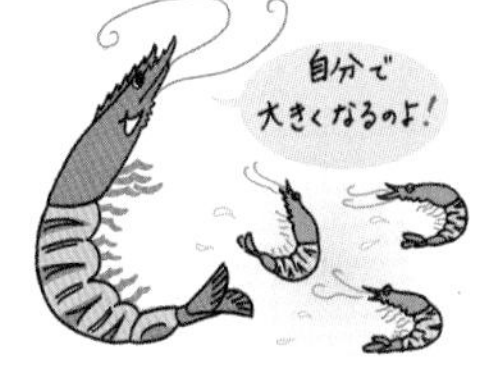

ONE POINT 【さくらえび漁事始め】明治27（1894）年、静岡県由比であじの網引き漁をしていたときに、なぜか網が深く潜ってしまった。必死で引き上げたところ、網には大量のさくらえびが捕れたことがさくらえび漁の始まりなんだって。災い転じて福となす。単なるタナボタかな？

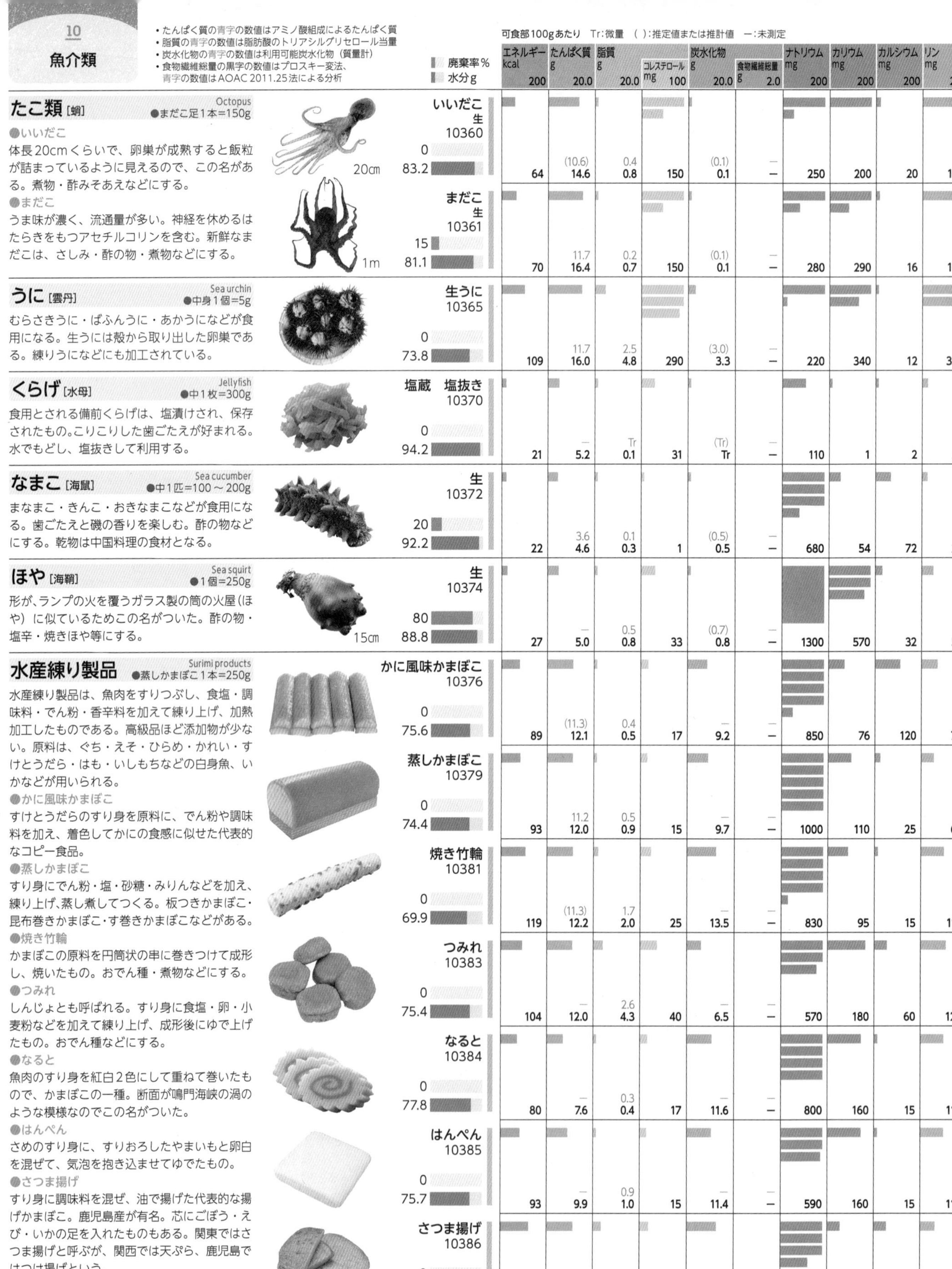

- たんぱく質の青字の数値はアミノ酸組成によるたんぱく質
- 脂質の青字の数値は脂肪酸のトリアシルグリセロール当量
- 炭水化物の青字の数値は利用可能炭水化物（質量計）
- 食物繊維総量の黒字の数値はプロスキー変法、青字の数値はAOAC 2011.25法による分析

廃棄率％　水分g

可食部100gあたり　Tr：微量　（ ）：推定値または推計値　ー：未測定

たこ類［蛸］ Octopus

●まだこ足1本=150g

●いいだこ
体長20cmくらいで、卵巣が成熟すると飯粒が詰まっているように見えるので、この名がある。煮物・酢みそあえなどにする。

●まだこ
うま味が濃く、流通量が多い。神経を休めるはたらきをもつアセチルコリンを含む。新鮮なまだこは、さしみ・酢の物・煮物などにする。

20cm　1m

うに［雲丹］ Sea urchin

●中身1個=5g

むらさきうに・ばふんうに・あかうになどが食用になる。生うには殻から取り出した卵巣である。練りうになどにも加工されている。

くらげ［水母］ Jellyfish

●中1枚=300g

食用とされる備前くらげは、塩漬けされ、保存されたもの。こりこりした歯ごたえが好まれる。水でもどし、塩抜きして利用する。

なまこ［海鼠］ Sea cucumber

●中1匹=100～200g

まなまこ・きんこ・おきなまこなどが食用になる。歯ごたえと磯の香りを楽しむ。酢の物などにする。乾物は中国料理の食材となる。

ほや［海鞘］ Sea squirt

●1個=250g

形が、ランプの火を覆うガラス製の筒の火屋（ほや）に似ているためこの名がついた。酢の物・塩辛・焼きほや等にする。

15cm

水産練り製品 Surimi products

●蒸しかまぼこ1本=250g

水産練り製品は、魚肉をすりつぶし、食塩・調味料・でん粉・香辛料を加えて練り上げ、加熱加工したものである。高級品ほど添加物が少ない。原料は、ぐち・えそ・ひらめ・かれい・すけとうだら・はも・いしもちなどの白身魚、いかなどが用いられる。

●かに風味かまぼこ
すけとうだらのすり身を原料に、でん粉や調味料を加え、着色してかにの食感に似せた代表的なコピー食品。

●蒸しかまぼこ
すり身にでん粉・塩・砂糖・みりんなどを加え、練り上げ、蒸し煮してつくる。板つきかまぼこ・昆布巻きかまぼこ・す巻きかまぼこなどがある。

●焼き竹輪
かまぼこの原料を円筒状の串に巻きつけて成形し、焼いたもの。おでん種・煮物などにする。

●つみれ
しんじょとも呼ばれる。すり身に食塩・卵・小麦粉などを加えて練り上げ、成形後にゆで上げたもの。おでん種などにする。

●なると
魚肉のすり身を紅白2色にして重ねて巻いたもので、かまぼこの一種。断面が鳴門海峡の渦のような模様なのでこの名がついた。

●はんぺん
さめのすり身に、すりおろしたやまいもと卵白を混ぜて、気泡を抱き込ませてゆでたもの。

●さつま揚げ
すり身に調味料を混ぜ、油で揚げた代表的な揚げかまぼこ。鹿児島産が有名。芯にごぼう・えび・いかの足を入れたものもある。関東ではさつま揚げと呼ぶが、関西では天ぷら、鹿児島ではつけ揚げという。

食品名	番号	廃棄率%	水分g	エネルギー kcal	たんぱく質 g（アミノ酸組成）	たんぱく質 g	脂質 g（トリアシルグリセロール当量）	脂質 g	コレステロール mg	炭水化物 g（利用可能炭水化物）	炭水化物 g	食物繊維総量 g	ナトリウム mg	カリウム mg	カルシウム mg	リン mg
いいだこ 生	10360	0	83.2	64	(10.6)	14.6	0.4	0.8	150	(0.1)	0.1	–	250	200	20	19
まだこ 生	10361	15	81.1	70	11.7	16.4	0.2	0.7	150	(0.1)	0.1	–	280	290	16	16
生うに	10365	0	73.8	109	11.7	16.0	2.5	4.8	290	(3.0)	3.3	–	220	340	12	39
くらげ 塩蔵 塩抜き	10370	0	94.2	21	–	5.2	Tr	0.1	31	(Tr)	Tr	–	110	1	2	2
なまこ 生	10372	20	92.2	22	3.6	4.6	0.1	0.3	1	(0.5)	0.5	–	680	54	72	2
ほや 生	10374	80	88.8	27	–	5.0	0.5	0.8	33	(0.7)	0.8	–	1300	570	32	5
かに風味かまぼこ	10376	0	75.6	89	(11.3)	12.1	0.4	0.5	17	–	9.2	–	850	76	120	7
蒸しかまぼこ	10379	0	74.4	93	11.2	12.0	0.5	0.9	15	–	9.7	–	1000	110	25	6
焼き竹輪	10381	0	69.9	119	(11.3)	12.2	1.7	2.0	25	–	13.5	–	830	95	15	11
つみれ	10383	0	75.4	104	–	12.0	2.6	4.3	40	–	6.5	–	570	180	60	12
なると	10384	0	77.8	80	–	7.6	0.3	0.4	17	–	11.6	–	800	160	15	11
はんぺん	10385	0	75.7	93	–	9.9	0.9	1.0	15	–	11.4	–	590	160	15	11
さつま揚げ	10386	0	67.5	135	–	12.5	3.0	3.7	20	–	13.9	–	730	60	60	7

QA ノルウェーやデンマークなど、北欧で"海のソーセージ"と呼ばれているものは、次のどれ？［うに　なまこ　たこ　ほや］▶なまこ。大部分は水分で、ソーセージのよ
に栄養はないが、そのすがた形が似ていることからそう呼ばれる。ちなみに、なまこの腸の塩辛は"このわた"といわれる。

グラフ1本分の相当量

鉄 mg	亜鉛 mg	ビタミンA レチノール活性当量 µg	ビタミンA レチノール µg	ビタミンA β-カロテン当量 µg	ビタミンD µg	ビタミンE α-トコフェロール mg	ビタミンB1 mg	ビタミンB2 mg	葉酸 µg	ビタミンC mg	食塩相当量 g
2.0	2.0	20	20	200	2.0	2.0	0.20	0.20	20	20	1.0
2.2	3.1	36	35	9	(0)	2.7	0.01	0.08	37	1	0.6
0.6	1.6	5	5	(0)	(0)	1.9	0.03	0.09	4	Tr	0.7
0.9	2.0	58	0	700	(0)	3.6	0.10	0.44	360	3	0.6
0.3	Tr	0	0	0	(0)	0	Tr	0.01	3	0	0.3
0.1	0.2	Tr	0	5	(0)	0.4	0.05	0.02	4	0	1.7
5.7	5.3	Tr	Tr	0	(0)	1.2	0.01	0.13	32	3	3.3
0.2	0.2	21	21	0	1	0.9	0.01	0.04	3	1	2.2
0.3	0.2	(Tr)	Tr	(0)	2	0.2	Tr	0.01	5	0	2.5
1.0	0.3	(Tr)	Tr	(0)	1	0.4	0.05	0.08	4	(0)	2.1
1.0	0.6	(Tr)	Tr	(0)	5	0.2	0.02	0.20	3	(0)	1.4
0.5	0.2	(Tr)	Tr	(0)	Tr	0.1	Tr	0.01	1	(0)	2.0
0.5	0.1	(Tr)	Tr	(0)	Tr	0.4	Tr	0.01	7	(0)	1.5
0.8	0.3	(Tr)	Tr	(0)	1	0.4	0.05	0.10	5	(0)	1.9

いか墨とたこ墨の違い

いかやたこは、ともに敵に襲われると墨を吐いて逃げる。それぞれが出す墨は同じものだろうか。

いかの墨は一般に粘りけが強く、吐き出した後もかたまり状で海中に漂うため襲ったほうは別のいかが現れたと錯覚する。一方、たこの墨は粘りけがないため煙幕のように広がって、目くらましになる。

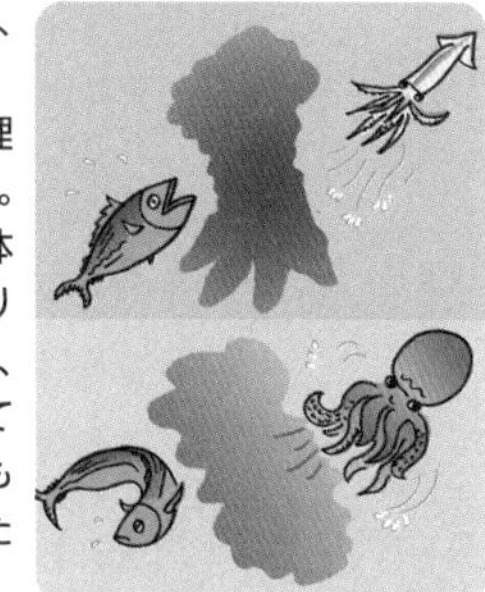

たこの墨を使った料理はあまり見あたらない。これは、いかのほうが体内の墨の量が多く、取り出しやすいことに加え、いかの墨はたこに比べてアミノ酸が30倍以上も含まれ，うま味が多いためである。

手づくりかまぼこのつくり方

●材料（2本分）
ぐちまたはとび魚
2尾（正味500g）
食塩小さじ1
みりん大さじ2
卵白1個分
片栗粉大さじ2～3

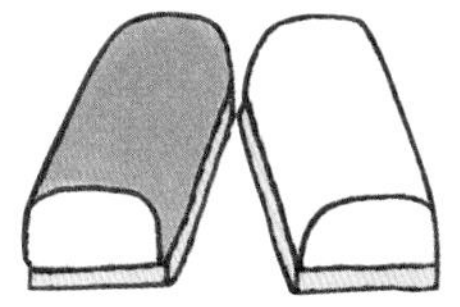

1. 魚の頭を切り落とし、腹わたを取り除いて三枚におろす。腹骨をそぎとり、小骨も抜いておく。

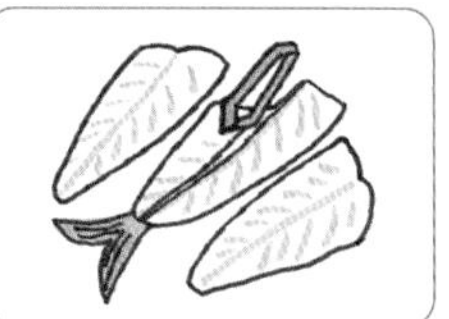

2. 包丁かスプーンで皮から身をこそげ取る。こそげ取った魚の身をミキサーにかけるか、まな板のうえで包丁でたたき、ミンチ状のすり身にする。

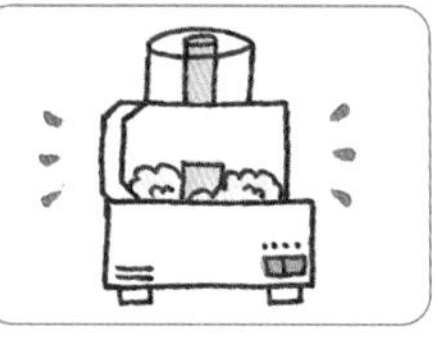

3. すり身をすり鉢にとり、食塩とみりんを加えて混ぜ、といた卵白と片栗粉を加えて、よく練り上げる。

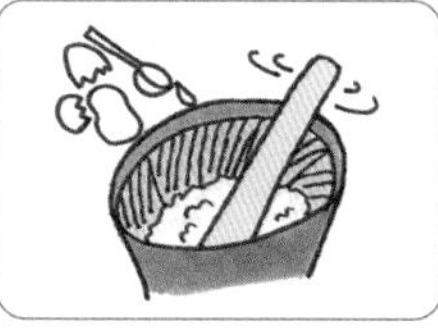

4. 手に水をつけて、たたくようにして、かまぼこ形にととのえ、板の上に盛り上げる（型に流し込んでもよい）。蒸し器で約15分蒸す。

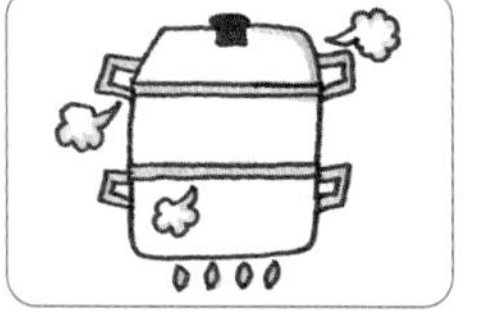

ONE POINT 【さしみの話】「日本人は生の魚を食べる」ことは世界でも有名だが、魚を生でさしみとして食べるようになったのは室町時代中期からといわれる。それ以前にはなます（細かく切って二杯酢や甘酢、酢味噌等の酢であえた料理）にして食べていた。日本食が見直される中、最近では諸外国でも生で食べる国が出てきた。

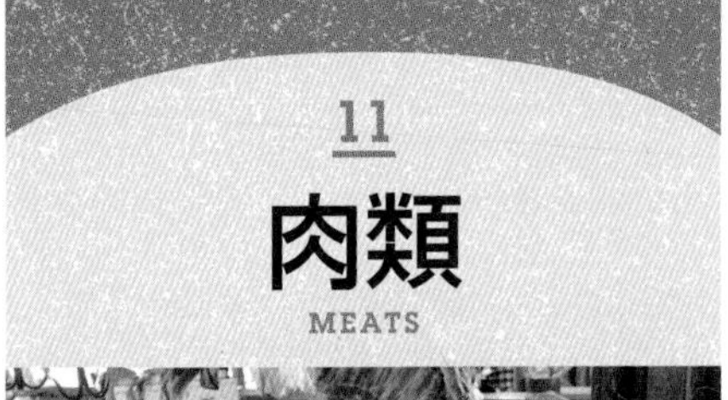

11 肉類
MEATS

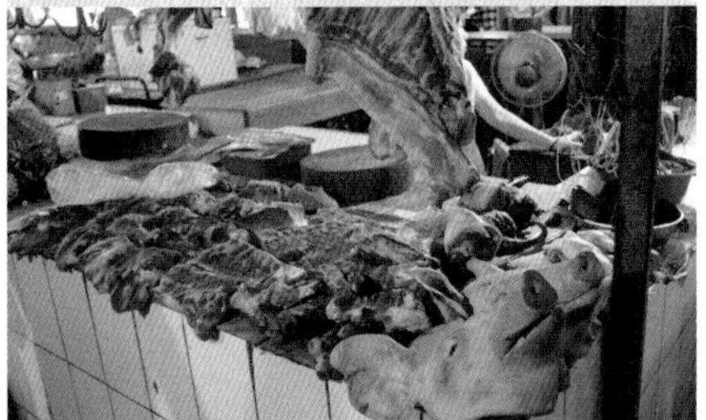

ある市場で売られている肉類

食生活の近代化にともない、1960年代後半から食肉の需要は急激に増加した。一般に食用とされる肉類は、畜肉（牛・豚など）、獣肉（猪・鹿）、家禽肉（鶏・合鴨など）、野鳥肉（鴨・きじなど）、その他の肉（うさぎ・鯨など）に分けられる。ハム・ソーセージ・ベーコンなど、その加工品も多い。また、畜肉類の内臓は栄養価が高く、安価であるため、よく利用されている。

栄養上の特性

肉の種類、部位、飼育条件により、それぞれ違いが見られるが、たんぱく質・脂質・鉄分・ビタミンB群の供給源である。ただし、飽和脂肪酸が多いので、とりすぎに注意する。

- ●牛肉　ビタミンB群・鉄分が多い。
- ●豚肉　ビタミンB_1が多い。
- ●鶏肉　皮を除くと脂肪が減り、低エネルギーである。ビタミンAを多く含む。
- ●内臓　ビタミンA・B群・Cが多い。

選び方・保存のしかた

●牛肉

肉はきめが細かく、締まっていて、つやのある鮮紅色のものがよい。脂肪は粘りのある白色または乳白色のものが良質である。古くなると、赤色が褐色に変化し、脂肪部分に肉汁がにじんでくる。副生物のたんやレバーは、新鮮さが命である。

●和牛肉サーロイン（脂身つき）

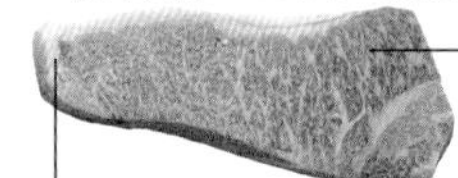

肉のきめが細かく、鮮紅色
脂肪はかたくて粘りのあるもの。色は白または乳白色

●保存方法

空気に触れないよう密封して氷温室・チルド室で保存するが、5日が目安でそれ以上保存する場合は冷凍する。ただし、ひき肉は買った当日に使い切り、残った場合には加熱調理してから冷凍する。

●豚肉

淡いつやのあるピンク色をし、表面の脂肪は白くてつやと粘りがあるものがよい。肉色の灰みが強くなり、脂肪が黄色がかっているものは、鮮度が落ちる。副生物は鮮度が重要で、傷、色つや、脂肪や筋などについで下処理の具合いがポイントとなる。

●ロース（脂肪つき）

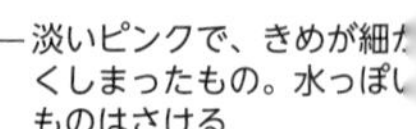

脂肪の白いものを選ぶ。光沢のあるものがよい
淡いピンクで、きめが細かくしまったもの。水っぽいものはさける

●保存方法

牛肉と同様の方法で保存する。ただし、3日が目安。

●鶏肉

肉に厚みがあるものが上質。処理後4～8時間が一番おいしいので、新鮮なものほどよい。毛穴が盛り上がり、肉の色が鮮やかで、皮と脂肪に透明感があることなどが新鮮なものの目安となる。

●保存方法

傷みやすいので、下ごしらえをして冷凍保存する。

- たんぱく質の青字の数値はアミノ酸組成によるたんぱく質
- 脂質の青字の数値は脂肪酸のトリアシルグリセロール当量
- 炭水化物の青字の数値は利用可能炭水化物（質量計）
- 食物繊維総量の黒字の数値はプロスキー変法、青字の数値はAOAC 2011.25法による分析

可食部100gあたり　Tr：微量　（ ）：推定値または推計値　－：未測定

うさぎ［兎］ Rabbit

食用は飼育された「家うさぎ」がほとんど。肉質・味ともに鶏肉に似ている。色は鶏肉よりも白く、粘性が強い。ヨーロッパでは人気が高い。

うし［牛］ Beef

●1食分＝100g

牛肉は、独特の風味と味のよさで、もっとも人気のある肉類である。肉類のなかでもとくに必須アミノ酸をバランスよく含んでいる。また、豚肉や鶏肉に比べ、鉄分（体内に吸収されやすいヘム鉄）が多いのが特徴。和牛は高級牛肉として評価が高いが、飼育に手間がかかるため生産量が限られ、日常の供給には乳用肥育牛が当てられる。

●和牛肉
和牛には4種がある（➔p.135コラム）が、そのうちの90%以上が黒毛和種である。産地で飼育する銘柄牛はとくに味に定評があり、松阪牛（三重）、米沢牛（山形）などが有名である。これらの銘柄牛は、飼育方法が違うだけで、特別な品種が存在するわけではなく、その地で生まれたという意味でもない。

●乳用肥育牛肉
「国産牛」と表示されて売られる一般的な牛肉。ホルスタイン種の雄を20か月程度肥育したものがほとんどで、脂肪が少なく赤身の多い肉質。乳の出なくなった雌も食用になる。

●交雑牛肉
ホルスタイン種の雌と黒毛和種の雄の交雑種。肉質は赤身が多くやわらかい。

●輸入牛肉
おもにアメリカやオーストラリアから、真空パックされて冷凍状態やチルド状態で輸入される。

●子牛肉
生後10か月未満の幼齢牛。生後6か月未満の牛はとくにビール（veal）と呼ばれる。

食品名	番号	廃棄率%	水分g	エネルギー kcal	たんぱく質 g	脂質 g	コレステロール mg	炭水化物 g	食物繊維総量 g	ナトリウム mg	カリウム mg	カルシウム mg	リン mg
うさぎ 肉 赤肉 生	11003	0	72.2	131	18.0 20.5	4.7 6.3	63	(Tr) Tr	－ －	35	400	5	300
うし 和牛肉 サーロイン 脂身つき 生	11015	0	40.0	460	(10.2) 11.7	(44.4) 47.5	86	(0.3) 0.3	－ －	32	180	3	100
うし 乳用肥育牛肉 かた 脂身つき 生	11030	0	62.0	231	－ 17.1	18.0 19.8	66	(0.3) 0.3	－ －	59	290	4	160
うし 乳用肥育牛肉 かたロース 脂身つき 生	11034	0	56.4	295	(13.7) 16.2	(24.7) 26.4	71	(0.2) 0.2	－ －	50	260	4	140
うし 乳用肥育牛肉 リブロース 脂身つき 生	11037	0	47.9	380	12.5 14.1	35.0 37.1	81	(0.2) 0.2	－ －	40	230	4	120
うし 乳用肥育牛肉 サーロイン 脂身つき 生	11043	0	54.4	313	(14.0) 16.5	(26.7) 27.9	69	(0.4) 0.4	－ －	48	270	4	150
うし 乳用肥育牛肉 ばら 脂身つき 生	11046	0	47.4	381	11.1 12.8	37.3 39.4	79	(0.2) 0.3	－ －	56	190	3	110

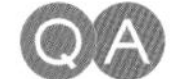

日本人はいつから牛肉を食べていたの？▶飛鳥時代、仏教の浸透とともに、牛、馬などの殺生や牛肉などを食べることが禁じられた。それにともない長い間、牛肉を食べる習慣はなくなっていた。しかし、明治時代に西洋文化とともに牛肉を食べる文化も広まり、「牛鍋」が大ブームを起こした。その後、日本の本格的な肉食文化が始まった。

各肉の部位と適する料理

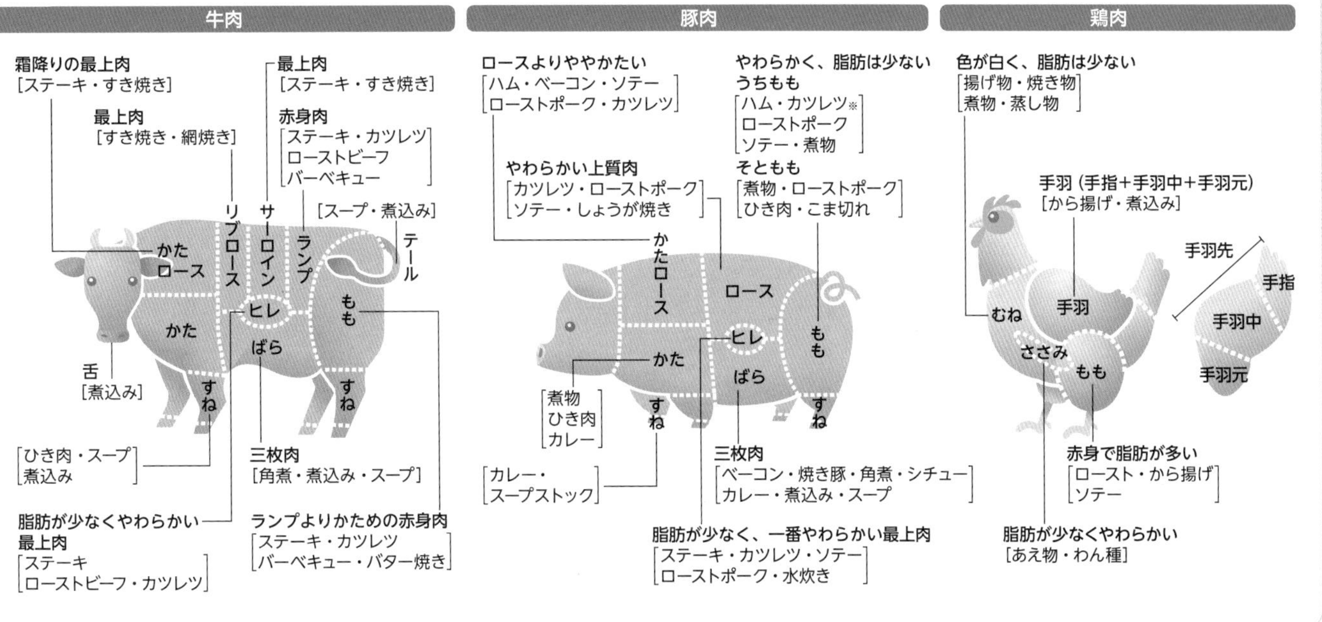

※豚肉（ロース肉、もも肉など）のカツレツがとんかつと呼ばれる。

グラフ1本分の相当量

[illegible] mg 2.0	亜鉛 mg 2.0	ビタミンA レチノール活性当量 µg 20	ビタミンA レチノール µg 20	ビタミンA β-カロテン当量 µg 200	ビタミンD µg 2.0	ビタミンE α-トコフェロール mg 2.0	ビタミンB1 mg 0.20	ビタミンB2 mg 0.20	葉酸 µg 20	ビタミンC mg 20	食塩相当量 g 1.0
1.3	1.0	3	3	Tr	0	0.5	0.10	0.19	7	1	0.1
0.9	2.8	3	3	1	0	0.6	0.05	0.12	5	1	0.1
2.1	4.5	5	5	1	0	0.4	0.08	0.20	6	1	0.2
0.9	4.7	7	7	3	0.1	0.5	0.06	0.17	7	1	0.1
1.0	3.7	13	12	8	0.1	0.5	0.05	0.12	6	1	0.1
1.0	2.9	8	8	4	0	0.4	0.06	0.10	6	1	0.1
1.4	2.8	13	13	2	0	0.6	0.05	0.12	3	1	0.1

肉の生産量と輸入量の推移

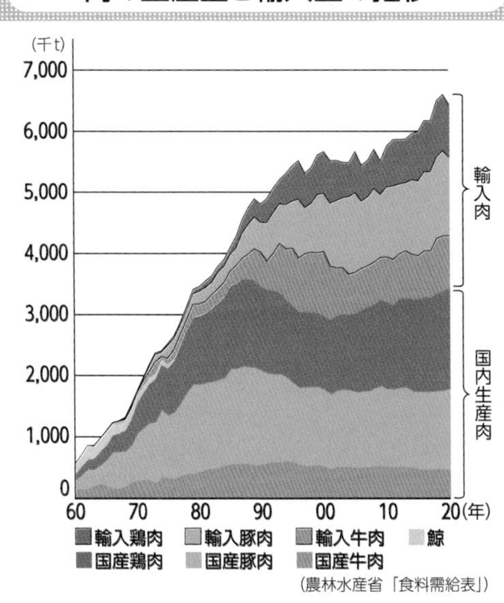

（農林水産省「食料需給表」）

肉の国民1人1年あたり供給量

（2020年）

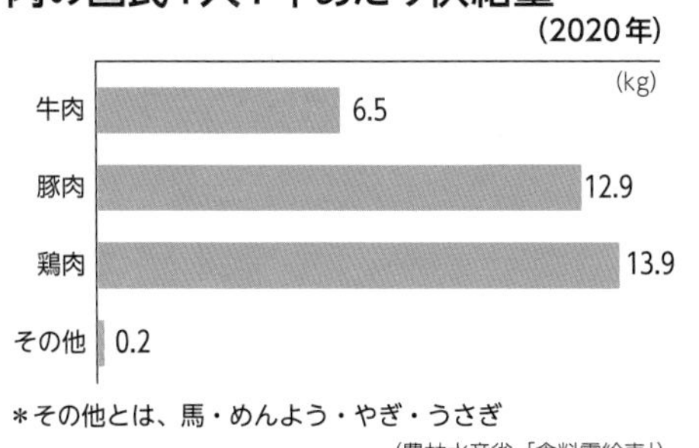

＊その他とは、馬・めんよう・やぎ・うさぎ

（農林水産省「食料需給表」）

ONE POINT 【レアもウェルダンも卵料理だった】ステーキの焼き方にはレア、ミディアム、ウェルダンがあるが、レアは卵の半熟のことであり、ウェルダンは卵を十分にゆでることだった。この用語がステーキの焼き方に使われるようになったのは20世紀半ばかららしい。

- たんぱく質の青字の数値はアミノ酸組成によるたんぱく質
- 脂質の青字の数値は脂肪酸のトリアシルグリセロール当量
- 炭水化物の青字の数値は利用可能炭水化物（質量計）
- 食物繊維総量の黒字の数値はプロスキー変法、青字の数値はAOAC 2011.25法による分析

うし Beef

●厚切り1枚=150g　薄切り1枚=30g

●かた
すじや膜が多く、肉質はややかたいので、やわらかく調理して食べる。カレー・シチュー・煮込みに向く。ひき肉の材料にもなる。

●かたロース
肩に近い背中部分にあるロースで、霜降り肉が多い。やわらかく、風味がすぐれている。すき焼き・網焼き・バター焼きなどスライス肉を使う料理に向く。

●リブロース
肋骨部の背肉で、霜降りの最上肉。きめが細かくてやわらかい。すき焼き・バター焼き・ステーキ・ローストビーフなどに向く。

●サーロイン
肉質はきめが細かくてやわらかく、適度に脂肪がのっている。ヒレと並んで最高級の部位。すき焼き・ステーキ・ローストビーフなど肉そのものを味わう料理に向く。

●ばら
赤身肉と脂肪が交互に層をなすため、三枚肉とも呼ばれる。肉質はきめ細かいがややかたく、脂肪も多い。角煮やポトフなど、形のままじっくり煮込む料理に向く。

●もも
内側のももの肉でうちももともいう。牛肉の中でもっとも脂肪の少ない部位。肉のきめは粗く、かため。ローストビーフ、ステーキなどに向く。

●そともも
外側のももの肉。運動する筋肉が一番集まっている部位なので、肉色は濃く、きめは粗く、ややかたい。焼肉、ポトフ、炒め物などに向く。

●ランプ
サーロインの後方で、腰からももにかかる部分。別名ラン。もも肉に次いで脂肪が少ないが、肉質はやわらかく、味に深みがある。ほぼ牛肉料理全般に利用できる。

●ヒレ
背骨の内側に沿って2本ついている円錐形の肉。もっともやわらかい部位。牛さし・ステーキ・カツレツなどに向く。

●ひき肉
肉ひき機でひいた肉で、肉の部位が書いていない場合は数種の部位を混合していることが多い。粗びき・中びき・細びきなどに分けられる。

●舌
別名たん。肉質は締まっていてかたいが、脂肪分が多い。塩焼き・シチューなどに向く。

●心臓
別名はつ。くせがなくコリコリとした歯ざわりが特徴。串焼きなどにする。

●肝臓
別名レバー。弾力性があり、味は濃厚である。若い牛のものほど赤みがある。たんぱく質、ビタミンA、ビタミンB_2、鉄分を多く含む。さしみ・串焼き・から揚げ・炒め物などにする。

●じん臓
形が豆に似ているため別名まめ。脂肪は少なく、ビタミンB群や鉄分を多く含んでいる。炒め物やスープなどにする。

●胃
牛には4つの胃があり、第一胃をみの（がつ）、第二胃をはちのす、第三胃をせんまい、第四胃をギアラ（あかせんまい）と呼ぶ。みのは白色で肉厚、弾力があり、焼き肉・炒め物などにする。せんまいは、灰色の布を何枚も重ねたような膜がある。鉄分がレバーより多く、脂肪が少ないのでヘルシー。煮込み、炒め物などに向く。

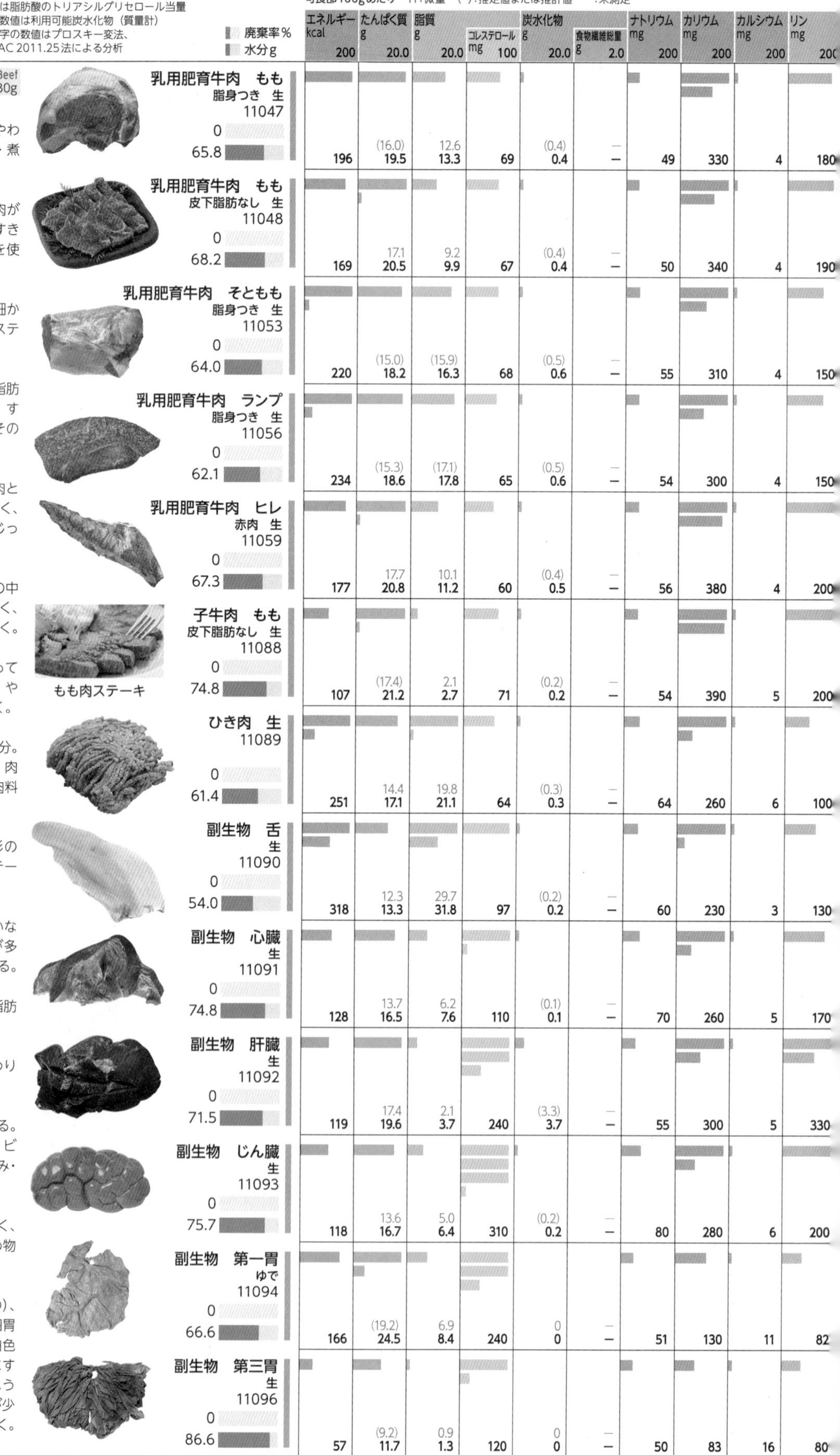

もも肉ステーキ

可食部100gあたり　Tr：微量　( )：推定値または推計値　ー：未測定

食品名	食品番号	廃棄率%	水分g	エネルギー kcal	たんぱく質 g	脂質 g	コレステロール mg	炭水化物 g	食物繊維総量 g	ナトリウム mg	カリウム mg	カルシウム mg	リン mg
乳用肥育牛肉　もも　脂身つき　生	11047	0	65.8	196	(16.0) 19.5	12.6 13.3	69	(0.4) 0.4	— —	49	330	4	180
乳用肥育牛肉　もも　皮下脂肪なし　生	11048	0	68.2	169	17.1 20.5	9.2 9.9	67	(0.4) 0.4	— —	50	340	4	190
乳用肥育牛肉　そともも　脂身つき　生	11053	0	64.0	220	(15.0) 18.2	(15.9) 16.3	68	(0.5) 0.6	— —	55	310	4	150
乳用肥育牛肉　ランプ　脂身つき　生	11056	0	62.1	234	(15.3) 18.6	(17.1) 17.8	65	(0.5) 0.6	— —	54	300	4	150
乳用肥育牛肉　ヒレ　赤肉　生	11059	0	67.3	177	17.7 20.8	10.1 11.2	60	(0.4) 0.5	— —	56	380	4	200
子牛肉　もも　皮下脂肪なし　生	11088	0	74.8	107	(17.4) 21.2	2.1 2.7	71	(0.2) 0.2	— —	54	390	5	200
ひき肉　生	11089	0	61.4	251	14.4 17.1	19.8 21.1	64	(0.3) 0.3	— —	64	260	6	100
副生物　舌　生	11090	0	54.0	318	12.3 13.3	29.7 31.8	97	(0.2) 0.2	— —	60	230	3	130
副生物　心臓　生	11091	0	74.8	128	13.7 16.5	6.2 7.6	110	(0.1) 0.1	— —	70	260	5	170
副生物　肝臓　生	11092	0	71.5	119	17.4 19.6	2.1 3.7	240	(3.3) 3.7	— —	55	300	5	330
副生物　じん臓　生	11093	0	75.7	118	13.6 16.7	5.0 6.4	310	(0.2) 0.2	— —	80	280	6	200
副生物　第一胃　ゆで	11094	0	66.6	166	(19.2) 24.5	6.9 8.4	240	0 0	— —	51	130	11	82
副生物　第三胃　生	11096	0	86.6	57	(9.2) 11.7	0.9 1.3	120	0 0	— —	50	83	16	80

QA 牛を一番多く飼っているのはどこの国？【アメリカ　インド　中国　ブラジル】▶1位はブラジルで約2億1,800万頭を飼育している（2020年）。2位のインドは約1億9,400万頭、アメリカは約9,400万頭、中国は約6,100万頭。ちなみに日本は400万頭。なお、インドは飼育数は多いがほとんど食用にしない。

グラフ１本分の相当量

mg	亜鉛 mg	ビタミンA レチノール活性当量 µg	ビタミンA レチノール µg	ビタミンA β-カロテン当量 µg	ビタミンD µg	ビタミンE α-トコフェロール mg	ビタミンB1 mg	ビタミンB2 mg	葉酸 µg	ビタミンC mg	食塩相当量 g
2.0	2.0	20	20	200	2.0	2.0	0.20	0.20	20	20	1.0
1.4	4.5	3	3	0	0	0.6	0.08	0.20	9	1	0.1
1.3	4.7	2	2	0	0	0.5	0.08	0.21	9	1	0.1
1.4	3.2	5	5	0	0	0.5	0.08	0.17	6	1	0.1
1.4	3.7	6	6	0	0	0.7	0.08	0.19	6	1	0.1
2.4	3.4	4	4	2	0	0.5	0.12	0.26	11	1	0.1
1.3	2.3	3	3	Tr	0	0.1	0.08	0.16	5	1	0.1
2.4	5.2	13	12	11	0.1	0.5	0.08	0.19	5	1	0.2
2.0	2.8	3	3	5	0	0.9	0.10	0.23	14	1	0.2
3.3	2.1	9	9	Tr	0	0.6	0.42	0.90	16	4	0.2
4.0	3.8	1100	1100	40	0	0.3	0.22	3.00	1000	30	0.1
4.5	1.5	5	4	14	0	0.3	0.46	0.85	250	3	0.2
0.7	4.2	1	1	(Tr)	Tr	0.4	0.04	0.14	3	2	0.1
6.8	2.6	4	4	(Tr)	0	0.1	0.04	0.32	33	4	0.1

肉の焼き方はどれが好き？

	中心温度	状態
レア（rare）	55～65℃	生焼きの状態。やわらかく、肉汁が多い。収縮が少ない。
ミディアム（medium）	65～70℃	中程度の加熱状態。肉汁はわずかしか出ない。いくらか収縮する。
ウェルダン（well done）	70～80℃	加熱が十分な状態。肉汁は少なくかたい。収縮が大きい。

肉用牛の品種

●黒毛和種（くろげわしゅ）

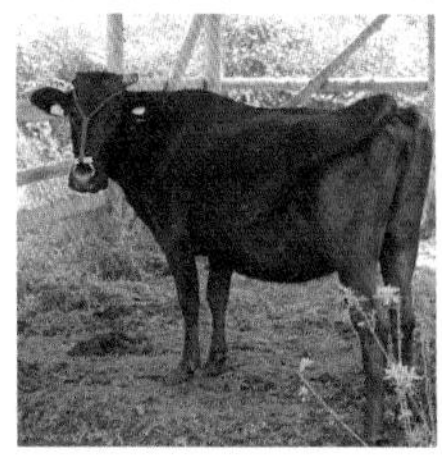

もともとは明治時代に在来種と多くの外国種が交配されてできた役肉兼用種。おもに九州・東北・中国地方で飼育される。もっとも肉質がすぐれ、極上の霜降り肉ができる。和牛の９割以上を占める。

●褐毛和種（あかげわしゅ）

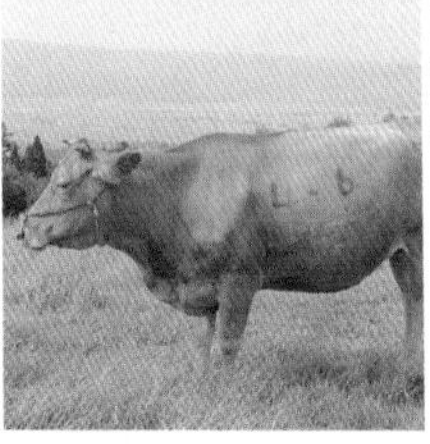

おもな産地は熊本と高知。熊本系は渡来した朝鮮牛に外国種を、高知系は朝鮮から渡来した在来種に外国種を交配してできた。あか牛とも呼ばれ、暑さに強く、肉質は黒毛和種に次いでよい。

●日本短角種（にほんたんかくしゅ）

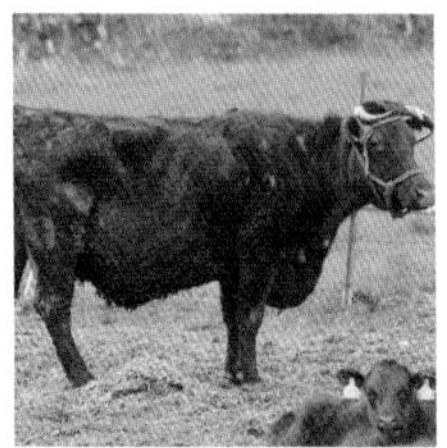

東北の在来種に外国種が交配されてできた。色は褐色である。肉質的にはやや劣るが、発育が早く放牧に適する。東北や北海道がおもな産地。

●外国種（ヘレフォード）

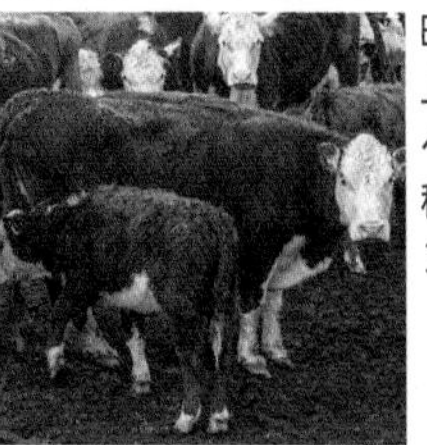

昭和40年代に4,000頭以上も輸入されたイギリス・ヘレフォード州原産の外国種。アメリカ、アルゼンチンでの飼育が多い。

ONE POINT 【牛に胃袋が４つもあるワケ】草が主食の牛は、消化を助けるために胃が４つある。第一胃では胃内にいる微生物で草を分解・発酵させ、第二胃がそれを口内に押し戻す（反すう）。再び飲み込んだ草を第二胃がかくはんし、第三胃で水分や栄養分を吸収し、第四胃の胃液で消化する。これを延々と続け、牛は１日に約15kgの飼料を食べる。

- たんぱく質の青字の数値はアミノ酸組成によるたんぱく質
- 脂質の青字の数値は脂肪酸のトリアシルグリセロール当量
- 炭水化物の青字の数値は利用可能炭水化物（質量計）
- 食物繊維総量の黒字の数値はプロスキー変法、青字の数値はAOAC 2011.25法による分析

可食部100gあたり　Tr：微量　（ ）：推定値または推計値　ー：未測定

うし　Beef

●腱
別名すじ。筋肉と骨を結合している組織で、ゼラチン質の独特の食感がある。煮込み、おでん種などに用いる。

●尾
別名テール。中心を通る髄や皮にコラーゲンを多く含み、煮込むとゼラチン化するため、長時間煮込む料理に使われる。煮込み・シチュー・韓国料理のスープなど。

●横隔膜
横隔膜の腰椎に接する部分をさがり、筋肉の部分をはらみと呼ぶが、関東では区別せず、両方をはらみと呼ぶことが多い。焼き肉・シチュー等の煮込みに向く。さがりはステーキにもする。

さがり　はらみ

ローストビーフ　Roast beef
●ローストビーフ1枚=60g

牛肉のかたまり肉をオーブンで焼いた料理。表面はこんがりと内部にはバラ色の肉汁が含まれている状態がよい焼き加減である。

コンビーフ缶詰　Corned beef
●缶詰大1缶=190g

牛肉を塩漬にした加工品。肉を繊維状に細かく加工した缶詰が出回っている。牛馬混合肉を使ったニューコンミートもある。

うま［馬］　Horse
●さくら鍋1人分=100g

「さくら」「けとばし」とも呼ばれる。淡紅色で、脂肪分が少なく、鉄分が多い。馬さし・みそだれのさくら鍋などにする。

くじら［鯨］　Whale
●1切=20g

せみくじら・ながすくじら・まっこうくじら・いわしくじらなどが食用となる。赤身は鍋物・から揚げなどに、うねすはくじらベーコンに。

ぶた［豚］　Pork
●1食分=100g　薄切り1枚=30g

豚肉は、牛肉や鶏肉に比べ、疲労回復に効果のあるビタミンB1が豊富なのが特徴である。とくに、ヒレやももに多く含まれる。牛と違い、豚は品種も多く、世界中で数百種にのぼる。日本ではもっとも多く消費されている肉で、食用豚のほとんどが純粋種をかけ合わせた交雑種。

●かた
前足の付け根を中心とした部分。肉質はかたく、筋も多いが、うま味が多い。焼肉・炒め物・カレーなどに向く。

●かたロース
かたの部分のロース。脂肪と筋が網状に入っている。肉が縮まないように、加熱前にすじ切りをする。ソテー・焼き豚・カツレツなどにする。

●ロース
背中の中央部分。肉質はきめ細かくやわらかい。焼き豚・カツレツ・しょうが焼きなどに向く。

●ばら
脂肪と赤身肉が3層になっているので、三枚肉ともいわれる。脂肪分が多く、味にこくがある。骨付きのばら肉はスペアリブという。カレー・シチュー・バーベキューなどに向く。

●もも
赤身の多い部分で、一般にはうちもものこと。脂肪が少なく、味は淡白である。ローストやゆで豚などに向く。ハムに加工されることも。

●ヒレ
もっともきめが細かく、やわらかな最高級の部位。脂肪が少なく味は淡白である。焼き物・揚げ物に向く。1頭に2%しかない貴重な部位。

（たんぱく質・脂質・炭水化物・食物繊維総量は「上段（青字）/下段」で示す）

食品名	番号	廃棄率%	水分g	エネルギー kcal (200)	たんぱく質 g (20.0)	脂質 g (20.0)	コレステロール mg (100)	炭水化物 g (20.0)	食物繊維総量 g (2.0)	ナトリウム mg (200)	カリウム mg (200)	カルシウム mg (200)	リン mg (20…)
うし 副生物 腱 ゆで	11101	0	66.5	152	— / 28.3	4.3 / 4.9	67	0 / 0	— / —	93	19	15	2
うし 副生物 尾 生	11103	40	40.7	440	— / 11.6	43.7 / 47.1	76	(Tr) / Tr	— / —	50	110	7	8
うし 副生物 横隔膜 生	11274	0	57.0	288	13.1 / 14.8	25.9 / 27.3	70	(0.3) / 0.3	— / —	48	250	2	14
ローストビーフ	11104	0	64.0	190	18.9 / 21.7	10.7 / 11.7	70	1.4 / 0.9	— / —	310	260	6	20
コンビーフ缶詰	11105	0	63.4	191	18.1 / 19.8	12.6 / 13.0	68	0.9 / 1.7	— / —	690	110	15	12
うま 肉 赤肉 生	11109	0	76.1	102	17.6 / 20.1	2.2 / 2.5	65	(0.3) / 0.3	— / —	50	300	11	17
くじら 肉 赤肉 生	11110	0	74.3	100	19.9 / 24.1	0.3 / 0.4	38	(0.2) / 0.2	— / —	62	260	3	21
ぶた 大型種肉 かた 皮下脂肪なし 生	11116	0	69.8	158	— / 19.7	8.8 / 9.3	64	(0.2) / 0.2	— / —	55	340	4	19
ぶた 大型種肉 かたロース 脂身つき 生	11119	0	62.6	237	(14.7) / 17.1	18.4 / 19.2	69	(0.1) / 0.1	— / —	54	300	4	16
ぶた 大型種肉 ロース 脂身つき 生	11123	0	60.4	248	17.2 / 19.3	18.5 / 19.2	61	(0.2) / 0.2	— / —	42	310	4	18
ぶた 大型種肉 ばら 脂身つき 生	11129	0	49.4	366	12.8 / 14.4	34.9 / 35.4	70	(0.1) / 0.1	— / —	50	240	3	13
ぶた 大型種肉 もも 脂身つき 生	11130	0	68.1	171	(16.9) / 20.5	9.5 / 10.2	67	(0.2) / 0.2	— / —	47	350	4	20
ぶた 大型種肉 ヒレ 赤肉 生	11140	0	73.4	118	18.5 / 22.2	3.3 / 3.7	59	(0.3) / 0.3	— / —	56	430	3	23

QA　馬肉をどうして"さくら"というの？▶馬肉は淡紅色（桜色）をしている。これが桜の色に似ていることから"さくら"と呼ばれる。また、馬はけとばすので通称「けとばし」ともいわれている。なお、いのししの肉の鍋は「ぼたん鍋」という。

グラフ1本分の相当量

鉄 mg	亜鉛 mg	ビタミンA レチノール活性当量 µg	ビタミンA レチノール µg	ビタミンA β-カロテン当量 µg	ビタミンD µg	ビタミンE α-トコフェロール mg	ビタミンB1 mg	ビタミンB2 mg	葉酸 µg	ビタミンC mg	食塩相当量 g
2.0	2.0	20	20	200	2.0	2.0	0.20	0.20	20	20	1.0
0.7	0.1	(0)	0	(Tr)	0	0.1	0	0.04	3	0	0.2
2.0	4.3	20	20	Tr	0	0.3	0.06	0.17	3	1	0.1
3.2	3.7	4	4	3	0	0.7	0.14	0.35	6	1	0.1
2.3	4.1	Tr	Tr	Tr	0.1	0.3	0.08	0.25	9	0	0.8
3.5	4.1	Tr	Tr	Tr	0	0.8	0.02	0.14	5	0	1.8
4.3	2.8	9	9	Tr	–	0.9	0.10	0.24	4	1	0.1
2.5	1.1	7	7	(0)	0.1	0.6	0.06	0.23	4	1	0.2
0.4	2.9	4	4	0	0.2	0.3	0.71	0.25	2	2	0.1
0.6	2.7	6	6	0	0.3	0.4	0.63	0.23	2	2	0.1
0.3	1.6	6	6	0	0.1	0.3	0.69	0.15	1	1	0.1
0.6	1.8	11	11	0	0.5	0.5	0.51	0.13	2	1	0.1
0.7	2.0	4	4	0	0.1	0.3	0.90	0.21	2	1	0.1
0.9	2.2	3	3	(0)	0.3	0.3	1.32	0.25	1	1	0.1

捕鯨の歴史と今

日本人は縄文時代からくじらを食べ、脂肪・骨やひげなど、すべてを利用してきた。江戸時代には、捕獲から解体、加工、運搬までが組織的に行われていた。

その後、欧米の大捕鯨船団が灯油用の鯨油を採取するために乱獲し、くじらは激減。江戸時代末期にはくじらを追って捕鯨船団が日本近海にもやってきた。ペリー来航は、捕鯨船団の補給地確保が目的のひとつだった。

日本は捕鯨を続けたが、資源保護から捕鯨反対論が世界的に台頭し、日本は1988年に商業捕鯨から撤退、調査捕鯨に切りかえた。だが、2018年にくじらの国際的な管理を行うIWC国際捕鯨委員会からの脱退を発表し、2019年から商業捕鯨を再開している。

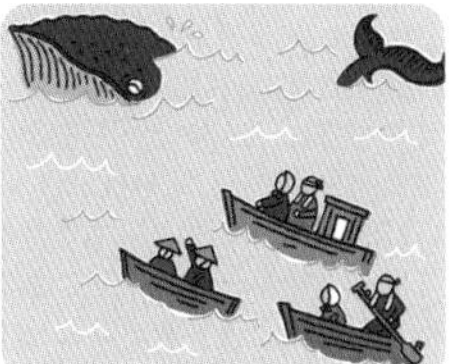

ぶたの品種（純粋種）

●大ヨークシャー種

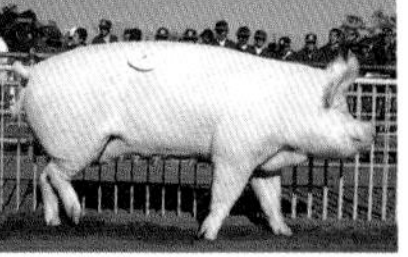

イギリス原産の白豚。赤肉と脂肪の割合が適度でベーコンなどの加工品にも適する。純粋種ではランドレース種の次に生産量が高い。

●中ヨークシャー種

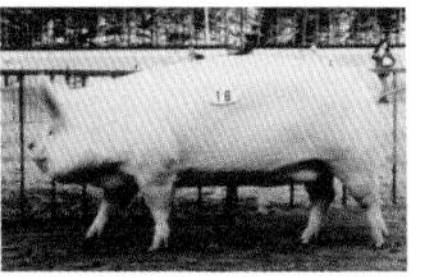

イギリス原産の白豚。昭和30年代までは日本の主要銘柄だったが、発育が遅いため、現在は大型種に押され、生産は少ない。

●ランドレース種

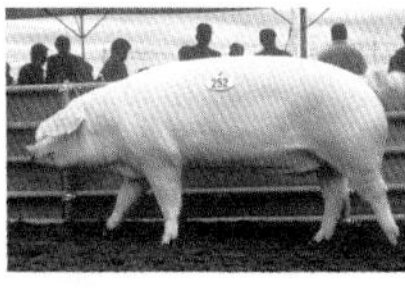

デンマーク原産の白豚。繁殖能力が高く、発育が早いので、日本の豚肉生産の中心となっている。脂肪が少ないのが特徴。

●ハンプシャー種

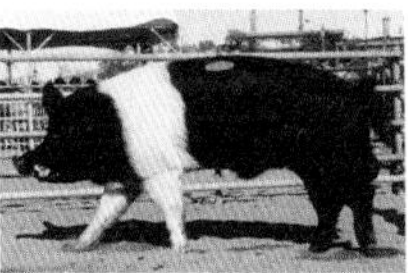

イギリス原産の豚をアメリカで改良した品種。毛色は黒だが、肩から前足まで帯のように白い。発育は早く赤身が多い。

●バークシャー種

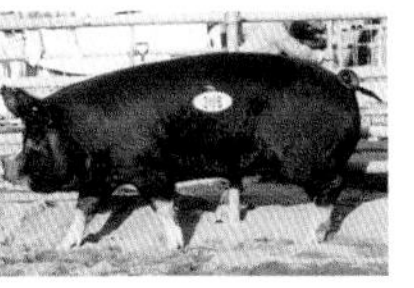

イギリス原産の黒豚。一般に「黒豚」と呼ばれるのはこの品種。日本では鹿児島で多く生産される。

●デュロック種

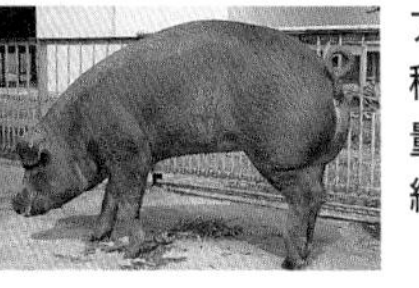

アメリカ原産の赤色の品種。他の品種に比べ飼料の量が少なくてすむという、経済的な品種。

ONE POINT 【豚を生食しないのはなぜ？】牛や馬、鶏のささみなどは、新鮮であればそれぞれユッケやさしみ、鶏わさなどのように生で食する料理もある。しかし、豚は必ず火を通して食べること。これは、寄生虫感染や肝炎にかかるおそれがあるため。SPF豚（特定の病気にかかっていないと証明された豚）といえども生食は避けるべき。

- たんぱく質の青字の数値はアミノ酸組成によるたんぱく質
- 脂質の青字の数値は脂肪酸のトリアシルグリセロール当量
- 炭水化物の青字の数値は利用可能炭水化物（質量計）
- 食物繊維総量の黒字の数値はプロスキー変法、青字の数値はAOAC 2011.25法による分析

可食部100gあたり　Tr：微量　（ ）：推定値または推計値　ー：未測定

ぶた Pork
●心臓1個=200～300g　肝臓1個=1kg

●ひき肉
いろいろな部位の肉を混合してひいたもの。筋の多い部位も食べやすくなる。ハンバーグ・肉団子などに。

［ぶたの副生物］
豚の内臓は、牛と比べて大きさも手頃で、くせも少なく扱いやすい。ビタミン・ミネラルが多く含まれ、沖縄料理・中国料理では、頭・皮・耳・鼻・足・内臓・血液まであますところなく利用される。

●心臓
別名はつ。しゃっきりした歯ごたえがある。脂肪は少なく、味は淡白。ビタミンB_1・B_2、鉄の含有量が多い。炒め物・から揚げなどに。

●肝臓
別名レバー。牛レバーよりくせはないが、うま味に欠ける。ビタミンA・B_2、鉄の含有量が多い。串焼き・煮込み・焼き肉などに。

●胃
別名がつ。歯ごたえがあり、くせは少なく食べやすい。串焼き・煮込み・鉄板焼きなどに。

●小腸
別名ひも。歯ごたえがある。ソーセージのケーシング材料にもなる。煮込み・串焼きなど。

ハム類 Ham
●ロースハム1枚=20g

豚肉を塩漬けにしてくん製にしたり、湯煮、蒸し煮をおこなって、防腐性と独特の風味を与えた製品をいう。

●ロースハム
豚のロース肉をハムに加工したもの。

●生ハム
豚肉を長時間塩漬けし、肉のうま味を発酵によって引き出し、低温でくん煙したもの。

ベーコン類 Bacon
●1枚=15～20g

本来は、豚肉を塩漬けしたものの総称であったが、現在は豚のばら肉を成形・塩漬けしてから乾燥させ、くん煙したものをいう。

ソーセージ類 Sausage
●ウインナー1本=15～25g

ひき肉を原料とし、味付けして、腸（またはケーシング）に詰めてくん煙または加熱したもの。

●ウインナーソーセージ
羊腸または径の太さが20mm未満の人工ケーシングに詰めて、ソーセージに加工したもの。

●ドライソーセージ
長期保存用で、塩漬け後、非加熱で細菌が繁殖できなくなるまで低温乾燥させたもの。

焼き豚 Roast pork
●1枚=15～25g

豚肉をしょうゆ・砂糖・酒・ねぎ・しょうがなどを合わせた調味液に漬け、あぶり焼き・蒸し焼きにしたもの。別名チャーシュー。

レバーペースト Liver paste
●大1=15g

原材料は豚の肝臓で、血抜きしたレバーをゆでるか、蒸して加熱・裏ごしし、調味する。サンドイッチの具などに利用する。

ゼラチン Gelatin
●小1=3g

動物の骨・皮・筋の結合組織にあるコラーゲンなどを熱処理加工したもの。ゾル・ゲル化する性質を利用し、ゼリー・寄せ物などに使われる。

食品名	食品番号	廃棄率%	水分g	エネルギー kcal	たんぱく質 g（アミノ酸組成）	たんぱく質 g	脂質 g（トリアシルグリセロール当量）	脂質 g	コレステロール mg	炭水化物 g（利用可能炭水化物）	炭水化物 g	食物繊維総量 g	ナトリウム mg	カリウム mg	カルシウム mg	リン mg
ひき肉 生	11163	0	64.8	209	15.9	17.7	16.1	17.2	74	(0.1)	0.1	–	57	290	6	120
副生物 心臓 生	11165	0	75.7	118	13.4	16.2	5.0	7.0	110	(0.1)	0.1	–	80	270	5	170
副生物 肝臓 生	11166	0	72.0	114	17.3	20.4	1.9	3.4	250	(2.3)	2.5	–	55	290	5	340
副生物 胃 ゆで	11168	0	76.8	111	(13.9)	17.4	4.1	5.1	250	0	0	–	100	150	9	140
副生物 小腸 ゆで	11169	0	73.7	159	(11.2)	14.0	11.1	11.9	240	0	0	–	13	14	21	130
ロースハム	11176	0	61.1	211	16.0	18.6	13.5	14.5	61	1.1	2.0	–	910	290	4	280
生ハム 促成	11181	0	55.0	243	20.6	24.0	16.0	16.6	78	3.3	0.5	–	1100	470	6	200
ばらベーコン	11183	0	45.0	400	11.2	12.9	38.1	39.1	50	2.6	0.3	–	800	210	6	230
ウインナーソーセージ	11186	0	52.3	319	10.5	11.5	29.3	30.6	60	3.1	3.3	–	740	180	6	200
ドライソーセージ	11188	0	23.5	467	23.1	26.7	39.8	42.0	95	3.3	2.6	–	1700	430	27	250
焼き豚	11195	0	64.3	166	16.3	19.4	7.2	8.2	46	4.7	5.1	–	930	290	9	260
レバーペースト	11196	0	45.8	370	11.0	12.9	33.1	34.7	130	2.7	3.6	–	880	160	27	260
ゼラチン	11198	0	11.3	347	86.0	87.6	–	0.3	2	0	0	–	260	8	16	7

Q&A　ソーセージは何種類くらいあるの？▶ソーセージの種類は少なくとも1500以上といわれている。世界の国々で独自のソーセージがつくられているが、変わり種で有名なのはドイツの血詰めソーセージだろう。ほかにも豚や牛の内臓や舌を詰めたものもある。

グラフ1本分の相当量

3 2.0	亜鉛 mg 2.0	ビタミンA レチノール活性当量 µg 20	レチノール µg 20	β-カロテン当量 µg 200	ビタミンD µg 2.0	ビタミンE α-トコフェロール mg 2.0	ビタミンB1 mg 0.20	ビタミンB2 mg 0.20	葉酸 µg 20	ビタミンC mg 20	食塩相当量 g 1.0
1.0	2.8	9	9	0	0.4	0.5	0.69	0.22	2	1	0.1
3.5	1.7	9	9	Tr	0.7	0.4	0.38	0.95	5	4	0.2
13.0	6.9	13000	13000	Tr	1.3	0.4	0.34	3.60	810	20	0.1
1.5	2.4	4	4	(0)	0.5	0.4	0.10	0.23	31	5	0.3
1.4	2.0	15	15	(0)	0.3	0.3	0.01	0.03	17	0	0
0.5	1.6	3	3	0	0.2	0.1	0.70	0.12	1	25	2.3
0.7	2.2	5	5	(0)	0.3	0.3	0.92	0.18	3	18	2.8
0.6	1.8	6	6	(0)	0.5	0.6	0.47	0.14	1	35	2.0
0.5	1.3	2	2	Tr	0.4	0.4	0.35	0.12	1	32	1.9
2.6	3.9	3	3	(0)	0.5	1.1	0.64	0.39	4	3	4.4
0.7	1.3	Tr	Tr	Tr	0.6	0.3	0.85	0.20	3	20	2.4
7.7	2.9	4300	4300	Tr	0.3	0.4	0.18	1.45	140	3	2.2
0.7	0.1	(0)	(0)	(0)	0	0	(0)	(0)	2	(0)	0.7

イベリコ豚

イベリコ豚は、スペイン西部のみで飼育されるイベリア種という黒豚のこと。現在でも樫の森で伝統的な放牧が行われ、どんぐりや牧草を食べる。1年以上かけて160kgの成豚に育てる。肉は赤身で、上質な脂が霜降り牛のように入る。飼育方法により、次の3段階に等級分けされる。

●ベジョータ　1haあたり1～2頭で樫の森に放牧され、どんぐりで飼育される。体重や肉質が一定の基準を超えたもの。最高級とされる。

●レセボ　樫の森で放牧されるが、体重が基準に届かないため穀物飼料でおぎなったもの。

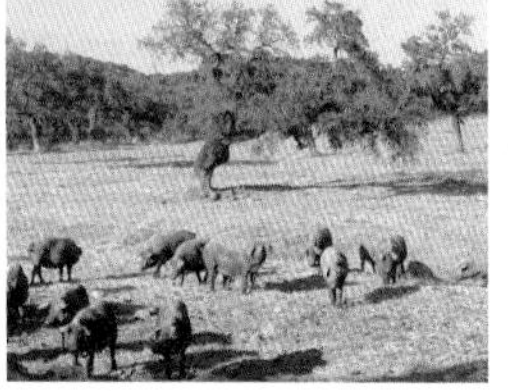

●ピエンソ（セボ）　穀物飼料で飼育される。成育環境には規定はないため、一般には豚舎育ち。

肉が店頭にならぶまで

私たちが食べる肉は，たいていがすでに切り分けられて、パックに詰められた状態で売られている。では，どのような工程を経て店頭にならんでいるのだろう。

●屠畜（屠殺）　食肉用に飼育された家畜は屠畜（家畜を殺すこと）され、頭部・尾・四肢・皮・内臓などが取り除かれる。このような状態のものは「枝肉」と呼ばれる。枝肉は後ろ足でつるされているが、これは床や壁に触れることを防いだり、重ねた重みで肉が傷んでしまうのを避けるためである。

●熟成　屠畜後は、筋肉が死後硬直でかたくなってしまうので、冷蔵保存によって熟成（エージング）して食べやすくする。時間をおけば、肉の中にある酵素等のはたらきにより、たんぱく質がアミノ酸等のうま味成分に変化し、肉質もやわらかくなる。熟成は、一般的には枝肉の状態でおこなわれる。

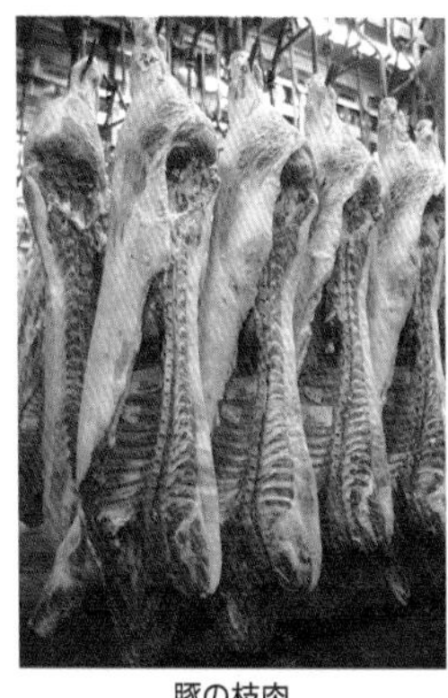

豚の枝肉

●解体・流通　熟成を経たあとは、枝肉または各部位ごとに解体された部分肉の状態で流通する。その後、精肉店などで小売に適するよう加工され、最終的に精肉として店頭にならぶのである。

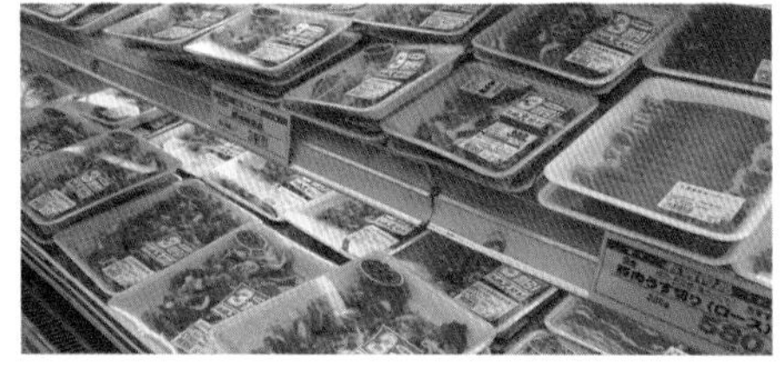

ONE POINT 【それってハム？】肉のかたまりに大豆、卵白、乳たんぱく、海藻抽出物等のゼリー液を注射して増量したハムを、業界ではプリンハム等と俗称している。例えば100kgの肉から130kgのハムをつくるが、色や弾力をもたせるためにその他の食品添加物も多く使われている。

- たんぱく質の青字の数値はアミノ酸組成によるたんぱく質
- 脂質の青字の数値は脂肪酸のトリアシルグリセロール当量
- 炭水化物の青字の数値は利用可能炭水化物（質量計）
- 食物繊維総量の黒字の数値はプロスキー変法、青字の数値はAOAC 2011.25法による分析

めんよう［緬羊］ Mutton

●1食分=100g

羊肉は、生後1年未満の子羊をラムといい、それ以降のものをマトンと呼ぶ。マトンはラムに比べて肉がかたいうえに、特有のにおいが強い。においは脂肪に集中しているため、下処理してから料理する。ジンギスカン料理のほかは、ハムやソーセージなどの加工原料とされる。ニュージーランドとオーストラリアからの輸入が流通量の8割以上を占める。

かも［鴨］ Duck

●むね肉1枚=300g

あいがもは、まがもと、まがもを家禽化したあひるの交雑種。肉質や味はまがもに似ている。鴨すき・治部煮・くわ焼きなどの料理がある。

マリネ

にわとり［鶏］ Chicken

●もも肉1枚=200g

鶏肉は、肉自体に脂肪が少ないので、皮や肉のまわりの脂肪を除けば、高たんぱく、低カロリーの食材である。食肉の中では比較的安く、扱いやすい食材のため、日本でも豚肉についで利用されている。現在流通している鶏肉のおよそ90%はブロイラー（短い期間で出荷するために改良された肉用若鶏の総称）である。ブロイラーは、飼育期間が50日と短く、大量生産が可能である。肉質はやわらかく、あっさりした味で、どの料理法にも合う。一方、地方の在来種を改良した地鶏は、ブロイラーよりも飼育期間は長く、やや高価になるが、肉質や味にそれぞれの特徴がある（➔p.141コラム）。

●手羽

うでから羽先までの翼部分の肉。手羽先と手羽元に分かれる。手羽元は上腕の部分で、脂肪が少なく、淡白な味である。手羽先は手羽元以外の部分で、肉は少ないが脂肪が多く、味にこくがある。煮込み・水炊きなどにする。

●むね

胸の部分の肉。脂肪が少なく味は淡白で、肉は白くやわらかい。照り焼き・蒸し鶏などにする。

●もも

足先からつけ根までの肉。肉は赤っぽく、ややかたい。フライドチキン・から揚げなどにする。

●ささみ

笹の葉の形に似た、胸骨に沿って左右に1本ずつ付いている部分。脂肪がもっとも少なく、肉質はやわらかい。鶏さし・わん種、酒蒸しにしてあえ物などにする。

●ひき肉

さまざまな部位を合わせてひいたものが多い。つくねだんご、そぼろなどにする。

●肝臓

別名レバー。牛や豚の肝臓よりくせがない。たんぱく質や鉄が多く、とくにビタミンAを多く含む。串焼き・炒め物・から揚げなどにする。

●すなぎも

鶏独特の内臓で胃袋の筋肉部分。コリコリした食感があり、焼き鳥などにする。たんぱく質が多い。

●チキンナゲット

ひき肉に調味料を混ぜて一口大に成形し、衣をつけて揚げたもの。その形や色から、天然の金塊を意味するGold nuggetが名前の由来。

手羽元　手羽先

すっぽん［鼈］ Chinese softshell turtle

淡水性のカメの一種。たんぱく質は少ないが、多種類のアミノ酸が含まれる。ビタミン類、カルシウム、鉄分も豊富。鍋物などに利用される。

可食部100gあたり　Tr:微量　( ):推定値または推計値　ー:未測定

食品名	食品番号	廃棄率%	水分g	エネルギー kcal (200)	たんぱく質 g (20.0)	脂質 g (20.0)	コレステロール mg (100)	炭水化物 g (20.0)	食物繊維総量 g (2.0)	ナトリウム mg (200)	カリウム mg (200)	カルシウム mg (200)	リン mg (20…)
マトン　ロース　脂身つき　生	11199	0	68.2	192	17.7 19.3	13.4 15.0	65	(0.2) 0.2	― ―	62	330	3	18
ラム　ロース　脂身つき　生	11202	0	56.5	287	13.6 15.6	23.2 25.9	66	(0.2) 0.2	― ―	72	250	10	14
あいがも　肉　皮つき　生	11205	0	56.0	304	(12.4) 14.2	28.2 29.0	86	(0.1) 0.1	― ―	62	220	5	13
若どり　手羽　皮つき　生	11218	35	68.1	189	(16.5) 17.8	13.7 14.3	110	0 0	― ―	79	220	14	15
若どり　むね　皮つき　生	11219	0	72.6	133	17.3 21.3	5.5 5.9	73	(Tr) 0.1	― ―	42	340	4	20
若どり　もも　皮つき　生	11221	0	68.5	190	17.0 16.6	13.5 14.2	89	0 0	― ―	62	290	5	17
若どり　もも　皮つき　から揚げ	11289	0	41.2	307	20.5 24.2	17.2 18.1	110	13.0 13.3	― 0.8	990	430	11	24
若どり　ささみ　生	11227	5	75.0	98	19.7 23.9	0.5 0.8	66	(Tr) 0.1	― ―	40	410	4	24
ひき肉　生	11230	0	70.2	171	14.6 17.5	11.0 12.0	80	0 0	― ―	55	250	8	11
副品目　肝臓　生	11232	0	75.7	100	16.1 18.9	1.9 3.1	370	(0.5) 0.6	― ―	85	330	5	30
副品目　すなぎも　生	11233	0	79.0	86	15.5 18.3	1.2 1.8	200	(Tr) Tr	― ―	55	230	7	14
チキンナゲット	11292	0	53.7	235	13.0 15.5	12.3 13.7	45	12.6 14.9	― 1.2	630	260	48	22
すっぽん　肉　生	11243	0	69.1	175	― 16.4	12.0 13.4	95	(0.5) 0.5	― ―	69	150	18	8

QA 世界三大珍味とは何？▶フォアグラ、キャビア（チョウザメの卵の塩漬け）、トリュフ（土中に生えるきのこの一種）をいう。なお、日本の三大珍味は、このわた（なまこの腸でつくった塩辛）、からすみ（ぼらの卵巣を塩漬けにして乾燥させたもの）、うにというのが一般的。

グラフ１本分の相当量

	亜鉛 mg	ビタミンA レチノール活性当量 µg	レチノール µg	β-カロテン当量 µg	ビタミンD µg	ビタミンE α-トコフェロール mg	ビタミンB1 mg	ビタミンB2 mg	葉酸 µg	ビタミンC mg	食塩相当量 g
2.0	2.0	20	20	200	2.0	2.0	0.20	0.20	20	20	1.0
2.7	2.5	12	12	0	0.7	0.7	0.16	0.21	1	1	0.2
1.2	2.6	30	30	0	0	0.6	0.12	0.16	1	1	0.2
1.9	1.4	46	46	(0)	1	0.2	0.24	0.35	2	1	0.2
0.5	1.2	47	47	0	0.4	0.6	0.07	0.10	10	2	0.2
0.3	0.6	18	18	0	0.1	0.3	0.09	0.10	12	3	0.1
0.6	1.6	40	40	–	0.4	0.7	0.10	0.15	13	3	0.2
1.0	2.1	28	28	6	0.2	2.5	0.12	0.23	23	2	2.5
0.3	0.6	5	5	Tr	0	0.7	0.09	0.11	15	3	0.1
0.8	1.1	37	37	0	0.1	0.9	0.09	0.17	10	1	0.1
9.0	3.3	14000	14000	30	0.2	0.4	0.38	1.80	1300	20	0.2
2.5	2.8	4	4	Tr	0	0.3	0.06	0.26	36	5	0.1
0.6	0.6	24	16	100	0.2	2.9	0.08	0.09	13	1	1.6
0.9	1.6	94	94	Tr	3.6	1.0	0.91	0.41	16	1	0.2

ブロイラーと地鶏

●ブロイラー

現在流通する鶏肉の90％以上がブロイラーで占められるが、ブロイラーという種の鶏がいるのではない。おもにアメリカ産の白色コーニッシュ種の雄に白色プリマスロック種の雌を交配させ、短い期間（約８週間）で出荷するために改良された肉用若鶏の総称である。本来はブロイル（焼く、あぶる）専用の鶏という意味。肉質はやわらかく、あっさりした味である。

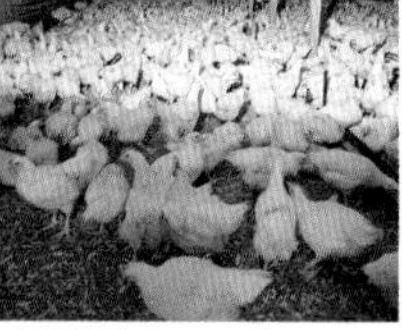
大量飼育されるブロイラー

●地鶏

在来種を親にもつ国産銘柄鶏の総称だが、地鶏の名称で生産するためには、以下の特定ＪＡＳ規格を満たす必要がある。

素びな：日本在来種由来の血統を50％以上保有
飼育期間：孵化日から80日齢以上飼育
飼育方法：28日齢以降、平飼いで飼育
飼育密度：28日齢以降、1㎡あたり10羽以下で飼育

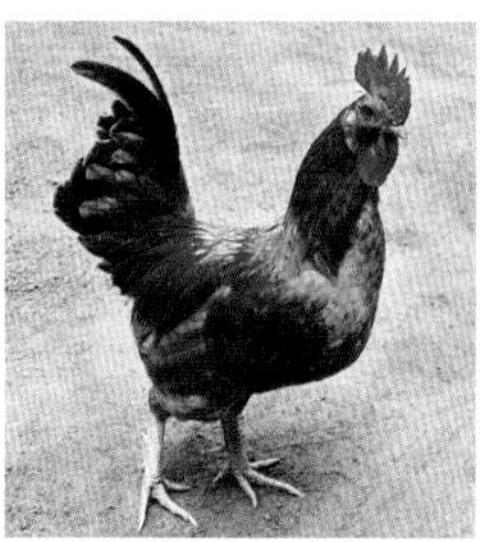
名古屋種

例えば、名古屋コーチン（愛知県名古屋市。正式には名古屋種）は在来種に中国種を交配させたもの。比内地鶏（秋田県大館市）も、天然記念物の比内鶏に外国種を交配させたもの。

ジビエ

ジビエはフランス語で、食材となる天然の野生鳥獣肉（しか、いのしし、野うさぎ、まがもなど）のこと。ヨーロッパでは古くから貴族用の高級食材とされた。

くせが強いとかくさみがあるなどと敬遠されたりしたが、捕獲から解体までの処理時間の短縮や解体処理や血抜きの技術の高度化などにより、最近のジビエにはくさみはほとんどなく、食べやすくなっている。

日本では、鹿や猪などの増えすぎによる農作物や田畑への被害、樹皮などの食害が大きな問題となったことで、害獣捕獲とその有効活用として、また、地域活性化に貢献するとしてジビエが注目された。2014年に「野生鳥獣肉の衛生管理に関する指針（ガイドライン）」が策定、2018年に「国産ジビエ認証制度」が制定されたことにより、捕獲された鳥獣を適切に処理して安全なジビエを提供する仕組みが各地で整備されつつある。

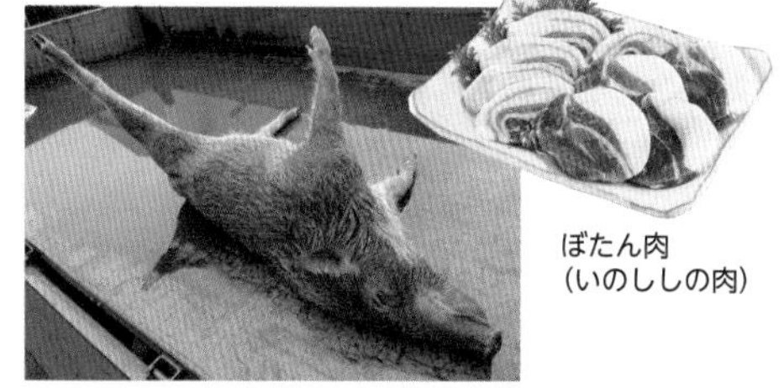
ぼたん肉
（いのししの肉）

ONE POINT 【銘柄鶏って？】地鶏はＪＡＳ法で基準があるが（➔p.141コラム）、最近目にする「銘柄鶏」というのは、養鶏業者による独自の規定に沿って飼育されたもの。両者を混同するケースもあるので要注意だ。地鶏と銘柄鶏を合わせて「国産銘柄鶏」ともいう（つまりブロイラー以外の鶏のこと）。

12

卵類

EGGS

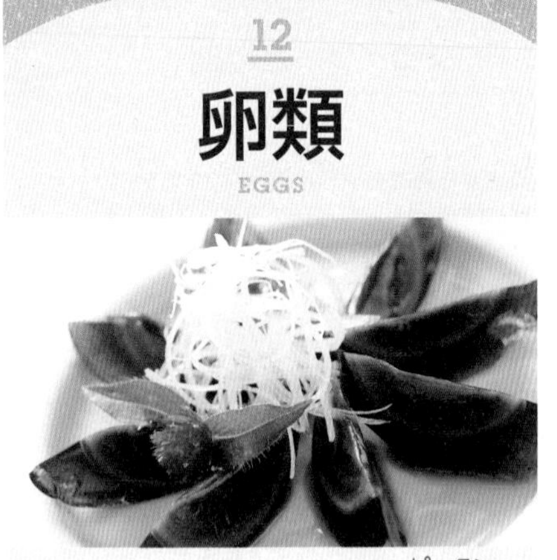

ピータン

一般に食用にされている卵類は、にわとり・うずら・あひる・七面鳥だが、もっとも広く利用されているのは鶏卵である。卵黄・卵白ともに調理性が高く、食品加工にも利用されている。

栄養上の特性

鶏卵のたんぱく質はすべての必須アミノ酸を十分に含んでいる。また、脂質中の必須脂肪酸も十分に含み、その消化率も高い。ビタミン類ではビタミンC以外のほとんどの成分を含む。卵白にはビタミンB_2が多く、卵黄には脂溶性ビタミンのA・D・E・Kが多い。ミネラルも各種含まれるが、とくに卵黄には鉄分が多い。なお、卵黄の色は鶏の種類や飼料によるもので、成分とは関係ない。

鶏卵の構造

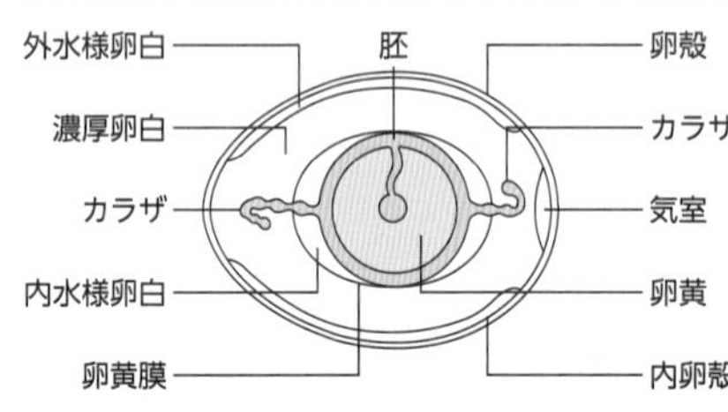

選び方・保存のしかた

●賞味期限やひび割れの有無を確認して購入す
輸送、保管状況で鮮度が大きく変わるので、涼し
売り場に置いてあり、商品の回転がよい店で買
家庭で鮮度を確認するには、比重を利用したり、
ったときの濃厚卵白の盛り上がりの程度で見分け
ことができる。

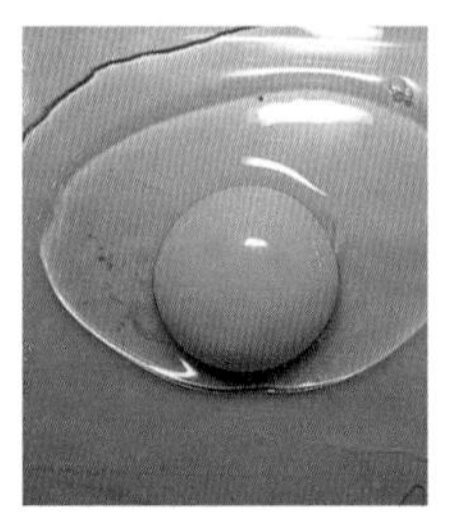

新鮮な卵

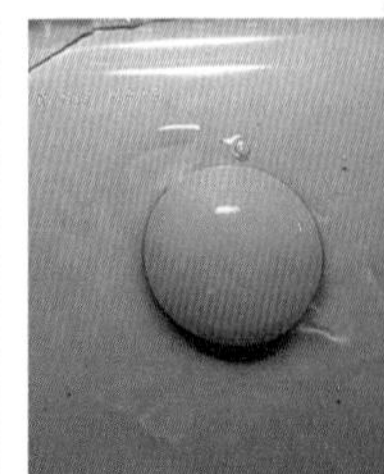

1週間経過後

＊カラザが弱り、濃厚卵白の盛り上がりが時間の経過と
ともに失われる。

- たんぱく質の青字の数値はアミノ酸組成によるたんぱく質
- 脂質の青字の数値は脂肪酸のトリアシルグリセロール当量
- 炭水化物の青字の数値は利用可能炭水化物（質量計）
- 食物繊維総量の黒字の数値はプロスキー変法、青字の数値はAOAC 2011.25法による分析

あひる卵［家鴨卵］ Eggs: domesticated duck ●1個=70g

ピータンは、あひるの卵の殻に、生石灰・塩などを混ぜた泥を塗り、数か月浸透させ、卵の中身をアルカリで凝固させたもの。

うずら卵［鶉卵］ Eggs: japanese quail ●1個=10～12g

殻は灰色の地に褐色の斑点があり、小さい。栄養価は鶏卵と同様に高い。ゆでてわん種にしたり、生でとろろなどに落とす。

鶏卵 Eggs: hen ●Mサイズ殻付1個=60g　卵白1個分=35g

鶏卵は、1年を通して供給量が多く、安価で、きわめて栄養価の高い食品である。アミノ酸価100という、すぐれたアミノ酸組成をもち、脂肪は消化・吸収がよい。また、ほとんどすべてのミネラルを含み、とくに卵黄のカルシウム含量は高く、ビタミン類もCを除くすべての種類を豊富に含む。コレステロールが多いが、その値を下げるレシチンも多く含まれる。ヨード卵など栄養価を強化した特殊鶏卵も出回っている。鶏卵の部位は、卵殻部・卵白部・卵黄部に分けられ、その割合は1：6：3である。卵黄は卵白より凝固する温度が低く、この性質を利用してつくられるのが温泉卵である。また、卵白の熱凝固性は、肉製品や水産練り製品の結着剤として広く利用される。卵白は起泡性もすぐれており、製菓、製パンなどに用いられる。卵黄は乳化性が高く、マヨネーズ製造の際に利用される。生卵の消化率は50～70%と低いが、加熱により向上する。

たまご豆腐［卵豆腐］ Tamago-dofu ●小1パック=100g

卵の凝固性を利用し、同量のだし汁と若干の塩を加えて蒸し、豆腐のように固めてつくる。わん種にしたり、くずあんをかけて食べる。

たまご焼［卵焼］ Tamago-yaki (Rolled omelet)

厚焼きたまごは、溶いた卵を調味し、卵焼き用の四角いフライパンで焼きながら厚く巻いていく料理。通常は砂糖が入って甘めである。

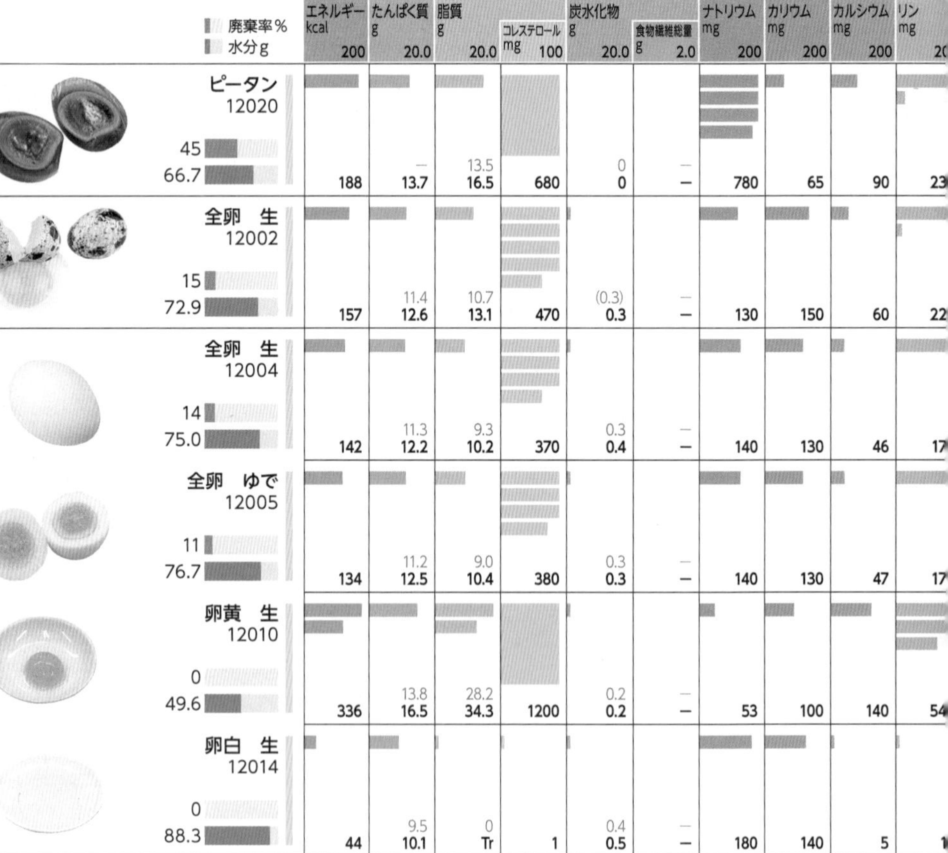

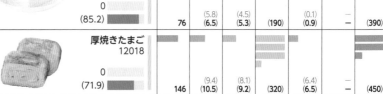

可食部100gあたり　Tr：微量　（ ）：推定値または推計値　ー：未測定

食品	番号	廃棄率%	水分g	エネルギー kcal (200)	たんぱく質 g (20.0)	脂質 g (20.0)	コレステロール mg (100)	炭水化物 g (20.0)	食物繊維総量 g (2.0)	ナトリウム mg (200)	カリウム mg (200)	カルシウム mg (200)	リン mg (20
ピータン	12020	45	66.7	188	— / 13.7	13.5 / 16.5	680	0 / 0	— / —	780	65	90	23
全卵　生（うずら卵）	12002	15	72.9	157	11.4 / 12.6	10.7 / 13.1	470	(0.3) / 0.3	— / —	130	150	60	22
全卵　生（鶏卵）	12004	14	75.0	142	11.3 / 12.2	9.3 / 10.2	370	0.3 / 0.4	— / —	140	130	46	17
全卵　ゆで	12005	11	76.7	134	11.2 / 12.5	9.0 / 10.4	380	0.3 / 0.3	— / —	140	130	47	17
卵黄　生	12010	0	49.6	336	13.8 / 16.5	28.2 / 34.3	1200	0.2 / 0.2	— / —	53	100	140	54
卵白　生	12014	0	88.3	44	9.5 / 10.1	0 / Tr	1	0.4 / 0.5	— / —	180	140	5	1
たまご豆腐	12017	0	(85.2)	76	(5.8) / (6.5)	(4.5) / (5.3)	(190)	(0.1) / (0.9)	— / —	(390)	(99)	(26)	(95
厚焼きたまご	12018	0	(71.9)	146	(9.4) / (10.5)	(8.1) / (9.2)	(320)	(6.4) / (6.5)	— / —	(450)	(130)	(41)	(150

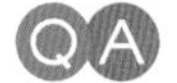

白い卵と褐色の卵はどう違う？▶一般的に白い鶏は白い卵を産み、褐色の鶏は褐色の卵を産む。また、卵の殻の色で栄養価が大きく異なるということはない。褐色の鶏は数が少なく貴重なため、上質な飼料を与えて卵の栄養価を高めている場合があるが、白い鶏でも同様に飼育すれば、卵の栄養価は高くなる。

とくに温度に注意して保存する。5～10℃の冷蔵庫で気室のある丸い方を上にして保存するとよい。これは、卵黄が気室に遮られて、外気が出入りする殻に触れさせないためである。においが移りやすいので、魚・たまねぎなど香りの強い食品のそばは避ける。無洗卵ほどもちがよく、保存状態がよければ1か月程度はもつ。卵白は冷凍保存もできるので、ポリ袋などに入れて冷凍し、必要に応じて、室温で解凍して使うことができる。

鶏卵の規格

（農林水産省による）

色表示	種類	1個の重量の基準
あか	LL	70g以上76g未満
だいだい	L	64g以上70g未満
みどり	M	58g以上64g未満
あお	MS	52g以上58g未満
むらさき	S	46g以上52g未満
ちゃ	SS	40g以上46g未満

卵の調理特性

●熱凝固性

鶏卵は熱を加えると水を含んだまま凝固する（例：卵料理全般　右下の「卵と温度の関係」を参照）。

●卵白の泡立ち性（起泡性）

卵白をかくはんして空気を混ぜ込むと、しだいに泡が立ち、徐々に細かくなる。さらにかくはんすると、水に不溶のフィルム状になる。これは、卵白が起泡性と空気変性という2つの特性をあわせもつからである。菓子をつくるときにはこの性質を利用して、さまざまな形や食感のものができる（例：メレンゲ、スポンジケーキなど）。

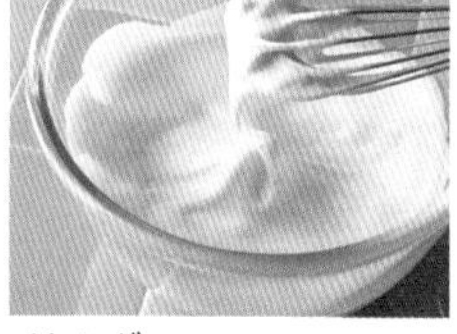
メレンゲ

●卵黄の乳化性

卵黄中のリン脂質のレシチンは、水と油を乳化させるはたらきがある（例：マヨネーズ）。

●卵白の結着性

卵白にはのりのような結着力があり、その後加熱すると、結着力はさらに強まる（例：料理のつなぎ）。

●その他の特性

● プリンや茶碗蒸しにすが立つのは？

高温で加熱し続けると、卵液中のたんぱく質が固まり、まわりの水分が気化するため、穴があいてしまう（すが立つ）。加熱は90度前後がよい。

● ゆで卵の卵黄のまわりが暗緑色になるのは？

卵をゆですぎると、卵白中のイオウ化合物が加熱されて硫化水素となり、卵黄中の鉄と結合して硫化鉄となるため、暗緑色を呈する。

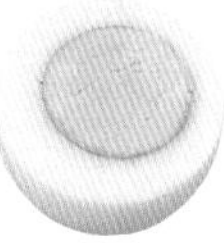

グラフ1本分の相当量

…g 2.0	亜鉛 mg 2.0	ビタミンA レチノール活性当量 μg 20	ビタミンA レチノール μg 20	ビタミンA β-カロテン当量 μg 200	ビタミンD μg 2.0	ビタミンE α-トコフェロール mg 2.0	ビタミンB1 mg 0.20	ビタミンB2 mg 0.20	葉酸 μg 20	ビタミンC mg 20	食塩相当量 g 1.0
3.0	1.3	220	220	22	6.2	1.9	Tr	0.27	63	(0)	2.0
3.1	1.8	350	350	16	2.5	0.9	0.14	0.72	91	(0)	0.3
1.5	1.1	210	210	7	3.8	1.3	0.06	0.37	49	0	0.4
1.5	1.1	170	160	4	2.5	1.2	0.06	0.32	48	0	0.3
4.8	3.6	690	690	24	12.0	4.5	0.21	0.45	150	0	0.1
Tr	0	0	0	0	0	0	0	0.35	0	0	0.5
(0.8)	(0.6)	(83)	(83)	(2)	(0.6)	(0.6)	(0.04)	(0.17)	(25)	0	(1.0)
(1.3)	(0.9)	(140)	(140)	(4)	(2.1)	(1.1)	(0.06)	(0.27)	(40)	0	(1.2)

卵と温度の関係

半熟卵～完熟卵（95～100℃）

3分
少しやわらかいがほぼ固まる
生

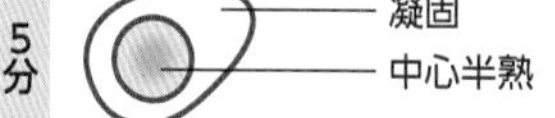

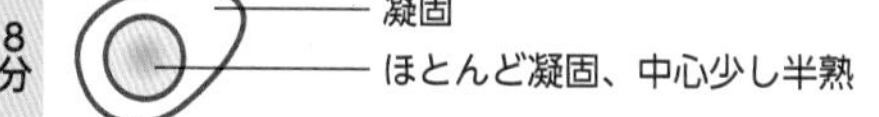

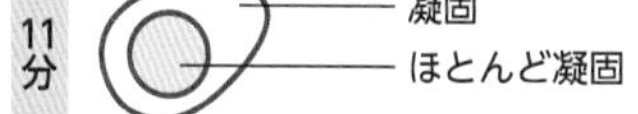

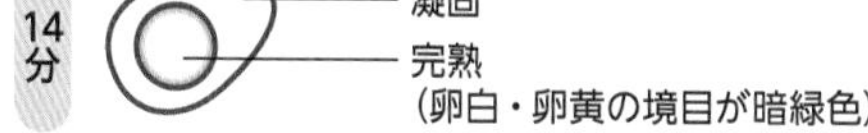

全半熟卵（70～75℃）

5分
少し固まりはじめる
半熟になりかける

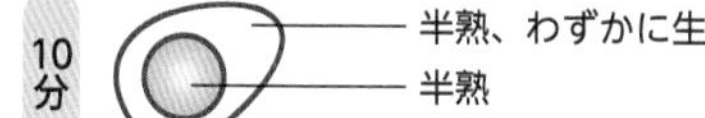

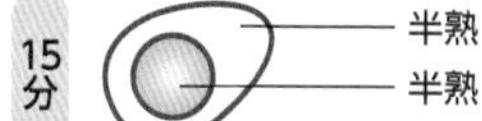

温泉卵（65～70℃）

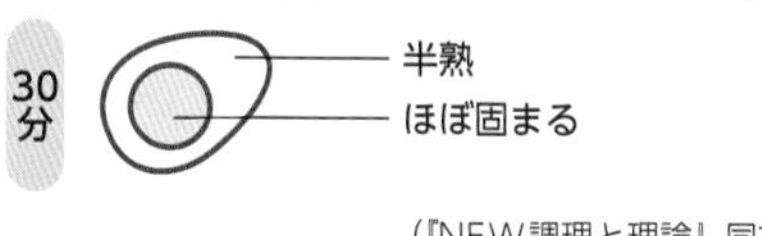

（『NEW調理と理論』同文書院）

ONE POINT 【ゆで卵の殻がきれいにむけない!?】これは、産卵直後の新しい卵をゆでたときによくある話。新しい卵の内側では炭酸ガスが気化して内圧が高まり、卵白が殻に密着するためむきにくくなる。ガスは徐々に抜けていくので、数日おいた卵だときれいにむける。

13 乳類

MILKS

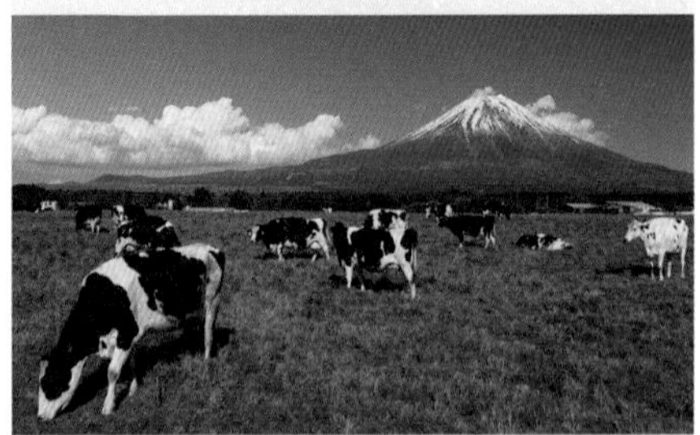

乳用牛（ホルスタイン種）の放牧

生乳は、ほ乳類の乳腺からの分泌物で、その動物の発育に必要な栄養素をすべて含んでいる。食用とされるのは、牛乳・やぎ乳・羊乳・馬乳などであるが、牛乳が世界中でもっとも広範囲に利用されている。牛乳は牛が家畜化された約1万年前から利用されており、産乳能力が高く、味もよいことから、もっとも普及した。バターやチーズなどにも加工される。

栄養上の特性

すぐれたたんぱく質源であり、日本人に不足しがちなカルシウムの供給源としても重要な食品である。

- アミノ酸価100で必須アミノ酸をバランスよく含んだ良質たんぱく質が多い。
- ビタミンB_2を多く含み、200mL1本で1日必要量の1/4がとれる。
- ビタミンAを多く含み、皮膚や粘膜を健康に保ち風邪などの病気に対する抵抗力を強める。
- 吸収率の高いカルシウムを多く含み、200mL1本で1日の必要量の1/4〜1/3がとれる。
- 人によっては分解しにくい乳糖を多く含む。

●牛乳の殺菌方法

温度	時間	殺菌法	構成比
62〜65℃	30分	低温保持殺菌法（LTLT）	2.5%
72℃以上	15秒以上	高温短時間殺菌法（HTST）	4.1%
75℃以上	15分以上	高温保持殺菌法（HTLT）	
120〜130℃	2〜3秒	超高温瞬間殺菌法（UHT）	91%
135〜150℃	1〜4秒	超高温滅菌殺菌法（UHL）	2.4%

（（社）全国牛乳流通改善協会などより）

選び方・保存のしかた

●変質した牛乳の見分け方

●牛乳の腐敗は、おもに好気性の胞子形成菌や、たんぱく質を分解する大腸菌などのはたらきによる。

目で見る	分離している
においをかぐ	すっぱいにおいがする
口に含む	酸味や苦味がある
加熱する	豆腐のように固まる

●牛乳の保存期間は、保存条件によってかわる。一般に、牛乳（UHT）・加工乳・乳飲料の保存期間は開封前10℃以下で冷蔵した場合、製造日より1週間程度である。しかし、一度封を切ると、外部の細菌が入って急速に変質することが多いので、10℃以下で冷蔵した場合でも2日以内に使い切るようにする。ただし、適正に保存されれば、この期間を過ぎても、品質が悪くなって飲めなくなるということはない。ロングライフ（LL）牛乳は、常温で約2か月の保存が可能である。しかし、開封した後は外部の細菌にさらされるので、同様に2〜3日以内に使った方が安全である。

●ヨーグルト

●きめ細かくなめらかで、気泡やひび割れがなく上澄の液の量があまり多くないものがよい。

- たんぱく質の青字の数値はアミノ酸組成によるたんぱく質
- 脂質の青字の数値は脂肪酸のトリアシルグリセロール当量
- 炭水化物の青字の数値は利用可能炭水化物（質量計）
- 食物繊維総量の黒字の数値はプロスキー変法、青字の数値はAOAC 2011.25法による分析

可食部100gあたり　Tr：微量　（ ）：推定値または推計値　ー：未測定

液状乳類

Liquid milk ●1C=210g

生乳（搾乳したままの牛の乳）を殺菌処理して、直接飲用に適するようにしたのが牛乳である。牛乳は栄養価が高く、理想的な食品である。牛乳の組成は約87%が水分で、残り13%が固形分である。たんぱく質・脂質・糖質・ミネラル・ビタミン類を全般的に豊富に含む。たんぱく質は8割がカゼインで、必須アミノ酸をすべて含む。脂肪は乳化状態にあるので消化吸収がよい。炭水化物の主成分である乳糖は、腸内で乳酸菌の繁殖を助け、リンとカルシウムの吸収を高める。ミネラルではカルシウムが多い。

●生乳
乳牛から搾ったまま未殺菌のもの。日本で飼育されている乳牛はほとんどがホルスタイン種であるが、一部でジャージー種も飼育されている。

●普通牛乳
一般に牛乳と呼ばれるもので、無脂乳固形分8%以上、乳脂肪分3%以上が含まれる。

●脱脂乳
牛乳からクリームを分離した残りの部分。そのまま飲用されるほか、脱脂粉乳・ヨーグルト・チーズ・アイスクリーム・還元牛乳などの原料に用いられる。

●加工乳
生乳を主体として、成分を調整した牛乳。成分濃度により、普通タイプ・濃厚牛乳（乳脂肪分、乳固形分が多い）・低脂肪乳（乳脂肪分が少なく、乳固形分が多い）などがある。

●乳児用液体ミルク
成分は乳児用調製粉乳と同様で、乳児にそのまま飲ませることができるよう、液状にして容器に密封した母乳代替食品。災害時に役立つ。

●乳飲料
牛乳や乳製品を主体として、コーヒー液・果汁・香料などを添加した飲料用の乳製品。

食品名	食品番号	廃棄率%	水分g	エネルギー kcal (200)	たんぱく質 g (20.0)	脂質 g (20.0)	コレステロール mg (100)	炭水化物 g (20.0)	食物繊維総量 g (2.0)	ナトリウム mg (200)	カリウム mg (200)	カルシウム mg (200)	リン mg (200)
生乳 ホルスタイン種	13002	0	87.7	63	2.8 / 3.2	3.8 / 3.7	12	4.4 / 4.7	– / –	40	140	110	91
普通牛乳	13003	0	87.4	61	3.0 / 3.3	3.5 / 3.8	12	4.4 / 4.8	– / –	41	150	110	93
脱脂乳	13006	0	91.0	31	3.1 / 3.4	0.1 / 0.1	3	4.6 / 4.8	– / –	51	150	100	97
加工乳 濃厚	13004	0	86.3	70	3.0 / 3.4	4.2 / 4.2	16	4.8 / 5.3	– / –	55	170	110	100
加工乳 低脂肪	13005	0	88.8	42	3.4 / 3.8	1.0 / 1.0	6	4.9 / 5.5	– / –	60	190	130	90
乳児用液体ミルク	13059	0	87.6	66	– / 1.5	– / 3.6	11	– / 7.1	–	–	81	45	29
乳飲料 コーヒー	13007	0	88.1	56	1.9 / 2.2	2.0 / 2.0	8	7.7 / 7.2	– / –	30	85	80	55

QA 給食で牛乳を飲み始めたのはいつ頃？▶大正の初めに東京の小学校で牛乳を飲んでいたという記録があるが、一般に全国の小学校で牛乳が飲まれるようになったのは第二次世界大戦後で、当時は脱脂粉乳をお湯で溶いたものを飲んでいた。1960年代にかけてしだいに牛乳にかわり、現在ではほとんどの小・中学校で牛乳が飲まれている。

10℃以下で冷蔵する。未開封ならば約2週間は
存可能である。開封後はなるべくはやく使い切る。
面に出る水分はホエー（乳清）なので心配はない。

●チーズ

色は種類によって異なるが、全体が均一で、にご
のないものがよく、かたさも平均しているものを
ぶ。苦味のないなめらかなものがよい。

ナチュラルタイプのものはラップに包み、密封容
に入れて、冷蔵庫で保存する。湿りけは禁物であ
。最適保存温度は2～5℃で、0℃以下にすると
の水分が凍結して組織がボロボロになってしま
。粉チーズは冷凍保存できる。

●牛乳類の分類

種類別	使用割合	成分 乳脂肪分	成分 無脂乳固形分
牛　乳	生乳100%	3.0%以上	8.0%以上
成分調整牛乳	生乳100%	−	8.0%以上
低脂肪牛乳	生乳100%	0.5%～1.5%	8.0%以上
無脂肪牛乳	生乳100%	0.5%未満	8.0%以上
加工乳	−	−	8.0%以上
乳飲料	−	乳固形分3.0%以上	

牛乳およびその加工品

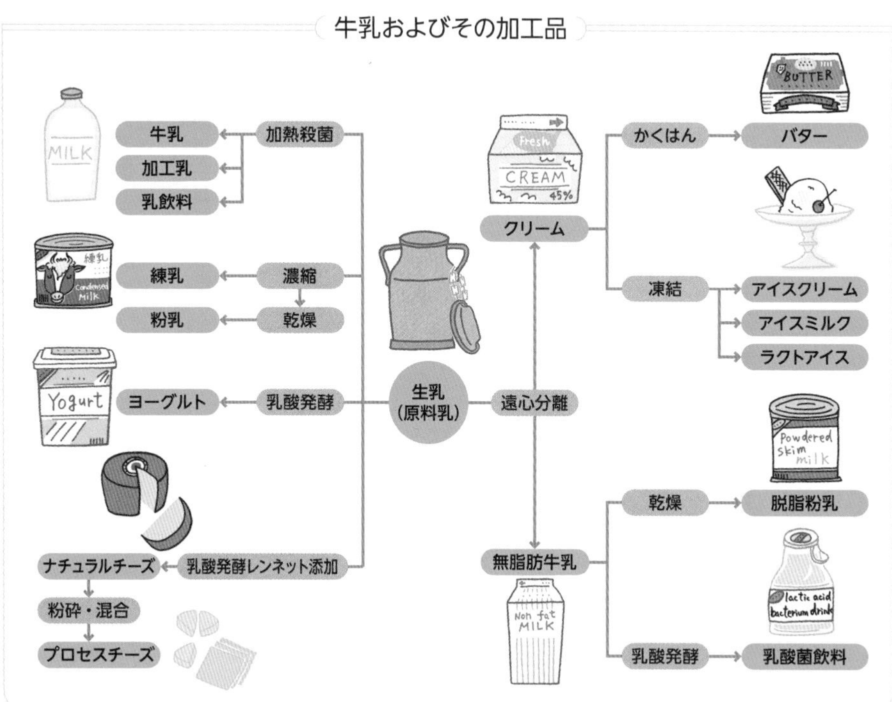

＊Trであるが、利用上の便宜のため少数第2位まで記載　　グラフ1本分の相当量

g 2.0	亜鉛 mg 2.0	ビタミンA レチノール活性当量 μg 20	ビタミンA レチノール μg 20	ビタミンA β-カロテン当量 μg 200	ビタミンD μg 2.0	ビタミンE α-トコフェロール mg 2.0	ビタミンB_1 mg 0.20	ビタミンB_2 mg 0.20	葉酸 μg 20	ビタミンC mg 20	食塩相当量 g 1.0
Tr	0.4	38	37	8	Tr	0.1	0.04	0.15	5	1	0.1
＊0.02	0.4	38	38	6	0.3	0.1	0.04	0.15	5	1	0.1
0.1	0.4	Tr	Tr	0	Tr	Tr	0.04	0.15	0	2	0.1
0.1	0.4	35	34	14	Tr	0.1	0.03	0.17	0	Tr	0.1
0.1	0.4	13	13	3	Tr	Tr	0.04	0.18	Tr	Tr	0.2
0.6	0.4	66	−	−	1.1	1.9	0.08	0.11	21	31	0
0.1	0.2	5	5	Tr	Tr	0.1	0.02	0.09	Tr	Tr	0.1

牛乳の性質と調理

●においを消す

牛乳のたんぱく質の80%を占めるカゼインはにおいを吸着しやすい性質があるので、肉や魚の下準備に使うと、生臭さが薄れる。

●こげ色をつける

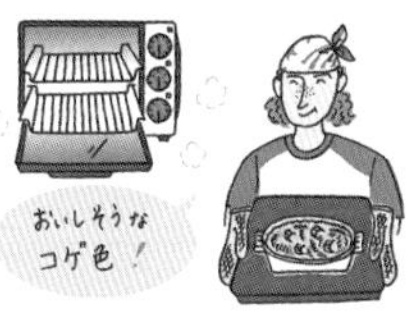

おいしそうなコゲ色！

グラタンやフレンチトーストなどを焼いたとき、こげ色がつき、香ばしいにおいがするのは、牛乳の乳たんぱくと乳糖が加熱されて反応を起こすためである。

●酸にあうと凝固する

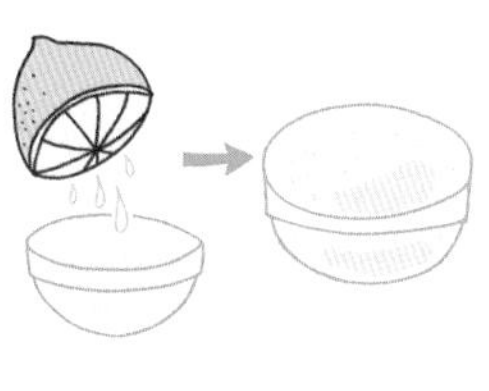

カゼインには、酸を加えると凝固する性質がある。牛乳に酸やレモン汁などを加えると、カテージチーズ風のものがつくれる。

●料理を白く仕上げる

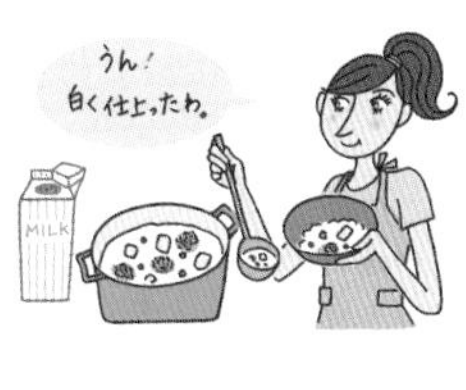

うん！白く仕上ったわ。
MILK

牛乳は、カゼイン粒子や脂肪球が光を乱反射するので、料理を白く仕上げる。ホワイトソース、ブラマンジュなど。

●濃度をつける

ホワイトソースなどの濃度は、牛乳の約12～13%を占める固形分の中のカルシウム塩とたんぱく質の一部が凝固し、粘りが出ることによってつく。

ONE POINT 【牛乳は薬だった】645年、百済からの帰化人の子である善那（ぜんな）が孝徳天皇に牛乳を献上したところ、典薬寮（てんやくりょう）の乳長上（ちちのおさのかみ）に任ぜられた。典薬寮は現代の大学の医学部や厚生労働省に相当する。つまり、牛乳は薬だと考えられたのだ。

- たんぱく質の青字の数値はアミノ酸組成によるたんぱく質
- 脂質の青字の数値は脂肪酸のトリアシルグリセロール当量
- 炭水化物の青字の数値は利用可能炭水化物（質量計）
- 食物繊維総量の黒字の数値はプロスキー変法、青字の数値はAOAC 2011.25法による分析

可食部100gあたり　Tr：微量　（ ）：推定値または推計値　ー：未測定

粉乳類
Milk powder ●大1=6g

牛乳を濃縮・乾燥させて粉末としたもの。製品の溶解性を低下させないために新鮮乳を用いる。脂肪含有の有無により、牛乳を乾燥させた全粉乳と、脱脂乳を乾燥させた脱脂粉乳とに分かれるが、脱脂粉乳の方がはるかに生産量が多い。乳児用調製粉乳は、粉乳をベースとして、乳児に必要な乳類やビタミン類、ミネラルなどを配合して乾燥させたもの。

練乳
Condensed whole milk ●大1=21g

生乳または牛乳を煮詰めて濃縮したもの。加糖練乳は、コンデンスミルクともいい、牛乳に砂糖を加え、1/3の量に濃縮したもの。

クリーム類
Cream ●クリーム・ホイップクリーム大1=15g

●クリーム
牛乳を遠心分離機にかけ、脱脂乳を分離させてとった脂肪のこと。乳等省令では乳脂肪18%以上とされる。乳脂肪が低いクリーム（18～30%）と高いクリーム（30～48%）がある。乳脂肪が低いクリームはおもにコーヒー用に、高いクリームは製菓用、ホイップ用とされる。植物性のものは、植物性油脂を加えた脂肪置換クリームである。

●ホイップクリーム
高脂肪クリームを泡立てたもの。シャンティクリームともいう。洋菓子・料理・デザートの材料として用いられる。

●コーヒーホワイトナー
低脂肪クリームや乳脂肪の一部を植物性油脂と置き換えて安定性をもたせた脂肪置換クリームを原料として、コーヒー用に加工した市販のクリーム。脂肪含量は20%前後である。コーヒーの渋味をマイルドにする目的で、好みにより用いられる。液状のものと粉末状のものがあり、それぞれ動物性と植物性がある。原料の脂肪には、使用目的によって乳化剤・安定剤などが添加される。

ヨーグルト
Yogurt ●1C=210g

乳または乳製品を原材料とした、乳酸菌による発酵製品。

●全脂無糖
プレーンヨーグルトと呼ばれるもの。乳脂肪分を3%程度含む。

●脱脂加糖
別名普通ヨーグルト。脱脂乳を原料として、砂糖、果糖等の糖類を添加してある。通常、ゼラチンや寒天などの凝固剤を加えたカップ入りのものが多い。

●ドリンクタイプ
一般的に、「飲むヨーグルト」と呼ばれる。ヨーグルトを機械的に均一の液状にしたもの。加糖されているものが多い。

乳酸菌飲料
Lactic acid bacteria beverages

牛乳などを発酵させたものを原料とした飲み物で、無脂乳固形分が3%以上。

●乳製品
発酵後の殺菌処理がなく、乳酸菌が生存しているもの。

●殺菌乳製品
発酵後、殺菌処理をするため、乳酸菌自体はない。希釈して飲むタイプの飲料。

食品名	食品番号	廃棄率%	水分g	エネルギー kcal	たんぱく質 g（青字）	たんぱく質 g	脂質 g（青字）	脂質 g	コレステロール mg	炭水化物 g（青字）	炭水化物 g	食物繊維総量 g（青字）	食物繊維総量 g	ナトリウム mg	カリウム mg	カルシウム mg	リン mg
脱脂粉乳	13010	0	3.8	354	30.6	34.0	0.7	1.0	25	47.9	53.3	ー	ー	570	1800	1100	100
乳児用調製粉乳	13011	0	2.6	510	10.8	12.4	26.0	26.8	63	51.3	55.9	ー	ー	140	500	370	22
加糖練乳	13013	0	26.1	314	7.0	7.7	8.4	8.5	19	53.2	56.0	ー	ー	96	400	260	22
クリーム 乳脂肪	13014	0	48.2	404	1.6	1.9	39.6	43.0	64	2.7	6.5	ー	ー	43	76	49	8
クリーム 植物性脂肪	13016	0	55.5	353	1.1	1.3	37.6	39.5	21	2.5	3.3	ー	ー	40	67	50	7
ホイップクリーム 乳脂肪・植物性脂肪	13018	0	44.0	394	(3.5)	4.0	(36.7)	38.4	57	(12.6)	12.9	ー	ー	130	69	42	12
コーヒーホワイトナー 液状 乳脂肪・植物性脂肪	13021	0	69.2	227	(4.2)	4.8	(21.2)	21.6	27	(1.7)	3.7	ー	ー	160	50	26	14
コーヒーホワイトナー 粉末状 乳脂肪	13023	0	2.8	504	(6.5)	7.6	24.4	27.3	86	57.7	60.4	ー	ー	360	360	87	24
全脂無糖	13025	0	87.7	56	3.3	3.6	2.8	3.0	12	3.8	4.9	ー	ー	48	170	120	10
脱脂加糖	13026	0	82.6	65	4.0	4.3	0.2	0.2	4	11.2	11.9	ー	ー	60	150	120	10
ドリンクタイプ 加糖	13027	0	83.8	64	2.6	2.9	0.5	0.5	3	10.1	12.2	ー	ー	50	130	110	8
乳製品	13028	0	82.1	64	0.9	1.1	Tr	0.1	1	15.1	16.4	ー	ー	18	48	43	3
殺菌乳製品	13029	0	45.5	217	1.3	1.5	0.1	0.1	2	ー	52.6	ー	ー	19	60	55	4

Q&A アイスクリームが一番売れるのは何℃のとき？【23～24℃　26～28℃　30～32℃　33℃以上】▶暑くなると冷たいものが欲しくなるが、アイスクリームがもっとも売れるのは、気温が26～28℃くらいのとき。気温が30℃以上になると売り上げはダウンする。味がこってりしているためかな……。

グラフ1本分の相当量

…g	亜鉛 mg	ビタミンA レチノール活性当量 µg	ビタミンA レチノール µg	ビタミンA β-カロテン当量 µg	ビタミンD µg	ビタミンE α-トコフェロール mg	ビタミンB1 mg	ビタミンB2 mg	葉酸 µg	ビタミンC mg	食塩相当量 g
2.0	2.0	20	20	200	2.0	2.0	0.20	0.20	20	20	1.0
0.5	3.9	6	6	Tr	Tr	Tr	0.30	1.60	1	5	1.4
6.5	2.8	560	560	85	9.3	5.5	0.41	0.72	82	53	0.4
0.1	0.8	120	120	20	0.1	0.2	0.08	0.37	1	2	0.2
0.1	0.2	160	150	110	0.3	0.4	0.02	0.13	0	0	0.1
0	0.2	9	1	99	0.1	4.0	0.01	0.07	0	0	0.1
0.1	0.3	180	170	96	0.2	0.4	0.01	0.06	3	(Tr)	0.3
0.1	0.3	77	75	24	0.1	0.1	0.01	0.04	2	Tr	0.4
0	0.4	320	310	100	0.2	0.8	0.02	0.65	10	0	0.9
Tr	0.4	33	33	3	0	0.1	0.04	0.14	11	1	0.1
0.1	0.4	(0)	(0)	(0)	Tr	Tr	0.03	0.15	3	Tr	0.2
0.1	Tr	5	5	1	Tr	Tr	0.01	0.12	1	Tr	0.1
Tr	0.4	0	0	0	0	Tr	0.01	0.05	Tr	Tr	0
0.1	0.2	(0)	(0)	(0)	Tr	Tr	0.02	0.08	Tr	0	0

おもな乳用牛種

●ホルスタイン種

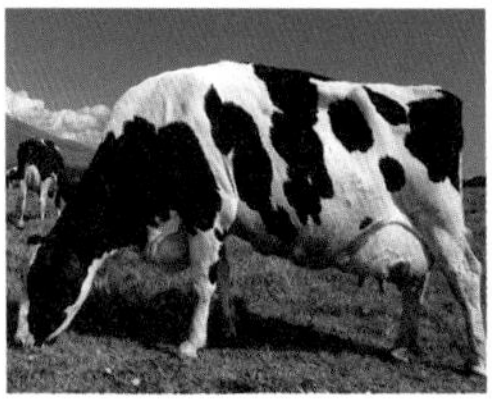

乳用牛の代表格。オランダ・ドイツ北部原産で日本の乳牛の98%を占める。乳量は多いが、乳固形分とたんぱく質と脂質の含有量は少ない。

●ジャージー種

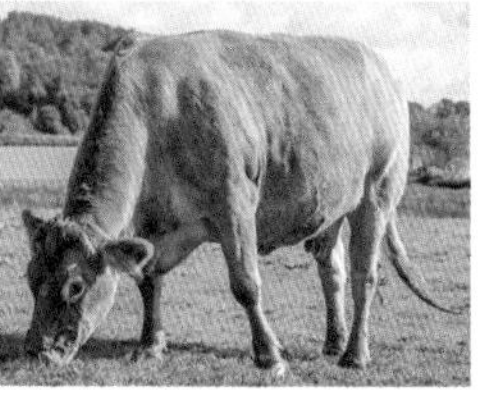

イングランド・チャネル諸島原産。1頭あたりの乳量はホルスタインの2/3とあまり多くないが、脂肪分とビタミンAが多い。

ヨーグルト・あれこれ

●世界のヨーグルト

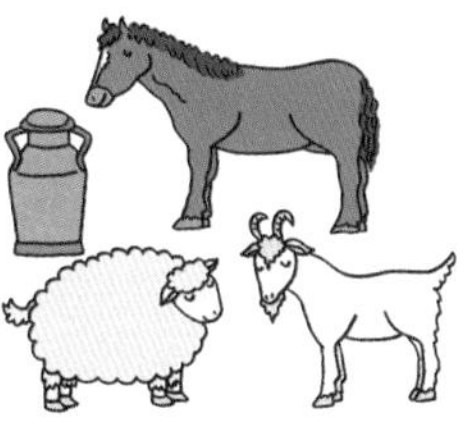

世界には牛以外の乳を利用してつくるヨーグルトもある。中近東では羊・やぎ・ラクダなど、アジアでは羊・やぎ・馬・ラクダなどの乳を使って乳製品がつくられている。

●一緒に食べるとよいもの

ヨーグルトの健康効果をあげるにはヨーグルトが含まない食物繊維、ビタミンC、オリゴ糖などを含む食品と一緒にとることが望ましい。一般に果実がよいが、キウイフルーツやパインアップルはそれらがもつ酵素がたんぱく質から苦味を出す物質をつくってしまう。これらの果実と一緒に食べる場合は長時間置いたままにしないよう注意しよう。

あなたの好きなアイスクリームは?

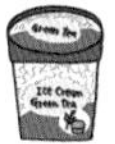

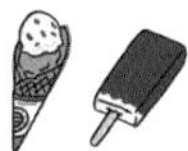

人気のフレーバー ベスト5

1位	バニラ	60.6%
2位	チョコレート	48.9%
3位	抹茶	36.8%
4位	クッキー&クリーム	35.1%
5位	ストロベリー	32.7%

(日本アイスクリーム協会「アイスクリーム白書2021」)

お菓子や飲み物を対象とした「好きなデザート」調査では、「アイスクリーム」が人気ナンバー1に選ばれている(2位は「ケーキ・シュークリーム」、3位は「チョコレート」と続く)。アイスクリームは、調査開始以来ずっと、不動の1位に君臨するキング・オブ・デザートともいえる。

好きなフレーバー(風味)では、1位「バニラ」、2位「チョコレート」は、不動の人気を保っている。近年の調査では「抹茶」が人気で、3位を占めている。「クッキー&クリーム」と「ストロベリー」も上位にランクインすることが多く、根強い人気を誇る。6位以降は「ミルク」「あずき」「ソーダ味」と続く。

ONE POINT 【醍醐味(だいごみ)は最上の乳製品】仏教では、乳を精製する過程の五段階を「五味」といい、最後の段階の「醍醐」を純粋で最高の味であるとした。そこから転じて、醍醐味は深い味わい、本当のおもしろさ、物事の神髄(しんずい)などをいう言葉となった。

13 乳類

- たんぱく質の青字の数値はアミノ酸組成によるたんぱく質
- 脂質の青字の数値は脂肪酸のトリアシルグリセロール当量
- 炭水化物の青字の数値は利用可能炭水化物（質量計）
- 食物繊維総量の黒字の数値はプロスキー変法、青字の数値はAOAC 2011.25法による分析

廃棄率％ 水分g

可食部100gあたり　Tr：微量　（ ）：推定値または推計値　－：未測定

チーズ類 Cheese

●1切=30g　パルメザン大1=6g

ナチュラルチーズとプロセスチーズがある。ナチュラルチーズは、牛乳・羊乳・やぎ乳などに酵素と乳酸菌を作用させて脂肪とたんぱく質を固め、水気を切って熟成・発酵させたもの。かびを添加して熟成させるものもある。

●カテージ
フレッシュチーズの一種で、代表的な非熟成タイプ。脱脂乳を原料とするので、高たんぱくで低カロリー。サラダなどに利用する。

●カマンベール
フランスのカマンベール村原産の軟質チーズ。白かびタイプで、中身はクリーミー。

●クリーム
生クリームを加えてつくる、熟成させないフレッシュチーズ。脂肪分が多い。なめらかな口当たりで、軽い酸味がある。加工しやすい。

●パルメザン
元来はイタリアのエミリア・ロマーニャ地方の超硬質チーズ（パルミジャーノ・レッジャーノ）。すりおろして、スパゲッティ・グラタン・サラダなど料理用として使われることが多い。

●ブルー
青かびを用いて熟成させた半硬質チーズ。くせの強い独特な風味が特徴。フランスのロックフォール、イタリアのゴルゴンゾーラ、イギリスのスティルトンは世界三大ブルーチーズと呼ばれる。青かびは光に弱いので暗所で保存する。

●モッツァレラ
非熟成タイプで、フレッシュチーズの一種。熱を加えると非常によく伸びる。ピザなどに利用。

●プロセスチーズ
日本ではもっとも一般的なチーズ。ナチュラルチーズを混ぜ合わせて加熱・乳化・成形したもの。殺菌してあるため熟成が止まり、保存性も高い。

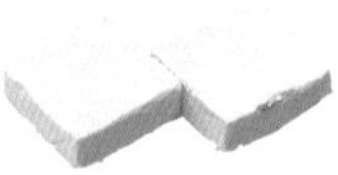

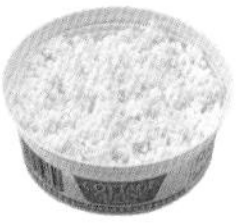

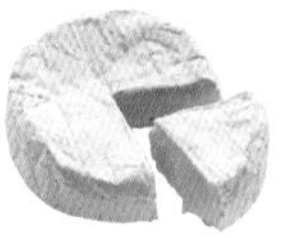

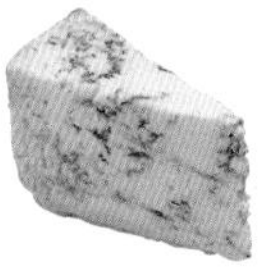

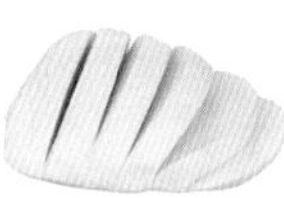

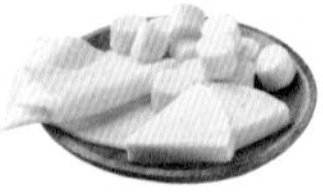

アイスクリーム類 Ice cream

●中1個=80g

クリームに牛乳・砂糖・香料・乳化剤などを加え、空気を加えながら凍結させた氷菓。16世紀中頃にイタリアで考案。乳等省令により、乳脂肪分や乳固形物の割合で、アイスクリーム・アイスミルク・ラクトアイスに分類される。

●アイスクリーム
乳固形分15％以上、乳脂肪分8％以上と規定され、もっとも濃厚な味とこくを有する。チョコレートなどを加えた製品が多い。

●アイスミルク
乳固形分10％以上、乳脂肪分3％以上で、多くの製品が、乳脂肪以外に植物性脂肪を含む。

●ラクトアイス
乳固形分3％以上のもの。乳脂肪分に対する規格はない。植物性脂肪を多く含む。

●ソフトクリーム
液状のアイスクリームミックスをフリーザーにかけ、硬化させずに絞り出したもの。さまざまなフレーバーがある。

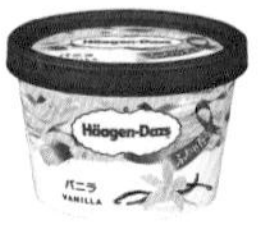

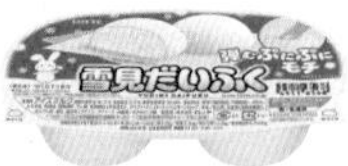

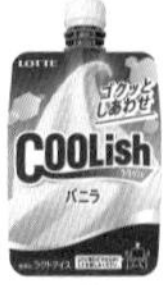

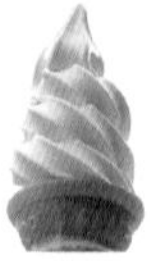

シャーベット Sherbet

フランス語でソルベ。果汁・リキュール・シャンパンなどに甘味をつけ、凍らせた氷菓。市販品は甘味料・安定剤・香料などを加える。

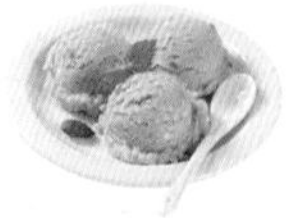

人乳 Human milk

母乳ともいわれ、乳児にもっとも適した栄養源である。牛乳に比べ、たんぱく質が少なく、糖質が多く、ミネラルは少ない。

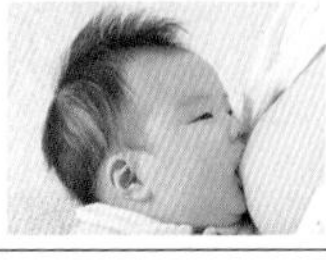

食品名	番号	廃棄率％	水分g	エネルギー kcal	たんぱく質 g	脂質 g	コレステロール mg	炭水化物 g	食物繊維総量 g	ナトリウム mg	カリウム mg	カルシウム mg	リン mg
ナチュラルチーズ カテージ	13033	0	79.0	99	13.2 13.3	4.1 4.5	20	0.5 1.9	－ －	400	50	55	13
ナチュラルチーズ カマンベール	13034	0	51.8	291	17.7 19.1	22.5 24.7	87	0 0.9	－ －	800	120	460	330
ナチュラルチーズ クリーム	13035	0	55.5	313	7.6 8.2	30.1 33.0	99	2.4 2.3	－ －	260	70	70	8
ナチュラルチーズ パルメザン	13038	0	15.4	445	(41.1) 44.0	27.6 30.8	96	(0) 1.9	－ －	1500	120	1300	85
ナチュラルチーズ ブルー	13039	0	45.6	326	(17.5) 18.8	26.1 29.0	90	(0) 1.0	－ －	1500	120	590	44
ナチュラルチーズ モッツァレラ	13056	0	56.3	269	－ 18.4	－ 19.9	62	(0) 4.2	－ －	70	20	330	26
プロセスチーズ	13040	0	45.0	313	21.6 22.7	24.7 26.0	78	0.1 1.3	－ －	1100	60	630	73
アイスクリーム 高脂肪	13042	0	61.3	205	3.1 3.5	10.8 12.0	32	17.3 22.4	－ 0.1	80	160	130	11
アイスミルク	13044	0	65.6	167	(3.0) 3.4	6.5 6.4	18	－ 23.9	－ －	75	140	110	10
ラクトアイス 普通脂肪	13045	0	60.4	217	2.7 3.1	14.1 13.6	21	20.0 22.2	－ －	61	150	95	9
ソフトクリーム	13047	0	69.6	146	(3.4) 3.8	5.6 5.6	13	－ 20.1	－ －	65	190	130	11
シャーベット	13049	0	69.1	128	－ 0.9	1.0 1.0	1	－ 28.7	－ －	13	95	22	2
人乳	13051	0	88.0	61	0.8 1.1	3.6 3.5	15	(6.4) 7.2	－ －	15	48	27	1

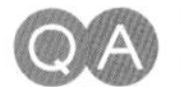
チーズに生えるかびは毒ではないの？▶かびには、人間にとって良いかびと悪いかびの2種類があり、チーズに生えるのは前者のかびで毒素をもっていない。そのため身体には害がない。また、これらのかびは悪いかびの繁殖を防ぎ、チーズの脂肪やたんぱく質を分解してよりおいしくするはたらきがある。

＊Trであるが、利用上の便宜のため少数第２位まで記載　　グラフ１本分の相当量

	亜鉛	ビタミンA			ビタミンD	ビタミンE	ビタミンB1	ビタミンB2	葉酸	ビタミンC	食塩相当量
		レチノール活性当量	レチノール	β-カロテン当量		α-トコフェロール					
g 2.0	mg 2.0	μg 20	μg 20	μg 200	μg 2.0	mg 2.0	mg 0.20	mg 0.20	μg 20	mg 20	g 1.0
0.1	0.5	37	35	20	0	0.1	0.02	0.15	21	(0)	1.0
0.2	2.8	240	230	140	0.2	0.9	0.03	0.48	47	(0)	2.0
0.1	0.7	250	240	170	0.2	1.2	0.03	0.22	11	(0)	0.7
0.4	7.3	240	230	120	0.2	0.8	0.05	0.68	10	(0)	3.8
0.3	2.5	280	270	170	0.3	0.6	0.03	0.42	57	(0)	3.8
0.1	2.8	280	280	–	0.2	0.6	0.01	0.19	9	–	0.2
0.3	3.2	260	240	230	Tr	1.1	0.03	0.38	27	0	2.8
0.1	0.5	100	100	45	0.1	0.2	0.06	0.18	Tr	Tr	0.2
0.1	0.3	22	21	9	0.1	0.1	0.03	0.14	Tr	Tr	0.2
0.1	0.4	10	10	0	Tr	0.6	0.03	0.15	1	Tr	0.2
0.1	0.4	18	17	9	0.1	0.2	0.05	0.22	Tr	(0)	0.2
0.1	0.1	(0)	(0)	(0)	Tr	Tr	0.04	0.05	Tr	0	0
*0.04	0.3	46	45	12	0.3	0.4	0.01	0.03	Tr	5	0

ナチュラルチーズの６つのタイプ

●フレッシュタイプ

熟成させないタイプでクリーミーなものが多い。オードブルやサラダに。クリームチーズ、カテージチーズ、モッツァレラ、マスカルポーネなど

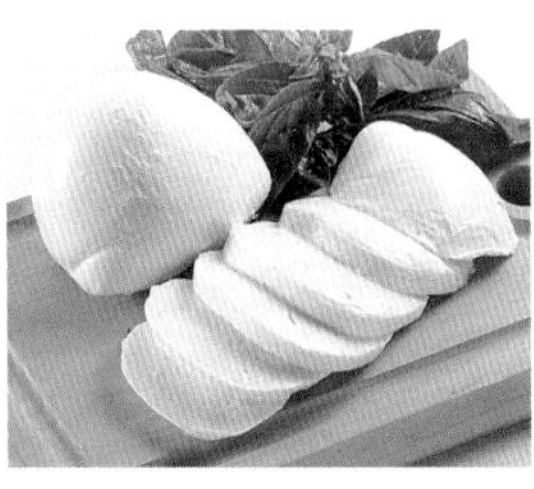

●白かびタイプ

表面に白かびをつけて熟成させるタイプで、あっさりとした味わい。白かびはたんぱく質分解酵素を出し、外側から熟成させる。ブリー、カマンベールなど

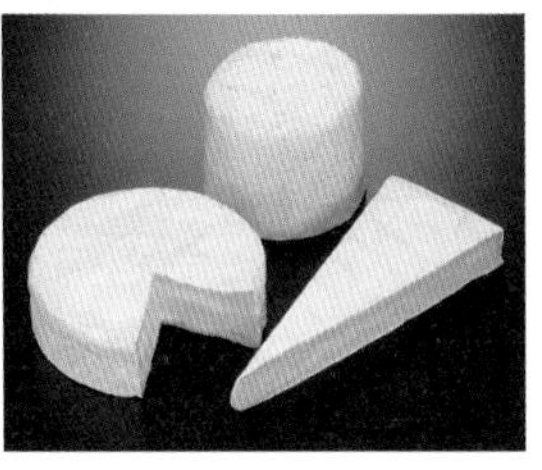

●青かびタイプ

チーズの中に青かびを繁殖させ、熟成させるタイプで、ブルーチーズと呼ばれる。強い香りと塩味が特徴。ロックフォール、スティルトン、ゴルゴンゾーラなど

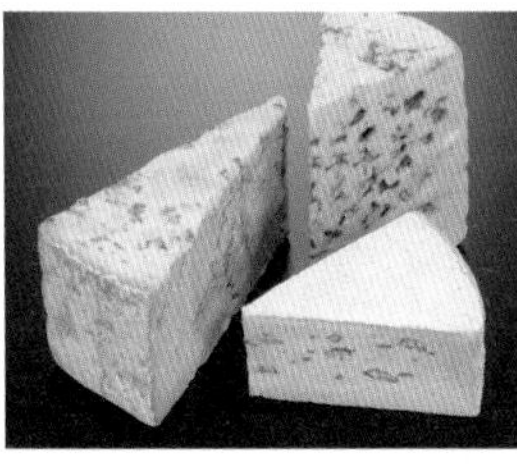

●セミハード・ハードタイプ

水分を抜き、乳酸菌などで長期熟成させるタイプ。独特のこくのある味わい。ゴーダ、エメンタール、サムソー、パルメザン、ミモレット、チェダーなど

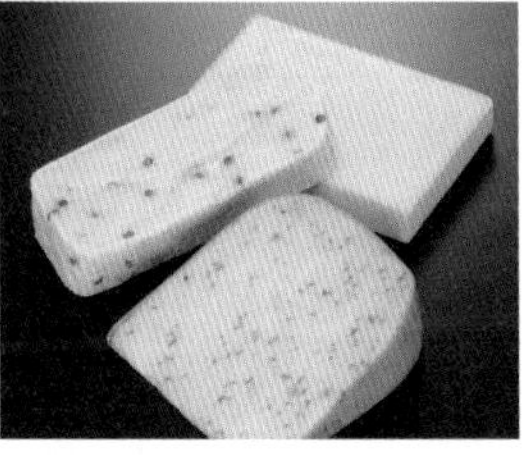

●ウォッシュタイプ

表面を塩水やワイン、ビールなどで洗いながら熟成させるタイプ。くせが強く、こくのある味わい。ポン・レヴェック、マンステール、リヴァロなど

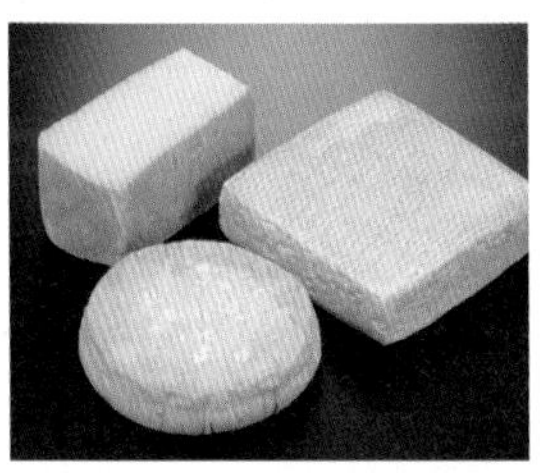

●シェーブルタイプ

やぎの乳からつくるタイプ。熟成が進むと独特の風味や香りが強くなる。まろやかな酸味。ピラミッド、サント・モール、クロタン・ドゥ・シャヴィニョールなど

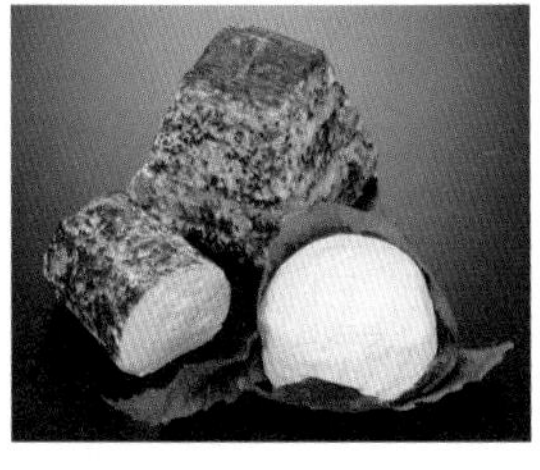

ONE POINT 【5月9日はアイスクリームの日】日本人で初めてアイスクリームを食べたのは、1860（万延元）年に江戸幕府がアメリカへ派遣した使節団の人々。日本では横浜の馬車道通りで1869（明治2）年5月9日に「あいすくりん」の名で売り出されたが、現在に換算すると１個が8000円ほどしたという。

14 油脂類

FATS & OILS

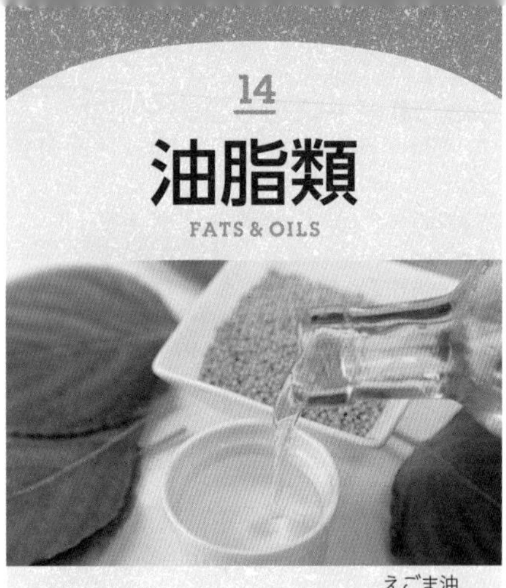

えごま油

食用の油脂は、常温（15℃～20℃）で液体のものを油(oil)、固体のものを脂(fat)といい、それぞれに植物性油脂と動物性油脂などがある。

栄養上の特性

油脂は1gあたりのエネルギーが9kcalと多い。脂溶性ビタミン（ビタミンA・D・Eなど）は、油脂類ととると溶けて吸収がよく、また体内への吸収もよい。ほうれんそうのソテー、にんじんのグラッセなどは、この効果を利用した調理例である。また、魚油では、あじ・さば・いわしなどの青魚に多く含まれるイコサペンタエン酸（IPA）、ドコサヘキサエン酸（DHA）は動脈硬化、血栓症の予防によいといわれている（➔p.106）。

選び方・保存のしかた

●植物油

●特有の香りがあり、にごりがなく、淡色のものがよい。JASマークがついたものには原材料が表示されているので確認する。

●動物脂

●固有の色つやがあり、組織がなめらかで異臭のないものがよい。製造年月日の新しいものを選ぶ。

●植物油・動物脂ともに空気に触れると酸化するので、密封し、冷暗所に保存する。

●油脂類の分類

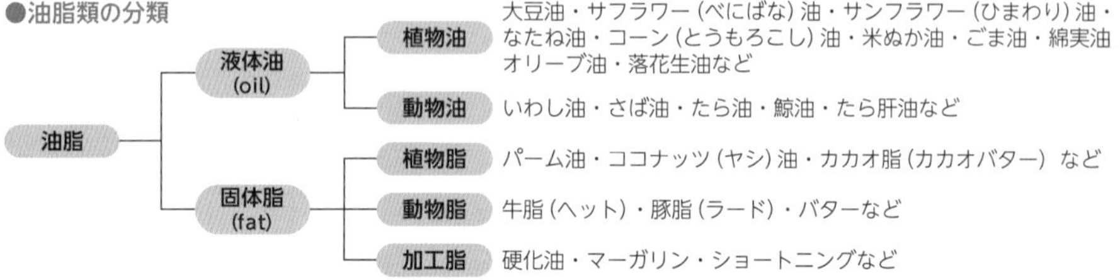

- たんぱく質の青字の数値はアミノ酸組成によるたんぱく質
- 脂質の青字の数値は脂肪酸のトリアシルグリセロール当量
- 炭水化物の青字の数値は利用可能炭水化物（質量計）
- 食物繊維総量の黒字の数値はプロスキー変法、青字の数値はAOAC 2011.25法による分析

可食部100gあたり　Tr：微量　（ ）：推定値または推計値　ー：未測定

オリーブ油 Olive oil
●小1=4g　大1=12g　1C=180g

オリーブの実を圧搾してとった不乾性油。薄い黄緑色で、軽い香りがある。主産地である地中海沿岸地域の料理には欠かせない。

ごま油 Sesame oil
●小1=4g　大1=12g　1C=180g

ごまを煎らずに生のまま採取し精製したもの。透明でくせがなく、抗酸化物質のゴマリグナンが豊富。太白（たいはく）と呼ばれる。

調合油 Vegetable oil, blend
●小1=4g　大1=12g　1C=180g

だいず油となたね油を調合した、いわゆるサラダ油のこと。ドレッシングやマヨネーズなどに用いて生で食べることを目的としている。

ラード Lard
●1C=170g

豚肉の脂身からとった脂肪。風味がよく、中国料理や業務用の揚げ油、マーガリン・ショートニング・即席ラーメンなどの製造に用いられる。

バター類 Butter
●大1=12g

牛乳から分離した乳脂肪分（クリーム）をさらに攪拌（かくはん）して、乳脂肪の粒子を包んでいるたんぱく質の膜を壊し、脂肪だけを取りだして練り上げたもの。有塩バターは、練り上げるときに2～3%の塩分が添加されている。日本やアメリカなどでは最も一般的なタイプ。食塩不使用バターは、製造過程で塩分を加えないバターで、おもに製菓用に利用される。

マーガリン類 Margarine
●大1=12g

フランスでバターが不足していた時代に代替品として考案されたものが原型。バターの原料が牛乳なのに対し、マーガリンの原料は植物性・動物性の油脂である。油脂含有率が80%以上であるとマーガリン、80%未満であるとファットスプレッドと決められている。ファットスプレッドは、油分が少なく水分の割合が多いため、カロリーが少なくて柔らかい。

食品名	番号	廃棄率%	水分g	エネルギー kcal	たんぱく質 g	脂質 g	コレステロール mg	炭水化物 g	食物繊維総量 g	ナトリウム mg	カリウム mg	カルシウム mg	リン mg
オリーブ油	14001	0	0	894	– 0	98.9 100	0	– 0	– –	Tr	0	Tr	[illegible]
ごま油	14002	0	0	890	– 0	98.1 100	0	– 0	– –	Tr	Tr	1	[illegible]
調合油	14006	0	0	886	– 0	97.2 100	2	– 0	– –	0	Tr	Tr	[illegible]
ラード	14016	0	0	885	– 0	97.0 100	100	– 0	– –	0	0	0	[illegible]
無発酵バター 有塩バター	14017	0	16.2	700	0.5 0.6	74.5 81.0	210	0.5 0.2	– –	750	28	15	[illegible]
無発酵バター 食塩不使用バター	14018	0	15.8	720	(0.4) 0.5	77.0 83.0	220	(0.6) 0.2	– –	11	22	14	[illegible]
マーガリン 家庭用 有塩	14020	0	14.7	715	0.4 0.4	78.9 83.1	5	0.8 0.5	– –	500	27	14	[illegible]
ファットスプレッド	14021	0	30.2	579	0.1 0.2	64.1 69.1	4	0.6 0	– –	420	17	8	[illegible]

QA 油も凍ることはあるの？▶実は油も、低温の場所に置いておくと凍る。油はいろいろな種類の脂肪酸やグリセリンの混合物なので、凍る温度や凍り方はいろいろあるが、おもに白くにごったり、結晶ができたりする。凍っても品質は変化しないので、湯せんにかけるなどして温めれば元に戻る。

●バター・マーガリンの品質変化

種類		保存温度	酸化 (%) 試験開始	3か月後	6か月後	1年後
マーガリン	ソフトタイプ	5℃	0.44	0.50	0.53	0.55
		20℃	0.44	0.69	0.88	0.98
	ハードタイプ	5℃	0.39	0.45	0.49	0.63
		20℃	0.39	0.59	0.97	1.75
バター		5℃	0.93	0.98	1.08	1.60
		20℃	0.93	1.10	1.26	6.24

保存温度が高いほど油脂の変敗がすすむ。

●国民1人1日あたり油脂類供給量の推移

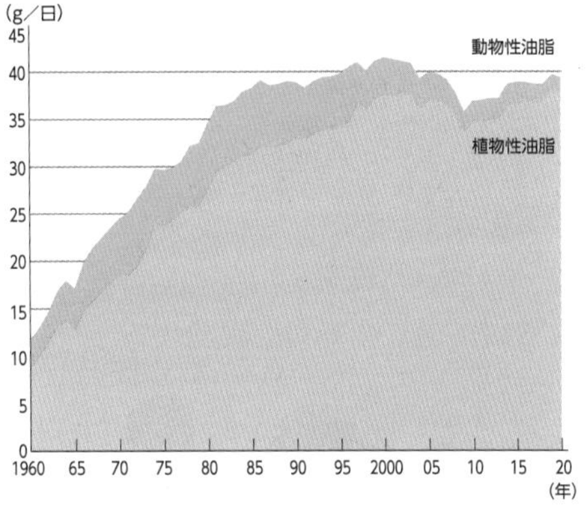

(農林水産省「食料需給表」)

戦後、日本人の食生活は西洋化がすすみ、60年代以降急激に油脂の供給量が増加した。健康志向によって2000年前後をピークに伸びは鈍化していたが、最近また増加傾向にある。

揚げ油の始末

揚げ物のあと、油が熱いうちにこすのが鉄則だ。それは、揚げ物をして180℃前後になった油には材料のさまざまな成分が溶け出し、時間がたつにつれて、油がそのにおいを吸収するからである。油が熱いうちにこし、光の通らない容器に保管するのが油を長持ちさせるコツ。200℃以上の高温にしなければ、新しい油を加えて何度でも使うことができる。ただし、にごってドロドロになったら、新聞紙などにしみこませて捨てるか、市販の薬剤で固めて捨てるようにする。そのまま流しに捨ててはいけない。

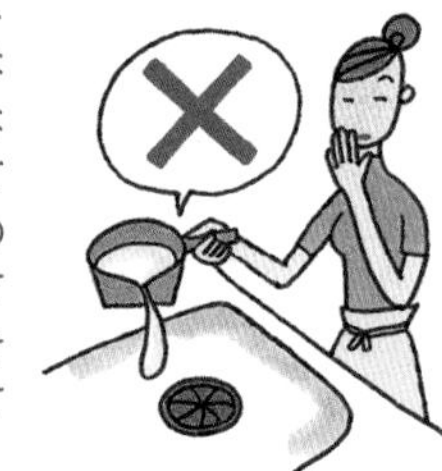

グラフ1本分の相当量

g 2.0	亜鉛 mg 2.0	ビタミンA レチノール活性当量 µg 20	ビタミンA レチノール µg 20	ビタミンA β-カロテン当量 µg 200	ビタミンD µg 2.0	ビタミンE α-トコフェロール mg 2.0	ビタミンB1 mg 0.20	ビタミンB2 mg 0.20	葉酸 µg 20	ビタミンC mg 20	食塩相当量 g 1.0
0	0	15	0	180	(0)	7.4	0	0	(0)	(0)	0
0.1	Tr	0	0	Tr	(0)	0.4	0	0	(0)	(0)	0
0	Tr	0	0	0	(0)	13.0	0	0	(0)	(0)	0
0	Tr	0	0	0	0.2	0.3	0	0	0	0	0
0.1	0.1	520	500	190	0.6	1.5	0.01	0.03	Tr	0	1.9
0.4	0.1	800	780	190	0.7	1.4	0	0.03	1	0	0
Tr	0.1	25	0	300	11.0	15.0	0.01	0.03	Tr	0	1.3
Tr	Tr	31	0	380	1.1	16.0	0.02	0.02	Tr	0	1.1

見えるあぶらと見えないあぶら

過剰摂取が肥満につながり、生活習慣病を引き起こす原因として取り上げられることも多い油脂類。しかし、ただ油抜きの調理などにすると脂溶性ビタミンの吸収が妨げられてしまう。油脂類の摂取で注意すべきことは、その種類や特性を知った上でバランスのよい摂取を心がけることである。

また、調味料としての「見えるあぶら」だけでなく、食品に含まれる「見えないあぶら」の量も考慮して、摂取する食品を選ぶなどの姿勢も大切だ。

●厚生労働省による脂質摂取の目標量

1日に摂取する脂質の量は、総摂取エネルギー量の20～30%が望ましいとされている（➔p.205）。しかし20歳台では、77%の人が25%を超えるエネルギーを脂質から摂取し、45%の人が、30%を超えるエネルギーを脂質から摂取している。

1日あたりの脂質摂取の内訳から見ると、見えないあぶら47.8 gに対して、見えるあぶらは13.2 gである。意識せずに摂取してしまう見えないあぶらの摂取量を減らす工夫が必要である。

●1日あたりの脂質摂取の内訳 (2019年/g)

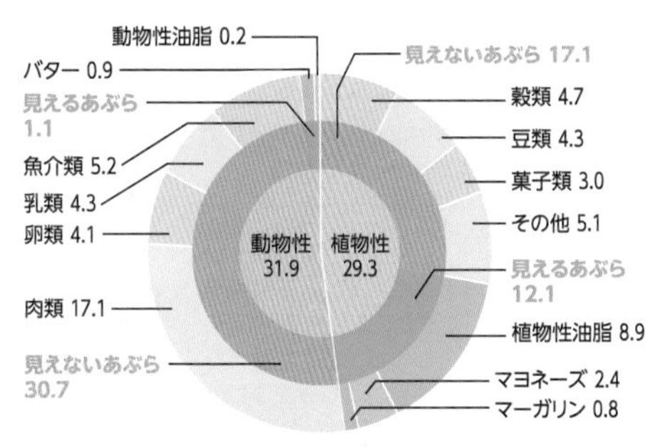

(厚生労働省「国民健康・栄養調査」)

ONE POINT 【酸化しにくいオリーブ油】オリーブ油は、血液中の悪玉コレステロールを減らす、老化の原因とされる活性酸素の活動を抑える等のはたらきをし、不飽和脂肪酸の中でも最も酸化しにくいオレイン酸を70%以上も含むために、健康的な油といわれる。

15

菓子類

CONFECTIONERIES

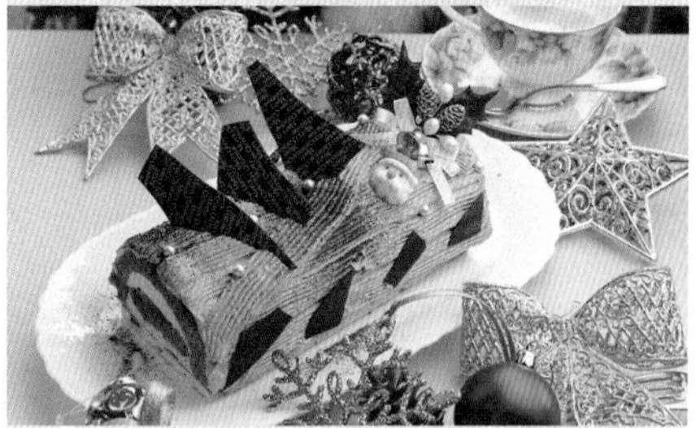

ビュッシュ・ド・ノエル（クリスマスのケーキ）

菓子は、穀粉・砂糖・油脂・卵・乳製品などを原材料とし、これにほかの食品材料を添加・加工したし好食品である。その種類は多く、和・洋・中華菓子に大別される。和菓子は日本で発達した菓子であるが、日本古来のものは少なく、南蛮菓子など外来のものが日本で同化・発達し、江戸時代に確立したといわれる。明治以降には洋菓子も伝来して普及した。

菓子の分類

菓子は、明治以前に定着した伝統的な「和菓子」と、明治以降に欧米から入った「洋菓子」に大きく分類され、これ以外に「中華菓子」がある。

さらに、水分の含有量によって、生菓子（30%以上）、半生菓子（20～30%）、干菓子（20%以下）に分類される。

保存のしかた

和・洋菓子とも、干菓子は日もちはよいが、湿に弱いので、缶などふたの閉まる容器に入れて保するとよい。生菓子は日もちのしないものが多くすぐに食べ切るのがよい。保存する場合には、必冷蔵庫に入れる。保存する容器は、いつも清潔に保つことも大切である。

菓子						
和菓子			洋菓子			中華菓子
生菓子	半生菓子	干菓子	生菓子	半生菓子	干菓子	
ねりきり	もなか	せんべい	ゼリー	ドーナッツ	ビスケット	中華まんじゅう
きんつば	カステラ	らくがん	シュークリーム	バターケーキ	ガム	げっぺい
どら焼		かりんとう	パイ		スナック	

- たんぱく質の青字の数値はアミノ酸組成によるたんぱく質
- 脂質の青字の数値は脂肪酸のトリアシルグリセロール当量
- 炭水化物の青字の数値は利用可能炭水化物（質量計）
- 食物繊維総量の黒字の数値はプロスキー変法、青字の数値はAOAC 2011.25法による分析

可食部100gあたり　Tr：微量　（ ）：推定値または推計値　－：未測定

食品名	廃棄率%	水分g	エネルギー kcal	たんぱく質 g	脂質 g	コレステロール mg	炭水化物 g	食物繊維総量 g	ナトリウム mg	カリウム mg	カルシウム mg	リン mg
今川焼 Imagawayaki ●1個=50g　小麦粉に卵、砂糖、膨張剤を加え、円盤形に流して焼いた2枚の生地にあんをはさんだもの。大判焼、回転焼、二重焼などとも呼ぶ。 こしあん入り 15005	0	(45.5)	217	(4.1) (4.5)	(0.9) (1.1)	(29)	(47.2) (48.3)	－ (1.4)	(57)	(64)	(29)	(55)
かしわもち［柏餅］ Kashiwa-mochi ●1個=50g　端午の節句に食べるもち菓子。上新粉でつくった平たいもちに、あずきあんかみそあんをのせて二つ折りにし、柏の葉で包んだもの。 こしあん入り 15008	0	(48.5)	203	(3.5) (4.0)	(0.3) (0.4)	0	(45.2) (46.7)	－ (1.7)	(55)	(40)	(18)	(47)
カステラ Kasutera ●1切=50g　ポルトガル人によって伝えられたといわれる焼き菓子。現在は和菓子として扱われている。原材料は小麦粉、卵、砂糖、はちみつなど。 15009	0	(25.6)	313	(6.5) (7.1)	(4.3) (5.0)	(160)	(61.8) (61.8)	－ (0.5)	(71)	(86)	(27)	(85)
きんつば［金鍔］ Kintsuba ●1個=50g　直方体に成形したあんの1面1面に、小麦粉と砂糖を水で溶いた衣をつけて、鉄板で焼いたもの。 15016	0	(34.0)	260	(5.3) (6.0)	(0.4) (0.7)	0	(56.1) (58.6)	－ (5.5)	(120)	(160)	(20)	(73)
草もち［草餅］ Kusa-mochi ●1個=60g　上新粉によもぎを加えてつくったもちであんを包んだもの。昔はよもぎではなく、春の七草の1つである御形（ごぎょう）が使われていた。 つぶしあん入り 15150	0	(43.0)	227	(4.4) (4.8)	(0.6) (0.7)	(0)	(49.1) (51.1)	－ (2.7)	(30)	(90)	(13)	(60)
くし団子［串団子］ Kushi-dango ●1串=60g　上新粉やもち粉の団子生地を竹串に3～4個刺して、蒸したり、焼いたあと、あんを塗ったり、砂糖としょうゆ・昆布だし・水あめなどを煮詰め、かたくり粉またはくず粉でとろみをつけたたれ（みたらし）をかけたもの。あんの団子では、生地によもぎ（キク科の野草）のやわらかい葉をゆでて加え、草もち団子とすることもある。 あん つぶしあん入り 15151	0	(50.0)	199	(3.3) (3.8)	(0.4) (0.5)	0	(43.8) (45.4)	－ (1.3)	(24)	(68)	(6)	(57)
くし団子 みたらし 15019	0	(50.5)	194	(2.7) (3.2)	(0.4) (0.4)	0	(43.5) (44.9)	－ (0.3)	(250)	(59)	(4)	(52)

QA　和菓子のルーツは？▶和菓子のおおもとは果物や木の実だが、仏教の伝来とともに唐の国から米・小麦・あずき・だいず・ごま・甘味料などが原料の唐（から）菓子が伝わり、鎌倉時代にはまんじゅうやようかんなどの原型が、室町時代にはこんぺいとう、カステラなどの南蛮（なんばん）菓子が渡来した。

●和菓子で使われる粉の種類

種類	特徴
新粉	うるち米を精米して製粉したもの。団子やかしわもちなどに使われる。
玉粉	もち米を水につけてすりつぶし、さらして乾燥させたもの。白玉団子でわかるように、やわらかさと弾力が特徴。草もちやうぐいすもちなどに使われる。
明寺粉	もち米を蒸し、乾燥させてから砕いたもの。もち米と同じ食感だが、小粒なので上品。桜もち・おはぎなどに使われる。
じん粉	もち米を蒸してから煎って、粉にしたもの。みじん粉を主材料とするお菓子は、砂糖と混ぜて型抜きをするらくがんなど。
らび粉	本来は、わらびの根からとったでん粉。市場で出回っているものは、各種のでん粉を配合している。透明でこしの強い、プリプリとした生地が特徴。わらびもちに使われる。
ず粉	くずという豆科のつたの根からとるでん粉。なめらかな舌ざわりが特徴。他のでん粉が混ざっている「並くず」に対して、くずだけのものを「本くず」と呼ぶ。本くずは、奈良県の吉野でつくられる吉野くずが有名。くずもち・くずきりなどに使われる。

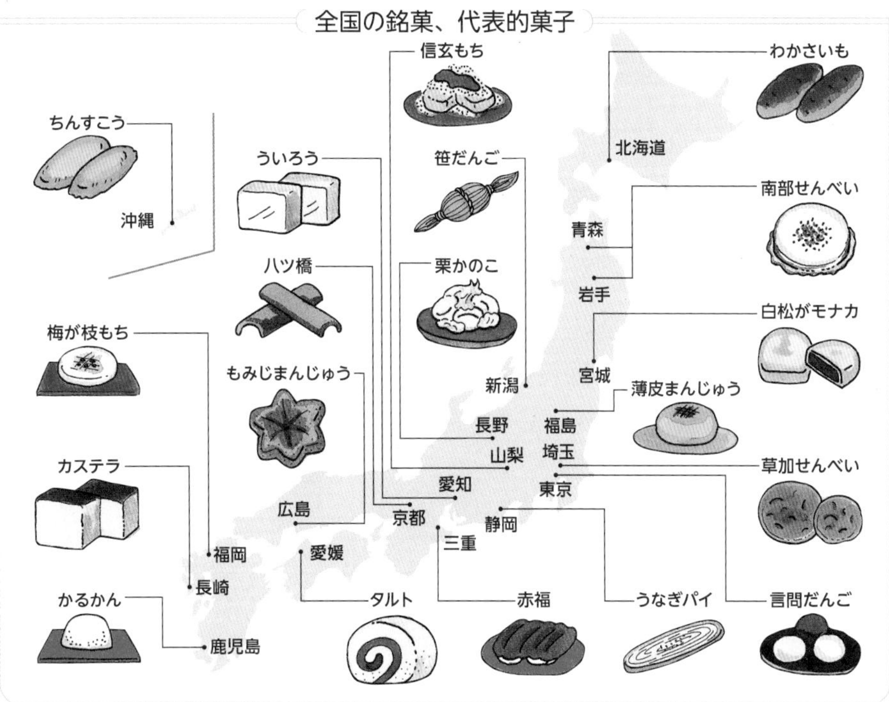

グラフ1本分の相当量

g 2.0	亜鉛 mg 2.0	ビタミンA レチノール活性当量 µg 20	ビタミンA レチノール µg 20	ビタミンA β-カロテン当量 µg 200	ビタミンD µg 2.0	ビタミンE α-トコフェロール mg 2.0	ビタミンB1 mg 0.20	ビタミンB2 mg 0.20	葉酸 µg 20	ビタミンC mg 20	食塩相当量 g 1.0
(0.6)	(0.3)	(14)	(14)	(Tr)	(0.3)	(0.2)	(0.04)	(0.04)	(6)	(0)	(0.1)
(0.9)	(0.5)	0	0	0	0	–	(0.03)	(0.02)	(4)	0	(0.1)
(0.7)	(0.6)	(91)	(90)	(7)	(2.3)	(2.3)	(0.05)	(0.18)	(22)	0	(0.2)
(1.4)	(0.7)	0	0	0	0	(0.1)	(0.03)	(0.03)	(8)	0	(0.3)
(0.9)	(0.6)	(18)	(0)	(210)	(0)	(0.2)	(0.04)	(0.02)	(9)	(0)	(0.1)
(0.6)	(0.6)	0	0	0	0	(0.1)	(0.04)	(0.01)	(7)	0	(0.1)
(0.4)	(0.5)	0	0	0	0	(0.1)	(0.04)	(0.02)	(7)	0	(0.6)

菓子の歴史

紀元前～大和時代

果物も含め、日本固有の菓子がつくられる。

奈良時代～平安時代

遣隋使・遣唐使により中国から菓子の製法が伝わり、工夫を加えて独自の菓子がつくられる。団子、おこし、ちまきなどである。砂糖が輸入される。

鎌倉時代

茶菓子が求められるようになり、現在の和菓子の原型が生まれた。まんじゅうなどの蒸菓子がつくられる。

室町時代～安土桃山時代

ポルトガル人やスペイン人より、カステラ・カラメルなどの南蛮菓子が伝えられる。

江戸時代

茶道とともに発達した茶菓子が、京菓子として発展する。その一方で、江戸では庶民的な菓子もつくられた。きんつば、大福もち、桜もちなどである。

明治時代

バターやミルク中心の洋菓子が紹介される。森永をはじめ、多くの製菓会社が創立される。ドロップ・キャンデー・チョコレート・ビスケットなどが普及する。

昭和時代

1952年に砂糖の統制が撤廃。55年頃から本格的な大量生産時代となる。スナック菓子などがつくられる。

現代

すべての菓子が自由化され、完全な国際化時代になる。

ONE POINT 【おやつが3時の理由】おやつは漢字で「御八つ」と書く。昔、1日2食だった時代に、夕食までの空腹感を紛らすために、午後2時から午後4時の間（八刻 - やつどき）に軽くものを食べていた。おやつが3時なのは、この習慣のなごりだといわれる。江戸時代に入って菓子が普及するまでは、おやつは漬物やいも、豆やもちなどだった。

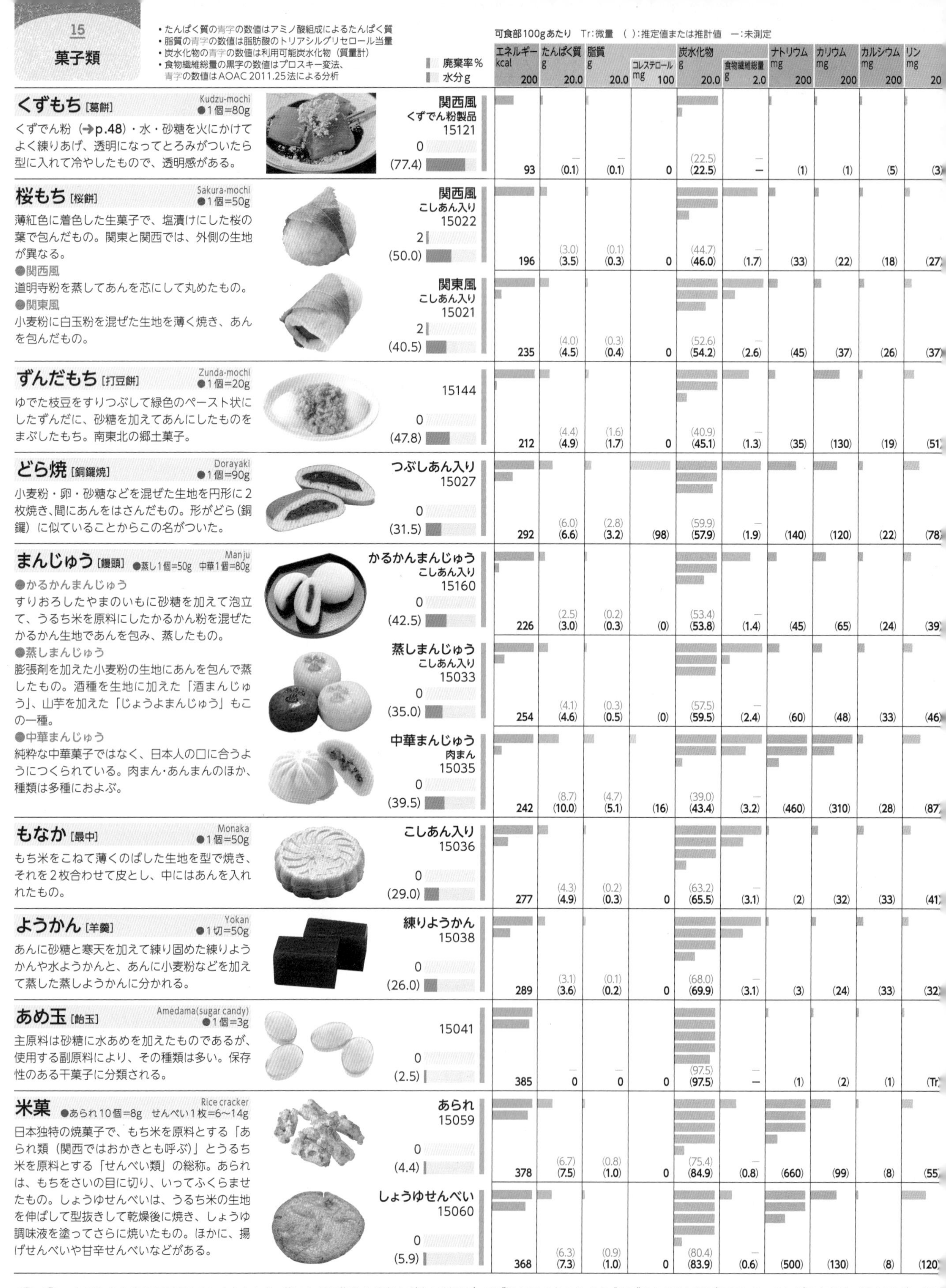

- たんぱく質の青字の数値はアミノ酸組成によるたんぱく質
- 脂質の青字の数値は脂肪酸のトリアシルグリセロール当量
- 炭水化物の青字の数値は利用可能炭水化物（質量計）
- 食物繊維総量の黒字の数値はプロスキー変法、青字の数値はAOAC 2011.25法による分析

可食部100gあたり　Tr：微量　（ ）：推定値または推計値　－：未測定

くずもち［葛餅］ Kudzu-mochi
●1個＝80g

くずでん粉（➔p.48）・水・砂糖を火にかけてよく練りあげ、透明になってとろみがついたら型に入れて冷やしたもので、透明感がある。

桜もち［桜餅］ Sakura-mochi
●1個＝50g

薄紅色に着色した生菓子で、塩漬けにした桜の葉で包んだもの。関東と関西では、外側の生地が異なる。

●関西風
道明寺粉を蒸してあんを芯にして丸めたもの。

●関東風
小麦粉に白玉粉を混ぜた生地を薄く焼き、あんを包んだもの。

ずんだもち［打豆餅］ Zunda-mochi
●1個＝20g

ゆでた枝豆をすりつぶして緑色のペースト状にしたずんだに、砂糖を加えてあんにしたものをまぶしたもち。南東北の郷土菓子。

どら焼［銅鑼焼］ Dorayaki
●1個＝90g

小麦粉・卵・砂糖などを混ぜた生地を円形に2枚焼き、間にあんをはさんだもの。形がどら（銅鑼）に似ていることからこの名がついた。

まんじゅう［饅頭］ Manju
●蒸し1個＝50g　中華1個＝80g

●かるかんまんじゅう
すりおろしたやまのいもに砂糖を加えて泡立て、うるち米を原料にしたかるかん粉を混ぜたかるかん生地であんを包み、蒸したもの。

●蒸しまんじゅう
膨張剤を加えた小麦粉の生地にあんを包んで蒸したもの。酒種を生地に加えた「酒まんじゅう」、山芋を加えた「じょうよまんじゅう」もこの一種。

●中華まんじゅう
純粋な中華菓子ではなく、日本人の口に合うようにつくられている。肉まん・あんまんのほか、種類は多種におよぶ。

もなか［最中］ Monaka
●1個＝50g

もち米をこねて薄くのばした生地を型で焼き、それを2枚合わせて皮とし、中にはあんを入れたもの。

ようかん［羊羹］ Yokan
●1切＝50g

あんに砂糖と寒天を加えて練り固めた練りようかんや水ようかんと、あんに小麦粉などを加えて蒸した蒸しようかんに分かれる。

あめ玉［飴玉］ Amedama(sugar candy)
●1個＝3g

主原料は砂糖に水あめを加えたものであるが、使用する副原料により、その種類は多い。保存性のある干菓子に分類される。

米菓 Rice cracker
●あられ10個＝8g　せんべい1枚＝6～14g

日本独特の焼菓子で、もち米を原料とする「あられ類（関西ではおかきとも呼ぶ）」とうるち米を原料とする「せんべい類」の総称。あられは、もちをさいの目に切り、いってふくらませたもの。しょうゆせんべいは、うるち米の生地を伸ばして型抜きして乾燥後に焼き、しょうゆ調味液を塗ってさらに焼いたもの。ほかに、揚げせんべいや甘辛せんべいなどがある。

食品名	食品番号	廃棄率%	水分g	エネルギー kcal	たんぱく質 g	脂質 g	コレステロール mg	炭水化物 g	食物繊維総量 g	ナトリウム mg	カリウム mg	カルシウム mg	リン mg
くずもち 関西風 くずでん粉製品	15121	0	(77.4)	93	– / (0.1)	– / (0.1)	0	(22.5) / (22.5)	–	(1)	(1)	(5)	(3
桜もち 関西風 こしあん入り	15022	2	(50.0)	196	(3.0) / (3.5)	(0.1) / (0.3)	0	(44.7) / (46.0)	– / (1.7)	(33)	(22)	(18)	(27
桜もち 関東風 こしあん入り	15021	2	(40.5)	235	(4.0) / (4.5)	(0.3) / (0.4)	0	(52.6) / (54.2)	(2.6)	(45)	(37)	(26)	(37
ずんだもち	15144	0	(47.8)	212	(4.4) / (4.9)	(1.6) / (1.7)	0	(40.9) / (45.1)	– / (1.3)	(35)	(130)	(19)	(51
どら焼 つぶしあん入り	15027	0	(31.5)	292	(6.0) / (6.6)	(2.8) / (3.2)	(98)	(59.9) / (57.9)	– / (1.9)	(140)	(120)	(22)	(78
かるかんまんじゅう こしあん入り	15160	0	(42.5)	226	(2.5) / (3.0)	(0.2) / (0.3)	(0)	(53.4) / (53.8)	– / (1.4)	(45)	(65)	(24)	(39
蒸しまんじゅう こしあん入り	15033	0	(35.0)	254	(4.1) / (4.6)	(0.3) / (0.5)	(0)	(57.5) / (59.5)	– / (2.4)	(60)	(48)	(33)	(46
中華まんじゅう 肉まん	15035	0	(39.5)	242	(8.7) / (10.0)	(4.7) / (5.1)	(16)	(39.0) / (43.4)	– / (3.2)	(460)	(310)	(28)	(87
もなか こしあん入り	15036	0	(29.0)	277	(4.3) / (4.9)	(0.2) / (0.3)	0	(63.2) / (65.5)	– / (3.1)	(2)	(32)	(33)	(41
ようかん 練りようかん	15038	0	(26.0)	289	(3.1) / (3.6)	(0.1) / (0.2)	0	(68.0) / (69.9)	– / (3.1)	(3)	(24)	(33)	(32
あめ玉	15041	0	(2.5)	385	– / 0	– / 0	0	(97.5) / (97.5)	– / –	(1)	(2)	(1)	(Tr
米菓 あられ	15059	0	(4.4)	378	(6.7) / (7.5)	(0.8) / (1.0)	0	(75.4) / (84.9)	– / (0.8)	(660)	(99)	(8)	(55
米菓 しょうゆせんべい	15060	0	(5.9)	368	(6.3) / (7.3)	(0.9) / (1.0)	0	(80.4) / (83.9)	– / (0.6)	(500)	(130)	(8)	(120

Q&A 大福もちの名前の由来は？▶もともとは、薄いもちで塩あんを包んだ丸い外見が、うずらに見えたことから「うずらもち」と呼ばれていた。これがのちに食べると腹が一杯になるため「腹太もち」と呼ばれた。さらにあんを甘くして小ぶりにした「大腹もち」に変わり、福のほうが縁起がよいと、「腹」が「福」にかえられ現在に至るといわれている。

グラフ1本分の相当量

g	亜鉛 mg	ビタミンA レチノール活性当量 µg	ビタミンA レチノール µg	ビタミンA β-カロテン当量 µg	ビタミンD µg	ビタミンE α-トコフェロール mg	ビタミンB1 mg	ビタミンB2 mg	葉酸 µg	ビタミンC mg	食塩相当量 g
2.0	2.0	20	20	200	2.0	2.0	0.20	0.20	20	20	1.0
(0.5)	0	0	0	0	0	–	0	0	0	0	0
(0.7)	(0.5)	0	0	0	0	0	(0.01)	(0.01)	(1)	0	(0.1)
(1.0)	(0.4)	0	0	0	0	(Tr)	(0.02)	(0.02)	(2)	0	(0.1)
(0.6)	(0.8)	(5)	0	(64)	0	(0.2)	(0.07)	(0.03)	(60)	(3)	(0.1)
(1.1)	(0.6)	(40)	(40)	(1)	(0.7)	(0.4)	(0.04)	(0.09)	(15)	(0)	(0.4)
(1.0)	(0.5)	(0)	(0)	(Tr)	(0)	(Tr)	(0.02)	(0.02)	(2)	(Tr)	(0.1)
(1.0)	(0.4)	(0)	(0)	(0)	(0)	(Tr)	(0.03)	(0.02)	(2)	(0)	(0.2)
(0.8)	(1.2)	(3)	(2)	(20)	(0.1)	–	(0.23)	(0.10)	(38)	(7)	(1.2)
(1.2)	(0.6)	0	0	0	0	0	(0.01)	(0.02)	(1)	0	0
(1.1)	(0.4)	0	0	0	0	0	(0.01)	(0.02)	(1)	0	0
(Tr)	0	0	0	0	0	0	0	0	0	0	0
(0.3)	(1.6)	0	0	0	0	(0.1)	(0.06)	(0.03)	(11)	0	(1.7)
(1.0)	(1.1)	0	0	0	0	(0.2)	(0.10)	(0.04)	(16)	0	(1.3)

あなたの好みの「あん」は？

和菓子で使われるあずきあん（➔p.52）は、状態により、つぶしあんとこしあんに分けられる。こしあんはつぶしあんに比べ、あずきの皮を除く作業が必要になるため、作業工程が多い。

仕上がりの色で分けると、あずきでつくる赤あん以外に、白いんげんでつくった白あん、青えんどうでつくったうぐいすあんなどがある。その他、白あんにみそを加えたみそあんや白あんに抹茶を加えた抹茶あんなど、白あんをベースにして加工されるあんは多種ある。

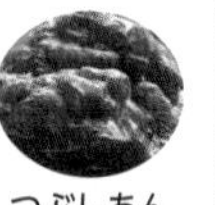
つぶしあん

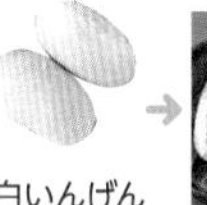
白いんげん

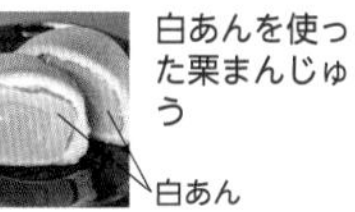
白あんを使った栗まんじゅう
白あん

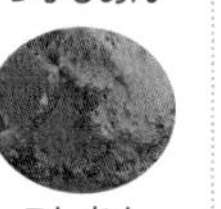
こしあん

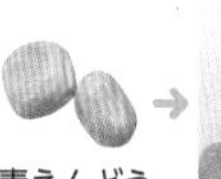
青えんどう

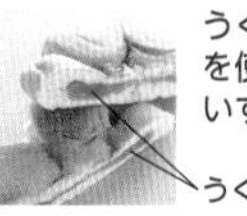
うぐいすあんを使ったうぐいすパン
うぐいすあん

西と東で違うお菓子は？

●ひなあられ

関西のひなあられは、ひな祭りに欠かせない菱餅を砕いてつくったのが始まりとされる。だから原料はもち米。もちをつくってから小さく切って乾燥させ、焼いて塩やしょうゆで味をつけた直径1㎝ほどのあられせんべいのことをひなあられと呼んでいる。

関東のひなあられの原料はうるち米。お米の形を保ったままふくらませ、砂糖で味をつける。赤（ピンク）、白、緑のいろどりは菱餅にちなみ、赤は生命のエネルギー、白は大地のエネルギー、緑は草木のエネルギーを表すとされる。

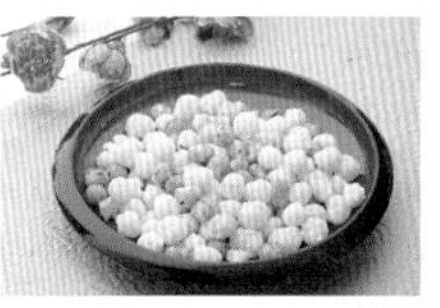
関西

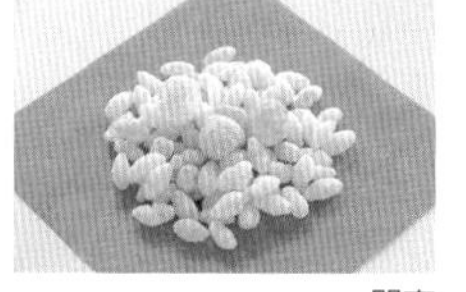
関東

●くずもち

関西のくずもち（➔p.154）はくずでん粉を使うので、透明でプルプルしていて食感はツルッとなめらか。そして、時間をあまりかけずにつくることができる。しかし関東のくずもちは、白くてかためで弾力があり、原料もつくり方も全く違う。なんと1年以上かけてつくるのだ。

小麦粉のでん粉を15か月ほど乳酸菌で発酵させ、水洗いして独特の発酵臭や酸味を取り除き、型に流し込んで蒸してつくるのだが、その特別な製法から、和菓子では唯一の発酵食品といわれる。

しかし、「葛」を使っていないのにどうしてくずもちと呼ばれているのだろうか？　それは、良質な小麦の産地だった「下総国葛飾郡（現在の東京都葛飾区のあたり）」でつくられたから。「葛飾郡」の「葛」の部分をとって訓読みにし「葛餅（くずもち）」と呼ぶようになった。

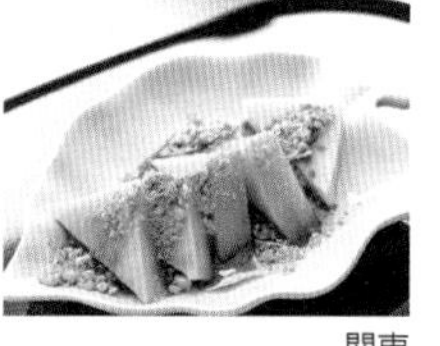
関東

ONE POINT 【せんべいは弘法大師から】日本最古のせんべいは、弘法大師（空海）が唐で製法を知って伝えたもので、米粉とくず粉に甘い果物の汁と水を加えて亀甲形（きっこうがた）に焼いたものだという。ちなみに、しょうゆ味の米のせんべいは江戸時代に登場した。

- たんぱく質の青字の数値はアミノ酸組成によるたんぱく質
- 脂質の青字の数値は脂肪酸のトリアシルグリセロール当量
- 炭水化物の青字の数値は利用可能炭水化物（質量計）
- 食物繊維総量の黒字の数値はプロスキー変法、青字の数値はAOAC 2011.25法による分析

廃棄率％
水分g

可食部100gあたり　Tr：微量　（ ）：推定値または推計値　ー：未測定

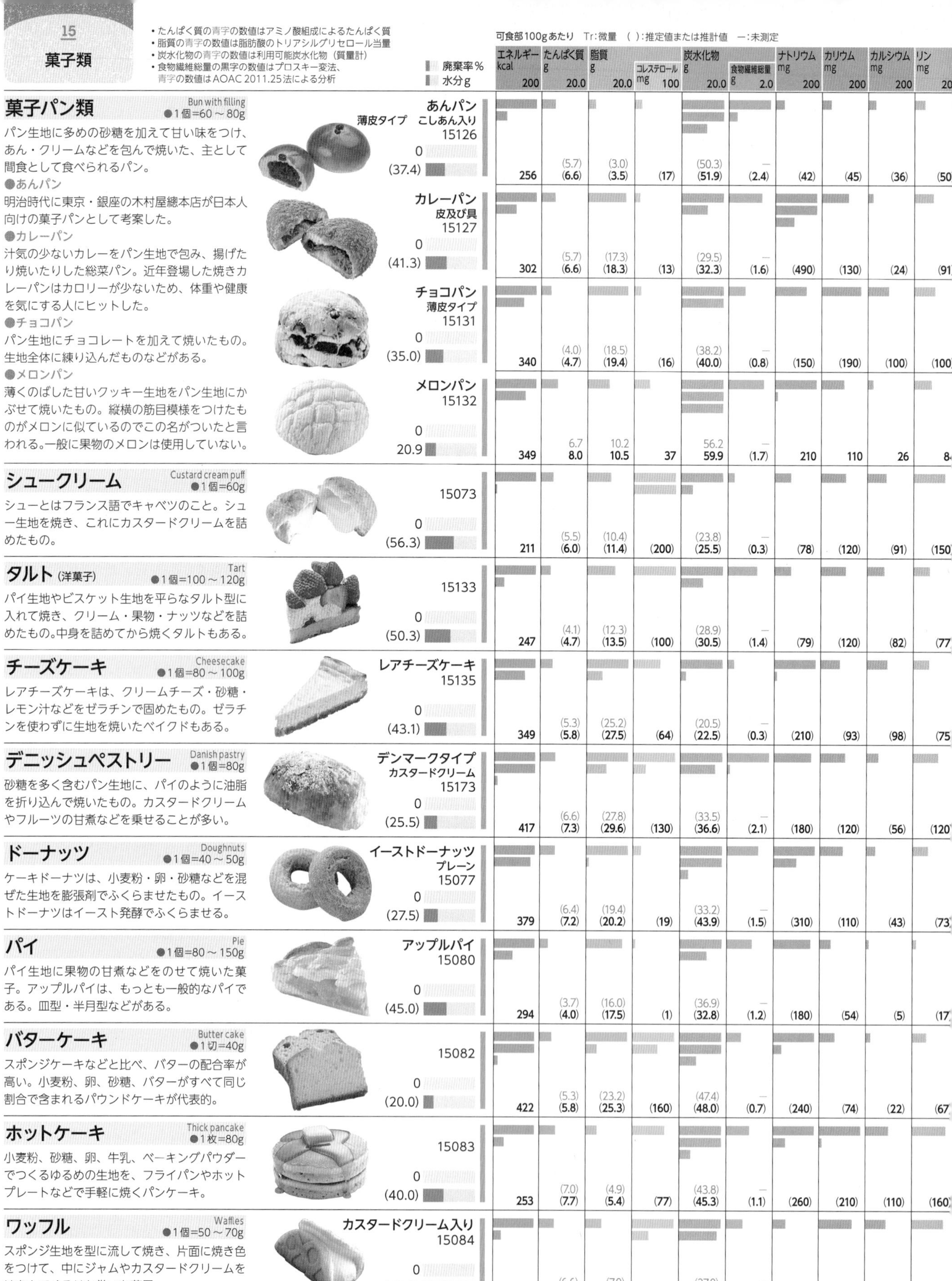

菓子パン類
Bun with filling
●1個=60～80g

パン生地に多めの砂糖を加えて甘い味をつけ、あん・クリームなどを包んで焼いた、主として間食として食べられるパン。

●あんパン
明治時代に東京・銀座の木村屋總本店が日本人向けの菓子パンとして考案した。

●カレーパン
汁気の少ないカレーをパン生地で包み、揚げたり焼いたりした総菜パン。近年登場した焼きカレーパンはカロリーが少ないため、体重や健康を気にする人にヒットした。

●チョコパン
パン生地にチョコレートを加えて焼いたもの。生地全体に練り込んだものなどがある。

●メロンパン
薄くのばした甘いクッキー生地をパン生地にかぶせて焼いたもの。縦横の筋目模様をつけたものがメロンに似ているのでこの名がついたと言われる。一般に果物のメロンは使用していない。

シュークリーム
Custard cream puff
●1個=60g

シューとはフランス語でキャベツのこと。シュー生地を焼き、これにカスタードクリームを詰めたもの。

タルト（洋菓子）
Tart
●1個=100～120g

パイ生地やビスケット生地を平らなタルト型に入れて焼き、クリーム・果物・ナッツなどを詰めたもの。中身を詰めてから焼くタルトもある。

チーズケーキ
Cheesecake
●1個=80～100g

レアチーズケーキは、クリームチーズ・砂糖・レモン汁などをゼラチンで固めたもの。ゼラチンを使わずに生地を焼いたベイクドもある。

デニッシュペストリー
Danish pastry
●1個=80g

砂糖を多く含むパン生地に、パイのように油脂を折り込んで焼いたもの。カスタードクリームやフルーツの甘煮などを乗せることが多い。

ドーナッツ
Doughnuts
●1個=40～50g

ケーキドーナッツは、小麦粉・卵・砂糖などを混ぜた生地を膨張剤でふくらませたもの。イーストドーナッツはイースト発酵でふくらませる。

パイ
Pie
●1個=80～150g

パイ生地に果物の甘煮などをのせて焼いた菓子。アップルパイは、もっとも一般的なパイである。皿型・半月型などがある。

バターケーキ
Butter cake
●1切=40g

スポンジケーキなどと比べ、バターの配合率が高い。小麦粉、卵、砂糖、バターがすべて同じ割合で含まれるパウンドケーキが代表的。

ホットケーキ
Thick pancake
●1枚=80g

小麦粉、砂糖、卵、牛乳、ベーキングパウダーでつくるゆるめの生地を、フライパンやホットプレートなどで手軽に焼くパンケーキ。

ワッフル
Waffles
●1個=50～70g

スポンジ生地を型に流して焼き、片面に焼き色をつけて、中にジャムやカスタードクリームをはさんでぐるりと巻いた菓子。

食品名	番号	廃棄率％	水分g	エネルギー kcal (200)	たんぱく質 g (20.0)	脂質 g (20.0)	コレステロール mg (100)	炭水化物 g (20.0)	食物繊維総量 g (2.0)	ナトリウム mg (200)	カリウム mg (200)	カルシウム mg (200)	リン mg (20
あんパン 薄皮タイプ こしあん入り	15126	0	(37.4)	256	(5.7) (6.6)	(3.0) (3.5)	(17)	(50.3) (51.9)	– (2.4)	(42)	(45)	(36)	(50
カレーパン 皮及び具	15127	0	(41.3)	302	(5.7) (6.6)	(17.3) (18.3)	(13)	(29.5) (32.3)	– (1.6)	(490)	(130)	(24)	(91)
チョコパン 薄皮タイプ	15131	0	(35.0)	340	(4.0) (4.7)	(18.5) (19.4)	(16)	(38.2) (40.0)	– (0.8)	(150)	(190)	(100)	(100)
メロンパン	15132	0	20.9	349	6.7 8.0	10.2 10.5	37	56.2 59.9	– (1.7)	210	110	26	8
シュークリーム	15073	0	(56.3)	211	(5.5) (6.0)	(10.4) (11.4)	(200)	(23.8) (25.5)	– (0.3)	(78)	(120)	(91)	(150
タルト（洋菓子）	15133	0	(50.3)	247	(4.1) (4.7)	(12.3) (13.5)	(100)	(28.9) (30.5)	– (1.4)	(79)	(120)	(82)	(77
レアチーズケーキ	15135	0	(43.1)	349	(5.3) (5.8)	(25.2) (27.5)	(64)	(20.5) (22.5)	– (0.3)	(210)	(93)	(98)	(75
デンマークタイプ カスタードクリーム	15173	0	(25.5)	417	(6.6) (7.3)	(27.8) (29.6)	(130)	(33.5) (36.6)	– (2.1)	(180)	(120)	(56)	(120
イーストドーナッツ プレーン	15077	0	(27.5)	379	(6.4) (7.2)	(19.4) (20.2)	(19)	(33.2) (43.9)	– (1.5)	(310)	(110)	(43)	(73)
アップルパイ	15080	0	(45.0)	294	(3.7) (4.0)	(16.0) (17.5)	(1)	(36.9) (32.8)	– (1.2)	(180)	(54)	(5)	(17
バターケーキ	15082	0	(20.0)	422	(5.3) (5.8)	(23.2) (25.3)	(160)	(47.4) (48.0)	– (0.7)	(240)	(74)	(22)	(67
ホットケーキ	15083	0	(40.0)	253	(7.0) (7.7)	(4.9) (5.4)	(77)	(43.8) (45.3)	– (1.1)	(260)	(210)	(110)	(160)
ワッフル カスタードクリーム入り	15084	0	(45.9)	241	(6.6) (7.3)	(7.0) (7.9)	(140)	(37.0) (38.1)	– (0.8)	(63)	(160)	(99)	(150)

Q&A ドーナッツの真ん中の穴は何のため？▶ヨーロッパで小麦粉を丸くして揚げていたものがアメリカに伝わり、揚げるときに火の通りをよくするために穴を開けたといわれている。また名前の由来は、ドー（パン生地）とナッツ（クルミ）を合わせたものという意味。アメリカに伝わったとき、クルミのかわりに中心に穴を開けたという説もある

グラフ1本分の相当量

g 2.0	亜鉛 mg 2.0	ビタミンA レチノール活性当量 µg 20	ビタミンA レチノール µg 20	ビタミンA β-カロテン当量 µg 200	ビタミンD µg 2.0	ビタミンE α-トコフェロール mg 2.0	ビタミンB1 mg 0.20	ビタミンB2 mg 0.20	葉酸 µg 20	ビタミンC mg 20	食塩相当量 g 1.0
(1.3)	(0.6)	(4)	(4)	(Tr)	(0.1)	(0.1)	(0.03)	(0.04)	(11)	(0)	(0.1)
(0.7)	(0.6)	(34)	(7)	(320)	0	(2.1)	(0.11)	(0.15)	(17)	0	(1.2)
(0.5)	(0.6)	(36)	(30)	(68)	(0.4)	(2.7)	(0.07)	(0.16)	(14)	(Tr)	(0.4)
0.6	0.6	40	37	31	0.2	1.2	0.09	0.10	29	0	0.5
(0.8)	(0.8)	(150)	(150)	(14)	(2.1)	(0.8)	(0.07)	(0.18)	(28)	(1)	(0.2)
(0.6)	(0.4)	(120)	(120)	(32)	(0.7)	(0.7)	(0.05)	(0.11)	(42)	(21)	(0.2)
(0.2)	(0.4)	(160)	(150)	(93)	(0.2)	(0.7)	(0.04)	(0.16)	(8)	(2)	(0.5)
(0.9)	(0.9)	(120)	(120)	(43)	(2.5)	(3.3)	(0.11)	(0.17)	(60)	(Tr)	(0.5)
(0.5)	(0.6)	(10)	(10)	(Tr)	(0.2)	(2.5)	(0.09)	(0.11)	(37)	(Tr)	(0.8)
(0.2)	(0.1)	(Tr)	(0)	(4)	(Tr)	(1.2)	(0.03)	(0.01)	(3)	(1)	(0.4)
(0.6)	(0.4)	(200)	(190)	(54)	(1.2)	(0.8)	(0.05)	(0.12)	(16)	0	(0.6)
(0.5)	(0.5)	(52)	(51)	(5)	(0.7)	(0.5)	(0.08)	(0.16)	(15)	(Tr)	(0.7)
(0.8)	(0.8)	(110)	(110)	(7)	(1.7)	(0.8)	(0.08)	(0.19)	(25)	(1)	(0.2)

世界の伝統行事とお菓子

●フランスのガレット・デ・ロワ

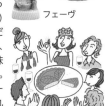

フランスでは1月の第1日曜日をエピファニーというキリスト教の祭日としている。これはキリストの誕生を祝って、東方から3人の博士(賢者)がやって来たことにちなんだもの。この日に食べるのが、「王様のケーキ」という意味のガレット・デ・ロワである。

フェーヴ

一般的にはパイ生地にアーモンドクリームがつまった丸い形のケーキで、ガレットを買うと紙製の王冠がついてくる。ガレットの中にはフェーヴという陶器でできた小さな人形（動物や車など多種多様）が入っている。切り分けたガレットにフェーヴが入っていたら、その人は王様（女王様）になって皆から祝福される。

●ドイツのベルリーナー

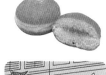

ベルリーナーは、イースト入りのパン生地を油で揚げた後、ジャムなどを注入し粉砂糖を振ったもの。おもにドイツで、大晦日や謝肉祭（カーニバル）の祝日を祝って食べられる。

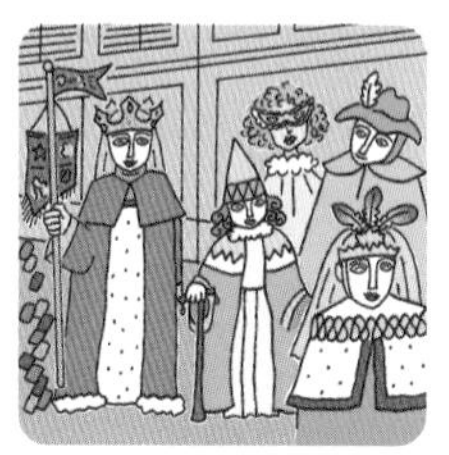
謝肉祭の仮装行列

謝肉祭とは、キリスト教、カトリック圏で行われる祝祭で、四旬節（復活祭前の40日間で、断食や懺悔することが求められる）に先立つ数日間があてられることが多い。仮装行列やパレードなどさまざまな行事が行われ、伝統的にベルリーナーが食べられる。

ほとんどの地域はベルリーナーと呼ぶが、ベルリンなどプファンクーヘンと呼ぶところもある。

●韓国のソンピョン

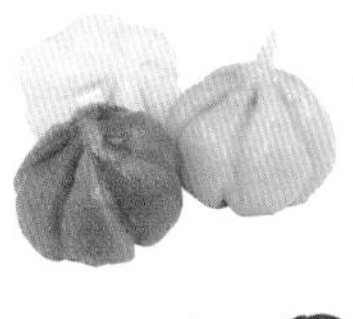

韓国では旧暦の8月15日に秋夕（チュソク）という祝祭日がある。秋夕は正月と並ぶ大きな行事で、日本のお盆のように帰省してお墓参りをしたり、家族で食事をしたりする。そのときに必ず食べられるのがソンピョン（松餅）である。

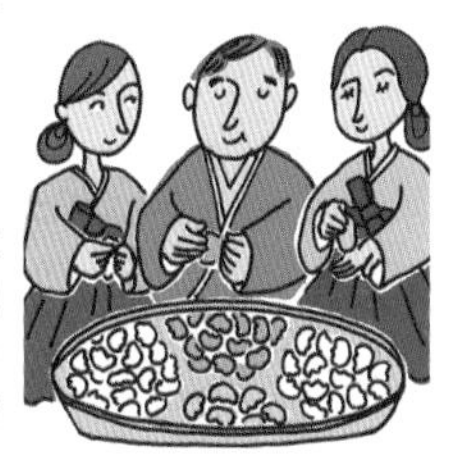

ソンピョンは、うるち米の粉を練ってつくった生地の中にごまやあずきなどのあんを入れ、松の葉と一緒に蒸したもちである。

松の葉は、蒸すときにもちどうしがくっつかないように入れるが、香りをもちにつける役割もある。生地は白色だけでなく、よもぎやくちなしの花、食紅などで色がつけられたものもあり、日本のかしわもちや草もち、三色団子にも似ている。

ONE POINT 【あんパン誕生物語】明治2年に日本人初のパン屋を開いた木村安兵衛は、米食の日本人の口に合うパンをつくろうと研究を重ねた。日本人の好物のまんじゅうをヒントにまんじゅう生地のようにパン生地に酒種を混ぜ込み、あんを包む「あんパン」を発明した。真ん中のくぼみに桜の花の塩漬を乗せたのは、天皇陛下に献上した際の工夫。

15 菓子類

- たんぱく質の青字の数値はアミノ酸組成によるたんぱく質
- 脂質の青字の数値は脂肪酸のトリアシルグリセロール当量
- 炭水化物の青字の数値は利用可能炭水化物（質量計）
- 食物繊維総量の黒字の数値はプロスキー変法、青字の数値はAOAC 2011.25法による分析

カスタードプリン
Caramel custard ●1個=100g

卵、砂糖、牛乳を主材料としてつくる蒸し菓子の一種で、カラメルにより不足の糖分を補う。デザートとして人気が高い。

牛乳寒天
Milk pudding

別名ミルク寒天、牛乳ようかん。水に寒天を入れて煮溶かし、牛乳と砂糖を加えて冷やし固めたもの。

こんにゃくゼリー［蒟蒻］
Fruit jelly (gelled with konjac starch) ●ポーションタイプ1個=25g

果汁等をこんにゃく粉で固めたもので弾力性がある。ゲル化剤を用いて凝固させるために、こんにゃく特有のくさみがない。

ゼリー
Jelly ●1個=100g

果物のピューレや果汁に砂糖・ペクチン・ゼラチン・寒天などを加え、その凝固性を利用して好みの形に固めたデザート。

クラッカー
Crackers ●1枚=3～4g

小麦粉主体の生地をイーストで発酵させ、高温で短時間に焼き上げた菓子。主食にすることもある。crack（砕ける）という語が語源。

ビスケット
Biscuits ●1袋=80g

卵・砂糖・小麦粉・バターを使った小型の焼き菓子。小麦粉や砂糖・バターの配合の違いによりハードタイプとソフトタイプがある。

コーンスナック
Corn snack ●1袋=80g

手軽に食べられる菓子を中心としたスナック菓子の中で、とうもろこしを原料としたもの。おもに粉を加工する場合が多い。

ポテトチップス
Potato chips ●1袋=80g

じゃがいもの薄切りを揚げたスナック菓子。成形ポテトチップスは、乾燥マッシュポテトを成形後、油で揚げて調味したもの。

キャラメル
Caramel soft candy ●1個=3g

砂糖、水あめ、牛乳、バター、香料などを煮詰め、固めて伸ばし、1個ずつ包装したもの。日本では、明治32年に森永製菓が商品化した。

チョコレート類
Chocolate ●ミルクチョコレート1枚=50g

カカオ豆を加工したカカオマスやカカオバターを原料として使用した菓子。

●カバーリングチョコレート
ビスケットなどをチョコレートでコーティングしたもの。

●ミルクチョコレート
カカオマスにミルクを加えてつくられたもの。ミルクとしては、粉乳・クリームが使われる。

チューインガム類
Chewing gum ●1枚=3～4g

天然樹脂のチクル、合成樹脂の酢酸ビニル樹脂などを基材として、味や香りをつけたもの。板ガム、風船ガム、糖衣ガムなど種類が多い。

しるこ［汁粉］
Sweet red bean soup ●1杯=150g

あずきを煮て砂糖を加えたり、あずきのあんに砂糖を加えてつくる汁物。関西ではこしあんのものをしること呼ぶ。もちや白玉などを入れる。

可食部100gあたり　Tr：微量　（ ）：推定値または推計値　－：未測定

食品	番号	廃棄率%	水分g	エネルギー kcal (200)	たんぱく質 g (20.0)	脂質 g (20.0)	コレステロール mg (100)	炭水化物 g (20.0)	食物繊維総量 g (2.0)	ナトリウム mg (200)	カリウム mg (200)	カルシウム mg (200)	リン mg (20…
カスタードプリン	15086	0	(74.1)	116	(5.3) (5.7)	(4.5) (5.5)	(120)	(13.8) (14.0)	－ －	(69)	(130)	(81)	(110
牛乳寒天	15136	0	(85.2)	61	(1.0) (1.1)	(1.2) (1.3)	(4)	(11.6) (12.2)	－ (0.5)	(15)	(51)	(38)	(32
こんにゃくゼリー	15142	0	(83.2)	65	－ 0	－ (0.1)	0	11.5 (16.4)	－ (0.8)	(58)	(110)	(15)	(37
ゼリー オレンジ	15087	0	(77.6)	80	(1.9) (2.1)	(0.1) (0.1)	0	(17.8) (19.8)	－ (0.2)	(5)	(180)	(9)	(17
クラッカー オイルスプレークラッカー	15093	0	2.7	481	(7.7) 8.5	21.1 22.5	－	－ 63.9	－ 2.1	610	110	180	19
ビスケット ハードビスケット	15097	0	2.6	422	6.4 7.6	8.9 10.0	10	71.9 77.8	－ 2.3	320	140	330	9
コーンスナック	15102	0	0.9	516	(4.7) 5.2	25.4 27.1	(0)	－ 65.3	－ 1.0	470	89	50	7
ポテトチップス 成形ポテトチップス	15104	0	2.2	515	(6.3) 5.8	28.8 32.0	－	－ 57.3	－ 4.8	360	900	49	14
キャラメル	15105	0	5.4	426	(3.4) 4.0	10.4 11.7	14	－ 77.9	－ －	110	180	190	10
チョコレート類 カバーリングチョコレート	15114	0	(2.0)	488	(6.0) (7.1)	(23.1) (24.3)	(15)	(62.2) (64.2)	－ (3.2)	(140)	(320)	(160)	(180
チョコレート類 ミルクチョコレート	15116	0	0.5	550	(5.8) 6.9	32.8 34.1	19	(56.5) 55.8	－ 3.9	64	440	240	24
チューインガム類 糖衣ガム	15119	20	(2.4)	390	－ 0	－ 0	0	－ (97.6)	－ －	(2)	(4)	(1)	(Tr
しるこ こしあん	15139	0	(46.1)	211	(4.0) (4.7)	(0.1) (0.3)	0	(47.1) (48.7)	－ (3.2)	(2)	(29)	(35)	(40

Q&A ビスケットとクッキーの違いは何？▶外国ではビスケットとクッキーの明確な違いはない。アメリカではビスケットというとやわらかい菓子パンのこと。イギリスでは日本でいうクッキーもビスケットと呼ぶ。日本だけはこの2つを区別しており、糖分と脂肪分の合計が40%以上のものをクッキー、それ以下のものをビスケットと定めている。

グラフ1本分の相当量

g	亜鉛 mg	ビタミンA レチノール活性当量 µg	ビタミンA レチノール µg	ビタミンA β-カロテン当量 µg	ビタミンD µg	ビタミンE α-トコフェロール mg	ビタミンB1 mg	ビタミンB2 mg	葉酸 µg	ビタミンC mg	食塩相当量 g
2.0	2.0	20	20	200	2.0	2.0	0.20	0.20	20	20	1.0
(0.5)	(0.6)	(88)	(87)	(6)	(1.4)	(0.5)	(0.04)	(0.20)	(18)	(1)	(0.2)
(0.1)	(0.1)	(13)	(13)	(2)	(0.1)	(Tr)	(0.01)	(0.05)	(2)	(Tr)	0
(Tr)	(Tr)	0	0	(2)	0	0	(Tr)	0	0	0	(0.1)
(0.1)	(0.1)	(4)	0	(45)	0	(0.3)	(0.07)	(0.02)	(26)	(40)	0
0.8	0.5	(0)	(0)	(0)	–	12.0	0.08	0.04	12	(0)	1.5
0.9	0.5	18	18	6	Tr	0.9	0.13	0.22	16	(0)	0.8
0.4	0.3	11	(0)	130	–	3.7	0.02	0.05	8	(0)	1.2
1.2	0.7	0	0	0	–	2.6	0.25	0.05	36	9	0.9
0.3	0.4	110	110	15	3	0.5	0.09	0.18	5	(0)	0.3
(1.6)	(1.1)	(42)	(40)	(23)	(0.6)	(0.9)	(0.15)	(0.27)	(14)	(0)	(0.3)
2.4	1.6	66	63	37	1	0.7	0.19	0.41	18	(0)	0.2
(0.1)	–	0	0	0	(0)	–	0	0	–	0	0
(1.3)	(0.5)	0	0	0	0	0	(0.01)	(0.02)	(1)	0	0

チョコレートについてもっと知ろう

●歴史

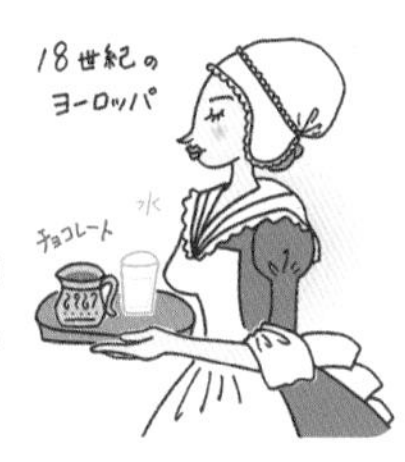

チョコレートの原料であるカカオは紀元前からアメリカおよびメキシコ南部で栽培され、15世紀までは食用としてだけでなく貨幣としても使用されていた。16世紀に入ると、コロンブスがアメリカを発見したことでカカオはヨーロッパへ伝来。当時は、人々に飲料として親しまれていた。1847年、イギリス人ジョセフ・フライがココアに砂糖とココアバターを混ぜて固めたものが、現在のチョコレートの原型となった。

●カカオについて

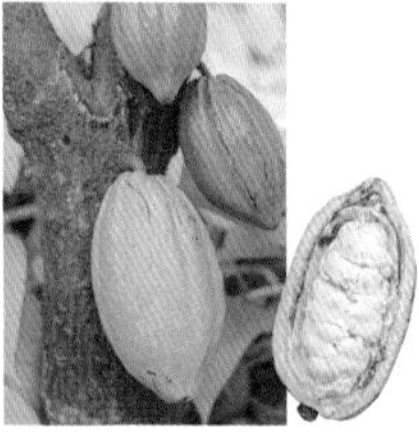

カカオの正式名称は「テオブロマ・カカオ」といい、アオギリ科の常緑小高木。赤道の南北緯度20度以内、年間平均気温27℃以上の高温・多湿な西アフリカ、東南アジア、中南米などで栽培されている。

カカオの実を割ると中には白い果肉で覆われた種子がある。この種子がカカオ豆で、チョコレートとココアの原料になる。

お菓子の芸術

近年お菓子の祭典として、ほぼ4年に1度お菓子の博覧会が開催されている。すべて食べられる素材を使い、花や風景など私たちの周りにあるものを写実的・立体的に表現した、芸術的作品が展示される。

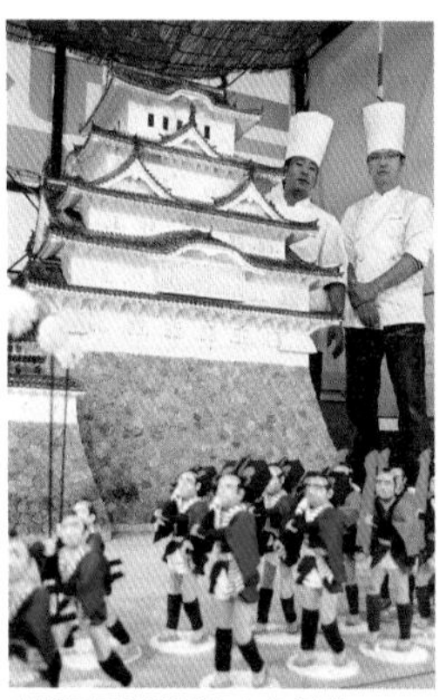

お菓子の姫路城と大名行列

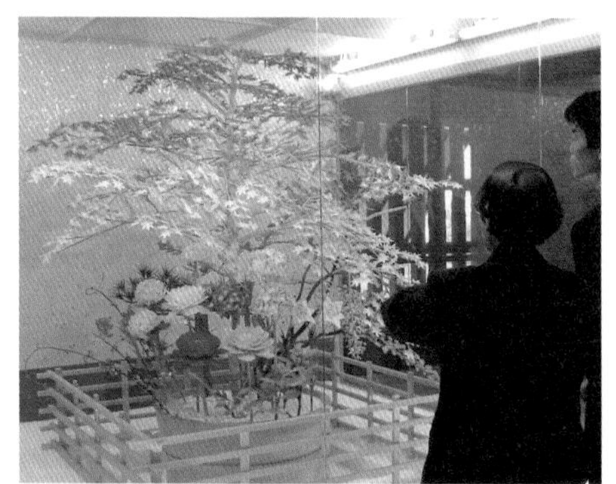

お菓子の生け花

ONE POINT 【バースデイケーキのろうそく】古代ギリシアでは、月と狩りの女神アルテミスの誕生を祝うためのケーキに、月の光の象徴としてろうそくを飾ったという。その習慣が中世になってドイツで復活し、ろうそくを飾ったケーキで誕生日を祝うようになった。

16 し好飲料類

BEVERAGES

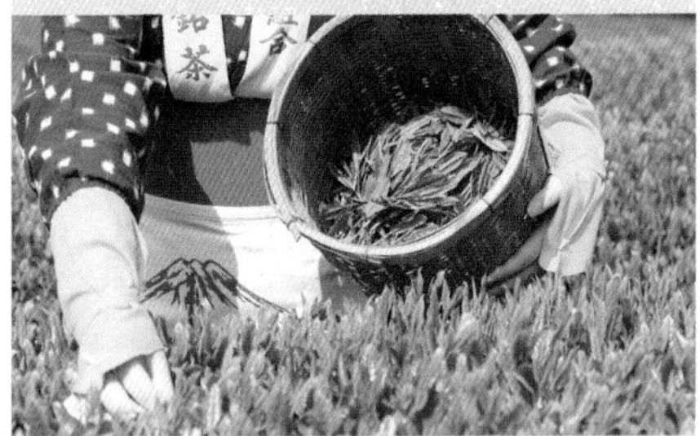

茶摘み

　し好飲料とは、栄養摂取をおもな目的としない、香味や刺激を楽しむための飲料である。アルコールを含む飲料（酒精飲料：アルコール分1%以上を有する飲料）とアルコールを含まない飲料(ソフトドリンク)に大別され、後者には、清涼飲料類（果実飲料、乳清飲料）のほかに、コーヒー・ココア・茶などがある。し好の多様化に応じてさまざまな飲料類がつくられている。

分類

●酒の分類

醸造酒（発酵酒）			蒸留酒			混成酒		
名称	原料	アルコール分(%)	名称	原料	アルコール分(%)	名称	原料	アルコール分(%)
ワイン	ぶどう	12	焼酎	米・いも・そば・麦	20～35	みりん	もち米	14～22
シードル	りんご	3.5～7.5	ウイスキー	麦・とうもろこし	39～43	リキュール類	醸造酒・蒸留酒・果実	17～35
清酒	米	15～17	ブランデー	ワイン	39～43	白酒	もち米・みりん	8.5
ビール	麦	4～8	ラム	さとうきび	45			

●茶の分類

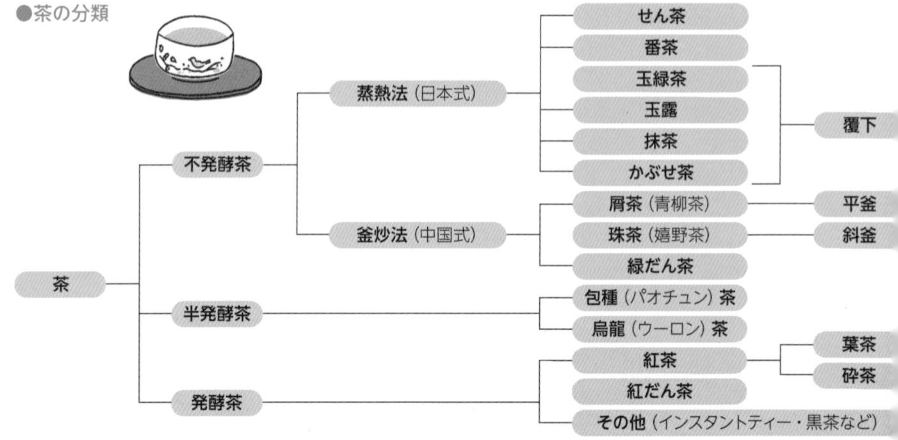

- たんぱく質の青字の数値はアミノ酸組成によるたんぱく質
- 脂質の青字の数値は脂肪酸のトリアシルグリセロール当量
- 炭水化物の青字の数値は利用可能炭水化物（質量計）
- 食物繊維総量の黒字の数値はプロスキー変法、青字の数値はAOAC 2011.25法による分析

可食部100gあたり　Tr：微量　（ ）：推定値または推計値　ー：未測定

食品名	説明	食品	廃棄率%	水分g	エネルギー kcal (200)	たんぱく質 g (20.0)	脂質 g (20.0)	コレステロール mg (100)	炭水化物 g (20.0)	食物繊維総量 g (2.0)	ナトリウム mg (200)	カリウム mg (200)	カルシウム mg (200)	リン mg (200)
清酒 Sake ●1合（180mL）=180g	蒸し米・米こうじを原料として糖化・発酵させた「もろみ」を搾ったもので、日本古来の酒である。	純米酒 16002	0	83.7	102	(0.3) 0.4	0 Tr	0	(2.3) 3.6	— 0	4	5	3	[illegible]
ビール［麦酒］ Beer ●中1缶（350mL）=350g	大麦の麦芽・ホップ・水を原料とし、発酵させた発泡性の飲料。ホップの加え方により、各メーカーの銘柄の特徴が出されている。	淡色 16006	0	92.8	39	0.2 0.3	0 0	0	Tr 3.1	— 0	3	34	3	[illegible]
発泡酒 Happoshu ●中1缶（350mL）=350g	麦芽または麦を原料の一部として使用した、発泡性のある酒。麦芽の使用量がビールより少ないため酒税が低く、安価。	16009	0	92.0	44	(0.1) 0.1	0 0	0	0 3.6	— 0	1	13	4	[illegible]
ぶどう酒［葡萄酒］ Wine ●グラス1杯（100mL）=100g	ぶどうからつくられる醸造酒。ワインの名が一般的。赤・白・ロゼの種類がある。発泡性ワインの代表的なものがシャンパン。白ワインがぶどうを圧搾して果汁のみを発酵させてつくるのに対し、赤ワインは果皮入りの果汁を発酵させ、果皮から色素を抽出するので、同時にタンニンが抽出され、味わいに白にはない渋味がある。ロゼは、赤と白の中間で、淡いバラ色のワイン。	白 16010	0	88.6	75	— 0.1	— Tr	(0)	(2.2) 2.0	— —	3	60	8	[illegible]
		赤 16011	0	88.7	68	— 0.2	— Tr	(0)	(0.2) 1.5	— —	2	110	7	[illegible]
紹興酒 Shaoxing wine ●1杯（30mL）=30g	中国浙江省紹興一帯でつくられる代表的な醸造酒。精白したもち米と小麦が原料。年数のたったものは老酒（らおちゅう）とも呼ばれる。	16013	0	78.8	126	— 1.7	— Tr	(0)	— 5.1	— Tr	15	55	25	[illegible]
しょうちゅう［焼酎］ Shochu ●1合（180mL）=180g	米・雑穀・さつまいも・そばなどでん粉質の原料や黒糖など糖質の原料をアルコール発酵させ、蒸留してつくる。	単式蒸留しょうちゅう 16015	0	79.5	144	— 0	— 0	(0)	— 0	— —	—	—	—	—

Q&A 世界で一番強いお酒は何？▶現在世界で一番強いとされているのは、ポーランド産のウオッカ「スピリタス」。アルコール分は96%で、完成するまでに70数回の蒸留を繰り返す。アルコール分が非常に高く引火しやすいため、取り扱いには注意が必要。

保存のしかた

清酒　香り、味、色が変化しやすいので、直射日を避け、冷暗所に置く。
洋酒　保存性が高く、室温で保存できるが、空気触れると酸化し、香りが飛ぶ。
ワイン　コルクが乾燥すると品質が低下するの、寝かせて保存する。
茶　湿気に注意し、とくに緑茶ははやく使い切る。などに密封し、冷暗所に置くのがよい。

赤ワインとポリフェノール

赤ワインに多く含まれるポリフェノールという物質は、ぶどうの皮などに含まれる抗酸化物質の一種である。動脈硬化は、悪玉コレステロールが活性酸素によって酸化され、血管の内壁に堆積したために、血液が流れにくくなった状態で、心筋梗塞や脳梗塞の原因となる。ポリフェノールは、この活性酸素のはたらきを抑えるという。

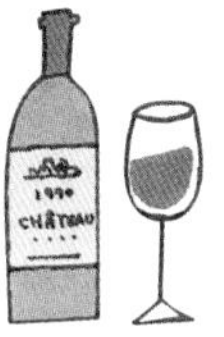

コーヒーと茶のおもな生産地

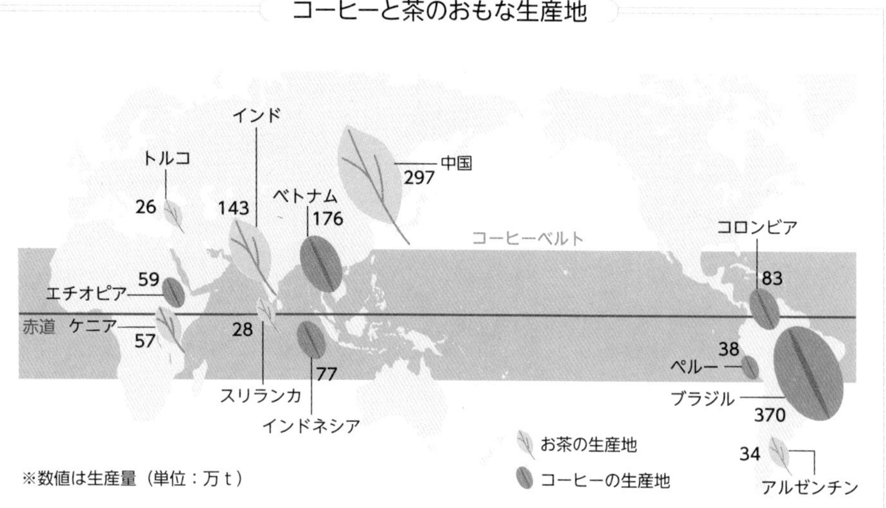

※数値は生産量（単位：万ｔ）

コーヒーは、コーヒーベルトという赤道を中心に南北緯約25度の間の地域でほとんどが生産されている。最大産出国はブラジルで、2位のベトナムの約2倍にもなる。生産量は多くはないが、エチオピアのモカ、ハワイのコナやジャマイカのブルーマウンテンなど有名な銘柄もある。お茶は中国が最大産出国で、インド、ケニア、アルゼンチン、スリランカと続く。お茶は紅茶に加工されることが多いが、インドのダージリン、スリランカのウバ、中国のキーモン（祁門）は世界の三大紅茶と呼ばれている。

（矢野恒太記念会『日本国勢図会2022/23』）

グラフ1本分の相当量

	亜鉛 mg	ビタミンA レチノール活性当量 µg	レチノール µg	β-カロテン当量 µg	ビタミンD µg	ビタミンE α-トコフェロール mg	ビタミンB1 mg	ビタミンB2 mg	葉酸 µg	ビタミンC mg	食塩相当量 g
2.0	2.0	20	20	200	2.0	2.0	0.20	0.20	20	20	1.0
0.1	0.1	0	0	0	0	0	Tr	0	0	0	0
Tr	Tr	0	0	0	0	0	0	0.02	7	0	0
0	Tr	0	0	0	0	0	0	0.01	4	0	0
0.3	Tr	(0)	(0)	(0)	(0)	–	0	0	0	0	0
0.4	Tr	(0)	(0)	(0)	(0)	–	0	0.01	0	0	0
0.3	0.4	(0)	(0)	(0)	(0)	–	Tr	0.03	1	0	0
–	–	(0)	(0)	(0)	(0)	–	(0)	(0)	(0)	(0)	–

ワインのできるまで

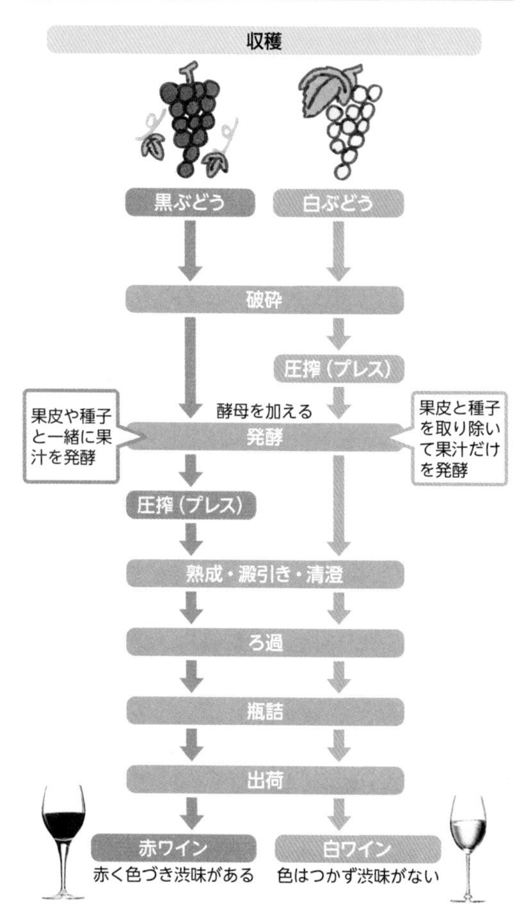

ONE POINT 【米英のアルコール表示】アメリカとイギリスではアルコール濃度をプルーフという単位で表すが、アメリカではアルコール100％＝200プルーフ、イギリスは100％＝175プルーフ。40度の酒はアメリカでは80プルーフ、イギリスでは70プルーフになる。

- たんぱく質の青字の数値はアミノ酸組成によるたんぱく質
- 脂質の青字の数値は脂肪酸のトリアシルグリセロール当量
- 炭水化物の青字の数値は利用可能炭水化物（質量計）
- 食物繊維総量の黒字の数値はプロスキー変法、
  青字の数値はAOAC 2011.25法による分析

可食部100gあたり　Tr：微量　（ ）：推定値または推計値　ー：未測定

ウイスキー
Whisky ●シングル(30mL)=28g

大麦などの穀物に麦芽（モルト）を加えて糖化し、もろみを発酵させ蒸留してつくる。貯蔵していくうちにきれいな褐色の液体になる。

ブランデー
Brandy ●1杯（30mL）=29g

果実を原料とした蒸留酒。ふつうは、ワインを蒸留したもの。りんご（カルヴァドス）やさくらんぼ（キルシュ）を原料としたものもある。

ウオッカ
Vodka ●1杯(30mL)=29g

ロシアの代表的な酒。穀物（小麦・大麦・じゃがいもなど）を主原料とし、高濃度で蒸留して活性炭でろ過するため、アルコールの純度が高い。

ラム
Rum ●1杯(30mL)=29g

糖蜜やさとうきびの搾汁を原料とした蒸留酒。カリブ諸島が主産地。食後酒として飲むほか、カクテルのベースや菓子の風味づけに用いる。

梅酒
Umeshu ●1杯(30mL)=32g

青梅の実を氷砂糖とともに、しょうちゅうに漬けてつくるわが国古来の酒。特有の芳香とクエン酸の酸味をもち、薬効もある。

みりん［味醂］
Mirin ●小1=6g　1C=230g

しょうちゅうに蒸したもち米と米こうじを加え、熟成させて搾った酒類調味料。料理に甘味やうま味をつけたり、つやを出すために用いる。

缶チューハイ
Cocktail in a can ●中1缶(350mL)=350g

チューハイは、しょうちゅうなど無色の蒸留酒を炭酸水・果汁などで割ったもの。缶入りができてから一般的に飲まれるようになった。

緑茶類
Green tea ●大1=6g　1C=200g

ツバキ科の「お茶の木」の葉を加工したものを、お湯で浸出して飲用にする。加工工程で発酵させていないため、ほかの発酵茶（ウーロン茶・紅茶）よりビタミンCがずば抜けて多い。また、抗酸化作用があるといわれる緑茶カテキンも豊富である。

●玉露
茶摘みの20日ほど前から直射日光を当てずに茶を育て、摘んだ若葉を蒸して揉み、乾燥させた高級茶。

●抹茶（2gで1杯分）
玉露同様、茶摘み前に茶の木をむしろなどで覆い、摘んだ若葉を蒸し、揉まずに乾燥させてから茎や軸を除き、うすで粉末状にひいたもの。

●せん茶
4～5月に摘んだ若葉を蒸し、揉みながら乾燥させたもの。日本茶の8割を占める。茶摘みの時期により、一番茶（新茶：5月初旬）から四番茶（8月）まである。

●番茶
せん茶を摘んだ後の、少しかたくなった葉や茎でつくったお茶。

●ほうじ茶
中級のせん茶と番茶を高温で煎ったもの。煎ることで香ばしい香りがつき、色も茶色になる。

●玄米茶
水に浸して蒸した玄米を煎り、番茶やせん茶に混ぜたもの。最近は色が鮮やかな緑色になるように、抹茶を加えたものが主流になっている。

食品	索引番号	廃棄率%	水分g	エネルギー kcal	たんぱく質 g	脂質 g	コレステロール mg	炭水化物 g	食物繊維総量 g	ナトリウム mg	カリウム mg	カルシウム mg	リン mg
ウイスキー	16016	0	66.6	234	ー 0	ー 0	(0)	ー 0	ー	2	1	0	[illegible]
ブランデー	16017	0	66.6	234	ー 0	ー 0	(0)	ー 0	ー	4	1	0	[illegible]
ウオッカ	16018	0	66.2	237	ー 0	ー 0	(0)	ー Tr	ー	Tr	Tr	(0)	[illegible]
ラム	16020	0	66.1	237	ー 0	ー Tr	(0)	ー 0.1	ー	3	Tr	0	[illegible]
梅酒	16022	0	68.9	155	ー 0.1	ー Tr	ー	ー 20.7	ー	4	39	1	
みりん 本みりん	16025	0	47.0	241	0.2 0.3	ー Tr	ー	26.6 43.2	ー	3	7	2	
缶チューハイ レモン風味	16059	0	91.4	51	ー 0	ー Tr	(0)	1.8 2.9	ー 0.1	10	13	1	[illegible]
緑茶類 玉露 浸出液	16034	0	97.8	5	(1.0) 1.3	ー (0)	(0)	ー Tr	ー	2	340	4	[illegible]
抹茶 茶	16035	0	5.0	237	23.1 29.6	3.3 5.3	(0)	1.5 39.5	ー 38.5	6	2700	420	[illegible]
せん茶 浸出液	16037	0	99.4	2	(0.2) 0.2	ー (0)	(0)	ー 0.2	ー	3	27	3	
番茶 浸出液	16039	0	99.8	0	ー Tr	ー (0)	(0)	ー 0.1	ー	2	32	5	
ほうじ茶 浸出液	16040	0	99.8	0	ー Tr	ー (0)	(0)	ー 0.1	ー	1	24	2	
玄米茶 浸出液	16041	0	99.9	0	ー 0	ー (0)	(0)	ー 0	ー 0	2	7	2	

QA せん茶と紅茶のいれ方は違うの？▶せん茶は、お湯を一度湯飲みに注いで約80℃に冷まし、それを急須に静かにいれる。一方紅茶は、沸騰したお湯を高い位置から直接ティーポットに注ぐ。せん茶にお湯を静かに注ぐのは、茶葉の渋味が出ないようにするため。紅茶を高い位置から注ぐのは、茶葉をよく動かして成分をしっかり抽出するため

…g	亜鉛 mg	ビタミンA レチノール活性当量 µg	ビタミンA レチノール µg	ビタミンA β-カロテン当量 µg	ビタミンD µg	ビタミンE α-トコフェロール mg	ビタミンB1 mg	ビタミンB2 mg	葉酸 µg	ビタミンC mg	食塩相当量 g
2.0	2.0	20	20	200	2.0	2.0	0.20	0.20	20	20	1.0 ← グラフ1本分の相当量
Tr	Tr	(0)	(0)	(0)	(0)	–	(0)	(0)	(0)	(0)	0
0	Tr	(0)	(0)	(0)	(0)	–	(0)	(0)	(0)	(0)	0
(0)	–	(0)	(0)	(0)	(0)	–	(0)	(0)	(0)	(0)	0
0	Tr	(0)	(0)	(0)	(0)	–	(0)	(0)	(0)	(0)	0
Tr	Tr	(0)	(0)	(0)	–	–	0	0.01	0	0	0
0	0	(0)	(0)	(0)	–	–	Tr	0	0	0	0
0	0	(0)	(0)	0	(0)	0	0	0	0	0	0
0.2	0.3	(0)	(0)	(0)	(0)	–	0.02	0.11	150	19	0
17.0	6.3	2400	(0)	29000	(0)	28.0	0.60	1.35	1200	60	0
0.2	Tr	(0)	(0)	(0)	(0)	–	0	0.05	16	6	0
0.2	Tr	(0)	(0)	(0)	(0)	–	0	0.03	7	3	0
Tr	Tr	(0)	(0)	(0)	(0)	–	0	0.02	13	Tr	0
Tr	Tr	(0)	(0)	(0)	(0)	(0)	0	0.01	3	1	0

し好飲料をつくるときの温度の目安

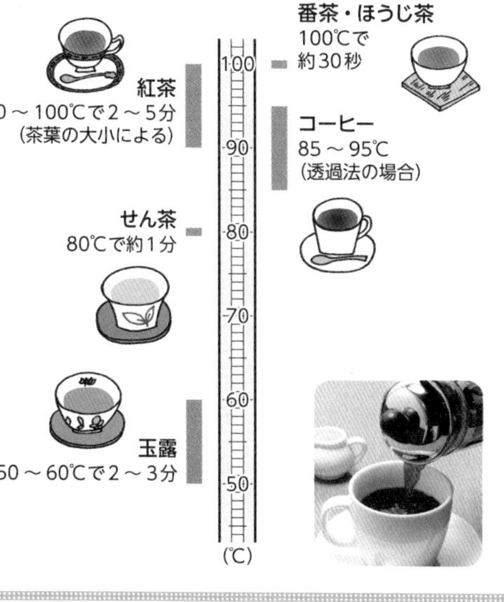

カクテルのいろいろ

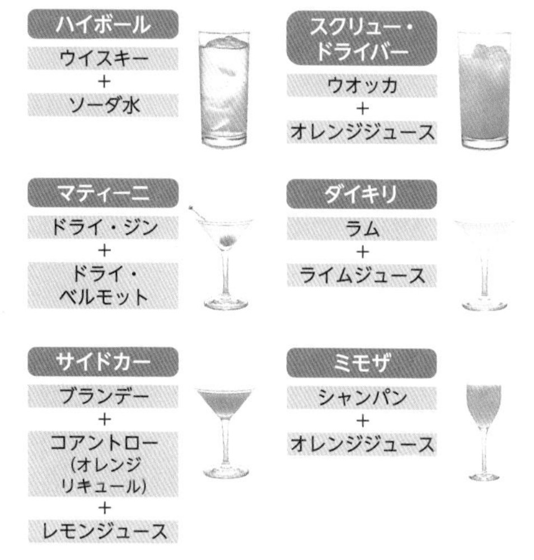
ハイボール
ウイスキー
+
ソーダ水
スクリュー・ドライバー
ウオッカ
+
オレンジジュース
マティーニ
ドライ・ジン
+
ドライ・ベルモット
ダイキリ
ラム
+
ライムジュース
サイドカー
ブランデー
+
コアントロー
(オレンジリキュール)
+
レモンジュース
ミモザ
シャンパン
+
オレンジジュース

ハーブティー

ハーブには、その香りと薬効をいかして、ハーブティーとして楽しめるものもある。体を温めたり、循環を促進して老廃物を排出する効果があるとされている。

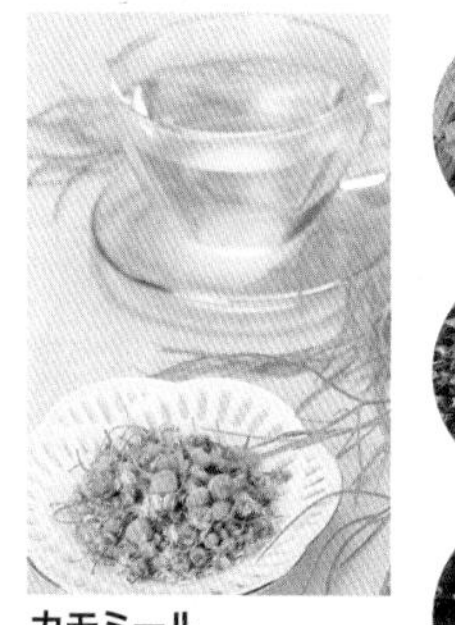
カモミール
りんごのような香りで甘くてやさしい味。

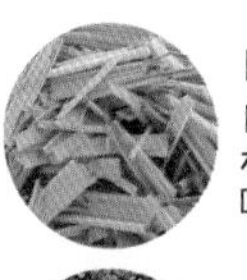
レモングラス
レモンに似たさわやかな香りと味。

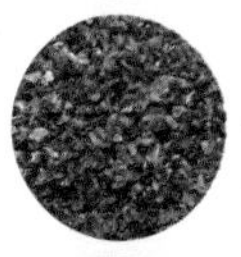
ローズヒップ
甘い香りでほどよい酸味。

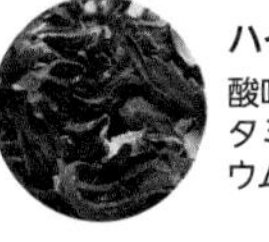
ハイビスカス
酸味が強い。ビタミンCやカリウムを多く含む。

ONE POINT 【みりんパワーの話】日本料理によく使用されるみりんには、甘味やてりを出すほかに、煮くずれを防ぐ、味をしみ込みやすくする、生臭さを消すなどといった効果もある。これらはみりんに含まれている9種類以上の糖や、アルコールが作用するためだ。なお、みりんのアルコールは加熱する段階で飛んでしまうので、料理自体には残らない。

- たんぱく質の青字の数値はアミノ酸組成によるたんぱく質
- 脂質の青字の数値は脂肪酸のトリアシルグリセロール当量
- 炭水化物の青字の数値は利用可能炭水化物（質量計）
- 食物繊維総量の黒字の数値はプロスキー変法、青字の数値はAOAC 2011.25法による分析

廃棄率％　水分g

可食部100gあたり　Tr:微量　( ):推定値または推計値　ー:未測定

発酵茶類 Fermented tea

●大1=6g　1C=200g

普通の食品の発酵とは違い、お茶の発酵とはおもに酸化のことをさす。

●ウーロン茶
中国茶の青茶に分類され、茶葉を発酵途中で加熱して発酵を止め、揉んで乾燥させた半発酵茶。

●紅茶
摘んだ葉を蒸さずに自然乾燥させてから揉み、赤褐色になるまで発酵させた発酵茶。

凍頂ウーロン茶

コーヒー Coffee

●1C=200g　インスタント大1=6g

コーヒー豆（実から外皮と果肉を取り除いた種子）を焙煎し、その浸出液を飲む。気分転換・疲労回復・かくせい作用がある。コーヒー豆は原産国や産地の名前がついているものが多く、それぞれに酸味や渋味などのバランスに特徴があるため、好みでブレンドする。浸出液は、煎ったコーヒー豆をひき、熱湯で浸出したもの。レギュラーコーヒーと呼ばれる。インスタントコーヒーは、お湯を注ぐだけで手軽に飲めるコーヒー。スプレードライタイプとフリーズドライタイプがある。コーヒー飲料は、乳製品や糖分などが添加された飲料で、缶入りが一般的に飲まれている。

コーヒー豆

ココア Cocoa

●大1=6g

カカオ豆を焙煎し、果肉を加熱・圧搾して脂肪を除き、粉砕したもの。脂肪のほかにたんぱく質・炭水化物を含み、消化もよい。ピュアココアは、カカオ豆100%からつくられ、香料や添加物などを加えていないもの。ミルクココアは、ココア粉末に、牛乳成分（粉末）や、砂糖、香料などを添加して、そのまま湯を注ぐインスタントココアのこと。

青汁 Kale juice

青汁とは、緑葉野菜（ケールなど）をすりつぶして搾った汁のこと。市販品は粉末。ケールは高い栄養価から、「緑黄色野菜の王様」とも呼ばれる。

甘酒 Ama-zake

●1C=210g

米を原料としたわが国独特の甘味飲料。白米と米こうじと温湯でつくる。甘味が強く、酸味をもち、芳香がある。アルコール分はない。

スポーツドリンク Sports drink

●1本=500g

運動などで失われた水分やミネラル分などを効率よく補給する飲料。水に糖分・クエン酸・ビタミン・ミネラルなどを加えたものが多い。

炭酸飲料類 Carbonated beverage

●1本=515g

炭酸ガスが水に溶け込んだ、発泡性の飲料。清涼感を楽しむもので、ほとんどが水分と糖分。

●果実色飲料
フルーツをイメージした色に着色し、香料を加えたもの。果汁はあっても微量。

●コーラ
複数の香料を独自にブレンドした黒褐色の炭酸飲料。日本でも昭和30年代より製造・販売。

麦茶 Mugi-cha

●1C=200g

大麦や裸麦を殻ごと煎って煮出したもの。香ばしく、夏の飲み物として好まれる。カフェインを全く含まない。

食品名	番号	廃棄率%	水分g	エネルギー kcal	たんぱく質 g	脂質 g	コレステロール mg	炭水化物 g	食物繊維総量 g	ナトリウム mg	カリウム mg	カルシウム mg	リン mg
基準値				200	20.0	20.0	100	20.0	2.0	200	200	200	20[illegible]
ウーロン茶 浸出液	16042	0	99.8	0	– Tr	– (0)	(0)	– 0.1	– –	1	13	2	[illegible]
紅茶 浸出液	16044	0	99.7	1	– 0.1	– (0)	(0)	– 0.1	– –	1	8	1	[illegible]
コーヒー 浸出液	16045	0	98.6	4	(0.1) 0.2	(Tr) Tr	0	(0) 0.7	– –	1	65	2	[illegible]
インスタントコーヒー	16046	0	3.8	287	(6.0) 14.7	0.2 0.3	0	– 56.5	– –	32	3600	140	35[illegible]
コーヒー飲料 乳成分入り 加糖	16047	0	90.5	38	– 0.7	0.2 0.3	–	– 8.2	– –	30	60	22	1[illegible]
ピュアココア	16048	0	4.0	386	13.5 18.5	20.9 21.6	1	9.6 42.4	– 23.9	16	2800	140	66[illegible]
ミルクココア	16049	0	1.6	400	– 7.4	6.6 6.8	–	– 80.4	– 5.5	270	730	180	24[illegible]
ケール	16056	0	2.3	312	10.8 13.8	2.8 4.4	0	– 70.2	– 28.0	230	2300	1200	27[illegible]
甘酒	16050	0	79.7	76	(1.3) 1.7	– 0.1	(0)	(16.9) 18.3	– 0.4	60	14	3	2[illegible]
スポーツドリンク	16057	0	94.7	21	– 0	– Tr	0	– 5.1	– Tr	31	26	8	[illegible]
果実色飲料	16052	0	87.2	51	– Tr	– Tr	(0)	– 12.8	– –	2	1	3	T[illegible]
コーラ	16053	0	88.5	46	– 0.1	– Tr	(0)	(12.0) 11.4	– –	2	Tr	2	1[illegible]
麦茶 浸出液	16055	0	99.7	1	– Tr	– (0)	(0)	– 0.3	– –	1	6	2	[illegible]

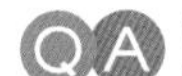
清涼飲料水で最も飲まれているものは？［コーヒー飲料　茶系飲料　水　炭酸飲料］▶生産量が約543万kL（2021年）の茶系飲料がトップ。続いて水（415万kL）、炭酸飲料（380万kL）で、コーヒー飲料は306万kLである。

グラフ１本分の相当量

g	亜鉛 mg	ビタミンA レチノール活性当量 µg	レチノール µg	β-カロテン当量 µg	ビタミンD µg	ビタミンE α-トコフェロール mg	ビタミンB1 mg	ビタミンB2 mg	葉酸 µg	ビタミンC mg	食塩相当量 g
2.0	2.0	20	20	200	2.0	2.0	0.20	0.20	20	20	1.0
Tr	Tr	(0)	(0)	(0)	(0)	–	0	0.03	2	0	0
0	Tr	(0)	(0)	(0)	(0)	–	0	0.01	3	0	0
Tr	Tr	0	0	0	0	0	0	0.01	0	0	0
3.0	0.4	(0)	(0)	0	(0)	0.1	0.02	0.14	8	(0)	0.1
0.1	0.1	(0)	0	(0)	–	0	0.01	0.04	0	(0)	0.1
14.0	7.0	3	0	30	(0)	0.3	0.16	0.22	31	0	0
2.9	2.1	8	8	Tr	–	0.4	0.07	0.42	12	(0)	0.7
2.9	1.8	860	0	10000	0	9.4	0.31	0.80	820	1100	0.6
0.1	0.3	(0)	(0)	(0)	(0)	Tr	0.01	0.03	8	(0)	0.2
Tr	0	0	0	0	0	0	0	0	0	Tr	0.1
Tr	0	(0)	(0)	0	(0)	–	0	0	–	0	0
Tr	Tr	(0)	(0)	0	(0)	–	0	0	–	0	0
Tr	0.1	(0)	(0)	(0)	(0)	0	0	0	0	(0)	0

世界の紅茶の飲み方博覧会

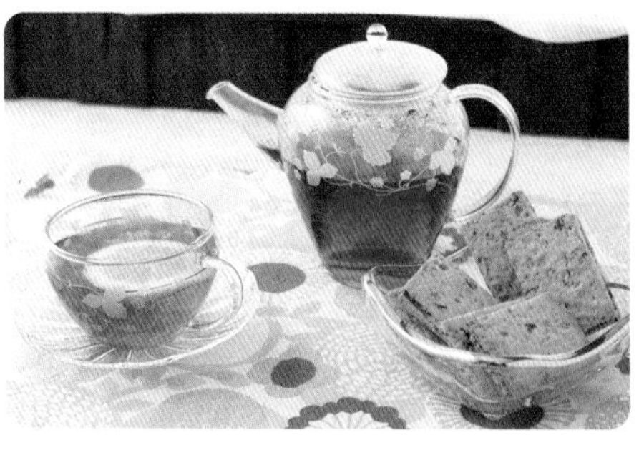

イギリス

濃いミルクティーが一般的で、午前11時のモーニングティーや午後4時のアフタヌーンティーなどのティータイムがある。午前はビスケットやスコーン、午後はサンドウィッチやケーキとともにいただく。

アメリカ

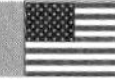

ホットティーよりもアイスティーが主流。熱くて飲みにくい紅茶に氷を入れたのがはじまりといわれている。ティーバッグを生んだのもアメリカで、全消費量の約6割がティーバッグといわれる。

カナダ

おもな飲み方はミルクティーで、ストレートティーやレモンティー、アイスティーは一般的ではない。イギリスよりもいれるときの蒸らし時間が長い。

ロシア

サモワールという金属製の紅茶専用湯沸し器を使って濃くいれる。ミルクやクリームはあまり使用せず、はちみつやジャムをなめながら飲んだり、ジャムやウオッカを紅茶に加えたりして飲む。

中国

中国茶は白茶、紅茶、緑茶、黄茶、青茶、黒茶に分けられる。中国紅茶は、ほどよい甘味があり渋味も少ないため、ほかの茶と同様にストレートで飲む。茶葉に熱湯を足しながら何杯もいれる。

フランス・ドイツ

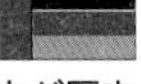

紅茶よりもハーブティー、スパイスティーの方が歴史が長い。とくに、さまざまな生花を乾燥させてつくったハーブティーの香りと味を楽しむ習慣がある。

インド

茶葉と香辛料を沸騰させ、ミルクを加えて温めたものに砂糖を加えた濃厚なミルクティーが国民的飲み物のチャイ。地域や香辛料により､さまざまな種類がある。

トルコ

紅茶はチャイと呼ばれ、二段重ねのポットで濃く煮出す。牛乳は使わず、濃厚な紅茶を、あらかじめ口に含んでおいた角砂糖と口の中で混ぜて飲む。

ONE POINT 【清涼飲料水で死亡も】清涼飲料水を大量に飲むと血液中のぶどう糖濃度が高くなるため、尿中に多量のぶどう糖と水分を排出する。すると、またのどが渇（かわ）き、同じことが繰り返されると急性の糖尿病になり、突然急激に悪化して昏睡（こんすい）状態になる。これを「ペットボトル症候群」という。

17 調味料類

SEASONINGS

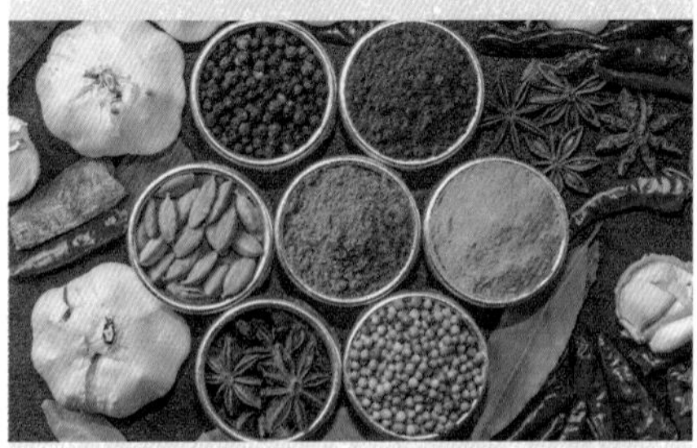

スパイス各種

調味料類は、調味の基本である塩味、甘味、酸味、うま味などを料理や食品に与える材料で、人のし好を満たし、食欲を増進させるものである。日本では、昔から塩・しょうゆ・みそ・砂糖・酢などが用いられているが、食文化の多様化の中で、ケチャップ・マヨネーズ・トウバンジャン・コチュジャンといった、さまざまな国から伝わった調味料の使用も増えている。

選び方・保存のしかた

●しょうゆ

- 塩分によって多くの種類が市販されているので、健康状態や用途に応じて使い分けるのがよい。
- いずれも透明感があり、異臭のないものを選ぶ。
- 開栓前は1年半くらいもつが、開栓後は室温に置くと味・香りも日ごとに落ち、色が濃くなっていく。食卓用に小分けしたしょうゆも1週間くらいで使い切るようにし、残りは冷蔵庫に入れる。

●食塩

- 精製方法により品質が異なるので、用途に応じて使い分けるとよい。
- 湿気に弱いので、よく乾燥させて保存する。

●食酢

- 原料により種類があり、こくや香りに違いがあるので、用途に応じて使い分けるのがよい。
- 香りを飛ばさないよう、密封して冷暗所に保存する。底にできる白い沈殿物は品質には影響ない。

●みそ

- それぞれの製法により、かたさが保たれているものを選ぶ。光沢があり、香りがよく、塩味と酸味がよく調和しているものがよい。
- みそは空気に触れると風味が落ちる。開封した後は、密閉容器などに入れて、冷蔵庫で保存する。

香辛料類

SPICES

香辛料類には、スパイス（香辛料）やハーブ（香草）があり、料理の風味づけや臭み消し、着色、消化吸収を高めるなどの目的に利用される。熱帯・亜熱帯産の植物の根・樹皮・種子などを乾燥させたものがスパイス、温暖な地方に産する香草の葉や茎などの生または乾燥させたものがハーブと呼ばれる。和食に用いられる「薬味」や「吸い口」、中国料理に用いられる「八角」（スターアニス）や「五香」（ウーシャンフェン）も香辛料類に入る。食事の欧風化やエスニック料理ブームにより、さまざまな種類のものが家庭でも用いられている。

選び方・保存のしかた

- 瓶詰、缶入り、量り売りがあるが、ほとんど密封された状態で販売されているので、賞味期限の表示を確認し、新しいものを選ぶ。密封されたものが、よく、日光に直接当たっているものは避ける。開封したらできるだけはやく使い切った方がよいので、多く買い過ぎない。
- 冷暗所に置き、密封すれば2年間は品質が保てる。香りが抜けたり、変質したものは使用しない。

・たんぱく質の青字の数値はアミノ酸組成によるたんぱく質
・脂質の青字の数値は脂肪酸のトリアシルグリセロール当量
・炭水化物の青字の数値は利用可能炭水化物（質量計）
・食物繊維総量の黒字の数値はプロスキー変法、青字の数値はAOAC 2011.25法による分析

ウスターソース類 Japanese worcester sauce ●大1=18g

西洋料理に用いる液体の調味料の総称。日本ではウスターソースをさすことが多い。ウスターソース類は、トマト・たまねぎ・にんじんなどのエキスに香辛料・食塩を加えて熟成させ、ろ過し、砂糖・酢などを加えて調味したものである。JAS規格では、粘度により、ウスターソース・中濃ソース・濃厚ソース（とんかつソース）などがある。

トウバンジャン［豆板醤］ Doubanjiang ●小1=4g

そら豆を原料にしてつくったみそに、唐辛子を入れた中国特有の調味料。ピリッと辛く、四川料理には欠かせない。

チリペッパーソース Hot pepper sauce ●小1=4g

辛味の強い唐辛子に酢と食塩を混ぜて発酵させた辛味調味料。「タバスコ」は商標名。青唐辛子を使った緑色のものは辛さがマイルド。

しょうゆ類［醤油］ Soy sauce ●小1=6g

鎌倉時代からつくられているわが国の代表的な調味料。だいずや小麦を原料として、こうじ菌を育成させてもろみをつくり、これを熟成させて絞った液を殺菌してつくる。

●こいくちしょうゆ

一般的に「しょうゆ」というと、こいくちしょうゆをさす。消費の8割以上を占め、だいずと小麦がほぼ半々の割合でつくられている。

●うすくちしょうゆ

色や香りが淡いが、塩分濃度はこいくちしょうゆよりも高い。おもに関西で使用されてきた。

●たまりしょうゆ

豆こうじが主体で、小麦はほとんど使われていない。うま味が強い。さしみやすしなどに。

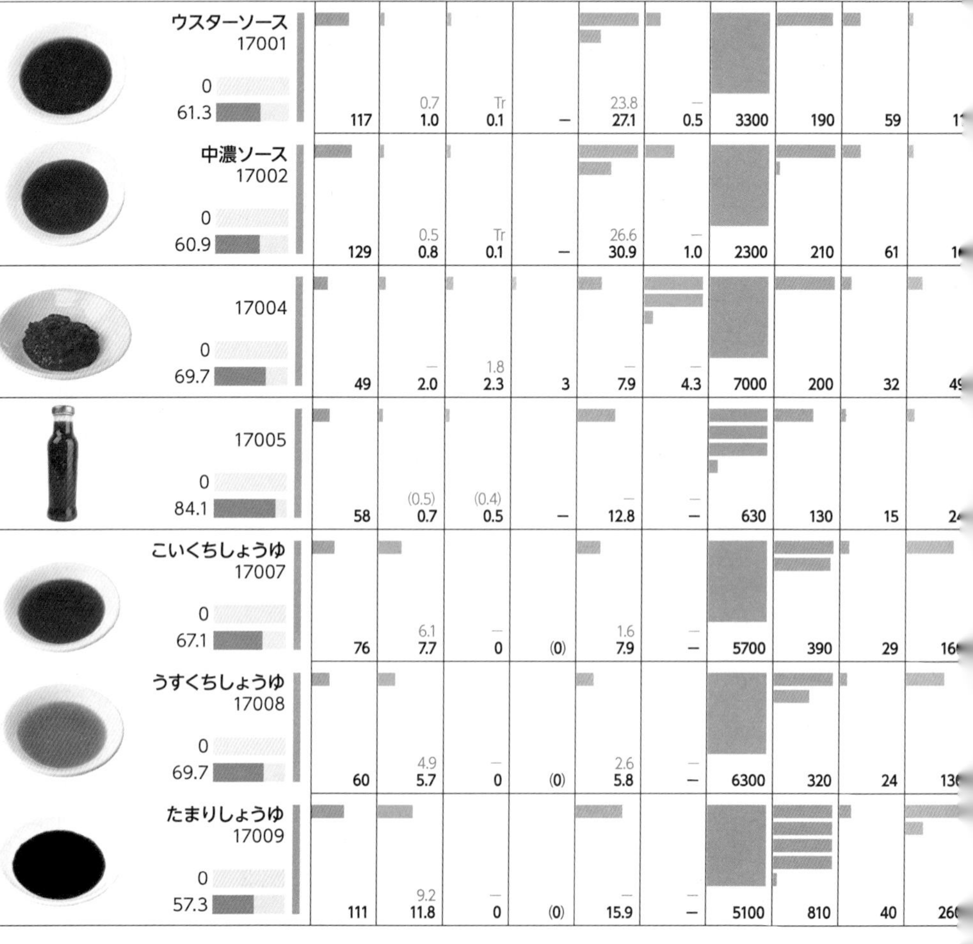

可食部100gあたり　Tr：微量　（ ）：推定値または推計値　ー：未測定

食品名	食品番号	廃棄率%	水分g	エネルギー kcal	たんぱく質 g	脂質 g	コレステロール mg	炭水化物 g	食物繊維総量 g	ナトリウム mg	カリウム mg	カルシウム mg	リン mg
ウスターソース	17001	0	61.3	117	0.7 / 1.0	Tr / 0.1	–	23.8 / 27.1	– / 0.5	3300	190	59	1[illegible]
中濃ソース	17002	0	60.9	129	0.5 / 0.8	Tr / 0.1	–	26.6 / 30.9	– / 1.0	2300	210	61	1[illegible]
トウバンジャン	17004	0	69.7	49	– / 2.0	1.8 / 2.3	3	– / 7.9	– / 4.3	7000	200	32	4[illegible]
チリペッパーソース	17005	0	84.1	58	(0.5) / 0.7	(0.4) / 0.5	–	– / 12.8	– / –	630	130	15	2[illegible]
こいくちしょうゆ	17007	0	67.1	76	6.1 / 7.7	– / 0	(0)	1.6 / 7.9	– / –	5700	390	29	16[illegible]
うすくちしょうゆ	17008	0	69.7	60	4.9 / 5.7	– / 0	(0)	2.6 / 5.8	– / –	6300	320	24	13[illegible]
たまりしょうゆ	17009	0	57.3	111	9.2 / 11.8	– / 0	(0)	– / 15.9	– / –	5100	810	40	26[illegible]

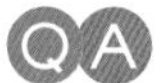

QA 辛さの単位とは？ ▶スコヴィル値といい、辛味成分のカプサイシンの量で測定する。タバスコは約2,500、ハラペーニョは約8,000、ハバネロは約35万という。現在世界一辛いトウガラシとしてギネスに登録されているのはキャロライナ・リーパーで、スコヴィル値は300万に達するものもあるという。

香辛料の4つの効用と種類

種類	特徴
み消し	魚や肉の生臭さを消したりおさえたりする。いくつかの香草を束にしたものをブーケガルニという。 ガーリック・ジンジャー・クローブ・タイム・セージ・オレガノ・キャラウェイ・ローズマリー・ローリエなど
りづけ	料理に合わせて香りをつける。少なくとも3種類以上の香辛料を混ぜ合わせるとおいしくなる。 オールスパイス・バジル・セロリ・クローブ・カルダモン・シナモン・コリアンダー・ディル・ナツメグ・セージ・クミンシード・スターアニスなど
味づけ	辛味や香りにより、舌や鼻を刺激し、だ液や消化液を分泌させ、食欲を増進させる。 ペッパー（ブラック・ホワイト・レッド）・ジンジャー・マスタード・にんにく・わさび・さんしょうなど
づけ	辛味や香りとともに色もつける。長年のうちにその料理特有の色になっている。 ターメリック（カレーの黄色）・サフラン（パエリア・ブイヤーベースの黄金色）・パプリカ（ハンガリー料理の赤だいだい色）など

世界の調味料・香辛料の分布

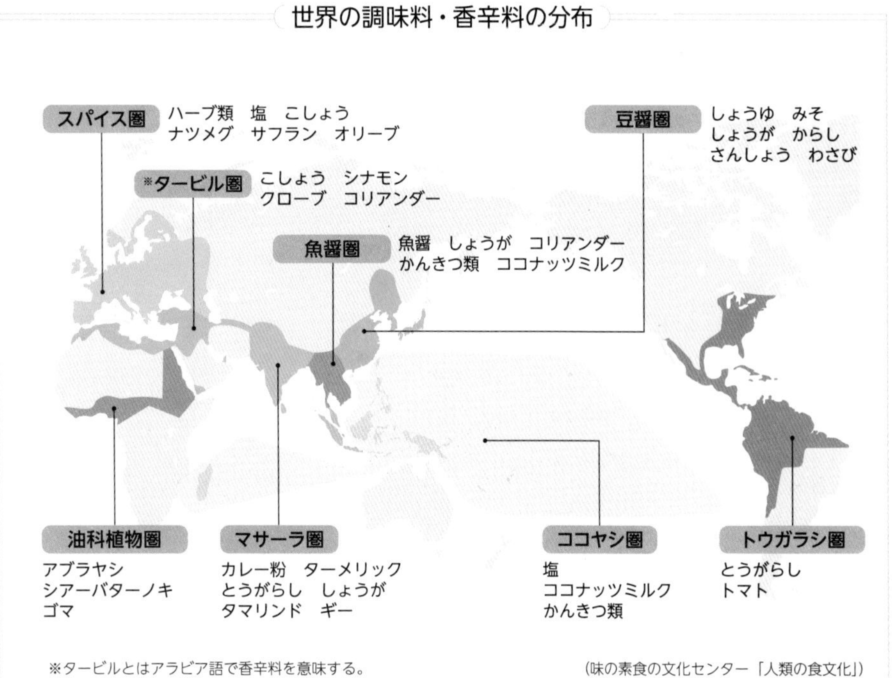

※タービルとはアラビア語で香辛料を意味する。

（味の素食の文化センター「人類の食文化」）

グラフ１本分の相当量

g	亜鉛 mg	ビタミンA レチノール活性当量 µg	ビタミンA レチノール µg	ビタミンA β-カロテン当量 µg	ビタミンD µg	ビタミンE α-トコフェロール mg	ビタミンB1 mg	ビタミンB2 mg	葉酸 µg	ビタミンC mg	食塩相当量 g
2.0	2.0	20	20	200	2.0	2.0	0.20	0.20	20	20	1.0
1.6	0.1	4	(0)	47	(0)	0.2	0.01	0.02	1	0	8.5
1.7	0.1	7	(0)	87	(0)	0.5	0.02	0.04	1	(0)	5.8
2.3	0.3	120	(0)	1400	(0)	3.0	0.04	0.17	8	3	17.8
1.5	0.1	130	(0)	1600	(0)	–	0.03	0.08	–	0	1.6
1.7	0.9	0	0	0	(0)	0	0.05	0.17	33	0	14.5
1.1	0.6	0	0	0	(0)	0	0.05	0.11	31	0	16.0
2.7	1.0	0	0	0	(0)	–	0.07	0.17	37	0	13.0

しょうゆ・あれこれ

歴史

しょうゆは日本で発達した発酵食品だが、そのルーツは中国でつくられた醤（ひしお）にさかのぼる。醤とは肉や魚、野菜、穀物などを塩漬けにして発酵させたもので、その中でも、米・小麦・だいずを原料としたものがしょうゆやみその原型とされている。

醤は日本に伝えられ、鎌倉時代にはしょうゆの製法が紀州（現在の和歌山）で生まれて関西を中心に発達していった。関東へは江戸時代中期まで大阪から送られており、その大部分は「たまりしょうゆ」と「うすくちしょうゆ」だった。やがて江戸の人口も増え、江戸っ子の好みに合わせた今日の「こいくちしょうゆ」が、千葉県の野田や銚子でつくられるようになった。

魚しょうゆ（魚醤）（→p.170）

しょうゆがだいずを原料につくったものであることに対し、魚しょうゆは、魚介類を原料とする。一般に特有の臭みをもつが、動物性たんぱく質に由来するアミノ酸を多く含むため、濃厚なうま味をもつ。

日本　世界

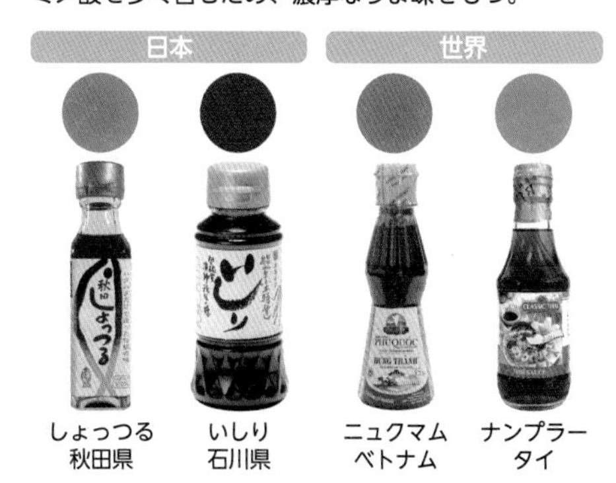

しょっつる　秋田県

いしり　石川県

ニュクマム　ベトナム

ナンプラー　タイ

ONE POINT 【安さか、本物の味と安全か？】丸大豆しょうゆの原料は大豆、小麦、塩で、１年ほど熟成させてつくるため、複雑なうま味があり、新式醸造しょうゆよりは高い。酢、塩、みりん等もさまざまなものがある。料理の決め手となる調味料、どんなものを選ぶかで生活の質まで変わってくる。

- たんぱく質の青字の数値はアミノ酸組成によるたんぱく質
- 脂質の青字の数値は脂肪酸のトリアシルグリセロール当量
- 炭水化物の青字の数値は利用可能炭水化物（質量計）
- 食物繊維総量の黒字の数値はプロスキー変法、青字の数値はAOAC 2011.25法による分析

可食部100gあたり　Tr：微量　（ ）：推定値または推計値　−：未測定

ラー油 [辣油]

Chinese chili oil ●小1=4g

ごま油に唐辛子を入れてじっくり加熱し、辛味と風味を油に移したもの。ぎょうざのたれなどに使われる。

食塩

Edible salt ●小1=6g

調味料のうち、最も基本的なもので、海水または岩塩からとる。塩辛い。主成分は、塩化ナトリウム（99%以上）。

食酢類

Vinegar ●小1=5g

穀物や果汁などを醸造してつくられる、酸味が特徴の調味料。酸味成分は、酢酸・クエン酸などの有機酸。食欲増進効果や殺菌効果がある。

●穀物酢
小麦・大麦・コーンなどの米以外の穀類を主原料にした酢である。

●ぶどう酢
別名ワインビネガー、ワイン酢。ワインを酢酸菌で発酵させたもの。白ワインビネガーと赤ワインビネガーが一般的（➔p.169コラム）。

●りんご酢
別名サイダービネガー。りんご果汁を発酵させたりんご酒を、酢酸菌で発酵させたもの。薄めて甘味を加えて飲用にもする。

だし類 [出汁]

Soup stock ●粉小1=4g 大1=12g

味の出る材料を水に浸したり、煮出したりしてうま味を引き出した汁をだしという。西洋料理ではスープストック・ブイヨン・フォンなどといい、中国料理では湯（タン）という。

●日本料理のだし
日本料理では、一般に昆布またはかつお節のだし、あるいはこれらの混合だしが使われる。かつおだしは、煮物・茶碗蒸し・すまし汁などに向き、昆布だしは、ぶりやさばなど、においの強い魚の煮付けや、炊き込み飯・鍋物などに向く。魚を煮付けるときには、魚が重なるので、かつおだしを使わないのがポイントである。吟味した昆布やかつお節で、適切な技法により最初にとっただしを一番だしといい、吸い物や蒸し物のかけ汁などに使われる。一番だしをとった後のかつお節や昆布に、一番だしの半量の水を加えて煮出したものを二番だしという。煮物やみそ汁などに使われる。煮干しだしは、独特のこくとにおいがあるので、みそ汁や濃い味の煮物に使われる。

●洋風だし
牛もも肉をアクを取りながら加熱し、香味野菜と塩を入れてさらにアクを取りながら加熱し、布でこしたもの。別名スープストック。

●固形ブイヨン
別名乾燥コンソメ、固形コンソメ。熱湯を加えることで肉風味の澄んだスープができる。ビーフ味・チキン味・混合味などがある。煮込み料理やソース類のだし汁としても利用する。

●顆粒中華だし
チキンエキス、野菜エキス、食用油脂、調味料、香辛料などを原材料にして、中華料理用に調整した顆粒状のだし。ベースや調味料などによって風味が変わる。

●めんつゆ
和風だしなどの風味原料としょうゆ・みりんなどの調味料を、めん類のつけ汁用に調整したもの。原液をそのまま使うストレートタイプ、希釈する濃縮タイプがある。

食品名	食品番号	廃棄率 %	水分 g	エネルギー kcal	たんぱく質 g	脂質 g	コレステロール mg	炭水化物 g	食物繊維総量 g	ナトリウム mg	カリウム mg	カルシウム mg	リン mg
ラー油	17006	0	0.1	887	— 0.1	(97.5) 99.8	(0)	— Tr	—	Tr	Tr	Tr	[illegible]
食塩	17012	0	0.1	0	— 0	— 0	(0)	— 0	—	39000	100	22	[illegible]
穀物酢	17015	0	93.3	25	— 0.1	— 0	(0)	— 2.4	—	6	4	2	[illegible]
果実酢 ぶどう酢	17017	0	93.7	22	— 0.1	— Tr	0	— 1.2	0	4	22	3	[illegible]
果実酢 りんご酢	17018	0	92.6	26	— 0.1	— 0	(0)	(0.5) 2.4	—	18	59	4	[illegible]
かつおだし 荒節	17019	0	99.4	2	0.2 0.4	— Tr	0	— 0	0	21	29	2	[illegible]
昆布だし 水出し	17020	0	98.5	4	(0.1) 0.1	— Tr	—	— 0.9	—	61	140	3	[illegible]
かつお・昆布だし 荒節・昆布だし	17021	0	99.2	2	(0.2) 0.3	— Tr	—	— 0.3	—	34	63	3	[illegible]
煮干しだし	17023	0	99.7	1	— 0.1	— 0.1	—	— Tr	—	38	25	3	[illegible]
洋風だし	17026	0	97.8	6	(0.6) 1.3	— 0	—	— 0.3	—	180	110	5	[illegible]
固形ブイヨン	17027	0	0.8	233	(8.2) 7.0	4.1 4.3	Tr	— 42.1	— 0.3	17000	200	26	[illegible]
顆粒中華だし	17093	0	1.2	210	10.6 12.6	1.5 1.6	7	— 36.6	—	19000	910	84	[illegible]
めんつゆ ストレート	17029	0	85.4	44	(2.0) 2.2	— 0	—	— 8.7	—	1300	100	8	[illegible]

QA ほかにはどんな酢が？▶コラムで紹介した以外にも、ココナッツミルクからつくるココナツビネガー（フィリピン）、なつめやしの実からつくるデーツビネガー（中東・[illegible]アフリカ）などがある。変わったものでは、はちみつからつくるハニービネガー、サトウキビからつくるシュガーケインビネガー、牛乳が原料のホエービネガーなど。

グラフ１本分の相当量

(列名欠損) …g 2.0	亜鉛 mg 2.0	ビタミンA レチノール活性当量 µg 20	レチノール µg 20	β-カロテン当量 µg 200	ビタミンD µg 2.0	ビタミンE α-トコフェロール mg 2.0	ビタミンB1 mg 0.20	ビタミンB2 mg 0.20	葉酸 µg 20	ビタミンC mg 20	食塩相当量 g 1.0
0.1	Tr	59	(0)	710	(0)	3.7	0	0	–	(0)	0
Tr	Tr	(0)	(0)	(0)	(0)	–	(0)	(0)	(0)	(0)	99.5
Tr	0.1	0	0	0	(0)	–	0.01	0.01	0	0	0
0.2	Tr	(0)	(0)	Tr	Tr	Tr	Tr	Tr	Tr	Tr	0
0.2	0.1	(0)	0	(0)	(Tr)	–	0	0.01	0	0	0
Tr	Tr	0	0	0	0	0	Tr	0.01	0	0	0.1
Tr	Tr	(0)	(0)	0	–	0	Tr	Tr	2	Tr	0.2
Tr	Tr	(Tr)	(Tr)	0	–	0	0.01	0.01	1	Tr	0.1
Tr	Tr	–	–	0	–	0	0.01	Tr	1	0	0.1
0.1	0.1	–	–	0	–	0	0.02	0.05	3	0	0.5
0.4	0.1	0	0	0	Tr	0.7	0.03	0.08	16	0	43.2
0.6	0.5	3	2	8	0	0.9	0.06	0.56	170	0	47.5
0.4	0.2	0	0	0	(0)	–	0.01	0.04	17	0	3.3

世界のいろいろな酢

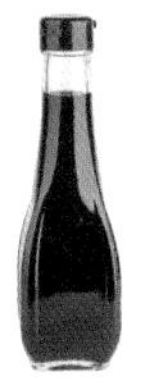

●バルサミコ酢（イタリア）
甘味の強いぶどうの絞り汁を煮詰め、素材の違う木の樽に移し替えながら長期熟成させたイタリアの特産品。独特の香りとうま味があり、少量を料理のアクセントとして利用する。未熟成のぶどう酢の加工品が多く流通している。

●ワインビネガー（フランス）
ワインを酢酸菌で発酵させてつくる。赤ワインビネガーは少し渋味があり、煮込み料理の隠し味や、煮詰めて酸味をとばしてソース等にする。白ワインビネガーは酸味が強く、ドレッシングやマリネなどに使う。

●モルトビネガー（イギリス）
大麦・小麦・とうもろこしなどを原料とし、ビールに似た特有の味と香りをもつ。レモンのように使う。

●香醋（中国）
もち米を発酵させ、熱水で抽出する酢。香りが高く酸味はまろやかで、加熱調理しても香りが失われない。

塩にまつわる故事

●盛り塩
昔、中国の皇帝が多数の美女を自分の後宮に住まわせ、牛車にのって後宮をめぐり、牛が立ち止まった美女のところを訪れていた。待ちくたびれたある美女が、牛の好物の塩を家の前に置くことを考えついた。牛は塩をなめるために立ち止まり、みごと皇帝を招き入れることができた。これが「盛り塩」の始まりといわれ、飲食店などで客を集める縁起かつぎになっている。

●サラリー
古代ローマ時代の兵士は、当時貴重品だった塩で給料をもらっていた。給料を意味する「サラリー（salary）」は、ラテン語の塩（sal）に由来する。

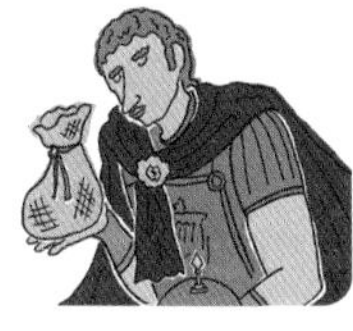

●敵に塩を送る
戦国時代、越後（えちご）の上杉謙信は、塩不足で困っている甲斐（かい）の武田信玄に、敵対関係にあったにもかかわらず塩を送った。上杉謙信の行為は高く評価され、苦境にある敵を助けることを「敵に塩を送る」というようになった。

うま味成分を多く含む食品の番付表

番付	グルタミン酸	イノシン酸	グアニル酸
横綱	利尻昆布	煮干し	乾しいたけ
大関	チーズ	かつお節	まつたけ
関脇	しょうゆ	しらす干し	生しいたけ
小結	一番茶	あじ	えのきたけ
前頭	みそ いわし ブロッコリー トマト はくさい	さんま たい 豚肉 牛肉 くるまえび	しょうろきのこ 鯨肉 豚肉 牛肉 鶏肉

17 調味料・香辛料類

- たんぱく質の青字の数値はアミノ酸組成によるたんぱく質
- 脂質の青字の数値は脂肪酸のトリアシルグリセロール当量
- 炭水化物の青字の数値は利用可能炭水化物（質量計）
- 食物繊維総量の黒字の数値はプロスキー変法、青字の数値はAOAC 2011.25法による分析

可食部100gあたり　Tr：微量　（ ）：推定値または推計値　－：未測定

オイスターソース
Oyster sauce ●大1=16g

別名かき油。生がきを塩漬けして発酵させ、上澄みをとった、独特の風味のある調味料。中国では蠔油（ハオユウ）という。

魚醤油
Fish sauce

ナンプラーは、いわしの稚魚をおもな素材にして、塩を加えて発酵・熟成させた魚醤で、タイの特産品。独特の香りと豊富なうま味がある。

ごまだれ
Sesame sauce

練り胡麻・しょうゆ・砂糖・酢・だしなどを混ぜたたれ。こくがあるので、あっさりした素材の和え衣やしゃぶしゃぶのたれなどに利用。

デミグラスソース
Demi-glace sauce

西洋料理の基本的なソースの一つ。ブラウンソースに牛の骨やすね肉と香味野菜のだしを加えて煮詰め、洋酒で風味をつけたもの。

テンメンジャン［甜麺醤］
Tian Mian Jiang

小麦粉に水を加えて蒸し、こうじと食塩を加えて発酵させたみそで、甘味とうま味が強い。北京ダックや回鍋肉（ホイコウロウ）に使う。

ホワイトソース
White sauce

小麦粉をこがさないようにバターで炒めたホワイトルーを牛乳で溶きのばしたもので、西洋料理の基本的なソースの一つ。

ぽん酢しょうゆ
Ponzu vinegar with soy sauce

柑橘類の搾り汁をぽん酢というが、それにしょうゆを混ぜた合わせ酢。ゆずのほか、だいだい・すだち・かぼす・レモンなども利用する。

マーボー豆腐の素
Mapo tofu sauce

豆腐を加えて煮込むだけでマーボー豆腐ができるレトルトタイプの半調理製品。テンメンジャンと呼ばれる中華の甘みそを使用。

トマト加工品類
Tomato products ●大1=15g

●トマトピューレー
熟したトマトを裏ごしして低温で真空濃縮したもの。調味料が添加されていないため、トマトの風味が活き、利用範囲が広い。

●トマトケチャップ
トマトピューレーに砂糖・塩・酢・香辛料・調味料などを加えて濃縮したもの。調味用のほか、テーブル調味料としても用いられる。

ルウ類
Japanese curry roux ●1人分=15g

カレーソースをつくるためのベース。小麦粉・油脂でルウをつくり、カレー粉・肉エキス・調味料などが加えられている。

ふりかけ
Furikake

飯に振りかける副食物で、粉末状や粒子状のものがある。たまごふりかけには乾燥卵黄が入っており、彩りの美しさからも人気がある。

みりん風調味料
Mirin-like sweet cooking seasoning ●大1=18g

本みりんと同様に用いられる調味料だが、アルコール含有量が低いために「酒類」に分類されず、調味料の扱いになる。

食品名	食品番号	廃棄率%	水分g	エネルギー kcal	たんぱく質 g	脂質 g	コレステロール mg	炭水化物 g	食物繊維総量 g	ナトリウム mg	カリウム mg	カルシウム mg	リン mg
オイスターソース	17031	0	61.6	105	(6.1) 7.7	0.1 0.3	2	– 18.3	– 0.2	4500	260	25	120
魚醤油 ナンプラー	17107	0	65.5	47	6.3 9.1	0 0.1	0	– 2.7	– –	9000	230	20	57
ごまだれ	17098	0	(40.7)	282	(6.7) (7.2)	(14.2) (15.1)	–	(19.9) (29.2)	– (3.0)	(1700)	(210)	(220)	(200)
デミグラスソース	17105	0	81.5	82	– 2.9	– 3.0	–	– 11.0	– –	520	180	11	53
テンメンジャン	17106	0	37.5	249	– 8.5	– 7.7	0	– 38.1	– 3.1	2900	350	45	140
ホワイトソース	17109	0	81.7	99	(1.2) 1.8	(6.2) 6.2	6	(5.3) 9.2	– 0.4	380	62	34	42
ぽん酢しょうゆ	17110	0	(82.1)	49	(2.7) (3.4)	– (0.1)	0	(0.7) (7.4)	– (0.2)	(2300)	(280)	(24)	(72)
マーボー豆腐の素	17032	0	75.0	115	– 4.2	– 6.3	–	– 10.4	– –	1400	55	12	35
トマトピューレー	17034	0	86.9	44	(1.4) 1.9	(0.1) 0.1	(0)	(5.2) 9.9	– 1.8	19	490	19	37
トマトケチャップ	17036	0	66.0	104	1.2 1.6	0.1 0.2	0	(24.0) 27.6	– 1.7	1200	380	16	35
カレールウ	17051	0	3.0	474	5.7 6.5	32.8 34.1	20	35.1 44.7	6.4 3.7	4200	320	90	110
ふりかけ たまご	17127	0	(2.5)	428	(20.9) (23.4)	(19.7) (21.9)	(420)	(29.3) (39.7)	– (5.1)	(3600)	(490)	(390)	(490)
みりん風調味料	17054	0	43.6	225	– 0.1	– 0	(0)	39.2 55.7	– –	68	3	Tr	15

QA マーボー豆腐はお婆さんの発明？▶マーボー豆腐は漢字で「麻婆豆腐」と書く。中国語では「麻」はあばた（吹き出物の跡）、「婆」はお婆さんのことを意味し、中国の四川地方に住んでいたあばたのお婆さんがつくり出したものだという説がある。

グラフ1本分の相当量

	亜鉛 mg	ビタミンA レチノール活性当量 µg	ビタミンA レチノール µg	ビタミンA β-カロテン当量 µg	ビタミンD µg	ビタミンE α-トコフェロール mg	ビタミンB1 mg	ビタミンB2 mg	葉酸 µg	ビタミンC mg	食塩相当量 g
2.0	2.0	20	20	200	2.0	2.0	0.20	0.20	20	20	1.0
1.2	1.6	–	–	(Tr)	–	0.1	0.01	0.07	9	Tr	11.4
1.2	0.7	0	0	0	0	0	0.01	0.10	26	0	22.9
(2.3)	(1.6)	(4)	0	(2)	(Tr)	(Tr)	(0.11)	(0.09)	(38)	0	(4.3)
0.3	0.3	–	–	–	–	–	0.04	0.07	25	–	1.3
1.6	1.0	0	(0)	3	(0)	0.8	0.04	0.11	20	0	7.3
0.1	0.2	–	–	–	–	0.6	0.01	0.05	3	0	1.0
(0.7)	(0.4)	(1)	0	(4)	0	(0.1)	(0.05)	(0.08)	(20)	(24)	(5.8)
0.8	–	9	4	63	–	–	0.05	0.03	–	2	3.6
0.8	0.3	52	0	630	(0)	2.7	0.09	0.07	29	10	0
0.5	0.2	43	0	510	0	2.0	0.06	0.04	13	8	3.1
3.5	0.5	6	(0)	69	(0)	2.0	0.09	0.06	9	0	10.6
(4.5)	(2.9)	(360)	(100)	(3100)	(2.2)	(2.5)	(0.29)	(0.48)	(170)	(11)	(9.2)
0.1	Tr	(0)	(0)	(0)	(0)	–	Tr	0.02	0	0	0.2

中国・韓国料理に使う調味料

●XO醤（エックスオージャン　中国）

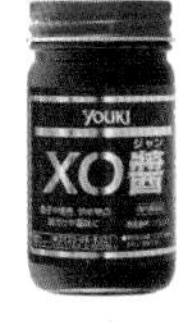

干し貝柱・干しえびなどの高級食材を使用したうま味調味料。そのまま食べたり、炒め物や点心などに利用して味に深みを加える。ブランデーの最高級品を表すエクストラオールドにあやかってXOと名づけた。

●芝麻醤（チーマージャン　中国）

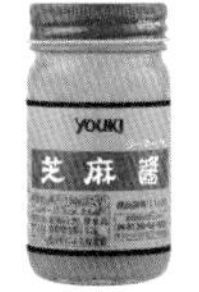

白ごまを煎り、なめらかになるまですりつぶしたもの。これに加熱したごま油などの植物油や調味料を加えることもある。棒々鶏（バンバンジー）・担々麺・和え物・しゃぶしゃぶ・炒め物などに用いる。

●豆豉醤（トウチジャン　中国）

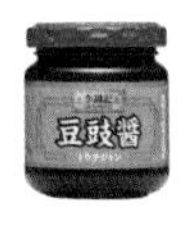

蒸した黒大豆を塩漬けにして発酵・乾燥させた豆豉（トウチ）に、にんにくなどの香辛料などを加えたペースト。魚介類の炒め物・蒸し物・麻婆料理などに利用して独特の風味を加える。

●蝦醤（シャージャン　中国）

小えびやあみを塩漬けにして発酵させたペーストで、独特の強いにおいがある。スープや酒で割り、炒め物や蒸し物などに利用する。えびみそともいう。

●コチュジャン（韓国）

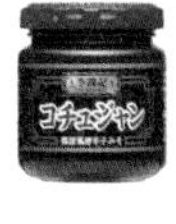

もち米をこうじで糖化させてとうがらし粉・塩・しょうゆなどを混ぜ、発酵・熟成させたもので、甘味と辛味がある。だいずや小麦などを混ぜることもある。用途がきわめて広く韓国の日常の食事に欠かせない。

●テンジャン（韓国）

だいずをゆでてすりつぶし、まとめてかため、発酵させる。それを乾かしてから大きな壺の中に塩水とともに入れてさらに発酵させたもの。小麦粉やこうじを混ぜて発酵させることも多い。みそやソースのように利用。

手づくりドレッシングのつくり方

●サウザンアイランドドレッシング

材料（2～4人分）

- ●マヨネーズ大さじ6　●ケチャップ大さじ3
- ●生クリーム大さじ1　●レモン汁大さじ1
- ●たまねぎみじん切り大さじ4
- ●ピクルスみじん切り大さじ4　●塩・こしょう適量

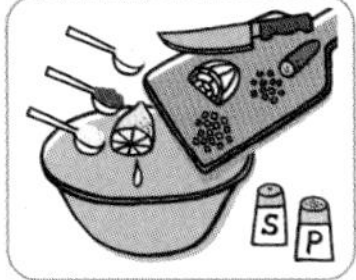

塩・こしょう以外の材料を混ぜ、塩・こしょうで味をととのえる。

※お好みでパプリカ、ケイパー、ウスターソース、チリソース、粒マスタード、ナッツなどを追加。

●タルタルソース

材料（2～4人分）

- ●マヨネーズ½カップ
- ●固ゆで卵1個
- ●たまねぎみじん切り大さじ4
- ●ピクルスみじん切り大さじ4
- ●パセリみじん切り大さじ4
- ●塩・こしょう適量

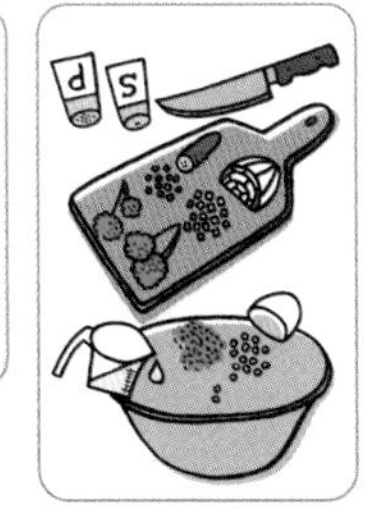

塩・こしょう以外の材料を混ぜ、塩・こしょうで味をととのえる。

ONE POINT 【ケチャップは中国語】ケチャップの語源は福建語で、塩漬けにした魚の汁という意味の「コエチアプ」。マレー半島に伝わって「ケチョプ」、さらにヨーロッパに伝わる中でほかの材料やさまざまなスパイスが加えられたりして「ケチャップ」となった。イギリスではマッシュルーム・ケチャップが一般的。

17 調味料・香辛料類

- たんぱく質の青字の数値はアミノ酸組成によるたんぱく質
- 脂質の青字の数値は脂肪酸のトリアシルグリセロール当量
- 炭水化物の青字の数値は利用可能炭水化物（質量計）
- 食物繊維総量の黒字の数値はプロスキー変法、青字の数値はAOAC 2011.25法による分析

可食部100gあたり　Tr：微量　（ ）：推定値または推計値　ー：未測定

ドレッシング類 Dressing ●マヨネーズ大1=12g

ドレッシングはその形態から、半固体状、分離液状、乳化液状に区分される。

●マヨネーズ
植物油・卵・酢を主原料に、調味料・香辛料を加えた半固形のソース。市販されているものには、全卵を使った全卵型と、卵黄のみを使った卵黄型がある。全卵型は自然でまろやかであり、卵黄型は味が濃厚でこくがある。サラダなどのドレッシングとして用いるほか、タルタルソースやサウザンアイランドドレッシングの材料にもなる。

●フレンチドレッシング
サラダ油と酢を主体にしたもので、ドレッシングの基本。食塩・レモン果汁・砂糖・こしょうなどを加える。油の層と酢の層が分離しているので、よく振り混ぜて乳化させてから使用する。

●和風ドレッシングタイプ調味料
サラダ油にしょうゆや和風調味料などを加えたもの。

●サウザンアイランドドレッシング
サラダ油・酢・トマトケチャップ・ピクルス・卵黄・食塩などを原料にした、ピンク色の乳化液状のもの。

卵黄型

食品名	食品番号	廃棄率%	水分g	エネルギー kcal	たんぱく質 g	脂質 g	コレステロール mg	炭水化物 g	食物繊維総量 g	ナトリウム mg	カリウム mg	カルシウム mg	リン mg
マヨネーズ 全卵型	17042	0	16.6	668	1.3 1.4	72.5 76.0	55	(2.1) 3.6	ー ー	730	13	8	2（一部欠け）
マヨネーズ 卵黄型	17043	0	19.7	668	2.2 2.5	72.8 74.7	140	(0.5) 0.6	ー ー	770	21	20	7（一部欠け）
フレンチドレッシング 分離液状	17040	0	(47.8)	325	0 (Tr)	(30.6) (31.5)	(1)	(11.3) (12.4)	ー ー	(2500)	(2)	(1)	(1（一部欠け）
和風ドレッシングタイプ調味料 ノンオイルタイプ	17039	0	71.8	83	ー 3.1	ー 0.1	ー	ー 16.1	ー 0.2	2900	130	10	5（一部欠け）
サウザンアイランドドレッシング	17041	0	(44.1)	392	(0.2) (0.3)	(38.1) (39.2)	(9)	(11.9) (12.8)	ー (0.4)	(1200)	(32)	(7)	(9（一部欠け）

みそ類［味噌］ Miso ●大1=18g

米・麦・だいずなどの植物原料に、こうじ菌・酵母菌・乳酸菌などの微生物をはたらかせてつくる日本古来の醸造調味料。原料により、米みそ・麦みそ・豆みそ・調合みそに分けられる。各地の気候・風土に左右されながら、独特の味がつくられている。

●米みそ
蒸し煮だいずに米こうじと食塩を加え、発酵・熟成させたもので、全国生産の8割を占める。色の濃淡、塩辛味の強弱により、甘みそ・淡色辛みそ・赤色辛みそに細分される。

●麦みそ
大麦・裸麦をこうじ原料とし、だいず・食塩を混ぜて醸造したもの。

●豆みそ
だいずと食塩を主原料とし、種こうじをつけて豆こうじとし、熟成させたもの。酵母の発酵香は少なく、渋味や苦味をもつのが豆みその特徴である。八丁みそなどが有名。

●即席みそ
湯をそそぐとみそ汁になるもの。ペーストタイプは、みそ・調味料・アルコールをプラスチック小袋に包装して加熱殺菌したもの。粉末タイプは、みそを凍結乾燥して調味料を加えたもの。

食品名	食品番号	廃棄率%	水分g	エネルギー kcal	たんぱく質 g	脂質 g	コレステロール mg	炭水化物 g	食物繊維総量 g	ナトリウム mg	カリウム mg	カルシウム mg	リン mg
米みそ 甘みそ	17044	0	42.6	206	8.7 9.7	3.0 3.0	(0)	ー 37.9	ー 5.6	2400	340	80	13（一部欠け）
米みそ 赤色辛みそ	17046	0	45.7	178	11.3 13.1	5.4 5.5	(0)	ー 21.1	ー 4.1	5100	440	130	20（一部欠け）
麦みそ	17047	0	44.0	184	8.1 9.7	4.2 4.3	(0)	ー 30.0	ー 6.3	4200	340	80	12（一部欠け）
豆みそ	17048	0	44.9	207	14.8 17.2	10.2 10.5	(0)	ー 14.5	ー 6.5	4300	930	150	25（一部欠け）
即席みそ ペーストタイプ	17050	0	61.5	122	(7.9) 8.9	3.1 3.7	(0)	(8.3) 15.4	ー 2.8	3800	310	47	13（一部欠け）

料理酒 Sake for cooking ●小1=5g　大1=15g

素材の生臭さを消す、やわらかくする、うま味やこくを出すなどのはたらきをする。飲用できないよう、食塩や酢などを添加している。

オールスパイス Allspice ●小1=2g

フトモモ科の植物の実で、シナモン・クローブ・ナツメグの3つの香りをもつことからこの名がある。菓子・料理に用いる。

カレー粉 Curry powder ●小1=2g

インド発祥で、複数の香辛料をカレー用に20～30種類配合した混合香辛料。カレーや炒め物に利用する。

食品名	食品番号	廃棄率%	水分g	エネルギー kcal	たんぱく質 g	脂質 g	コレステロール mg	炭水化物 g	食物繊維総量 g	ナトリウム mg	カリウム mg	カルシウム mg	リン mg
料理酒	17138	0	82.4	88	0.2 0.2	ー Tr	0	3.5 4.7	ー 0	870	6	2	4（一部欠け）
オールスパイス 粉	17055	0	9.2	364	ー 5.6	(3.7) 5.6	(0)	ー 75.2	ー ー	53	1300	710	11（一部欠け）
カレー粉	17061	0	5.7	338	(10.2) 13.0	11.6 12.2	8	ー 63.3	ー 36.9	40	1700	540	40（一部欠け）

QA カレーライスとライスカレー、どっちが正しいの？▶英語では「curry and rice」という。歴史的に見ると「ライスカレー」という呼び方の方が古く、後に「カレーライス」と呼び名が変わったらしい。また、ルウとライスが別になっているものがカレーライス、ライスの上にルウがかかっているものがライスカレー、という説もある。

グラフ１本分の相当量

(g)	亜鉛 mg	ビタミンA レチノール活性当量 µg	レチノール µg	β-カロテン当量 µg	ビタミンD µg	ビタミンE α-トコフェロール mg	ビタミンB1 mg	ビタミンB2 mg	葉酸 µg	ビタミンC mg	食塩相当量 g
2.0	2.0	20	20	200	2.0	2.0	0.20	0.20	20	20	1.0
0.3	0.2	24	24	1	0.3	13.0	0.01	0.03	1	0	1.9
0.6	0.5	54	53	3	0.6	11.0	0.03	0.07	3	0	2.0
(Tr)	(Tr)	0	0	0	0	(4.0)	(Tr)	(Tr)	0	0	(6.3)
0.3	0.2	Tr	(0)	3	(0)	0	0.02	0.03	6	(Tr)	7.4
(0.1)	(0.1)	(8)	(4)	(43)	(0.1)	(5.2)	(Tr)	(0.01)	(3)	(2)	(3.0)
3.4	0.9	(0)	(0)	(0)	(0)	0.3	0.05	0.10	21	(0)	6.1
4.3	1.2	(0)	(0)	(0)	(0)	0.5	0.03	0.10	42	(0)	13.0
3.0	0.9	(0)	(0)	(0)	(0)	0.4	0.04	0.10	35	(0)	10.7
6.8	2.0	(0)	(0)	(0)	(0)	1.1	0.04	0.12	54	(0)	10.9
1.2	0.9	0	(0)	1	(0)	0.5	0.04	0.27	29	(0)	9.6
Tr	Tr	0	0	0	0	0	Tr	0	0	0	2.2
4.7	1.2	3	0	34	(0)	–	0	0.05	(0)	0	0.1
29.0	2.9	32	0	390	(0)	4.4	0.41	0.25	60	2	0.1

手づくりみそのつくり方

●材料（5kg分）
だいず1.2kg　米こうじ1.2kg
塩500g（だいずの量の40～50%）
塩ぶた用の塩400g

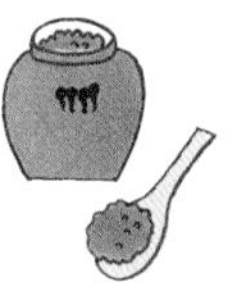

1. だいずをきれいに洗い、3倍の量の水に入れ、1晩つけてからその水でやわらかく煮る（中火で1時間から1時間半）。だいずをざるにあげ、ミキサーまたはすり鉢でつぶす。

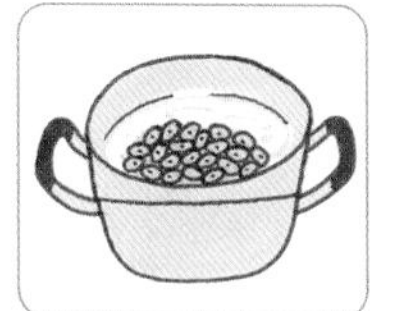

2. 米こうじを細かくほぐし、塩を入れてよく混ぜる。これを、1.のだいず（体温と同じくらいまで冷めてから）とよく混ぜ、片手にのるくらいの大きさの団子をつくる。

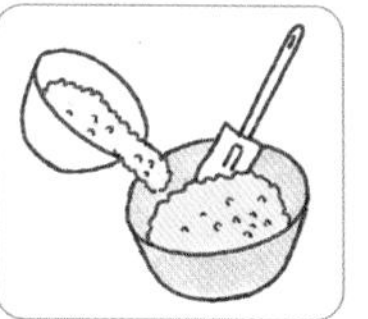

3. ほうろうの入れものに、団子をたたきつけるように投げ入れ、空気を抜く。

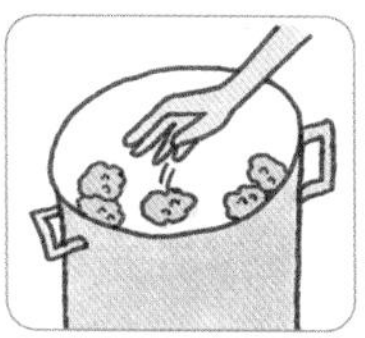

4. 上から押してすきまをなくし、上にラップをしく。さらに上に塩を、みそが見えなくなるようにしきつめる。ふたをし、暗くて風通しのよいところに約10か月おく。

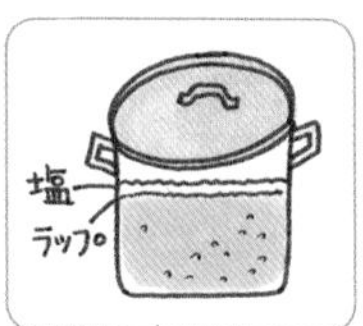

みその種類

<table>
<tr><th>種類</th><th>味</th><th>塩分(%)</th><th>色</th><th>通称</th><th>産地</th></tr>
<tr><td rowspan="6">米みそ
(米こうじ)</td><td rowspan="2">甘みそ</td><td rowspan="2">5～7</td><td>白</td><td>白みそ・西京みそ・讃岐みそ</td><td>近畿以西</td></tr>
<tr><td>赤</td><td>江戸みそ</td><td>東京</td></tr>
<tr><td rowspan="2">甘口みそ</td><td rowspan="2">7～13</td><td>淡色</td><td>相白みそ</td><td>静岡・九州</td></tr>
<tr><td>赤</td><td>御膳みそ</td><td>四国</td></tr>
<tr><td rowspan="2">辛口みそ</td><td rowspan="2">11～13</td><td>淡色</td><td>白辛みそ・信州みそ</td><td>長野・関東</td></tr>
<tr><td>赤</td><td>赤みそ・越後みそ・佐渡みそ・仙台みそ・津軽みそ</td><td>東北以北</td></tr>
<tr><td>麦みそ
(麦こうじ)</td><td>甘口
辛口</td><td>9～11
11～13</td><td>淡色</td><td>麦みそ・田舎みそ</td><td>中国以西</td></tr>
<tr><td>豆みそ
(だいずこうじ)</td><td></td><td>10～12</td><td>褐色</td><td>豆みそ・八丁みそ・三州みそ</td><td>中部地方</td></tr>
</table>

ONE POINT 【カレーで風邪予防？】カレー独特の黄色は、香辛料のターメリック（ウコン）の色によるもの。ウコンに含まれるクルクミンという成分は、肝臓のはたらきを高めて細菌やウイルスを追い出し、免疫力を高める効果がある。

17 調味料・香辛料類

- たんぱく質の青字の数値はアミノ酸組成によるたんぱく質
- 脂質の青字の数値は脂肪酸のトリアシルグリセロール当量
- 炭水化物の青字の数値は利用可能炭水化物（質量計）
- 食物繊維総量の黒字の数値はプロスキー変法、青字の数値はAOAC 2011.25法による分析

からし［辛子］ Mustard
●小1=2g　練り小1=4g

からし菜の種子をすりつぶして練って利用する香辛料。強い辛味がある。和からしと洋からしがある。和からしはツーンとくる辛味が特徴。練りマスタードは酢・食塩・植物油脂などを混ぜたもので、フレンチマスタードとも呼ばれる。粒入りマスタードは、あらびきした種子を利用して酢・食塩・植物油脂などを混ぜてつくるため、あらびきマスタードとも呼ばれる。

こしょう［胡椒］ Pepper
●小1=2g

果実を香辛料として用いる。黒こしょうは実が未熟なうちに収穫して乾燥させたもの。辛味、香りが強い。

さんしょう［山椒］ Sansho (Japanese pepper)
●小1=2g

ミカン科の常緑低木、さんしょうの完熟した実を粉末状にしたもの。ピリリとしたさわやかな風味が特徴。木の芽として使われるのは若葉。

しょうが［生姜］ Ginger
●小1=6g

塊茎を香辛料として用いる。強い芳香と辛味がある。チューブ入りのおろししょうがも出回っている。

とうがらし［唐辛子］ Red hot pepper
●小1=2g

甘味種と辛味種がある。混合とうがらしを七味、とうがらしのみを一味という。辛味成分は血行をよくし、食欲を増進させる。

ナツメグ Nutmeg
●小1=2g

ニクズクの種を香辛料として用いる。甘い刺激性の香りをもち、クッキーやハンバーグなどのひき肉料理などに利用される。

にんにく［大蒜］ Garlic

別名ガーリック。ユリ科の多年草で、球状に肥大した鱗茎を食用・香辛料として用いる。アリシン（➜p.76）という成分が含まれ、古くから薬としても利用された。粉末状にしたガーリックパウダーは、乾燥させることで生よりもにおいが抑えられている。また、パウダータイプには食塩添加のものが多い。チューブや瓶入りのおろしにんにくも出回っている。

パプリカ Paprika

辛味のない唐辛子であるパプリカの乾燥粉末。独特の香りがある。パプリカの赤い色素は油に溶けやすく、熱に対して比較的安定している。

わさび［山葵］ Wasabi
●小1=7g

根茎を香辛料として用いる。すりおろすと、ツーンと鼻に抜けるさわやかな辛味が引き出される。日本料理の代表的な香辛料である。

酵母 Yeast
●小1=3g

ドライイーストともいう。パン生地にパン酵母を加えるとアルコール発酵し、生じた炭酸ガスが生地をふくらます。

ベーキングパウダー Baking powder
●小1=4g

ふくらし粉ともいう。洋菓子などをふくらませる膨張剤で、主成分は重曹と酸。化学変化により生じた炭酸ガスが生地をふくらます。

可食部100gあたり　Tr：微量　（ ）：推定値または推計値　ー：未測定

食品名	食品番号	廃棄率%	水分g	エネルギー kcal (200)	たんぱく質 g (20.0)	脂質 g (20.0)	コレステロール mg (100)	炭水化物 g (20.0)	食物繊維総量 g (2.0)	ナトリウム mg (200)	カリウム mg (200)	カルシウム mg (200)	リン mg (20…)
からし 練り	17058	0	31.7	314	– 5.9	(14.4) 14.5	(0)	– 40.1	– –	2900	190	60	12
からし 粒入りマスタード	17060	0	57.2	229	(6.9) 7.6	(15.9) 16.0	(Tr)	(5.1) 12.7	– –	1600	190	130	26
こしょう 黒 粉	17063	0	12.7	362	(8.9) 11.0	(5.5) 6.0	(0)	(38.5) 66.6	– –	65	1300	410	16
さんしょう 粉	17066	0	8.3	375	– 10.3	– 6.2	(0)	– 69.6	– –	10	1700	750	21
しょうが おろし	17069	0	88.2	41	(0.3) 0.7	(0.4) 0.6	(0)	(4.7) 8.6	– –	580	140	16	1
とうがらし 粉	17073	0	1.7	412	(9.9) 16.2	(8.3) 9.7	(0)	– 66.8	– –	4	2700	110	34
ナツメグ 粉	17074	0	6.3	520	– 5.7	(30.6) 38.5	(0)	– 47.5	– –	15	430	160	21
にんにく ガーリックパウダー 食塩無添加	17075	0	3.5	380	(17.2) 19.9	0.4 0.8	2	18.4 73.8	– –	18	390	100	30
にんにく おろし	17076	0	52.1	170	(2.9) 4.7	(0.3) 0.5	(Tr)	(1.2) 37.0	– –	1800	440	22	10
パプリカ 粉	17079	0	10.0	385	(14.6) 15.5	(10.9) 11.6	(0)	– 55.6	– –	60	2700	170	32
わさび 練り	17081	0	39.8	265	(1.9) 3.3	– 10.3	(0)	– 39.8	– –	2400	280	62	8
酵母 パン酵母 乾燥	17083	0	8.7	307	(30.2) 37.1	4.7 6.8	0	1.4 43.1	32.6	120	1600	19	84
ベーキングパウダー	17084	0	4.5	150	– Tr	(0.6) 1.2	(0)	(35.0) 29.0	– –	6800	3900	2400	370

QA さしみにわさびをつけて食べるのはなぜ？▶わさびの辛味成分には強い殺菌作用があるから。また、わさびの辛味は、涙が出るほど刺激的だがすぐに消えさっぱりしている このため、たいやひらめのような淡白な味のさしみにも合っている。

(鉄) g 2.0	亜鉛 mg 2.0	ビタミンA レチノール活性当量 µg 20	ビタミンA レチノール µg 20	ビタミンA β-カロテン当量 µg 200	ビタミンD µg 2.0	ビタミンE α-トコフェロール mg 2.0	ビタミンB₁ mg 0.20	ビタミンB₂ mg 0.20	葉酸 µg 20	ビタミンC mg 20	食塩相当量 g 1.0
2.1	1.0	1	(0)	16	(0)	–	0.22	0.07	(0)	0	7.4
2.4	1.4	3	(0)	32	(Tr)	1.0	0.32	0.05	16	Tr	4.1
20.0	1.1	15	(0)	180	(0)	–	0.10	0.24	(0)	(0)	0.2
10.0	0.9	17	(0)	200	(0)	–	0.10	0.45	–	0	0
0.3	0.1	1	(0)	7	(0)	–	0.02	0.03	–	120	1.5
12.0	2.0	720	(0)	8600	(0)	–	0.43	1.15	–	Tr	0
2.5	1.3	1	(0)	12	(0)	–	0.05	0.10	(0)	(0)	0
6.6	2.5	(0)	(0)	0	(0)	0.4	0.54	0.15	30	(0)	0
0.7	0.5	Tr	(0)	3	(0)	–	0.11	0.04	–	0	4.6
21.0	10.0	500	(0)	6100	(0)	–	0.52	1.78	(0)	(0)	0.2
2.0	0.8	1	(0)	15	(0)	–	0.11	0.07	–	0	6.1
13.0	3.4	0	0	0	2.8	Tr	8.81	3.72	3800	1	0.3
0.1	Tr	0	0	0	0	–	0	0	(0)	0	17.3

グラフ１本分の相当量

香辛料が生んだ大航海時代

ヨーロッパでは古くから肉や魚が多く食べられていた。干し肉や塩漬けなどにして長期保存していたが、15世紀末頃は技術が十分ではなく、腐り始めてにおいを発する肉でもがまんして食べていた。香辛料には、このにおいをとったり、腐敗自体をおさえたりするはたらきがあるため大変重宝された。しかし、当時はアジアの特定地域でしかとれず、ヨーロッパでは同じ重さの銀と交換されるほど高価なものだった。

スペインやポルトガルは、ばく大な利益をもたらす香辛料貿易をおこなおうとしたが、地中海ルートはすでにイタリア商人が独占していた。別ルートで貿易するために、長い時間と労力をかけて海を動き回る大航海時代が到来したのである。

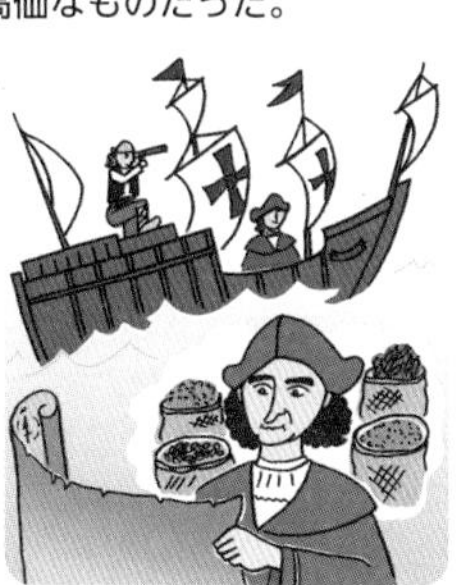

そのほかの香辛料

●クローブ

丁子（ちょうじ、インドネシア原産のフトモモ科の樹木）のつぼみを乾燥させたもの。香りが強く、肉料理のにおい消しや風味づけに使う。ローストポークなどに利用。

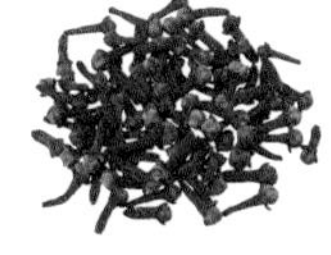

●シナモン

スリランカ原産のクスノキ科の樹木の樹皮を乾燥させたもの。粉末とスティック状のものがある。上品な甘い芳香が特徴。カプチーノやアップルパイなどに利用。

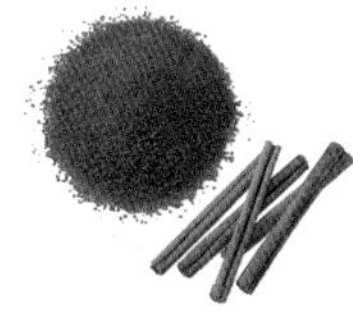

●セージ

地中海原産のシソ科の多年草の葉。強い苦味、渋味、芳香をもつ。食肉加工品に利用。ソーセージの語源ともいわれる。

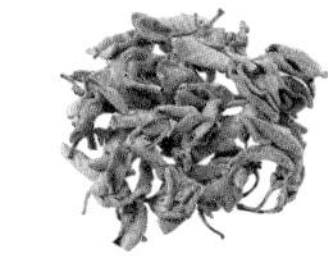

●タイム

シソ科の多年草の葉。乾燥させたもののほか、生でも使う。さわやかな香りと辛味をもつ。煮込み料理のブーケガルニなどに利用。

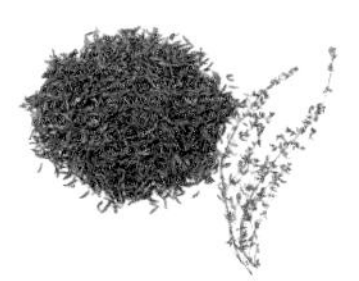

●バジル

インド、熱帯アジア原産のシソ科の一年草の葉。イタリア料理には不可欠で、ピザ・パスタなどに利用。

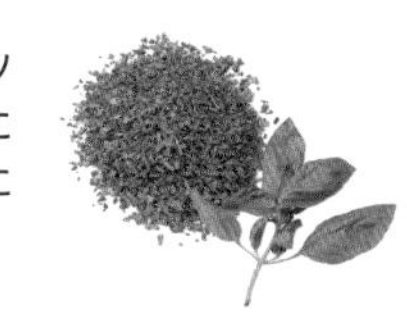

●チリパウダー

メキシコ産の辛い唐辛子（チリペッパー）にオレガノ、パプリカ、クミンなどを配合した混合香辛料。西洋版の七味唐辛子。

ONE POINT 【香辛料の作用】どんな香辛料でも、芳香をつける作用、味をつける作用、色をつける作用、素材の臭みを消す作用、腐敗や酸化を防ぐ作用、食欲を高める作用のうちの1つは必ずもっている。これらの作用を起こす成分は、おもに香辛料の揮発油に含まれている。

18

調理済み流通食品類

PREPARED FOODS

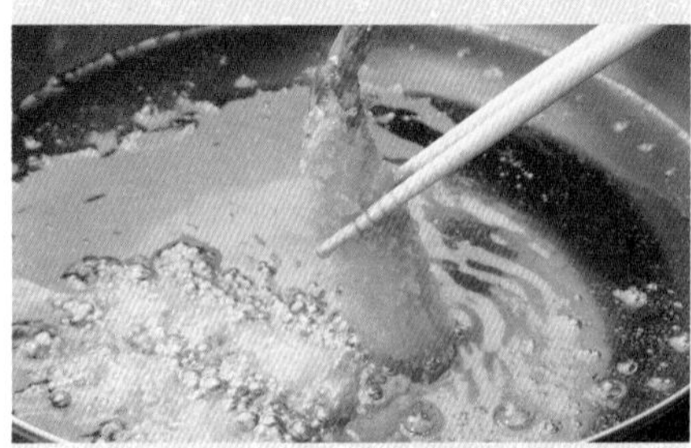

揚げ物

調理の手間をかけずに食べられるよう加工された食品。日常の食生活に定着している。食品にかかわる各種技術の革新により多様なものがつくられている。

レトルトパウチ食品

アルミ箔とプラスチックフィルムを3層に貼り合わせた袋（レトルトパウチ）に調理・加工済みの食品を入れ、空気を抜いて密封し、高圧釜（レトルト）で120℃・4分以上の高温・高圧で殺菌したもの。

●特徴

無菌状態で気密性・遮光性が高いため、保存料や殺菌料を使わずに常温で1～2年の長期保存が可能。風味・色・栄養分などがそこなわれにくい。軽くて持ち運びに便利。開封しやすい。容器の廃棄処理が容易。

●選び方・保存のしかた

包装容器に傷などのないものを選ぶ。常温で保存。

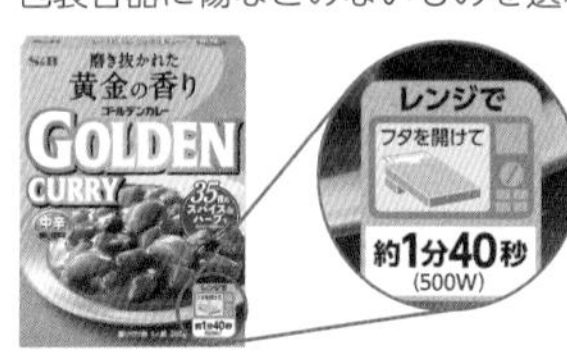

電子レンジ対応のカレー（➔QA）

冷凍食品

前処理（下ごしらえ）し、-18℃以下になるよ急速冷凍して適切に包装し、-18℃以下で保管・流通しているもの。電子レンジで温めるだけで食べられるものが主流。自然解凍で食べられるものは弁当用などに利用される。

●特徴

冷凍下で微生物が増殖しないため、保存料・殺菌料が必要ない。1年間の長期保存ができる。簡単な調理や解凍加熱だけで食べられる。

●選び方・保存のしかた

選び方は➔p.177コラム。冷凍室・冷凍庫で-1℃以下で保存する。

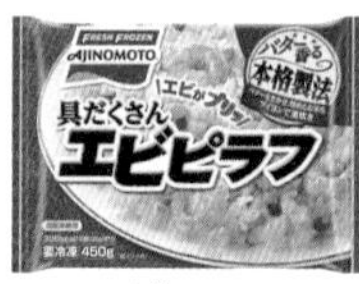

ピラフ

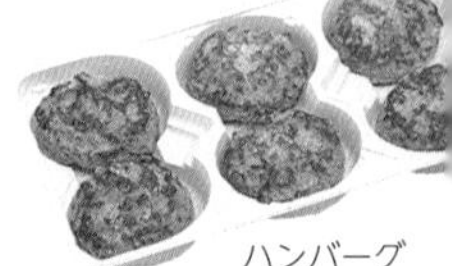

ハンバーグ

- たんぱく質の青字の数値はアミノ酸組成によるたんぱく質
- 脂質の青字の数値は脂肪酸のトリアシルグリセロール当量
- 炭水化物の青字の数値は利用可能炭水化物（質量計）
- 食物繊維総量の黒字の数値はプロスキー変法、青字の数値はAOAC 2011.25法による分析

可食部100gあたり　Tr：微量　（ ）：推定値または推計値　ー：未測定

和風 汁物類 Soup

汁物は汁を主にした料理。とん汁は豚肉・多種の野菜・こんにゃくなどを煮込んでねぎと七味とうがらしをふった具だくさんのみそ汁。

和風 煮物類 Boiled foods

煮物とは、材料を煮てしょうゆ・砂糖・塩・みそ・みりんなどで調味した料理。材料の種類や下ごしらえの方法、調味方法などによってさまざまな種類がある。

●卯の花いり

からいりするなどの下ごしらえをしたおからに油揚げやにんじんやなどを加え、だし汁・しょうゆ・砂糖などでいり煮したもの。おからは卯の花、きらず（雪花菜）ともいう。

●親子丼の具

とり肉とたまねぎを甘辛く煮て、溶き卵でとじたもの。とり肉と卵を使うため、親子の名がついた。

●牛飯の具

牛肉とたまねぎを甘辛く煮たもの。丼に盛った飯にのせて紅しょうがやみつばなどを添える。牛飯の別名は牛丼。

●切り干し大根の煮物

切り干し大根を水戻ししていため、油揚げやにんじんなどを加えて、しょうゆ・砂糖などで煮汁がほとんどなくなるまで煮た料理。

●きんぴらごぼう

ごぼうをささがきやせん切りにしてにんじんなどを加えていため、しょうゆ・砂糖などで調味し、とうがらしで辛味をつけた料理。

●肉じゃが

肉・たまねぎ・じゃがいも・にんじん・しらたきなどをいため、だし汁としょうゆ・砂糖などで煮た料理。関西では牛肉、関東では豚肉を利用することが多い。

●ひじきのいため煮

水戻しした乾燥ひじきとにんじんや油揚げなどをいため、しょうゆ・砂糖などで煮汁がほとんどなくなるまで煮た料理。

食品名	廃棄率%	水分g	エネルギー kcal	たんぱく質 g	脂質 g	コレステロール mg	炭水化物 g	食物繊維総量 g	ナトリウム mg	カリウム mg	カルシウム mg	リン mg
			200	20.0	20.0	100	20.0	2.0	200	200	200	20
とん汁 18028	0	(94.4)	26	(1.3) (1.5)	(1.4) (1.5)	(3)	(0.9) (2.0)	– (0.5)	(220)	(63)	(10)	(18
卯の花いり 18029	0	(79.1)	84	(3.1) (4.4)	(3.5) (4.1)	(7)	(3.9) (10.7)	– (5.1)	(450)	(190)	(47)	(68
親子丼の具 18030	0	(79.4)	101	(7.9) (8.4)	(5.1) (5.2)	(130)	(3.0) (5.6)	– (0.4)	(380)	(120)	(21)	(88
牛飯の具 18031	0	(78.8)	122	(3.5) (4.1)	(8.8) (9.4)	(18)	(4.0) (6.4)	– (1.0)	(400)	(110)	(18)	(45
切り干し大根の煮物 18032	0	(88.2)	48	(1.9) (2.3)	(1.9) (2.5)	0	(3.2) (5.7)	– (2.0)	(370)	(76)	(46)	(39
きんぴらごぼう 18033	0	(81.6)	84	(3.1) (1.4)	(4.3) (4.5)	(Tr)	(4.2) (11.3)	– (3.2)	(350)	(150)	(36)	(37
肉じゃが 18036	0	(79.6)	78	(3.8) (4.3)	(1.1) (1.3)	(9)	(10.3) (13.0)	– (1.3)	(480)	(210)	(13)	(44
ひじきのいため煮 18037	0	(80.8)	75	(2.8) (3.1)	(3.5) (4.0)	(Tr)	(6.5) (9.9)	– (3.4)	(560)	(180)	(100)	(45)

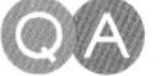

QA 電子レンジ対応のレトルトパウチとは？▶袋のまま電子レンジで温められるレトルトパウチ食品は、電子レンジで温めても火花が散らない素材の開発、製造過程で高圧・高温にしても破れない強度を保つとともに、加熱すると蒸気口が開いて蒸気を逃がして袋の爆発を防ぐ技術の革新などによって可能になった。

※パッケージは現在と異なる場合がある。

チルド食品

凍結しない程度の低温冷蔵で保存・輸送・販売される食品。一般的に0～10℃の温度で管理される。チルドとは冷却されたという意味。

●特徴

低温冷蔵することで酵素の活性や有害微生物の成育を抑制できるので食品の品質を保てるが、成育が止まるわけではないため、時間の経過とともに低温でも活動できる細菌が増殖する。

●選び方・保存のしかた

冷蔵庫で保存。冷凍はしない。

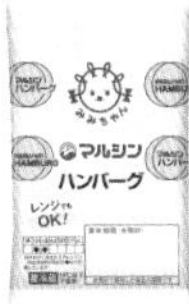

ハンバーグ

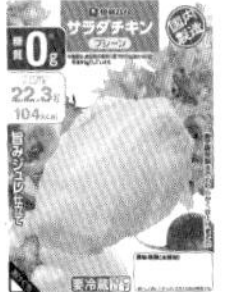

サラダチキン

粉末状食品

一般的に、液状の食品を加工によって粉末状にし、食用時に水または湯で復元する食品。

●特徴

栄養価の損失が少ない。乾燥によって保存性がいちじるしく向上し、保存期間が長い。粉末化によってかさが大幅に減り、軽いため輸送や運搬に便利。

●選び方・保存のしかた

直射日光・高温多湿を避けて常温で保存する。

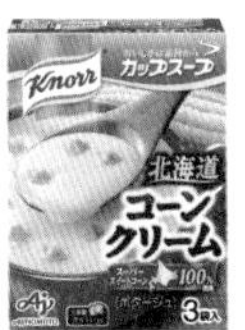

スープ

冷凍食品の購入のポイント

冷凍食品を購入するときには、以下の点に注意する。

●品温が-18℃以下のもの

売り場の冷凍ショーケースについている温度計を確かめ、-18℃以下に保たれているケースの商品を選んで購入する。カチンカチンに凍っているものがよい冷凍食品。

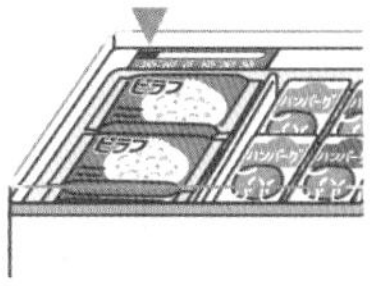

●包装がしっかりしているもの

包装が破れているものは不衛生であり、乾燥や色の変化など、品質が低下しているおそれがある。

●「冷凍食品認定証マーク」のついているもの

認定証マークのついているものは、（社）日本冷凍食品協会の「冷凍食品認定制度」により認定された工場で、製造された製品。

＊なお購入後は、冷凍食品の品質を守るために、凍ったまま持ち帰ることが大事。帰宅後はすぐに冷凍庫に入れる。溶かしてしまったら生ものなので、なるべく早く調理して食べるようにする。

（日本冷凍食品協会Webサイトより抜粋）

グラフ1本分の相当量

g 2.0	亜鉛 mg 2.0	ビタミンA レチノール活性当量 µg 20	レチノール µg 20	β-カロテン当量 µg 200	ビタミンD µg 2.0	ビタミンE α-トコフェロール mg 2.0	ビタミンB1 mg 0.20	ビタミンB2 mg 0.20	葉酸 µg 20	ビタミンC mg 20	食塩相当量 g 1.0
(0.2)	(0.2)	(17)	0	(200)	(Tr)	(0.1)	(0.03)	(0.01)	(7)	(1)	(0.6)
(0.8)	(0.4)	(38)	(3)	(420)	(0.1)	(0.5)	(0.06)	(0.04)	(13)	(1)	(1.1)
(0.7)	(0.7)	(57)	(51)	(69)	(0.7)	(0.4)	(0.04)	(0.13)	(20)	(2)	(1.0)
(0.6)	(0.9)	(4)	(2)	(16)	0	(0.2)	(0.02)	(0.04)	(9)	(2)	(1.0)
(0.5)	(0.3)	(54)	0	(640)	0	(0.2)	(0.01)	(0.02)	(7)	(Tr)	(0.9)
(0.5)	(0.4)	(86)	0	(1000)	0	(0.7)	(0.03)	(0.03)	(32)	(1)	(0.9)
(0.8)	(0.9)	(53)	(1)	(630)	0	(0.2)	(0.05)	(0.05)	(14)	(9)	(1.2)
(0.6)	(0.3)	(84)	0	(1000)	(Tr)	(0.7)	(0.02)	(0.02)	(6)	(Tr)	(1.4)

冷蔵庫の使い分け

Ⓐ冷蔵室（3～5℃）

常温で保存できない食品に向く。いちばん大きなスペースを占めており、奥のほうがよく冷える。調理済み食品・加工食品・生もの・発酵食品・飲料・卵・調味料などさまざまなものを保存できる。

Ⓑチルド室（0℃）

食材が凍る寸前の状態まで冷やして保存するため、冷蔵より長く保存したいが、凍らせたくはない食品の保存に向く。肉や魚介類などの生鮮食品・みそや納豆や漬け物などの発酵食品・かまぼこなどの練り製品・ハムなどの加工食品・乳製品などの保存に適する。

Ⓒパーシャル室（-3℃）

水は-1℃から凍り始め-5℃でほぼ凍結するので、パーシャル室では食材を微妙に凍結させた状態で保存し、冷蔵室やチルド室よりも鮮度を高く保つことができる。肉や魚介類などの生鮮食品・下味をつけた肉や魚介類などの保存に適する。

Ⓓ野菜室（3～8℃）

密閉構造にして湿度を保ち乾燥を防いでいる。野菜・果物・米などの保存に適する。

Ⓔ冷凍室（-18℃）

ほとんどの冷蔵庫では冷蔵室などとは独立した形になっており、食材を完全に凍らせることができる。冷凍食品・アイスクリームなどの保存に適する。

Ⓕドアポケット（6～9℃）

ドアの開閉によって温度が変化しやすく衝撃を受けやすい場所なので、それに影響されない調味料やジャムなどの保存に適する。

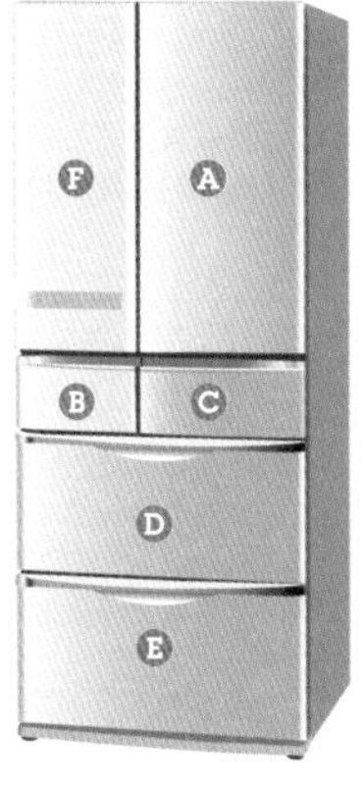

ONE POINT 【凍ったまま持ち帰る方法】冷凍食品の品質を守るには、凍ったまま持ち帰ることが重要。買い物の最後に買う、1個だけではなく何個かまとめて買う、保冷剤や保冷袋を利用する、買い物袋の中央に入れて防熱するなどくふうしてみよう。

18

調理済み流通食品類

- たんぱく質の青字の数値はアミノ酸組成によるたんぱく質
- 脂質の青字の数値は脂肪酸のトリアシルグリセロール当量
- 炭水化物の青字の数値は利用可能炭水化物（質量計）
- 食物繊維総量の黒字の数値はプロスキー変法、青字の数値はAOAC 2011.25法による分析

廃棄率％　水分g

和風 和え物類　Dressed foods

和え物とは、各種の調味料を混ぜた和え衣で食材を和えた料理。ごま・梅肉なども利用する。

●青菜の白和え
豆腐・白ごま・白みそをすり混ぜた白い和え衣で、ほうれんそうなどの青菜類を和えた料理。

●いんげんのごま和え
ゆでたいんげんをすりごま・砂糖・しょうゆなどで和えた料理。ごまよごしともいう。

和風 酢の物類　Vinegared foods

酢の物は、酢・しょうゆ・だし汁などを混ぜた合わせ酢で調味する料理。紅白なますはにんじん（赤）とだいこん（白）でつくる。

和風 その他

南蛮漬けは、肉や魚のから揚げを、とうがらしとたまねぎを加えた三杯酢に漬けた料理。名前は南蛮貿易で伝来したことに由来する。

洋風 カレー類　Japanese curry

とり肉と野菜をカレーソースで煮込んだ料理。インドでは、宗教上の理由で牛肉・豚肉を食べない人が多いため、とり肉が多く利用される。

洋風 コロッケ類　Croquettes

●コロッケ1個=60g

●カニクリームコロッケ
かに肉を固めのホワイトソースに混ぜてたわら型などに形を整え、小麦粉・溶き卵・パン粉をつけて揚げた料理。

●ポテトコロッケ
ゆでてつぶしたじゃがいもにひき肉やたまねぎのみじん切りなどをいためて混ぜ、小判型に整えて衣をつけて揚げた料理。

洋風 シチュー類　Stew

ビーフシチューは、牛肉と野菜をブラウンソース（小麦粉をバターでいため、ブイヨンを加えて煮詰めたもの）で煮込んだ料理。

洋風 素揚げ類　Fried with no coat

●ミートボール1個=15g

ミートボールは、別名肉団子。ひき肉に炒めたたまねぎなどを混ぜて球形に形を整え、粉や衣をつけずに素揚げした料理。

洋風 スープ類　Soup

●かぼちゃのクリームスープ
かぼちゃ・たまねぎ・ベーコンなどをコンソメスープで煮て牛乳や生クリームを加えた料理。

●コーンクリームスープ　粉末タイプ
スイートコーンが主原料のクリームスープ。粉末タイプは熱湯を注ぐとスープ状になるものが主流だが、冷たい牛乳を混ぜるだけでできるものもある。

洋風 ハンバーグステーキ類　Humburg steak

●ハンバーグ1個=120g

●合いびきハンバーグ
牛肉と豚肉をあわせた合いびき肉を主原料にして楕円形にまとめ、両面を焼いた料理。起源は13世紀ごろヨーロッパに攻め込んだ騎馬民族タルタル人が食べていた生肉料理といわれる。

●豆腐ハンバーグ
ひき肉の一部か全部を豆腐に置き換えたもの。カロリーなどを抑えることができる。

可食部100gあたり　Tr：微量　（ ）：推定値または推計値　ー：未測定

食品名	食品番号	廃棄率%	水分g	エネルギー kcal 200	たんぱく質 g 20.0	脂質 g 20.0	コレステロール mg 100	炭水化物 g 20.0	食物繊維総量 g 2.0	ナトリウム mg 200	カリウム mg 200	カルシウム mg 200	リン mg 20
青菜の白和え	18024	0	(79.7)	81	(3.9) (4.2)	(2.6) (3.4)	(Tr)	(7.2) (10.5)	– (2.4)	(500)	(180)	(95)	(69
いんげんのごま和え	18025	0	(81.4)	77	(3.0) (3.7)	(3.2) (3.4)	(5)	(4.9) (9.1)	– (2.8)	(480)	(270)	(120)	(88
紅白なます	18027	0	(90.3)	34	(0.6) (0.6)	(0.7) (0.6)	0	(6.1) (7.2)	– (0.9)	(230)	(130)	(22)	(16
アジの南蛮漬け	18038	0	(78.0)	109	(6.7) (8.1)	(5.6) (6.1)	(27)	(4.6) (6.2)	– (0.9)	(290)	(190)	(37)	(110
チキンカレー	18040	0	(75.2)	131	(5.4) (5.6)	(8.4) (8.8)	(29)	(5.6) (8.4)	– (1.2)	(540)	(170)	(20)	(58
カニクリームコロッケ	18043	0	(54.6)	255	(4.4) (5.1)	(16.5) (17.1)	(8)	(21.1) (22.0)	– (1.0)	(320)	(94)	(30)	(51)
ポテトコロッケ	18018	0	(55.5)	226	(4.5) (5.3)	(12.1) (12.6)	(14)	(23.2) (25.2)	– (2.0)	(280)	(250)	(15)	(60)
ビーフシチュー	18011	0	(74.9)	153	(3.5) (4.1)	(11.9) (12.6)	(18)	(4.3) (7.1)	– (0.7)	(380)	(150)	(11)	(45)
ミートボール	18015	0	(62.1)	199	(9.0) (10.2)	(11.4) (12.5)	(23)	(10.8) (13.4)	– (1.3)	(460)	(240)	(22)	(86)
かぼちゃのクリームスープ	18042	0	(83.3)	73	(1.2) (1.5)	(3.6) (3.9)	(7)	(8.1) (10.1)	– (1.3)	(300)	(160)	(32)	(38)
コーンクリームスープ 粉末タイプ	18004	0	2.1	425	– 8.1	– 13.7	–	– 67.4	–	2800	470	120	190
合いびきハンバーグ	18050	0	(62.8)	197	(11.7) (13.4)	(11.2) (12.2)	(47)	(4.3) (10.0)	– (1.1)	(340)	(280)	(29)	(110)
豆腐ハンバーグ	18052	0	(71.2)	142	(8.8) (9.9)	(8.5) (9.2)	(41)	(6.8) (8.4)	– (1.3)	(250)	(200)	(68)	(120)

QA　フリーズドライ食品って何？▶食品を凍らせ、真空に近い状態で水分を氷からそのまま水蒸気にして乾燥させる製法（真空凍結乾燥法）で乾燥させたもの。氷の粒があったすきまにお湯や水が入ることで食品が復元される。食材の色や香り、風味、食感がそこなわれにくく、常温で長期間の保存ができる。

グラフ1本分の相当量

mg 2.0	亜鉛 mg 2.0	ビタミンA レチノール活性当量 µg 20	レチノール µg 20	β-カロテン当量 µg 200	ビタミンD µg 2.0	ビタミンE α-トコフェロール mg 2.0	ビタミンB1 mg 0.20	ビタミンB2 mg 0.20	葉酸 µg 20	ビタミンC mg 20	食塩相当量 g 1.0
(1.2)	(0.6)	(130)	0	(1600)	(Tr)	(0.6)	(0.06)	(0.05)	(32)	(3)	(1.3)
(1.3)	(0.7)	(73)	(3)	(840)	(0.2)	(0.2)	(0.08)	(0.10)	(52)	(5)	(1.2)
(0.2)	(0.1)	(38)	0	(460)	0	(Tr)	(0.02)	(0.01)	(19)	(6)	(0.6)
(0.4)	(0.5)	(39)	(2)	(440)	(3.9)	(0.8)	(0.06)	(0.06)	(7)	(3)	(0.7)
(0.7)	(0.5)	(46)	(12)	(410)	(Tr)	(0.6)	(0.04)	(0.07)	(10)	(3)	(1.4)
(0.4)	(0.4)	(9)	(8)	(8)	(0.1)	(2.2)	(0.05)	(0.07)	(12)	(Tr)	(0.8)
(0.8)	(0.5)	(10)	(5)	(67)	(0.1)	(1.5)	(0.11)	(0.05)	(23)	(10)	(0.7)
(0.5)	(0.8)	(58)	(6)	(620)	(0.1)	(0.7)	(0.03)	(0.06)	(13)	(4)	(1.0)
(0.8)	(0.8)	(27)	(6)	(250)	(0.1)	(1.2)	(0.15)	(0.12)	(24)	(1)	(1.2)
(0.2)	(0.2)	(110)	(19)	(1100)	(0.2)	(1.4)	(0.03)	(0.06)	(12)	(9)	(0.8)
1.2	–	8	0	90	–	–	0.15	0.41	–	2	7.1
(1.3)	(2.4)	(18)	(11)	(84)	(0.2)	(0.6)	(0.23)	(0.15)	(17)	(2)	(0.9)
(1.3)	(0.9)	(47)	(15)	(380)	(0.2)	(0.8)	(0.11)	(0.09)	(21)	(2)	(0.6)

調理缶詰

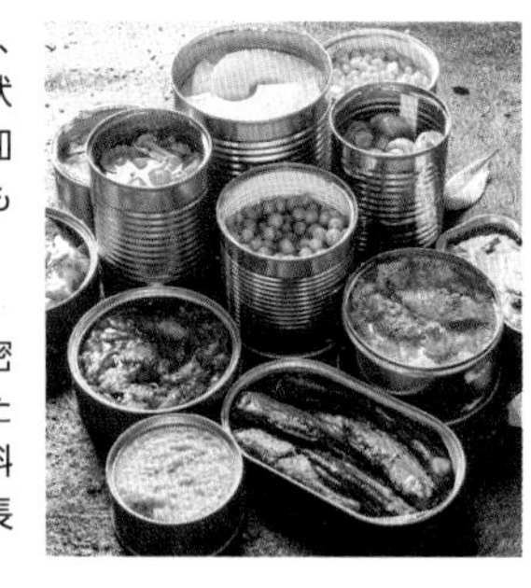

食品を缶に入れ、空気を抜いて真空状態にして密閉し、加圧加熱殺菌したもの。

●特徴

無菌状態で気密性・遮光性も高いため、保存料や殺菌料を使わずに常温で長期保存できる。

●選び方・保存のしかた

さび・傷・膨張などがなく、名称（品名）・原材料名・内容量・賞味期限・製造業者や販売業者の名称と所在地などがはっきり表示されているものを選ぶ。直射日光を避け、涼しく風通しのよい湿気の少ない場所で常温で保存する。

●マーク

缶詰記号は、基本的に3列で構成される。

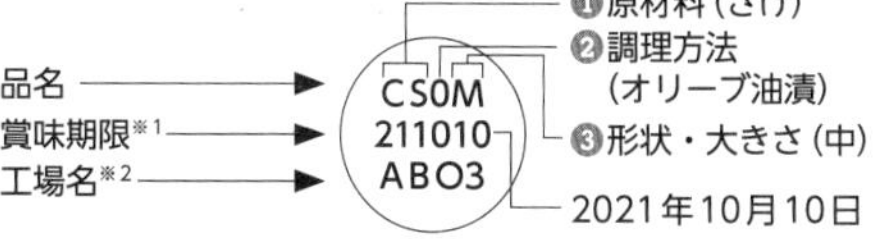

❶第1・2字：原材料

原料名	マーク
牛肉	BF
豚肉	PK
鶏肉	CK
さけ	CS
さんま	MP
びんながまぐろ	AC
ほたて貝柱	LS
たらばがに	JC
マッシュルーム	MS
トマト	TM
ホワイトアスパラガス	AW
スイートコーン（黄）	CM
さくらんぼ（赤）	CR
みかん	MO
ゆであずき	YA

※1　日は表示しなくてもよい。最近は2025.09.10のようにわかりやすく表示している製品が多い。
※2　消費者庁へ届け出て取得した記号が記載される。

❷第3字：調理方法

調理法	マーク
みそ煮	B
味付け	C
照り焼き・蒲焼き	K
魚類水煮・食肉類水煮	N
油漬け	O
トマト漬け	T
野菜水煮	W
果実糖液漬け	Y
合成甘味料添加	Z

❸第4字：形状・大きさ

サイズ	マーク
大	L
中	M
小	S
極小	T
2つ割り	H
混合	X

以前は、缶に巻かれた紙ラベルがはがれた場合、どんな缶詰かを缶詰記号によって判断したが、現在は缶に直接印刷できるため、記号の表示が賞味期限のみのものが多い。また、表示は各国で異なる。

●缶詰の食べごろ

缶詰は製造日からだんだんと味がしみこんでいくため食べごろがある。煮物や蒲焼きは製造日から1年、油漬けは1年半から2年、水煮は3か月、果物は6か月から1年がもっとも味がよいといわれる。

ONE POINT 【114年ものの缶詰】缶詰の原理は1804年にフランスで誕生したといわれ、理論上では腐らないので、保存状態さえよければ何十年たっても食べられる。1938年にイギリスで、114年間保存されていた北極観測隊用の肉や野菜の缶詰を開けて食べたが、味もにおいも問題なかったという記録が残っている。

• たんぱく質の青字の数値はアミノ酸組成によるたんぱく質
• 脂質の青字の数値は脂肪酸のトリアシルグリセロール当量
• 炭水化物の青字の数値は利用可能炭水化物（質量計）
• 食物繊維総量の黒字の数値はプロスキー変法、青字の数値はAOAC 2011.25法による分析

廃棄率％
水分g

可食部100gあたり　Tr：微量　（ ）：推定値または推計値　－：未測定

洋風 フライ類 Fried foods

●えびフライ1尾=25g　メンチカツ1個=80g

フライとは、食材に小麦粉・溶き卵・パン粉の順で衣をつけ、160～180℃で揚げた料理。衣が香ばしくかりかりした食感になる。

●いかフライ
皮をむいたいかを輪切りなどにしてフライにしたもの。下処理をていねいにすることで油はねが少なくなる。

●えびフライ
えびのからと背わたを取ってフライにしたもの。腹側に浅く切り込みを入れて伸ばすと、まっすぐな形になる。タルタルソースやウスターソースなどが添えられることが多い。

●白身フライ
たらやメルルーサなどの白身魚をフライにしたもの。

●メンチカツ
ひき肉（ミンチ）にたまねぎのみじん切りなどを混ぜて小判型や球型に成形し、フライにしたもの。

食品名	食品番号	廃棄率％	水分g	エネルギー kcal	たんぱく質 g	脂質 g	コレステロール mg	炭水化物 g	食物繊維総量 g	ナトリウム mg	カリウム mg	カルシウム mg	リン mg
いかフライ	18019	0	(54.9)	227	(10.4) (13.3)	(10.4) (11.3)	(230)	(19.3) (19.7)	— (0.9)	(200)	(140)	(16)	(150
えびフライ	18020	0	(50.5)	236	(13.2) (15.9)	(11.0) (11.6)	(120)	(20.0) (20.5)	— (1.0)	(340)	(200)	(69)	(200
白身フライ	18021	0	50.7	299	— 9.7	— 21.8	—	— 16.2	— —	340	240	47	10
メンチカツ	18022	0	(50.3)	273	(9.4) (10.7)	(17.7) (18.7)	(26)	(16.3) (18.7)	— (1.7)	(350)	(240)	(24)	(96

洋風 フライ用冷凍食品 Frozen foods

フライ用冷凍食品には、フライ済みのものと、食材に衣をつけたフライ前のものがある。後者は、解凍せずにそのまま揚げる。

食品名	食品番号	廃棄率％	水分g	エネルギー kcal	たんぱく質 g	脂質 g	コレステロール mg	炭水化物 g	食物繊維総量 g	ナトリウム mg	カリウム mg	カルシウム mg	リン mg
えびフライ 冷凍	18009	0	66.3	139	— 10.2	— 1.9	—	— 20.3	— —	340	95	42	9

洋風 その他

●えびグラタン
えび・野菜・マカロニなどとホワイトソースを混ぜてグラタン皿に入れ、チーズやパン粉を振って焼き色がつくまでオーブンで焼いた料理。

●えびピラフ
生米・肉・野菜・香辛料などをバターで炒め、スープで炊きあげた炊き込みご飯。インド料理のプラーカがフランスに伝わって生まれた。

食品名	食品番号	廃棄率％	水分g	エネルギー kcal	たんぱく質 g	脂質 g	コレステロール mg	炭水化物 g	食物繊維総量 g	ナトリウム mg	カリウム mg	カルシウム mg	リン mg
えびグラタン	18003	0	(74.1)	128	(4.8) (5.5)	(6.4) (6.9)	(23)	(3.0) (12.1)	— (0.9)	(380)	(140)	(97)	(110
えびピラフ	18014	0	(62.9)	146	(2.8) (3.3)	(2.2) (2.3)	(8)	(27.1) (29.8)	(1.2) (0.6)	(560)	(63)	(11)	(45

中国 点心類 Chinese snacks

●ぎょうざ1個=25g　しゅうまい1個=25g

点心とは中国料理の軽食の総称。

●ぎょうざ
ひき肉と野菜を混ぜたあんを小麦粉製の皮で包み、焼く、ゆでる、蒸すなどした料理。

●しゅうまい
ひき肉とたまねぎのみじん切りなどを混ぜたあんを、小麦粉製のごく薄い四角い皮で包み、円筒形に成形して蒸した料理。

食品名	食品番号	廃棄率％	水分g	エネルギー kcal	たんぱく質 g	脂質 g	コレステロール mg	炭水化物 g	食物繊維総量 g	ナトリウム mg	カリウム mg	カルシウム mg	リン mg
ぎょうざ	18002	0	(57.8)	209	(5.8) (6.9)	(10.0) (11.3)	(19)	(19.7) (22.3)	— (1.5)	(460)	(170)	(22)	(62
しゅうまい	18012	0	(60.2)	191	(7.5) (9.1)	(8.7) (9.2)	(27)	(15.9) (19.5)	— (1.7)	(520)	(260)	(26)	(92

中国 菜類 Chinese foods

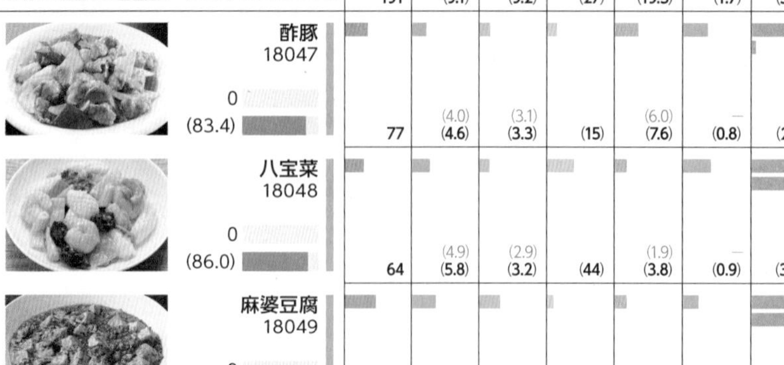

菜とは主菜となる料理のこと。

●酢豚
角切りの豚肉に下味をつけてかたくり粉をまぶして揚げ、炒めた野菜とともに煮て甘酢あんをからめた広東料理。

●八宝菜
別名五目うま煮。八宝は多くのよい食材という意味。豚肉・えび・いか・はくさい・しいたけなど多くの材料を炒めてスープを加え、調味してかたくり粉でとろみをつけた広東料理。

●麻婆豆腐
豆腐・ひき肉・ねぎなどを、四川省特有の豆板醤（トウバンジャン）や豆鼓（トウチ）などの調味料で炒め煮した辛みのある四川料理。

食品名	食品番号	廃棄率％	水分g	エネルギー kcal	たんぱく質 g	脂質 g	コレステロール mg	炭水化物 g	食物繊維総量 g	ナトリウム mg	カリウム mg	カルシウム mg	リン mg
酢豚	18047	0	(83.4)	77	(4.0) (4.6)	(3.1) (3.3)	(15)	(6.0) (7.6)	— (0.8)	(210)	(130)	(9)	(52
八宝菜	18048	0	(86.0)	64	(4.9) (5.8)	(2.9) (3.2)	(44)	(1.9) (3.8)	— (0.9)	(320)	(150)	(26)	(77
麻婆豆腐	18049	0	(80.0)	104	(7.2) (7.8)	(6.4) (6.8)	(10)	(1.9) (3.8)	(0.7) (0.5)	(380)	(150)	(64)	(86

韓国 和え物類 Dressed foods

ナムルは、野菜や山菜をごま油、しょうゆ、おろしにんにく、おろししょうが、とうがらしなどで和えた料理。ビビンバの具などに用いる。

食品名	食品番号	廃棄率％	水分g	エネルギー kcal	たんぱく質 g	脂質 g	コレステロール mg	炭水化物 g	食物繊維総量 g	ナトリウム mg	カリウム mg	カルシウム mg	リン mg
もやしのナムル	18039	0	(84.4)	70	(2.5) (3.1)	(4.2) (4.5)	0	(2.5) (5.7)	— (2.7)	(510)	(160)	(91)	(62

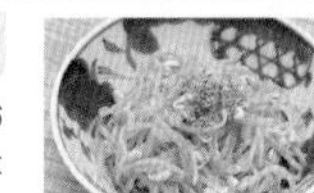
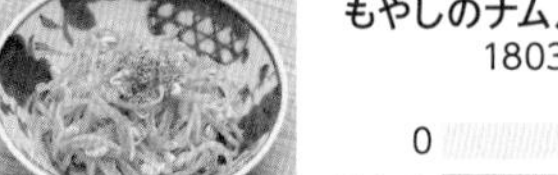
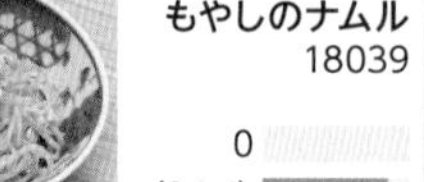
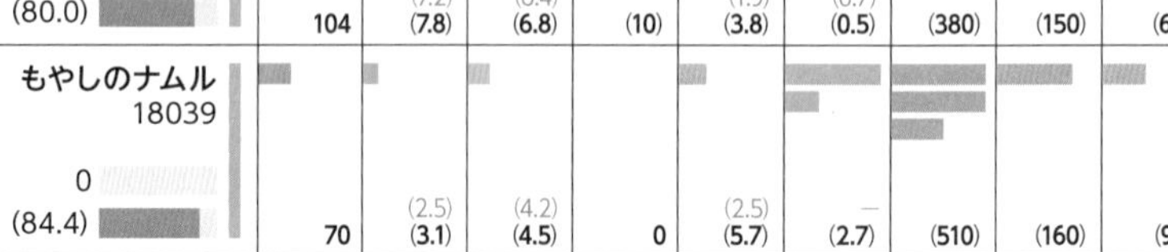

QA 点心は何種類ある？▶1000種類以上あるといわれる。日本で知られているものとしては、甘くない鹹点心（シエンティエンシン）では、ぎょうざ・しゅうまい・春巻き・ちまきなどがある。甘い甜点心（ティエンティエンシン）では、ごまだんご・杏仁豆腐・マンゴープリン・エッグタルトなどがある。

グラフ1本分の相当量

	亜鉛 mg	ビタミンA レチノール活性当量 µg	ビタミンA レチノール µg	ビタミンA β-カロテン当量 µg	ビタミンD µg	ビタミンE α-トコフェロール mg	ビタミンB_1 mg	ビタミンB_2 mg	葉酸 µg	ビタミンC mg	食塩相当量 g
2.0	2.0	20	20	200	2.0	2.0	0.20	0.20	20	20	1.0
(0.4)	(0.9)	(8)	(8)	(1)	(0.1)	(2.1)	(0.04)	(0.03)	(13)	(1)	(0.5)
(0.6)	(1.3)	(13)	(13)	(1)	(0.2)	(2.2)	(0.08)	(0.05)	(22)	0	(0.9)
0.5	–	57	57	0	–	–	0.10	0.10	–	1	0.9
(1.2)	(1.6)	(10)	(5)	(55)	(0.1)	(1.4)	(0.14)	(0.09)	(28)	(1)	(0.9)
1.5	–	Tr	Tr	Tr	–	–	0.04	0.07	–	1	0.9
(0.3)	(0.6)	(69)	(32)	(440)	(0.2)	(0.6)	(0.04)	(0.11)	(13)	(2)	(1.0)
(0.2)	(0.6)	(23)	(1)	(260)	(0.1)	(0.4)	(0.02)	(0.02)	(5)	(2)	(1.4)
(0.6)	(0.6)	(10)	(3)	(77)	(0.1)	(0.6)	(0.14)	(0.07)	(22)	(4)	(1.2)
(0.9)	(0.8)	(6)	(6)	(1)	(0.1)	(0.2)	(0.16)	(0.10)	(26)	(1)	(1.3)
(0.3)	(0.5)	(50)	(2)	(570)	(0.1)	(0.5)	(0.17)	(0.05)	(9)	(4)	(0.5)
(0.4)	(0.6)	(49)	(13)	(440)	(0.3)	(0.6)	(0.13)	(0.06)	(20)	(5)	(0.8)
(1.3)	(0.9)	(3)	(1)	(17)	(0.1)	(0.3)	(0.16)	(0.07)	(13)	(1)	(1.0)
(1.2)	(0.5)	(140)	0	(1700)	0	(1.1)	(0.05)	(0.07)	(64)	(9)	(1.3)

長期保存ができる食品包装の秘密

食品の長期保存は、包装資材と包装方法の発達によって可能となった。引っ張りに強い・ガスバリア性が高い・酸素透過性が低いなど、包装資材の種類や特性は多種多様である。たとえばレトルトパウチ食品の袋は、酸や熱に強いポリプロピレン、空気や光をさえぎるアルミ箔、外からの圧力や衝撃から守るポリエステルを貼り合わせた３層構造になっている。

包装技法には、加圧・加熱処理により殺菌して安全性・保存性を持たせるレトルト殺菌包装、容器を真空にして密封することで酸化による変質を防ぐ真空包装、容器内に窒素や二酸化炭素を入れて密封することで酸化を防ぎ鮮度や品質を保つガス充填包装、脱酸素剤を入れて容器内を無酸素状態にすることで水分の多い食品の酸化やかびの発生を防ぐ方法などがある。

長期保存が可能な食品は特に防災備蓄品としての需要が高い。賞味期限が３～５年のものが多いが、賞味期限が6年以上のレトルト食品なども開発されている。25年間も長期保存できるシチューや雑炊などがあるが、これはフリーズドライ加工によって食品の水分を最大98％除去し、コーティングされたスチール缶に脱酸素剤と一緒に充填して密封してつくられている。

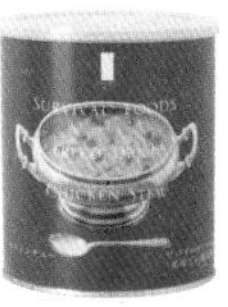

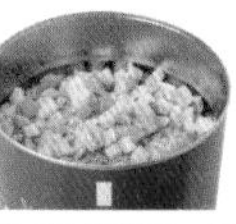

サバイバルフーズ（25年保存可能）

冷凍食品の年間生産高ベスト10（2021年）

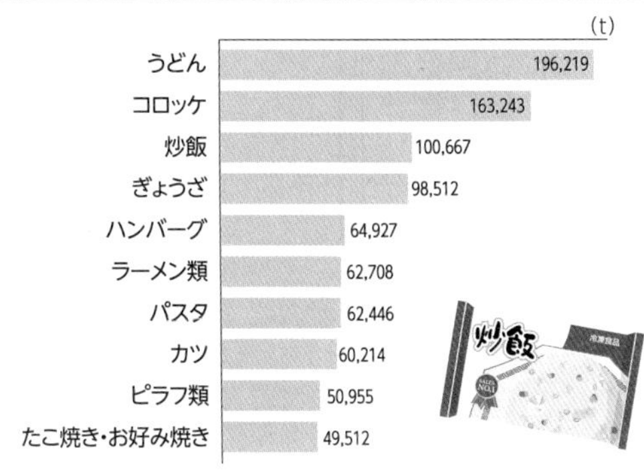

（日本冷凍食品協会Webサイト）

レトルト食品年間生産箱数ベスト10（2021年）

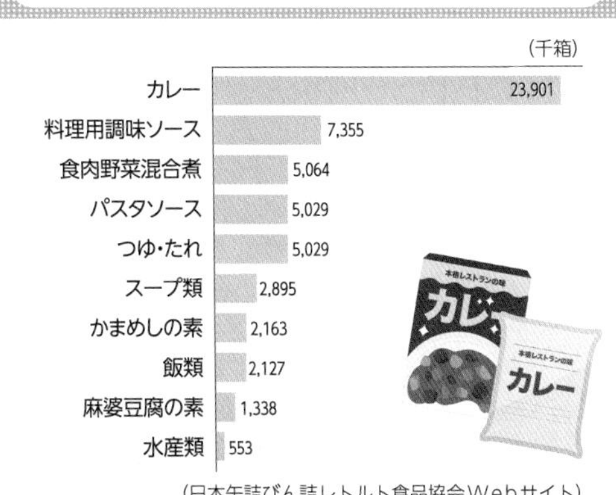

（日本缶詰びん詰レトルト食品協会Webサイト）

ONE POINT 【韓国料理の特徴】調味にとうがらしやごま油が多く使われる、牛肉料理が発達しており利用部位や調理法が多様、食べ物はすべて薬になるという考え方によって肉や野菜のバランスを考える、品数が多いなどが特徴。器はテーブルに置いたまま、さじで飯とスープを、はしでおかずとキムチを食べる。

［凡例］身体活動レベルⅡの15～17歳男女の栄養摂取基準の約1/3を示す。

	男子	女子
エネルギー	933kcal	767kcal
たんぱく質	21.7g	18.3g
脂質	25.9g	21.3g
炭水化物	134.2g	110.2g
カルシウム	267mg	217mg
鉄	3.3mg	3.5mg
ビタミンA	300μg	217μg
ビタミンB_1	0.50mg	0.40mg
ビタミンB_2	0.57mg	0.47mg
ビタミンC	33mg	33mg
食塩相当量	2.5g	2.2g

注
- 各企業の分析により発表された栄養価を元に左の凡例に対する充足値を示した。
- 有効桁数は食品成分表にそろえている。食塩相当量はナトリウム量に2.54を乗じた。
- 原材料は、量の多い順に表示されている。
- 成分の－は未測定、または非公表。

エッグマックマフィン®

内容量139g

イングリッシュマフィン・卵・カナディアンベーコン（ロースハム）・チェダースライスチーズ

1個食べたら	
エネルギー	311kcal
たんぱく質	19.2g
脂質	13.5g
炭水化物	27.1g
カルシウム	171mg
鉄	1.3mg
ビタミンA	118μg
ビタミンB_1	0.13mg
ビタミンB_2	0.31mg
ビタミンC	0mg
食塩相当量	1.6g

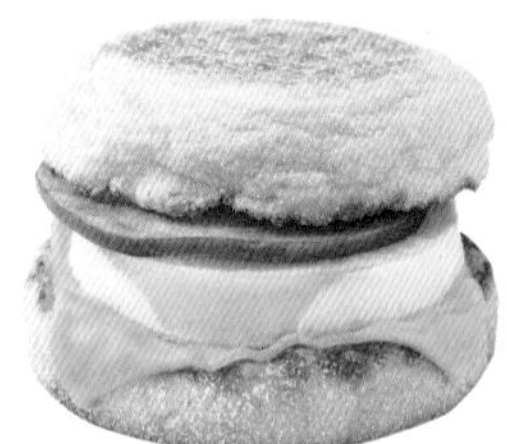

マクドナルド
（2022年7月現在）

［ファストフード］

ハンバーガー

内容量104g

バンズ・ビーフパティ・オニオン・ピクルス

1個食べたら	
エネルギー	256kcal
たんぱく質	12.8g
脂質	9.4g
炭水化物	30.3g
カルシウム	30mg
鉄	1.2mg
ビタミンA	14μg
ビタミンB_1	0.10mg
ビタミンB_2	0.09mg
ビタミンC	1mg
食塩相当量	1.4g

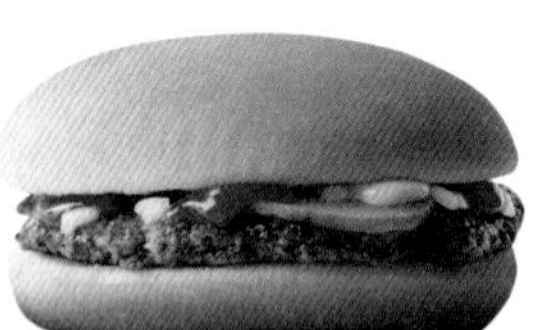

マクドナルド
（2022年7月現在）

ビッグマック®

内容量217g

バンズ・ビーフパティ・オニオン・ピクルス・レタス・チェダースライスチーズ

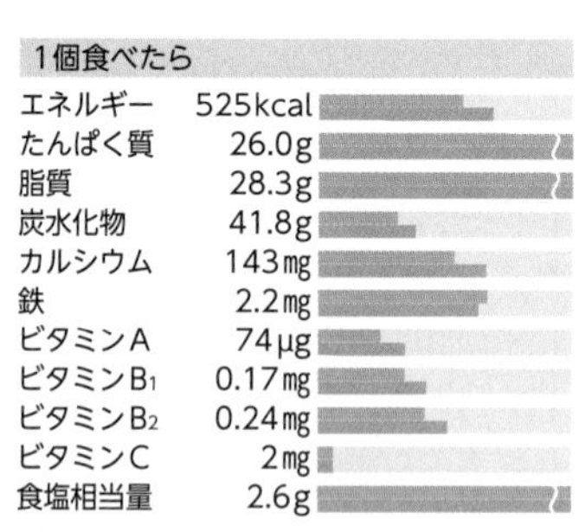

1個食べたら	
エネルギー	525kcal
たんぱく質	26.0g
脂質	28.3g
炭水化物	41.8g
カルシウム	143mg
鉄	2.2mg
ビタミンA	74μg
ビタミンB_1	0.17mg
ビタミンB_2	0.24mg
ビタミンC	2mg
食塩相当量	2.6g

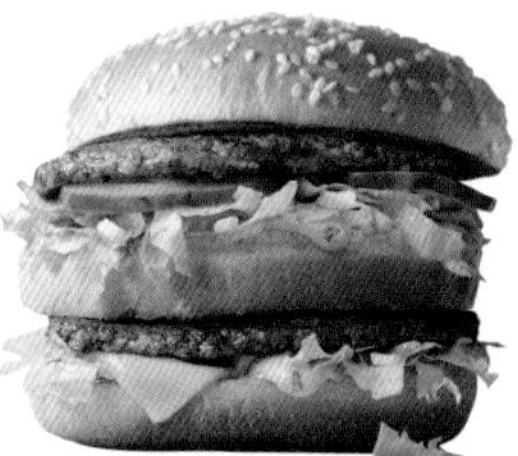

マクドナルド
（2022年7月現在）

フィレオフィッシュ®

内容量137g

バンズ・フィッシュポーション（スケソウダラ）・チェダースライスチーズ

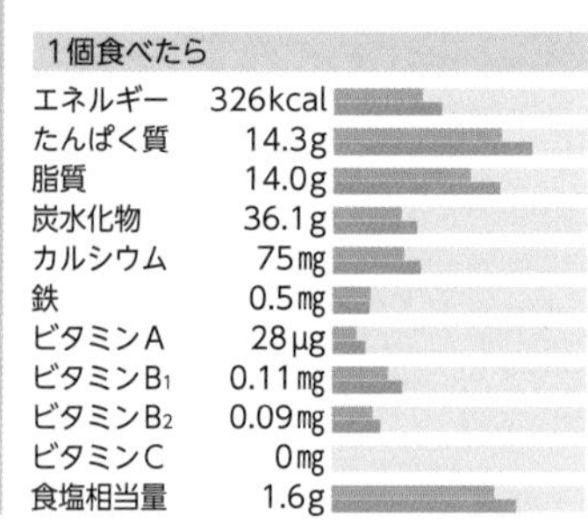

1個食べたら	
エネルギー	326kcal
たんぱく質	14.3g
脂質	14.0g
炭水化物	36.1g
カルシウム	75mg
鉄	0.5mg
ビタミンA	28μg
ビタミンB_1	0.11mg
ビタミンB_2	0.09mg
ビタミンC	0mg
食塩相当量	1.6g

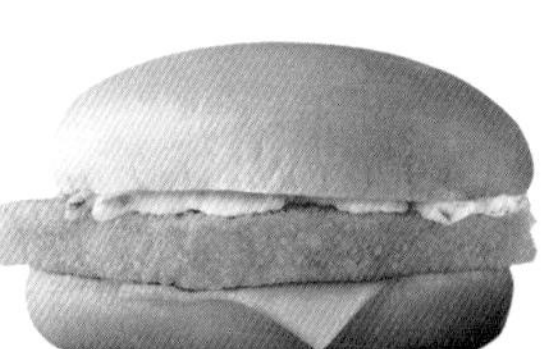

マクドナルド
（2022年7月現在）

ミニッツメイドオレンジ(M)

内容量425g

1杯飲んだら	
エネルギー	143kcal
たんぱく質	3.3g
脂質	0.0g
炭水化物	33.8g
カルシウム	29mg
鉄	0.3mg
ビタミンA	13μg
ビタミンB_1	0.33mg
ビタミンB_2	0mg
ビタミンC	133mg
食塩相当量	0g

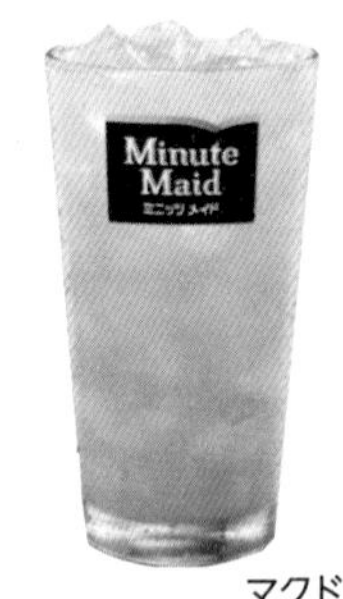

マクドナルド
（2022年7月現在）

ファストフードの栄養価1［マクドナルド］

ハンバーガー
＋
フライポテト(S)
＋
ミルク

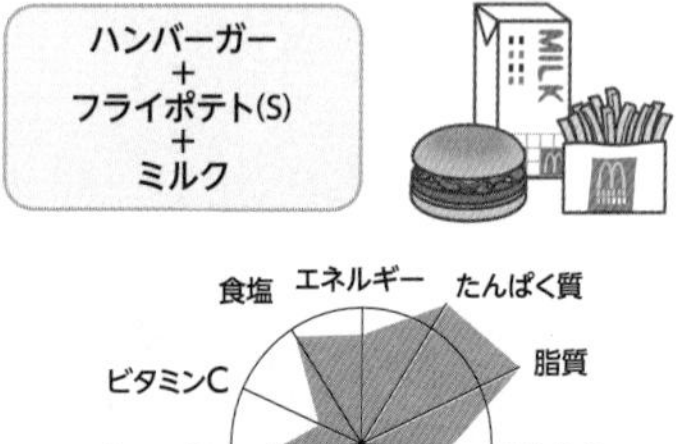

エネルギー	618kcal
たんぱく質	22.4g
脂質	28.5g
炭水化物	68.0g
カルシウム	267mg
鉄	1.8mg
ビタミンA	92μg
ビタミンB_1	0.31mg
ビタミンB_2	0.41mg
ビタミンC	12mg
食塩相当量	2.1g

ホットケーキ
＋
ハッシュポテト
＋
ミニッツメイドオレンジ(S)

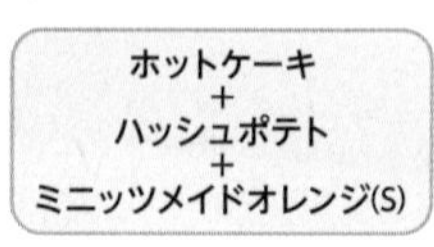

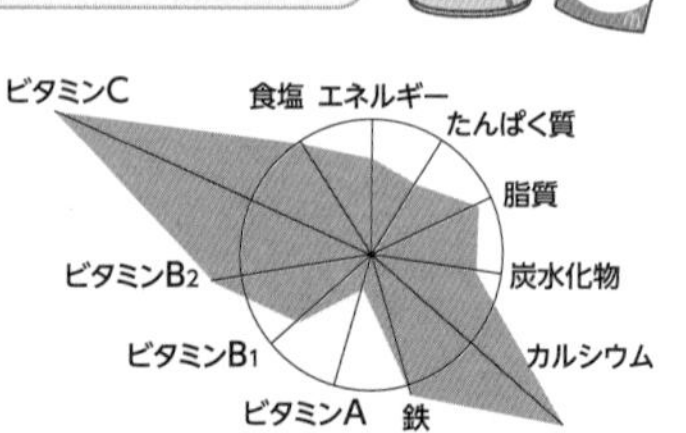

エネルギー	559kcal
たんぱく質	11.6g
脂質	18.9g
炭水化物	88.4g
カルシウム	416mg
鉄	3.7mg
ビタミンA	51μg
ビタミンB_1	0.29mg
ビタミンB_2	0.57mg
ビタミンC	87mg
食塩相当量	2.2g

※身体活動レベルⅡ（ふつう）15～17歳女子における1日の食事摂取基準の約1/3に対する比をグラフで示した。

モスバーガー

内容量209g

バンズ・ハンバーガーパティ・トマト・オニオン・ミートソース・アメリカンマスタード・カロリーハーフマヨネーズタイプ

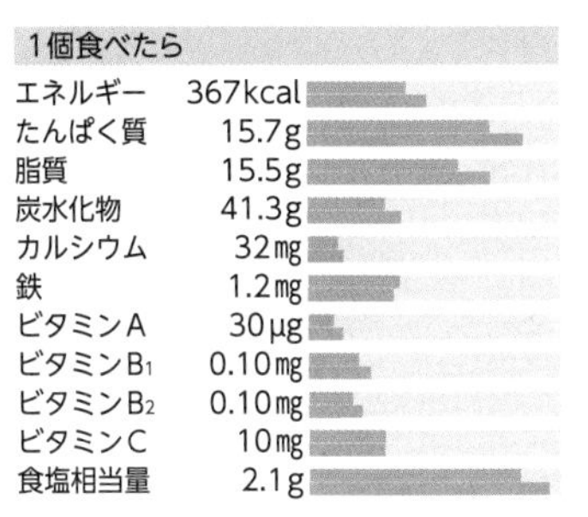

1個食べたら	
エネルギー	367kcal
たんぱく質	15.7g
脂質	15.5g
炭水化物	41.3g
カルシウム	32mg
鉄	1.2mg
ビタミンA	30µg
ビタミンB_1	0.10mg
ビタミンB_2	0.10mg
ビタミンC	10mg
食塩相当量	2.1g

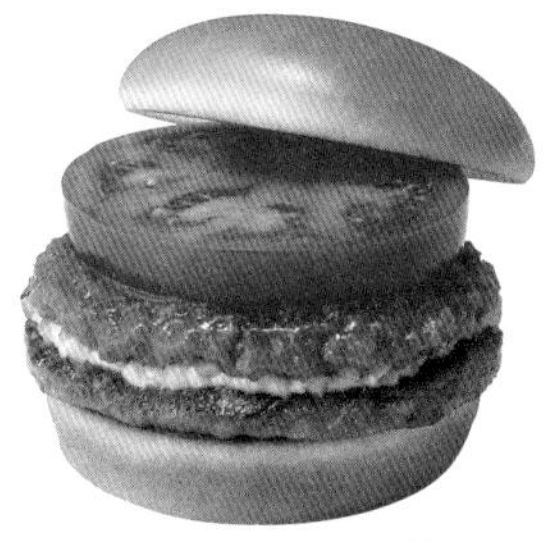

モスバーガー

テリヤキバーガー

内容量168g

バンズ・ハンバーガーパティ＋テリヤキソース・レタス・カロリーハーフマヨネーズタイプ

1個食べたら	
エネルギー	378kcal
たんぱく質	14.7g
脂質	16.9g
炭水化物	41.6g
カルシウム	29mg
鉄	1.1mg
ビタミンA	19µg
ビタミンB_1	0.09mg
ビタミンB_2	0.11mg
ビタミンC	3mg
食塩相当量	2.6g

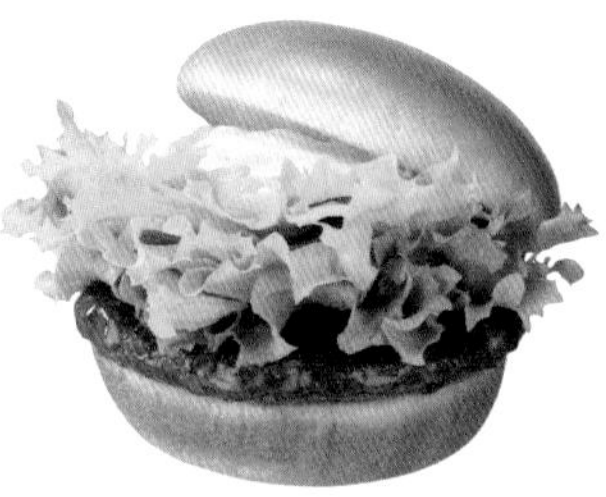

モスバーガー

モスライスバーガー（海鮮かきあげ（塩だれ））

内容量183g

ライスプレート・海鮮かきあげ・海鮮かきあげソース

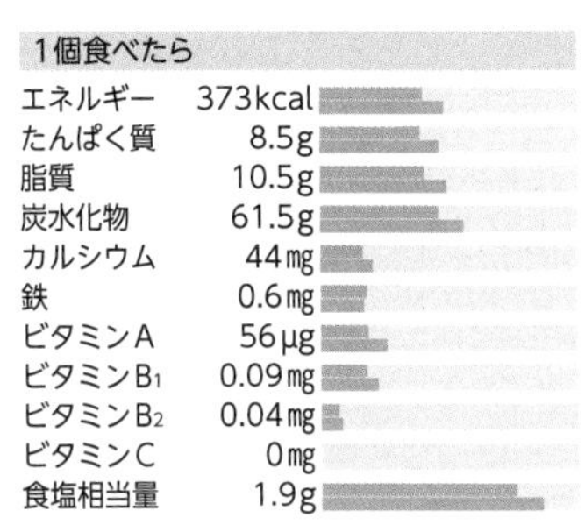

1個食べたら	
エネルギー	373kcal
たんぱく質	8.5g
脂質	10.5g
炭水化物	61.5g
カルシウム	44mg
鉄	0.6mg
ビタミンA	56µg
ビタミンB_1	0.09mg
ビタミンB_2	0.04mg
ビタミンC	0mg
食塩相当量	1.9g

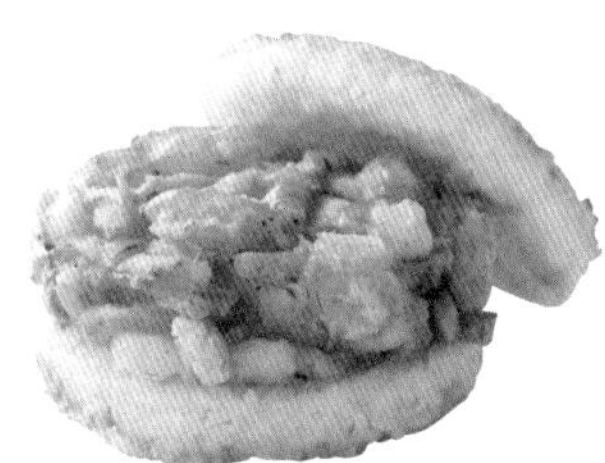

モスバーガー

アイスカフェラテ（M）

内容量210g

1杯飲んだら	
エネルギー	109kcal
たんぱく質	5.4g
脂質	6.1g
炭水化物	8.1g
カルシウム	177mg
鉄	0.0mg
ビタミンA	61µg
ビタミンB_1	0.06mg
ビタミンB_2	0.25mg
ビタミンC	2mg
食塩相当量	0.2g

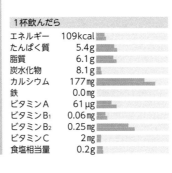

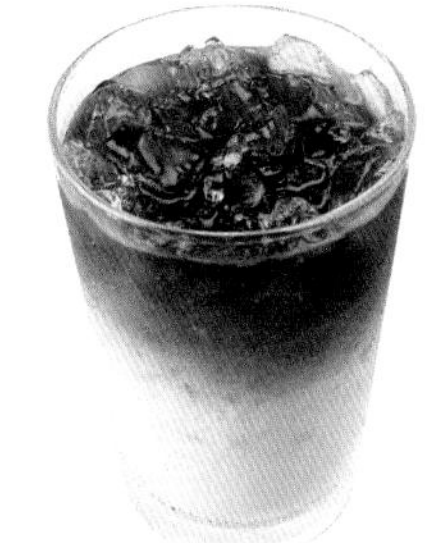

モスバーガー

ロースカツバーガー

内容量175g

バンズ・ロースカツ＋カツソース・キャベツの千切り・アメリカンマスタード

1個食べたら	
エネルギー	414kcal
たんぱく質	16.6g
脂質	16.6g
炭水化物	50.0g
カルシウム	34mg
鉄	0.9mg
ビタミンA	9µg
ビタミンB_1	0.59mg
ビタミンB_2	0.10mg
ビタミンC	12mg
食塩相当量	2.4g

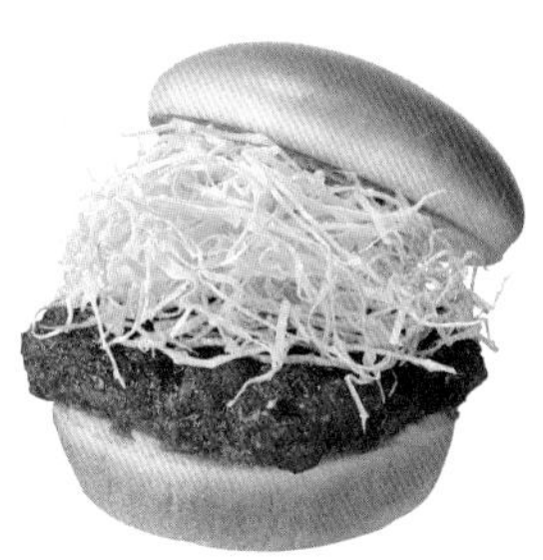

モスバーガー

オニオンフライ

内容量80g

オニオン

1袋食べたら	
エネルギー	250kcal
たんぱく質	4.0g
脂質	14.5g
炭水化物	26.0g
カルシウム	112mg
鉄	0.4mg
ビタミンA	0µg
ビタミンB_1	0.03mg
ビタミンB_2	0.40mg
ビタミンC	2mg
食塩相当量	1.2g

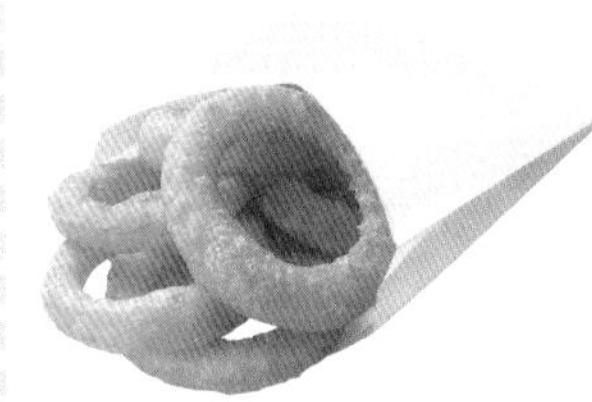

モスバーガー

ファストフードの栄養価2［モスバーガー］

モスバーガー＋モスチキン＋オレンジジュース（S）

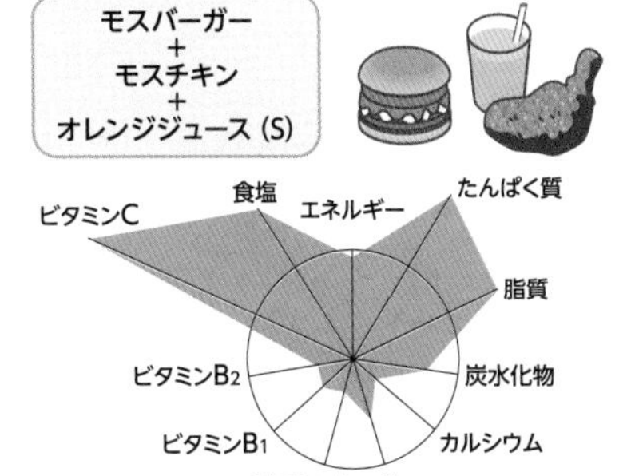

エネルギー	719kcal
たんぱく質	32.3g
脂質	32.1g
炭水化物	75.6g
カルシウム	59mg
鉄	2.0mg
ビタミンA	65µg
ビタミンB_1	0.15mg
ビタミンB_2	0.16mg
ビタミンC	90mg
食塩相当量	3.6g

ダブルモス野菜バーガー＋こだわりサラダ＋アイスカフェラテ（S）

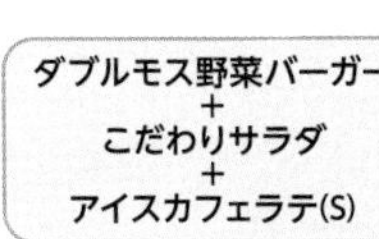

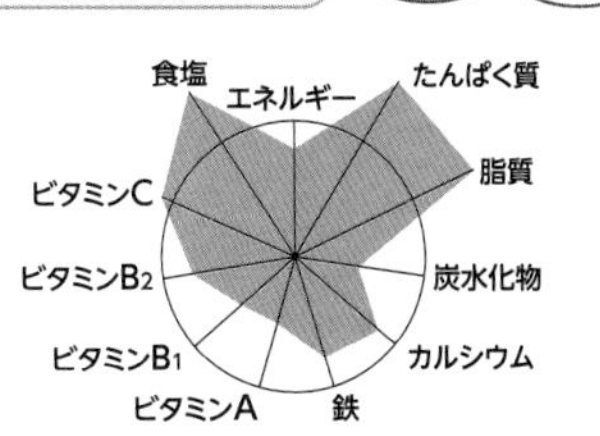

エネルギー	615kcal
たんぱく質	27.8g
脂質	32.4g
炭水化物	53.9g
カルシウム	180mg
鉄	2.7mg
ビタミンA	109µg
ビタミンB_1	0.21mg
ビタミンB_2	0.36mg
ビタミンC	36mg
食塩相当量	3.2g

チキンフィレバーガー

内容量161g

全粒粉バンズ・チキンフィレ・レタス・オリーブオイル入りマヨソース

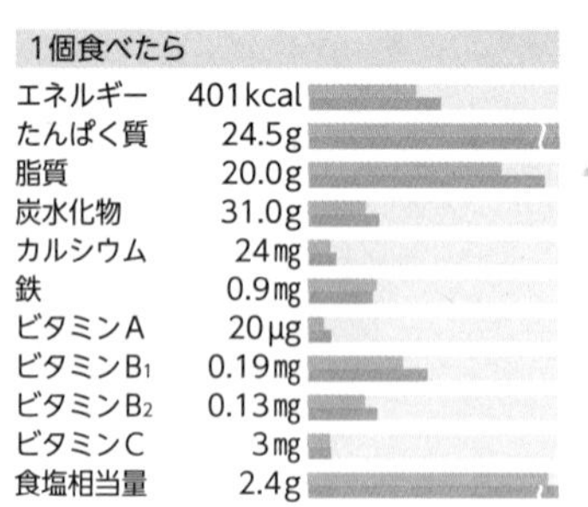

1個食べたら	
エネルギー	401kcal
たんぱく質	24.5g
脂質	20.0g
炭水化物	31.0g
カルシウム	24mg
鉄	0.9mg
ビタミンA	20μg
ビタミンB_1	0.19mg
ビタミンB_2	0.13mg
ビタミンC	3mg
食塩相当量	2.4g

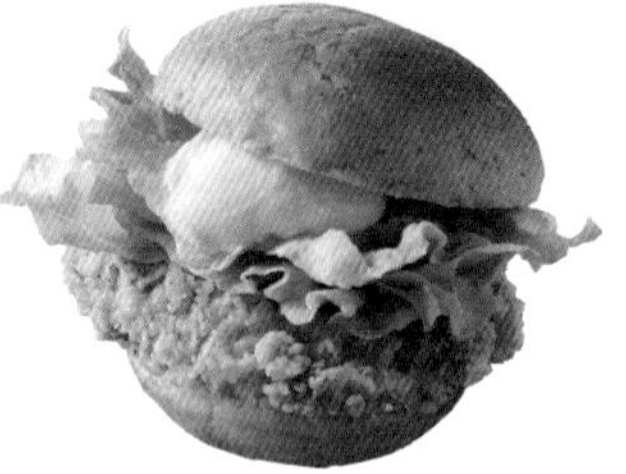

ケンタッキーフライドチキン

和風チキンカツバーガー

内容量165g

全粒粉バンズ・チキンカツ・千切りキャベツ・特製マヨソース・醤油風味のテリヤキソース

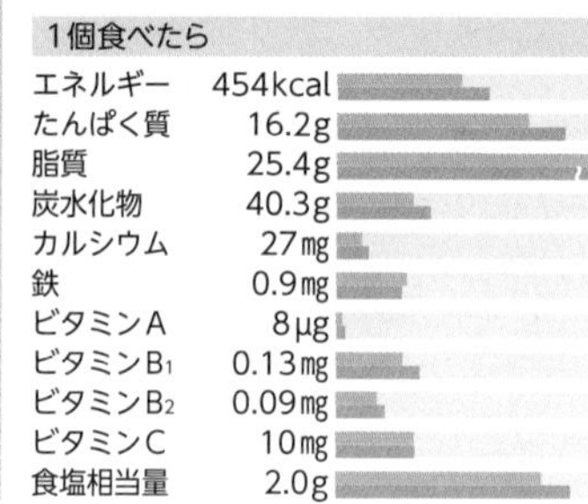

1個食べたら	
エネルギー	454kcal
たんぱく質	16.2g
脂質	25.4g
炭水化物	40.3g
カルシウム	27mg
鉄	0.9mg
ビタミンA	8μg
ビタミンB_1	0.13mg
ビタミンB_2	0.09mg
ビタミンC	10mg
食塩相当量	2.0g

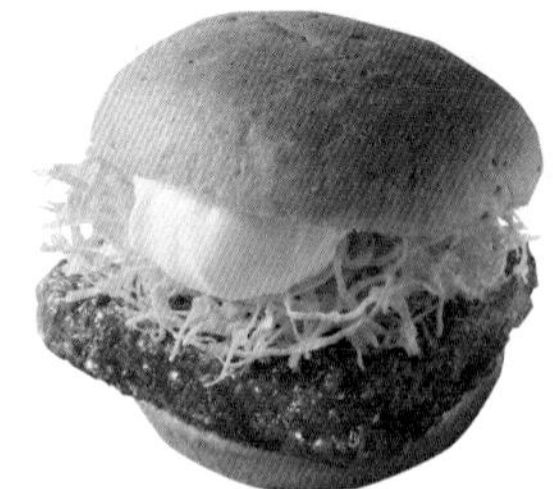

ケンタッキーフライドチキン

オリジナルチキン

内容量87g
(可食部平均)

鶏肉・小麦粉・卵・牛乳・食塩・スパイス類

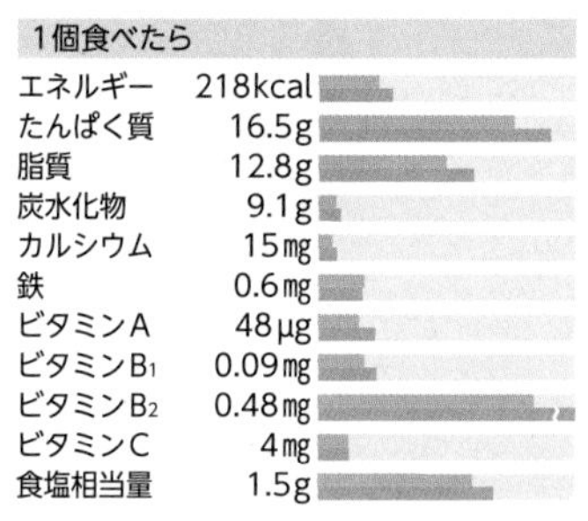

1個食べたら	
エネルギー	218kcal
たんぱく質	16.5g
脂質	12.8g
炭水化物	9.1g
カルシウム	15mg
鉄	0.6mg
ビタミンA	48μg
ビタミンB_1	0.09mg
ビタミンB_2	0.48mg
ビタミンC	4mg
食塩相当量	1.5g

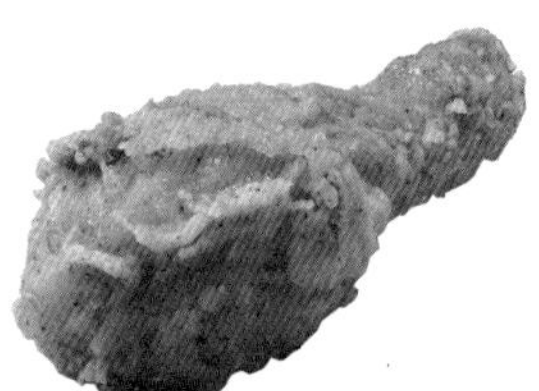

ケンタッキーフライドチキン

ビスケット (ハニーメイプル付)

内容量51g
10g
(ハニーメイプル)

小麦粉・卵・ビスケットオイル・ハニーメイプル

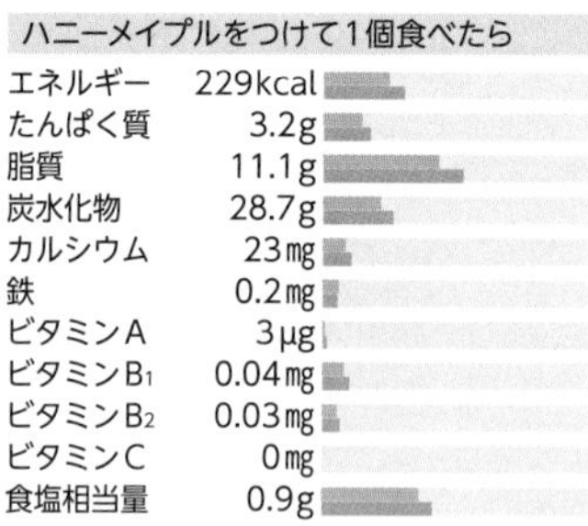

ハニーメイプルをつけて1個食べたら	
エネルギー	229kcal
たんぱく質	3.2g
脂質	11.1g
炭水化物	28.7g
カルシウム	23mg
鉄	0.2mg
ビタミンA	3μg
ビタミンB_1	0.04mg
ビタミンB_2	0.03mg
ビタミンC	0mg
食塩相当量	0.9g

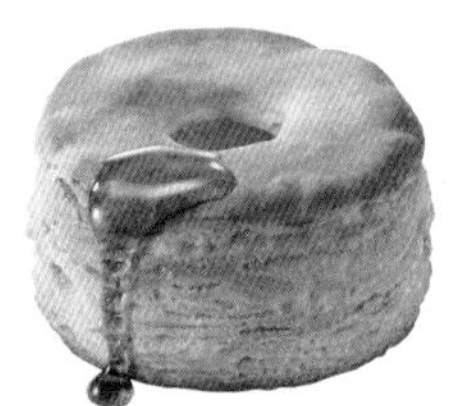

ケンタッキーフライドチキン

ペッパーマヨツイスター

内容量143g

トルティーヤ・カーネルクリスピー・レタス・ペッパー風味マヨネーズ・ピカンテサルサ

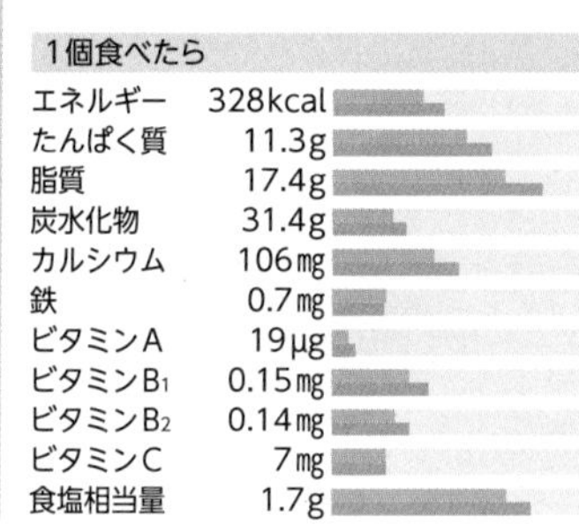

1個食べたら	
エネルギー	328kcal
たんぱく質	11.3g
脂質	17.4g
炭水化物	31.4g
カルシウム	106mg
鉄	0.7mg
ビタミンA	19μg
ビタミンB_1	0.15mg
ビタミンB_2	0.14mg
ビタミンC	7mg
食塩相当量	1.7g

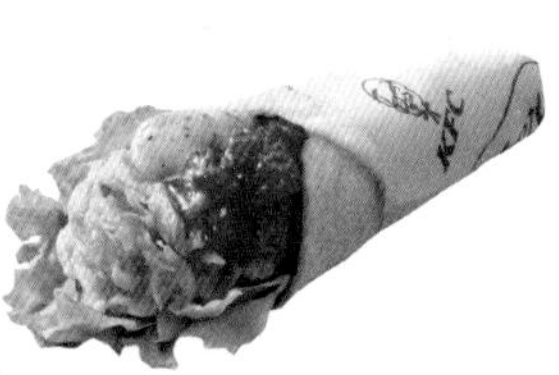

ケンタッキーフライドチキン

コールスロー M

内容量130g

キャベツ・にんじん・たまねぎ風味が加わったコールスロードレッシング

1カップ食べたら	
エネルギー	137kcal
たんぱく質	1.6g
脂質	10.2g
炭水化物	10.3g
カルシウム	44mg
鉄	0.4mg
ビタミンA	43μg
ビタミンB_1	0.04mg
ビタミンB_2	0.04mg
ビタミンC	39mg
食塩相当量	0.9g

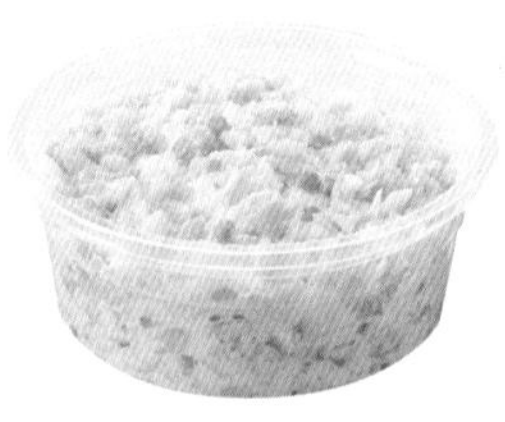

ケンタッキーフライドチキン

ファストフードの栄養価3 [KFC]

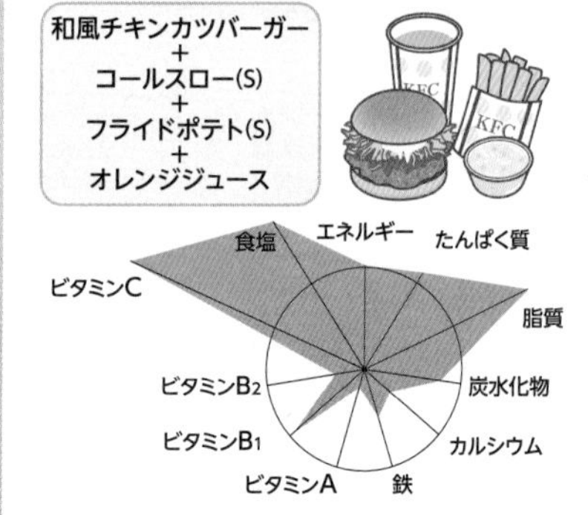

飲料の数値は非公開なので、一般的な値で代用した。

エネルギー	780kcal
たんぱく質	20.5g
脂質	39.6g
炭水化物	86.0g
カルシウム	73mg
鉄	1.7mg
ビタミンA	38μg
ビタミンB_1	0.38mg
ビタミンB_2	0.14mg
ビタミンC	86mg
食塩相当量	3.8g

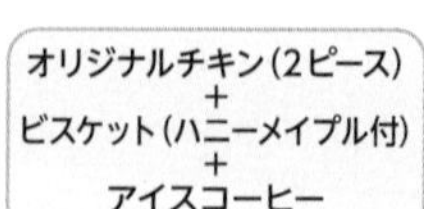

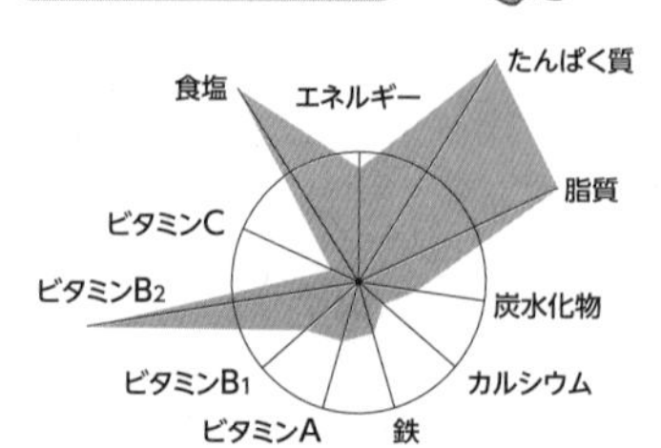

エネルギー	677kcal
たんぱく質	36.8g
脂質	36.7g
炭水化物	49.3g
カルシウム	54mg
鉄	1.4mg
ビタミンA	99μg
ビタミンB_1	0.22mg
ビタミンB_2	1.02mg
ビタミンC	8mg
食塩相当量	3.9g

※身体活動レベルⅡ(ふつう) 15～17歳女子における1日の食事摂取基準の約1/3に対する比をグラフで示した。

エビバーガー

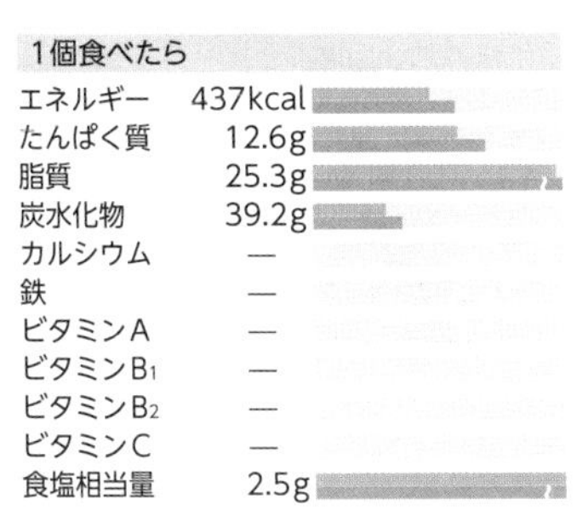

1個食べたら	
エネルギー	437kcal
たんぱく質	12.6g
脂質	25.3g
炭水化物	39.2g
カルシウム	—
鉄	—
ビタミンA	—
ビタミンB1	—
ビタミンB2	—
ビタミンC	—
食塩相当量	2.5g

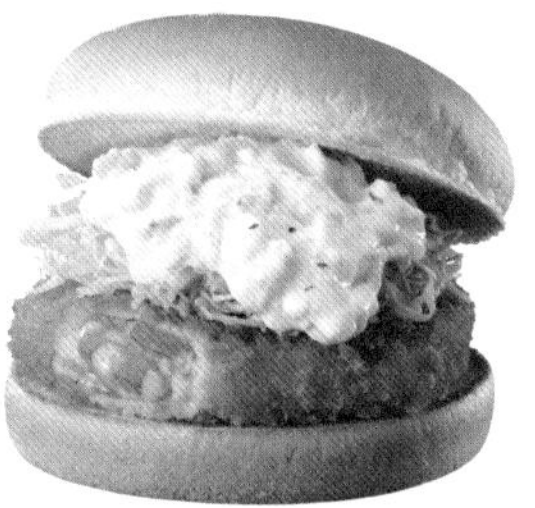

ロッテリア

牛丼　並盛

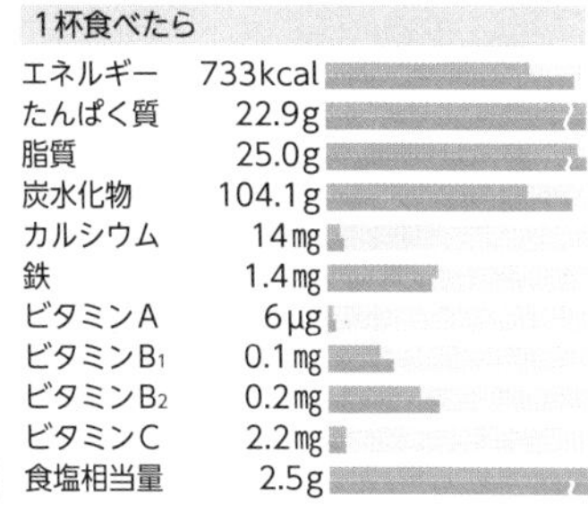

1杯食べたら	
エネルギー	733kcal
たんぱく質	22.9g
脂質	25.0g
炭水化物	104.1g
カルシウム	14mg
鉄	1.4mg
ビタミンA	6μg
ビタミンB1	0.1mg
ビタミンB2	0.2mg
ビタミンC	2.2mg
食塩相当量	2.5g

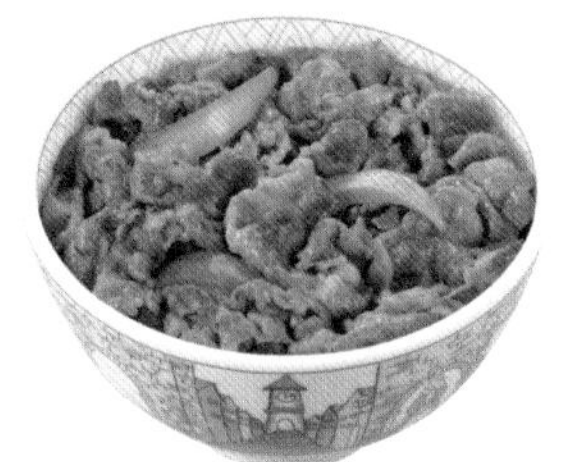

すき家

フレンチフライポテト (S)

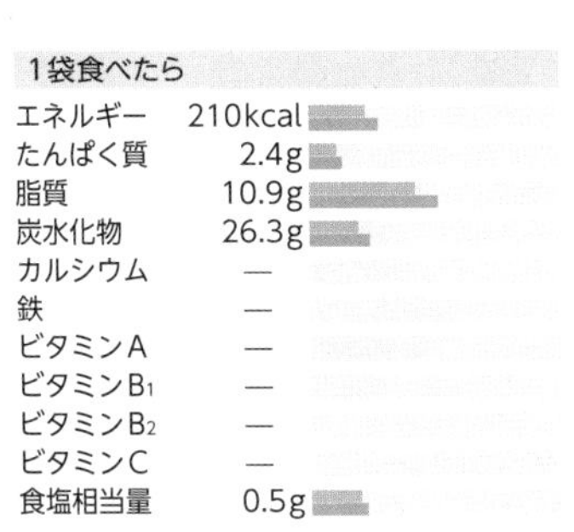

1袋食べたら	
エネルギー	210kcal
たんぱく質	2.4g
脂質	10.9g
炭水化物	26.3g
カルシウム	—
鉄	—
ビタミンA	—
ビタミンB1	—
ビタミンB2	—
ビタミンC	—
食塩相当量	0.5g

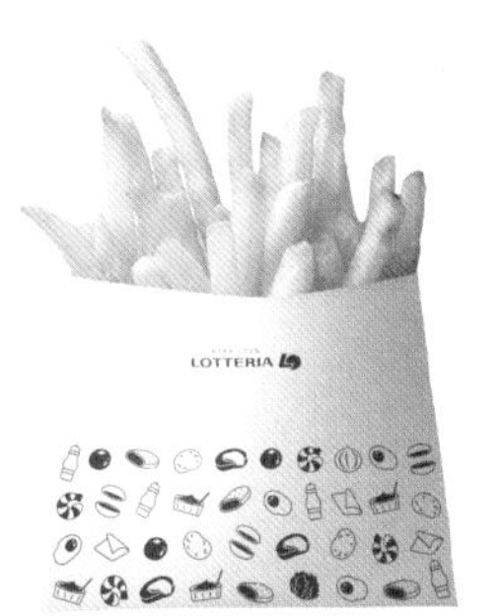

ロッテリア

牛カレー (並)

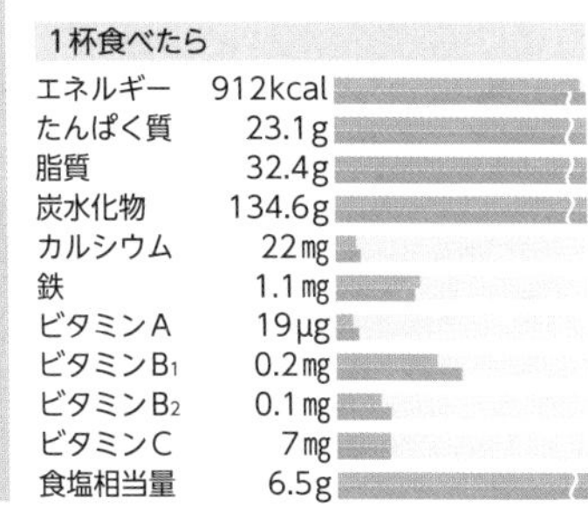

1杯食べたら	
エネルギー	912kcal
たんぱく質	23.1g
脂質	32.4g
炭水化物	134.6g
カルシウム	22mg
鉄	1.1mg
ビタミンA	19μg
ビタミンB1	0.2mg
ビタミンB2	0.1mg
ビタミンC	7mg
食塩相当量	6.5g

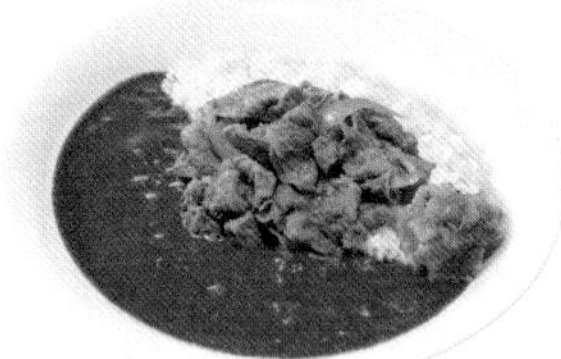

すき家

シェーキ (バニラ風味)

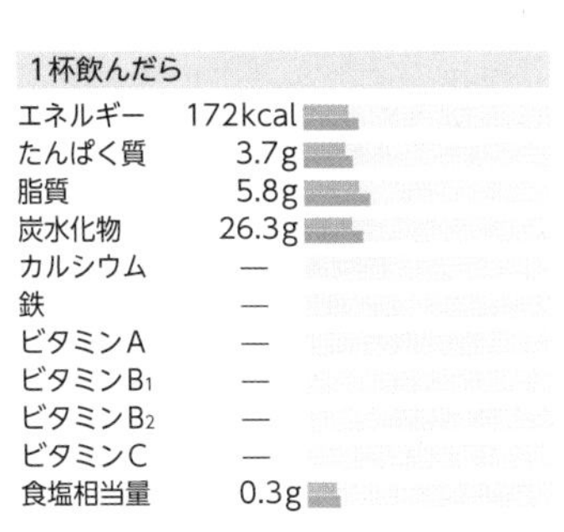

1杯飲んだら	
エネルギー	172kcal
たんぱく質	3.7g
脂質	5.8g
炭水化物	26.3g
カルシウム	—
鉄	—
ビタミンA	—
ビタミンB1	—
ビタミンB2	—
ビタミンC	—
食塩相当量	0.3g

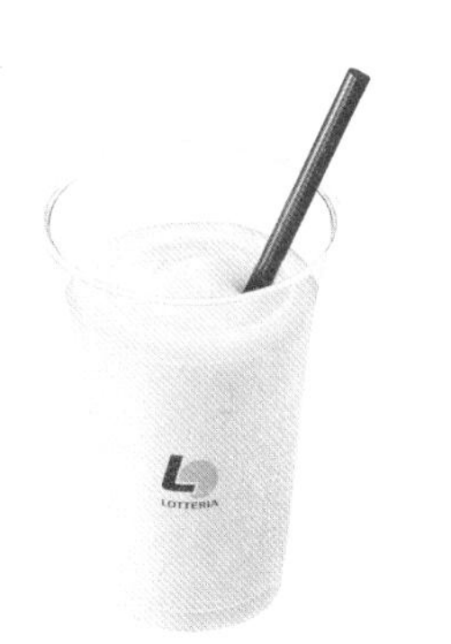

ロッテリア

鮭朝食 (並)

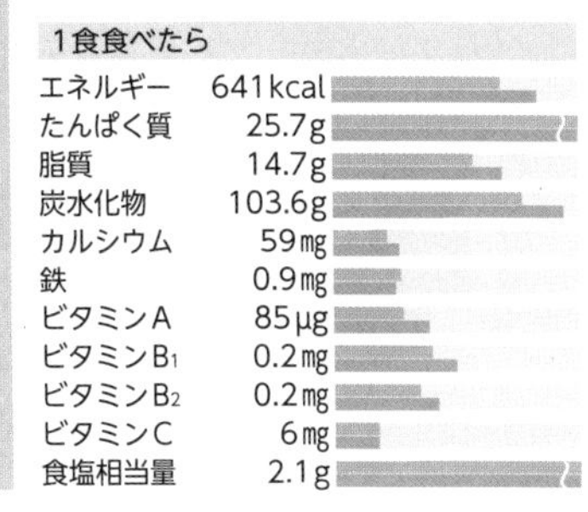

1食食べたら	
エネルギー	641kcal
たんぱく質	25.7g
脂質	14.7g
炭水化物	103.6g
カルシウム	59mg
鉄	0.9mg
ビタミンA	85μg
ビタミンB1	0.2mg
ビタミンB2	0.2mg
ビタミンC	6mg
食塩相当量	2.1g

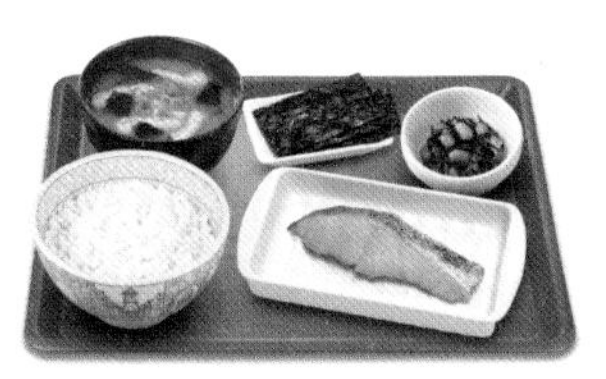

すき家

ファストフードの栄養価4 [ロッテリア]

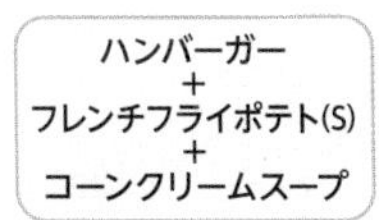

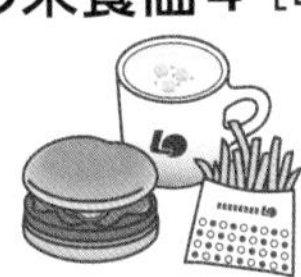

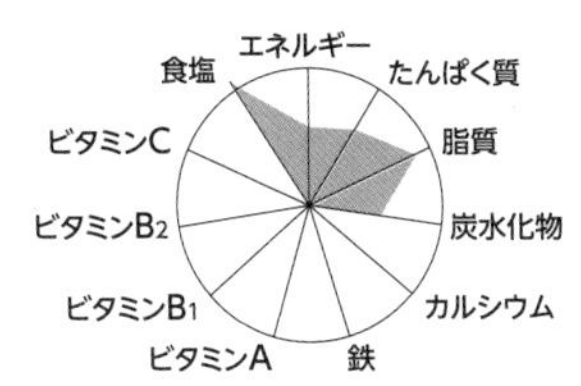

エネルギー	543kcal
たんぱく質	14.3g
脂質	23.1g
炭水化物	70.6g
カルシウム	— mg
鉄	— mg
ビタミンA	— μg
ビタミンB1	— mg
ビタミンB2	— mg
ビタミンC	— mg
食塩相当量	2.7g

半熟タマてりバーガー
+
フレンチフライポテト(M)
+
若鶏のフライドチキン
+
アイスカフェラテ

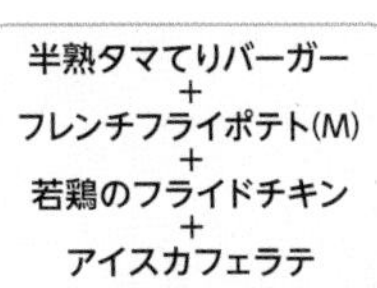

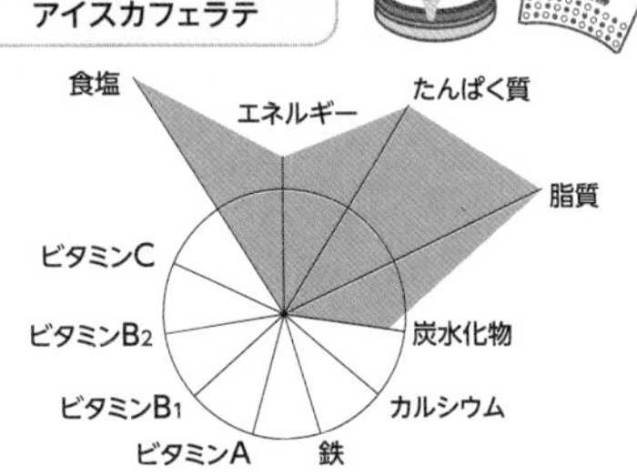

エネルギー	977kcal
たんぱく質	36.3g
脂質	50.7g
炭水化物	93.9g
カルシウム	— mg
鉄	— mg
ビタミンA	— μg
ビタミンB1	— mg
ビタミンB2	— mg
ビタミンC	— mg
食塩相当量	5.0g

デミたまハンバーグ

ハンバーグ、たまご、デミグラスソース、ポテト、枝豆、コーン

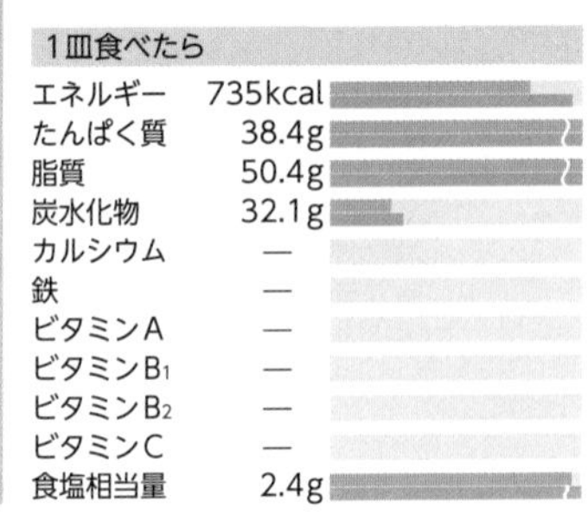

1皿食べたら	
エネルギー	735kcal
たんぱく質	38.4g
脂質	50.4g
炭水化物	32.1g
カルシウム	—
鉄	—
ビタミンA	—
ビタミンB1	—
ビタミンB2	—
ビタミンC	—
食塩相当量	2.4g

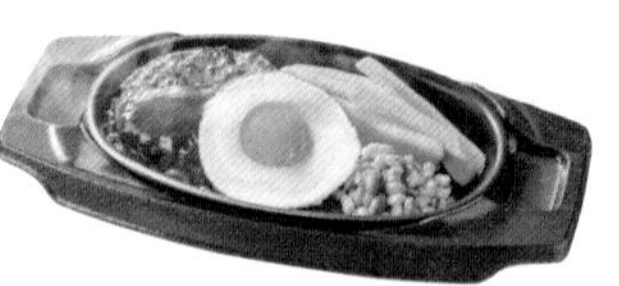

ガスト
(2022年7月現在)

ミックスグリル

ハンバーグ、チキン、ソーセージ、ドミソース、ガーリックソース、ハッシュポテト、枝豆、コーン

1皿食べたら	
エネルギー	928kcal
たんぱく質	51.0g
脂質	64.0g
炭水化物	34.2g
カルシウム	—
鉄	—
ビタミンA	—
ビタミンB1	—
ビタミンB2	—
ビタミンC	—
食塩相当量	3.6g

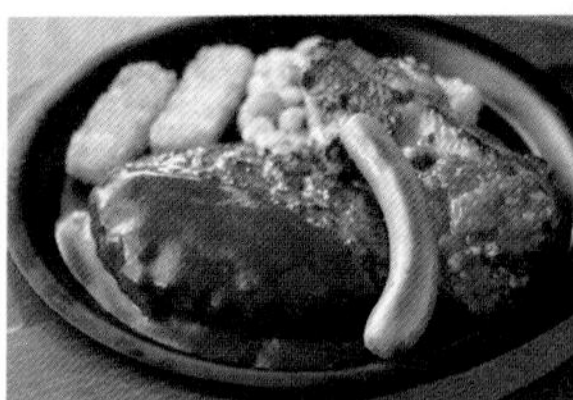

ガスト
(2022年7月現在)

ベイクドチーズケーキ

チーズ、牛乳、小麦粉、砂糖、卵、植物性油脂、バター、レモン果汁

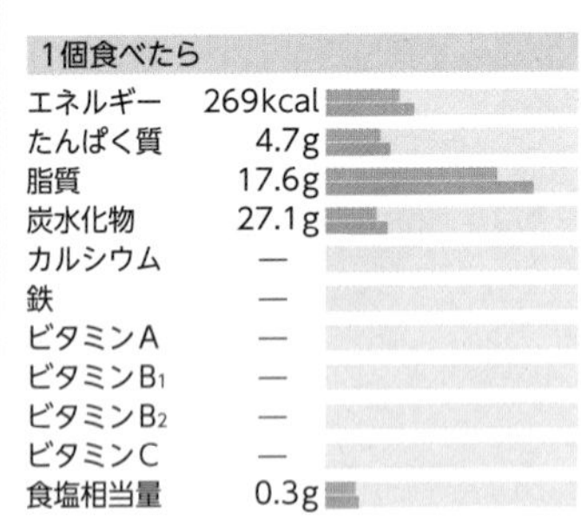

1個食べたら	
エネルギー	269kcal
たんぱく質	4.7g
脂質	17.6g
炭水化物	27.1g
カルシウム	—
鉄	—
ビタミンA	—
ビタミンB1	—
ビタミンB2	—
ビタミンC	—
食塩相当量	0.3g

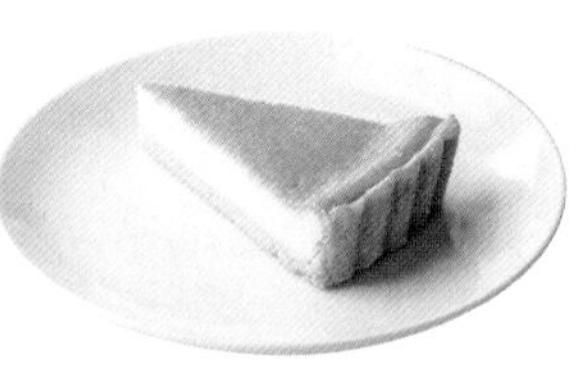

ガスト
(2022年7月現在)

ハンバーグステーキ

牛肉、じゃがいも、コーン、ホワイトソース、卵他

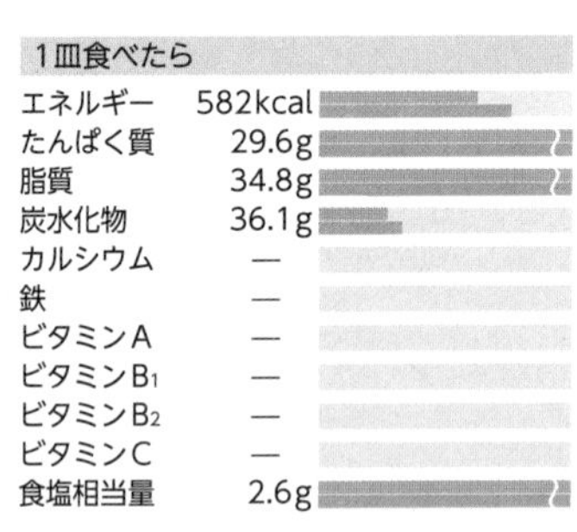

1皿食べたら	
エネルギー	582kcal
たんぱく質	29.6g
脂質	34.8g
炭水化物	36.1g
カルシウム	—
鉄	—
ビタミンA	—
ビタミンB1	—
ビタミンB2	—
ビタミンC	—
食塩相当量	2.6g

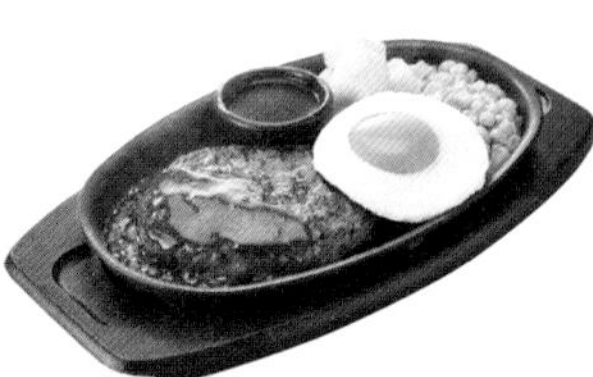

サイゼリヤ
(2022年7月現在)

ミラノ風ドリア

米、ホワイトソース、ミートソース、粉チーズ他

1皿食べたら	
エネルギー	520kcal
たんぱく質	12.0g
脂質	26.3g
炭水化物	56.9g
カルシウム	—
鉄	—
ビタミンA	—
ビタミンB1	—
ビタミンB2	—
ビタミンC	—
食塩相当量	2.3g

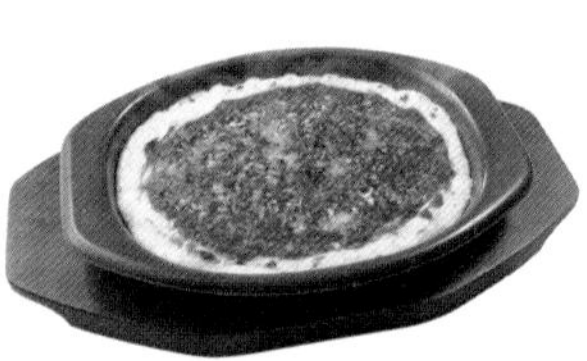

サイゼリヤ
(2022年7月現在)

小エビのサラダ

甘エビ、レタス、トマト、にんじん他

1皿食べたら	
エネルギー	134kcal
たんぱく質	8.1g
脂質	8.3g
炭水化物	7.1g
カルシウム	—
鉄	—
ビタミンA	—
ビタミンB1	—
ビタミンB2	—
ビタミンC	—
食塩相当量	1.3g

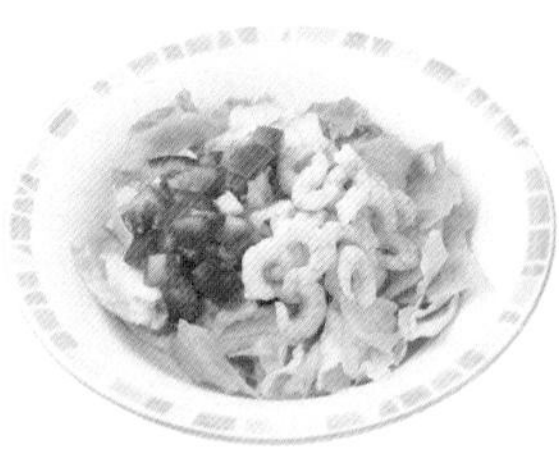

サイゼリヤ
(2022年7月現在)

天丼

ご飯、天ぷら粉、たれ、えび、れんこん、漬物、アジ、揚げ油、おくら、のり

1杯食べたら	
エネルギー	602kcal
たんぱく質	16.4g
脂質	9.8g
炭水化物	107.0g
カルシウム	—
鉄	—
ビタミンA	—
ビタミンB1	—
ビタミンB2	—
ビタミンC	—
食塩相当量	2.7g

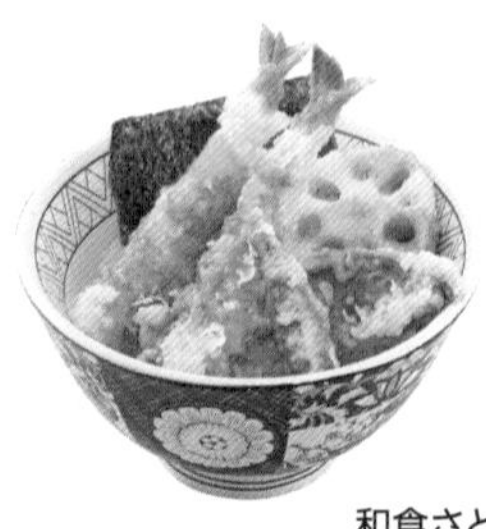

和食さと
(2022年7月現在)

ざるそば

そば、めんつゆ、青ネギ、わさび、のり

1枚食べたら	
エネルギー	277kcal
たんぱく質	13.0g
脂質	2.2g
炭水化物	51.6g
カルシウム	—
鉄	—
ビタミンA	—
ビタミンB1	—
ビタミンB2	—
ビタミンC	—
食塩相当量	2.0g

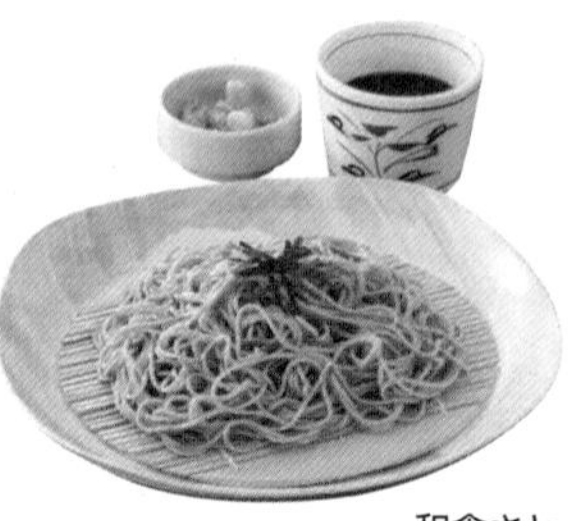

和食さと
(2022年7月現在)

生姜焼き
豚肉、玉ねぎ、キャベツ、タレ、調味料他

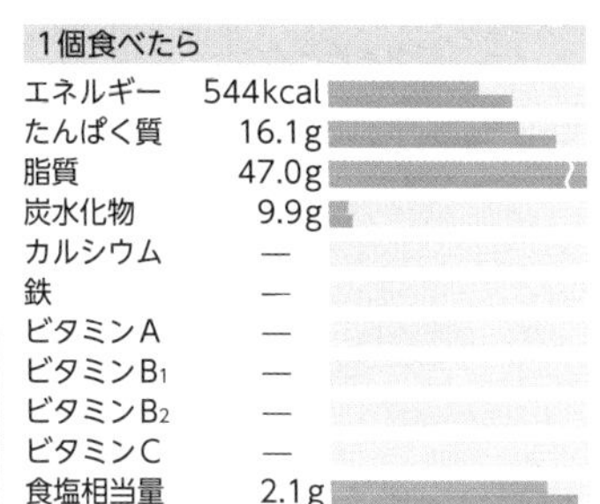

1個食べたら	
エネルギー	544kcal
たんぱく質	16.1g
脂質	47.0g
炭水化物	9.9g
カルシウム	—
鉄	—
ビタミンA	—
ビタミンB_1	—
ビタミンB_2	—
ビタミンC	—
食塩相当量	2.1g

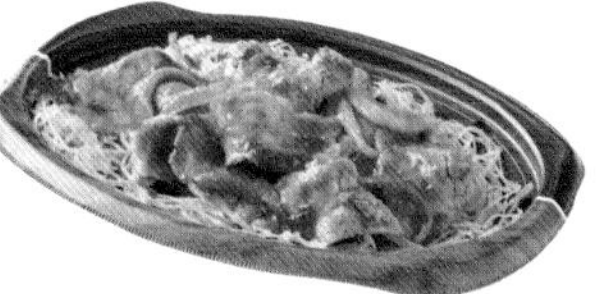

オリジン弁当
(2022年7月現在)

タルタルのり弁当
ご飯、白身魚フライ、ちくわ天、きんぴらごぼう、しょうゆ、かつお節、のり、加工でん粉、調味料他（別添タルタルソース、しょうゆ）

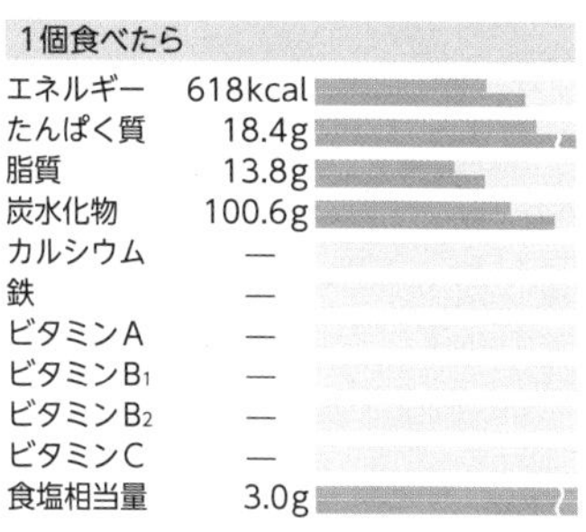

1個食べたら	
エネルギー	618kcal
たんぱく質	18.4g
脂質	13.8g
炭水化物	100.6g
カルシウム	—
鉄	—
ビタミンA	—
ビタミンB_1	—
ビタミンB_2	—
ビタミンC	—
食塩相当量	3.0g

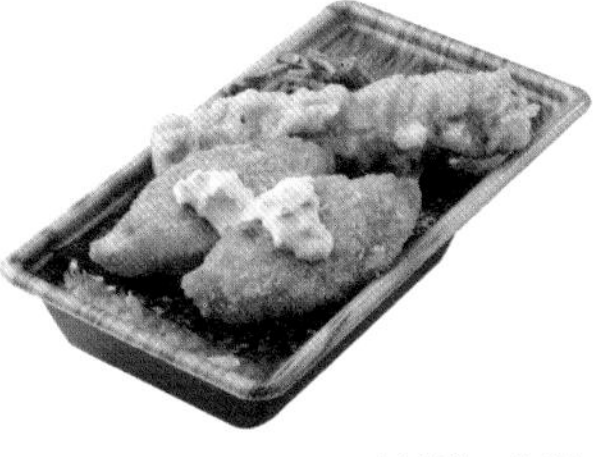

オリジン弁当
(2022年7月現在)

海老とブロッコリーのサラダ
ブロッコリー、マヨネーズ、ゆで玉子、ボイルエビ、調味料他

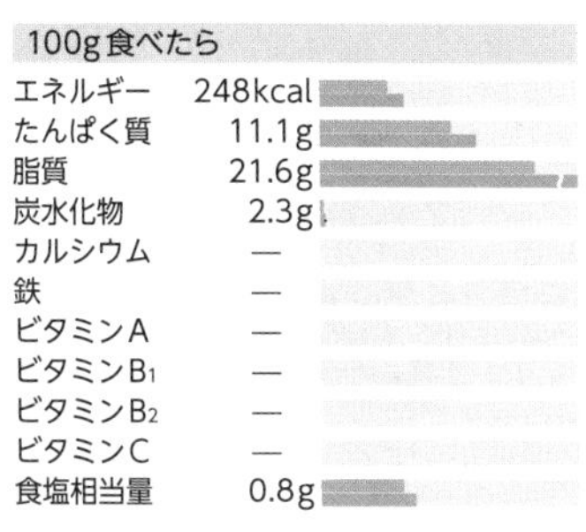

100g食べたら	
エネルギー	248kcal
たんぱく質	11.1g
脂質	21.6g
炭水化物	2.3g
カルシウム	—
鉄	—
ビタミンA	—
ビタミンB_1	—
ビタミンB_2	—
ビタミンC	—
食塩相当量	0.8g

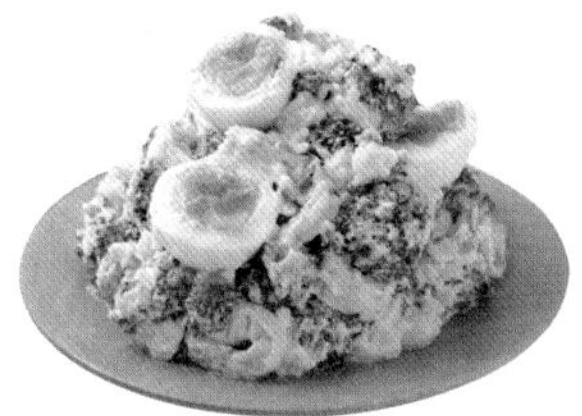

オリジン弁当
(2022年7月現在)

のり弁当
米、のり、かつお節、こんぶ、だいこん、にんじん、ごぼう、魚のすり身、白身魚、小麦粉、パン粉、調味料他

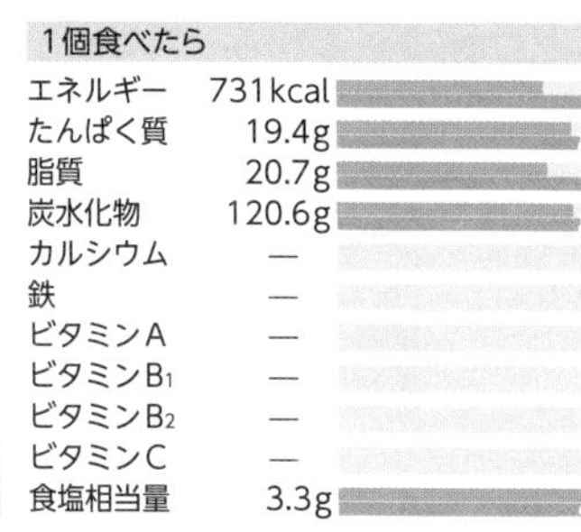

1個食べたら	
エネルギー	731kcal
たんぱく質	19.4g
脂質	20.7g
炭水化物	120.6g
カルシウム	—
鉄	—
ビタミンA	—
ビタミンB_1	—
ビタミンB_2	—
ビタミンC	—
食塩相当量	3.3g

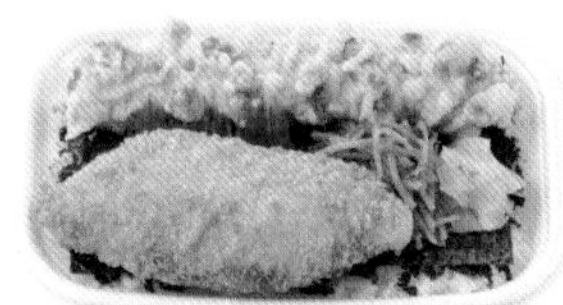

ほっともっと
(2022年7月現在)

肉野菜炒め弁当
米、豚肉、枝豆、きゃべつ、もやし、たまねぎ、にんじん、調味料他

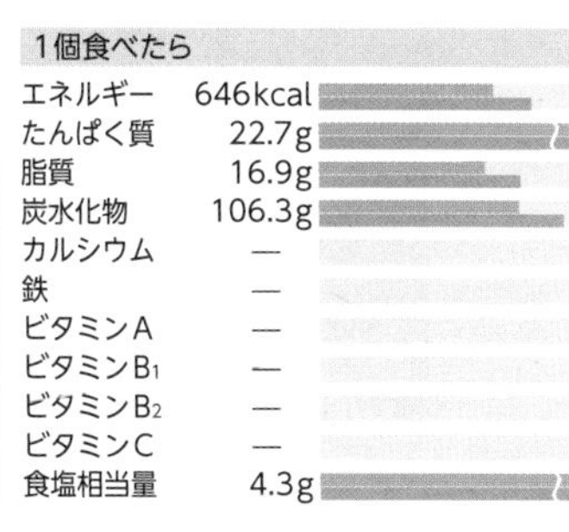

1個食べたら	
エネルギー	646kcal
たんぱく質	22.7g
脂質	16.9g
炭水化物	106.3g
カルシウム	—
鉄	—
ビタミンA	—
ビタミンB_1	—
ビタミンB_2	—
ビタミンC	—
食塩相当量	4.3g

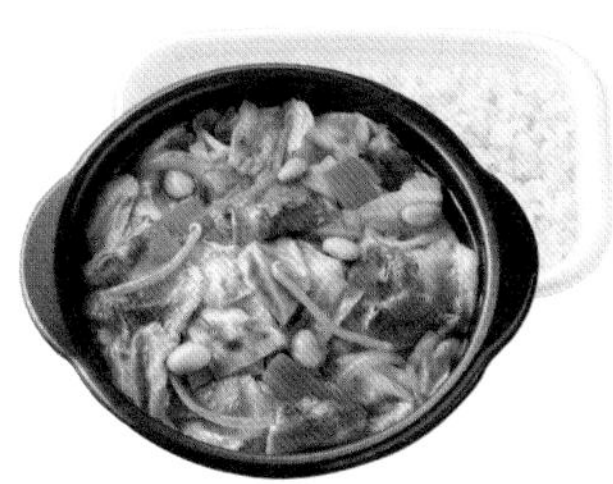

ほっともっと
(2022年7月現在)

ロースかつ丼
米、豚肉、卵、玉ねぎ、かつお節、だいこん、小麦粉、パン粉、調味料他

1個食べたら	
エネルギー	944kcal
たんぱく質	31.7g
脂質	36.6g
炭水化物	126.5g
カルシウム	—
鉄	—
ビタミンA	—
ビタミンB_1	—
ビタミンB_2	—
ビタミンC	—
食塩相当量	4.3g

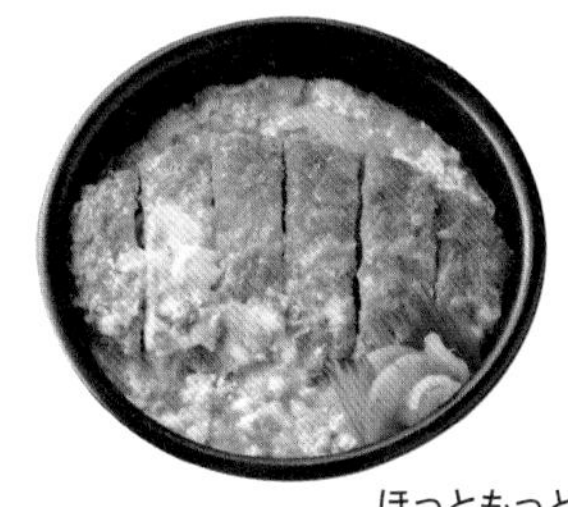

ほっともっと
(2022年7月現在)

デラックスMサイズ（ハンドトス）
小麦粉、チーズ、ペパロニサラミ、ベーコン、ピーマン、オニオン、トマトソース

1ピース（1/8枚）食べたら	
エネルギー	149kcal
たんぱく質	6.4g
脂質	6.1g
炭水化物	16.3g
カルシウム	—
鉄	—
ビタミンA	—
ビタミンB_1	—
ビタミンB_2	—
ビタミンC	—
食塩相当量	0.9g

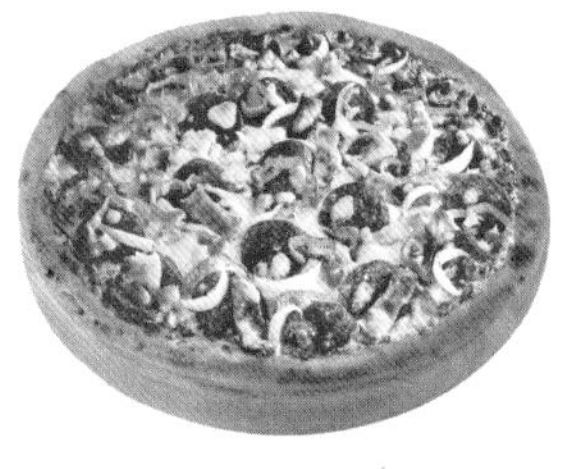

ピザハット
(2022年7月現在)

ツナマイルドMサイズ（ハンドトス）
小麦粉、チーズ、ツナマヨ、ベーコン、オニオン、コーン、トマトソース

1ピース（1/8枚）食べたら	
エネルギー	158kcal
たんぱく質	7.0g
脂質	6.6g
炭水化物	16.8g
カルシウム	—
鉄	—
ビタミンA	—
ビタミンB_1	—
ビタミンB_2	—
ビタミンC	—
食塩相当量	1.0g

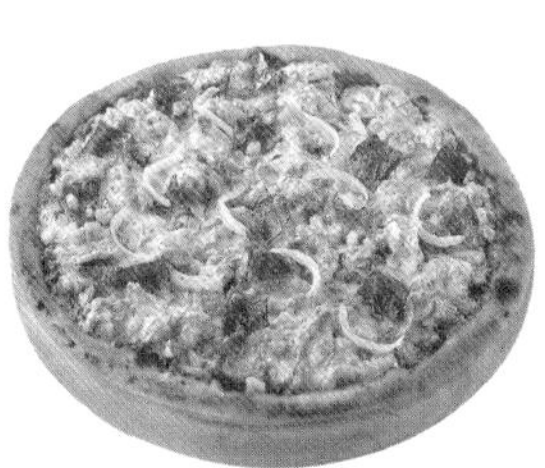

ピザハット
(2022年7月現在)

※パッケージは現在と異なる場合がある。

[凡例] 身体活動レベルⅡの 15 ～ 17 歳男女の栄養摂取基準の約 1/3 を示す。

	男子	女子
エネルギー	933kcal	767kcal
たんぱく質	21.7g	18.3g
脂質	25.9g	21.3g
炭水化物	134.2g	110.2g
カルシウム	267mg	217mg
鉄	3.3mg	3.5mg
ビタミンA	300µg	217µg
ビタミンB1	0.50mg	0.40mg
ビタミンB2	0.57mg	0.47mg
ビタミンC	33mg	33mg
食塩相当量	2.5g	2.2g

注
- 各企業の分析により発表された栄養価を元に左の凡例に対する充足値を示した。
- 有効桁数は食品成分表にそろえている。食塩相当量はナトリウム量に2.54を乗じた。
- 原材料は、量の多い順に表示されている。
- 成分の－は未測定、または非公表。

日清スパ王プレミアム 海老のトマトクリーム

内容量304g

めん〔スパゲティ（デュラム小麦のセモリナ）（イタリア製造）〕・トマトペースト・えび・植物油脂・乳等を主要原料とする食品・野菜（ブロッコリー・たまねぎ）・豚脂・全粉乳・食塩・砂糖・野菜調味油・クリーム・野菜エキス・えび調味油・ガーリックペースト・アメリケーヌソース・トマトパウダー・プロセスチーズ・えび醤・魚介エキス・乾燥パセリ・香辛料　ほか

1袋食べたら	
エネルギー	459kcal
たんぱく質	14.3g
脂質	17.6g
炭水化物	60.8g
カルシウム	—
鉄	—
ビタミンA	—
ビタミンB1	—
ビタミンB2	—
ビタミンC	—
食塩相当量	2.5g

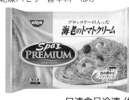

日清食品冷凍（株）
（2022年9月現在）

[冷凍食品]

具だくさんエビピラフ

内容量450g

米・野菜（にんじん・スイートコーン・さやいんげん・たまねぎ・赤ピーマン）・ボイルえび・マッシュルーム・食塩・野菜加工品・乳等を主要原料とする食品・砂糖・ブイヨン風調味料・ワイン・焦がしバター風味油・卵白・香辛料・なたね油・チキンエキス・でん粉・アサリエキス調味料・魚介エキス調味料・発酵調味料・いため油（ラード・なたね油）／調味料（アミノ酸等）　ほか

1/2袋（225g）食べたら	
エネルギー	308kcal
たんぱく質	6.8g
脂質	3.2g
炭水化物	63.0g
カルシウム	—
鉄	—
ビタミンA	—
ビタミンB1	—
ビタミンB2	—
ビタミンC	—
食塩相当量	2.2g

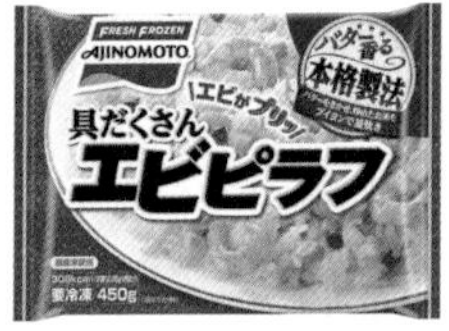

味の素冷凍食品（株）
（2022年8月現在）

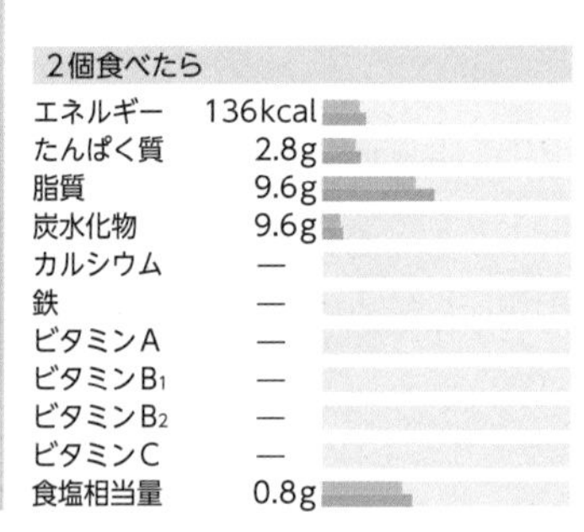

えび&タルタルソース

内容量126g（6個）

タルタルソース〔植物油脂・砂糖・食酢・卵黄加工品・ピクルス（きゅうり）・食塩・卵白粉・ゼラチン・香辛料〕・たまねぎ・魚肉すりみ・衣（パン粉）

2個食べたら	
エネルギー	136kcal
たんぱく質	2.8g
脂質	9.6g
炭水化物	9.6g
カルシウム	—
鉄	—
ビタミンA	—
ビタミンB1	—
ビタミンB2	—
ビタミンC	—
食塩相当量	0.8g

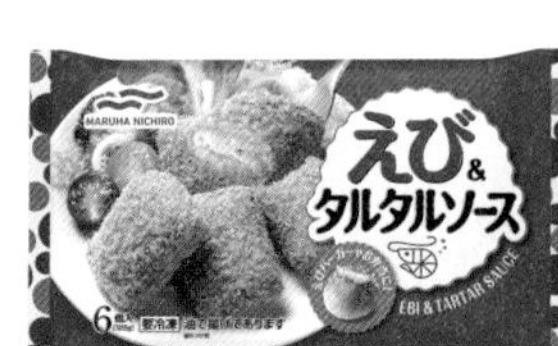

マルハニチロ（株）
（2022年8月現在）

お弁当にGood!® からあげチキン

内容量126g（6個）

鶏肉（タイ産又は国産（5%未満））・しょうゆ・粒状植物性たん白・植物油脂・砂糖・鶏油・粉末状植物性たん白・香辛料・粉末卵白・チキンエキス・発酵調味料・酵母エキスパウダー・食塩・酵母エキス・衣（コーンフラワー・でん粉・食塩・小麦たん白加工品・香辛料・粉末しょうゆ・コーングリッツ・粉末卵白・モルトエキスパウダー）・揚げ油（大豆油）／加工でん粉・pH調整剤・増粘多糖類　ほか

3個食べたら	
エネルギー	132kcal
たんぱく質	6.6g
脂質	7.5g
炭水化物	9.3g
カルシウム	—
鉄	—
ビタミンA	—
ビタミンB1	—
ビタミンB2	—
ビタミンC	—
食塩相当量	1.2g

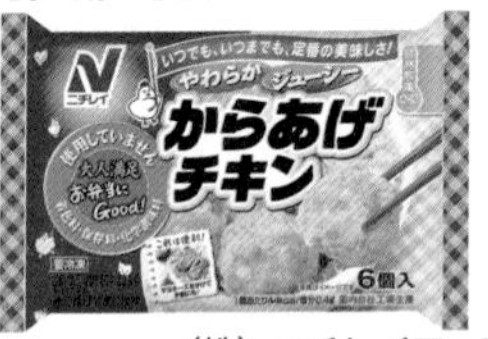

（株）ニチレイフーズ
（2022年8月現在）

ほしいぶんだけ パリッと具だくさん 五目春巻

内容量150g（6個）

野菜（たけのこ・にんじん・キャベツ）・ラード・粒状植物性たん白・豚肉・はるさめ・しょうゆ・はっ酵調味料・チャーシューペースト・砂糖・でん粉・おろししょうが・植物油脂・ポークエキス・がらスープ・XO醤・乾燥しいたけ・おろしにんにく・酵母エキス・香辛料・オイスターソース・酵母エキスパウダー・香味油・紹興酒・メンマパウダー　ほか

1個食べたら	
エネルギー	79kcal
たんぱく質	1.3g
脂質	4.9g
炭水化物	7.4g
カルシウム	—
鉄	—
ビタミンA	—
ビタミンB1	—
ビタミンB2	—
ビタミンC	—
食塩相当量	0.3g

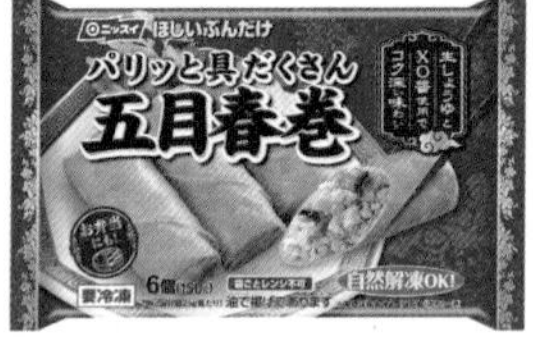

日本水産（株）
（2022年8月現在）

ミックスベジタブル

内容量270g

スイートコーン・グリンピース・にんじん

1/3袋（90g）食べたら	
エネルギー	75kcal
たんぱく質	2.8g
脂質	1.1g
炭水化物	13.5g
カルシウム	—
鉄	—
ビタミンA	—
ビタミンB1	—
ビタミンB2	—
ビタミンC	—
食塩相当量	0.1g

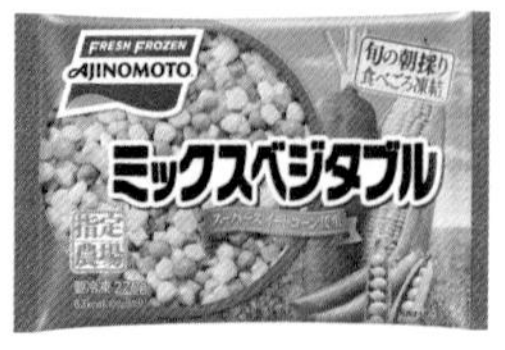

味の素冷凍食品（株）
（2022年8月現在）

洋風野菜

内容量300g

ブロッコリー・カリフラワー・にんじん・ヤングコーン・いんげん

1/3袋（100g）食べたら	
エネルギー	32kcal
たんぱく質	1.9g
脂質	0.4g
炭水化物	5.3g
カルシウム	—
鉄	—
ビタミンA	—
ビタミンB1	—
ビタミンB2	—
ビタミンC	—
食塩相当量	0.1g

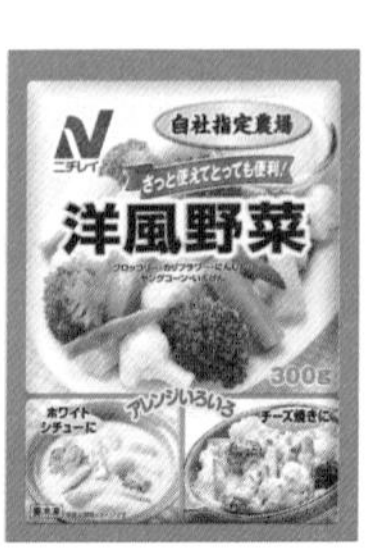

（株）ニチレイフーズ
（2022年8月現在）

※パッケージは現在と異なる場合がある。

シーフードピラフ

米・えび・いか・マッシュルーム・コーン・にんじん・グリンピース・パセリ・にんにく・pH調整剤・グリシン・調味料・酢酸Na・メタリン酸Na・増粘剤・カロチノイド色素・香料・乳酸Ca・保存料・ビタミンB_1

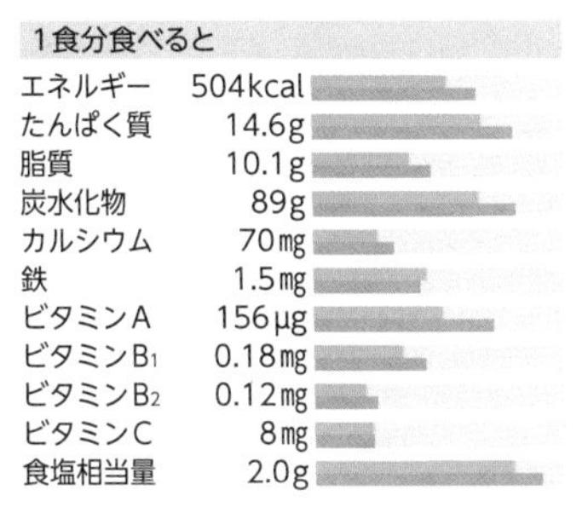

1食分食べると	
エネルギー	504kcal
たんぱく質	14.6g
脂質	10.1g
炭水化物	89g
カルシウム	70mg
鉄	1.5mg
ビタミンA	156μg
ビタミンB_1	0.18mg
ビタミンB_2	0.12mg
ビタミンC	8mg
食塩相当量	2.0g

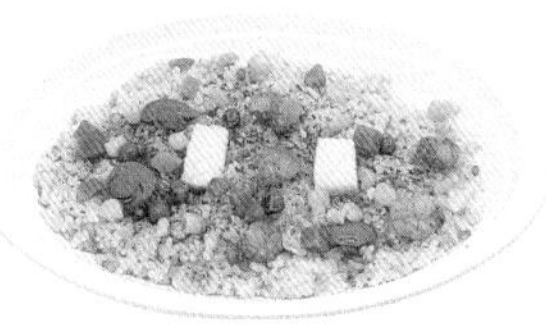

すし（いなり・のり巻き）

米・のり・油あげ・かんぴょう・卵・きゅうり・しいたけ・でんぶ・調味料・甘味料・pH調整剤・ソルビット・リン酸塩・着色料

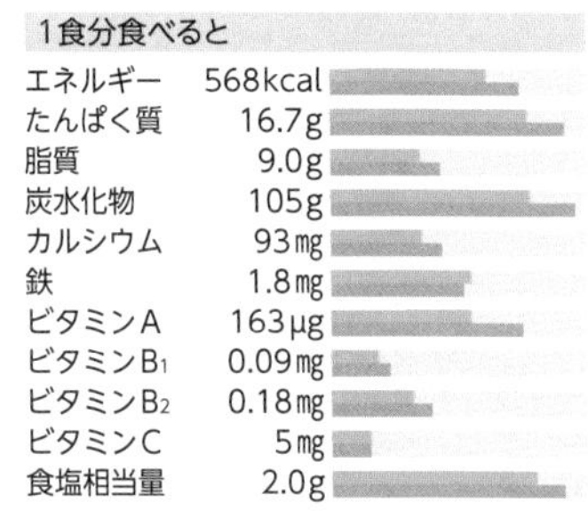

1食分食べると	
エネルギー	568kcal
たんぱく質	16.7g
脂質	9.0g
炭水化物	105g
カルシウム	93mg
鉄	1.8mg
ビタミンA	163μg
ビタミンB_1	0.09mg
ビタミンB_2	0.18mg
ビタミンC	5mg
食塩相当量	2.0g

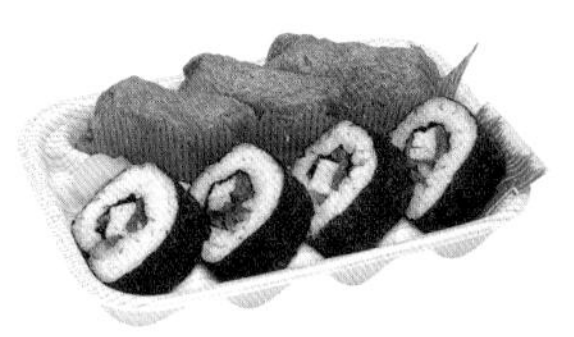

牛丼

米・牛肉・たまねぎ・紅しょうが・しょうゆ・砂糖・調味料・pH調整剤・グリシン・着色料・酸味料・保存料・水酸化Ca

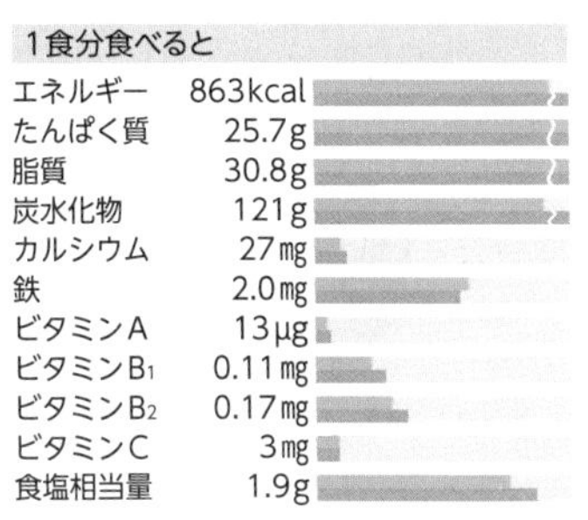

1食分食べると	
エネルギー	863kcal
たんぱく質	25.7g
脂質	30.8g
炭水化物	121g
カルシウム	27mg
鉄	2.0mg
ビタミンA	13μg
ビタミンB_1	0.11mg
ビタミンB_2	0.17mg
ビタミンC	3mg
食塩相当量	1.9g

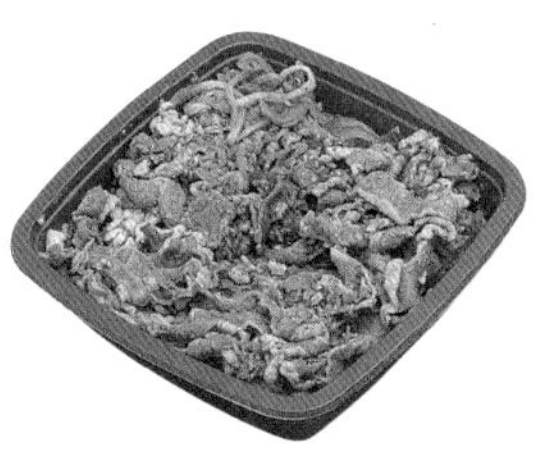

ざるそば

そば（ゆで）・ねぎ・白ごま・わさび・めんつゆ

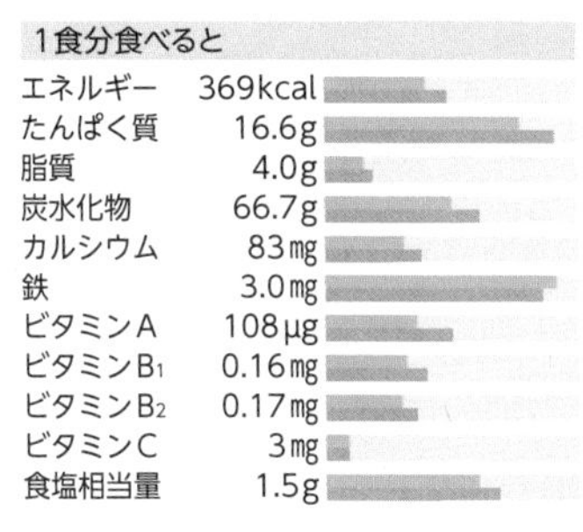

1食分食べると	
エネルギー	369kcal
たんぱく質	16.6g
脂質	4.0g
炭水化物	66.7g
カルシウム	83mg
鉄	3.0mg
ビタミンA	108μg
ビタミンB_1	0.16mg
ビタミンB_2	0.17mg
ビタミンC	3mg
食塩相当量	1.5g

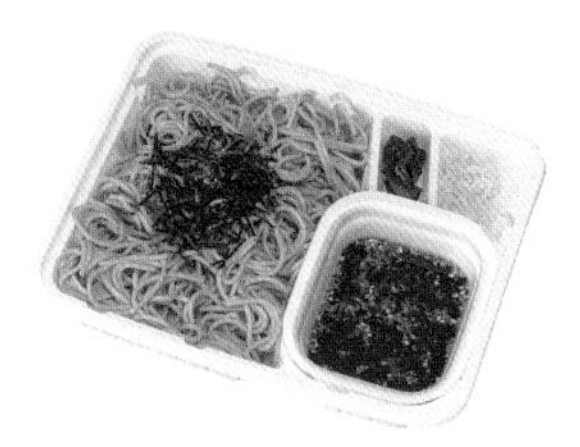

コンビニのすしを食べるときは…

すし	ひじきの煮物	アセロラジュース
568kcal	123kcal	76kcal
		(200mL)

すしは、のりやだいず加工食品の油揚げを使っていて比較的栄養バランスがよいが、ビタミンB_1やビタミンCが不足する。アセロラジュースを組み合わせて、ビタミンCを補う。また、ひじきの煮物を加えてカルシウムや鉄、ビタミンAを補えば、よりバランスのよい食事になる。

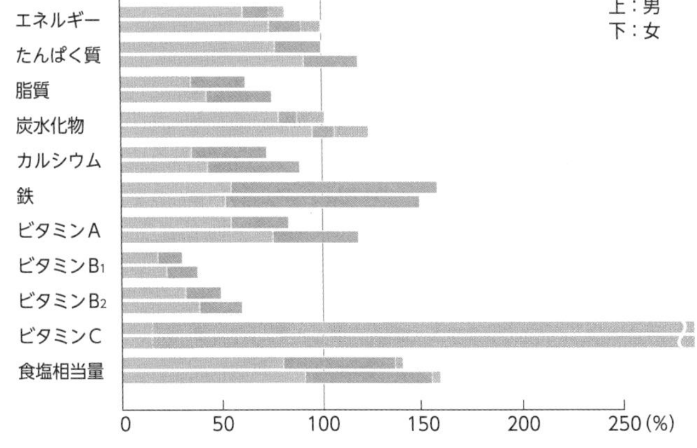

コンビニの牛丼を食べるときは…

牛丼	ほうれんそうのごま和え	インスタントワカメスープ
863kcal	54kcal	21kcal

牛丼は、エネルギー・たんぱく質・脂質は単品でも100%前後。これに無機質やビタミン類を補強するには、ほうれんそうのごま和えを加えるとよい。ご飯物にスープはつきものだが、塩分が多いところに気をつけよう。

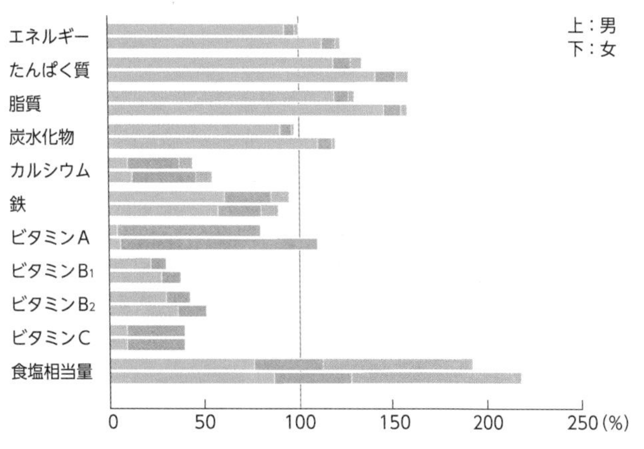

※グラフの100%はp.188凡例と同じく、身体活動レベルⅡ（ふつう）15～17歳男女における1日の食事摂取基準の約1/3を示す。（以下同様）

※パッケージは現在と異なる場合がある。

カップヌードル

内容量 78 g (めん65 g)

油揚げめん (小麦粉 (国内製造)・植物油脂・食塩・チキンエキス・ポークエキス・しょうゆ・ポーク調味料・たん白加水分解物・香辛料)・かやく (味付豚ミンチ・味付卵・味付えび・味付豚肉・ねぎ)・スープ (糖類・粉末しょうゆ・食塩・香辛料・たん白加水分解物・香味調味料・ポーク調味料・メンマパウダー) ／加工でん粉・調味料 (アミノ酸等)・炭酸Ca・カラメル色素・かんすい・増粘多糖類　ほか

1個食べたら	
エネルギー	351kcal
たんぱく質	10.5g
脂質	14.6g
炭水化物	44.5g
カルシウム	105mg
鉄	—
ビタミンA	—
ビタミンB1	0.19mg
ビタミンB2	0.32mg
ビタミンC	—
食塩相当量	4.9g

日清食品 (株)
(2022年8月現在)

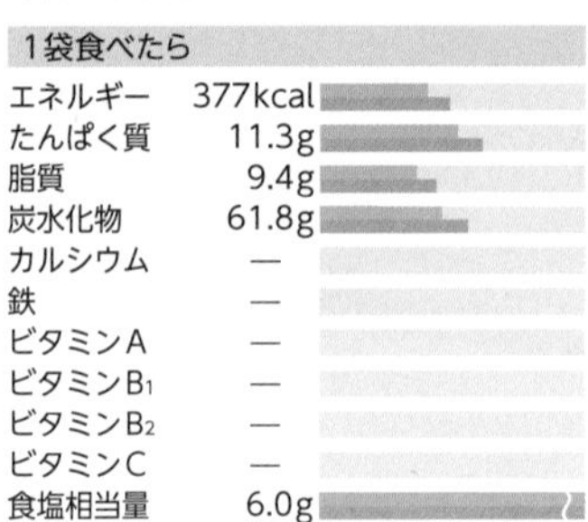

明星 中華三昧 榮林 酸辣湯麺

内容量 103 g (めん70 g)

めん (小麦粉 (国内製造)・植物性たん白・植物油脂・食塩・卵粉・乳たん白・大豆食物繊維)・スープ (しょうゆ・植物油脂・鶏肉エキス・糖類・食塩・香味油・香味調味料・香辛料・醸造酢・たん白加水分解物・でん粉・デキストリン・黒酢・貝エキス・ねぎ) ／調味料(アミノ酸等)・増粘剤(キサンタンガム・加工デンプン)・酸味料・かんすい・酒精・カラメル色素・微粒二酸化ケイ素・香料　ほか

1袋食べたら	
エネルギー	377kcal
たんぱく質	11.3g
脂質	9.4g
炭水化物	61.8g
カルシウム	—
鉄	—
ビタミンA	—
ビタミンB1	—
ビタミンB2	—
ビタミンC	—
食塩相当量	6.0g

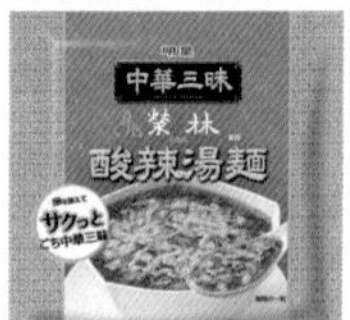

明星食品 (株)
(2022年9月現在)

チキンラーメン

内容量 85 g

油揚げめん (小麦粉 (国内製造)・植物油脂・しょうゆ・食塩・チキンエキス・香辛料・糖類・たん白加水分解物・卵粉・デキストリン・香味調味料・オニオンパウダー) ／加工でん粉・調味料 (アミノ酸等)・炭酸Ca・かんすい・酸化防止剤 (ビタミンE)・ビタミンB2・ビタミンB1　ほか

1袋食べたら	
エネルギー	377kcal
たんぱく質	8.2g
脂質	14.5g
炭水化物	53.6g
カルシウム	278mg
鉄	—
ビタミンA	—
ビタミンB1	0.61mg
ビタミンB2	0.74mg
ビタミンC	—
食塩相当量	5.6g

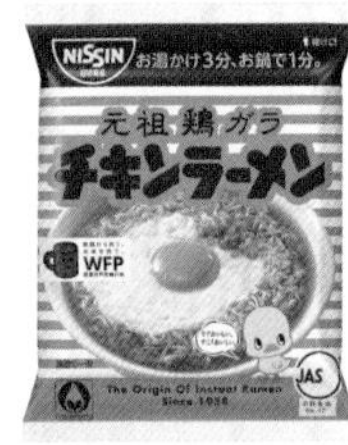

日清食品 (株)
(2022年8月現在)

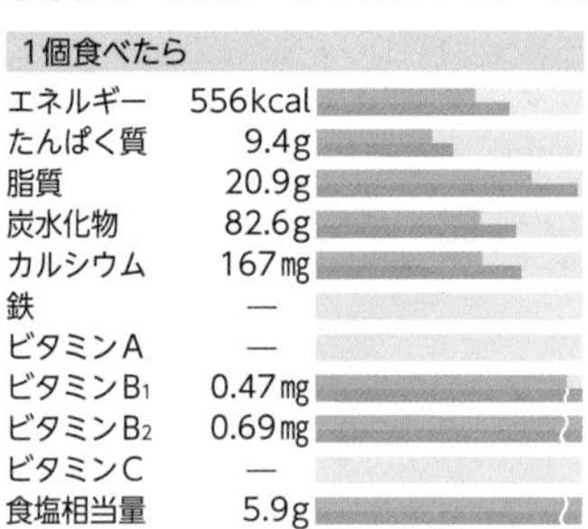

日清焼そばU.F.O.

内容量 128 g (めん100 g)

油揚げめん (小麦粉 (国内製造)・植物油脂・食塩・しょうゆ・香辛料)・ソース (ソース・糖類・植物油脂・還元水あめ・食塩・香辛料・ポークエキス・ポーク調味油・たん白加水分解物・香味油)・かやく (キャベツ・味付豚肉・青のり・紅生姜) ／加工でん粉・カラメル色素・調味料 (アミノ酸等)・炭酸Ca・かんすい・香料・酸味料・グリセリン・ベニコウジ色素　ほか

1個食べたら	
エネルギー	556kcal
たんぱく質	9.4g
脂質	20.9g
炭水化物	82.6g
カルシウム	167mg
鉄	—
ビタミンA	—
ビタミンB1	0.47mg
ビタミンB2	0.69mg
ビタミンC	—
食塩相当量	5.9g

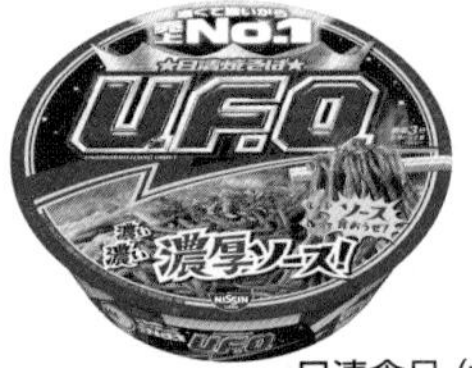

日清食品 (株)
(2022年8月現在)

日清ラ王 背脂醤油

内容量 112 g (めん75 g)

めん (小麦粉 (国内製造)・食塩・植物油脂・チキン調味料・大豆食物繊維・卵粉)・スープ (しょうゆ・豚脂・チキンエキス・鶏脂・オニオン調味油・食塩・たん白加水分解物・にぼし調味料・さば調味油・香味油・糖類・魚粉・チキン調味料・香味調味料・香辛料)・かやく (チャーシュー・のり・ねぎ) ／加工でん粉・調味料 (アミノ酸等)・かんすい・リン酸Ca・カラメル色素・酒精・香料・カロチノイド色素・乳化剤・酸化防止剤 (ビタミンE)　ほか

1個食べたら	
エネルギー	412kcal
たんぱく質	11.5g
脂質	13.4g
炭水化物	61.4g
カルシウム	139mg
鉄	—
ビタミンA	—
ビタミンB1	0.22mg
ビタミンB2	0.32mg
ビタミンC	—
食塩相当量	6.3g

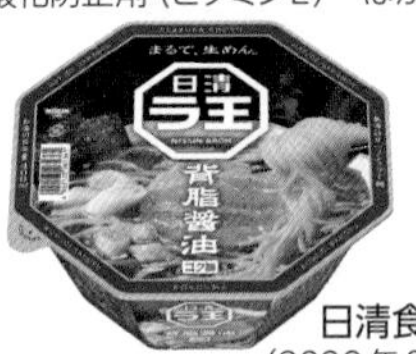

日清食品 (株)
(2022年8月現在)

スープはるさめ (ワンタン)

内容量 22 g

春雨 (中国製造 (でん粉・醸造酢))・かやく (ワンタン・卵・ねぎ)・スープ (食塩・ごま・粉末しょうゆ・チキン調味料・オニオンパウダー・たん白加水分解物・砂糖・香辛料・チキンパウダー・香味調味料・全卵粉) ／調味料 (アミノ酸等)・カラメル色素・香料・酸味料・カロチノイド色素・微粒二酸化ケイ素・酸化防止剤 (ビタミンE)　ほか

1個食べたら	
エネルギー	78kcal
たんぱく質	1.3g
脂質	1.1g
炭水化物	16.0g
カルシウム	—
鉄	—
ビタミンA	—
ビタミンB1	—
ビタミンB2	—
ビタミンC	—
食塩相当量	2.1g

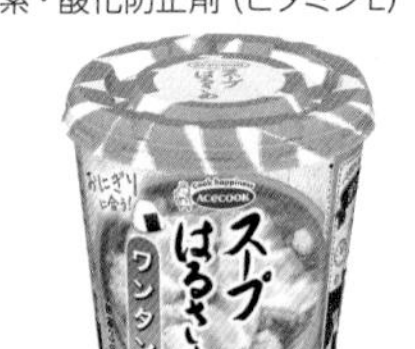

エースコック (株)
(2022年8月現在)

日清のどん兵衛 きつねうどん (東)

内容量 96 g (めん74 g)

油揚げめん (小麦粉 (国内製造)・植物油脂・食塩・植物性たん白・こんぶエキス・大豆食物繊維・糖類)・かやく (味付油揚げ・かまぼこ)・スープ (食塩・糖類・魚粉 (そうだかつお・にぼし・かつお)・粉末しょうゆ・かつおぶし調味料・デキストリン・七味唐辛子・ねぎ) ／加工でん粉・調味料(アミノ酸等)・増粘剤(アラビアガム)・炭酸Ca・リン酸塩 (Na)・カラメル色素・香料・香辛料抽出物・酸味料　ほか

1個食べたら	
エネルギー	421kcal
たんぱく質	9.9g
脂質	17.4g
炭水化物	56.1g
カルシウム	203mg
鉄	—
ビタミンA	—
ビタミンB1	0.20mg
ビタミンB2	0.22mg
ビタミンC	—
食塩相当量	5.0g

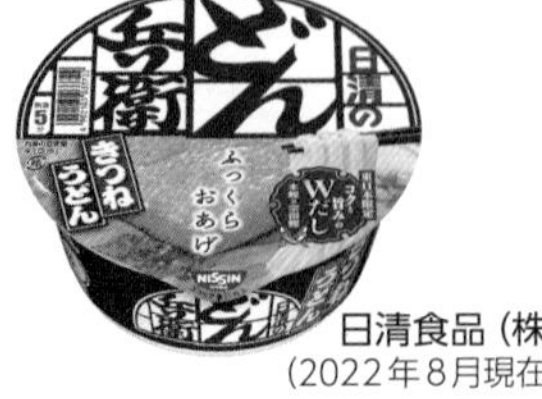

日清食品 (株)
(2022年8月現在)

緑のたぬき天そば (東)

内容量 101 g (めん72 g)

油揚げめん (小麦粉 (国内製造)・そば粉・植物油脂・植物性たん白・食塩・とろろ芋・卵白)・かやく (小えびてんぷら・かまぼこ)・添付調味料 (砂糖・食塩・しょうゆ・たん白加水分解物・粉末かつおぶし・香辛料・粉末そうだがつおぶし・ねぎ・香味油脂) ／加工でん粉・調味料 (アミノ酸等)・炭酸カルシウム・カラメル色素・リン酸塩 (Na)・増粘多糖類・レシチン・酸化防止剤 (ビタミンE)　ほか

1個食べたら	
エネルギー	482kcal
たんぱく質	11.8g
脂質	24.3g
炭水化物	53.9g
カルシウム	152mg
鉄	—
ビタミンA	—
ビタミンB1	0.37mg
ビタミンB2	0.32mg
ビタミンC	—
食塩相当量	5.8g

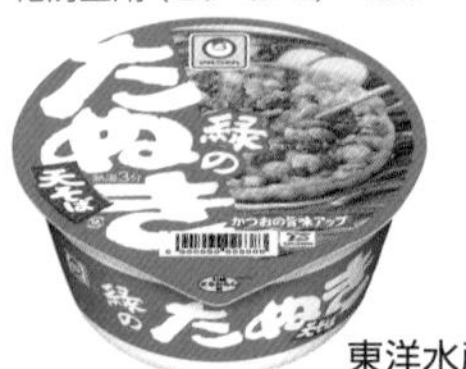

東洋水産 (株)
(2022年10月現在)

[パン]

※パッケージは現在と異なる場合がある。

ジャンボむしケーキ（プレーン）

内容量 122 g

砂糖（国内製造）・卵・小麦粉・食用加工油脂・乳等を主要原料とする食品・しょうゆ／ベーキングパウダー・乳化剤・調味料（アミノ酸等）・香料・（一部に小麦・卵・乳成分・大豆を含む）

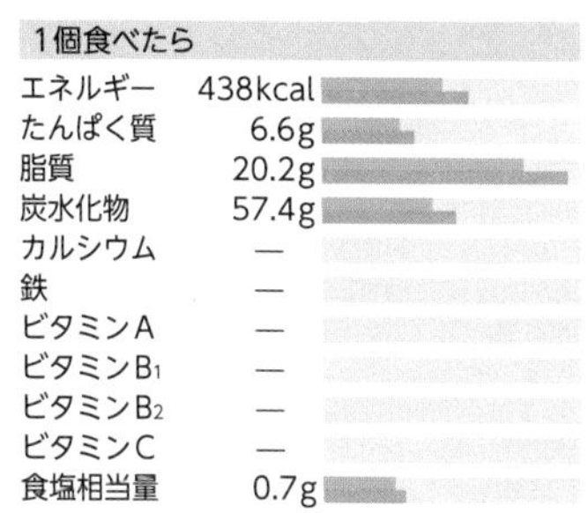

1個食べたら	
エネルギー	438kcal
たんぱく質	6.6g
脂質	20.2g
炭水化物	57.4g
カルシウム	—
鉄	—
ビタミンA	—
ビタミンB_1	—
ビタミンB_2	—
ビタミンC	—
食塩相当量	0.7g

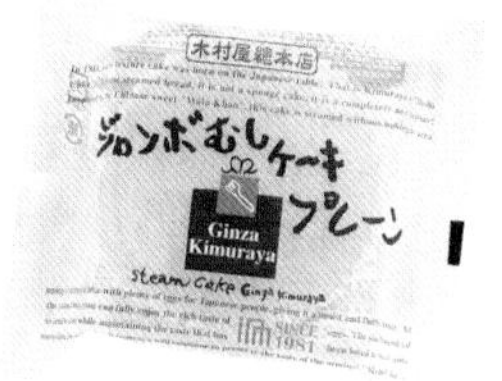

（株）木村屋總本店
（2022年8月現在）

コッペパン（ジャム&マーガリン）

小麦粉（国内製造）・苺ジャム・マーガリン・糖類・ショートニング・脱脂粉乳・パン酵母・食塩・発酵風味料・発酵種・植物油脂／乳化剤・ゲル化剤（増粘多糖類）・酢酸（Na）・酸味料・香料・イーストフード・カロテノイド色素・V.C・（一部に乳成分・小麦・大豆を含む）

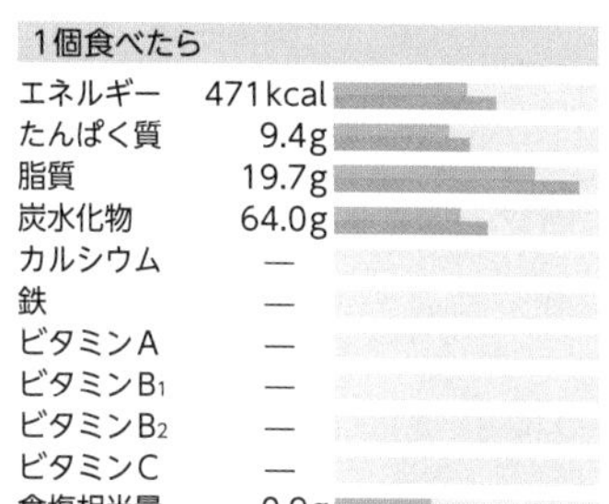

1個食べたら	
エネルギー	471kcal
たんぱく質	9.4g
脂質	19.7g
炭水化物	64.0g
カルシウム	—
鉄	—
ビタミンA	—
ビタミンB_1	—
ビタミンB_2	—
ビタミンC	—
食塩相当量	0.9g

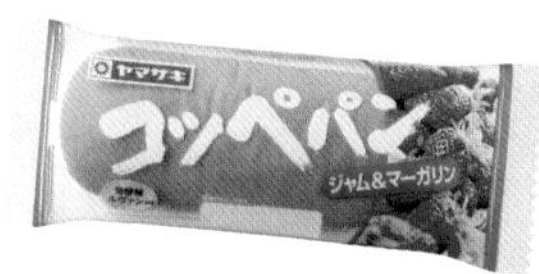

山崎製パン（株）
（2022年8月現在）

あんぱん

内容量 95 g

小豆こしあん（国内製造）・小麦粉・砂糖・食用加工油脂・卵・酒種・パン酵母・脱脂粉乳・桜花塩漬け・バター・醗酵種・小麦たんぱく・食塩・ぶどう糖／乳化剤・pH調整剤・（一部に小麦・卵・乳成分・大豆を含む）

1個食べたら	
エネルギー	280kcal
たんぱく質	6.3g
脂質	4.0g
炭水化物	54.6g
カルシウム	—
鉄	—
ビタミンA	—
ビタミンB_1	—
ビタミンB_2	—
ビタミンC	—
食塩相当量	0.3g

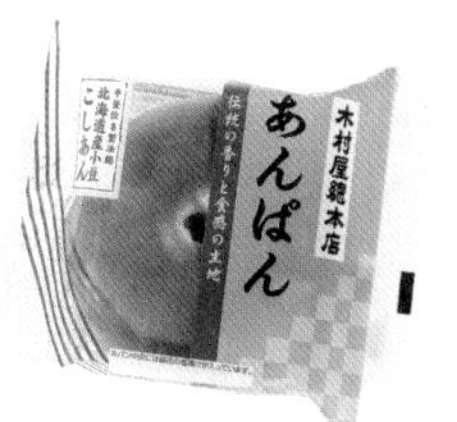

（株）木村屋總本店
（2022年8月現在）

ランチパック（たまご）

内容量 2個

卵フィリング（卵・ドレッシング・その他）（国内製造）・小麦粉・砂糖混合異性化液糖・マーガリン・パン酵母・食塩・脱脂粉乳／増粘剤（加工デンプン・増粘多糖類）・酢酸Na・グリシン・乳化剤・調味料（アミノ酸）・pH調整剤・イーストフード・カロテノイド色素・V.C　ほか

1個食べたら	
エネルギー	146kcal
たんぱく質	4.3g
脂質	7.8g
炭水化物	14.7g
カルシウム	—
鉄	—
ビタミンA	—
ビタミンB_1	—
ビタミンB_2	—
ビタミンC	—
食塩相当量	0.8g

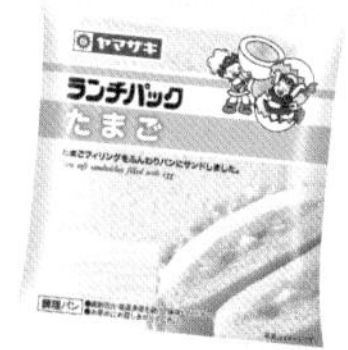

山崎製パン（株）
（2022年8月現在）

カップめんだけでは栄養不足

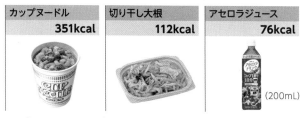

カップヌードル	切り干し大根	アセロラジュース
351kcal	112kcal	76kcal

（200mL）

カップめんは脂質や塩分が多く、ミネラルは添加物としてある程度含まれているものの、これだけでは明らかに栄養不足。鉄やビタミンA（カロテン）を多く含む切り干しだいこんや、ビタミンCを含むジュースを組み合わせるのがよい。もう少しエネルギーを高めるのならば、デザートを加えてもよい。

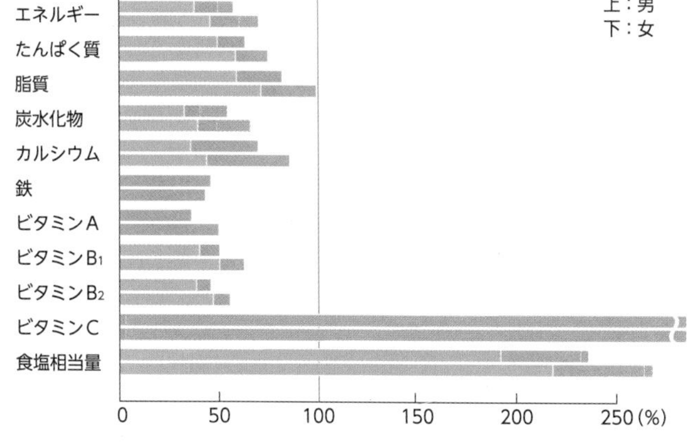

ビタミンA不足は野菜ジュースで解消

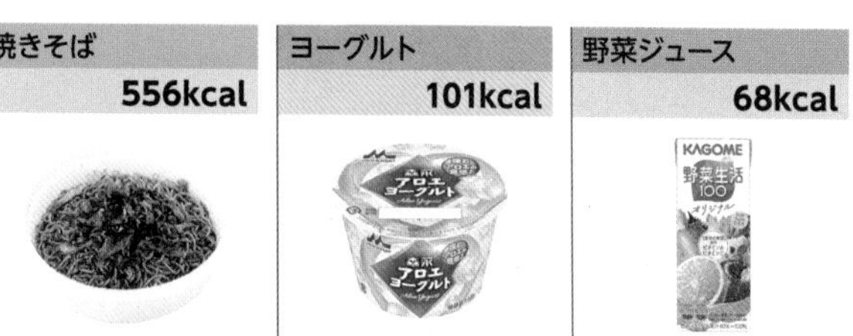

野菜ジュースのビタミンAは、1日の食事摂取基準の約1.5倍も含み、ビタミンA不足の解消には有効。焼きそばは塩分が多いので、ナトリウム代謝に役立つカリウムを多く含むひじきや、ビタミンCを多く含む野菜や果物を加えるとなおよい。

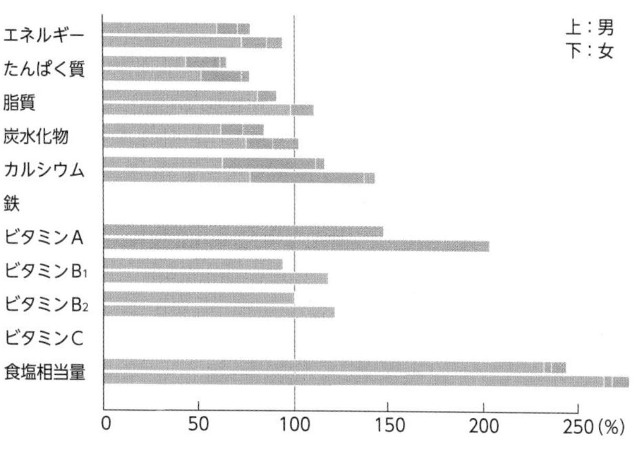

※各商品の栄養価は企業分析値のため、未発表の栄養素もある。

ドリトス (マイルドソルト味)

内容量65g

ジャパンフリトレー (株)

コーン (米国産)・植物油・食塩／調味料 (アミノ酸等)

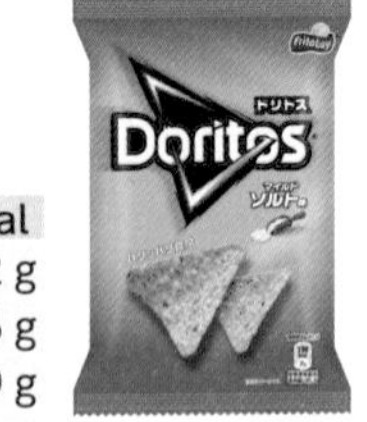

1/2袋食べたら	170 kcal
たんぱく質	2.2 g
脂質	8.6 g
炭水化物	20.9 g
食塩相当量	0.3 g

(2022年8月現在)

サッポロポテト (つぶつぶベジタブル)

内容量72g

カルビー (株)

小麦粉 (国内製造)・植物油・じゃがいも・じゃがいもでん粉・乾燥じゃがいも・コーンスターチ・砂糖・ほうれんそう・食塩・上新粉・にんじん・ピーマン・かぼちゃパウダー・トマトペースト・オニオンパウダー・赤ピーマンペースト・レッドビートパウダー・たん白加水分解物　ほか

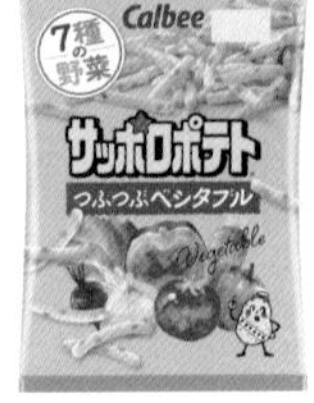

1/2袋食べたら	175 kcal
たんぱく質	2.2 g
脂質	7.6 g
炭水化物	24.5 g
食塩相当量	0.5 g

(2022年8月現在)

リッツ クラッカーS

内容量128g (13枚入り3パック)

モンデリーズ・ジャパン (株)

小麦粉・植物油脂・砂糖・ぶどう糖果糖液糖・食塩・モルトエキス／膨張剤・乳化剤・酸化防止剤 (V.E・V.C)・(一部に小麦・大豆を含む)

6枚食べたら	102 kcal
たんぱく質	1.5 g
脂質	4.8 g
炭水化物	13.3 g
食塩相当量	0.3 g

(2022年8月現在)

じゃがいも心地 (オホーツクの塩と岩塩)

内容量58g

(株) 湖池屋

馬鈴薯 (日本：遺伝子組換えでない)・植物油・でん粉分解物・食塩 (オホーツクの塩50%・岩塩50%)・たんぱく加水分解物 (鶏肉を含む)・鶏油／調味料 (アミノ酸等)

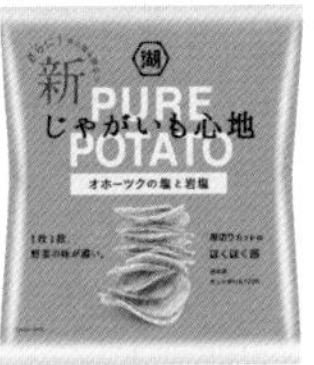

1/2袋食べたら	157 kcal
たんぱく質	1.9 g
脂質	9.3 g
炭水化物	16.6 g
食塩相当量	0.4 g

(2022年8月現在)

チップスターS (うすしお味)

内容量50g

ヤマザキビスケット (株)

ポテトフレーク (アメリカ製造又はドイツ製造又はその他)・植物油脂・食塩／乳化剤・調味料 (アミノ酸)

1箱食べたら	263 kcal
たんぱく質	3.2 g
脂質	14.7 g
炭水化物	29.6 g
食塩相当量	0.5 g

(2022年8月現在)

じゃがりこ (サラダ)

内容量57g

カルビー (株)

じゃがいも (国産)・植物油・乾燥じゃがいも・脱脂粉乳・粉末植物油脂・乳等を主要原料とする食品・食塩・乾燥にんじん・パセリ・こしょう／乳化剤 (大豆を含む)・調味料 (アミノ酸等)・酸化防止剤 (V.C)・香料

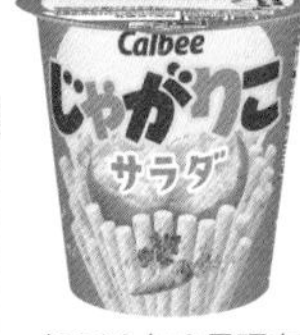

1カップ食べたら	285 kcal
たんぱく質	4.1 g
脂質	13.7 g
炭水化物	36.2 g
食塩相当量	0.8 g

(2022年8月現在)

おっとっと (うすしお味)

内容量52g (2袋)

森永製菓 (株)

乾燥じゃがいも (アメリカ製造又はオランダ製造)・小麦粉・ショートニング・とうもろこしでん粉・ホエイパウダー・植物油脂・砂糖・シーズニングパウダー (食塩・乳糖・チキンパウダー・オニオンエキスパウダー・酵母エキスパウダー (大豆を含む)・麦芽糖・香辛料)・食塩・たんぱく加水分解物／加工デンプン・調味料 (アミノ酸等)・貝Ca・乳化剤・膨脹剤・グルコン酸ca　ほか

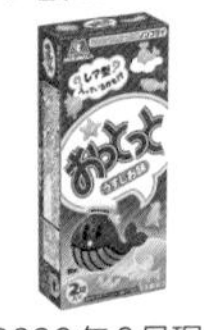

1袋食べたら	114 kcal
たんぱく質	1.5 g
脂質	3.3 g
炭水化物	19.6 g
カルシウム	80 mg
食塩相当量	0.45 g

(2022年8月現在)

堅あげポテト (うすしお味)

内容量65g

カルビー (株)

じゃがいも (遺伝子組換えでない)・植物油・食塩・コーンスターチ・こんぶエキスパウダー／調味料 (アミノ酸等)・酸化防止剤 (ビタミンC)

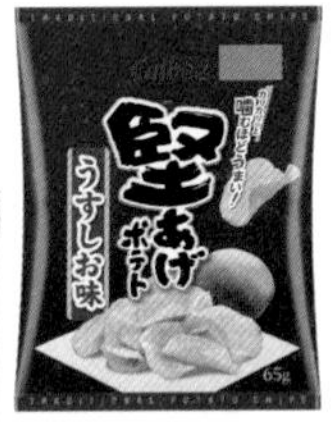

1/2袋食べたら	167 kcal
たんぱく質	2.0 g
脂質	8.7 g
炭水化物	20.1 g
食塩相当量	0.3 g

(2022年8月現在)

プレミアム

内容量241g (5枚入り8パック)

モンデリーズ・ジャパン (株)

小麦粉・植物油脂・食塩・モルトフラワー・イースト／膨張剤

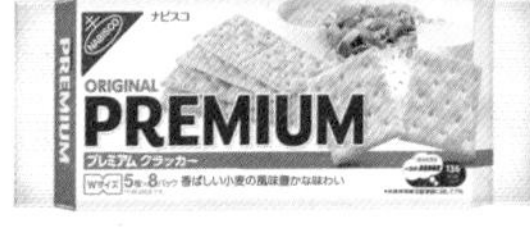

5枚食べたら	136 kcal
たんぱく質	3.1 g
脂質	4.2 g
炭水化物	21.8 g
食塩相当量	0.9 g

(2022年8月現在)

アルフォート ミニチョコレート

内容量59g (12個)

(株) ブルボン

砂糖 (韓国製造・国内製造)・小麦粉・全粉乳・カカオマス・ショートニング・小麦全粒粉・植物油脂・ココアバター・小麦ふすま・食塩／加工デンプン・乳化剤 (大豆由来)・膨脹剤・香料・酸化防止剤 (V.E)

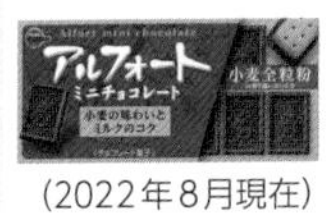

1箱食べたら	311 kcal
たんぱく質	5.0 g
脂質	17.3 g
炭水化物	34.9 g
食塩相当量	0.2 g

(2022年8月現在)

クリームコロン (あっさりミルク)

内容量81g (6袋)

江崎グリコ (株)

ショートニング (国内製造)・小麦粉・砂糖・乳糖・麦芽糖・ぶどう糖・鶏卵・デキストリン・全粉乳・乾燥卵白・還元水あめ・洋酒・食塩／乳化剤・香料・パプリカ色素・(一部に卵・乳成分・小麦・大豆を含む)

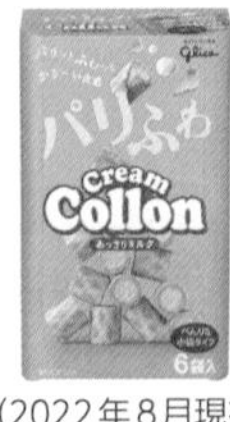

1袋食べたら	76 kcal
たんぱく質	0.6 g
脂質	4.6 g
炭水化物	8.0 g
食塩相当量	0 g

(2022年8月現在)

プリッツ (旨サラダ)

内容量69g (2袋)

江崎グリコ (株)

小麦粉 (国内製造)・植物油脂・ショートニング・砂糖・でん粉・乾燥ポテト・野菜ペースト・ブイヨン混合品・イースト・小麦たんぱく・食塩・酒かす・コンソメシーズニング・香味油・こしょう／調味料 (無機塩等)・加工デンプン・乳化剤・香料・酸味料・(一部に乳成分・小麦を含む)

1袋食べたら	177 kcal
たんぱく質	3.3 g
脂質	7.9 g
炭水化物	22.3 g
食塩相当量	0.5 g

(2022年8月現在)

※パッケージは現在と異なる場合がある。

ポッキー（チョコレート）

内容量72g（2袋）

江崎グリコ（株）

小麦粉（国内製造）・砂糖・カカオマス・植物油脂・全粉乳・ショートニング・モルトエキス・でん粉・イースト・食塩・ココアバター／乳化剤・香料・膨張剤・アナトー色素・調味料（無機塩）・（一部に乳成分・小麦・大豆を含む）

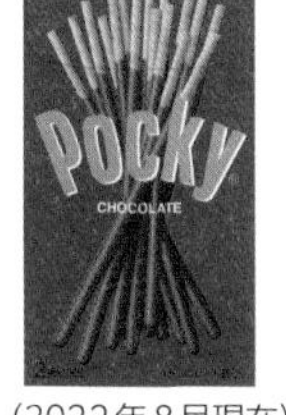

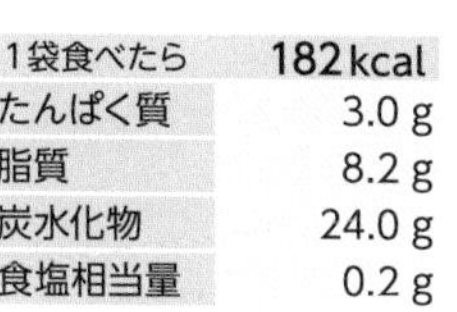

1袋食べたら	182 kcal
たんぱく質	3.0 g
脂質	8.2 g
炭水化物	24.0 g
食塩相当量	0.2 g

（2022年8月現在）

トッポ（チョコレート）

内容量72g（2袋）

（株）ロッテ

小麦粉（国内製造）・砂糖・植物油脂・全粉乳・でん粉・カカオマス・ショートニング・加糖れん乳・ココアパウダー・クリームパウダー・モルトエキス・食塩・ココアバター・大豆胚芽エキス／膨張剤・乳化剤・香料

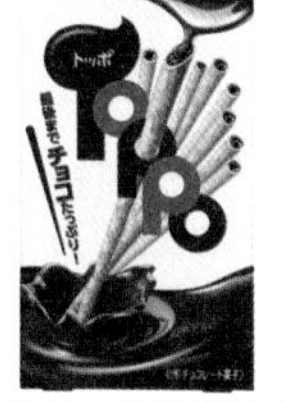

1袋食べたら	192 kcal
たんぱく質	2.7 g
脂質	10.4 g
炭水化物	21.9 g
食塩相当量	0.3 g

（2022年8月現在）

きのこの山

内容量74g

（株）明治

砂糖・小麦粉・カカオマス・植物油脂・全粉乳・ココアバター・乳糖・ショートニング・練乳加工品・脱脂粉乳・クリーミングパウダー・異性化液糖・麦芽エキス・食塩・イースト／乳化剤・膨張剤・香料・（一部に小麦・乳成分・大豆を含む）

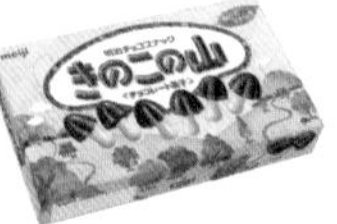

1箱食べたら	423 kcal
たんぱく質	6.3 g
脂質	26.7 g
炭水化物	39.4 g
食塩相当量	0.3 g

（2022年8月現在）

パイの実

内容量73g

（株）ロッテ

小麦粉（国内製造）・マーガリン・砂糖・植物油脂・カカオマス・麦芽糖・乳糖・全粉乳・ホエイパウダー・食塩／乳化剤（大豆由来）・香料

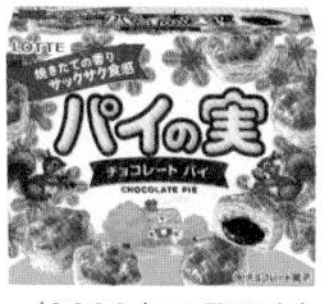

1箱食べたら	396 kcal
たんぱく質	4.5 g
脂質	22.8 g
炭水化物	43.1 g
食塩相当量	0.5 g

（2022年8月現在）

キットカット ミニ

内容量34.8g（3枚）

ネスレ日本（株）

砂糖（外国製造・国内製造）・全粉乳・乳糖・小麦粉・カカオマス・植物油脂・ココアバター・ココアパウダー・イースト／乳化剤・重曹・イーストフード・香料・（一部に小麦・乳成分・大豆を含む）

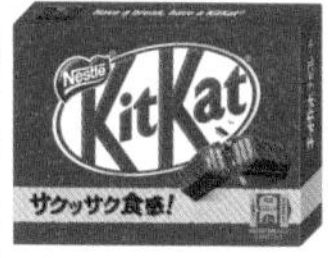

1枚食べたら	62 kcal
たんぱく質	0.9 g
脂質	3.5 g
炭水化物	7.0 g
食塩相当量	0.009～0.029 g

（2022年8月現在）

カントリーマアム（贅沢バニラ）

内容量170g（16枚）

（株）不二家

小麦粉・砂糖・植物油脂・チョコレートチップ（乳成分を含む）・還元水あめ・卵・白ねりあん（乳成分を含む）・全脂大豆粉・水あめ・脱脂粉乳・食塩・卵黄（卵を含む）・全粉乳・乳等を主原料とする食品・バニラビーンズ／加工デンプン・乳化剤 ほか

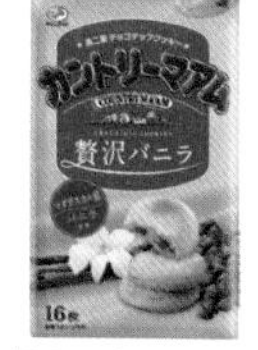

8枚食べたら	408 kcal
たんぱく質	4.0 g
脂質	19.2 g
炭水化物	54.4 g
食塩相当量	0.4 g

（2022年8月現在）

オレオ（バニラクリーム）

内容量116g（6枚入り2パック）

モンデリーズ・ジャパン（株）

小麦粉・砂糖・植物油脂・ココアパウダー・コーンスターチ・食塩／膨張剤・乳化剤・香料・酸味料・酸化防止剤（V.C・V.E）・（一部に小麦・大豆を含む）

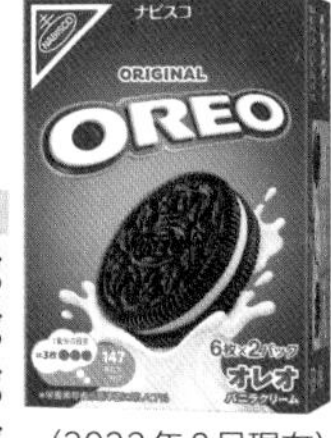

3枚食べたら	147 kcal
たんぱく質	1.6 g
脂質	6.4 g
炭水化物	20.8 g
食塩相当量	0.3 g

（2022年8月現在）

チョコパイ

内容量186g（6個）

（株）ロッテ

小麦粉（国内製造）・ショートニング・砂糖・水あめ・植物油脂・カカオマス・液卵・乳糖・全粉乳・脱脂粉乳・ホエイパウダー・ココアバター・乳等を主要原料とする食品・洋酒・食塩・でん粉・脱脂濃縮乳・還元水あめ・乾燥卵白・卵黄・乳たんぱく／ソルビトール・酒精・乳化剤（大豆由来）・膨張剤・加工でん粉・香料・増粘剤（セルロース・カラギーナン）

1個食べたら	156 kcal
たんぱく質	1.7 g
脂質	9.4 g
炭水化物	16.2 g
食塩相当量	0.1 g

（2022年11月現在）

歌舞伎揚

内容量132g（11枚）

（株）天乃屋

うるち米（国産・米国産）・植物油・砂糖・しょうゆ（小麦・大豆を含む）・果糖ぶどう糖液糖・調味エキス（大豆を含む）・食塩／加工でん粉（小麦由来）・調味料（アミノ酸等）・カラメル色素

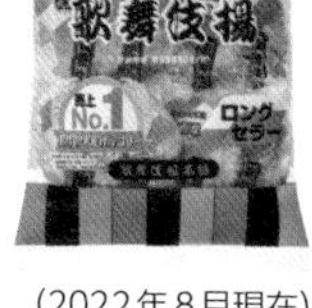

3枚食べたら	183 kcal
たんぱく質	2.1 g
脂質	10.2 g
炭水化物	20.7 g
食塩相当量	0.6 g

（2022年8月現在）

ぱりんこ

内容量102g（30枚程度）

三幸製菓（株）

米（米国産・国産・その他）・植物油脂・食塩・砂糖・粉末しょうゆ（小麦・大豆を含む）・香辛料／加工でん粉・調味料（アミノ酸等）・植物レシチン（大豆由来）

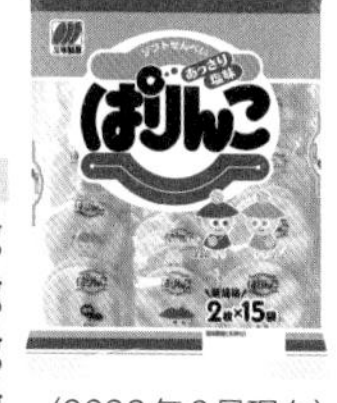

6枚食べたら	105 kcal
たんぱく質	1.0 g
脂質	5.4 g
炭水化物	12.9 g
食塩相当量	0.4 g

（2022年8月現在）

18枚ばかうけ（青のり）

内容量105g（2枚×9袋）

（株）栗山米菓

米（うるち米（国産・米国産）・うるち米粉（米国産・国産））・植物油脂・でん粉・しょう油（小麦・大豆を含む）・砂糖・醸造調味料・青のり・あおさ・焼のり・みりん・ペパーソース（食酢・唐辛子・食塩）／加工でん粉・調味料（アミノ酸等）

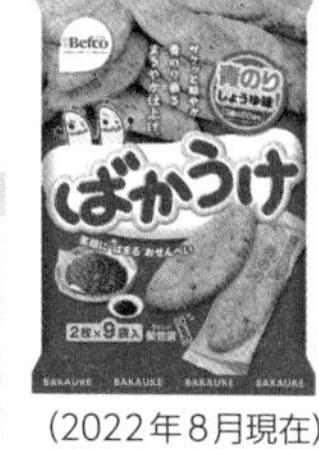

4袋食べたら	211 kcal
たんぱく質	2.8 g
脂質	8.4 g
炭水化物	31.2 g
食塩相当量	0.8 g

（2022年8月現在）

ふんわり名人きなこ餅

内容量75g（4袋）

越後製菓（株）

植物油脂（国内製造）・もち米（国産）・砂糖・きなこ（北海道産大豆）・ぶどう糖・和三盆糖・食塩

1個装食べたら	103 kcal
たんぱく質	1.4 g
脂質	6.2 g
炭水化物	10.6 g
食塩相当量	0.1 g

（2022年10月現在）

※パッケージは現在と異なる場合がある。

明治ミルクチョコレート
内容量 50g

(株) 明治

砂糖 (外国製造)・カカオマス・全粉乳・ココアバター／レシチン・香料・(一部に乳成分・大豆を含む)

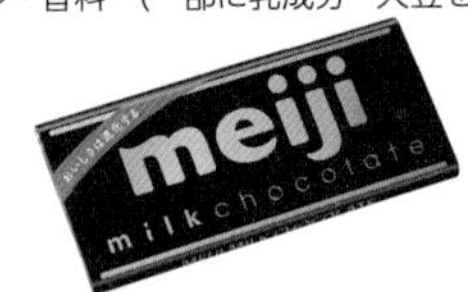

1枚食べたら	283 kcal
たんぱく質	3.8 g
脂質	18.4 g
糖質	24.5 g
食塩相当量	0.1 g

(2022年8月現在)

M&M'S®
内容量40g

ミルクチョコレート シングル

マース ジャパン リミテッド

砂糖・カカオマス・脱脂粉乳・乳糖・ココアバター・植物油脂・乳脂肪・でん粉・水あめ・食塩・デキストリン／安定剤 (アカシアガム)・乳化剤 (大豆由来)・着色料 (酸化チタン・黄5・赤40・黄4・青1)・光沢剤・香料・pH調整剤

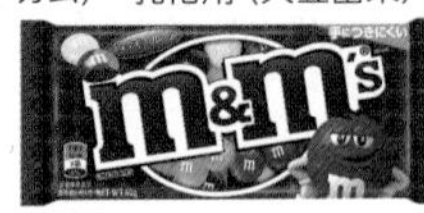

1袋食べたら	191 kcal
たんぱく質	2.1 g
脂質	7.2 g
炭水化物	27.8 g
食塩相当量	0.1 g

(2022年8月現在)

小枝 (ミルク)
内容量 (4本入り11袋)

森永製菓 (株)

砂糖 (タイ製造)・植物油脂・乳糖・カカオマス・全粉乳・米パフ・小麦パフ・ホエイパウダー・アーモンド・脱脂粉乳・果糖／乳化剤 (大豆由来)・香料

1小袋食べたら	31 kcal
たんぱく質	0.34 g
脂質	1.8 g
炭水化物	3.4 g
食塩相当量	0.008 g

(2022年8月現在)

コアラのマーチ (チョコレート)
内容量 48g

(株) ロッテ

砂糖 (国内製造又は外国製造)・小麦粉・植物油脂・カカオマス・でん粉・ショートニング・乳糖・全粉乳・液卵・ホエイパウダー・クリームパウダー・脱脂粉乳・食塩・ココアパウダー・ココアバター／炭酸Ca・膨脹剤・カラメル色素・乳化剤 (大豆由来)・香料

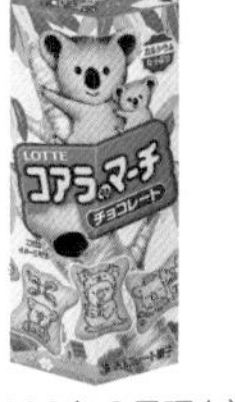

1箱食べたら	252 kcal
たんぱく質	2.5 g
脂質	13.8 g
炭水化物	29.7 g
食塩相当量	0.3 g

(2022年8月現在)

ミルキー
内容量108g (30粒程度)

(株) 不二家

水あめ (国内製造)・加糖練乳・上白糖・生クリーム (乳成分を含む)・植物油脂・牛乳・食塩／乳化剤

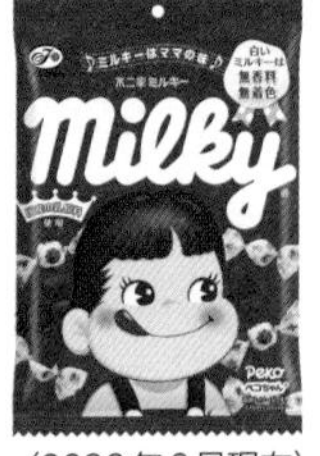

5粒食べたら	75 kcal
たんぱく質	0.5 g
脂質	1.5 g
炭水化物	15.0 g
カルシウム	20.0 mg
食塩相当量	0.1 g

(2022年8月現在)

キシリクリスタル (ミルクミント)
内容量71g (17粒程度)

春日井製菓販売 (株)

還元麦芽糖水あめ (国内製造)・食用油脂・ハーブエキス・マルチトール／甘味料 (キシリトール・ソルビトール)・香料・乳化剤・(一部に乳成分・大豆を含む)

5粒食べたら	50 kcal
たんぱく質	0 g
脂質	0.2 g
炭水化物	20.0 g
食塩相当量	0 g

(2022年8月現在)

三ツ矢サイダーキャンディ (アソート)
内容量108g (24粒程度)

アサヒグループ食品 (株)

砂糖 (国内製造)・水飴・植物油脂・ぶどう濃縮果汁・レモン濃縮果汁・みかん濃縮果汁／酸味料・重曹・香料・着色料 (紅花黄・パプリカ色素)

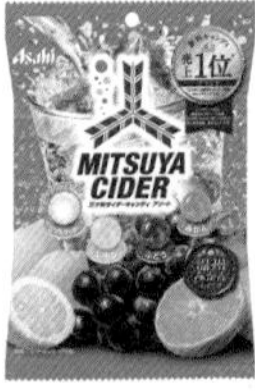

5粒食べたら	90 kcal
たんぱく質	0 g
脂質	0~0.3 g
炭水化物	21.7 g
食塩相当量	0.3 g

(2022年9月現在)

ハイチュウ (ストロベリー)
内容量 (12粒)

森永製菓 (株)

水あめ (国内製造)・砂糖・植物油脂・ゼラチン・濃縮ストロベリー果汁・乳酸菌飲料 (乳成分を含む) ／酸味料・グリセリン・香料・乳化剤・アカキャベツ色素

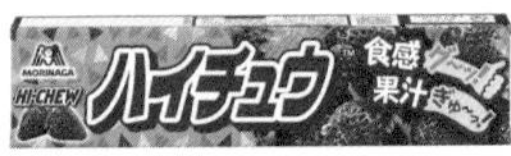

1粒食べたら	19 kcal
たんぱく質	0.07 g
脂質	0.36 g
炭水化物	3.8 g
食塩相当量	0 g

(2022年8月現在)

メントス (グレープ)
内容量37.5g (14粒)

クラシエフーズ (株)

砂糖・水飴・植物油脂・濃縮グレープ果汁・でん粉・デキストリン・ココアバター／酸味料・香料・増粘剤 (増粘多糖類・CMC)・乳化剤・光沢剤・ブドウ果皮色素

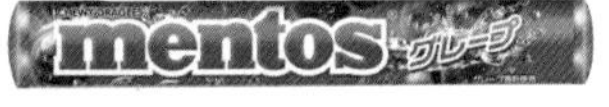

1製品当たり	144 kcal
たんぱく質	0 g
脂質	0.7 g
炭水化物	34.4 g
食塩相当量	0.04 g

(2022年8月現在)

果汁グミ (もも)
内容量 51g

(株) 明治

水あめ (国内製造)・砂糖・濃縮もも果汁・ゼラチン・植物油脂・でん粉／酸味料・ゲル化剤 (ペクチン)・香料・光沢剤・(一部にもも・りんご・ゼラチンを含む)

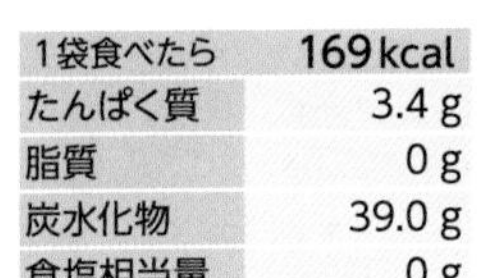

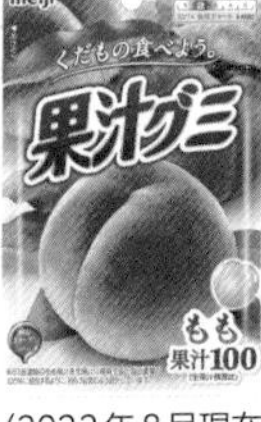

1袋食べたら	169 kcal
たんぱく質	3.4 g
脂質	0 g
炭水化物	39.0 g
食塩相当量	0 g

(2022年8月現在)

ミンティア (ワイルド&クール)
内容量7g (50粒)

アサヒグループ食品 (株)

甘味料 (ソルビトール・アスパルテーム・L-フェニルアラニン化合物)・香料・微粒酸化ケイ素・ショ糖エステル・クチナシ色素・(一部にゼラチンを含む)

10粒食べたら	5 kcal
たんぱく質	0 g
脂質	0 ～ 0.1 g
炭水化物	1.3 g
食塩相当量	0 g

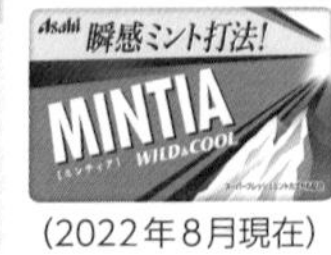

(2022年8月現在)

クロレッツXP (オリジナルミント)
内容量 (14粒)

モンデリーズ・ジャパン (株)

マルチトール (中国製造又はタイ製造)・還元水飴・緑茶エキス／甘味料 (ソルビトール・キシリトール・アスパルテーム・L-フェニルアラニン化合物・アセスルファムK)・ガムベース・香料・アラビアガム ほか

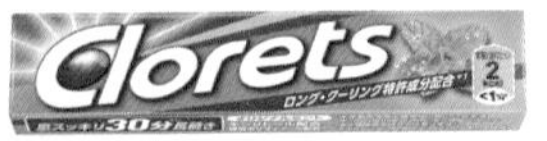

1粒食べたら	12 kcal
たんぱく質	0.01 g
脂質	0.01 g
炭水化物	1.0 g
キシリトール	0.0003 g

(2022年8月現在)

※パッケージは現在と異なる場合がある。

Bigプッチンプリン　内容量160g

江崎グリコ（株）

加糖練乳（国内製造）・砂糖・ローストシュガー・植物油脂・脱脂粉乳・生乳・バター・加糖卵黄・クリーム・濃縮にんじん汁・食塩・うるち米でん粉・こんにゃく粉・寒天／糊料（増粘多糖類）・香料・酸味料・（一部に卵・乳成分を含む）

1個食べたら	212kcal
たんぱく質	2.8g
脂質	9.8g
炭水化物	28.1g
食塩相当量	0.3g

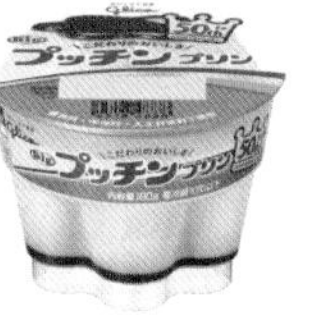

（2022年8月現在）

CREAM SWEETS コーヒーゼリー　内容量110g

雪印メグミルク（株）

糖類（砂糖・異性化液糖・水飴・ぶどう糖）・植物油脂・コーヒー・乳製品・ゼラチン・食塩／ゲル化剤（増粘多糖類）・香料・pH調整剤・乳化剤（一部に乳成分・ゼラチンを含む）

1個食べたら	129kcal
たんぱく質	0.4g
脂質	4.3g
炭水化物	22.4g
食塩相当量	0〜0.1g

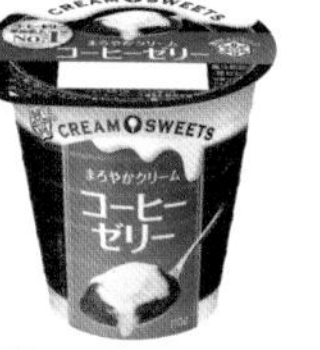

（2022年8月現在）

フルティシエ ちょっと贅沢 ぶどう　内容量210g

マルハニチロ（株）

砂糖・異性化液糖（国内製造）・ぶどうシロップ漬・果糖・ぶどう濃縮果汁・ぶどう種子エキス／酸味料・ゲル化剤（増粘多糖類）・乳酸Ca・香料・乳化剤

1個食べたら	152kcal
たんぱく質	0.1g
脂質	0g
炭水化物	37.8g
食塩相当量	0.2g

（2022年8月現在）

森永アロエヨーグルト　内容量118g

森永乳業（株）

アロエベラ（葉内部位使用）（タイ産）・生乳・乳製品・砂糖・乳たんぱく質／香料・増粘多糖類・酸味料

1個食べたら	101kcal
たんぱく質	3.9g
脂質	2.6g
炭水化物	15.6g
カルシウム	130mg
食塩相当量	0.1g

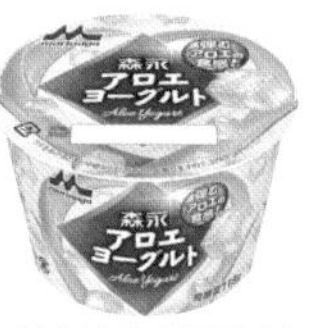

（2022年8月現在）

明治ブルガリアヨーグルト脂肪0（ブルーベリー＆3種のベリー）　内容量180g

（株）明治

乳製品（国内製造）・果肉（ブルーベリー・いちご）・砂糖・乳たんぱく質・果汁（ブルーベリー・アローニャ・カシス）・ゼラチン／加工デンプン・増粘多糖類・乳酸カルシウム・香料・酸味料・甘味料（ステビア）

1個食べたら	118kcal
たんぱく質	7.7g
脂質	0g
炭水化物	21.9g
カルシウム	231mg
食塩相当量	0.2g

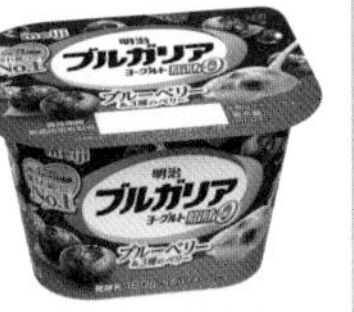

（2022年8月現在）

アジア茶房 杏仁豆腐　内容量140g

雪印メグミルク（株）

糖類（水飴・砂糖・ぶどう糖）・乳製品（国内製造・スイス製造）・ココナッツオイル・杏仁霜・でん粉／ゲル化剤（増粘多糖類）・香料・乳化剤

1個食べたら	180kcal
たんぱく質	3.8g
脂質	6.7g
炭水化物	26.5g
食塩相当量	0.2g

（2022年8月現在）

大きなツインシュー

山崎製パン（株）

カスタードクリーム（砂糖・水あめ・植物油脂・脱脂粉乳・卵・でん粉・小麦粉・乳たん白・食塩）（国内製造）・ホイップクリーム・卵・ファットスプレッド・生クリーム・小麦粉・砂糖・ミックス粉（小麦粉・米粉・ショートニング・小麦ふすま）・ラード・牛乳・バター／加工デンプン・グリシン・乳化剤・膨脹剤・増粘多糖類・リン酸塩（Na）・香料・pH調整剤・カロテノイド色素・V.C・（一部に乳成分・卵・小麦・大豆を含む）

1個食べたら	312kcal
たんぱく質	4.8g
脂質	21.9g
炭水化物	24.0g
食塩相当量	0.3g

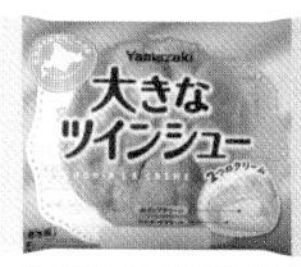

（2022年8月現在）

ハーゲンダッツ ミニカップ『バニラ』（アイスクリーム）　内容量110mL

ハーゲンダッツ ジャパン（株）

クリーム（生乳（北海道））・脱脂濃縮乳・砂糖・卵黄／バニラ香料・（一部に乳成分・卵を含む）

1個食べたら	244kcal
たんぱく質	4.6g
脂質	16.3g
炭水化物	19.9g
食塩相当量	0.1g

（2022年8月現在）

明治エッセル スーパーカップ超バニラ（ラクトアイス）　内容量200mL

（株）明治

乳製品（国内製造又は外国製造）・植物油脂・砂糖・水あめ・卵黄・ぶどう糖果糖液糖・食塩／香料・アナトー色素・（一部に卵・乳成分を含む）

1個食べたら	374kcal
たんぱく質	5.6g
脂質	23.4g
炭水化物	35.3g
食塩相当量	0.2g

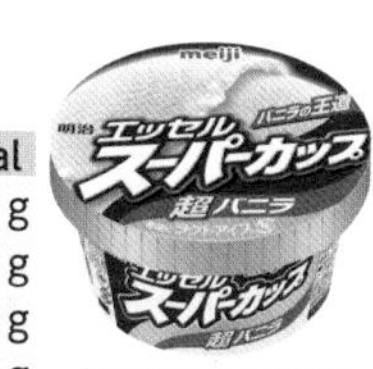

（2022年8月現在）

アイスボックス（グレープフルーツ）（氷菓）　内容量135mL

森永製菓（株）

グレープフルーツ果汁（イスラエル製造）・異性化液糖・食塩／香料・酸味料・甘味料（スクラロース・アセスルファムK）・ビタミンC・ポリリン酸Na・カロテン色素

1個食べたら	15kcal
たんぱく質	0g
脂質	0g
炭水化物	3.7g
食塩相当量	0.2g

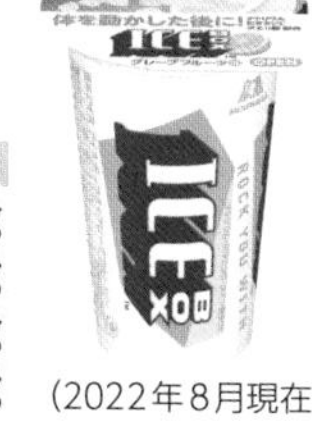

（2022年8月現在）

ピノ（アイスクリーム）　内容量60mL（6粒）

森永乳業（株）

乳製品（国内製造・オーストラリア製造・その他）・チョコレートコーチング・砂糖・水あめ／乳化剤・安定剤（増粘多糖類）・香料・（一部に乳成分・大豆を含む）

1箱食べたら	186kcal
たんぱく質	2.4g
脂質	12.0g
炭水化物	17.4g
食塩相当量	0.1g

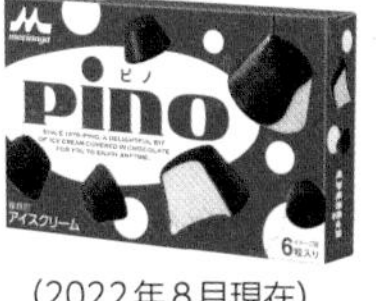

（2022年8月現在）

パピコ（チョココーヒー）（ラクトアイス）　内容量160mL（2本）

江崎グリコ（株）

乳製品（国内製造・外国製造）・砂糖・果糖ぶどう糖液糖・生チョコレート・植物油脂・コーヒー・コーヒーペースト／安定剤（増粘多糖類・ゼラチン・寒天）・乳化剤・香料・（一部に乳成分・ゼラチンを含む）

1本食べたら	89kcal
たんぱく質	1.7g
脂質	3.8g
炭水化物	12.1g
食塩相当量	0.1g

（2022年8月現在）

※パッケージは現在と異なる場合がある。

ペプシコーラ／ペプシBIG〈生〉ゼロ

内容量490mL（ペプシコーラ）
600mL（ペプシBIG〈生〉ゼロ）

サントリー食品インターナショナル（株）

*ペプシコーラ　糖類（果糖ぶどう糖液糖（国内製造）・砂糖）／炭酸・香料・酸味料・カラメル色素・カフェイン

*ペプシBIG〈生〉ゼロ　食塩（国内製造）／炭酸・カラメル色素・酸味料・香料・クエン酸K・甘味料（アスパルテーム・L-フェニルアラニン化合物・アセスルファムK・スクラロース）・カフェイン

	ペプシコーラ	ペプシBIG〈生〉ゼロ
1本飲んだら	235 kcal	0 kcal
たんぱく質	0 g	0 g
脂質	0 g	0 g
炭水化物	58.3 g	0 g
食塩相当量	0 g	0.1 g

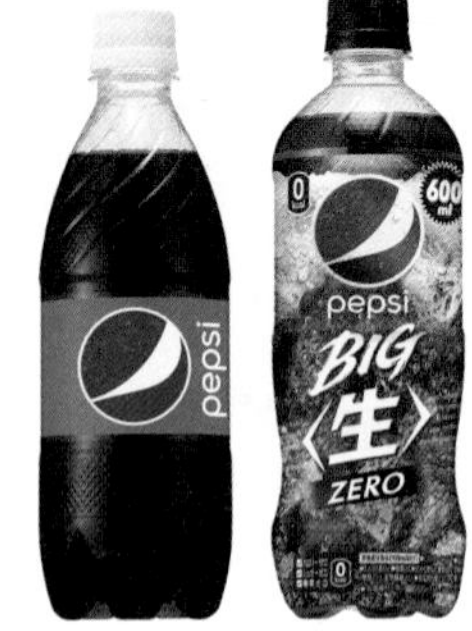

（2022年10月現在）

ニチレイ アセロラドリンク

内容量900mL

サントリー食品インターナショナル（株）

アセロラ・糖類（果糖ぶどう糖液糖・マルトオリゴ糖）・はちみつ／酸味料・香料・アントシアニン色素・甘味料（ステビア）・カロチノイド色素

200mL飲んだら	76 kcal
たんぱく質	0 g
脂質	0 g
炭水化物	18.8 g
ビタミンC	100～260 mg
食塩相当量	0.1 g

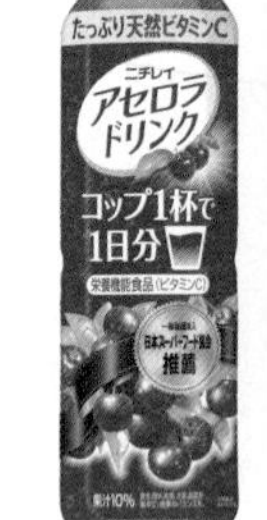

（2022年10月現在）

午後の紅茶（ストレートティー／レモンティー／ミルクティー）

内容量500mL

キリンビバレッジ（株）

*ストレートティー　砂糖類（果糖ぶどう糖液糖・砂糖）・紅茶（ディンブラ20%）／香料・ビタミンC

*レモンティー　砂糖類（果糖ぶどう糖液糖（国内製造）・砂糖）・紅茶（ヌワラエリア15%）・レモン果汁　ほか

*ミルクティー　牛乳（生乳（国産））・砂糖・紅茶（キャンディ20%）・全粉乳・脱脂粉乳・デキストリン・食塩／香料・乳化剤・ビタミンC

	ストレートティー	レモンティー	ミルクティー
1本飲んだら	80 kcal	140 kcal	190 kcal
たんぱく質	0 g	0 g	3.0 g
脂質	0 g	0 g	0～5.0 g
炭水化物	20.0 g	35.0 g	39.0 g
カリウム	50 mg	35 mg	175 mg
リン	—	—	70 mg
食塩相当量	0.1 g	0.1 g	0.4 g

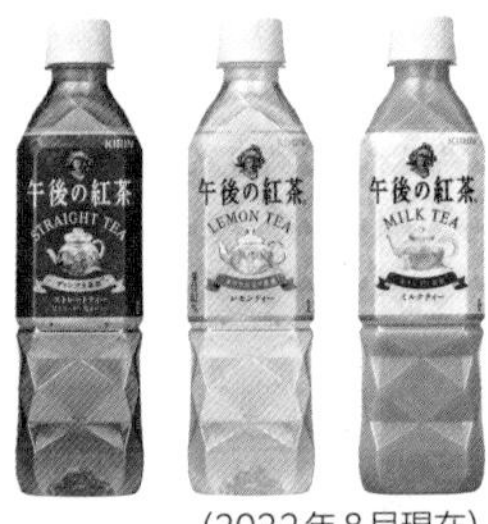

（2022年8月現在）

生茶

内容量525mL

キリンビバレッジ（株）

緑茶（国産）・生茶葉抽出物（生茶葉（国産））／ビタミンC

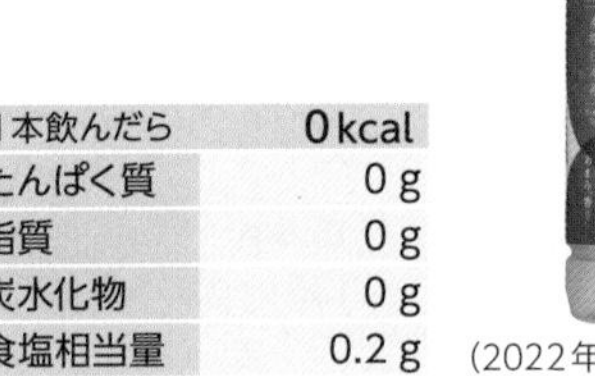

1本飲んだら	0 kcal
たんぱく質	0 g
脂質	0 g
炭水化物	0 g
食塩相当量	0.2 g

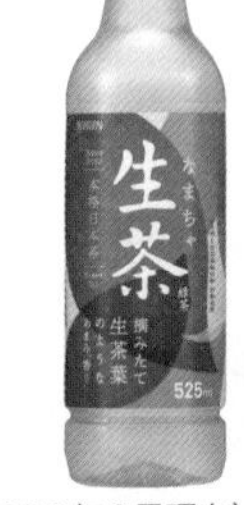

（2022年8月現在）

ボス

（贅沢微糖／無糖ブラック／カフェオレ）

内容量185g

サントリー食品インターナショナル（株）

*贅沢微糖　牛乳（国内製造）・コーヒー・砂糖・乳製品・デキストリン／カゼインNa・乳化剤・香料・甘味料（アセスルファムK）

*無糖ブラック　コーヒー（コーヒー豆（ブラジル・エチオピア・その他））

*カフェオレ　牛乳（国内製造）・砂糖・コーヒー・脱脂粉乳・クリーム・全粉乳・デキストリン／カゼインNa・乳化剤・香料・安定剤（カラギナン）

	贅沢微糖	無糖ブラック	カフェオレ
1缶飲んだら	37 kcal	0 kcal	81 kcal
たんぱく質	0~2.6 g	0 g	0.9~2.8 g
脂質	0~1.9 g	0 g	0.9~2.8 g
炭水化物	6.5 g	0~1.9 g	15.4 g
食塩相当量	0.2 g	0.1 g	0.2 g

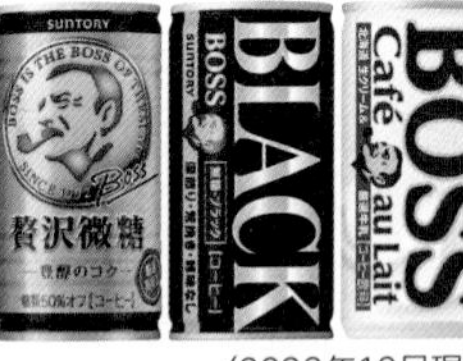

（2022年10月現在）

ポカリスエット

内容量500mL

大塚製薬（株）

砂糖（国内製造）・果糖ぶどう糖液糖・果汁・食塩／酸味料・香料・塩化K・乳酸Ca・調味料（アミノ酸）・塩化Mg・酸化防止剤（ビタミンC）

1本飲んだら	125 kcal
たんぱく質	0 g
脂質	0 g
炭水化物	31.0 g
カリウム	100 mg
カルシウム	10 mg
マグネシウム	3.0 mg
食塩相当量	0.6 g

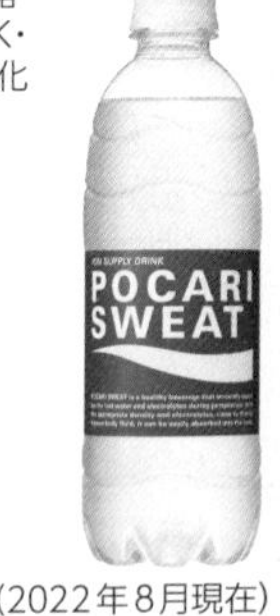

（2022年8月現在）

トロピカーナ

（100%アップル）

内容量250mL

キリンビバレッジ（株）

りんご（中国）／香料・酸化防止剤（ビタミンC）

1パック飲んだら	112 kcal
たんぱく質	0 g
脂質	0 g
炭水化物	28.0 g
食塩相当量	0 g

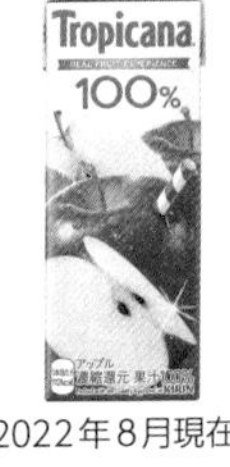

（2022年8月現在）

野菜生活100 オリジナル

内容量200mL

カゴメ（株）

野菜（にんじん（輸入又は国産（5%未満））・小松菜・ケール・ブロッコリー・ピーマン・ほうれん草・アスパラガス・赤じそ・だいこん・はくさい・セロリ・メキャベツ（プチヴェール）・紫キャベツ・ビート・たまねぎ・レタス・キャベツ・パセリ・クレソン・かぼちゃ）・果実（りんご・オレンジ・レモン）　ほか

1パック飲んだら	68 kcal
たんぱく質	0.8 g
脂質	0 g
炭水化物	16.9 g
カルシウム	2～63 mg
カリウム	140～590 mg
食塩相当量	0～0.3 g

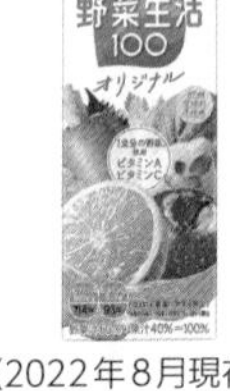

（2022年8月現在）

健康ミネラルむぎ茶

内容量650mL

（株）伊藤園

大麦（カナダ・オーストラリア・その他）・飲用海洋深層水・麦芽／ビタミンC

1本飲んだら	0 kcal
たんぱく質	0 g
脂質	0 g
炭水化物	0 g
カリウム	78.0 mg
リン	8 mg
マグネシウム	3 mg
食塩相当量	0.2 g

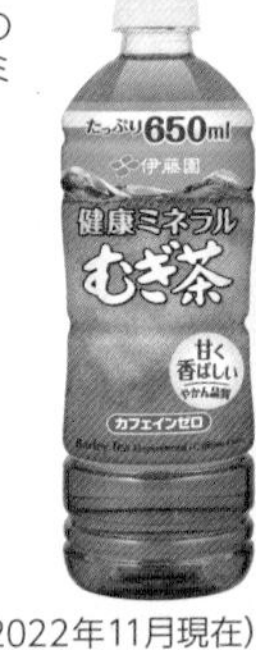

（2022年11月現在）

※パッケージは現在と異なる場合がある。

クラッシュタイプの蒟蒻畑 ライト（ぶどう味）

内容量150g

（株）マンナンライフ

果糖ぶどう糖液糖（国内製造）・難消化性デキストリン・エリスリトール・果汁（ぶどう・ブルーベリー）・洋酒・果糖・こんにゃく粉／ゲル化剤（増粘多糖類）・酸味料・乳酸Ca・香料・甘味料（スクラロース）

150g食べたら	39kcal
たんぱく質	0g
脂質	0g
糖質	12.8g
食物繊維	6.7g
食塩相当量	0.12g

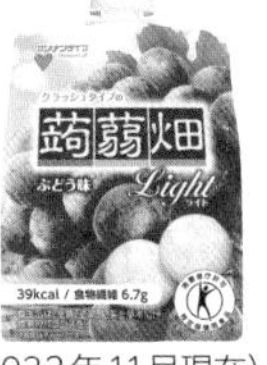

（2022年11月現在）

DHA入りリサーラソーセージ

内容量50g×3本

マルハニチロ（株）

魚肉（輸入）・結着材料（でん粉（コーンスターチ）・植物性たん白（小麦・大豆）・ゼラチン）・DHA含有精製魚油・たまねぎ・食塩・砂糖・香辛料／調味料（アミノ酸等）・くん液・着色料（クチナシ・カロチノイド）・酸化防止剤（V.E）・（一部に小麦・大豆・ゼラチンを含む）

1本食べたら	88kcal
たんぱく質	5.2g
脂質	4.8g
炭水化物	5.9g
食塩相当量	0.9g

（2022年8月現在）

ピュアセレクト® サラリア®

内容量210g

味の素（株）

食用植物油脂（菜種油（国内製造）・コーン油）・植物ステロールエステル（大豆を含む）・卵・水あめ・醸造酢・食塩・香辛料・濃縮レモン果汁／調味料（アミノ酸）

15g食べたら	110kcal
たんぱく質	0.2g
脂質	11.0g
炭水化物	0.5g
食塩相当量	0.3g

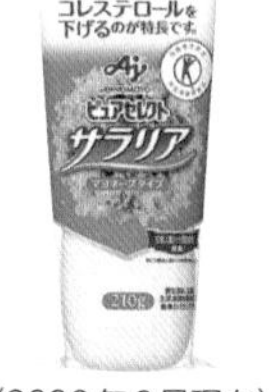

（2022年8月現在）

三ツ矢サイダー W

内容量485mL

アサヒ飲料（株）

食物繊維（難消化性デキストリン）（アメリカ製造又は韓国製造）／炭酸・香料・酸味料・甘味料（アセスルファムK・ステビア）

1本飲んだら	0kcal
たんぱく質	0g
脂質	0g
炭水化物	5.5g
食塩相当量	0.1～0.3g

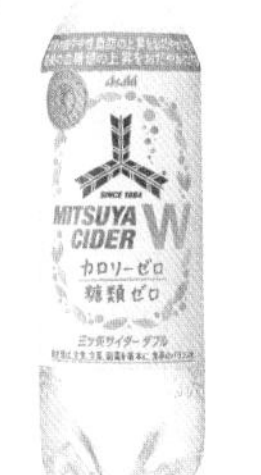
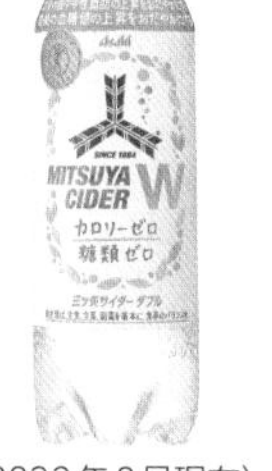

（2022年8月現在）

キシリトールガム〈ライムミント〉ファミリーボトル

内容量143g

（株）ロッテ

マルチトール（外国製造）／甘味料（キシリトール・アスパルテーム・L-フェニルアラニン化合物）・ガムベース・香料・増粘剤（アラビアガム）・光沢剤・リン酸一水素カルシウム・フクロノリ抽出物・着色料（紅花黄・クチナシ）ヘスペリジン・（一部にゼラチンを含む）

7粒食べたら	19.5kcal
たんぱく質	0g
脂質	0g
炭水化物	7.8g
食塩相当量	0g

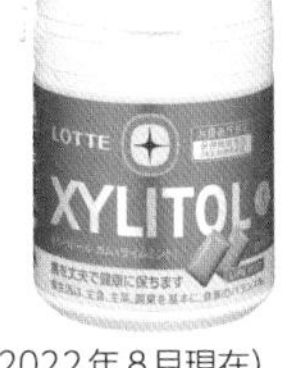

（2022年8月現在）

ファイブミニ

内容量100mL

大塚製薬（株）

糖類（砂糖・ぶどう糖果糖液糖・オリゴ糖）・ポリデキストロース（アメリカ製造）／ビタミンC・炭酸・酸味料・香料・トマト色素・調味料（アミノ酸）

1本飲んだら	50kcal
たんぱく質	0g
脂質	0g
糖質	12.5g
食物繊維	6.0g
ビタミンC	300mg
食塩相当量	0g

（2022年8月現在）

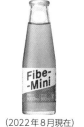

ヘルシアウォーター（グレープフルーツ味）

内容量500mL

花王（株）

マルトデキストリン（国内製造）・茶抽出物（茶カテキン）・はちみつ・食塩／環状オリゴ糖・香料・クエン酸・クエン酸Na・ビタミンC・塩化K・甘味料（アセスルファムK・スクラロース）・紅花色素・ホップ抽出物

1本飲んだら	53kcal
たんぱく質	0g
脂質	0g
炭水化物	13.3g
カリウム	73mg
食塩相当量	0.7g

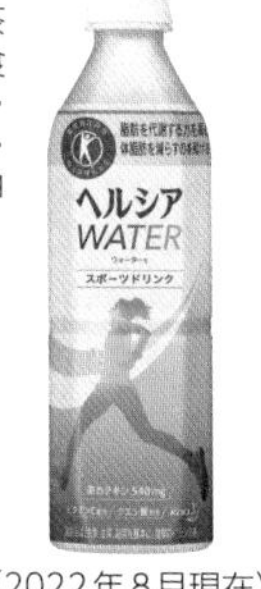

（2022年8月現在）

伊右衛門 特茶

内容量500mL

サントリー食品インターナショナル（株）

緑茶（国産）／酵素処理イソクエルシトリン・ビタミンC

1本飲んだら	0kcal
たんぱく質	0g
脂質	0g
炭水化物	0g
食塩相当量	0.1g

（2022年10月現在）

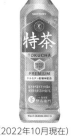

ヘルシーリセッタ

内容量600g

日清オイリオグループ（株）

食用精製加工油脂（国内製造）／乳化剤・酸化防止剤（ビタミンE）

14g食べたら	126kcal
たんぱく質	0g
脂質	14.0g
炭水化物	0g
食塩相当量	0g
中鎖脂肪酸	1.6g

（2022年8月現在）

ビヒダス プレーンヨーグルト

内容量400g

森永乳業（株）

生乳（国産）・乳製品

100g食べたら	65kcal
たんぱく質	3.7g
脂質	3.1g
炭水化物	5.5g
カルシウム	120mg
食塩相当量	0.1g

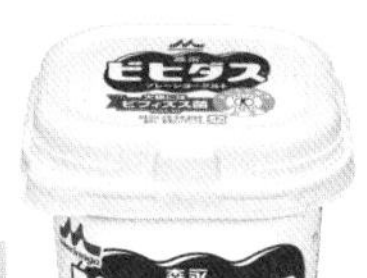
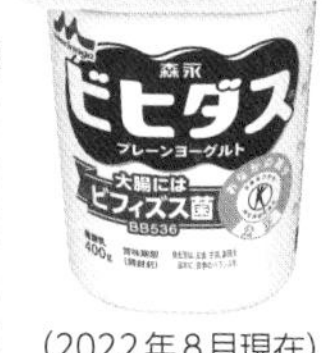

（2022年8月現在）

メッツ コーラ

内容量480mL

キリンビバレッジ（株）

難消化性デキストリン（食物繊維）（韓国製造又はアメリカ製造）／炭酸・カラメル色素・香料・酸味料・甘味料（アスパルテーム・L-フェニルアラニン化合物・アセスルファムK・スクラロース）・グルコン酸Ca・カフェイン

1本飲んだら	0kcal
たんぱく質	0g
脂質	0g
糖質	1.3g
食物繊維	5.4g
食塩相当量	0g

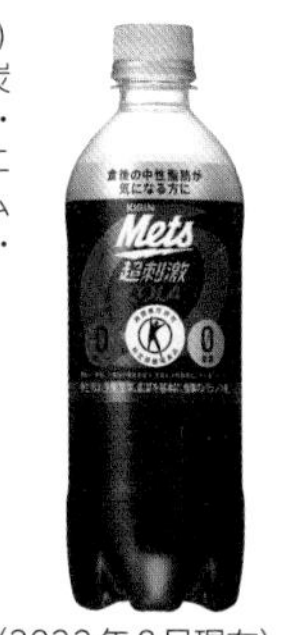

（2022年8月現在）

ナタデココ ヨーグルト味

内容量280g

（株）伊藤園

果糖ぶどう糖液糖（国内製造）・はっ酵乳・ナタデココ・水溶性食物繊維／安定剤（ペクチン）・香料・酸味料・ビタミンC

1本飲んだら	134kcal
たんぱく質	0g
脂質	0g
炭水化物	38.4g
食塩相当量	0.1g

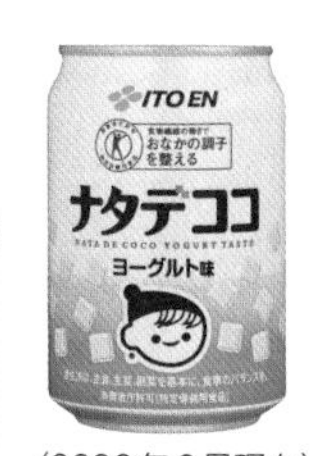

（2022年8月現在）

日本食品標準成分表2020年（八訂）

アミノ酸成分表編

「第3表 アミノ酸組織によるたんぱく質1g当たりのアミノ酸成分表」より抜粋

■アミノ酸成分表とは

たんぱく質はアミノ酸が結合した化合物であり、たんぱく質の栄養価は主に構成アミノ酸の種類と量（組成）によって決まる。そのため、摂取に当たっては、アミノ酸総摂取量のほか、アミノ酸組成のバランスをとることが重要となる。

アミノ酸成分表は、食品のたんぱく質の質的評価を行う際に活用できるよう、日常摂取する食品のたんぱく質含有量とともに、アミノ酸組成がとりまとめられている。

なお、「日本食品標準成分表2020年版（八訂）アミノ酸成分表編（以下「アミノ酸成分表2020」）」では、以下の4種類が収載されている。

第1表　可食部100g当たりのアミノ酸成分表
第2表　基準窒素1g当たりのアミノ酸成分表
第3表　アミノ酸組成によるたんぱく質1g当たりのアミノ酸成分表（**本書掲載**）
第4表　（基準窒素による）たんぱく質1g当たりのアミノ酸成分表
※第3表・第4表は、Webでのみ収載。

■本書のアミノ酸成分表の使い方（➔p.19）

本書のアミノ酸成分表は、アミノ酸評点パターン（人体にとって理想的な必須アミノ酸組成）と比較できるよう、第3表「アミノ酸組成によるたんぱく質1g当たりのアミノ酸成分表」から必須アミノ酸を抜粋したものである。なお、ここで使用するアミノ酸評点パターンは、成長のために必要量の多い1～2歳の数値である。本表では、制限アミノ酸の数値（アミノ酸評点パターンに満たない数値）は、赤色で示し、かつ第一制限アミノ酸は**太字**とした。

また、アミノ酸価（制限アミノ酸のうち、もっとも比率の小さいアミノ酸の数値）も併記している。例えば「01137　とうもろこし　コーンフレーク」のアミノ酸価を求めてみる。制限アミノ酸は、リシンとトリプトファンの2つである。それぞれアミノ酸評点パターンと比較すると、リシンは10/52×100≒19、トリプトファンは6.0/7.4×100≒81となるので、コーンフレークのアミノ酸価は、数値のもっとも低いリシンの19になり、**19**Lysと表記した。

参考として、15～17歳と18歳以上のアミノ酸評点パターンを使用した場合のアミノ酸価も併記している。

なお、本書では、第3表に掲載されている食品の中から448食品を抜粋した。

食品番号	食品名	イソロイシン Ile	ロイシン Leu	リシン Lys	含硫アミノ酸 AAS	芳香族アミノ酸 AAA	トレオニン Thr	トリプトファン Trp	バリン Val	ヒスチジン His	アミノ酸価（1～2歳）	アミノ酸価（15～17歳）	アミノ酸価（18歳以上）
アミノ酸評点パターン（1～2歳）		**31**	**63**	**52**	**25**	**46**	**27**	**7.4**	**41**	**18**			
アミノ酸評点パターン（15～17歳）		30	60	47	23	40	24	6.4	40	16			
アミノ酸評点パターン（18歳以上）		30	59	45	22	38	23	6.0	39	15			
1　穀類													
01002	■**あわ**　精白粒	47	150	**22**	59	97	46	21	58	26	**42**Lys	47Lys	49Lys
01004	■**えんばく**　オートミール	48	88	**51**	63	100	41	17	66	29	**98**Lys	100	100
01006	■**おおむぎ**　押麦　乾	43	85	**40**	51	100	44	16	60	27	**77**Lys	85Lys	89Lys
01167	■**キヌア**　玄穀	50	84	74	49	91	52	17	61	39	**100**	100	100
01011	■**きび**　精白粒	47	140	**17**	56	110	38	15	57	26	**33**Lys	36Lys	38Lys
	■**こむぎ**												
01015	**[小麦粉]**　薄力粉　1等	41	79	**24**	50	92	34	14	49	26	**46**Lys	51Lys	53Lys
01016	2等	41	78	**26**	48	92	34	13	49	26	**50**Lys	55Lys	58Lys
01018	中力粉　1等	41	79	**24**	48	92	33	13	49	26	**46**Lys	51Lys	53Lys
01019	2等	40	78	**24**	47	91	34	13	49	26	**46**Lys	51Lys	53Lys
01020	強力粉　1等	40	78	**22**	46	92	32	13	47	26	**42**Lys	47Lys	49Lys
01021	2等	40	78	**22**	44	92	33	13	47	26	**42**Lys	47Lys	49Lys
01146	プレミックス粉　お好み焼き用	40	75	**26**	39	88	33	12	47	26	**50**Lys	55Lys	58Lys
01025	天ぷら用	43	81	**26**	48	92	34	13	51	27	**50**Lys	55Lys	58Lys
01026	**[パン類]**　角形食パン　食パン	42	81	**23**	42	96	33	12	48	27	**44**Lys	49Lys	51Lys
01028	コッペパン	43	80	**23**	41	94	35	12	50	27	**44**Lys	49Lys	51Lys
01031	フランスパン	41	79	**21**	43	95	34	13	48	26	**40**Lys	45Lys	47Lys
01032	ライ麦パン	42	77	**33**	43	92	43	12	56	28	**63**Lys	70Lys	73Lys

食品番号	食品名	イソロイシン Ile
アミノ酸評点パターン（1～2歳）		**31**
アミノ酸評点パターン（15～17歳）		30
アミノ酸評点パターン（18歳以上）		30
01034	ロールパン	43
01148	ベーグル	42
	[うどん・そうめん類]	
01038	うどん　生	42
01041	干しうどん　乾	40
01043	そうめん・ひやむぎ　乾	41
01047	**[中華めん類]**　中華めん　生	41
01049	蒸し中華めん　蒸し中華めん	43
01056	**[即席めん類]**　即席中華めん　油揚げ味付け	37
	[マカロニ・スパゲッティ類]	
01063	マカロニ・スパゲッティ　乾	43
01149	生パスタ　生	42
01066	**[ふ類]**　焼きふ　釜焼きふ	44
01070	**[その他]**　小麦はいが	43
01150	冷めん　生	41
	■**こめ**	
01080	**[水稲穀粒]**　玄米	46
01083	精白米　うるち米	47
01151	もち米	48
01152	インディカ米	47
01153	発芽玄米	46
01085	**[水稲めし]**　玄米	46
01168	精白米　インディカ米	48
01088	うるち米	46
01154	もち米	48
01155	発芽玄米	46
01110	**[うるち米製品]**　アルファ化米　一般用	48
01111	おにぎり	47
01114	上新粉	48
01158	米粉	47
01159	米粉パン　小麦グルテン不使用	49
01160	米粉めん	47
01115	ビーフン	48
01117	**[もち米製品]**　もち	47
01120	白玉粉	49
01122	■**そば**　そば粉　全層粉	44
01127	そば　生	42
01129	干しそば　乾	42
01137	■**とうもろこし**　コーンフレーク	44
01138	■**はとむぎ**　精白粒	44
01139	■**ひえ**　精白粒	55
01142	■**ライむぎ**　全粒粉	41
01143	ライ麦粉	41
2　いも・でん粉類		
02068	■**アメリカほどいも**　塊根　生	55
02006	■**さつまいも**　塊根　皮なし　生	50
02048	■**むらさきいも**　塊根　皮なし　生	50
02010	■**さといも**　球茎　生	39
02050	■**セレベス**　球茎　生	41
02052	■**たけのこいも**　球茎　生	39
02013	■**みずいも**　球茎　生	41
02015	■**やつがしら**　球茎　生	43
02017	■**じゃがいも**　塊茎　皮なし　生	42
02021	乾燥マッシュポテト	46
02022	■**ながいも**　いちょういも　塊根　生	45
02023	ながいも　塊根　生	39
02025	やまといも　塊根　生	47
02026	■**じねんじょ**　塊根　生	49
02027	■**だいじょ**　塊根　生	48

含硫アミノ酸 AAS	芳香族アミノ酸 AAA	トレオニン Thr	トリプトファン Trp	バリン Val	ヒスチジン His	アミノ酸価（1～2歳）	アミノ酸価（15～17歳）	アミノ酸価（18歳以上）
25	**46**	**27**	**7.4**	**41**	**18**			
23	40	24	6.4	40	16			
22	38	23	6.0	39	15			
43	95	35	12	50	27	**48**Lys	53Lys	56Lys
41	94	33	12	49	27	**40**Lys	45Lys	47Lys
42	92	33	13	49	26	**44**Lys	49Lys	51Lys
42	92	34	12	48	25	**44**Lys	49Lys	51Lys
42	94	33	13	49	26	**42**Lys	47Lys	49Lys
40	98	33	12	50	25	**46**Lys	51Lys	53Lys
49	91	33	14	48	28	**44**Lys	49Lys	51Lys
36	79	30	10	44	24	**37**Lys	40Lys	42Lys
44	91	34	13	52	30	**40**Lys	45Lys	47Lys
40	95	35	12	50	27	**52**Lys	57Lys	60Lys
51	95	32	12	47	26	**37**Lys	40Lys	42Lys
40	83	54	13	65	32	**100**	100	100
41	95	34	13	49	26	**50**Lys	55Lys	58Lys
54	110	45	17	70	32	**87**Lys	96Lys	100
55	110	44	16	69	31	**81**Lys	89Lys	93Lys
55	120	43	16	70	30	**79**Lys	87Lys	91Lys
62	120	45	17	69	29	**81**Lys	89Lys	93Lys
58	110	45	17	69	32	**87**Lys	96Lys	100
52	110	45	17	70	32	**90**Lys	100	100
64	120	45	18	70	29	**81**Lys	89Lys	93Lys
56	110	45	17	66	30	**79**Lys	87Lys	91Lys
55	120	44	17	71	30	**75**Lys	83Lys	87Lys
54	120	46	17	69	33	**87**Lys	96Lys	100
58	120	44	16	71	30	**77**Lys	85Lys	89Lys
51	120	44	17	70	31	**81**Lys	89Lys	93Lys
57	110	43	16	72	30	**77**Lys	85Lys	89Lys
55	120	43	17	70	30	**77**Lys	85Lys	89Lys
52	120	46	17	71	30	**81**Lys	89Lys	93Lys
56	120	44	17	69	30	**77**Lys	85Lys	89Lys
63	120	46	18	70	29	**85**Lys	94Lys	98Lys
58	120	43	16	69	29	**75**Lys	83Lys	87Lys
56	120	43	16	71	30	**75**Lys	83Lys	87Lys
53	84	48	19	61	31	**100**	100	100
43	89	38	15	51	27	**73**Lys	81Lys	84Lys
44	92	37	15	52	27	**65**Lys	72Lys	76Lys
44	110	38	6.0	55	33	**19**Lys	21Lys	22Lys
47	99	32	5.6	60	24	**35**Lys	38Lys	40Lys
46	120	41	14	66	26	**31**Lys	34Lys	36Lys
50	88	45	14	59	30	**88**Lys	98Lys	100
48	83	42	13	57	30	**85**Lys	94Lys	98Lys
31	110	67	25	76	43	**100**	100	100
37	110	76	17	71	24	**100**	100	100
43	110	69	17	72	23	**100**	100	100
52	130	54	26	63	24	**100**	100	100
45	120	52	24	63	27	**100**	100	100
43	110	51	21	61	25	**100**	100	100
48	100	52	21	61	31	**100**	100	100
43	110	56	22	67	27	**100**	100	100
36	82	48	14	66	22	**100**	100	100
36	98	52	16	66	26	**100**	100	100
32	100	40	20	58	27	**100**	100	100
26	79	44	19	51	25	**90**Lys	95Leu	97Leu
33	110	41	22	58	29	**100**	100	100
34	110	46	23	59	30	**100**	100	100
31	110	49	20	57	31	**100**	100	100

各アミノ酸は、たんぱく質1g当たりの値（mg）

食品番号	食品名	イソロイシン Ile	ロイシン Leu	リシン Lys	含硫アミノ酸 AAS	芳香族アミノ酸 AAA	トレオニン Thr	トリプトファン Trp	バリン Val	ヒスチジン His	アミノ酸価（1～2歳）	アミノ酸価（15～17歳）	アミノ酸価（18歳以上）
	アミノ酸評点パターン（1～2歳）	**31**	**63**	**52**	**25**	**46**	**27**	**7.4**	**41**	**18**			
	アミノ酸評点パターン（15～17歳）	30	60	47	23	40	24	6.4	40	16			
	アミノ酸評点パターン（18歳以上）	30	59	45	22	38	23	6.0	39	15			
4	**豆類**												
04001	**あずき** 全粒 乾	51	93	90	33	100	47	13	63	39	**100**	100	100
04004	あん こし生あん	53	100	88	29	110	44	12	63	38	**100**	100	100
04005	さらしあん（乾燥あん）	62	100	84	35	110	48	13	69	39	**100**	100	100
04006	つぶし練りあん	51	97	87	30	100	47	12	62	40	**100**	100	100
04007	**いんげんまめ** 全粒 乾	58	98	82	32	110	53	14	67	38	**100**	100	100
04009	うずら豆	57	100	81	23	100	57	13	67	39	**92**AAS	100	100
04012	**えんどう** 全粒 青えんどう 乾	49	85	89	31	94	50	11	58	31	**100**	100	100
04017	**ささげ** 全粒 乾	54	93	82	38	110	48	14	63	40	**100**	100	100
04019	**そらまめ** 全粒 乾	50	90	80	24	89	48	11	57	33	**96**AAS	100	100
	だいず												
	[全粒・全粒製品]												
04023	全粒 黄大豆 国産 乾	53	87	72	34	100	50	15	55	31	**100**	100	100
04025	米国産 乾	53	88	74	35	99	50	16	55	33	**100**	100	100
04026	中国産 乾	52	88	74	34	97	49	15	56	33	**100**	100	100
04077	黒大豆 国産 乾	38	88	75	34	100	50	16	55	32	**100**	100	100
04078	いり大豆 黄大豆	54	90	66	34	99	50	16	57	33	**100**	100	100
04028	水煮缶詰 黄大豆	54	92	70	33	100	50	15	57	31	**100**	100	100
04029	きな粉 黄大豆 全粒大豆	55	91	59	33	100	50	15	58	34	**100**	100	100
04030	脱皮大豆	56	92	57	32	100	51	16	59	34	**100**	100	100
04031	ぶどう豆	55	92	70	31	100	51	15	58	32	**100**	100	100
04032	**[豆腐・油揚げ類]** 木綿豆腐	52	89	72	30	110	48	16	53	30	**100**	100	100
04033	絹ごし豆腐	53	88	72	32	110	48	15	55	31	**100**	100	100
04039	生揚げ	53	89	71	30	110	48	16	56	30	**100**	100	100
04040	油揚げ 生	54	91	69	27	110	47	15	57	30	**100**	100	100
04041	がんもどき	54	90	69	27	110	47	15	56	30	**100**	100	100
04042	凍り豆腐 乾	54	91	71	27	110	48	15	57	29	**100**	100	100
04046	**[納豆類]** 糸引き納豆	54	89	78	40	110	46	17	59	34	**100**	100	100
04047	挽きわり納豆	53	90	75	35	110	47	16	59	33	**100**	100	100
04051	**[その他]** おから 生	52	91	75	37	99	54	15	60	34	**100**	100	100
04052	豆乳 豆乳	51	86	72	33	100	48	16	53	31	**100**	100	100
04053	調製豆乳	52	86	72	31	100	47	15	55	30	**100**	100	100
04054	豆乳飲料・麦芽コーヒー	53	87	70	31	100	46	15	56	31	**100**	100	100
04059	湯葉 生	55	90	71	30	110	49	14	57	30	**100**	100	100
04060	干し 乾	54	89	71	31	110	49	14	56	30	**100**	100	100
04071	**りょくとう** 全粒 乾	51	95	84	25	110	42	12	64	35	**100**	100	100
5	**種実類**												
05001	**アーモンド** 乾	46	78	35	27	89	35	11	53	30	**67**Lys	74Lys	78Lys
05041	**あまに** いり	54	72	33	36	89	49	20	65	29	**63**Lys	70Lys	73Lys
05005	**カシューナッツ** フライ 味付け	50	86	55	48	91	43	19	68	28	**100**	100	100
05008	**ぎんなん** 生	46	80	45	45	75	61	19	64	23	**87**Lys	96Lys	100
05010	**日本ぐり** 生	41	68	61	33	74	45	15	54	28	**100**	100	100
05014	**くるみ** いり	48	84	32	41	91	41	15	58	29	**62**Lys	68Lys	71Lys
05017	**ごま** 乾	44	79	32	61	93	46	19	57	32	**62**Lys	68Lys	71Lys
05046	**チアシード** 乾	44	79	56	62	100	46	16	57	34	**100**	100	100
05026	**ピスタチオ** いり 味付け	52	85	60	39	91	40	17	71	29	**100**	100	100
05038	**ひまわり** 乾	54	76	41	51	88	45	17	64	32	**79**Lys	87Lys	91Lys
05039	**ヘーゼルナッツ** いり	45	83	31	40	86	38	17	58	30	**60**Lys	66Lys	69Lys
05031	**マカダミアナッツ** いり 味付け	38	70	45	55	93	38	13	49	28	**87**Lys	96Lys	100
05033	**まつ** いり	44	80	41	56	86	36	11	56	28	**79**Lys	87Lys	91Lys
05034	**らっかせい** 大粒種 乾	40	76	42	28	110	35	11	51	29	**81**Lys	89Lys	93Lys
05037	ピーナッツバター	41	78	38	27	100	35	11	52	30	**73**Lys	81Lys	84Lys
6	**野菜類**												
06007	**アスパラガス** 若茎 生	41	70	69	33	74	48	14	59	24	**100**	100	100
06010	**いんげんまめ** さやいんげん 若ざや 生	44	70	63	30	86	60	15	63	32	**100**	100	100
06015	**えだまめ** 生	52	87	73	33	99	48	15	55	33	**100**	100	100
06020	**えんどう類** さやえんどう 若ざや 生	47	66	72	25	73	59	14	68	24	**100**	100	100

アミノ酸成分表

食品番号	食品名	イソロイシン Ile	ロイシン Leu	リシン Lys	含硫アミノ酸 AAS	芳香族アミノ酸 AAA	トレオニン Thr	トリプトファン Trp	バリン Val	ヒスチジン His	アミノ酸価（1～2歳）	アミノ酸価（15～17歳）	アミノ酸価（18歳以上）
アミノ酸評点パターン（1～2歳）		31	63	52	25	46	27	7.4	41	18			
アミノ酸評点パターン（15～17歳）		30	60	47	23	40	24	6.4	40	16			
アミノ酸評点パターン（18歳以上）		30	59	45	22	38	23	6.0	39	15			
06023	グリンピース　生	51	91	89	25	99	54	11	59	29	100	100	100
06032	オクラ　果実　生	41	67	60	32	79	47	17	54	27	100	100	100
06036	かぶ　根　皮つき　生	48	80	87	36	90	62	17	71	32	100	100	100
06046	日本かぼちゃ　果実　生	48	75	72	37	93	42	18	63	28	100	100	100
06048	西洋かぼちゃ　果実　生	46	81	78	41	100	47	18	58	31	100	100	100
06052	からしな　葉　生	48	88	78	35	99	63	22	69	28	100	100	100
06054	カリフラワー　花序　生	53	85	88	40	95	60	17	76	28	100	100	100
06056	かんぴょう　乾	51	71	61	32	86	46	7.2	61	28	97Trp	100	100
06061	キャベツ　結球葉　生	35	55	56	29	62	47	12	52	32	87Leu	92Leu	93Leu
06065	きゅうり　果実　生	44	70	59	29	82	41	16	53	24	100	100	100
06084	ごぼう　根　生	38	46	58	20	58	38	12	43	27	73Leu	77Leu	78Leu
06086	こまつな　葉　生	51	88	72	24	110	58	25	73	29	96AAS	100	100
06093	ししとう　果実　生	46	72	79	41	95	53	17	63	28	100	100	100
06099	しゅんぎく　葉　生	53	93	69	30	110	59	21	70	26	100	100	100
06103	しょうが　根茎　皮なし　生	40	58	29	28	77	60	18	55	24	56Lys	62Lys	64Lys
06119	セロリ　葉柄　生	43	64	57	18	73	47	15	65	26	72AAS	78AAS	82AAS
06124	そらまめ　未熟豆　生	48	87	80	23	95	45	10	55	33	92AAS	100	100
06130	だいこん　葉　生	53	95	75	33	110	64	24	73	29	100	100	100
06132	根　皮つき　生	45	57	61	30	70	53	12	67	28	90Leu	95Leu	97Leu
06149	たけのこ　若茎　生	35	62	61	32	110	45	12	54	25	98Leu	100	100
06153	たまねぎ　りん茎　生	21	38	66	26	70	29	17	27	24	60Leu	63Leu	64Leu
06160	チンゲンサイ　葉　生	49	81	69	17	95	58	23	67	27	68AAS	74AAS	77AAS
	とうもろこし類												
06175	スイートコーン　未熟種子　生	41	120	57	52	95	51	11	61	30	100	100	100
06182	トマト類　赤色トマト　果実　生	31	49	51	30	65	37	10	35	24	78Leu	82Leu	83Leu
06370	ドライトマト	26	42	32	26	59	34	8.2	30	19	62Lys	68Lys	71Lys
06191	なす　果実　生	46	72	76	31	88	50	16	62	33	100	100	100
06205	にがうり　果実　生	50	82	90	32	110	57	20	67	39	100	100	100
06207	にら　葉　生	50	86	74	34	100	62	25	65	24	100	100	100
06212	にんじん　根　皮つき　生	46	68	67	32	77	54	16	64	25	100	100	100
06223	にんにく　りん茎　生	29	55	61	33	73	37	17	48	22	87Leu	92Leu	93Leu
06226	根深ねぎ　葉　軟白　生	38	65	68	34	82	46	14	52	22	100	100	100
06227	葉ねぎ　葉　生	53	91	82	37	100	58	21	65	27	100	100	100
06233	はくさい　結球葉　生	43	71	71	32	78	53	14	61	27	100	100	100
06239	パセリ　葉　生	55	100	74	39	120	63	27	72	30	100	100	100
06240	はつかだいこん　根　生	41	57	62	24	73	50	15	71	27	90Leu	95Leu	97Leu
06245	ピーマン類　青ピーマン　果実　生	46	76	76	43	90	59	16	63	26	100	100	100
06263	ブロッコリー　花序　生	44	71	75	35	81	51	16	64	34	100	100	100
06267	ほうれんそう　葉　通年平均　生	50	86	67	39	110	56	25	66	31	100	100	100
06287	もやし類　だいずもやし　生	52	74	54	28	97	49	17	62	35	100	100	100
06289	ブラックマッペもやし　生	61	69	46	22	110	47	17	83	44	88AAS	96AAS	100
06291	りょくとうもやし　生	56	62	69	16	110	39	15	75	43	64AAS	70AAS	73AAS
06305	らっきょう　りん茎　生	33	53	83	28	79	34	18	42	29	84Leu	88Leu	90Leu
06312	レタス　土耕栽培　結球葉　生	51	79	68	28	87	62	16	62	24	100	100	100
06313	サラダな　葉　生	52	89	67	32	96	60	21	64	25	100	100	100
06317	れんこん　根茎　生	25	38	38	32	61	38	13	34	24	60Leu	63Leu	64Leu
06324	わらび　生わらび　生	45	81	63	30	110	53	17	63	26	100	100	100

7 果実類

食品番号	食品名	Ile	Leu	Lys	AAS	AAA	Thr	Trp	Val	His	アミノ酸価（1～2歳）	アミノ酸価（15～17歳）	アミノ酸価（18歳以上）
07006	アボカド　生	53	91	79	49	95	58	18	69	34	100	100	100
07012	いちご　生	38	65	51	42	58	44	13	50	23	98Lys	100	100
07015	いちじく　生	42	63	57	35	52	45	13	57	21	100	100	100
07019	うめ　生	33	49	48	19	51	35	10	43	26	76AAS	82Leu	83Leu
07049	かき　甘がき　生	61	92	82	56	87	71	24	69	30	100	100	100
07027	うんしゅうみかん　じょうのう　普通　生	35	60	65	36	56	40	9.7	47	24	95Leu	100	100
07030	ストレートジュース	22	37	40	28	47	29	7.0	31	15	59Leu	62Leu	63Leu
07040	オレンジ　ネーブル　砂じょう　生	32	53	60	31	51	36	9.2	44	22	84Leu	88Leu	90Leu
07062	グレープフルーツ　白肉種　砂じょう　生	22	37	46	27	38	31	7.8	31	20	59Leu	62Leu	63Leu
07093	なつみかん　砂じょう　生	31	53	57	27	49	35	8.6	42	21	84Leu	88Leu	90Leu
07142	ゆず　果皮　生	41	67	67	33	86	45	12	53	30	100	100	100

食品番号	食品名	イソロイシン Ile
アミノ酸評点パターン（1～2歳）		31
アミノ酸評点パターン（15～17歳）		30
アミノ酸評点パターン（18歳以上）		30
07156	レモン　果汁　生	20
07054	キウイフルーツ　緑肉種　生	62
07077	すいか　赤肉種　生	49
07080	にほんすもも　生	32
07088	日本なし　生	31
07097	パインアップル　生	44
07107	バナナ　生	49
07116	ぶどう　皮なし　生	29
07179	マンゴー　ドライマンゴー	53
07135	メロン　露地メロン　緑肉種　生	26
07136	もも　白肉種　生	25
07184	黄肉種　生	45
07148	りんご　皮なし　生	39

8 きのこ類

食品番号	食品名	Ile
08001	えのきたけ　生	51
08006	きくらげ類　きくらげ　乾	49
08039	しいたけ　生しいたけ　菌床栽培　生	53
08042	原木栽培　生	52
08013	乾しいたけ　乾	48
08016	ぶなしめじ　生	52
08020	なめこ　株採り　生	61
08025	ひらたけ類　エリンギ　生	56
08026	ひらたけ　生	53
08028	まいたけ　生	49
08031	マッシュルーム　生	58
08034	まつたけ　生	48

9 藻類

食品番号	食品名	Ile
09001	あおさ　素干し	48
09002	あおのり　素干し	46
09003	あまのり　ほしのり	52
09017	こんぶ類　まこんぶ　素干し　乾	38
09023	つくだ煮	47
09049	てんぐさ　粉寒天	100
09050	ひじき　ほしひじき　ステンレス釜　乾	60
09033	ひとえぐさ　つくだ煮	50
09037	おきなわもずく　塩蔵　塩抜き	54
09038	もずく　塩蔵　塩抜き	53
09044	わかめ　カットわかめ　乾	58
09045	湯通し塩蔵わかめ　塩抜き　生	57
09047	めかぶわかめ　生	46

10 魚介類

食品番号	食品名	Ile
10002	あこうだい　生	57
10003	あじ類　まあじ　皮つき　生	52
10393	まるあじ　生	52
10015	あなご　生	58
10018	あまだい　生	59
10021	あゆ　天然　生	49
10025	養殖　生	50
10032	あんこう　きも　生	57
10033	いかなご　生	56
10042	いわし類　うるめいわし　生	56
10044	かたくちいわし　生	54
10047	まいわし　生	56
10396	しらす　生	53
10055	しらす干し　微乾燥品	53
10056	半乾燥品	53
10397	缶詰　アンチョビ	63

含硫アミノ酸 AAS	芳香族アミノ酸 AAA	トレオニン Thr	トリプトファン Trp	バリン Val	ヒスチジン His	アミノ酸価（1～2歳）	アミノ酸価（15～17歳）	アミノ酸価（18歳以上）
25	**46**	**27**	**7.4**	**41**	**18**			
23	40	24	6.4	40	16			
22	38	23	6.0	39	15			
23	40	24	6.9	30	13	**51**Leu	53Leu	54Leu
65	75	61	18	68	30	**100**	100	100
41	71	35	19	49	34	**84**Leu	88Leu	90Leu
17	39	34	5.3	37	21	**67**Leu	70Leu	71Leu
30	32	38	6.4	53	14	**56**Lys	62Lys	64Lys
74	69	43	17	55	28	**94**Leu	98Leu	100
41	63	49	14	68	110	**100**	100	100
35	44	48	10	42	36	**76**Leu	80Leu	81Leu
42	94	55	14	69	37	**100**	100	100
29	44	37	12	44	23	**59**Leu	62Leu	63Leu
21	36	36	5.8	34	19	**63**Leu	67Leu	68Leu
26	51	37	8.7	39	23	**78**Leu	82Leu	83Leu
41	45	40	9.2	45	22	**94**Leu	98Leu	100
32	120	67	22	66	44	**100**	100	100
34	100	81	26	70	37	**100**	100	100
24	89	66	20	65	29	**96**AAS	100	100
32	89	67	19	65	28	**100**	100	100
36	81	64	19	59	28	**100**	100	100
26	90	65	12	64	32	**100**	100	100
33	57	78	11	75	35	**100**	100	100
32	98	69	22	70	28	**100**	100	100
26	100	65	19	68	32	**100**	100	100
28	100	73	22	73	35	**90**Leu	95Leu	97Leu
27	77	66	21	70	30	**100**	100	100
32	92	69	15	60	33	**100**	100	100
44	100	66	20	75	24	**100**	100	100
48	95	64	20	69	22	**100**	100	100
49	89	65	16	81	18	**100**	100	100
41	65	51	12	53	18	**90**Lys	100	100
29	66	44	6.4	58	22	**86**Lys	100	100
32	120	42	4.7	120	6.5	**36**His	41His	43His
47	100	67	21	74	22	**81**Lys	89Lys	93Lys
25	62	46	4.7	60	24	**64**Trp	73Trp	78Trp
57	110	64	22	69	22	**100**	100	100
53	110	65	23	70	23	**100**	100	100
46	98	64	23	75	26	**100**	100	100
49	110	62	23	73	25	**100**	100	100
48	87	60	17	69	25	**100**	100	100
50	90	57	12	60	27	**100**	100	100
47	88	57	13	59	47	**100**	100	100
50	88	57	14	60	56	**100**	100	100
50	87	54	13	61	36	**100**	100	100
53	89	56	13	63	26	**100**	100	100
49	87	55	13	57	36	**100**	100	100
49	89	56	14	59	33	**100**	100	100
50	110	63	17	72	32	**100**	100	100
53	90	60	14	64	32	**100**	100	100
47	91	56	14	65	61	**100**	100	100
49	89	57	13	63	60	**100**	100	100
46	90	58	13	64	61	**100**	100	100
47	93	59	14	64	34	**100**	100	100
46	94	60	15	63	31	**100**	100	100
48	95	60	14	63	32	**100**	100	100
51	100	60	19	70	40	**100**	100	100

各アミノ酸は、たんぱく質1g当たりの値（mg）

食品番号	食品名	イソロイシン Ile	ロイシン Leu	リシン Lys	含硫アミノ酸 AAS	芳香族アミノ酸 AAA	トレオニン Thr	トリプトファン Trp	バリン Val	ヒスチジン His	アミノ酸価（1～2歳）	アミノ酸価（15～17歳）	アミノ酸価（18歳以上）
	アミノ酸評点パターン（1～2歳）	**31**	**63**	**52**	**25**	**46**	**27**	**7.4**	**41**	**18**			
	アミノ酸評点パターン（15～17歳）	30	60	47	23	40	24	6.4	40	16			
	アミノ酸評点パターン（18歳以上）	30	59	45	22	38	23	6.0	39	15			
10067	**うなぎ** 養殖 生	44	77	90	43	76	51	9.4	50	42	**100**	100	100
10071	**うまづらはぎ** 生	60	97	110	51	89	54	14	68	29	**100**	100	100
10079	**かさご** 生	50	90	110	48	87	58	12	54	26	**100**	100	100
10083	**かじき類** くろかじき 生	59	90	100	50	83	53	14	65	98	**100**	100	100
10085	めかじき 生	54	93	110	48	88	58	14	60	69	**100**	100	100
10086	**かつお類** かつお 春獲り 生	51	88	100	47	85	56	15	59	120	**100**	100	100
10087	秋獲り 生	53	89	100	47	86	56	15	61	120	**100**	100	100
10091	加工品 かつお節	56	92	100	46	89	59	15	63	88	**100**	100	100
10092	削り節	55	93	100	47	92	60	16	64	75	**100**	100	100
10098	**かます** 生	58	97	110	57	92	55	13	64	34	**100**	100	100
10100	**かれい類** まがれい 生	54	95	110	49	88	58	13	60	29	**100**	100	100
10103	まこがれい 生	48	85	98	46	82	53	12	55	25	**100**	100	100
10107	**かわはぎ** 生	52	92	110	48	87	58	13	59	28	**100**	100	100
10424	**かんぱち** 背側 生	56	94	110	49	89	59	14	62	49	**100**	100	100
10109	**きす** 生	53	93	110	49	88	57	13	59	28	**100**	100	100
10110	**きちじ** 生	50	92	110	49	89	57	11	55	25	**100**	100	100
10115	**ぎんだら** 生	52	89	100	48	86	57	12	56	27	**100**	100	100
10116	**きんめだい** 生	51	90	110	49	90	55	13	59	37	**100**	100	100
10117	**ぐち** 生	60	96	110	53	92	55	13	66	27	**100**	100	100
10119	**こい** 養殖 生	50	88	100	46	87	55	12	57	40	**100**	100	100
10124	**このしろ** 生	59	97	110	54	90	54	14	66	45	**100**	100	100
	さけ・ます類												
10134	しろさけ 生	54	90	100	49	89	60	13	63	53	**100**	100	100
10141	すじこ	72	110	90	50	100	56	12	85	31	**100**	100	100
10144	たいせいようさけ 養殖 皮つき 生	52	89	100	47	88	59	13	61	31	**100**	100	100
10148	にじます 淡水養殖 皮つき 生	48	85	100	49	84	56	12	56	41	**100**	100	100
10154	**さば類** まさば 生	54	89	100	51	87	58	13	64	73	**100**	100	100
10404	ごまさば 生	52	90	100	46	88	57	15	60	78	**100**	100	100
10168	**よしきりざめ** 生	62	96	110	50	90	58	15	60	30	**100**	100	100
10171	**さわら** 生	56	91	110	49	87	57	13	62	40	**100**	100	100
10173	**さんま** 皮つき 生	53	89	99	47	87	56	14	60	73	**100**	100	100
10182	**ししゃも類** からふとししゃも 生干し 生	58	96	93	51	91	58	16	72	30	**100**	100	100
10192	**たい類** まだい 天然 生	58	95	110	49	89	58	13	64	31	**100**	100	100
10193	養殖 皮つき 生	54	92	110	47	89	57	13	61	32	**100**	100	100
10198	**たちうお** 生	56	92	110	53	89	59	12	62	30	**100**	100	100
10199	**たら類** すけとうだら 生	48	88	100	52	85	55	13	55	30	**100**	100	100
10202	たらこ 生	63	110	87	39	99	58	13	69	25	**100**	100	100
10205	まだら 生	50	90	110	51	88	56	12	56	31	**100**	100	100
10213	**どじょう** 生	55	92	100	46	86	55	12	62	27	**100**	100	100
10215	**とびうお** 生	59	95	110	52	88	54	14	64	59	**100**	100	100
10218	**にしん** 生	59	98	110	53	90	55	13	68	31	**100**	100	100
10225	**はぜ** 生	58	97	110	52	94	55	13	61	29	**100**	100	100
10228	**はたはた** 生	52	90	100	48	83	56	12	57	26	**100**	100	100
10231	**はも** 生	58	94	120	50	86	52	13	61	33	**100**	100	100
10235	**ひらめ** 養殖 皮つき 生	53	91	110	47	88	58	12	61	31	**100**	100	100
10238	**ふな** 生	58	96	110	49	92	54	12	63	34	**100**	100	100
10241	**ぶり** 成魚 生	56	90	110	49	87	56	14	63	91	**100**	100	100
10243	はまち 養殖 皮つき 生	52	86	99	44	83	56	13	58	75	**100**	100	100
10246	**ほっけ** 生	57	96	120	47	90	58	12	63	34	**100**	100	100
10249	**ぼら** 生	59	95	110	51	85	55	14	65	39	**100**	100	100
	まぐろ類												
10252	きはだ 生	54	89	100	46	84	57	13	60	100	**100**	100	100
10253	くろまぐろ 天然 赤身 生	54	90	100	46	84	55	13	61	110	**100**	100	100
10254	脂身 生	54	88	110	47	86	55	14	63	100	**100**	100	100
10450	養殖 赤身 生	49	89	110	46	85	56	14	62	110	**100**	100	100
10255	びんなが 生	55	92	110	48	89	59	15	65	75	**100**	100	100
10256	みなみまぐろ 赤身 生	57	93	110	48	90	58	15	66	70	**100**	100	100
10257	脂身 生	56	91	110	47	89	58	14	67	72	**100**	100	100
10425	めばち 赤身 生	54	92	110	47	88	58	15	62	78	**100**	100	100
10426	脂身 生	52	89	100	46	87	58	14	62	76	**100**	100	100

食品番号	食品名	イソロイシン Ile	ロイシン Leu	リシン Lys	含硫アミノ酸 AAS	芳香族アミノ酸 AAA	トレオニン Thr	トリプトファン Trp	バリン Val	ヒスチジン His	アミノ酸価（1～2歳）	アミノ酸価（15～17歳）	アミノ酸価（18歳以上）
アミノ酸評点パターン（1～2歳）		**31**	**63**	**52**	**25**	**46**	**27**	**7.4**	**41**	**18**			
アミノ酸評点パターン（15～17歳）		30	60	47	23	40	24	6.4	40	16			
アミノ酸評点パターン（18歳以上）		30	59	45	22	38	23	6.0	39	15			
10268	**むつ** 生	53	94	110	49	90	59	13	58	35	**100**	100	100
10271	**めばる** 生	58	96	120	53	91	55	13	62	27	**100**	100	100
10272	**メルルーサ** 生	58	96	110	53	90	54	13	64	25	**100**	100	100
10276	**わかさぎ** 生	54	93	100	54	89	53	12	64	30	**100**	100	100
10279	**貝類** あかがい 生	50	84	83	49	82	57	12	53	26	**100**	100	100
10281	あさり 生	48	81	84	45	86	58	12	54	25	**100**	100	100
10427	あわび くろあわび 生	39	72	60	36	68	52	10	44	16	**89**His	100	100
10292	かき 養殖 生	49	78	85	46	88	59	13	55	28	**100**	100	100
10295	さざえ 生	45	82	69	46	72	50	10	49	18	**100**	100	100
10297	しじみ 生	51	80	91	47	97	76	17	64	30	**100**	100	100
10300	つぶ 生	45	91	76	49	77	53	11	55	25	**100**	100	100
10303	とりがい 斧足 生	55	89	92	52	82	55	12	57	23	**100**	100	100
10305	ばかがい 生	53	84	87	46	82	53	12	51	21	**100**	100	100
10306	はまぐり 生	52	84	89	50	84	53	14	56	29	**100**	100	100
10311	ほたてがい 生	46	79	81	47	75	55	10	49	26	**100**	100	100
10313	貝柱 生	47	87	91	52	77	51	11	46	23	**100**	100	100
10320	**えび類** いせえび 生	49	84	94	43	87	45	11	51	25	**100**	100	100
10321	くるまえび 養殖 生	43	78	88	41	80	43	10	46	22	**100**	100	100
10328	しばえび 生	53	91	93	51	88	46	13	53	23	**100**	100	100
10415	バナメイえび 養殖 生	48	86	96	45	88	46	12	50	24	**100**	100	100
10333	**かに類** 毛がに 生	49	82	85	44	86	53	11	52	26	**100**	100	100
10335	ずわいがに 生	52	83	89	41	90	53	13	55	28	**100**	100	100
10344	**いか類** こういか 生	52	95	97	46	84	55	11	48	25	**100**	100	100
10417	するめいか 胴 皮つき 生	53	90	91	47	83	54	12	51	33	**100**	100	100
10348	ほたるいか 生	61	91	90	69	100	56	15	64	30	**100**	100	100
10352	やりいか 生	49	86	91	46	81	54	11	48	24	**100**	100	100
10361	**たこ類** まだこ 生	53	88	85	39	81	59	11	52	27	**100**	100	100
10365	**その他** うに 生うに	53	79	81	53	95	58	17	65	26	**100**	100	100
10368	おきあみ 生	61	92	99	48	94	57	14	66	29	**100**	100	100
10371	しゃこ ゆで	57	93	100	45	92	52	14	62	31	**100**	100	100
10372	なまこ 生	41	55	41	31	65	64	9.6	50	14	**78**His	87Lys	91Lys
10379	**水産練り製品** 蒸しかまぼこ	58	94	110	49	82	53	12	61	24	**100**	100	100
10388	魚肉ソーセージ	55	90	93	46	80	48	12	59	25	**100**	100	100
11	**肉類**												
11003	**うさぎ** 肉 赤肉 生	58	94	110	46	90	58	13	62	55	**100**	100	100
	うし												
11011	**[和牛肉]** リブロース 脂身つき 生	51	91	98	41	86	53	12	59	40	**100**	100	100
11016	サーロイン 皮下脂肪なし 生	56	98	110	47	88	60	13	59	47	**100**	100	100
11020	もも 皮下脂肪なし 生	55	96	110	45	91	57	15	59	48	**100**	100	100
11037	**[乳用肥育牛肉]** リブロース 脂身つき 生	50	90	98	41	85	53	13	58	40	**100**	100	100
11041	赤肉 生	54	95	110	44	89	57	14	58	47	**100**	100	100
11042	脂身 生	32	66	63	25	62	38	5.7	49	35	**77**Trp	89Trp	95Trp
11044	サーロイン 皮下脂肪なし 生	52	91	100	46	86	55	13	57	46	**100**	100	100
11046	ばら 脂身つき 生	48	87	95	43	83	52	12	55	42	**100**	100	100
11048	もも 皮下脂肪なし 生	54	96	110	44	91	57	15	59	48	**100**	100	100
11059	ヒレ 赤肉 生	55	98	110	45	92	59	15	60	43	**100**	100	100
11254	**[交雑牛肉]** リブロース 脂身つき 生	51	91	98	42	86	54	13	59	42	**100**	100	100
11260	ばら 脂身つき 生	51	91	100	41	86	54	13	58	42	**100**	100	100
11261	もも 脂身つき 生	51	92	100	42	87	55	14	57	43	**100**	100	100
11267	ヒレ 赤肉 生	55	98	110	45	91	58	15	59	42	**100**	100	100
11067	**[輸入牛肉]** リブロース 脂身つき 生	53	93	100	43	88	55	14	57	45	**100**	100	100
11076	もも 皮下脂肪なし 生	53	94	100	43	89	56	14	59	46	**100**	100	100
11089	**[ひき肉]** 生	50	91	100	41	85	54	13	55	42	**100**	100	100
11090	**[副生物]** 舌 生	51	95	100	42	88	55	13	58	34	**100**	100	100
11091	心臓 生	55	100	94	46	92	54	16	64	32	**100**	100	100
11092	肝臓 生	53	110	92	47	100	55	17	71	35	**100**	100	100
11093	じん臓 生	53	110	84	49	99	55	19	72	32	**100**	100	100
11274	横隔膜 生	51	98	100	42	91	55	14	57	39	**100**	100	100
11109	**うま** 肉 赤肉 生	58	96	110	44	89	57	14	60	59	**100**	100	100

食品番号	食品名	イソロイシン Ile
アミノ酸評点パターン（1～2歳）		**31**
アミノ酸評点パターン（15～17歳）		30
アミノ酸評点パターン（18歳以上）		30
11110	**くじら** 肉 赤肉 生	56
11275	**しか** にほんじか 赤肉 生	52
	ぶた	
11123	**[大型種肉]** ロース 脂身つき 生	53
11127	赤肉 生	54
11128	脂身 生	32
11129	ばら 脂身つき 生	49
11131	もも 皮下脂肪なし 生	54
11140	ヒレ 赤肉 生	56
11150	**[中型種肉]** ロース 皮下脂肪なし 生	57
11163	**[ひき肉]** 生	49
11164	**[副生物]** 舌 生	55
11165	心臓 生	55
11166	肝臓 生	54
11167	じん臓 生	53
11198	**[その他]** ゼラチン	14
	めんよう	
11199	**[マトン]** ロース 脂身つき 生	52
11245	皮下脂肪なし 生	50
11202	**[ラム]** ロース 脂身つき 生	50
11246	皮下脂肪なし 生	47
11203	もも 脂身つき 生	53
11204	**やぎ** 肉 赤肉 生	56
11247	**かも** あひる 肉 皮なし 生	56
11284	皮 生	33
11210	**しちめんちょう** 肉 皮なし 生	59
	にわとり	
11285	**[若どり・主品目]** 手羽さき 皮つき 生	44
11286	手羽もと 皮つき 生	50
11219	むね 皮つき 生	54
11220	皮なし 生	56
11221	もも 皮つき 生	51
11224	皮なし 生	55
11230	**[二次品目]** ひき肉 生	52
11231	**[副品目]** 心臓 生	56
11232	肝臓 生	55
11233	すなぎも 生	51
11234	皮 むね 生	40
11235	もも 生	32
11293	**[その他]** つくね	53
11240	**ほろほろちょう** 肉 皮なし 生	59
12	**卵類**	
12002	**うずら卵** 全卵 生	60
12004	**鶏卵** 全卵 生	58
12010	卵黄 生	60
12014	卵白 生	59
13	**乳類**	
13001	**液状乳類** 生乳 ジャージー種	57
13002	ホルスタイン種	62
13003	普通牛乳	58
13005	加工乳 低脂肪	56
13007	乳飲料 コーヒー	57
13010	**粉乳類** 脱脂粉乳	59
13011	乳児用調製粉乳	68
13013	**練乳類** 加糖練乳	58
13014	**クリーム類** クリーム 乳脂肪	56
13016	植物性脂肪	48
13020	コーヒーホワイトナー 液状 乳脂肪	56

含硫アミノ酸 AAS	芳香族アミノ酸 AAA	トレオニン Thr	トリプトファン Trp	バリン Val	ヒスチジン His	アミノ酸価（1～2歳）	アミノ酸価（15～17歳）	アミノ酸価（18歳以上）
25	**46**	**27**	**7.4**	**41**	**18**			
23	40	24	6.4	40	16			
22	38	23	6.0	39	15			
42	87	56	14	55	45	**100**	100	100
47	88	58	14	62	53	**100**	100	100
44	86	56	14	58	48	**100**	100	100
45	89	58	14	58	52	**100**	100	100
27	65	39	**5.9**	50	40	**80**Trp	92Trp	98Trp
39	85	53	12	57	41	**100**	100	100
47	90	57	15	60	50	**100**	100	100
46	92	59	16	61	48	**100**	100	100
47	86	57	14	62	59	**100**	100	100
42	84	54	13	55	44	**100**	100	100
48	88	53	16	62	35	**100**	100	100
50	92	55	16	64	31	**100**	100	100
50	100	57	17	71	33	**100**	100	100
48	100	54	19	70	33	**100**	100	100
9.8	26	23	**0.1**	31	7.8	**1**Trp	2Trp	2Trp
40	88	57	14	57	48	**100**	100	100
47	91	60	15	57	43	**100**	100	100
43	87	56	13	58	43	**100**	100	100
47	91	59	15	59	53	**100**	100	100
44	89	57	15	58	46	**100**	100	100
47	90	57	13	59	49	**100**	100	100
45	92	58	15	59	40	**100**	100	100
30	63	39	**5.6**	45	23	**76**Trp	88Trp	93Trp
46	87	56	14	61	62	**100**	100	100
38	75	48	10	51	39	**100**	100	100
42	82	53	13	56	46	**100**	100	100
45	87	56	15	58	62	**100**	100	100
46	88	57	15	59	61	**100**	100	100
43	84	54	13	55	41	**100**	100	100
45	88	56	15	58	43	**100**	100	100
44	86	55	14	57	49	**100**	100	100
50	94	55	16	67	31	**100**	100	100
48	100	59	17	69	34	**100**	100	100
47	82	52	11	56	26	**100**	100	100
40	66	41	8.6	55	50	**100**	100	100
29	60	39	**5.7**	43	32	**77**Trp	89Trp	95Trp
38	82	53	13	58	41	**100**	100	100
45	88	55	15	62	61	**100**	100	100
71	110	66	16	76	34	**100**	100	100
63	110	56	17	73	30	**100**	100	100
50	100	61	17	69	31	**100**	100	100
71	120	54	18	78	30	**100**	100	100
36	110	52	15	70	31	**100**	100	100
40	98	50	15	76	32	**100**	100	100
36	110	51	16	71	31	**100**	100	100
36	110	51	15	69	31	**100**	100	100
35	110	51	15	71	32	**100**	100	100
36	110	51	15	72	33	**100**	100	100
48	84	65	15	74	28	**100**	100	100
35	98	52	14	72	33	**100**	100	100
41	110	57	14	68	32	**100**	100	100
37	110	54	13	72	32	**100**	100	100
36	110	51	14	71	32	**100**	100	100

各アミノ酸は、たんぱく質1g当たりの値（mg）

食品番号	食品名	イソロイシン Ile	ロイシン Leu	リシン Lys	含硫アミノ酸 AAS	芳香族アミノ酸 AAA	トレオニン Thr	トリプトファン Trp	バリン Val	ヒスチジン His	アミノ酸価（1～2歳）	アミノ酸価（15～17歳）	アミノ酸価（18歳以上）
	アミノ酸評点パターン（1～2歳）	**31**	**63**	**52**	**25**	**46**	**27**	**7.4**	**41**	**18**			
	アミノ酸評点パターン（15～17歳）	30	60	47	23	40	24	6.4	40	16			
	アミノ酸評点パターン（18歳以上）	30	59	45	22	38	23	6.0	39	15			
	発酵乳・乳酸菌飲料												
13025	ヨーグルト　全脂無糖	62	110	90	39	100	50	15	74	31	**100**	100	100
13053	低脂肪無糖	56	110	89	35	110	52	15	70	32	**100**	100	100
13054	無脂肪無糖	60	110	92	36	100	56	16	71	31	**100**	100	100
13026	脱脂加糖	55	100	88	34	100	50	14	69	31	**100**	100	100
13027	ドリンクタイプ　加糖	57	110	91	35	110	52	15	71	32	**100**	100	100
13028	乳酸菌飲料　乳製品	62	110	84	41	98	50	13	75	32	**100**	100	100
	チーズ類												
13033	ナチュラルチーズ　カテージ	56	110	89	33	120	49	14	71	33	**100**	100	100
13034	カマンベール	55	100	85	33	120	46	14	72	34	**100**	100	100
13035	クリーム	57	110	90	35	110	51	16	70	33	**100**	100	100
13037	チェダー	59	110	89	38	120	41	14	75	33	**100**	100	100
13055	マスカルポーネ	57	110	90	37	110	52	15	71	32	**100**	100	100
13040	プロセスチーズ	59	110	90	33	120	41	14	75	34	**100**	100	100
	アイスクリーム類												
13042	アイスクリーム　高脂肪	58	110	90	39	100	53	14	71	33	**100**	100	100
13045	ラクトアイス　普通脂肪	64	110	92	40	90	53	13	77	32	**100**	100	100
13048	**カゼイン**	60	100	86	37	120	48	14	74	33	**100**	100	100
13051	**人乳**	63	120	79	47	100	55	18	69	31	**100**	100	100
14	**油脂類**												
14017	**バター類**　無発酵バター　有塩バター	56	110	88	40	100	56	13	72	34	**100**	100	100
	マーガリン類												
14020	マーガリン　家庭用　有塩	58	110	88	37	110	53	9.8	71	33	**100**	100	100
14021	ファットスプレッド	65	110	94	34	97	71	12	71	32	**100**	100	100
15	**菓子類**												
15125	**揚げパン**	44	81	**27**	42	95	35	12	52	27	**52**Lys	57Lys	60Lys
15127	**カレーパン**　皮及び具	(45)	(80)	**(34)**	(37)	(91)	(38)	(12)	(52)	(29)	**65**Lys	72Lys	76Lys
15132	**メロンパン**	45	82	**30**	47	95	37	13	53	27	**58**Lys	64Lys	67Lys
15097	**ビスケット**　ハードビスケット	49	88	**19**	46	89	35	13	56	27	**37**Lys	40Lys	42Lys
16	**し好飲料類**												
16001	**清酒**　普通酒	43	69	39	27	95	45	**4.0**	66	34	**54**Trp	63Trp	67Trp
16006	**ビール**　淡色	30	**42**	38	41	84	38	17	53	36	**67**Leu	70Leu	71Leu
16025	**みりん**　本みりん	49	89	41	**12**	110	47	6.4	74	30	**48**AAS	52AAS	55AAS
16035	**抹茶**　茶	49	91	76	40	98	52	21	63	31	**100**	100	100
16048	**ココア**　ピュアココア	45	78	**46**	45	110	55	19	71	25	**88**Lys	98Lys	100
16056	**青汁**　ケール	51	96	65	39	100	61	22	70	32	**100**	100	100
17	**調味料・香辛料類**												
17002	**ウスターソース類**　中濃ソース	34	48	46	18	60	40	**3.1**	48	26	**42**Trp	48Trp	52Trp
17007	**しょうゆ類**　こいくちしょうゆ	62	91	69	26	70	53	**2.9**	67	27	**39**Trp	45Trp	48Trp
17008	うすくちしょうゆ	60	88	66	30	66	51	**2.7**	66	29	**36**Trp	42Trp	45Trp
17009	たまりしょうゆ	50	66	72	23	59	54	**2.5**	62	27	**34**Trp	39Trp	42Trp
17093	**だし類**　顆粒中華だし	16	30	33	13	28	21	**2.5**	24	22	**34**Trp	39Trp	42Trp
17107	**調味ソース類**　魚醤油　ナンプラー	45	**59**	120	38	52	69	9.1	74	44	**94**Leu	98Leu	100
	ドレッシング類												
17118	マヨネーズタイプ調味料　低カロリータイプ	32	**52**	45	30	57	31	8.4	40	16	**83**Leu	87Leu	88Leu
17044	**みそ類**　米みそ　甘みそ	54	95	58	31	110	49	14	62	33	**100**	100	100
17045	淡色辛みそ	58	93	68	30	110	49	13	64	33	**100**	100	100
17046	赤色辛みそ	60	96	62	34	110	50	10	66	31	**100**	100	100
17047	麦みそ	55	91	**51**	38	100	48	10	62	29	**98**Lys	100	100
17048	豆みそ	56	90	56	28	100	49	9.1	61	33	**100**	100	100
17119	減塩みそ	56	90	67	33	100	51	11	64	31	**100**	100	100
18	**調理済み流通食品類**												
18007	**コロッケ**　ポテトコロッケ　冷凍	47	76	57	40	81	39	13	59	24	**100**	100	100
18002	**ぎょうざ**	47	79	57	39	79	40	12	54	27	**100**	100	100
18012	**しゅうまい**	50	84	74	39	80	44	12	56	33	**100**	100	100

日本人の食事摂取基準

Dietary Reference Intakes for Japanese

※摂取量平均値は「令和元年国民健康・栄養調査」より15～19歳を抜粋
（2020年版　2020年4月～2025年3月）

食事摂取基準とは

日本人の食事摂取基準は、健康な個人並びに集団を対象とし、エネルギー摂取の過不足を防ぐこと、栄養素の摂取不足や過剰摂取による健康障害を防ぐことを基本としている。また、生活習慣病の予防も目的とする。なお、2020年版では、高齢者の低栄養予防などの観点から、年齢区分が細分化された。

1 活用の基本的考え方

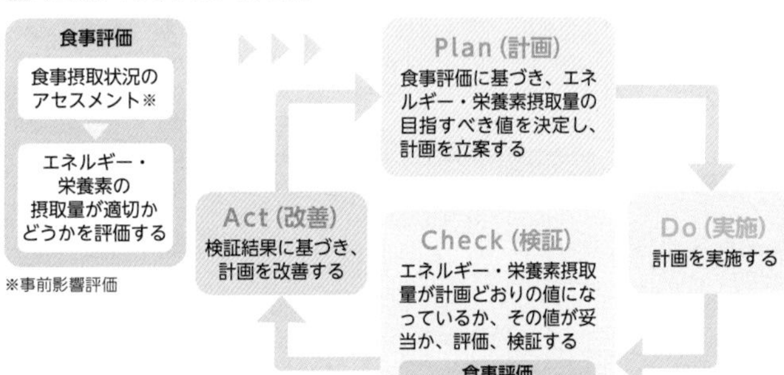

※事前影響評価

2 エネルギーの指標

エネルギー摂取量－エネルギー消費量によって、エネルギーの摂取量及び消費量のバランス（エネルギー収支バランス）がわかる。そのため2015年版の食事摂取基準から、エネルギー収支バランスの維持を示す指標としてBMI（➔p.220）が採用されている。

実際には、エネルギー摂取の過不足について体重の変化を測定して評価する。また測定されたBMIの値が、目標とする範囲におさまっているかどうかも考慮し、総合的に判断する。なお、エネルギー必要量の概念※は重要であること、目標とするBMIの提示が成人に限られていることなどから、推定エネルギー必要量が参考として示されている。

※エネルギー必要量は、WHOの定義に従い、「ある身長・体重と体組織の個人が、長期間に良好な健康状態を維持する身体活動レベルの時、エネルギー消費量との均衡が取れるエネルギー摂取量」と定義する。

3 目標とするBMIの範囲（18歳以上）

年齢（歳）	目標とするBMI（kg/㎡）
18～49	18.5～24.9
50～64	20.0～24.9
65～74	21.5～24.9
75以上	21.5～24.9

$$\text{BMI※} = \frac{\text{体重（kg）}}{\text{身長（m）×身長（m）}}$$

※BMIは、あくまでも健康を維持し、生活習慣病の発症予防を行うための要素の一つとして扱うに留める。また、個人差が存在することにも注意する。

参考資料

■ 推定エネルギー必要量

成人では、推定エネルギー必要量を以下の方法で算出する。

推定エネルギー必要量（kcal/日）
＝基礎代謝量（kcal/日）×
身体活動レベル

基礎代謝量とは、覚醒状態で必要な最小限のエネルギーであり、早朝空腹時に快適な室内（室温など）において測定される。

身体活動レベルは、健康な日本人の成人で測定したエネルギー消費量と推定基礎代謝量から求めたものである。

なお、小児、乳児、及び妊婦、授乳婦では、これに成長や妊娠継続、授乳に必要なエネルギー量を付加量として加える。

■ 推定エネルギー必要量（kcal／日）

性別	男性			女性		
身体活動レベル	Ⅰ	Ⅱ	Ⅲ	Ⅰ	Ⅱ	Ⅲ
0～5（月）	-	550	-	-	500	-
6～8（月）	-	650	-	-	600	-
9～11（月）	-	700	-	-	650	-
1～2（歳）	-	950	-	-	900	-
3～5（歳）	-	1,300	-	-	1,250	-
6～7（歳）	1,350	1,550	1,750	1,250	1,450	1,650
8～9（歳）	1,600	1,850	2,100	1,500	1,700	1,900
10～11（歳）	1,950	2,250	2,500	1,850	2,100	2,350
12～14（歳）	2,300	2,600	2,900	2,150	2,400	2,700
15～17（歳）	2,500	2,800	3,150	2,050	2,300	2,550
18～29（歳）	2,300	2,650	3,050	1,700	2,000	2,300
30～49（歳）	2,300	2,700	3,050	1,750	2,050	2,350
50～64（歳）	2,200	2,600	2,950	1,650	1,950	2,250
65～74（歳）	2,050	2,400	2,750	1,550	1,850	2,100
75歳以上	1,800	2,100	-	1,400	1,650	-
妊婦（付加量）初期				（+50）	（+50）	（+50）
中期				（+250）	（+250）	（+250）
後期				（+450）	（+450）	（+450）
授乳婦（付加量）				（+350）	（+350）	（+350）
摂取量平均値	2,515			1,896		

※身体活動レベルⅠの場合、少ないエネルギー消費量に見合った少ないエネルギー摂取量を維持することになるため、健康の保持・増進の観点からは、身体活動量を増加させる必要がある。

■ 基礎代謝量（kcal／日）

性別	男性	女性
年齢（歳）	基礎代謝量（kcal／日）	基礎代謝量（kcal／日）
1～2	700	660
3～5	900	840
6～7	980	920
8～9	1,140	1,050
10～11	1,330	1,260
12～14	1,520	1,410
15～17	1,610	1,310
18～29	1,530	1,110
30～49	1,530	1,160
50～64	1,480	1,110
65～74	1,400	1,080
75以上	1,280	1,010

■ 身体活動レベル別に見た活動内容と活動時間の代表例

※代表値。( )内はおよその範囲。

身体活動レベル※	低い（Ⅰ） 1.50（1.40～1.60）	ふつう（Ⅱ） 1.75（1.60～1.90）	高い（Ⅲ） 2.00（1.90～2.20）
日常生活の内容	生活の大部分が座位で、静的な活動が中心の場合	座位中心の仕事だが、職場内での移動や立位での作業・接客等、通勤・買い物での歩行、家事、軽いスポーツ、のいずれかを含む場合	移動や立位の多い仕事への従事者、あるいは、スポーツ等余暇における活発な運動習慣を持っている場合
中程度の強度（3.0～5.9メッツ）の身体活動の1日当たりの合計時間（時間／日）	1.65	2.06	2.53
仕事での1日当たりの合計歩行時間（時間／日）	0.25	0.54	1.00

4 栄養素の指標

栄養素については、次の5種類の指標がある。

推定平均必要量	ある対象集団に属する50%の人が必要量を満たすと推定される摂取量。
推奨量	ある対象集団に属するほとんどの人（97～98%）が充足している量。推奨量は、推定平均必要量があたえられる栄養素に対して設定される。
目安量	特定の集団における、ある一定の栄養状態を維持するのに十分な量。十分な科学的根拠が得られず「推定平均必要量」が算定できない場合に算定する。
耐容上限量	健康障害をもたらすリスクがないとみなされる習慣的な摂取量の上限量。これを超えて摂取すると、過剰摂取によって生じる潜在的な健康障害のリスクが高まると考えられる。
目標量	生活習慣病の予防を目的として、特定の集団において、その疾患のリスクや、その代理指標となる値が低くなると考えられる栄養状態が達成できる量。現在の日本人が当面の目標とすべき摂取量として設定する。

5 食事摂取基準の各指標を理解するための概念

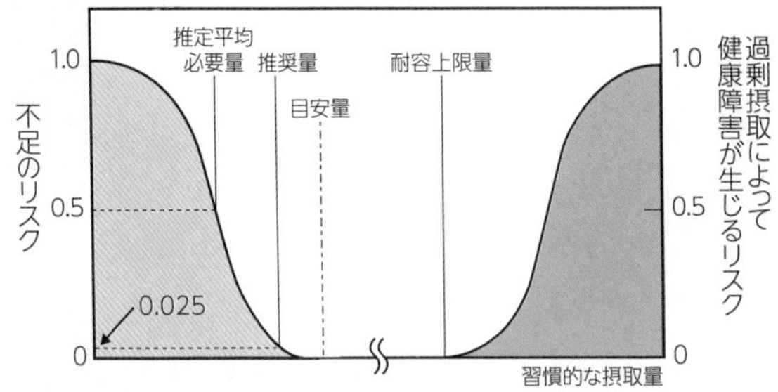

※推定平均必要量では不足のリスクが0.5（50%）あり、推奨量では0.02～0.03（中間値として0.025）（2～3%または2.5%）あることを示している。
※目標量については、ここに示す概念や方法とは異なる性質のものであるため、ここには図示できない。

6 炭水化物の食事摂取基準

（% エネルギー：総エネルギーに占める割合）

性別	男性	女性
年齢等（歳）	目標量	目標量
0～5（月）	-	-
6～11（月）	-	-
1～2	50～65	50～65
3～5	50～65	50～65
6～7	50～65	50～65
8～9	50～65	50～65
10～11	50～65	50～65
12～14	50～65	50～65
15～17	50～65	50～65
18～29	50～65	50～65
30～49	50～65	50～65
50～64	50～65	50～65
65～74	50～65	50～65
75以上	50～65	50～65
妊婦		50～65
授乳婦		50～65
摂取量平均値	56.0	53.6

7 食物繊維の食事摂取基準

（g ／日）

性別	男性	女性
年齢等（歳）	目標量	目標量
0～5（月）	-	-
6～11（月）	-	-
1～2	-	-
3～5	8以上	8以上
6～7	10以上	10以上
8～9	11以上	11以上
10～11	13以上	13以上
12～14	17以上	17以上
15～17	19以上	18以上
18～29	21以上	18以上
30～49	21以上	18以上
50～64	21以上	18以上
65～74	20以上	17以上
75以上	20以上	17以上
妊婦		18以上
授乳婦		18以上
摂取量平均値	20.0	17.0

8 脂質の食事摂取基準

（% エネルギー：総エネルギーに占める割合）

性別	男性		女性	
年齢等（歳）	目標量	目安量	目標量	目安量
0～5（月）	-	50	-	50
6～11（月）	-	40	-	40
1～2	20～30	-	20～30	-
3～5	20～30	-	20～30	-
6～7	20～30	-	20～30	-
8～9	20～30	-	20～30	-
10～11	20～30	-	20～30	-
12～14	20～30	-	20～30	-
15～17	20～30	-	20～30	-
18～29	20～30	-	20～30	-
30～49	20～30	-	20～30	-
50～64	20～30	-	20～30	-
65～74	20～30	-	20～30	-
75以上	20～30	-	20～30	-
妊婦			20～30	-
授乳婦			20～30	-
摂取量平均値	29.8		31.3	

●**飽和脂肪酸の目標量**　男女とも3～14歳で10%以下、15～17歳で8%以下、18歳以上と妊婦・授乳婦で7%以下

9 たんぱく質の食事摂取基準（g ／日）

性別	男性		女性	
年齢等（歳）	推奨量	目安量	推奨量	目安量
0～5（月）	-	10	-	10
6～8（月）	-	15	-	15
9～11（月）	-	25	-	25
1～2	20	-	20	-
3～5	25	-	25	-
6～7	30	-	30	-
8～9	40	-	40	-
10～11	45	-	50	-
12～14	60	-	55	-
15～17	65	-	55	-
18～29	65	-	50	-
30～49	65	-	50	-
50～64	65	-	50	-
65～74	60	-	50	-
75以上	60	-	50	-
妊婦（付加量）初期			(+0)	-
中期			(+5)	
後期			(+25)	
授乳婦（付加量）			(+20)	-
摂取量平均値	88.7		71.8	

※乳児の目安量は、母乳栄養児の値である。

■ エネルギー産生栄養素バランス（% エネルギー）

エネルギー産生栄養素バランスは、エネルギーを産生する栄養素、すなわち、たんぱく質、脂質、炭水化物とそれらの構成成分が総エネルギー摂取量に占めるべき割合（% エネルギー）として指標とされる構成比率である。

目標量（男女共通）				
年齢等（歳）	炭水化物	脂質：脂質	脂質：飽和脂肪酸	たんぱく質
0～11（月）	-	-	-	-
1～2	50～65	20～30	-	13～20
3～14	50～65	20～30	10以下	13～20
15～17	50～65	20～30	8以下	13～20
18～49	50～65	20～30	7以下	13～20
50～64	50～65	20～30	7以下	14～20
65以上	50～65	20～30	7以下	15～20
妊婦　初期・中期	50～65	20～30	7以下	13～20
妊婦　後期・授乳婦	50～65	20～30	7以下	15～20

※必要なエネルギー量を確保した上でのバランスとすること。
※各栄養素の範囲については、おおむねの値を示したものであり、弾力的に運用すること。
※脂質については、その構成成分である飽和脂肪酸など、質への配慮を十分に行う必要がある。
※食物繊維の目標量を十分に注意すること。

10 ミネラルの食事摂取基準 ■は多量ミネラル、■は微量ミネラル

※妊婦・授乳婦の（＋数値）は付加量を示す
摂取量平均値は「令和元年国民健康・栄養調査」より15～19歳を抜粋

年齢等（歳）	カルシウム（mg／日）❶		リン（mg／日）❷		カリウム（mg／日）		ナトリウム（食塩相当量g／日）❸		マグネシウム（mg／日）❹	
	推奨量		目安量		目安量		目標量		推奨量	
	男性	女性	男性	女性	男性	女性	男性	女性	男性	女性
0～5（月）	*200*	*200*	120	120	400	400	*0.3*	*0.3*	*20*	*20*
6～11（月）	*250*	*250*	260	260	700	700	*1.5*	*1.5*	*60*	*60*
1～2	450	400	500	500	900	900	3.0未満	3.0未満	70	70
3～5	600	550	700	700	1,000	1,000	3.5未満	3.5未満	100	100
6～7	600	550	900	800	1,300	1,200	4.5未満	4.5未満	130	130
8～9	650	750	1,000	1,000	1,500	1,500	5.0未満	5.0未満	170	160
10～11	700	750	1,100	1,000	1,800	1,800	6.0未満	6.0未満	210	220
12～14	1,000	800	1,200	1,000	2,300	1,900	7.0未満	6.5未満	290	290
15～17	800	650	1,200	900	2,700	2,000	7.5未満	6.5未満	360	310
18～29	800	650	1,000	800	2,500	2,000	7.5未満	6.5未満	340	270
30～49	750	650	1,000	800	2,500	2,000	7.5未満	6.5未満	370	290
50～64	750	650	1,000	800	2,500	2,000	7.5未満	6.5未満	370	290
65～74	750	650	1,000	800	2,500	2,000	7.5未満	6.5未満	350	280
75以上	700	600	1,000	800	2,500	2,000	7.5未満	6.5未満	320	260
妊婦（付加量）		(+0)		800		2,000		6.5未満		(+40)
授乳婦（付加量）		(+0)		800		2,200		6.5未満		(+0)
摂取量平均値	504	454	1,181	985	2,280	2,060	10.4	8.8	239	213

❶1. カルシウムの耐容上限量は18歳以上男女ともに2,500mg／日。 2. 0～11（月）児の値は男女ともに目安量。 ❷リンの耐容上限量は18歳以上男女ともに3,000mg／日。 ❸1. ナトリウムの0～11（月）児の値は男女ともに目安量。 2. 18歳以上男女のナトリウムの推定平均必要量は600mg／日（食塩相当量1.5g／日）。 3. 高血圧及び慢性腎臓病（CKD）の重症化予防のための食塩相当量は、男女とも6.0g／日未満とした。 ❹1. 通常の食品以外からのマグネシウム摂取量の耐容上限量は成人の場合350mg／日、小児では5mg／kg体重／日とする。通常の食品からの摂取の場合、耐容上限量は設定しない。 2. 0～11（月）児の値は男女ともに目安量。

年齢等（歳）	鉄（mg／日）❺					亜鉛（mg／日）❻				銅（mg／日）❼		マンガン（mg／日）❽	
	推奨量			耐容上限量		推奨量		耐容上限量		推奨量		目安量	
	男性	女性月経なし	女性月経あり	男性	女性	男性	女性	男性	女性	男性	女性	男性	女性
0～5（月）	*0.5*	*0.5*	−	−	−	*2*	*2*	−	−	*0.3*	*0.3*	0.01	0.01
6～11（月）	5.0	4.5	−	−	−	*3*	*3*	−	−	*0.3*	*0.3*	0.5	0.5
1～2	4.5	4.5	−	25	20	3	3	−	−	0.3	0.3	1.5	1.5
3～5	5.5	5.5	−	25	25	4	3	−	−	0.4	0.3	1.5	1.5
6～7	5.5	5.5	−	30	30	5	4	−	−	0.4	0.4	2.0	2.0
8～9	7.0	7.5	−	35	35	6	5	−	−	0.5	0.5	2.5	2.5
10～11	8.5	8.5	12.0	35	35	7	6	−	−	0.6	0.6	3.0	3.0
12～14	10.0	8.5	12.0	40	40	10	8	−	−	0.8	0.8	4.0	4.0
15～17	10.0	7.0	10.5	50	40	12	8	−	−	0.9	0.7	4.5	3.5
18～29	7.5	6.5	10.5	50	40	11	8	40	35	0.9	0.7	4.0	3.5
30～49	7.5	6.5	10.5	50	40	11	8	45	35	0.9	0.7	4.0	3.5
50～64	7.5	6.5	11.0	50	40	11	8	45	35	0.9	0.7	4.0	3.5
65～74	7.5	6.0	−	50	40	11	8	40	35	0.9	0.7	4.0	3.5
75以上	7.0	6.0	−	50	40	10	8	40	30	0.8	0.7	4.0	3.5
妊婦（付加量）初期		(+2.5)	−		−		(+2)		−		(+0.1)		3.5
中期・後期		(+9.5)	−		−								
授乳婦（付加量）		(+2.5)	−		−		(+4)		−		(+0.6)		3.5
摂取量平均値	7.9	−	7.0	−	−	11.4	8.6	−	−	1.29	1.05	−	−

❺鉄の推奨量の表にある0～5（月）児の値は男女ともに目安量。 ❻亜鉛の推奨量の表にある0～11（月）児の値は男女ともに目安量。 ❼1. 銅の耐容上限量は18歳以上男女ともに7mg／日。 2. 0～11（月）児の値は男女ともに目安量。 ❽マンガンの耐容上限量は18歳以上男女ともに11mg／日。

年齢等（歳）	ヨウ素（μg／日）❾				セレン（μg／日）❿				モリブデン（μg／日）⓫				クロム（μg／日）⓬	
	推奨量		耐容上限量		推奨量		耐容上限量		推奨量		耐容上限量		目安量	
	男性	女性	男性	女性	男性	女性	男性	女性	男性	女性	男性	女性	男性	女性
0～5（月）	*100*	*100*	250	250	*15*	*15*	−	−	*2*	*2*	−	−	0.8	0.8
6～11（月）	*130*	*130*	250	250	*15*	*15*	−	−	*5*	*5*	−	−	1.0	1.0
1～2	50	50	300	300	10	10	100	100	10	10	−	−	−	−
3～5	60	60	400	400	15	10	100	100	10	10	−	−	−	−
6～7	75	75	550	550	15	15	150	150	15	15	−	−	−	−
8～9	90	90	700	700	20	20	200	200	20	15	−	−	−	−
10～11	110	110	900	900	25	25	250	250	20	20	−	−	−	−
12～14	140	140	2,000	2,000	30	30	350	300	25	25	−	−	−	−
15～17	140	140	3,000	3,000	35	25	400	350	30	25	−	−	−	−
18～29	130	130	3,000	3,000	30	25	450	350	30	25	600	500	10	10
30～49	130	130	3,000	3,000	30	25	450	350	30	25	600	500	10	10
50～64	130	130	3,000	3,000	30	25	450	350	30	25	600	500	10	10
65～74	130	130	3,000	3,000	30	25	450	350	30	25	600	500	10	10
75以上	130	130	3,000	3,000	30	25	400	350	25	25	600	500	10	10
妊婦（付加量）		(+110)		−		(+5)		−		(+0)		−		10
授乳婦（付加量）		(+140)		−		(+20)		−		(+3)		−		10
摂取量平均値	−	−	−	−	−	−	−	−	−	−	−	−	−	−

❾1. ヨウ素の妊婦及び授乳婦の耐容上限量は2,000μg／日。 2. 推奨量の表にある0～11（月）児の値は男女ともに目安量。 ❿セレンの推奨量の表にある0～11（月）児の値は男女ともに目安量。 ⓫モリブデンの推奨量の表にある0～11（月）児の値は男女ともに目安量。 ⓬クロムの耐容上限量は18歳以上男女ともに500μg／日。

11 ビタミンの食事摂取基準　■は脂溶性ビタミン、■は水溶性ビタミン

※妊婦・授乳婦の（＋数値）は付加量を示す
摂取量平均値は「令和元年国民健康・栄養調査」より15～19歳を抜粋

年齢（歳）	ビタミンA（μgRAE／日）❶				ビタミンD（μg／日）❷				ビタミンE（mg／日）❸				ビタミンK（μg／日）	
	推奨量		耐容上限量		目安量		耐容上限量		目安量		耐容上限量		目安量	
	男性	女性	男性	女性	男性	女性	男性	女性	男性	女性	男性	女性	男性	女性
0～5（月）	*300*	*300*	600	600	5.0	5.0	25	25	3.0	3.0	-	-	4	4
6～11（月）	*400*	*400*	600	600	5.0	5.0	25	25	4.0	4.0	-	-	7	7
1～2	400	350	600	600	3.0	3.5	20	20	3.0	3.0	150	150	50	60
3～5	450	500	700	850	3.5	4.0	30	30	4.0	4.0	200	200	60	70
6～7	400	400	950	1,200	4.5	5.0	30	30	5.0	5.0	300	300	80	90
8～9	500	500	1,200	1,500	5.0	6.0	40	40	5.0	5.0	350	350	90	110
10～11	600	600	1,500	1,900	6.5	8.0	60	60	5.5	5.5	450	450	110	140
12～14	800	700	2,100	2,500	8.0	9.5	80	80	6.5	6.0	650	600	140	170
15～17	900	650	2,500	2,800	9.0	8.5	90	90	7.0	5.5	750	650	160	150
18～29	850	650	2,700	2,700	8.5	8.5	100	100	6.0	5.0	850	650	150	150
30～49	900	700	2,700	2,700	8.5	8.5	100	100	6.0	5.5	900	700	150	150
50～64	900	700	2,700	2,700	8.5	8.5	100	100	7.0	6.0	850	700	150	150
65～74	850	700	2,700	2,700	8.5	8.5	100	100	7.0	6.5	850	650	150	150
75以上	800	650	2,700	2,700	8.5	8.5	100	100	6.5	6.5	750	650	150	150
妊婦（付加量）　初期		(+0)		-										
中期		(+0)		-		8.5		-		6.5		-		150
後期		(+80)		-										
授乳婦（付加量）		(+450)		-		8.5		-		7.0		-		150
摂取量平均値	529	446	-	-	5.9	5.3	-	-	7.3	6.6	-	-	237	215

❶1. レチノール活性当量（μgRAE）＝レチノール（μg）＋β-カロテン（μg）×1/12＋α-カロテン（μg）×1/24＋β-クリプトキサンチン（μg）×1/24＋その他のプロビタミンAカロテノイド（μg）×1/24 2. ビタミンAの耐容上限量はプロビタミンAカロテノイドを含まない数値。 3. 推奨量の表にある0～11（月）児の値は男女ともに目安量（プロビタミンAカロテノイドを含まない）。 ❷日照により皮膚でビタミンDが産生されることを踏まえ、フレイル予防を図る者はもとより、全年齢区分を通じて、日常生活において可能な範囲での適度な日光浴を心掛けるとともに、ビタミンDの摂取については、日照時間を考慮に入れることが重要である。 ❸ビタミンEは、α-トコフェロールについて算定。α-トコフェロール以外のビタミンEは含んでいない。

年齢（歳）	ビタミンB1（mg／日）❹		ビタミンB2（mg／日）❺		ナイアシン（mgNE／日）❻				ビタミンB6（mg／日）❼			
	推奨量		推奨量		推奨量		耐容上限量		推奨量		耐容上限量	
	男性	女性	男性	女性	男性	女性	男性	女性	男性	女性	男性	女性
0～5（月）	*0.1*	*0.1*	*0.3*	*0.3*	*2*	*2*	-	-	*0.2*	*0.2*	-	-
6～11（月）	*0.2*	*0.2*	*0.4*	*0.4*	*3*	*3*	-	-	*0.3*	*0.3*	-	-
1～2	0.5	0.5	0.6	0.5	6	5	60（15）	60（15）	0.5	0.5	10	10
3～5	0.7	0.7	0.8	0.8	8	7	80（20）	80（20）	0.6	0.6	15	15
6～7	0.8	0.8	0.9	0.9	9	8	100（30）	100（30）	0.8	0.7	20	20
8～9	1.0	0.9	1.1	1.0	11	10	150（35）	150（35）	0.9	0.9	25	25
10～11	1.2	1.1	1.4	1.3	13	10	200（45）	150（45）	1.1	1.1	30	30
12～14	1.4	1.3	1.6	1.4	15	14	250（60）	250（60）	1.4	1.3	40	40
15～17	1.5	1.2	1.7	1.4	17	13	300（70）	250（65）	1.5	1.3	50	45
18～29	1.4	1.1	1.6	1.2	15	11	300（80）	250（65）	1.4	1.1	55	45
30～49	1.4	1.1	1.6	1.2	15	12	350（85）	250（65）	1.4	1.1	60	45
50～64	1.3	1.1	1.5	1.2	14	11	350（85）	250（65）	1.4	1.1	55	45
65～74	1.3	1.1	1.5	1.2	14	11	300（80）	250（65）	1.4	1.1	50	40
75以上	1.2	0.9	1.3	1.0	13	10	300（75）	250（60）	1.4	1.1	50	40
妊婦（付加量）		(+0.2)		(+0.3)		(+0)		-		(+0.2)		-
授乳婦（付加量）		(+0.2)		(+0.6)		(+3)		-		(+0.3)		-
摂取量平均値	1.17	0.98	1.32	1.11	-	-	-	-	1.31	1.09	-	-

❹❺1. ビタミンB_1はチアミン塩化物塩酸塩（分子量=337.3）の重量。 2. ビタミンB_1、B_2は、身体活動レベルⅡの推定エネルギー必要量を用いて算定。 3. 0～11（月）児の値は男女ともに目安量。 ❻1. NE=ナイアシン当量=ナイアシン+1/60トリプトファン 2. ナイアシンは、身体活動レベルⅡの推定エネルギー必要量を用いて算定。 3. 耐容上限量は、ニコチンアミドの重量（mg/日）、( ) 内はニコチン酸の重量（mg/日）。 4. 推奨量の表にある0～11（月）児の値は男女ともに目安量（0～5（月）児の単位はmg/日）。 ❼1. ビタミンB_6は、たんぱく質の推奨量を用いて算定（妊婦・授乳婦の付加量は除く）。 2. 耐容上限量は、ピリドキシン（分子量=169.2）の重量。 3. 推奨量の表にある0～11（月）児の値は男女ともに目安量。

年齢（歳）	ビタミンB12（μg／日）❽		葉酸（μg／日）❾				パントテン酸（mg／日）		ビオチン（μg／日）		ビタミンC（mg／日）❿	
	推奨量		推奨量		耐容上限量		目安量		目安量		推奨量	
	男性	女性	男性	女性	男性	女性	男性	女性	男性	女性	男性	女性
0～5（月）	*0.4*	*0.4*	*40*	*40*	-	-	4	4	4	4	*40*	*40*
6～11（月）	*0.5*	*0.5*	*60*	*60*	-	-	5	5	5	5	*40*	*40*
1～2	0.9	0.9	90	90	200	200	3	4	20	20	40	40
3～5	1.1	1.1	110	110	300	300	4	4	20	20	50	50
6～7	1.3	1.3	140	140	400	400	5	5	30	30	60	60
8～9	1.6	1.6	160	160	500	500	6	5	30	30	70	70
10～11	1.9	1.9	190	190	700	700	6	6	40	40	85	85
12～14	2.4	2.4	240	240	900	900	7	6	50	50	100	100
15～17	2.4	2.4	240	240	900	900	7	6	50	50	100	100
18～29	2.4	2.4	240	240	900	900	5	5	50	50	100	100
30～49	2.4	2.4	240	240	1,000	1,000	5	5	50	50	100	100
50～64	2.4	2.4	240	240	1,000	1,000	6	5	50	50	100	100
65～74	2.4	2.4	240	240	900	900	6	5	50	50	100	100
75以上	2.4	2.4	240	240	900	900	6	5	50	50	100	100
妊婦（付加量）		(+0.4)		(+240)		-		5		50		(+10)
授乳婦（付加量）		(+0.8)		(+100)		-		6		50		(+45)
摂取量平均値	4.9	4.4	260	245	-	-	6.85	5.60	-	-	75	81

❽1. ビタミンB_{12}の0～11（月）児の値は男女ともに目安量。 2. シアノコバラミン（分子量=1,355.37）の重量。 ❾1. プテロイルモノグルタミン酸（分子量=441.40）の重量。 2. 耐容上限量は、通常の食品以外の食品に含まれる葉酸（狭義の葉酸）に適用する。 3. 妊娠を計画している女性、妊娠の可能性がある女性及び妊娠初期の妊婦は、胎児の神経管閉鎖障害のリスク低減のために、通常の食品以外の食品に含まれる葉酸（狭義の葉酸）を400μg/日摂取することが望まれる。 4. 推奨量の表にある0～11（月）児の値は男女ともに目安量。 ❿1. L-アスコルビン酸（分子量=176.12）の重量。 2. ビタミンCの0～11（月）児の値は男女ともに目安量。

2

食品群と食品構成

食品群の種類

食品群とは、日常の食生活でだれもが簡単に栄養的な食事をつくれるように考案されたものである。

食事摂取基準の値を十分に満たすために、すべての食品を栄養成分の類似しているものに分類して食品群をつくり、食品群ごとに摂取量を決め、献立作成に役立てるようにした。

食品群は、それぞれの国の食料事情や国民の栄養状況によってつくられ、栄養摂取の指標となっている。わが国でも、次のような食品群が提唱されている。

1 3色食品群（岡田正美案　1952年）

広島県庁の岡田正美技師が提唱し、栄養改善普及会の近藤とし子氏が普及につとめた。含有栄養素の働きの特徴から、食品を赤、黄、緑の3つの群に分けた。簡単でわかりやすいので、低年齢層や食生活に関心の薄い階層によびかけができたが、量的配慮がないのが欠点である。

群	食品	栄養素	働き
赤群	魚介・肉・豆類 乳・卵	たんぱく質・脂質 ビタミンB_2・カルシウム	血や肉をつくる
黄群	穀類・砂糖 油脂・いも類	炭水化物・ビタミンA・D ビタミンB_1・脂質	力や体温となる
緑群	野菜・海藻 くだもの	カロテン・ビタミンC カルシウム・ヨウ素	からだの調子をよくする

2 4つの食品群（香川明夫監修　2014年改定）

日本人の食生活に普遍的に不足している栄養素を補充して完全な食事にするため、牛乳と卵を第1群におき、他は栄養素の働きの特徴から3つの群に分けた。食事摂取基準を満たす献立が簡単につくれるよう、分量が決められている（➔p.209）。また、4つの食品群をもとに、それぞれの食品群から食品を選びやすくする4群点数法も考案されている。

群	食品	栄養素	働き
1群	乳・乳製品 卵	良質たんぱく質・脂質 ビタミンA・B_1・B_2・カルシウム	不足しがちな栄養を補って栄養を完全にする
2群	魚介・肉 豆・豆製品	良質たんぱく質・脂質 カルシウム・ビタミンA・B_2	血や肉をつくる
3群	野菜・芋 果物	ビタミンA・カロテン・ビタミンC ミネラル・食物繊維	からだの調子をよくする
4群	穀類・油脂・砂糖	糖質・たんぱく質・脂質	力や体温となる

3 6つの基礎食品（相坂ほか4名案　1990年）

1948年、厚生省（当時）が、アメリカで行われていた食品群の分類を参考にして、わが国の状況に応じて考案した。バランスのとれた栄養に重点をおき、含まれる栄養素の種類によって食品を6つに分け、毎日とるべき栄養素と食品の組み合わせを示した。1990年には「6つの食品群別摂取量のめやす」が発表された。これは1日に摂取すべき食品の種類と概量を6つの食品群に対応させ、生活に定着させようとしているが、過不足なくすべて摂取することは難しく、補足事項が示されている。

類	食品	栄養素	働き
1類	魚介・肉・卵・ 豆・豆製品	たんぱく質・ビタミンB_2・脂質	血液や筋肉などをつくる
2類	牛乳・乳製品 小魚・海藻	カルシウム・たんぱく質 ビタミンB_2	骨・歯をつくる 体の各機能を調節する
3類	緑黄色野菜	カロテン・ビタミンC・鉄 カルシウム・ビタミンB_2	皮膚や粘膜を保護する 体の各機能を調節する
4類	その他の野菜 果物	カルシウム・ビタミンC ビタミンB_1・B_2	体の各機能を調節する
5類	穀類・いも類・砂糖	糖質	エネルギー源となる
6類	油脂類	脂質	効率的なエネルギー源となる

4群点数法

バランスのよい食事をするために、4つの食品群から、それぞれの食品をどれだけとればよいのかをあらわす方法として考案されたのが、4群点数法である。点数では、食品ごとに、エネルギー80kcalを1点とした、1点あたりの重量（たとえば、鶏卵は1個・55g、低脂肪牛乳は約4/5カップ・170g）が決められている。これにもとづき、摂取する食品のエネルギーが、すべて点数であらわされる。

食品摂取の基本（大人）は、第1群3点（乳・乳製品2点、卵1点）、第2群3点（魚介類と肉類2点、豆・豆製品1点）、第3群3点（野菜1点、芋類1点、果物1点）、第4群11点（穀類9点、油脂1.5点、砂糖0.5点）を1日にバランスよくとることとされ、このうち、第1～3群は毎日とるべきものであり、第4群は個人の必要に応じて加減することができることとなっている。

1 4つの食品群と点数法※

（80kcalを1点として、おもな食品の1点重量）

第1群　乳・乳製品、卵	
低脂肪牛乳	170g
ヨーグルト（全脂無糖）	130g
プロセスチーズ	24g
鶏卵	55g

第2群　魚介・肉、豆・豆製品			
かつお	70g	牛ヒレ（輸入）	60g
あじ	65g	鶏ささ身	75g
しじみ	160g	絹ごし豆腐	140g
豚もも	45g	糸引き納豆	40g

第3群　野菜、芋、果物			
にんじん	220g	さつまいも	60g
ほうれん草	400g	りんご	150g
キャベツ	350g	みかん	170g
じゃがいも	110g	いちご	240g

第4群　穀類、油脂、砂糖			
米	22g	食パン	30g
めし	50g	有塩バター	11g
干しうどん	23g	調合油	9g
うどん・ゆで	75g	上白糖	21g

※上表に記載のない食品の1点（80kcal）重量や、どの群に分類されるのかを知りたい場合は、女子栄養大学出版部発行「食品80キロカロリーガイドブック」を参照するとよい。

2 4群点数法による食品摂取の基本

（1日20点の組み合わせ例・大人）

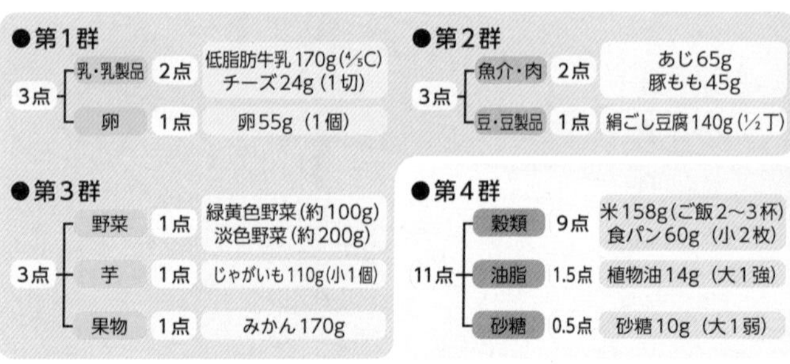

3 4つの食品群の年齢別・性別・身体活動レベル別食品構成（1人1日あたりの重量＝g）

（香川明夫監修）

身体活動レベル	食品群	第1群				第2群				第3群						第4群					
		乳・乳製品		卵		魚介・肉		豆・豆製品		野菜		芋		果物		穀類		油脂		砂糖	
	▼年齢　性別▶	男性	女性	男性	女性	男性	女性	男性	女性	男性	女性	男性	女性	男性	女性	男性	女性	男性	女性	男性	女性
身体活動レベルⅠ（低い）	6～7歳	250	250	30	30	80	80	60	60	270	270	50	50	120	120	200	170	10	10	5	5
	8～9	300	300	55	55	100	80	70	70	300	300	60	60	150	150	230	200	10	10	10	10
	10～11	320	320	55	55	100	100	80	80	300	300	100	100	150	150	300	270	15	15	10	10
	12～14	380	380	55	55	150	120	80	80	350	350	100	100	150	150	360	310	20	20	10	10
	15～17	320	320	55	55	150	120	80	80	350	350	100	100	150	150	420	300	25	20	10	10
	18～29	300	250	55	55	180	100	80	80	350	350	100	100	150	150	370	240	20	15	10	10
	30～49	250	250	55	55	150	100	80	80	350	350	100	100	150	150	370	250	20	15	10	10
	50～64	250	250	55	55	150	100	80	80	350	350	100	100	150	150	360	230	20	15	10	10
	65～74	250	250	55	55	120	100	80	80	350	350	100	100	150	150	340	200	15	10	10	10
	75以上	250	200	55	55	120	80	80	80	350	350	100	100	150	150	270	190	15	10	10	5
	妊婦　初期		250		55		100		80		350		100		150		260		15		10
	妊婦　中期		250		55		120		80		350		100		150		310		15		10
	妊婦　後期		250		55		150		80		350		100		150		360		20		10
	授乳婦		250		55		120		80		350		100		150		330		20		10
身体活動レベルⅡ（ふつう）	1～2歳	250	250	30	30	50	50	40	40	180	180	50	50	100	100	120	110	5	5	3	3
	3～5	250	250	30	30	60	60	60	60	240	240	50	50	120	120	190	170	10	10	5	5
	6～7	250	250	55	55	80	80	60	60	270	270	60	60	120	120	230	200	10	10	10	10
	8～9	300	300	55	55	120	80	80	80	300	300	60	60	150	150	270	240	15	15	10	10
	10～11	320	320	55	55	150	100	80	80	350	350	100	100	150	150	350	320	20	20	10	10
	12～14	380	380	55	55	170	120	80	80	350	350	100	100	150	150	430	390	25	20	10	10
	15～17	320	320	55	55	200	120	80	80	350	350	100	100	150	150	480	380	30	20	10	10
	18～29	300	250	55	55	180	120	80	80	350	350	100	100	150	150	440	320	30	15	10	10
	30～49	250	250	55	55	180	120	80	80	350	350	100	100	150	150	450	330	30	15	10	10
	50～64	250	250	55	55	180	120	80	80	350	350	100	100	150	150	440	300	25	15	10	10
	65～74	250	250	55	55	170	120	80	80	350	350	100	100	150	150	400	280	20	15	10	10
	75以上	250	250	55	55	150	100	80	80	350	350	100	100	150	150	340	230	15	15	10	10
	妊婦　初期		250		55		120		80		350		100		150		340		15		10
	妊婦　中期		250		55		150		80		350		100		150		360		20		10
	妊婦　後期		250		55		180		80		350		100		150		420		25		10
	授乳婦		320		55		180		80		350		100		150		380		20		10
身体活動レベルⅢ（高い）	6～7歳	250	250	55	55	100	100	60	60	270	270	60	60	120	120	290	260	10	10	10	10
	8～9	300	300	55	55	140	100	80	80	300	300	60	60	150	150	320	290	20	15	10	10
	10～11	320	320	55	55	160	130	80	80	350	350	100	100	150	150	420	380	20	20	10	10
	12～14	380	380	55	55	200	170	80	80	350	350	100	100	150	150	510	450	25	25	10	10
	15～17	380	320	55	55	200	170	120	80	350	350	100	100	150	150	550	430	30	20	10	10
	18～29	380	300	55	55	200	150	120	80	350	350	100	100	150	150	530	390	30	20	10	10
	30～49	380	250	55	55	200	150	120	80	350	350	100	100	150	150	530	390	30	20	10	10
	50～64	320	250	55	55	200	150	120	80	350	350	100	100	150	150	530	360	25	20	10	10
	65～74	320	250	55	55	200	130	80	80	350	350	100	100	150	150	480	340	25	15	10	10
	授乳婦		320		55		170		80		350		100		150		470		25		10

注）1）野菜はきのこ、海藻を含む。また、野菜の1/3以上は緑黄色野菜でとることとする。　2）エネルギー量は、「日本人の食事摂取基準（2020年版）」の参考表・推定エネルギー必要量の93～97%の割合で構成してある。各人の必要に応じて適宜調整すること。　3）食品構成は「日本食品標準成分表2020年版（八訂）」で計算。

4 4つの食品群の年齢別・性別点数構成（抜粋）…… 特記がない場合は身体活動レベルⅡ（ふつう）

（1人1日あたりの点数　1点=80kcal）

年齢	第1群				第2群				第3群						第4群						合計	
	乳・乳製品		卵		魚介・肉		豆・豆製品		野菜		芋		果物		穀類		油脂		砂糖			
	男性	女性	男性	女性	男性	女性	男性	女性	男性	女性	男性	女性	男性	女性	男性	女性	男性	女性	男性	女性	男性	女性
10～11歳	2.5	2.5	1.0	1.0	3.0	2.0	1.0	1.0	1.0	1.0	1.0	1.0	1.0	1.0	13.5	12.5	2.0	2.0	0.5	0.5	26.5	24.5
12～14	3.0	3.0	1.0	1.0	3.5	2.5	1.0	1.0	1.0	1.0	1.0	1.0	1.0	1.0	16.5	15.5	2.5	2.0	0.5	0.5	31.0	28.5
15～17(レベルⅠ)	2.5	2.5	1.0	1.0	3.0	2.5	1.0	1.0	1.0	1.0	1.0	1.0	1.0	1.0	16.0	11.5	2.5	2.0	0.5	0.5	29.5	24.0
15～17(レベルⅡ)	2.5	2.5	1.0	1.0	4.0	2.5	1.0	1.0	1.0	1.0	1.0	1.0	1.0	1.0	18.5	15.0	3.0	2.0	0.5	0.5	33.5	27.5
15～17(レベルⅢ)	3.0	2.5	1.0	1.0	4.0	3.5	1.5	1.0	1.0	1.0	1.0	1.0	1.0	1.0	21.0	16.5	3.0	2.0	0.5	0.5	37.0	30.0
18～29	2.5	2.0	1.0	1.0	3.5	2.5	1.0	1.0	1.0	1.0	1.0	1.0	1.0	1.0	17.0	12.5	3.0	1.5	0.5	0.5	31.5	24.0
30～49	2.0	2.0	1.0	1.0	3.5	2.5	1.0	1.0	1.0	1.0	1.0	1.0	1.0	1.0	17.5	13.0	3.0	1.5	0.5	0.5	31.5	24.5
妊婦		2.0		1.0		2.5～3.5		1.0		1.0		1.0		1.0		13.0～16.0		1.5～2.5		0.5		24.5～29.5
授乳婦		2.5		1.0		3.5		1.0		1.0		1.0		1.0		15.0		2.0		0.5		28.5

注）1）野菜はきのこ、海藻を含む。また、野菜の1/3以上は緑黄色野菜でとることとする。　2）エネルギー量は、「日本人の食事摂取基準（2020年版）」の参考表・推定エネルギー必要量の93～97%の割合で構成してある。各人の必要に応じて適宜調整すること。　3）食品構成は「日本食品標準成分表2020年版（八訂）」で計算。

食事バランスガイドと食生活指針

食事バランスガイド

厚生労働省・農林水産省共同策定
(2005年6月、2010年4月一部変更)

p.211に示した「食生活指針」のなかにある、「主食、主菜、副菜を基本に、食事のバランスを」という項目を受けて、具体的な料理例と概量を示したものが「食事バランスガイド」である。1日に「何を」「どれだけ」食べたらよいかが、ひと目でわかるイラストで示されている。

イラストは、日本で古くから親しまれている「コマ」をイメージして描かれ、食事のバランスが悪くなると倒れてしまうということを表している。

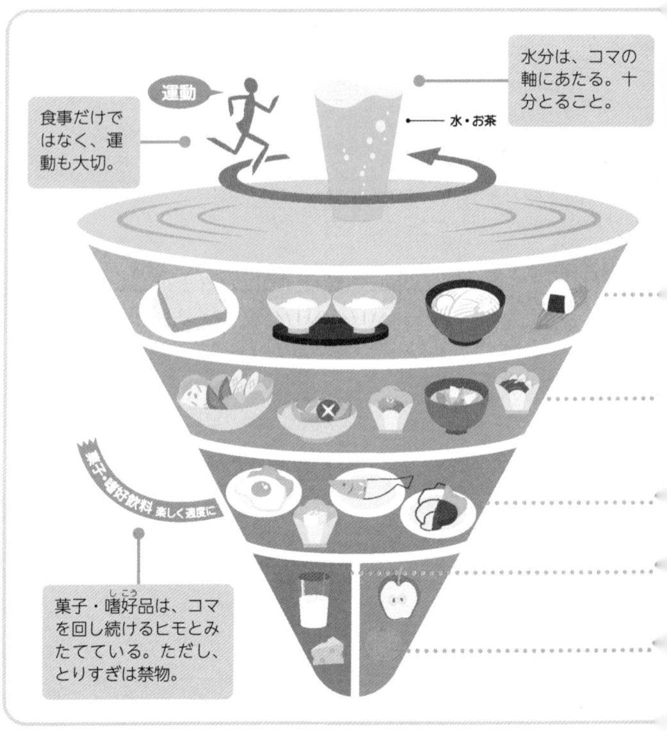
運動
食事だけではなく、運動も大切。
水分は、コマの軸にあたる。十分とること。
水・お茶
菓子・嗜好飲料 楽しく適度に
菓子・嗜好品は、コマを回し続けるヒモとみたてている。ただし、とりすぎは禁物。

1 食事バランスガイド活用方法

①自分に必要な1日のエネルギー量は?

年齢・性別・身体活動レベルによって1日に必要なエネルギーはそれぞれ異なるため、自分がどこにあてはまるかをまず確認する。

身体活動レベルは「低い」「ふつう以上」の2区分。

②「何を」「どれだけ」食べるか?

右ページの表から、自分にあてはまる縦の列を見て、「何を」「どれだけ」食べたらいいか確認する。

例えば、一般的な男性の場合、一番右の列にあてはまり、主食は1日に6～8つ必要である。

具体的な数え方は、ごはん小盛り1杯=1つ(SV)、うどん1杯=2つ(SV)と数える※。

※SVはサービング(食事提供量の単位)の略。

2 食事バランスガイドの具体的な活用例―20代会社勤めの女性の場合(2,200kcal)

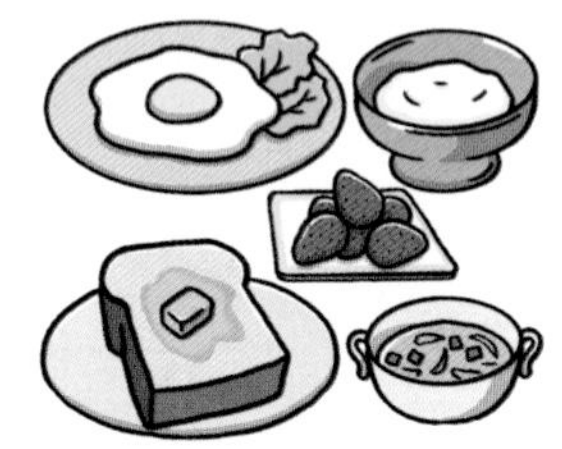

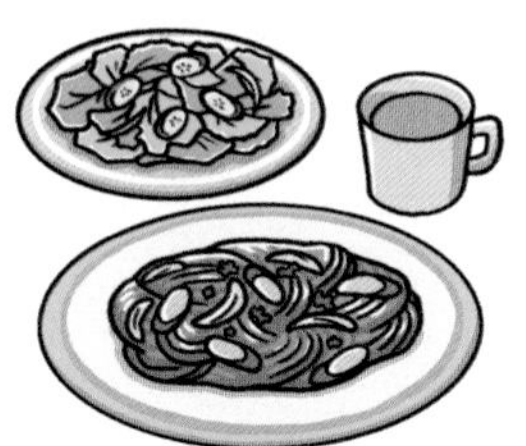

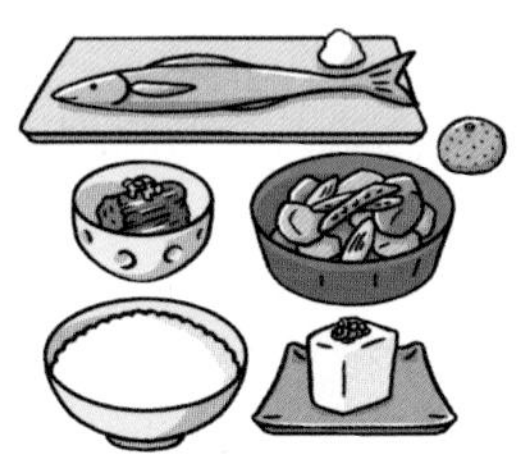

	朝食		昼食		夕食		合計
主食	食パン厚切り1枚	1つ	スパゲッティ1皿(ナポリタン)	2つ	ごはん小2杯	2つ	5つ
副菜	ミネストローネスープ	1つ	ナポリタン具 野菜サラダ	1つ 1つ	筑前煮 ほうれん草のお浸し	2つ 1つ	6つ
主菜	目玉焼き	1つ	—		さんま塩焼き 冷奴 1/3丁	2つ 1つ	4つ
牛乳・乳製品	ヨーグルト	1つ	ミルクコーヒー1杯	1つ	—		2つ
果物	いちご6個	1つ	—		みかん1個	1つ	2つ

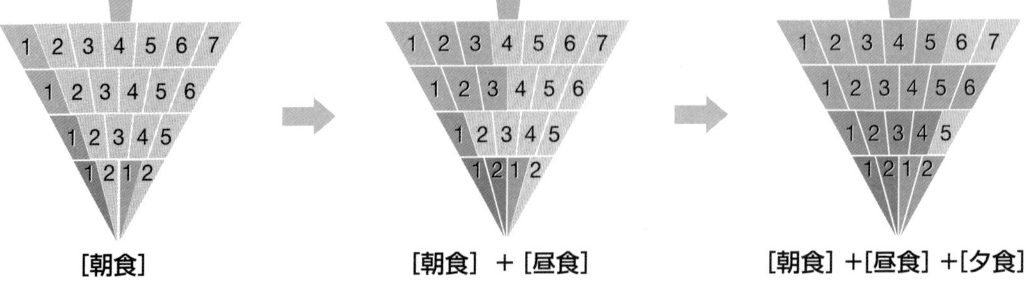
1 2 3 4 5 6 7
1 2 3 4 5 6
1 2 3 4 5
1 2 1 2
[朝食]
[朝食] + [昼食]
[朝食] +[昼食] +[夕食]

3 食事バランスガイド　あなたの食事は大丈夫？

	1日分		
男性 身体活動レベル	6～9歳 70歳以上（低い）	70歳以上（ふつう以上） 10～11歳 12～69歳（低い）	12～69歳（ふつう以上）
	1,400 ～2,000kcal	基本形 2,200kcal （±200kcal）	2,400 ～3,000kcal
主食（ごはん、パン、麺）	4～5つ	5～7つ ごはん（中盛り） だったら4杯程度	6～8つ
副菜（野菜、きのこ、いも、海藻料理）	5～6つ	5～6つ 野菜料理5皿程度	6～7つ
主菜（肉、魚、卵、大豆料理）	3～4つ	3～5つ 肉・魚・卵・大豆料理 から3皿程度	4～6つ
牛乳・乳製品	2つ	2つ 牛乳だったら 1本程度	2～3つ
果物	2つ	2つ みかんだったら 2個程度	2～3つ
女性 身体活動レベル	6～11歳 70歳以上	12～69歳（低い）	12～69歳（ふつう以上）

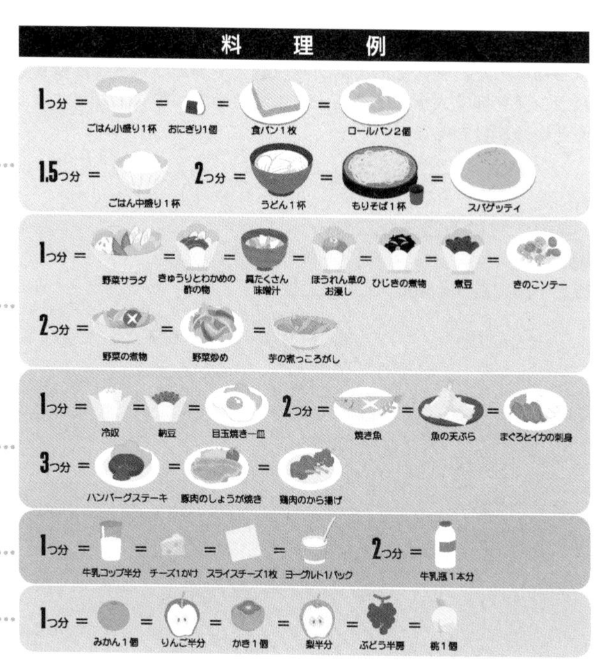

4 食生活指針（2000年3月、2016年6月一部改正）

食事を楽しみましょう

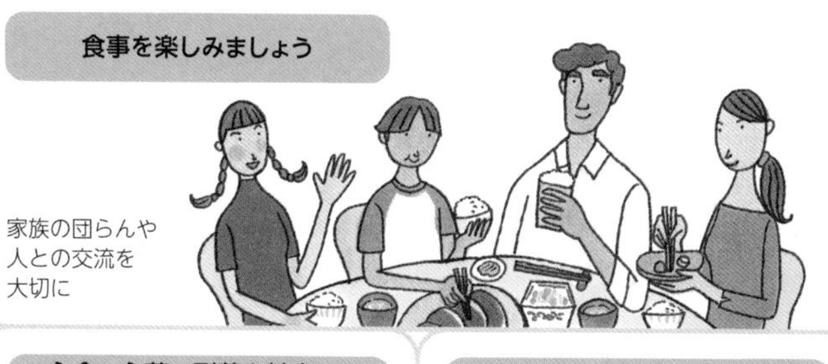

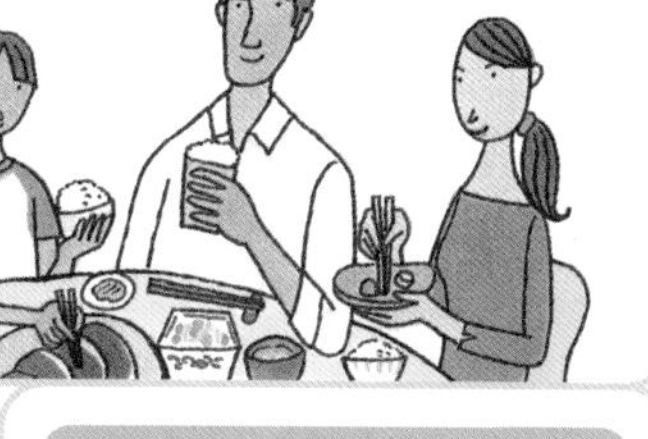

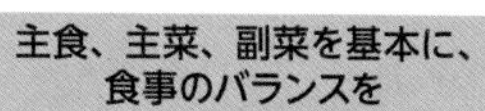

家族の団らんや人との交流を大切に

一日の食事のリズムから、健やかな生活リズムを

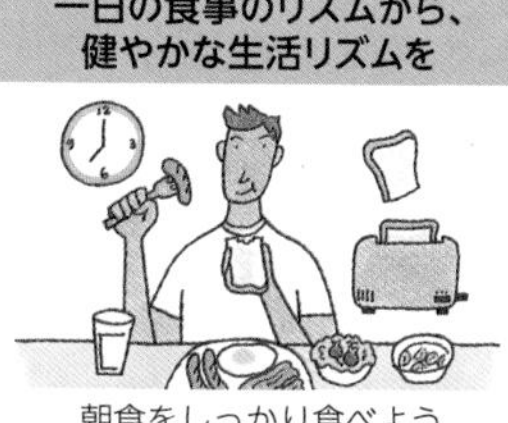

朝食をしっかり食べよう

適度な運動とバランスのよい食事で、適正体重の維持を

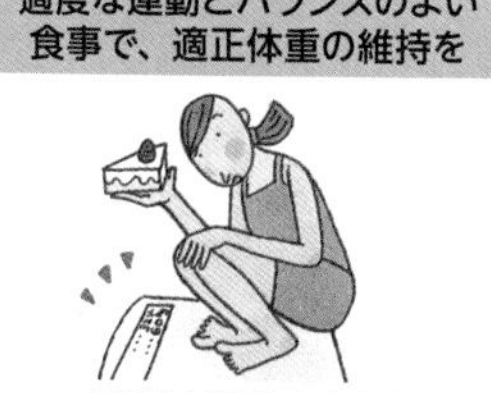

無理な減量はやめよう

主食、主菜、副菜を基本に、食事のバランスを

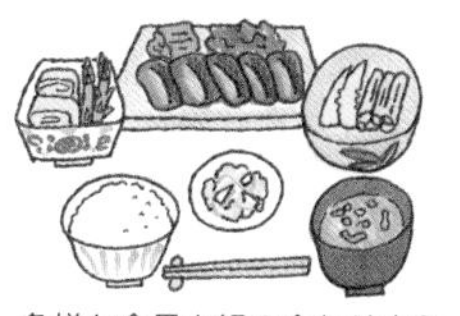

多様な食品を組み合わせよう

ごはんなどの穀類をしっかりと

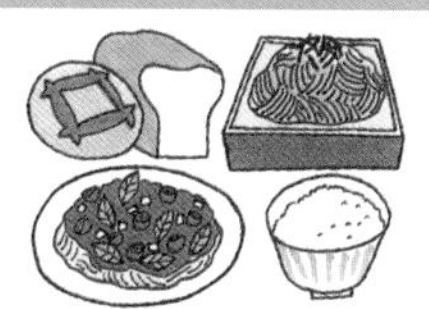

穀類を毎食とろう

野菜、果物、牛乳・乳製品、豆類、魚なども組み合わせて

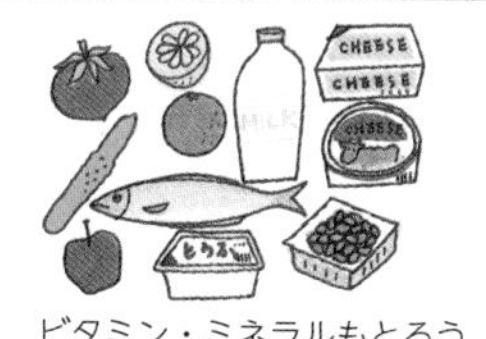

ビタミン・ミネラルもとろう

食塩は控えめに、脂肪は質と量を考えて

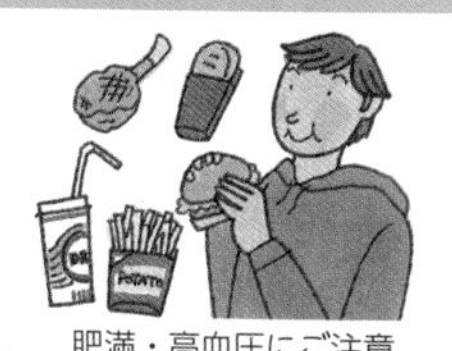

肥満・高血圧にご注意

日本の食文化や地域の産物を活かし、郷土の味の継承を

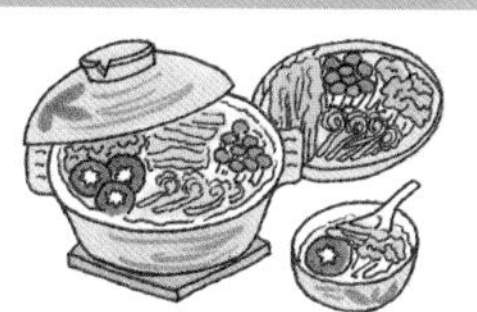

地域の産物や旬の素材を使おう

食料資源を大切に、無駄や廃棄の少ない食生活を

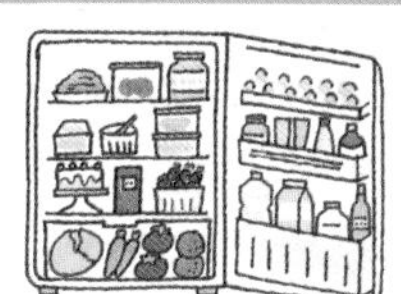

調理や保存を上手にしよう

「食」に関する理解を深め、食生活を見直してみましょう

「食」に関する知識や理解を深めよう

食生活の現状

私たちの食生活の問題点は

私たちの食生活は豊かになり、いつでも食べたいものが簡単に手に入るようになった。そのため、スナック菓子や清涼飲料水をとりすぎ、栄養バランスを崩す人が出てくる一方、朝食を食べない人が年々増加しているという現状もある。

また、家族の生活スタイルが多様になり個々の生活を優先するようになると、家族一緒に食事することが難しくなり、さまざまな「コ食」が生まれる。さらに、食の外部化も進んでいる。口絵●1～2とともに、改めて私たちの食生活を見直してみよう。

1 食事におけるコミュニケーション

●現状

家族と一緒に食べる頻度（2人以上世帯）　（2021年）

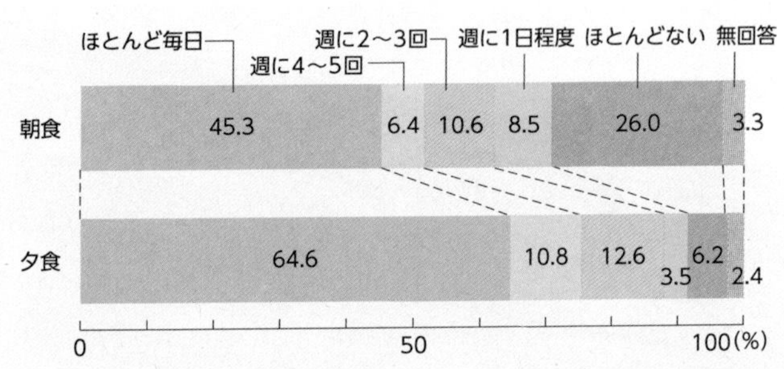

（農林水産省「食事に関する意識調査」）

週に4~5回以上家族と一緒に朝食をとっているのは全体の51.7%、夕食は全体の75.4%である。「ほとんどない」は、朝食26.0%、夕食6.2%と朝食において高い数値だ。

●「孤食」「個食」だと…

家族が別々に食事をとる「孤食」、家族が一緒にいても別のメニューを食べる「個食」の場合、ファストフードやインスタントラーメンなど添加物の多い食べ物を摂取する機会が増え、栄養障害を引き起こすおそれがある。

●楽しい食事を

みんなで食べる「共食」の場合は、主食、主菜、副菜がバランスよくそろう場合が多い。また、食べながら会話をすることによって食事そのものを楽しめ、心の栄養にもつながる。

2 砂糖のとりすぎに注意

●現状

清涼飲料水の摂取状況（1週間の統計）

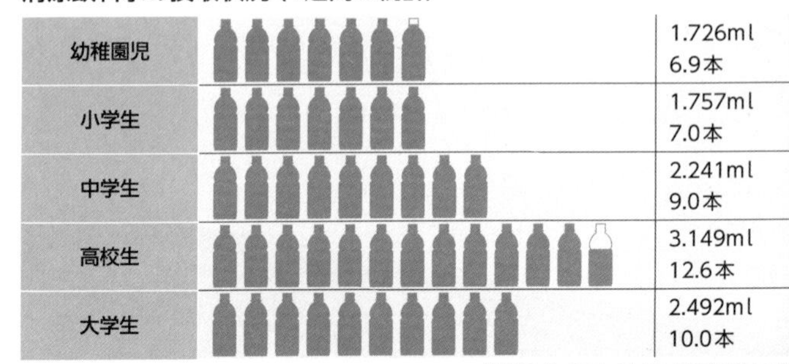

（芽ばえ社「さとうは？ 清涼飲料は？」）

清涼飲料水を1週間でどれだけ飲んでいるかを調べると、250mLに換算して幼稚園児で6.9本、小学生で7本、中学生で9本、高校生で12.6本と、高校生までは年齢が上がるにつれ増加している。

●清涼飲料水の過剰摂取は…

350mLのジュース1缶に含まれる砂糖の量は約35gで、角砂糖11個分にも及ぶ。砂糖の1日の摂取量は10g～20gが望ましく、好きなだけ清涼飲料水を飲んでいるとカルシウム、たんぱく質、ミネラル、ビタミンの不足につながる。加えて慢性的なカロリー超過で肥満の原因になりやすい。

●対策

今まで飲んでいた清涼飲料水を水やお茶に代えるなどして、糖分の摂取を減らす。

さまざまな「コ食」

現在の食生活は、食のリズムが崩れたり、食生活の欧米化・多様化により、次のようないくつもの「コ食」がうまれている。

●孤食
家族や友人と一緒ではなく、一人で孤独に食べる。食卓での社会性やマナーが身につかない。

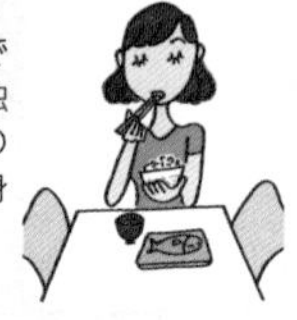

●個食
家族が一緒の食卓についても、それぞれが別々に好きなものを食べる。個々バラバラな食事。

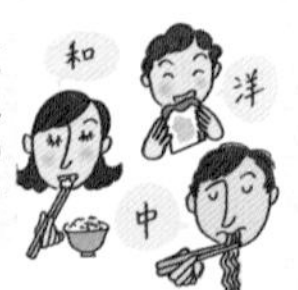

●固食
決まったものしか食べない。好き嫌いが多く、同じものばかり食べる。

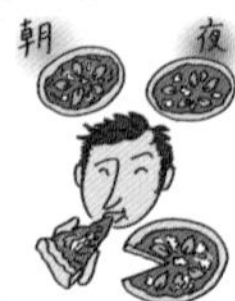

●濃食
調味済み食品など味の濃いものばかり食べる。微妙な味に鈍くなる。

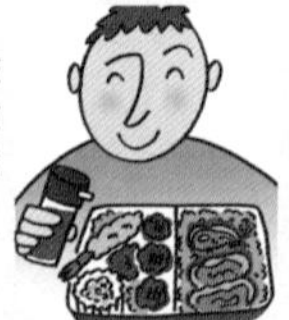

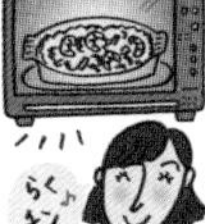

●庫食
冷蔵庫から出して、レンジで加熱して食べるものばかりで食事をすませる。

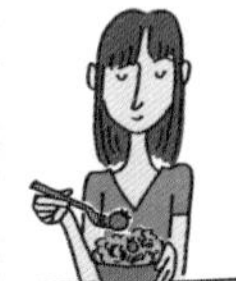

●小食
食べる量が少なく食が細い。ダイエットブームが影響して、特に女性に多い。

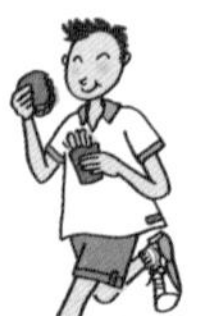

●戸（外）食
家の外での食事。ハンバーガーなどのように、好きな場所で歩きながらでも食事をする。

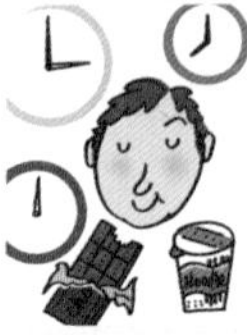

●五食
朝、昼、夜の3食だけでなく、おやつと夜食が増え、1日に5回かそれ以上の食事をとる。

3 朝食の欠食

現状

①朝食の欠食率

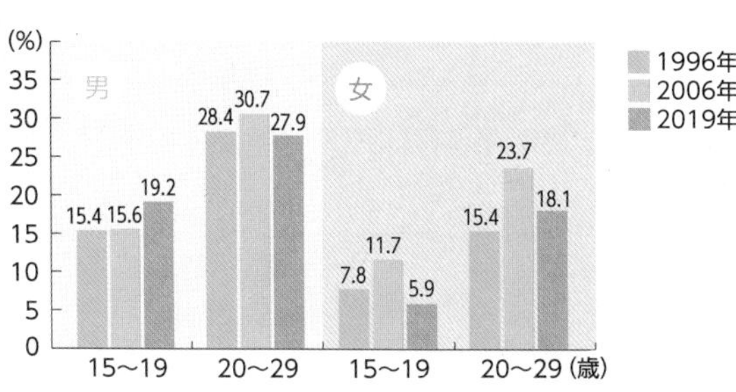

(厚生労働省「国民健康・栄養調査」)

②朝食を食べない理由 (2005年)

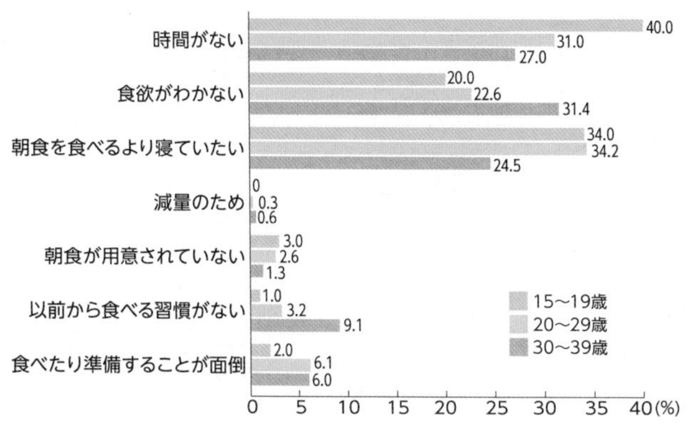

(厚生労働省「国民健康・栄養調査」)

朝食を食べない理由をみると、「時間がない」「食欲がわかない」「寝ていたい」とする回答が多い。この背景には、夜型生活による夜更かしや夜食の影響が考えられる。

朝食を食べないと…

朝食の摂取状況とテストの得点の関係 (2006年)

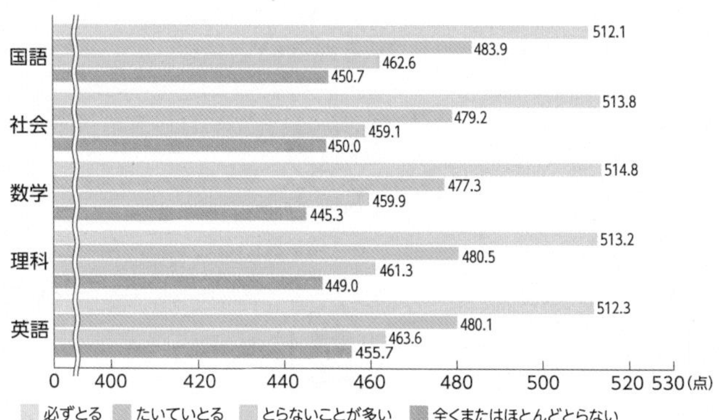

(文部科学省「データからみる日本の教育」)

朝食を抜くと低血糖状態になり、脳の働きが低下し、次のような影響がみられる。①思考力がなくなる②集中力がなくなる③精神的に不安定になる④イライラする、など。朝食の摂取状況とテストの得点関係を調べた調査からも、朝食を抜くことの影響がみてとれる。

対策

朝食では、脳のエネルギー源であるぶどう糖を補給する必要がある。ぶどう糖は、ご飯やパン、いも類などに多く含まれているので、朝食にはこれらのものを食べるとよい。

4 広がる外食産業

現状

外食率と食の外部化率の推移

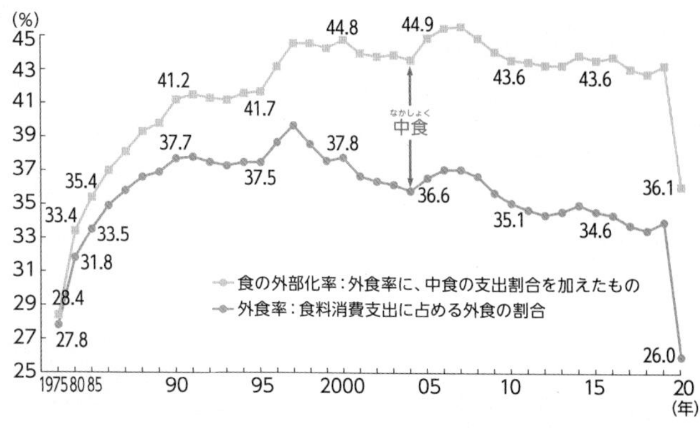

((財) 食の安全・安心財団 Webサイト)

外食産業は、経済成長や女性の社会進出などの環境変化の中で、1980年頃から飛躍的に発展してきた。特にファストフードやファミリーレストランなどの新しい外食の形態が登場し、若者や新しいファミリー層に支持された。

伸びる中食産業

中食とは、家庭外で調理された弁当・そうざいなどを、家庭やオフィス内でとる食事形態をさす。外食と内食（家庭で素材から調理する）の中間にある食事形態。中食産業は、ライフスタイルの変化や経費の軽減などから、市場規模が拡大している。

原発事故と食品

2011年、東日本大震災をきっかけに福島第一原発事故が起こった。当初は放射性ヨウ素が水道水に混入し、首都圏では騒動になった。しかし、2か月を過ぎたあたりからは放射性ヨウ素の心配はなくなり、新たに放射性セシウムが問題になった。

放射性セシウムは、25％に減るまでに約60年、1％以下になるまでは約200年かかるといわれている。また放射性セシウムは、カリウムと化学的性質が似ており、水に溶けやすいという性質も似ているため、植物は根から取り込みやすい。牛肉の汚染問題も、牛が放射性セシウムに汚染された稲わらを食べたことが原因だった。

現在も生産者に被害を与えている。

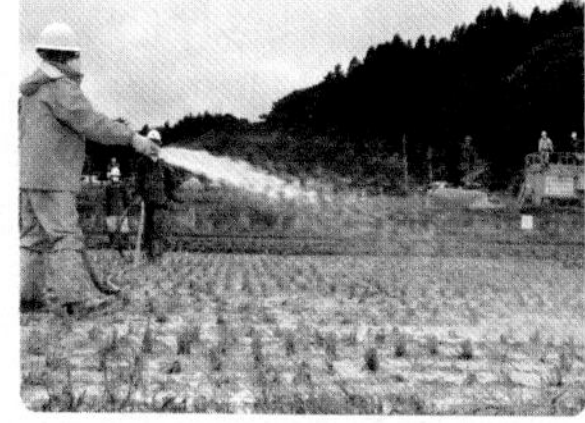

水田でセシウム除去実験

食品中の放射性セシウムの基準値（ベクレル/kg）

食品群	基準値
一般食品	100
乳児用食品	50
牛乳	50
飲料水	10

(2012年4月時点)

(注1) 放射性物質を含む食品からの被ばく線量の上限を、年間5ミリシーベルトから年間1ミリシーベルトに引き下げ、これをもとに放射性セシウムの基準値を設定した。
(注2) シーベルト：放射線による人体の影響の大きさを表す単位。
ベクレル：放射性物質が放射線を出す能力の強さを表す単位。

食品の表示と選択

適切な選択のために

買い物にでかけ、例えば一見同じように見える弁当がいくつか並んでいたら、値段以外に何に注目するだろうか。消費者にとって選択がしやすいよう、さまざまな表示がなされている。表示の意味を正しく理解し、適切な選択が行えるようになろう。

1 表示例

食品の表示は、さまざまな法律がそれぞれの目的でルールを規定しているため、複雑な面もあるが、どれも食品の特性を示すために重要なものである。

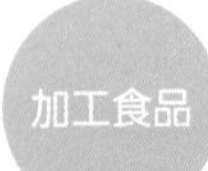

❶名称、❷原材料名、❸食品添加物、❹内容量、❺期限表示、❻保存方法、❼製造者、❽栄養成分の８つの項目を必ず表示。

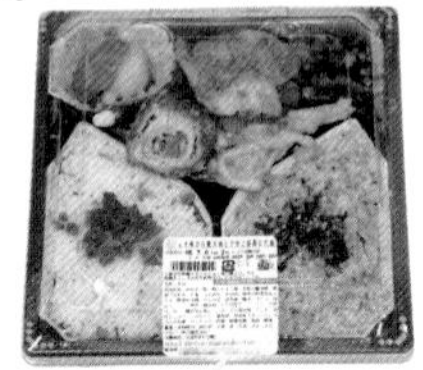

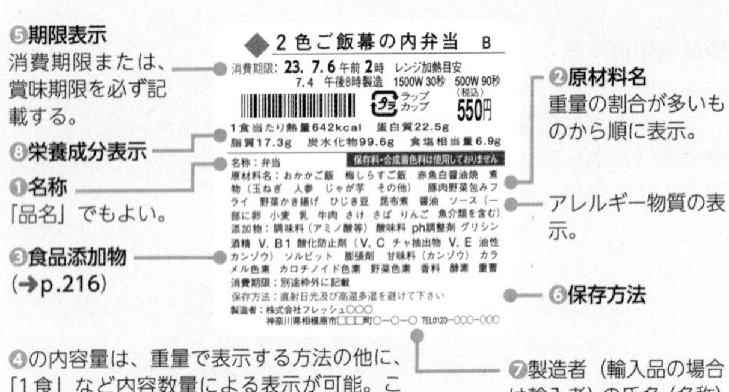

生鮮食品（水産物）

生鮮食品のうち水産物は、❶名称、❷原産地のほか、❸解凍、❹養殖のものはその表示も必要。

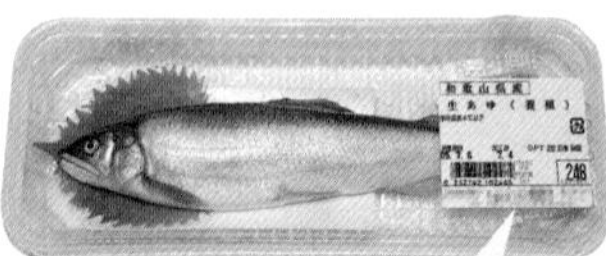

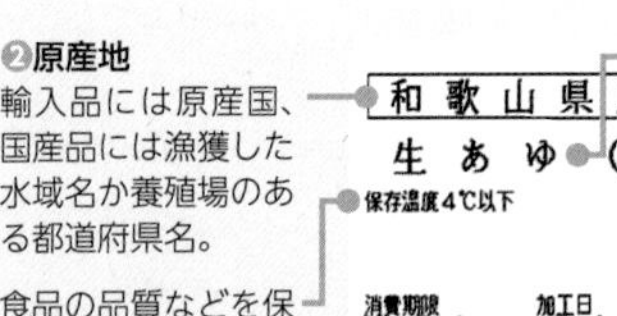

❷原産地
輸入品には原産国、国産品には漁獲した水域名か養殖場のある都道府県名。

食品の品質などを保持するために好ましい方法を具体的に表示。

食品の品質が劣化しやすく、製造日から5日以内に消費すべき食品につける。

販売者や加工者の氏名（名称）と住所。

❶名称
魚の名など一般的な名称を記載。

❹養殖
養殖されたものは「養殖」と記載する。

❸解凍
冷凍したものを解凍した場合には「解凍」と記載する。

食品マークと法律

2 食品表示に関する法律

2015年施行の食品表示法は、JAS法（品質）、食品衛生法（食品安全の確保）、健康増進法（栄養表示等）の3つの法律を統合したもので、経過措置期間を経て、2020年から全ての食品に適用されている。

なお、機能性表示食品制度（➔p.217）も、この新法のもとで導入された。

主な変更

- 加工食品の栄養表示の義務化。
- アレルギー表示をより安全にわかりやすい表示方法に。
- 原材料と添加物の間を明確に区分をつけて表示。

食品表示法

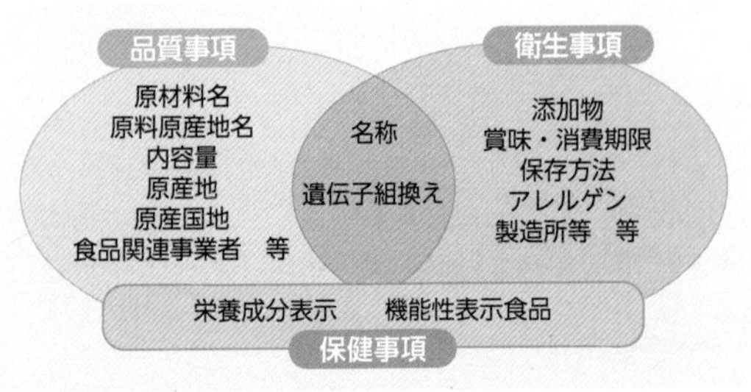

3 JAS（日本農林規格）マーク

JASマーク

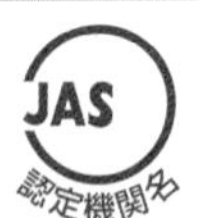

検査に合格したものに任意でつけることができる。対象品目は油脂、水産加工品、肉類の加工品、果物の缶詰などのほか、調味料、冷凍食品などもある。

有機JASマーク

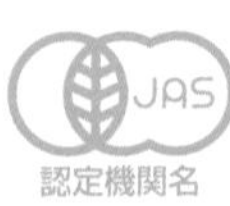

種まきまたは植えつけ前2年以上、禁止された農薬や化学肥料を使用していない田畑で栽培する「有機農産物」などにつけられる。

特定JASマーク

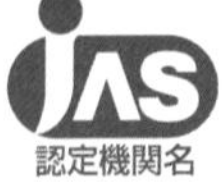

特別な生産の方法または特色ある使用原材料を使用しているものにつけられる。熟成ハムなど。「作り方JAS」といわれる。

生産情報公表JASマーク

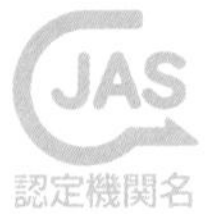

食品の生産情報が公表されている牛肉や豚肉、加工食品などにつけられる。

4 その他のマーク

健康食品（JHFA）マーク

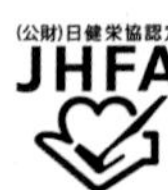

（公財）日本健康・栄養食品協会による健康補助食品の規格基準に合格したものにつけられる。

公正マーク（飲用乳）

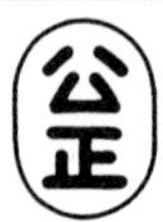

景品表示法にもとづき、業界団体が「公正競争規約」という基準を設け、これをみたすものにつけられる。飲用乳のほか、はちみつ・辛子めんたいこなど。

Eマーク（ふるさと認証食品マーク）

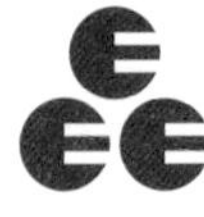

農水省の通達にもとづき、地域に特有の材料や製法を用いて製造された「地域推奨食品」につけられる。対象品目は卵、梅干、漬物など。

冷凍食品認定証マーク

（社）日本冷凍食品協会が定めた品質や衛生の基準に適合した冷凍食品につけられる。

さまざまな表示

5 消費期限と賞味期限

消費期限は、弁当やそうざいなど劣化が早い食品（5日程度）に記載される。この期間を過ぎると衛生上問題が起こる可能性が高い。賞味期限は、缶詰やスナック菓子など品質が比較的長く保持される食品につけられる。期限が過ぎてもすぐに食べられなくなるわけではない。

6 アレルギー物質を含む食品の原材料表示

表示を義務化された7品目と奨励された21品目

ある食べ物を食べたとき、じんましん、下痢・嘔吐、せきや呼吸困難、くしゃみといった症状が出る場合は、食物アレルギーの可能性がある。必ず表示する卵・乳・小麦・そば・落花生・かに・えびの7種類と、表示が奨励されているいか・さばなど21種類の食物がある。

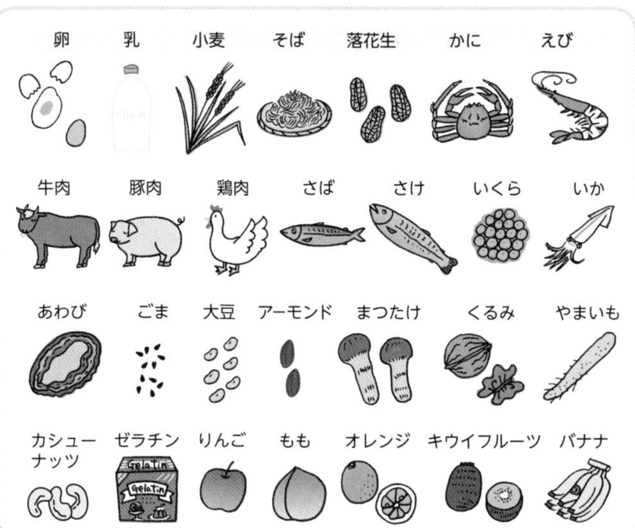

7 栄養成分の表示

栄養成分の表示を行う場合、食品表示法で標準的な表示が義務づけられている。加工食品は、エネルギー・たんぱく質・脂質・炭水化物・食塩相当量を同時記載しなければならない。また、❶「高カルシウム・ビタミンA含有」などと強調表示する場合は、基準値にしたがい一定量以上含んでいること、❷「低カロリー・無脂肪」などとする場合には、基準値以下であることが必要とされる。

バームクーヘンの栄養成分表示例

栄養成分 100g当たり	
エネルギー	475kcal
たんぱく質	5.0g
脂質	27.2g
炭水化物	48.4g
ナトリウム	116mg
食塩相当量	0.3mg

まぎらわしい表示に気をつけよう！

「シュガーレス」「ノンシュガー」「無糖」という表示は、砂糖・果糖などの糖質が食品100g中0.5g未満であれば表示できる。気をつけたいのが、「砂糖不使用」という表示。単に砂糖を使っていないという意味で、果糖や乳糖を含んでいてもこの表示は可能。また、「甘さ控えめ」は栄養成分とはまったく関係のない、製造・販売者側の主観的な表現である。「低脂肪」という表示の食品も、脂質以外のたんぱく質や糖質を多く含んでいれば、カロリーは高い。

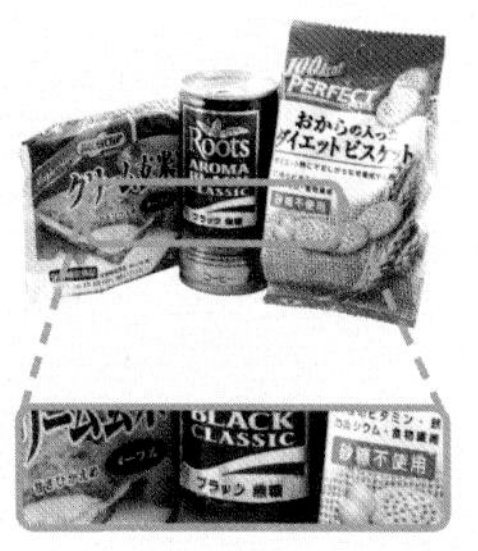

8 遺伝子組換え食品

メリットとデメリット

種の壁を越え人為的に遺伝子を操作し、遺伝的な性質を変えた作物や食品のことを、遺伝子組換え食品という。遺伝子組換え食品は、

❶病気や害虫、除草剤に強い　❷日もちがよい
❸味や栄養価を高める

などの利点がある。病気や害虫、および除草剤に強い性質をもたせるのは、生産性を高めて収穫量を上げてコストを安くするためである。また、食料の安定供給の面でも期待される食品の技術開発として国際的にも関心が高まっている。

しかし、人体に害をもたらさないか、生態系を破壊しないかなどの安全性はまだ十分に証明されていない。日本では商業栽培はされていないが、多くの食品を輸入に頼っているので、私たちの食事にも遺伝子組換え食品が入ってきている。

表示方法

ケース	表示	義務・任意
原材料が遺伝子組換え農産物の場合	「遺伝子組換え」など	義務*
原材料（遺伝子組換え農産物とそうでない農産物）を分別してない場合	「遺伝子組換え不分別」など	義務*
原材料を分別するが、混入は5%以下の場合	「分別生産流通管理済み」など	任意**
原材料が遺伝子組換え農産物でない場合や、原材料を分別し混入不検出の場合	「遺伝子組換えでない」など	任意

＊重量順に上位3品目かつ、重量に占める割合が5%以上のもので、組換えDNA等が残存するもの。
＊＊大豆・とうもろこしに限る

表示例

名称	豆菓子
原材料名	大豆（遺伝子組換え不分別）、植物油、しょうゆ（小麦を含む）、食塩、砂糖、香辛料、調味料（アミノ酸等）、着色料（カラメル、紅麹、カロテノイド）
内容量	100g
賞味期限	○○.△.□□
保存方法	直射日光を避け、常温で保存してください。
製造者	東京都千代田区×××ー△△△　○○○○食品株式会社 AK

義務表示の対象となる農産物

※は義務表示対象外

大豆

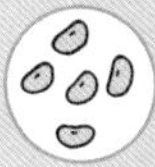

しょうゆ※
みそ
とうふ
食用油※

とうもろこし

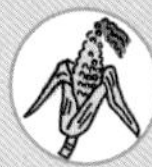

コーン油※
ポップコーン
コーンスターチ

じゃがいも

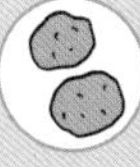

フライドポテト
コロッケ
ポテトチップス

てんさい

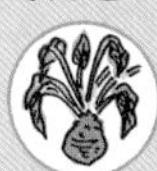

［主に糖に加工される］

綿実

綿実油※

菜種

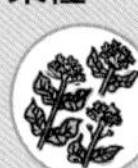

菜種油※
乳化剤※

アルファルファ

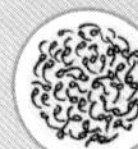

［主にそのまま食べる］

パパイア

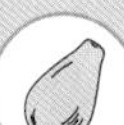

［主にそのまま食べる］

からしな

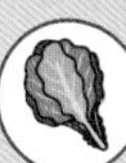

［主にそのまま食べる］

日本では、じゃがいも・大豆・とうもろこし・てんさい・綿実・菜種・アルファルファ・パパイア・からしなの9種類330品種の安全性を確認したとしている（2022年6月現在）。遺伝子組換え作物を使用した食品には、表示の義務化も実施された（2001年4月）。義務表示の対象は、現在農産物9作物、加工食品33食品群である（油やしょうゆなどは義務表示対象外）。また、加工食品については、原材料に占める重量割合が上位3品目に入っていて、かつ、5%以上のものについて表示が義務づけられている（混入5%未満は対象外）。

食品添加物

1 食品添加物とは

「食品の製造の過程においてまたは食品の加工もしくは保存の目的で、食品に添加、混和、浸潤その他の方法によって使用するもの」を食品添加物という（食品衛生法）。原則として使用が認められる食品添加物（以下の4種類）を個々に指定し、指定されていない食品添加物の食品使用を禁じている。

種類	概数	備考
指定添加物	472	厚生労働省大臣が安全性などを確認して指定
既存添加物	357	すでに天然添加物として使用されており実績がある
天然香料	612	天然の原料から得られ、香料として使用されてきたもの
一般飲食物添加物	72	果汁などの食品を着色料として使用する場合、添加物とみなす

(2021年1月現在)

安全のイメージ図

食べ物に使うことのできる量は、国際的な機関が無害を確認した安全量（最大無作用量）の1/100の量を、毎日食べ続けても安全な量（1日摂取許容量）とされている。一つひとつの添加物について、使い方とともにこの量を超えない範囲と、法律で決められている。

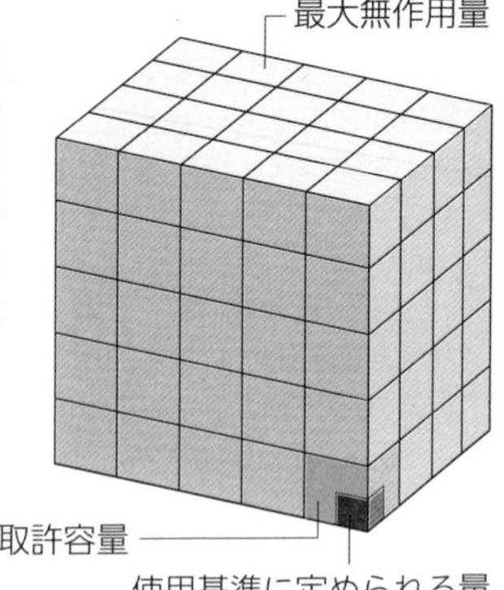

2 用途

食品添加物はおもに加工食品に用いられ、❶長期間の保存が可能になる、❷味をよくする、❸コストが安くすむ、などのメリットがあげられる。しかし、単品の摂取については専門家の安全評価は受けている一方、複数の添加物を摂取した場合の複合作用についてはまだ明らかになっていない。

種類	色			味			香り
	着色料	発色剤	漂白剤	甘味料	酸味料	調味料	香料
おもな物質名	クチナシ黄色素、食用黄色4号	亜硝酸ナトリウム	次亜塩素酸ナトリウム	キシリトール、アスパルテーム	クエン酸、乳酸	グルタミン酸ナトリウム	オレンジ香料、バニリン
使用目的	色の強化、色調の調節	色素の固定と発色	脱色および着色抑制	甘味の強化	酸味の強化	味の強化	香りの強化
おもな食品	めん類、菓子類、漬物	ソーセージ、ハム、いくら	かんぴょう、生食用野菜類、乾燥果実	ガム、ジャム、清涼飲料水	清涼飲料水、ジャム、ゼリー	かつお節、しょうゆ、みそ	ガム、ジュース、チョコレート

種類	栄養強化	舌触り・歯触り			変質・腐敗防止		
	強化剤	増粘剤・安定剤・ゲル化剤または糊料	乳化剤	膨張剤	保存料	酸化防止剤	防かび剤
おもな物質名	ビタミンA・B、炭酸カルシウム	アルギン酸ナトリウム、メチルセルロース	グリセリン脂肪酸エステル	炭酸水素ナトリウム、ミョウバン	ソルビン酸、安息香酸ナトリウム	L-アスコルビン酸、エルソルビン酸ナトリウム	ジフェニル、オルトフェニルフェノール
使用目的	栄養素の強化	粘性の増強、安定化、ゲル化	水と油の乳化	材料の膨張	食品の腐敗防止	脂質の酸化防止	かびの発生を防止
おもな食品	パン、菓子類、米	アイスクリーム、プリン、ドレッシング	マーガリン、乳製品、菓子類	ビスケット、スポンジケーキ、クッキー	チーズ、魚肉ねり製品、しょうゆ	果実加工品、そうざい、農産物缶詰	かんきつ類、バナナ

3 指定添加物数の推移

食品添加物のうち指定添加物は厚生労働大臣が定めており、その他の製造・輸入・使用・販売は禁止されている。

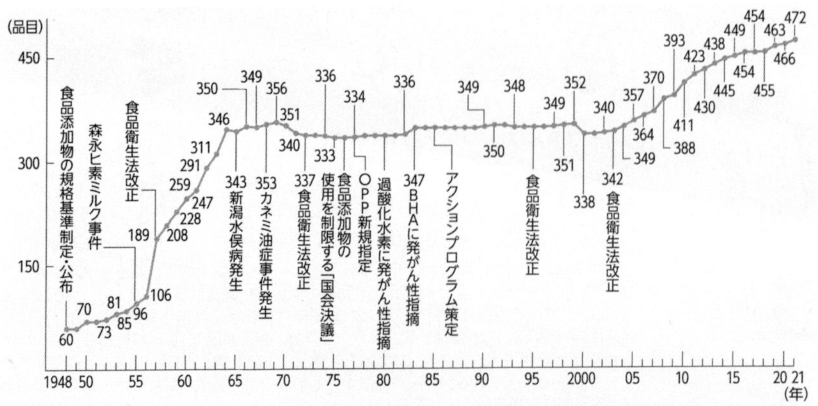

4 避けたい添加物

- 発色剤…亜硝酸ナトリウム
- 甘味料…サッカリン、サッカリンナトリウム
- 着色料…赤色二号、赤色二号アルミニウムレーキ
- 防かび剤…OPP、TBZ

(小若順一『新食べるな危険』講談社)

アメリカでは、タール色素やコチニール色素には毒性が含まれるとして使用禁止になっている種類が多い。防かび剤と合わせて摂取すると毒性の物質に変わるといわれているものや、他の添加物と合わせて摂取すると発がん性物質に変わるといわれているものもある。添加物にも関心を持ち、原材料表示をよく見て買うよう心がけよう。

トレーサビリティ

5 食品のトレーサビリティ

生産段階、加工段階、流通段階、小売段階で、「いつだれがどのようにしたか」を記録し、食品のラベルをもとにインターネット、小売店やお客様相談室などで情報を入手できるシステム。これによって、食品に問題が発生したときには原因を見つけやすく、早い対応ができる。また、消費者が食品の安全性を判断しやすい。

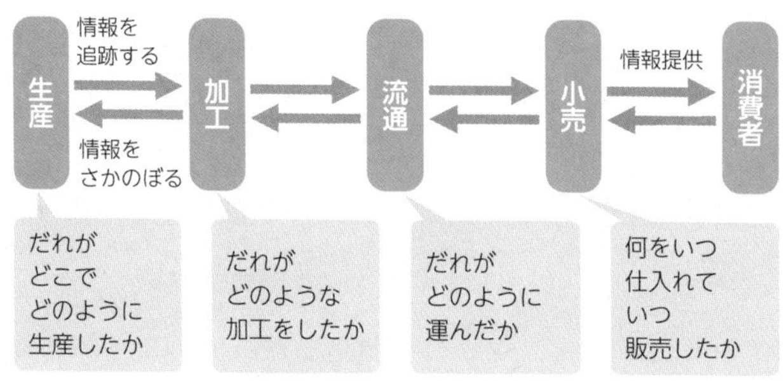

6 牛肉のトレーサビリティ

2004年12月より、「牛の個体識別のための情報の管理及び伝達に関する特別措置法（牛肉トレーサビリティ法）」が施行され、牛の個体識別番号の表示が義務づけられた。これによって、家畜改良センターのWebサイトにアクセスして個体識別番号を入力すると、その牛がいつどこで生まれたか、どこで育ったか、いつどこで食肉処理されたかなどの情報を見ることができる。

商品ラベルへの表示

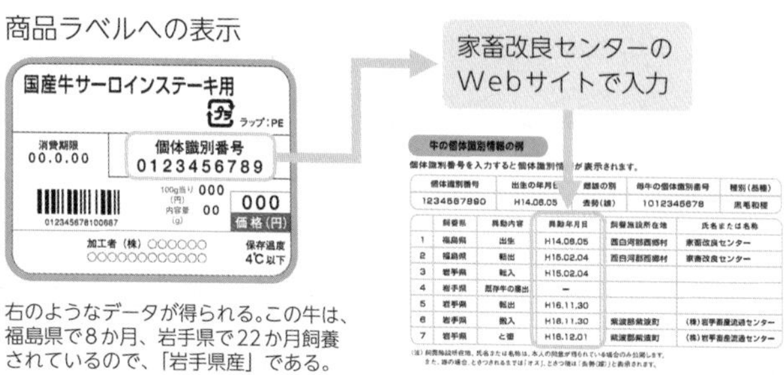

右のようなデータが得られる。この牛は、福島県で8か月、岩手県で22か月飼養されているので、「岩手県産」である。

牛の個体識別情報の例

個体識別番号を入力すると個体識別情報が表示されます。

個体識別番号	出生の年月日	雌雄の別	母牛の個体識別番号	種別（品種）
1234567890	H14.06.05	去勢(雄)	1012345678	黒毛和種

	飼養県	異動内容	異動年月日	飼養施設所在地	氏名または名称
1	福島県	出生	H14.06.05	西白河郡西郷村	家畜改良センター
2	福島県	転出	H15.02.04	西白河郡西郷村	家畜改良センター
3	岩手県	転入	H15.02.04		
4	岩手県	既存牛の届出	−		
5	岩手県	転出	H16.11.30		
6	岩手県	搬入	H16.11.30	紫波郡紫波町	（株）岩手畜産流通センター
7	岩手県	と畜	H16.12.01	紫波郡紫波町	（株）岩手畜産流通センター

（注）飼養施設所在地、氏名または名称は、本人の同意が得られている場合のみ公開します。また、雄の場合、とさつされるまでは「オス」、とさつ後は「去勢(雄)」と表示されます。

（農林水産省Webサイト）

保健機能食品や特別用途食品の選択

一般食品

- 保健機能食品
- 特別用途食品
- 特定保健用食品
- 栄養機能食品
- 機能性表示食品
- 病者用食品
- 妊産婦、授乳婦用粉乳
- 乳児用調製乳
- えん下困難者用食品

いわゆる健康食品

- 栄養補助食品
- サプリメント　など

保健機能食品

保健機能食品とは、消費者庁が審査し効果に一定の科学的根拠があると認めた**特定保健用食品**、栄養成分の補給・補完を目的にした**栄養機能食品**と、新しく位置づけられた**機能性表示食品**を合わせた名称で、保健機能食品制度の中に位置づけられている。

栄養機能食品

身体の健全な成長、発達、健康の維持に必要な栄養成分の補給・補完を目的に利用する製品。13種類のビタミン（Aなど）、6種類のミネラル（鉄など）、n-3系脂肪酸の含有量が**国の基準を満たしている製品**には、定められた栄養機能表示を付け（マークはなし）、**国への届け出や審査を受けなくても販売できる。**

機能性表示食品

アルコール類を除くすべての食品が対象。保健機能食品の1つとして新たに分類。事業者が、健康に与える効果を消費者庁に届けるだけで、「体にどうよいのか」を表示できる。**トクホのような国の事前審査はない**。事業者側のハードルが一方的に下げられることで、商品リスクは消費者が負うことになるのではないか、という懸念の声もある。

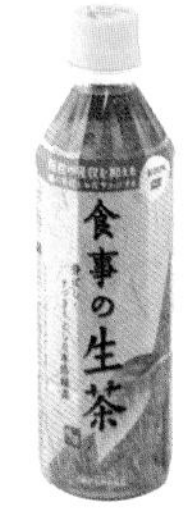

特別用途食品

特別用途食品とは、乳児、幼児、妊産婦、病者などの発育、健康の保持・回復などに適するという特別の用途のために作られたもの。許可されたものにはマークが表示されている。**特定保健用食品**も含む。

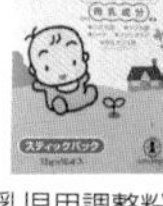

乳児用調整粉乳

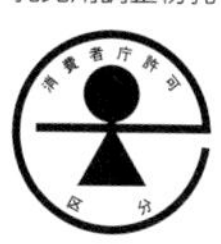

特定保健用食品（トクホ）

「カルシウムの吸収を高める食品」「食物繊維を含む食品」など、特定の保健の目的が期待できることを表示した食品であり、身体の生理学的機能などに影響を与える保健機能成分を含んでいる。**個々の製品ごとに消費者庁長官の許可が必要であり**、許可されたものには、マークが表示されている。

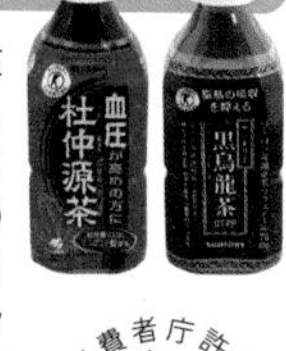

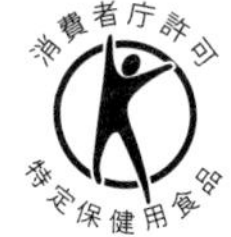

● サプリメント

サプリメントは、「薬」と混同しがちだが、「食品」である。不規則な生活などで不足しがちな栄養素を手軽に摂取できるというメリットはあるが、**同じビタミンCでも食物からとるものと、サプリメントからとるものはまったく同じ成分ではない**。また、サプリメントによっては特定の栄養素だけを過剰にとりやすいため、過剰症には気をつけたい。サプリメントは消費者庁の認可は必要なく、製造者が自主的に決定するもので、品質にもばらつきがある。あくまでも1日3食の食事が基本であり、サプリメントに頼りすぎないようにしたい。

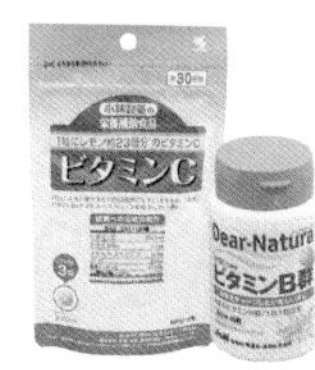

サプリメント

トクホの誇大広告に注意

「脂肪の吸収を抑える」「コレステロールを下げる」など、食したら一気に悩みを解決するようなトクホ（特定保健用食品）の広告が増えている。

トクホは、内閣府の消費者委員会と食品安全委員会で審査して、有効性や安全性が認められれば、消費者庁が許可を出す。しかし、あくまでも補助的なものであって、食事のバランスが大切だ。

健康的に体重・体脂肪を下げるには、運動量を増やし、食事量を減らす以外に方法はないと専門家は指摘する。巧みな企業宣伝にだまされないよう気をつけたい。

食中毒とその予防

食中毒の予防

細菌やウイルス、化学物質、自然毒などに汚染された食品によって起こるさまざまな病的変化を食中毒という。

食中毒の原因物質として多い各種の細菌は、水分・温度・栄養の三条件がそろうと急激に増加する。調理の際、手の衛生に気をつけるのはもちろんのことであるが、まな板を乾燥させておくなど、調理器具の衛生にも気を配ることが必要である。細菌は目に見えず、増殖していても食品の色やにおいが変わるわけではないので、日常の衛生面への注意こそが何よりの予防策になる。

1 食中毒の分類

微生物性の食中毒

種類			原因菌	原因食品	潜伏期間	症状	対策
細菌性	感染型	感染侵入型	サルモネラ菌	主として鶏卵、鶏肉、淡水魚	5～72時間	下痢、腹痛、発熱、頭痛、吐き気、嘔吐、発病のピーク8～24時間	•食肉類の生食はさける •卵は冷蔵保管し、消費期限内に食べる
			病原性大腸菌（腸管侵入性大腸菌など）	多種にわたる牛肉の生食	12時間～8日	下痢、腹痛、発熱、吐き気、嘔吐、血便	•食品（とくに食肉）は75℃、1分以上中心部まで加熱
			カンピロバクター	鶏肉ほかの食肉 二次汚染の食品	比較的長い	発熱、下痢、腹痛 発病のピーク2～7日	•生肉と調理済みの肉類は別に保存 •十分な加熱
		感染毒素型	腸炎ビブリオ	生鮮魚介類 その加工品	8～24時間	下痢、腹痛、吐き気、嘔吐、発熱 発病のピーク12～20時間	•低温管理（漁獲から消費まで） •加熱処理 •魚介類の洗浄は真水で
			病原性大腸菌（腸管出血性大腸菌O157など）	食肉、サラダなど	1～8日	下痢、腹痛、溶血性尿毒症	•食品（とくに食肉）は75℃、1分以上中心部まで加熱
			ウェルシュ菌	肉、魚介類、野菜の煮物など	6～18時間	腹痛、下痢 発病のピーク6～12時間	•調理時に十分加熱し、早めに食べる •加熱食品は短時間で冷却
	毒素型	食品内毒素型	黄色ブドウ球菌	穀類の加工品、弁当、菓子類	1～5時間	吐き気、嘔吐、下痢、腹痛 発病のピーク2～3時間	•手指に化膿創のある人の調理禁止 •手指の洗浄消毒の励行
			セレウス菌	炒飯、スパゲッティなど	嘔吐型1～5時間 下痢型8～16時間	嘔吐または下痢 発病のピーク2～3時間	•米飯やゆでたスパゲッティを室温で放置しない
			ボツリヌス菌	魚肉発酵食品 野菜・果実のびん詰	8～36時間	めまい、頭痛、かすみ目、呼吸困難など 発病のピーク12～24時間	•新鮮な材料を用い、洗浄を十分に •低温保存と飲食前の十分な加熱
ウイルス性			ノロウイルス	生かき	1～2日	嘔吐、腹痛、下痢	•十分な加熱 •手指の洗浄消毒の励行

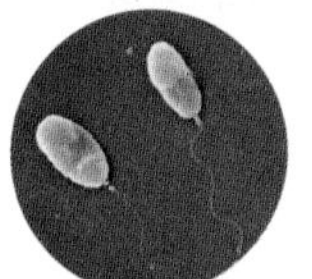
腸炎ビブリオ

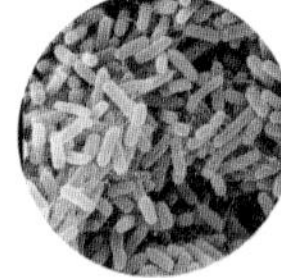
サルモネラ菌

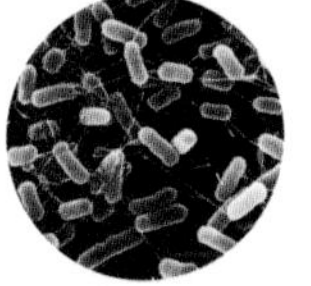
病原性大腸菌

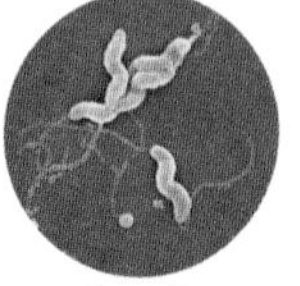
カンピロバクター

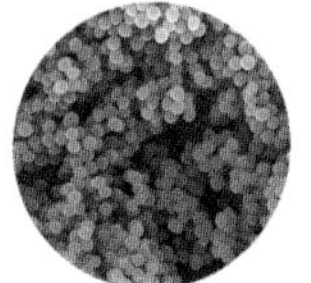
黄色ブドウ球菌

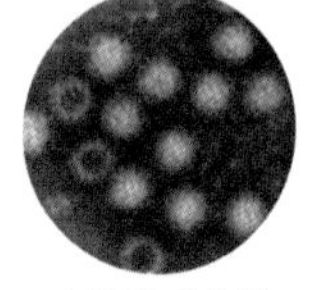
ノロウイルス

自然毒による食中毒

種類	原因食品	原因物質	潜伏期間	症状
植物性	毒きのこ	ムスカリン	2～10時間	胃腸型…嘔吐、下痢、胃腸痛 コレラ型…嘔吐、下痢、口渇 ムスカリン作用…よだれ
	じゃがいもの芽	ソラニン	2～10時間	頭痛、めまい、麻痺、意識障害
動物性	ふぐ毒（卵巣・肝臓）	テトロドトキシン	30分～1時間	嘔吐、下痢、めまい、言語障害、口・唇・舌などのしびれ、視力障害、意識不明
	まひ性貝毒	有毒プランクトン	5分～30分	口・唇・舌・顔面などのしびれ、呼吸困難

化学物質による食中毒とアレルギー様食中毒

種類	感染源	原因物質	潜伏期間	症状
有機毒	農薬・食品添加物不純物などの過剰使用食品	残留農薬（BHC、DDT、PCBなど）	微分～1時間	全身倦怠、頭痛、めまい、色素尿、浮腫
無機毒	食品への混入	ヒ素・銅・水銀・カドミウム	微分～1時間	嘔吐、よだれ、血便、神経障害、頭痛、めまい、胃潰瘍
アレルギー様食中毒	さば・さんま・まぐろ・みりん干し・乳製品	ヒスタミン	0.5～4時間（平均1時間）	頭痛、顔面紅潮、じんましん、発熱

2 食中毒の病因物質

(2021年／件)

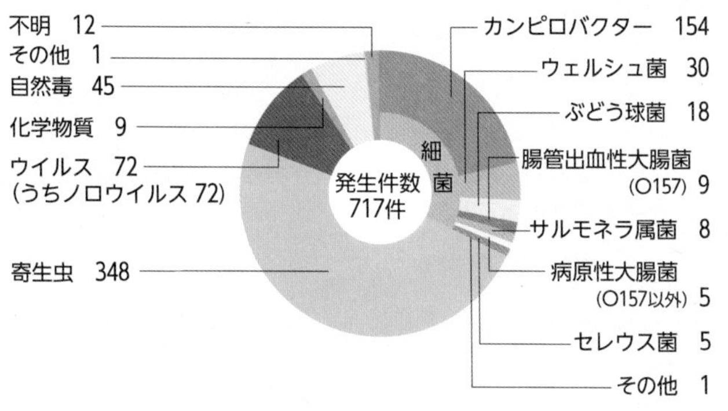

(厚生労働省「食中毒統計」)

3 食中毒の月別発生状況

(2021年)

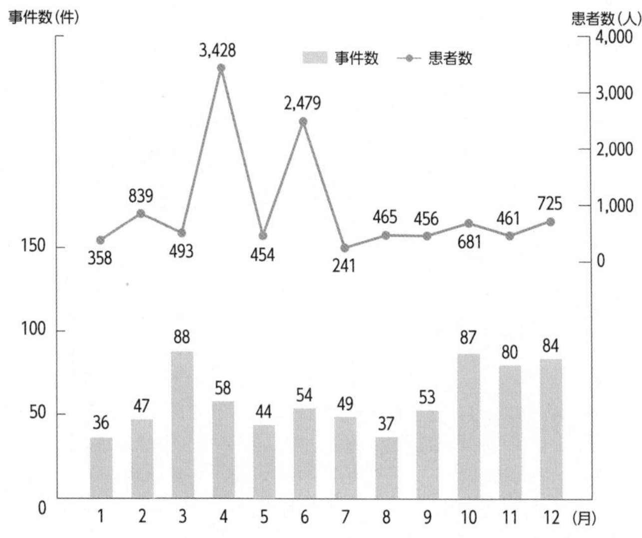

(厚生労働省「食中毒統計」)

4 食中毒の原因食品別発生状況

(2021年／件)

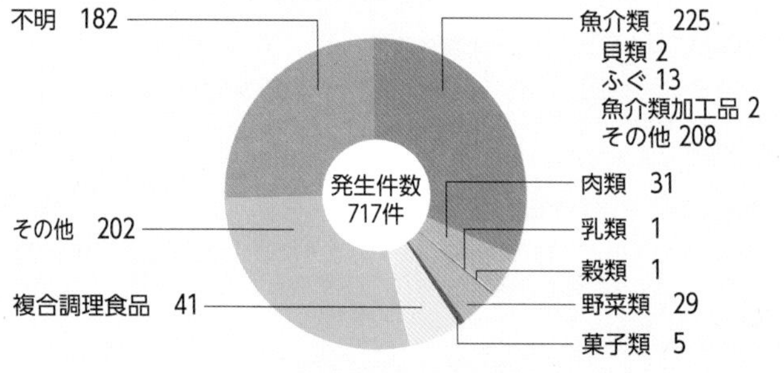

(厚生労働省「食中毒統計」)

寄生虫のアニサキス

アニサキスは寄生虫（線虫）の一種である。その幼虫は長さ２～３㎝、幅は0.5～1㎜くらいで、白色の少し太い糸のように見える。この幼虫が寄生した魚介類（かつお、さば、さんま等）を、生または生に近い状態で食べると、幼虫が胃壁や腸壁に侵入して食中毒（主に激しい腹痛）を引き起こす。しかし70度以上でしっかり加熱するか、マイナス20度で24時間以上冷凍すれば、アニサキスは死んで食中毒は防げる。

5 家庭でできる食中毒予防の６つのポイント

新鮮な食品を購入する

肉、魚、野菜などの生鮮食品は新鮮なものを購入し、冷蔵や冷凍など温度管理の必要なものは、購入後なるべく早く持ち帰るよう心がける。消費期限のある食品は必ず表示を確認し、期限内に使い切るようにする。

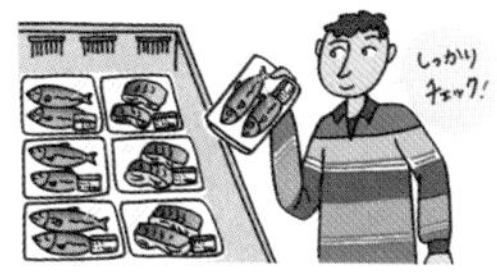

冷蔵庫への詰めすぎに注意

食品を冷蔵庫や冷凍庫に必要以上に詰めすぎると、適正な温度で保存できず細菌汚染につながるので注意する。また、肉や魚などの生鮮食品は、ビニール袋や容器に個別に入れ、庫内の他の食品にかからないようにする。

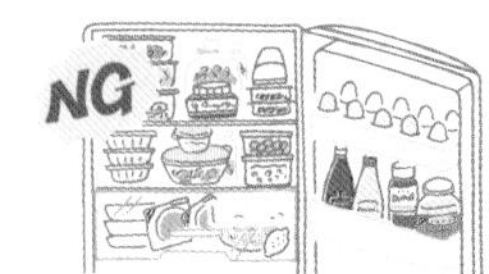

十分手を洗って調理する

調理の前には手を洗い、生の肉、魚、卵を取り扱ったらその都度手を洗うようにする。包丁やまな板などの調理器具も、使った後はすみやかに洗剤と流水でよく洗う。洗った後に熱湯をかけることにより、消毒効果もある。

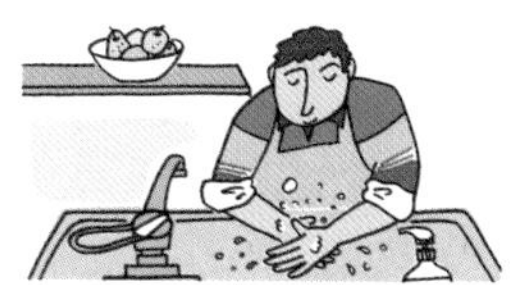

十分な加熱を心がける

ゆでたり炒めたりなど加熱して調理する食品は十分加熱する。また、料理を途中でやめてそのまま室温に放置すると、細菌が食品についたり増えたりするおそれがあるので、途中でやめるときはその都度冷蔵庫に入れるよう心がける。

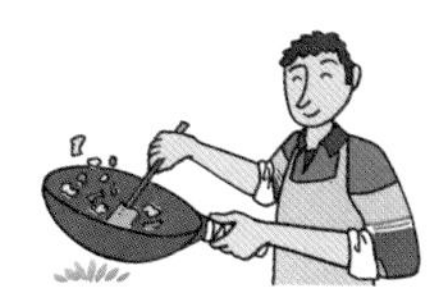

清潔な手で食事を

食事の前には必ず手を洗い、付着した細菌を除去するよう心がける。また、できあがった料理はよく洗った食器に盛りつける。温かく食べる料理は常に温かく、冷やして食べる料理は常に冷たくしておくようにすることによって、細菌の繁殖を防ぐことができる。

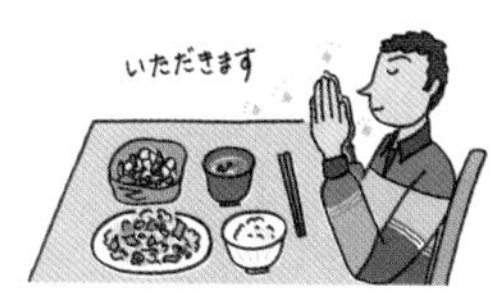

残りの食べ物はきれいに保存

食事の後、残った食品は清潔な食器で保存するようにし、時間がたちすぎたら思い切って捨てること。残った食品を温め直す場合は、75度以上を目安に十分加熱する。味噌汁やスープなどの残りは、沸騰するまで加熱する。

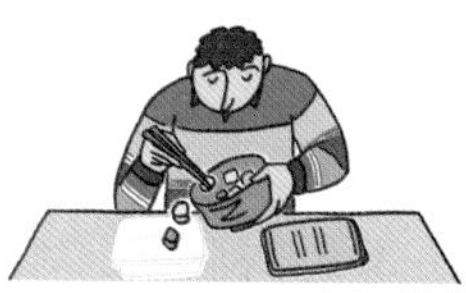

6 食中毒の症状が出たら…

- **下痢や嘔吐をしたらしっかり水分をとろう。**
- **勝手に判断して薬を飲まない。医者に診てもらおう。**
- **家族にうつさない。**

・特に調理の前、食事の前、トイレの後、便や吐いた物にさわった後にはよく手を洗う。
・使った食器は熱湯をかけて消毒する。
・洗濯は別に分けて洗う。

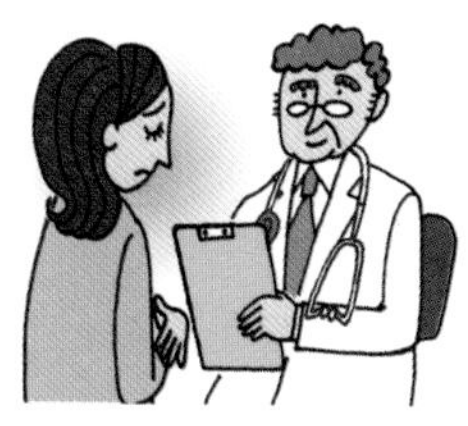

食生活と病気の予防

食生活と病気の関係

太っている、やせているということは、外見の問題だけでなく、病気への入り口になっている。その他にも、「風邪をひきやすい」「にきびができやすい」など自分が陥りがちな症状があれば、何が原因なのかを把握し、食事対策を考えてみよう。

やせ

症状

BMI18.5未満を「やせ」という。急激にやせた場合は、体脂肪だけでなくたんぱく質も減っている。極端にやせてしまうと、低血圧、筋力の低下、頭髪が抜ける、生理が止まる、不妊などの症状が現れる。BMIは22.0が理想的とされ、17以下になると女性ホルモンの分泌が減り、いずれ骨粗しょう症になるおそれがある。

要因

最近は過度の痩身願望をもつ人が多く、実際には標準体重であるにもかかわらず、自分は太っていると思いこむ傾向がある。太ることへの恐怖心が要因。

女性は太っていると過大評価しがち (2004年)

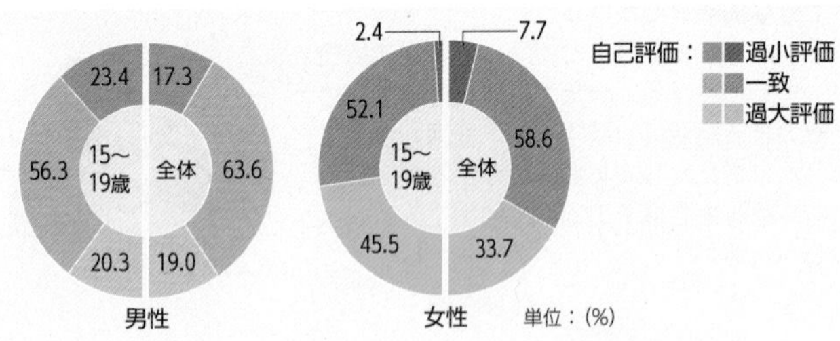

(厚生労働省「国民健康・栄養調査」)

BMI (Body Mass Index：体格指数) と標準体重

BMI＝体重÷[身長 (m)]^2　標準体重＝[身長 (m)]^2×22

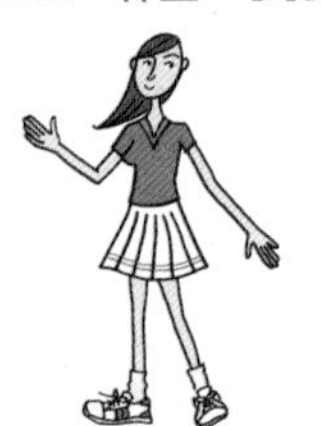
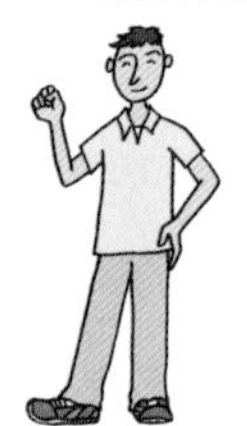
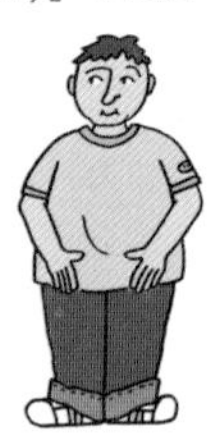

BMI＜18.5 やせ　18.5≦BMI＜25.0 普通体重　25.0≦BMI 肥満

標準体重…BMI＝22.0

BMI判定による体重早見表

	18.5	20	22.0 (標準体重)	23	25
身長(cm) 140	36.3	39.2	43.1	45.1	49.0
145	38.9	42.1	46.3	48.4	52.6
150	41.6	45.0	49.5	51.8	56.3
155	44.4	48.1	52.9	55.3	60.1
160	47.4	51.2	56.3	58.9	64.0
165	50.4	54.5	59.9	62.6	68.1
170	53.5	57.8	63.6	66.5	72.3
175	56.7	61.3	67.4	70.4	76.6
180	59.9	64.8	71.3	74.5	81.0
185	63.3	68.5	75.3	78.7	85.6

肥満

症状

BMI25.0以上を「肥満」という。エネルギーは、体内で利用されずにあまると、脂肪やグリコーゲンになってからだに蓄積される。体に過剰な脂肪が蓄積された状態を肥満といい、高脂血症などの原因となり、放置すると動脈硬化や糖尿病などの生活習慣病につながる。

肥満のタイプ

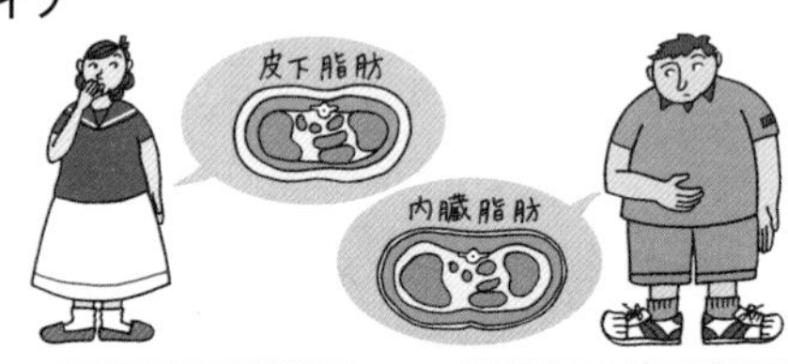

洋なし型
腰やお尻などの下半身に脂肪がついており、女性に多い。皮下脂肪型が多い。

りんご型
腹などの上半身に脂肪がついており、男性に多い。内臓脂肪型肥満が疑われ、生活習慣病になりやすい。

要因

エネルギーのとりすぎと運動不足が要因。消費エネルギーとは安静にしているときでも必要な基礎代謝と活動エネルギーを足した値で、このエネルギーよりも食品からの摂取エネルギーが多いと肥満になる。適切な摂取エネルギー量は一人ひとり異なり、年齢や運動量によって決まる。[消費エネルギー（基礎代謝＋活動エネルギー）]＝[摂取エネルギー]が理想

肥満を防ぐ食事対策

Point 1 1日3食きちんと食べる

「食事はいつも腹八分目」を基本に、1日3食きちんと食べる。3食のうち朝食と昼食に重点をおくようにする。夜遅い時間に食べないように習慣づけることも大切。

Point 2 外食を減らし、適度な運動を

外食は高カロリーのものが多いのでできるだけ控え、1日30分、一駅手前から歩くなど適度な運動を日々の生活に取り入れる。体重の変化を毎日チェックするとよい。

食材選びにひと工夫！

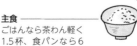

副菜
低エネルギーの野菜、海藻、きのこ類をたっぷりと。調理の際は油を控えめに。

主菜
低脂肪の魚や肉を、焼く、煮る、蒸すなど油を使わない調理法で。

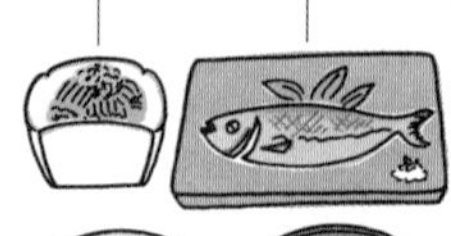

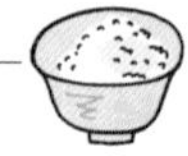
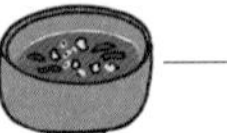

主食
ごはんなら茶わん軽く1.5杯、食パンなら6枚切り1枚。

もう一品
低エネルギーでうす味の汁、スープなどを加える。

骨粗しょう症

症状

骨量が減少し、骨に「す」が入ったようなもろく骨折しやすい状態をいう。骨は主にカルシウム、リン、たんぱく質から構成されているが、このうち骨を強くしている成分はカルシウム。骨はカルシウムの貯蔵庫にもなっているため、食べ物から十分なカルシウムをとらないと、骨からカルシウムがとけ出してしまい、骨が弱くなる。

骨粗しょう症の骨の断面（左）と、健康な骨の断面（右）

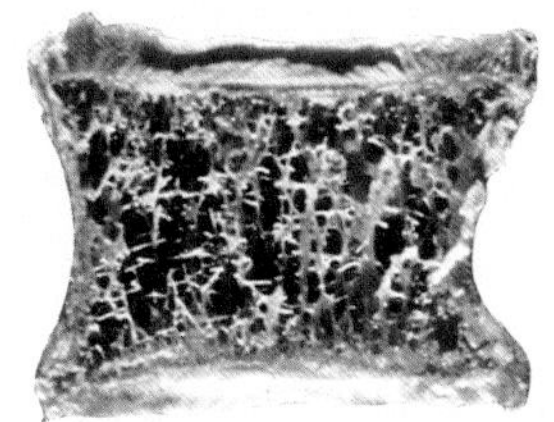
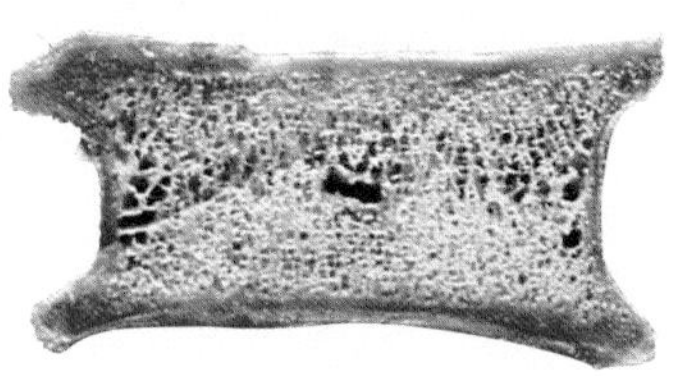

要因

カルシウム不足が要因の1つ。骨量は20歳ぐらいまで増加し、中高年以降は次第に減少する。そのため、高齢者には骨粗しょう症が多いが、最近は若者のダイエットによるカルシウム不足も心配される。また、日本人は全体的にカルシウムの摂取量が少ない傾向がある。

骨粗しょう症を防ぐ食事対策

●骨を丈夫にする成分、弱くする成分

骨を丈夫にする成分…カルシウム、ビタミンD、マグネシウム、たんぱく質

骨を弱くする成分……塩分、リン、アルコール、ニコチン

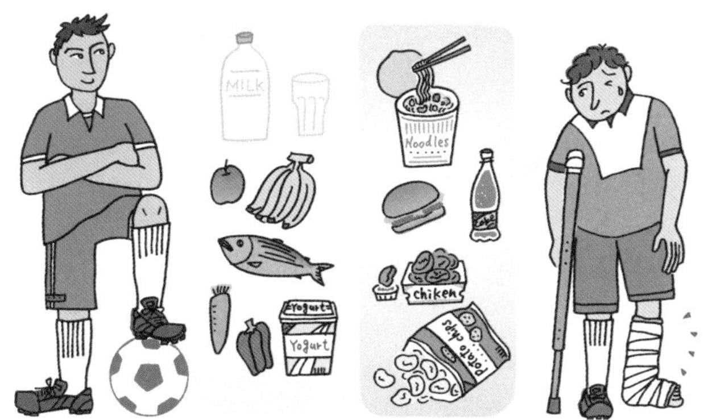

Point 1 カルシウムを積極的にとる

乳製品や牛乳、大豆、緑黄色野菜など毎日の食事でカルシウムを積極的に摂取する。干ししいたけなどビタミンDが多い食品と一緒にとると吸収率がアップする。

食材選びにひと工夫！

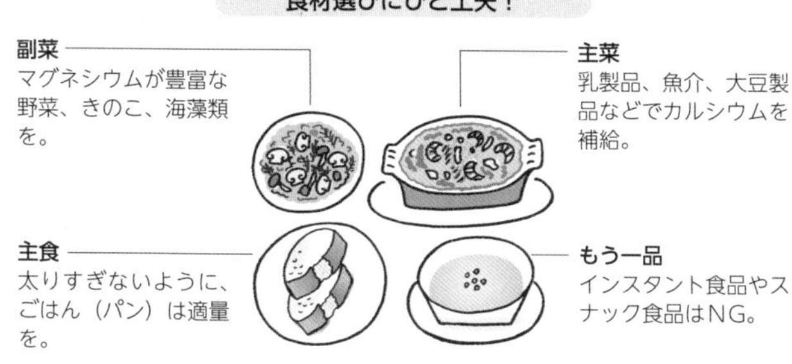

副菜 マグネシウムが豊富な野菜、きのこ、海藻類を。

主菜 乳製品、魚介、大豆製品などでカルシウムを補給。

主食 太りすぎないように、ごはん（パン）は適量を。

もう一品 インスタント食品やスナック食品はNG。

風邪をひきやすい

症状

風邪は病原体が感染することで、鼻やのどが炎症を起こす症状の総称。主な症状は鼻水、のどの痛み、せき、発熱、寒け、頭痛、筋肉痛、食欲不振など。こじらせると肺炎や気管支炎につながるので注意する。風邪とは異なるが、インフルエンザは40度近い発熱や筋肉痛が特徴である。

要因

風邪の要因はウイルスや細菌、化学物質などで、その種類は多く特定することは困難。普段はあまり注意を払わないが、体は体内に入ってくるウイルスなどと毎日戦っている。元気なときは抵抗力があるため風邪につながらないが、過労や栄養不足は体の抵抗力を低下させるため、その際にウイルスが体内に入りこんで鼻やのどの粘膜に付着すると炎症を起こす。せきや発熱は、からだがウイルスと戦っている証拠である。

インフルエンザの要因はインフルエンザウイルス。感染力が強く、数年に一度型を変えて新型ウイルスになる。

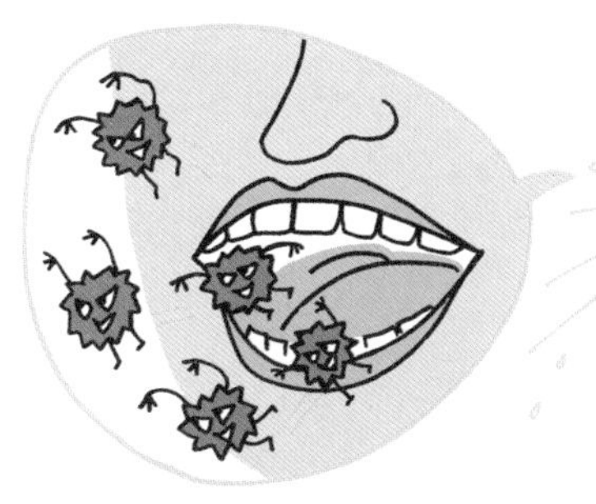
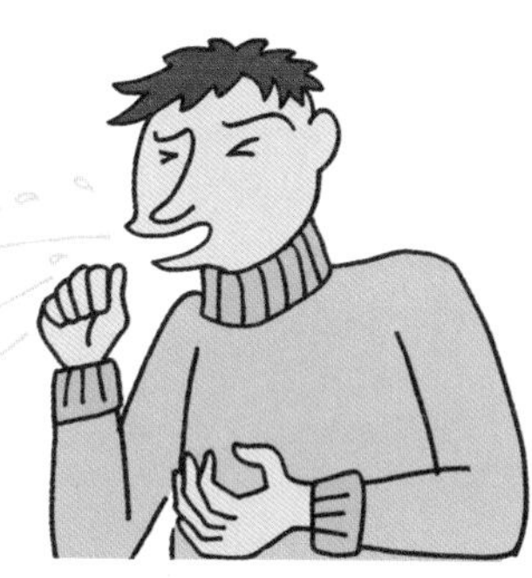

風邪を防ぐ食事対策

Point 1 少量でも高栄養のバランス食を

風邪をひいているときは、エネルギーを消耗しがち。無理に体を動かさず、睡眠を十分にとるなど安静につとめ、少量でも高栄養の食事をバランスよくとることを心がける。

Point 2 たんぱく質、ビタミンC、ビタミンAを

基礎体力をつけ抵抗力を高めるたんぱく質、免疫力を高めるビタミンC、のどや鼻の粘膜を保護するビタミンAを積極的にとる。

Point 3 症状に応じた食事対策を

発熱、せき、鼻水、下痢など風邪の具体的な症状に応じた食事対策が大切。

発熱、寒け
水分を十分とり、ごはんや麺類を多くとる。食欲がないときは果物など甘いもので補給を。

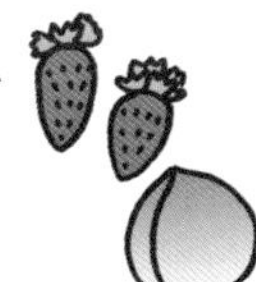

鼻水、鼻づまり
味噌汁など温かいもの、発汗促進、殺菌作用のあるねぎやしょうがを食べて体を温める。

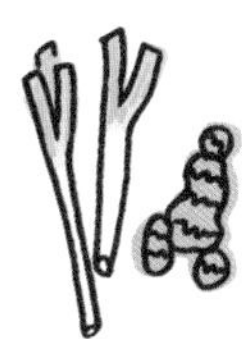

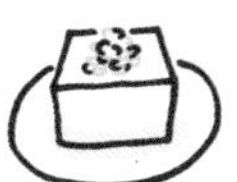

せき、のどの痛み
辛味や酸味の強いもの、塩辛いもの、熱いものはNG。豆腐やゼリーなど、のどに通りやすいものでエネルギーを確保する。

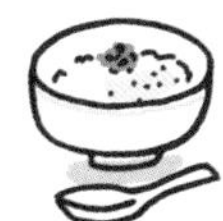

下痢、吐き気
消化のよい穀物を中心に、少量でもこまめにとる。下痢のときは、水分とともにミネラルが失われるので、おかゆやスープで補給を。

便秘

症状

便を出すのがつらかったり、残便感がある状態を便秘という。適度なやわらかさの便がきちんと出て、お腹がスッキリすれば2～3日に1度の排便でも便秘ではない。主な症状は腹痛やお腹の膨満感、食欲不振など。

要因

一般に便秘とよばれるのは慢性便秘のことで、「弛緩（しかん）性便秘」と「けいれん性便秘」に分類される。日本人に多い弛緩性便秘は大腸の運動が低下した状態で、要因には体質、運動不足、食物繊維や水分の不足などがある。けいれん性便秘はストレスなどで大腸が神経障害を起こし、運動が活発になりすぎていることが要因。

便秘を防ぐ食事対策

Point 1 **1日3食きちんと。朝食が特に重要**

食事の量が少なすぎると便の量も減るので、1日3回きちんと食事をとることを心がける。特に朝は重要。朝は排便の反射がさかんなので、朝食をとることで便意が起こりやすくなる。冷たい牛乳や水を飲むと腸が刺激され、より効果が得られる。

小腸と大腸

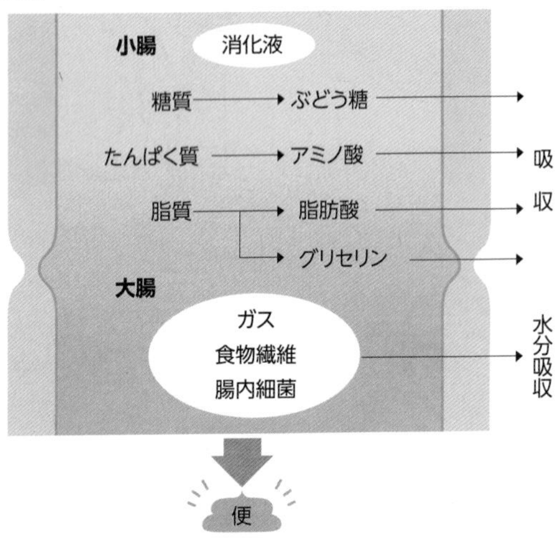

Point 2 **食物繊維を積極的にとる**

消化・吸収されず、腸の運動を促進するはたらきがあるのが食物繊維の多い食品である。野菜、果物、海藻、豆類などを積極的にとるとよい。ただし、けいれん性便秘の場合は控えること。

Point 3 **ヨーグルトを毎日食べる**

ヨーグルトに含まれるビフィズス菌は、腸を刺激してぜん動運動を活発にし、整腸作用がある。ビフィズス菌は腸内で増殖・死滅をつねに繰り返しており、ストレスやお酒の飲みすぎなどにより減りやすいので、できるだけ毎日とるとよい。

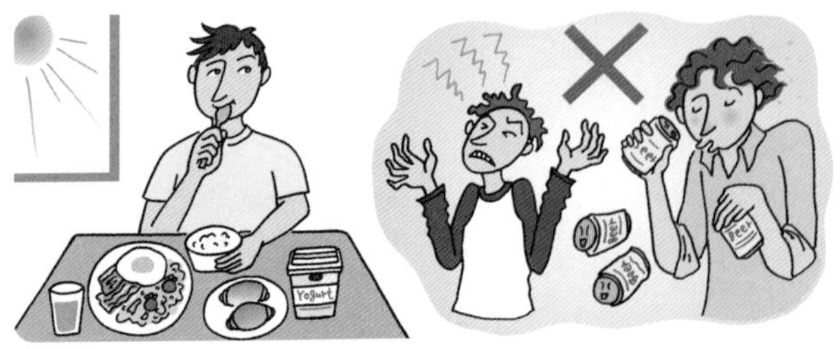

眠れない

症状

主な症状は寝つきが悪い、夜中や明け方に目が覚めるなど。睡眠は体と心を休めるはたらきをするので、不眠によって、体力の低下や偏頭痛、気持ちが暗くなるなどの心身の問題が発生する。このほか、行動面でも注意力・判断力の低下、作業能率の低下などが起こる。不眠が長期にわたると、血圧の上昇や糖質代謝能力の低下などにもつながる。

「睡眠で充分休養がとれていない」若者が2割以上

(2009年)

	充分とれている	まあまあとれている	あまりとれていない	まったくとれていない
総数 男	38.3	42.8	16.7	2.2
総数 女	33.0	48.5	17.1	1.4
15～19歳 男	25.9	50.0	23.3	0.9
15～19歳 女	24.3	52.3	22.0	1.4
20～29歳 男	26.4	48.3	21.6	3.6
20～29歳 女	26.8	49.4	21.4	2.5

単位：(%)

（厚生労働省「国民健康・栄養調査」）

要因

偏った栄養や心の病気、不規則な生活など、要因はさまざまである。睡眠は神経とホルモンのバランスによって調節されているため、神経やホルモンを正常にさせる栄養素（ビタミンCやカルシウムなど）が不足すると、不眠につながる。過剰なストレスや心の病気が起こったときも、神経が過敏になり、バランスがくずれて不眠になる。

また、体には体内時計が備わっていて、夜になると眠くなるものだが、インターネットや深夜番組などによる不規則な生活が体内時計を狂わせる要因にもなる。

眠れないを防ぐ食事対策

Point 1 **規則正しい食生活を心がける**

安眠に必要なリズミカルな生活を守るには、1日3回の規則正しい食生活を続けることが最も効果的。中でも夜の食事はできるだけ早い時間に食べるようにすると、胃腸に負担がかからずぐっすり眠れる。

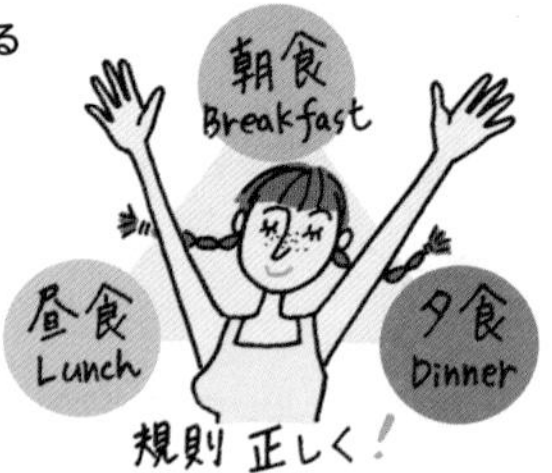

Point 2 **リラックス作用のある食品をとる**

リラックス作用のあるアミノ酸やカルシウムを含む牛乳・ヨーグルトや、たんぱく質とその代謝に不可欠なビタミンB6の両方を含むかつお・まぐろ・さけ・大豆製品を積極的にとる。

Point 3 **カフェインはNG。飲むならハーブティーを**

コーヒーや紅茶、緑茶などには、脳や筋肉を刺激し興奮させるカフェインが含まれるので、就寝前にはなるべく控えたい。同じお茶でもハーブティーはカフェインは含まれていないので飲んでもOK。特に、カモミールなどが不眠によいとされる。

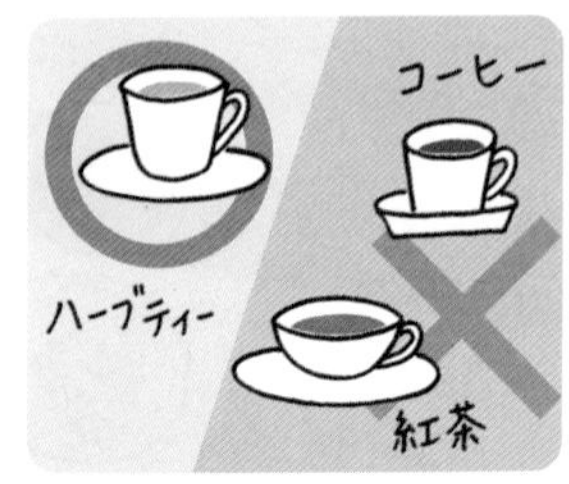

肌トラブル

症状

肌荒れには、にきび、日焼け、しみ、乾燥する、青あざになりやすいなど多くの症状がある。にきびは古い角質や皮脂が毛穴につまったもの。そこへ、皮膚にいるアクネ菌が繁殖すると化膿する。思春期のにきびは額や鼻にでき、大人のにきびはあごにできやすい。

要因

食生活の乱れやストレス、睡眠不足、便秘、紫外線などが要因。

皮膚は3層からなっており、体の表面を覆っている角質層の水分が肌にうるおいを与えている。このうるおいは分泌される皮脂や汗で保たれているが、食生活の乱れやストレスなどで、皮脂の分泌量が過剰になったり減少しすぎると、にきびや乾燥につながる。

また、新しい皮膚は睡眠中に作られ、1か月〜1か月半程度で入れかわっていく。そのため、睡眠不足や皮膚を作る栄養成分が不足していると、入れかわりがうまくいかず肌が荒れる。

肌の構造肌の構造

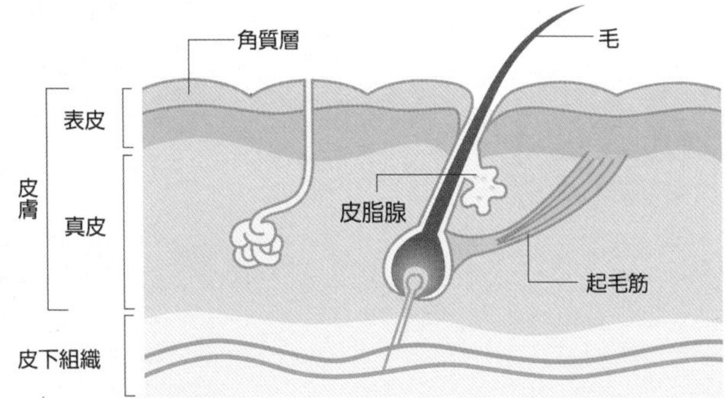

肌トラブルを防ぐ食事対策

Point 1 栄養バランスを維持する

皮脂の分泌過剰や血行不良、代謝不良などによって起こる肌荒れ。栄養バランスのとれた食生活を続けて、肌の新陳代謝を促進することが大切である。

Point 2 ビタミンの摂取

肌にはりやつやを与えるビタミンCを多く含むオレンジやイチゴ、皮膚の新陳代謝を促すビタミンB_2を多く含むレバーやうなぎ、皮膚の抵抗力を高めるかつおやまぐろなどを積極的にとる。

Point 2 油っぽい食品、刺激の強い食品は避ける

脂質の多いお菓子類は、皮脂の分泌を多くするためNG。甘いお菓子やカフェイン飲料、アルコールなど、刺激の強いものもにきびを刺激し悪化させるので避けたい。

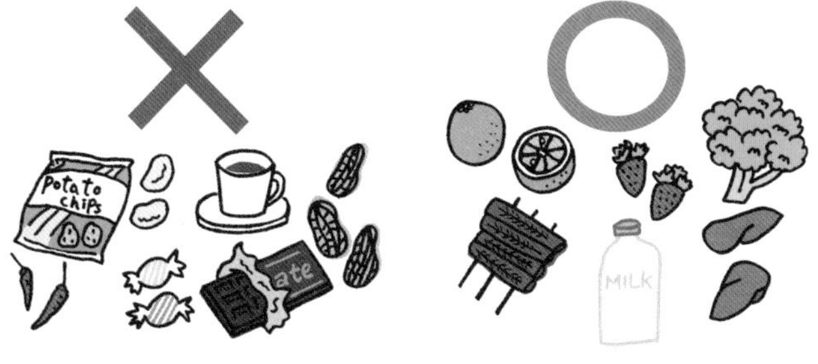

口内炎

症状

ほほの内側、舌、歯茎などの口の中の粘膜に生じる炎症で、痛みや出血、口の中のはれや乾燥、食事がしみるなどの症状がある。また、口を動かしにくい、食事がしにくいなど、日常生活に支障をきたすこともある。さらに悪化すると、不眠など精神的な苦痛を伴うことも多い。

要因

口の中の粘膜をかむ、刺激物を食べるなど、口の中に直接原因がある場合と、体調不良、暴飲暴食、栄養不足、ストレスなど、からだ全体の不調の一環として症状が現れる場合がある。

また、口の中の衛生状態が悪いとウイルスや細菌が繁殖しやすく、傷ついた粘膜に菌が感染しやすい。

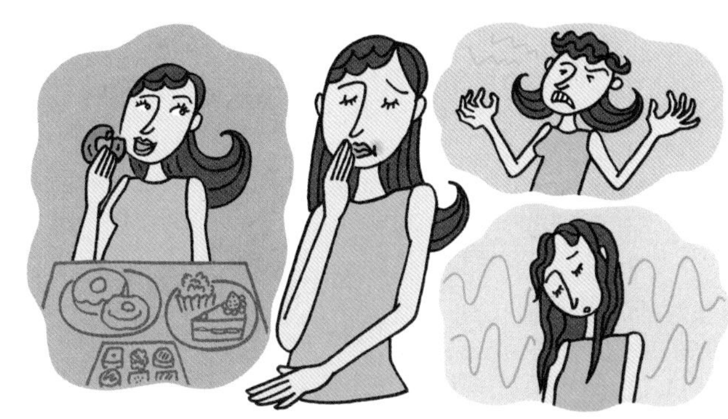

口内炎を防ぐ食事対策

Point 1 口内炎を防ぐビタミンB群を

口の中の粘膜を健康に保つ働きのあるビタミンB_2やビタミンB_6、ナイアシンを多く含むかつお、まぐろ、さば、レバーなどを積極的にとる。合わせて、粘膜の構成成分となり、細菌への抵抗力を強くするビタミンAやCを多く含む果物や野菜を多くとるのもよい。

Point 2 口内炎を刺激するものは避ける

熱すぎるものや冷たすぎるもの、酸味の強いものや辛いものは刺激が強いため、口の中が炎症を起こしている際には避ける。歯みがきやうがいで口の中を清潔に保つことも大切である。

Point 3 調理の工夫で食べやすくする

口内炎の解消には十分な栄養補給が大切だが、痛くて食べられないこともあるので、うすい味つけ、やわらかく煮る、細かく刻む、とろみをつける、温度は人肌程度にするなど、調理を工夫して食べる必要がある。

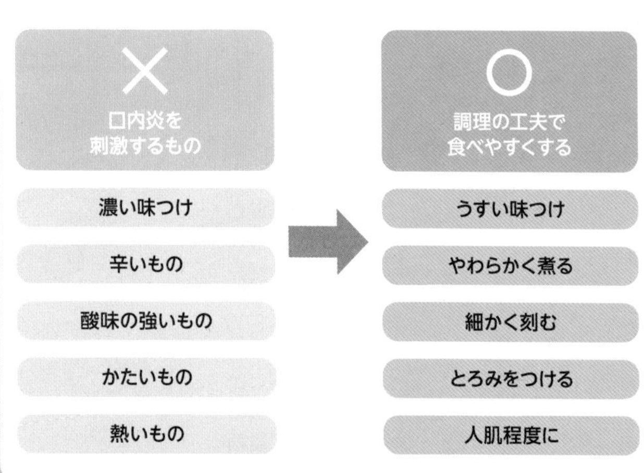

調理の常識

料理は楽しいが、火や包丁を扱うなど危険な作業でもある。また、衛生にも気をつけなければ、食中毒になる可能性も。ここでは料理を始める前の基本常識を押さえておこう。

1 手を洗うタイミング

●調理を始める前にはしっかり洗おう

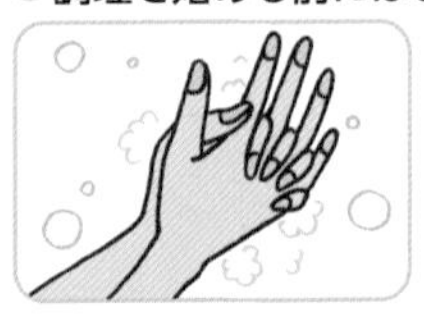

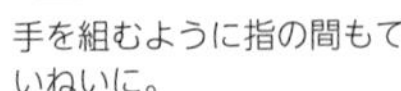

手を組むように指の間もていねいに。

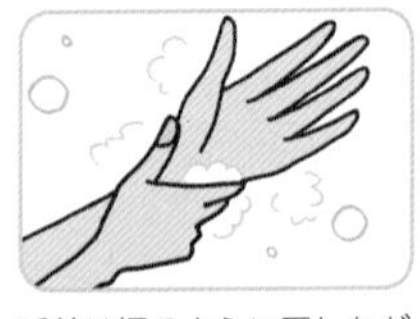

手首は握るように回しながら。

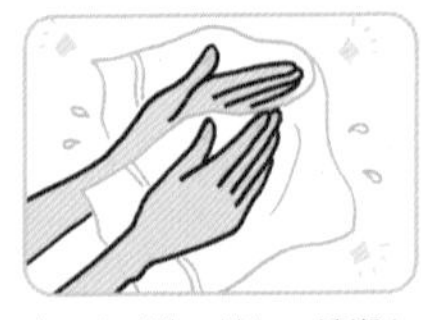

水でよく洗い流し、清潔なタオルでふく。

●その他、以下のような場合にも洗おう

- 食材が入っていたトレイに触れたあと
- 生の肉や魚に触れたあと
- そのまま食べるもの（サラダ・あえ物・刺身など）の盛りつけ前
- トイレを使ったあと

2 まな板の扱い方

●最初にぬらしてから使おう

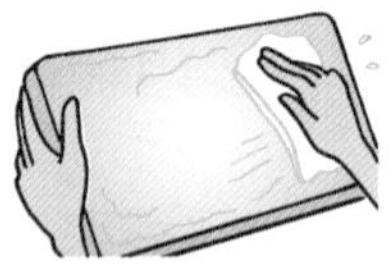

乾いたものを切るとき以外は、必ず水でぬらし、ふきんでふいてから使う。汚れやにおいがしみこみにくく、とれやすくなる。また、魚・肉用と野菜・果物用とを使い分ける。

●物置き台にしない

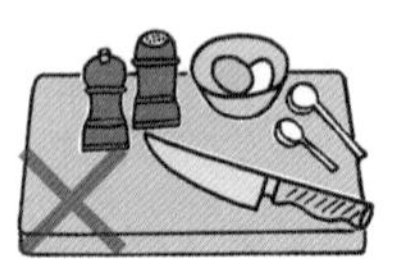

まな板の上に物をいろいろ置くのは、細菌汚染のもと。切るものと材料だけを置く。

●安定よく置く

調理台がせまい場合などに、流しの上にはみ出して置いてしまいがちだが、不安定で危ない。

また、調理台から飛び出しているのもけがのもとなのでやめよう。

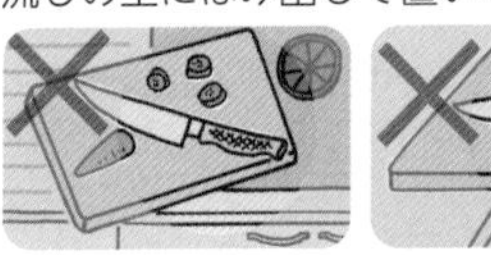

●洗うとき、最初は水で

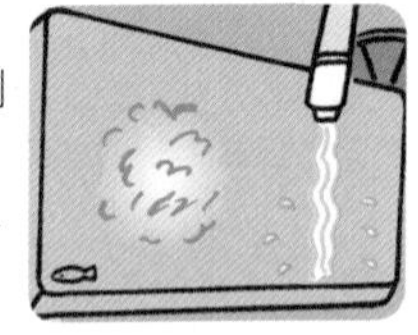

肉や魚の汚れは、まず水で洗い流してから洗剤で洗う。最初に湯をかけると、熱で血やたんぱく質が固まり、落ちにくくなる。また片づける前は、角まで洗って乾燥させよう。

3 包丁の扱い方

●魚や肉を切ったあとは洗う

生の肉や魚を切った包丁、まな板には細菌がついているので、さっと水で流すだけでは危険。洗剤でしっかり洗おう。野菜を切ったときは、水で洗い流すだけでも大丈夫。

●使い終わったら、すぐ片づける

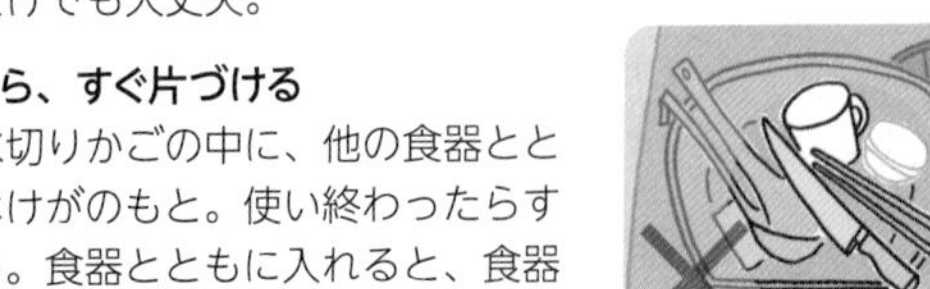

洗いおけや水切りかごの中に、他の食器とともに入れるのはけがのもと。使い終わったらすぐに片づけよう。食器とともに入れると、食器に傷がつくこともある。

4 加熱器具の扱い方

●なべの柄の位置に注意！

なべを置くときは、必ず柄（え）はガスの炎がかからない安全な側に向ける。また、調理台から柄がはみ出していると、体にひっかけてしまう危険があるのでやめよう。

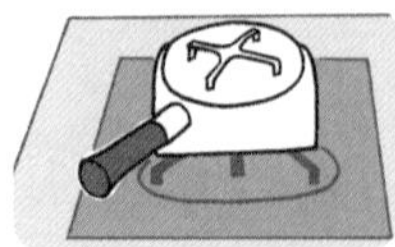

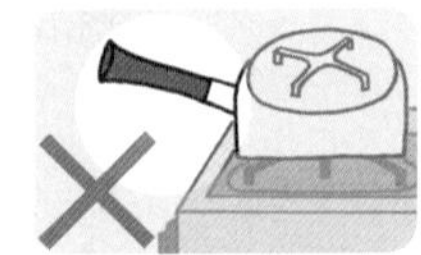

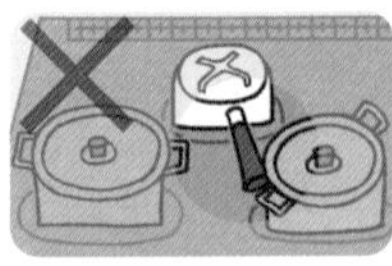

●なべをつかむときは乾いた布で

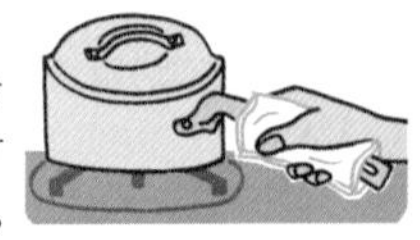

なべつかみの代わりにふきんなどを使うときは、必ず乾いた布で。ぬれた布は熱が伝わりやすいため、熱くなってなべをとり落とす危険がある。

●やかんの持ち手は立てる

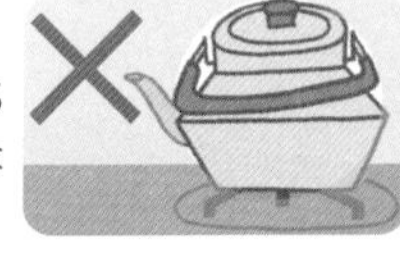

じゃまにならないようにと思ってやかんの持ち手をねかせると、かえって危険。持ち手が熱くなり、やけどの原因になる。

●火のまわりに物を置かない

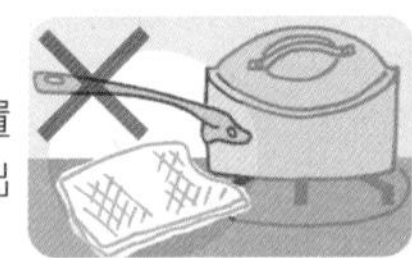

火のまわりにふきんなどの燃えやすいものを置くのは危険。なべのふたの上に置くのも、はみ出した部分が燃える危険があるのでやめよう。

●コンロの汚れはすぐにふこう

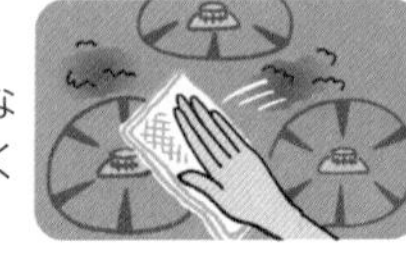

油はねなどの汚れは、すぐにふく。熱いうちなら汚れも簡単に落ちる。時間がたつと取れにくくなる。

5 料理レシピの基本ルール

●材料表

材料表の分量には基本ルールがあるので押さえておこう。「カップ1」と書いてあれば、どんなカップで計量してもいいわけではない。1カップ＝200mLの計量カップのことをさす。同じく、大さじ1は15mLの、小さじ1は5mLの計量スプーンをさす。

決まったもので量らないと、レシピに書かれている分量とは大きな違いがでて、できあがりの味つけがまったく別のものになってしまう。気をつけよう。

200mL

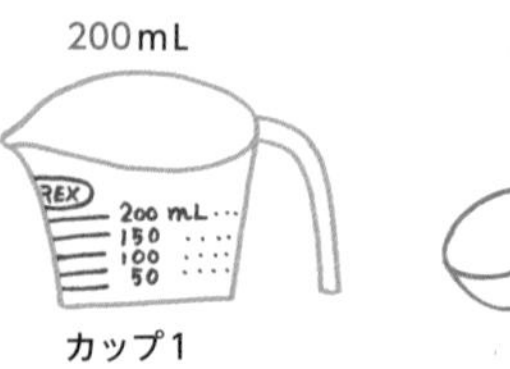

カップ1

15mL

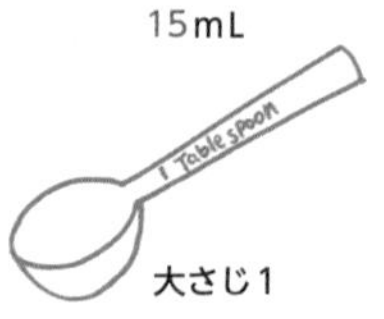

大さじ1

5mL

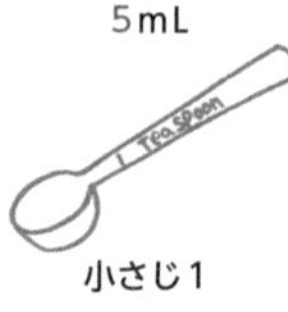

小さじ1

●味つけ

初めに加える調味料はひかえめにしよう。調理はたし算はできてもひき算はできない。少し薄めに味つけをし、味見をして確認することが大切。

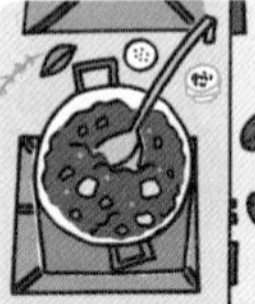

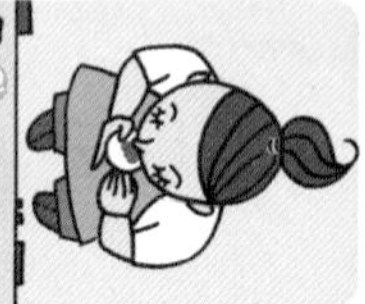

6 包丁の使い方

包丁の名称

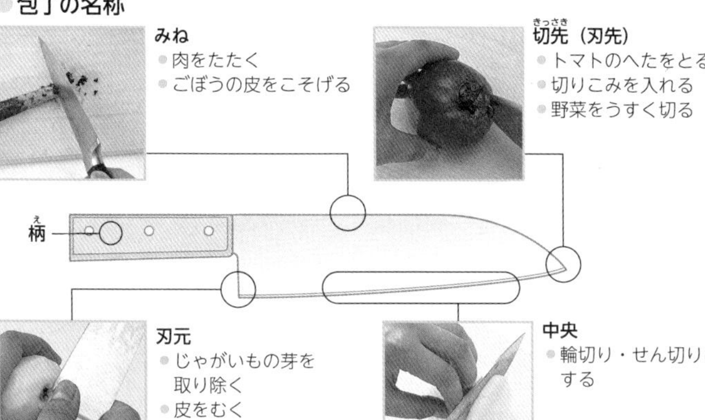

正しい持ち方

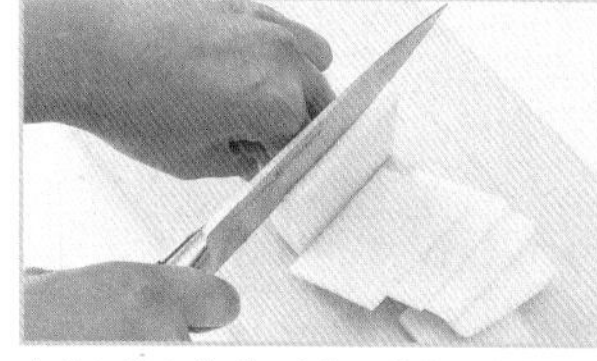

人差し指を曲げ、中指、薬指、小指で柄の元の部分をしっかり握り込むと力が入りやすく、かたいものもよく切れる。

材料を持つ手は

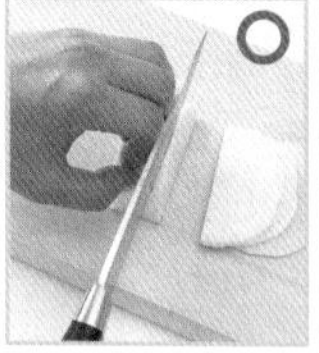

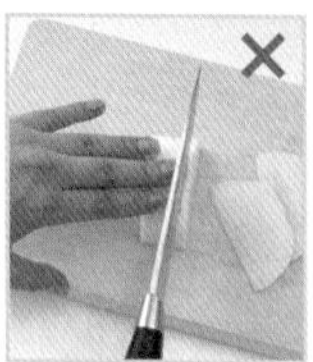

左手で材料を押さえ、切る幅に合わせて手をずらしながら切る。左手の指は内側に折り込む。指先を伸ばしたままだと危険（右）。

初めの1本は？

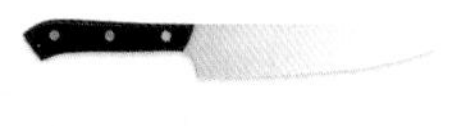

刃渡り18～20cmの牛刀がよい。牛刀とは、肉切り用の洋包丁の総称。魚・野菜も切れるため、もっとも一般的な万能タイプ。さびにくいステンレス製がよい。あまり安いものは、刃の質が悪い可能性も。

7 よく使う電化製品のしくみ

電子レンジ

熱源はマイクロ波で、食品自体を発熱させて温める。マイクロ波はマグネトロンと呼ばれる真空管から発せられる。温め直し、解凍、下ごしらえなどに利用。

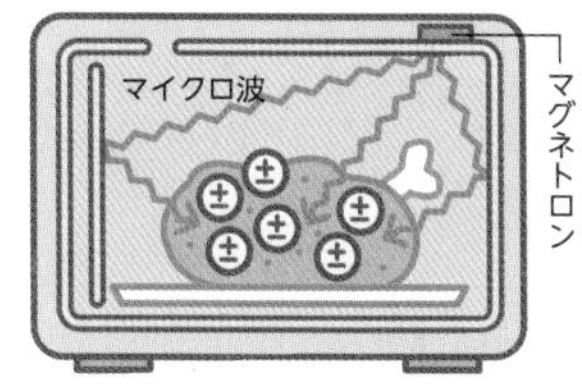

オーブン

オーブンの熱源は電気やガス。上下にヒーターがつき、熱は食品の表面から内部へ伝わる。ケーキやロースト、パンなどに利用。

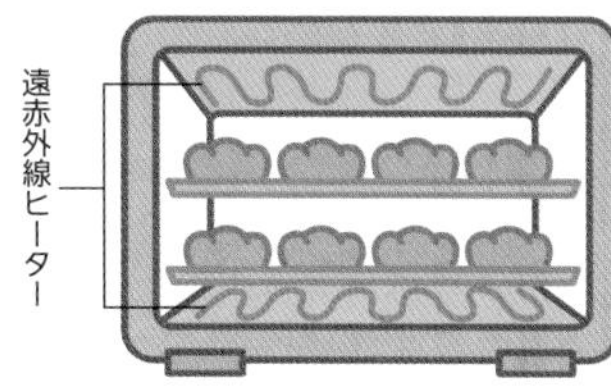

電磁調理器（IH調理器）

電磁調理器では、磁力線がなべ底を通るときにうず電流が流れ、なべ底の電気抵抗でなべが発熱する。火を使わないので安全だが使用できないなべがあるので注意。

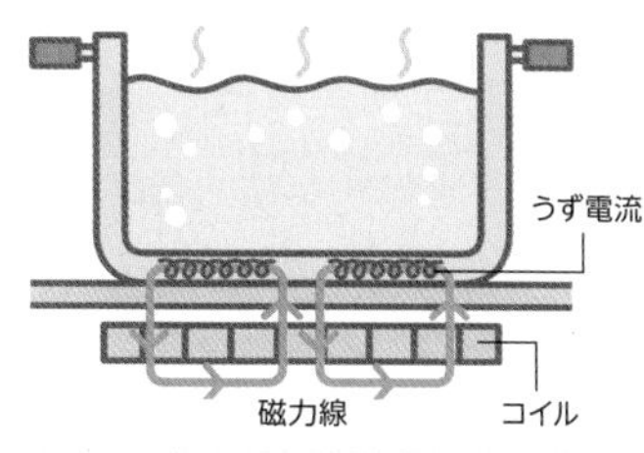

圧力なべ

密封した容器を加熱し、圧力を加えて液体の沸点を高めることで、比較的短時間に調理することができる。大きな食材に火を通しても煮くずれしにくい。一般のなべより少量の水で調理できるため、食材に含まれる水溶性の栄養成分が流出しにくい。ただし、誤った使い方は危険な事故につながるので、取り扱い説明書に従い正しく使用しよう。

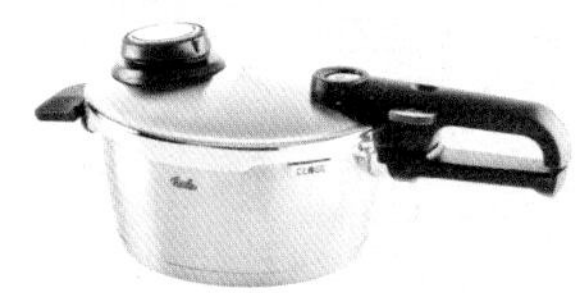

ラップあり？ なし？

電子レンジでもっとも使われる機能は、温め直し。ラップをするかしないかは迷う問題。目安は、しっとりふっくらさせたいものや煮立つと汁気があふれるものはラップが必要。飯・煮物・汁物など。耐熱温度が140℃以上のラップを選ぼう。逆に水気をとばして仕上げたいものはラップは不要。炒め物・焼き物などである。

注意しよう！

電子レンジで使えない容器がある。アルミ、ステンレス、ホウロウなどの金属製品は、スパーク（火花）を起こすので使えない。耐熱性のないガラス製品なども使えない。また、殻つきの卵、ゆで卵（殻なしも）は、破裂することがあるので危険。

8 保存と片づけ

冷蔵庫の使い方（➔p.319）

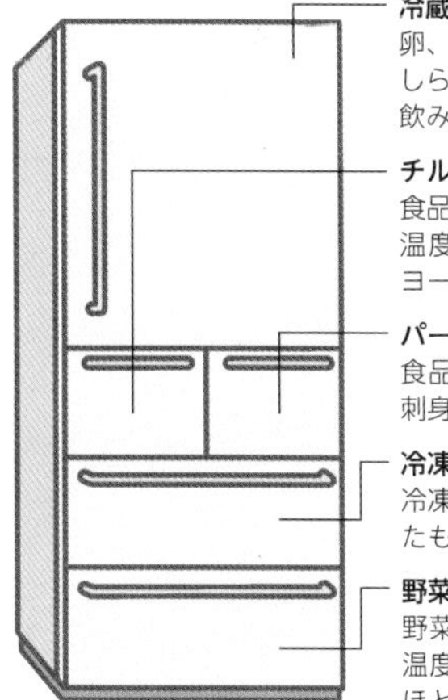

冷蔵室　約4℃
卵、牛乳、ケーキ、下ごしらえした材料、おかず、飲み物など

チルド室　約0℃
食品が凍り始める直前の温度。肉、魚、チーズ、ヨーグルト、納豆など

パーシャル室　約−3℃
食品が微凍結する温度。刺身などの魚、肉など

冷凍室　約−20℃
冷凍食品、家庭で冷凍したもの

野菜室　約6℃
野菜が乾燥しないよう、温度・湿度がやや高め。ほとんどの野菜や果実

ふきんは3枚用意しよう

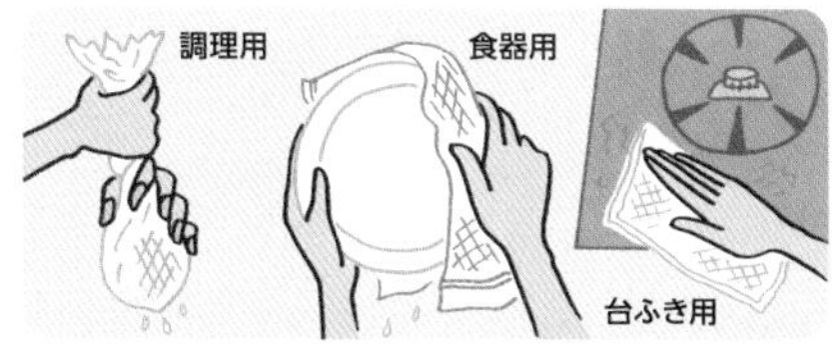

ふきんはさまざまな用途がある。野菜の水気をきるなどの**調理用**、洗った食器をふくなどの**食器用**、調理台やテーブルをふくなどの**台ふき用**の3種類を用意して使い分けるのが基本。

ぬれると雑菌が繁殖しやすい。特に直接食品に触れる調理用のふきんは、こまめに替えよう。食器用・台ふき用もその日のうちに洗って乾かすとよい。

粉製品の保存

粉製品に混入したダニを食べることで、急性アレルギー症状が起きる場合がある。特に、ダニが好むうま味成分を多く含むお好み焼き粉やホットケーキ粉が危ないという。これまでアレルギーの原因が小麦だと思っていた人も、実はダニが原因だったという可能性も。

開封してから常温で保存している場合、粉1g当たり約1万3,000匹ものダニを検出した例もある。ほとんどの場合がチリダニで、ソファなどに大量に発生していたダニと同じだった。

粉製品は、冷蔵庫で保存し、早めに使い切るようにしよう。

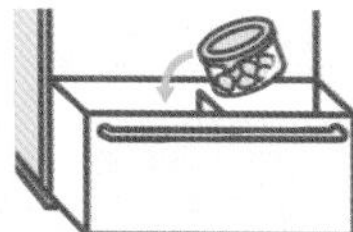

調理・計量の基本

味つけを失敗しないためには、調味料を正確に計量することが大切である。また、適切な火加減や水加減ができるようになろう。野菜の切り方は多種にわたるので、料理に応じた切り方をしよう。

1 計量の基本

計量スプーン

大さじ1＝15mL　小さじ1＝5mL

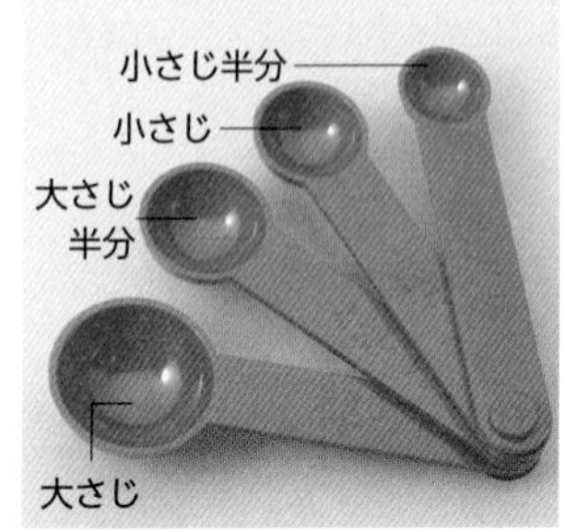

粒子状

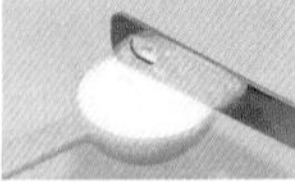

多めにとってから、すりきる。

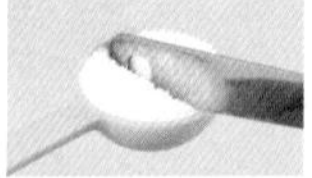

2分の1は、一度すりきり、半分落とす。

液体・ペースト

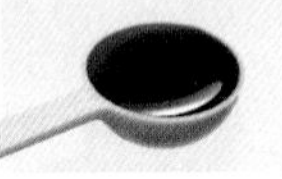

表面が盛り上がるくらいまで入れる。

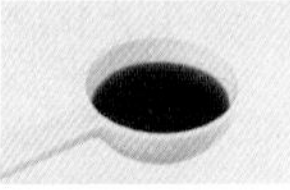

2分の1は、6～7分目まで入れる。

計量カップ

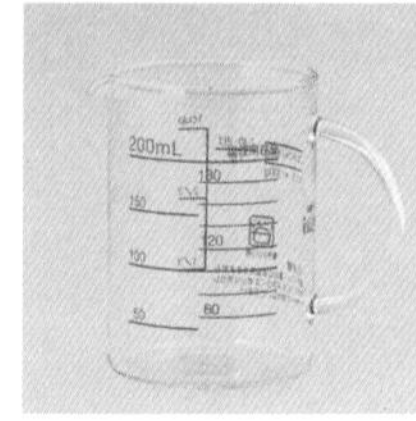

1カップ=200mL
液体をはかるときには、たいらなところにカップを置いて、はかりたい目盛りの位置まで液をそそぐ。

手ばかり

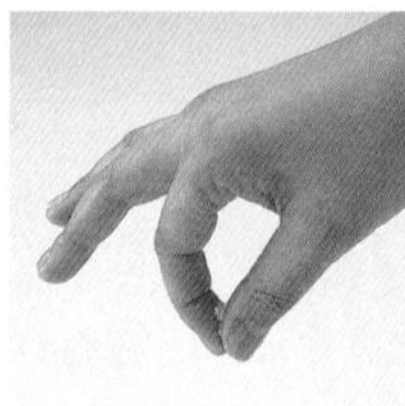

塩少量
親指と人さし指の2本の指でひとつまみすると、約小さじ12分の1（約0.5g）見当である。

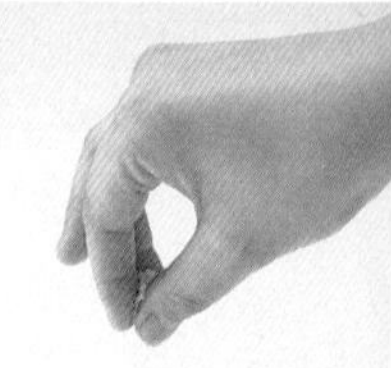

塩ひとつまみ
親指・人さし指・中指の3本の指でひとつまみすると、約小さじ6分の1（約1g）見当である。

2 火加減

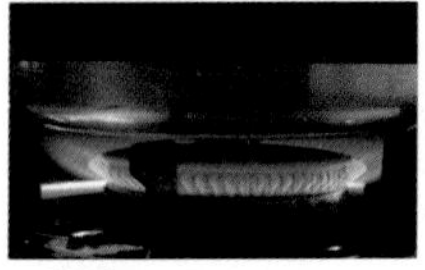

強火
炎がなべの底全体にあたっている状態。煮立てたり炒め物をするときの火加減。

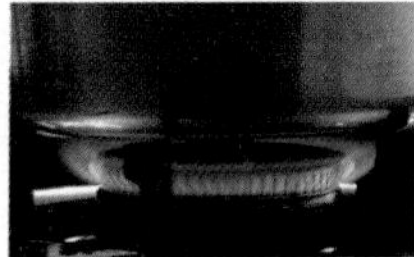

中火
炎の先端がなべの底に少しあたるくらい。基本はこの火加減。

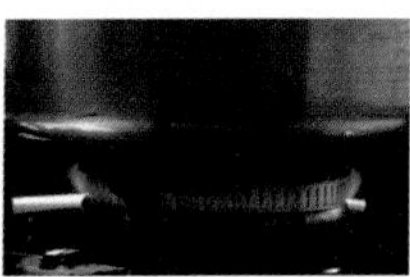

弱火
中火の半分ほどで、なべの底にあたらない状態。長時間煮込むときの火加減。

3 水加減

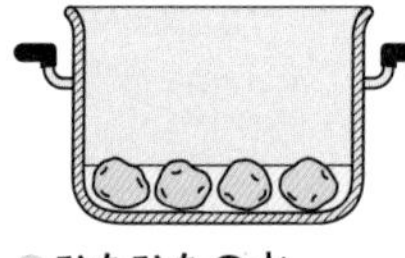

ひたひたの水
材料が煮汁から少し頭を出している状態。煮物などをするときの量。

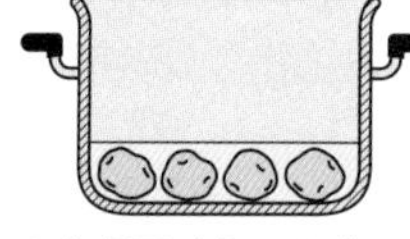

かぶるくらいの水
材料が完全に煮汁の中に入っている状態。根菜類などをゆでるときの量。

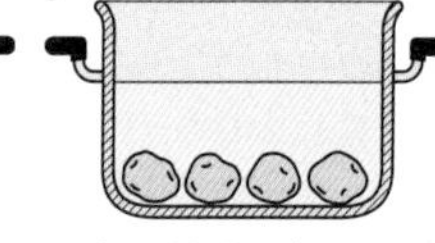

たっぷりの水
煮汁が材料の高さの倍くらいある状態。青菜をゆでるときの量。

4 糖分と塩分

糖分の換算

調味料	糖分含有量（%）	使用量の比率
砂糖	99.2	1
みりん	43.2	3

みりんの糖分含有量は砂糖の約4割なので、砂糖をみりんと同じ甘味にするには、4割の量を利用すればよい（体温に近い温度で強く感じる）。

塩分の換算

調味料		塩分含有量（%）	使用量の比率
塩		99.1	1
しょうゆ	こい口	14.5	7
	うす口	16.0	6
みそ	辛口	12.4～13.0	8
	甘口	6.1	16

しょうゆの食塩量は約15%なので、食塩と同じ塩味にするには、上記の比率で使用すればよい。みそもほぼ同様とする（温度が下がると強く感じる）。

食品の甘味（しょ糖分）

(%)
100 — 氷砂糖100
80 — キャラメル75
ジャム60～70
60 — 練りようかん40～70
練りきり30～50
40 — みりん30～35
泡雪かん20～50
しるこ25～30
水ようかん20～25
20 — アイスクリーム12～18
甘酒12～15
コーヒー・紅茶8～15

食品の塩味

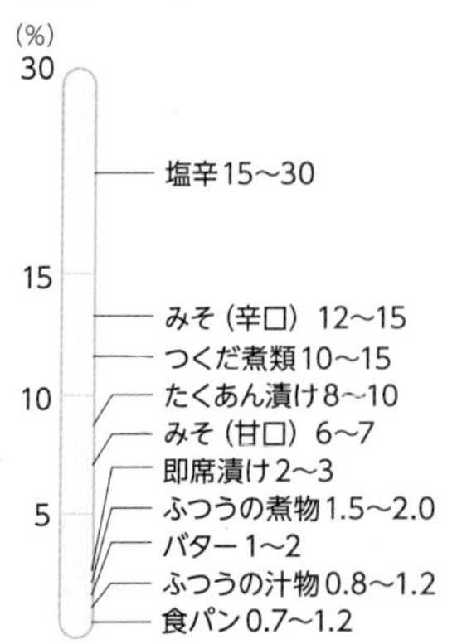

5 調味の基本

調理中の味つけ

煮物の味つけは、「甘味から先につけ、塩分は何度かに分けて徐々にしみ込ませる」のが基本。手順は、さしすせそと覚える。

さ	砂糖	甘味をつけるほか、材料にほかの味をしみ込みやすくするので、必ずはじめに入れる。
し	塩	材料にすぐしみ、肉や魚の身を引き締めるので、必ず砂糖のあとに入れる。
す	酢	醸造によってつくられた調味料で、酸味や塩味のほかに発酵による多くの香りを含む。材料にうま味を与えるが、長時間加熱すると風味が飛んでしまうので、仕上げの味つけや香りづけとして最後に加える。
せ	しょうゆ	
そ	みそ	

＊酒の場合は、砂糖と同様最初に加える。みりんは「本みりん」と「みりん風味調味料」があり、アルコールを含んだ「本みりん」は酒と同様最初に加え、「みりん風味調味料」は風味づけとして用いられるので、しょうゆ等と同様最後に加える。

幼少期の味つけには注意

味を見極めるセンサーの役目を果たすのは、舌にある味蕾（みらい）という細胞である。味蕾は20歳まで増加し続けるが、成人以降では減少し、8割程度になってしまう。

つまり、幼少時から濃い味つけになじんでしまうと、成人になると感じ方が鈍ってしまうため、よりいっそう濃い味つけを求めるようになる。

酸味や辛味、香りをうまく使って味つけを工夫し、塩分を減らそう。

QR 1～36

6 野菜などの基本切り

1 輪切り

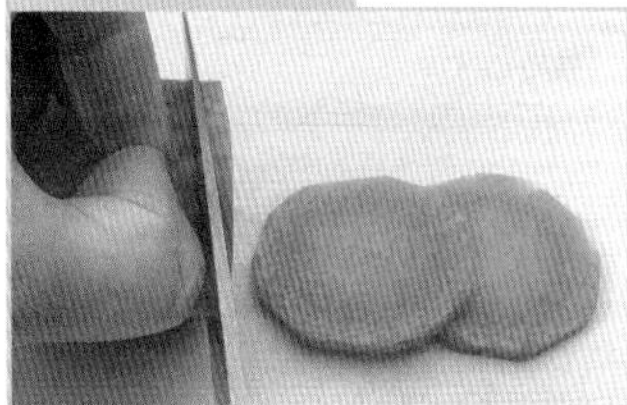

にんじん、だいこんなどの野菜の切り口が輪になるように端から同じ大きさで切る。厚さは料理による。煮物など。

2 半月切り

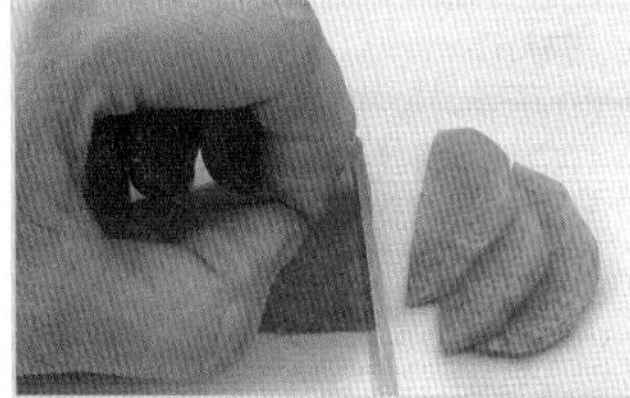

輪切りをさらに半分に切った状態。にんじんやだいこんを縦半分に切り、切り口をまな板につけて端から切る。煮物など。

3 いちょう切り

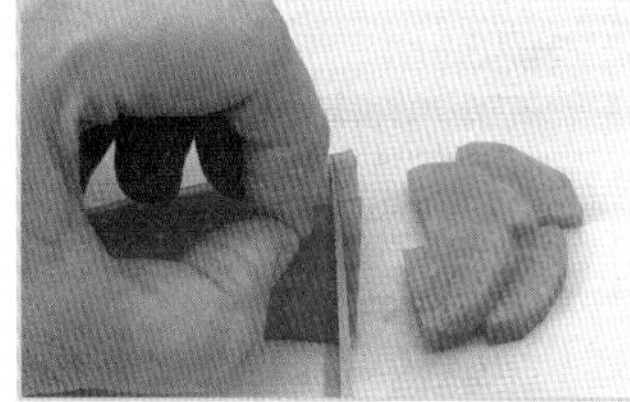

縦半分に切り、さらに縦半分に切って端から切る。半月切りをさらに半分に切った状態。汁物のにんじんやだいこんなど。

4 拍子木(ひょうしぎ)切り

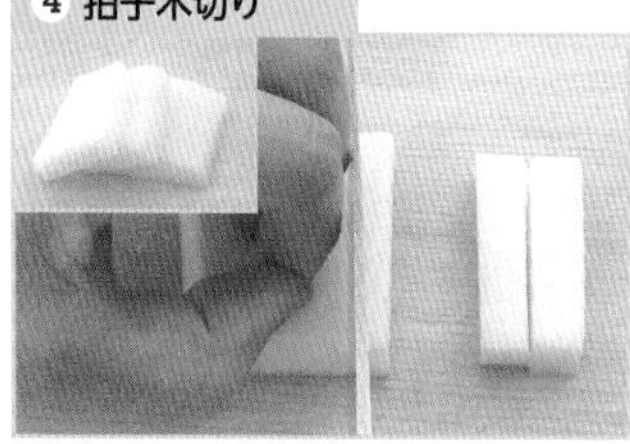

長さ4cm、さらに繊維にそうように縦1cm幅に切った後、幅1cmの細長い棒状に切る。煮物のにんじんやだいこんなど。

5 さいの目切り

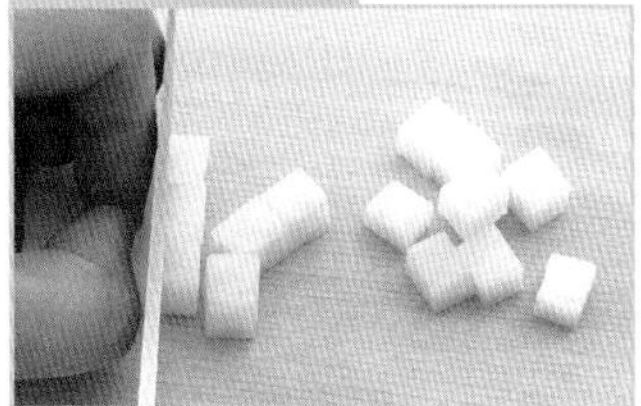

拍子木切りを0.7～1cmくらいの立方体に切る。汁物の豆腐など。

6 たんざく切り

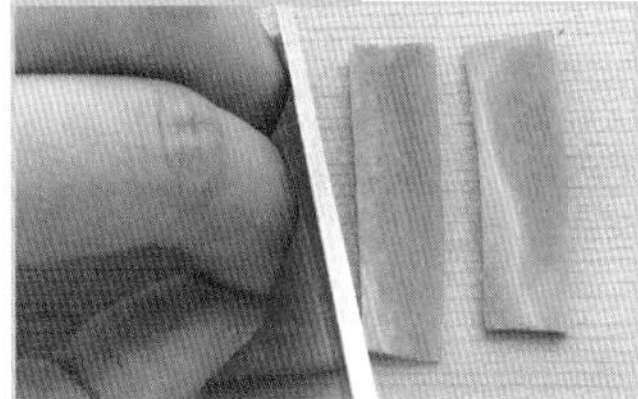

長さ4～5cm、幅1cmのものをさらに薄く切る。炒め物のにんじんなど。

7 色紙切り

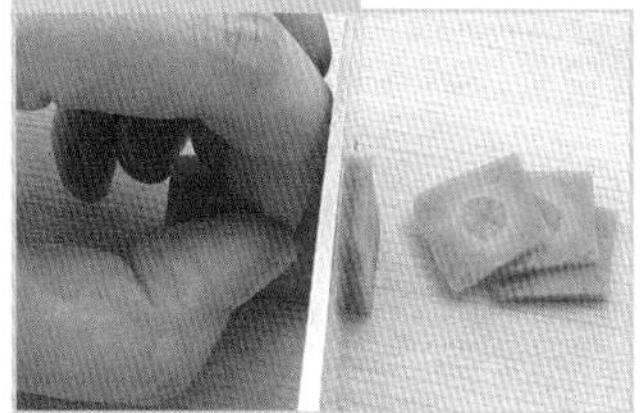

断面が正方形の立方体を薄切りにする。汁物のにんじんなど。

8 小口切り

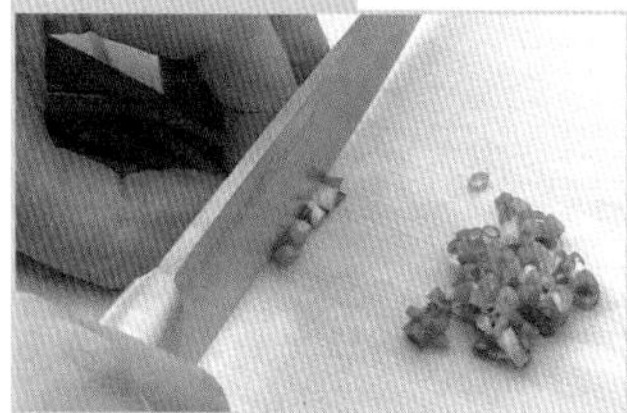

材料を手で押さえ、端から一定の長さで切る。汁物のねぎなど。

9 乱切り

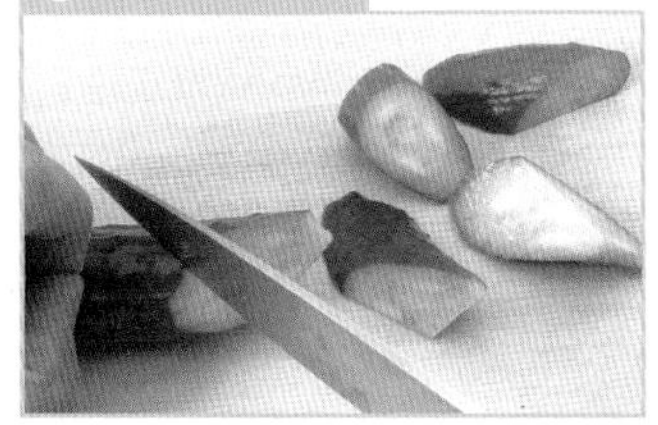

斜めに切る。材料を手前に90°回転して切り口の中央を同様に切る。きゅうり、煮物のにんじんなど。

10 くし形切り

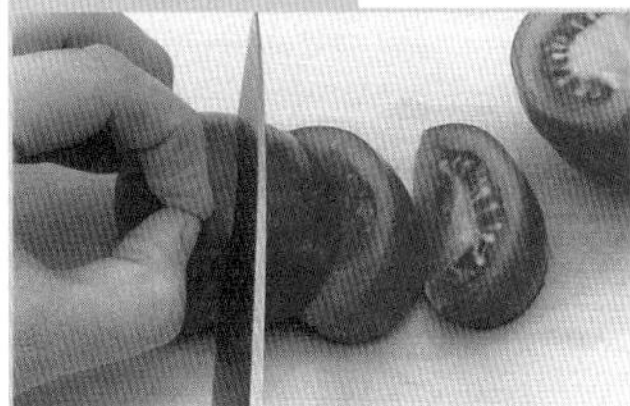

縦半分に切り、三日月形になるように切っていく。レモンやサラダのトマトなど。

11 ささがき

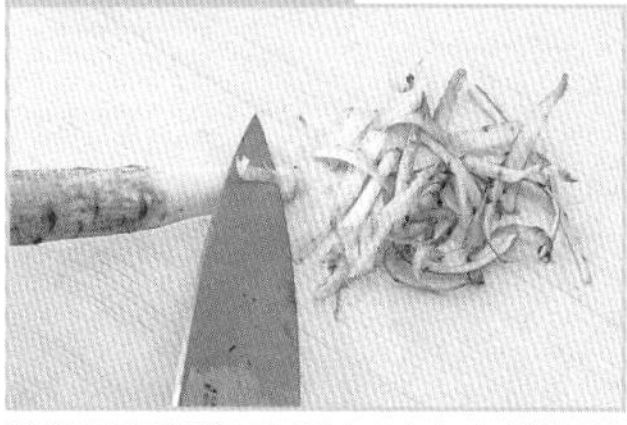

鉛筆を削る要領で材料をまわしながら刃先で薄く削っていく。きんぴらごぼうなど。

12 そぎ切り

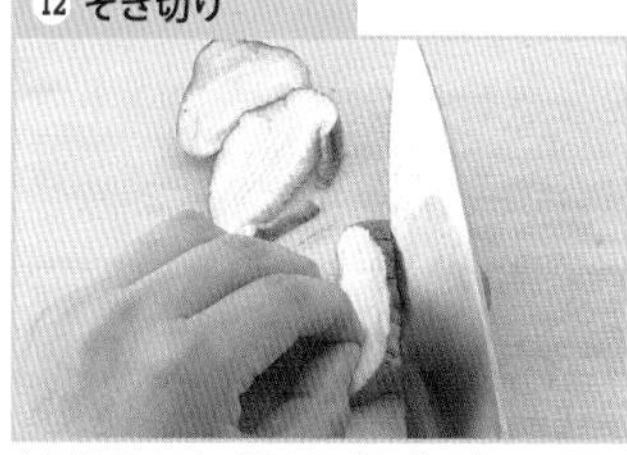

包丁を寝かせて引きながら薄く切る。厚みのある肉や魚、野菜に向く。

13 斜め切り(長ねぎ)

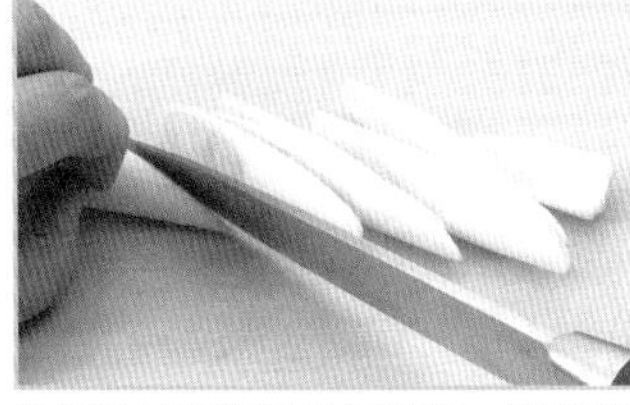

端から包丁を斜めに入れて切る。鍋物のねぎなど。

14 せん切り

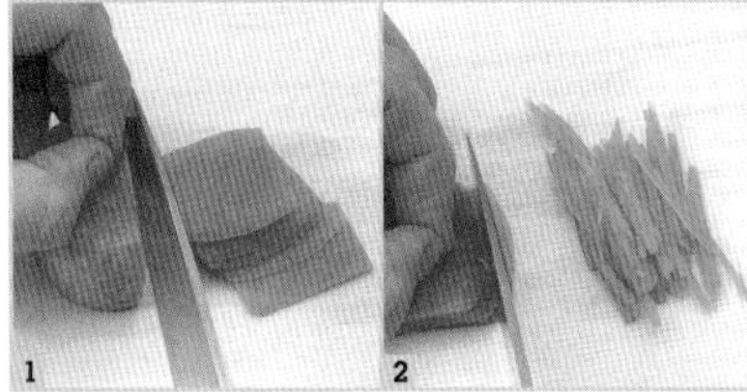

1 長さ4～5cmの薄切りにする。
2 薄切りを重ねて、端から細く切る。太さは1～2mmが一般的。サラダのキャベツやにんじんなど。

15 みじん切り(たまねぎ)

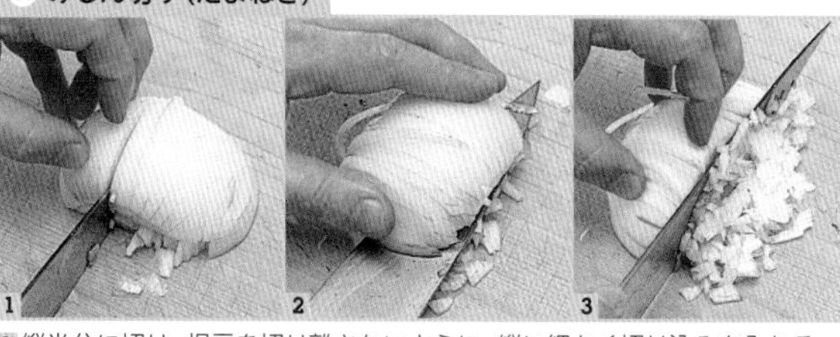

1 縦半分に切り、根元を切り離さないように、縦に細かく切り込みを入れる。
2 切り離さない程度に横に切り込みを入れる。
3 根元を押さえ、端から細かく切る。

16 みじん切り(長ねぎ)

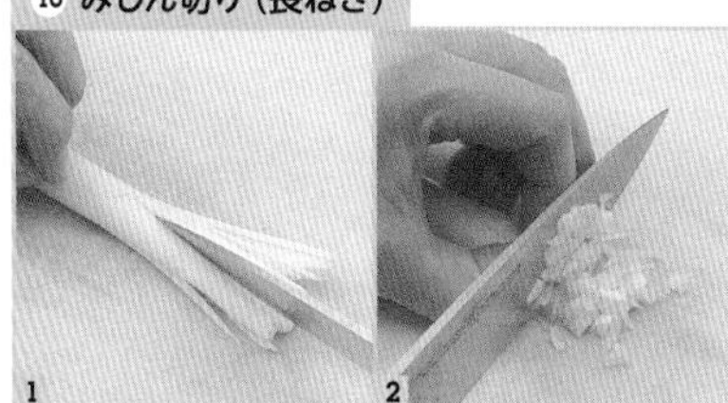

1 まわしながら、刃先で縦に何本も切れ目を入れる。
2 切り込みが広がらないように押さえ、端から細かく切る。薬味のねぎなど。

野菜の繊維

料理の本を見ると、よく目につくのが「繊維にそって切る」「繊維に直角に切る」という文章。実は野菜は、繊維にそって切るか、繊維を断ち切るかで歯ごたえや風味などがちがってくるのだ。

●繊維にそって切る
加熱しても形くずれがしにくい切り方で、炒め物などに向く。シャキシャキした歯ごたえ。

●繊維に直角に切る
香りが強く出る切り方で、サラダなどの生食や、香りを出したいスープなどに向く。

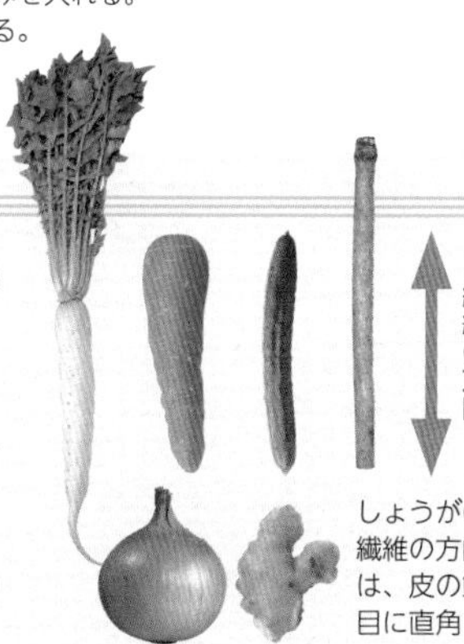
繊維の方向
しょうがの繊維の方向は、皮の節目に直角

材料の下ごしらえ

調理の前に食材にほどこす下処理。①あくをぬく、②色をよくする、③火の通りにくいものを先に加熱しておく、④乾物をもどす、など。魚介類は鮮度を保つため、買ってきたらすぐに下処理をするとよい。

1 野菜

水にさらす

冷水につける

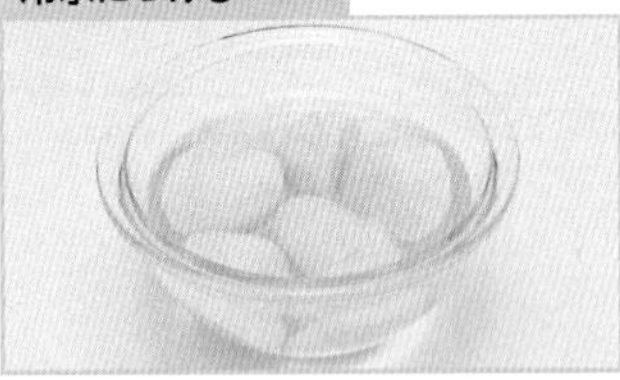

じゃがいも・さつまいもなどのいも類やなすは、冷水につけてあく抜きする。

酢水につける

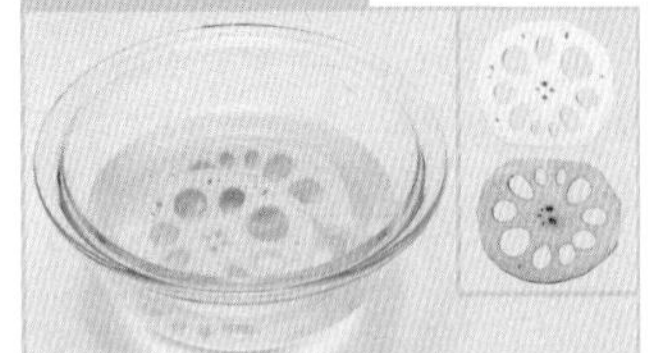

酢水に入れるとれんこんやごぼうは白く仕上がる。酢水につけた場合（上）とつけなかった場合（下）。

塩でもむ

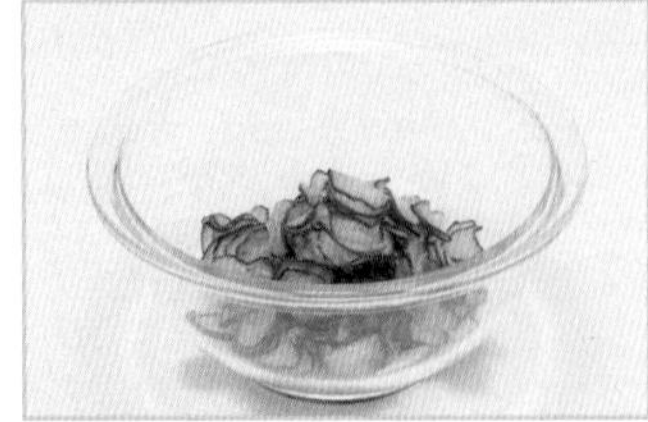

きゅうりやキャベツは塩でもむと、浸透圧の作用で野菜から水分が出てしんなりする。

ゆでる

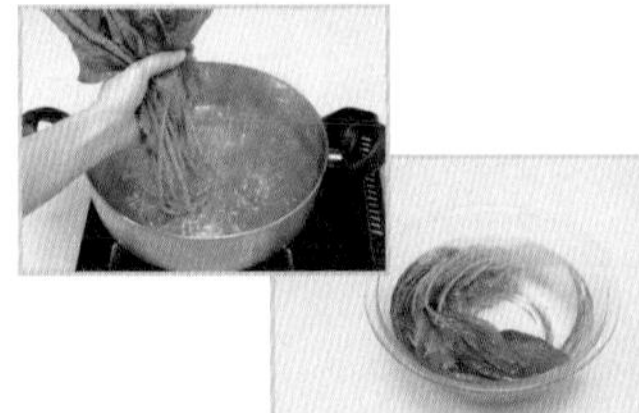

茎から入れ、ふたをせず短時間ゆでる。えぐみをとるため冷水にとり、色よく仕上げる。

2 肉

焼く場合

筋を切る

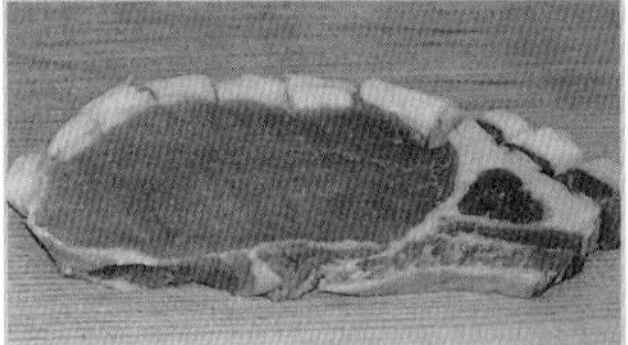

赤身と脂身の間にある筋は加熱により縮み、肉が反り返ってしまうので、何本か切れ目を入れておく。

たたく

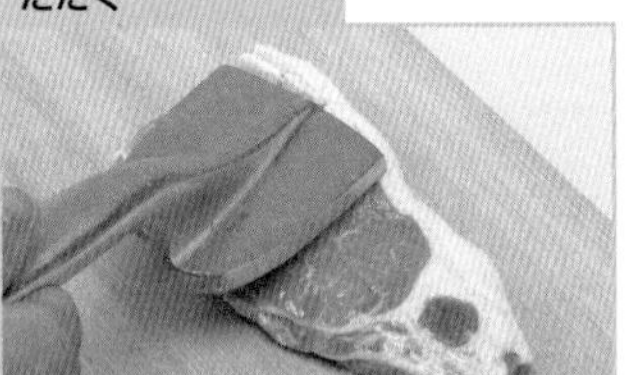

肉たたきでたたき、形を整えて焼くと、縮まずやわらかく仕上がる。

ゆでる場合

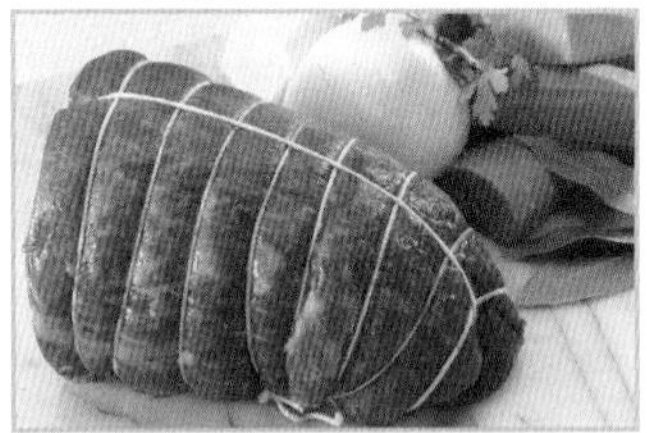

ゆでる場合には、形がくずれないように、たこ糸で巻いたりネットをかけたりする。

血抜きをする場合

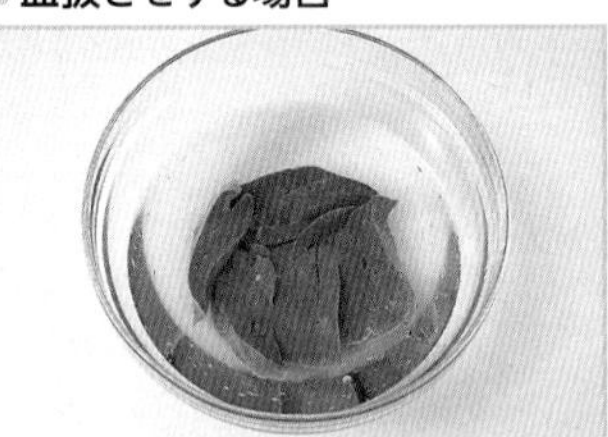

レバーは水洗いしたあと、水か牛乳に約30分つけて、血抜きや臭み抜きをする。

3 乾物・加工品

乾物をもどす

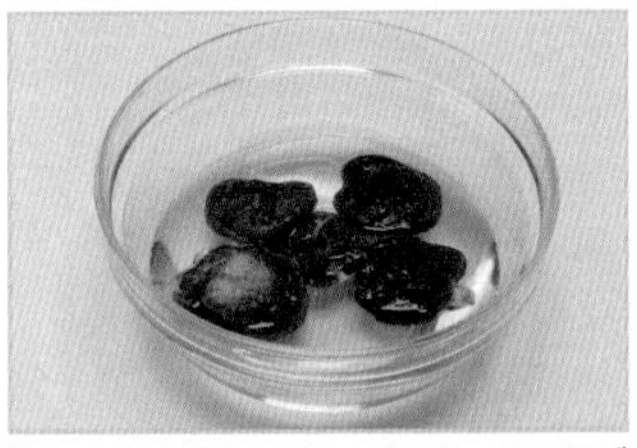

乾しいたけは水に20～30分つけ、石づきのところが完全にやわらかくなってから使う。

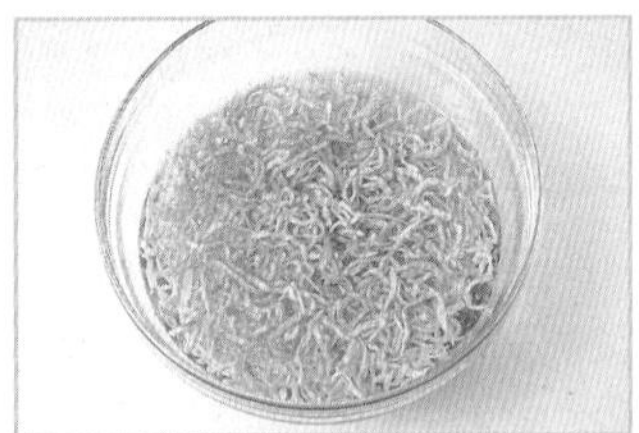

切り干しだいこんはたっぷりの水でもみ洗いし、かぶるくらいの水に約10分つけてもどし、かたく絞る。

干しわかめ	水に数分間つけてもどすと、重量で約10倍にもなる。長時間水につけておくと風味が抜け、食感も悪くなるので注意する。塩蔵わかめは、塩を洗い流し、数分間水につけてもどす。
干しえび	水でさっと洗って熱湯をかけ、しばらく置く。もどし汁はだしとして使う。
かんぴょう	水洗いしてよくもみほぐし、やわらかくする。または、塩もみして水洗いし、下ゆでしてもよい。

油抜きをする

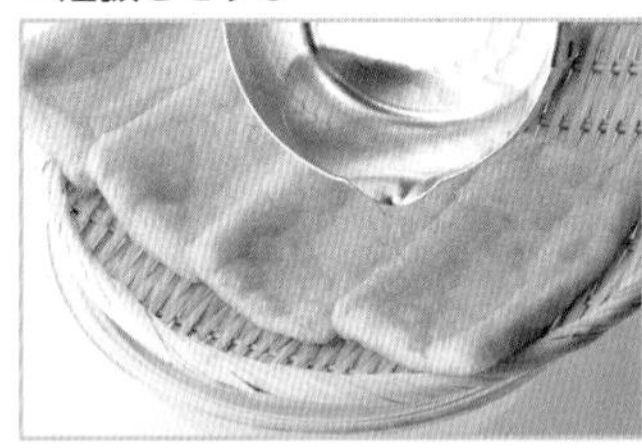

油揚げ・厚揚げ・がんもどきなどは、ざるにのせて熱湯をかけ回すか、なべの中で熱湯にくぐらせる。

ホームフリージングのポイント

1. 冷凍に向かないものは冷凍しない

水分の多い食品や、冷凍で食感（歯ざわり）が変わってしまう食品は不向き。

向く…ごはん、パン、加熱調理したもの、乾物・茶葉など乾燥したもの

向かない…とうふ・こんにゃく・たけのこなど（食感が変わる）、牛乳やクリーム（分離する）、一度解凍したもの（再冷凍は品質が悪くなる）

2. すばやく凍らせる

完全に冷凍させるまでに時間がかかるほど、食品の組織がこわれる。熱いものは必ず冷ましてから凍らせる。熱いまま入れると冷凍庫の温度が上がり、他の食品までいたむ。

3. 小分けして、密閉する

1回に使う量に分ける。できるだけ薄く、空気は抜いてしっかり密閉する。

4. 1か月以内に使い切る

冷凍しても、時間は止まらず、味はどんどん落ちていく。家庭で冷凍したものは、目安として1か月以内、いたみやすい生肉・魚介類・生野菜は2週間以内に食べる。冷凍するときに日付がわかるようにしておくとよい（買ったときの表示ラベルをはるなど）。解凍後の食べ方は、しっかり味付けをしたり加熱調理する方が、おいしく食べられる。

解凍法

- 自然解凍…肉・魚やおかずは冷蔵庫で。ゆっくり時間をかけて解凍することで、水っぽくならず生に近い味になる。
- 流水解凍…急ぐときに。水が入らない袋に入れて流水をかける。
- 電子レンジ解凍…解凍（弱）機能を使うなどして、加熱しすぎないようにする（ムラになる）。
- 加熱解凍…凍ったままゆでるなど解凍と同時に調理する。

QR 1 3～5

4 魚

一尾の処理

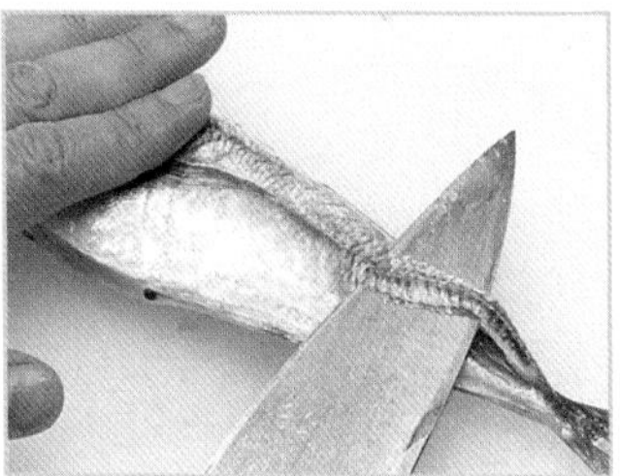
1 あじはぜいご（かたいうろこの部分）を取る。

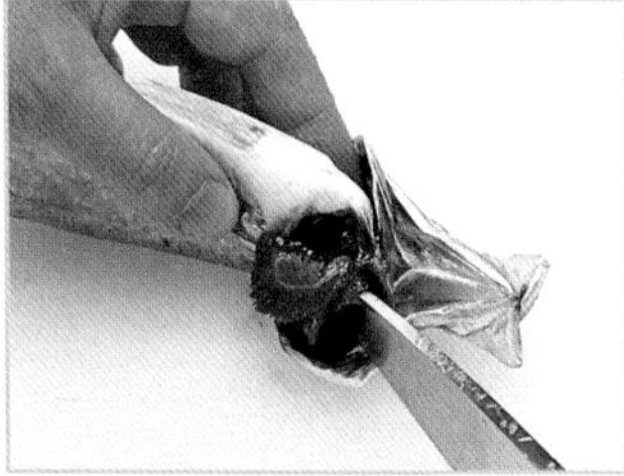
2 えらの下側から包丁を入れ、刃先でえらを引き出す。

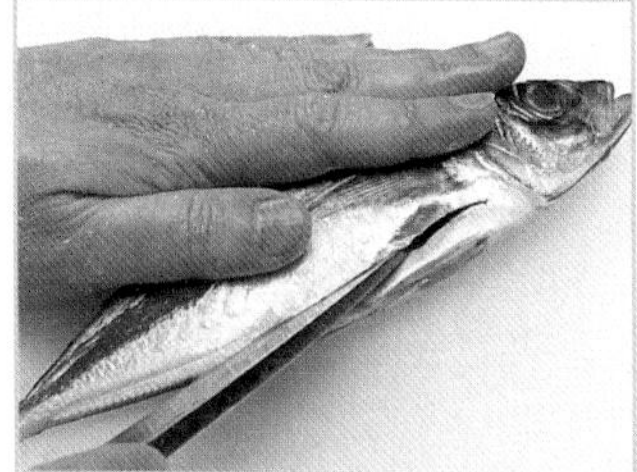
3 横腹に切れ目を入れる。

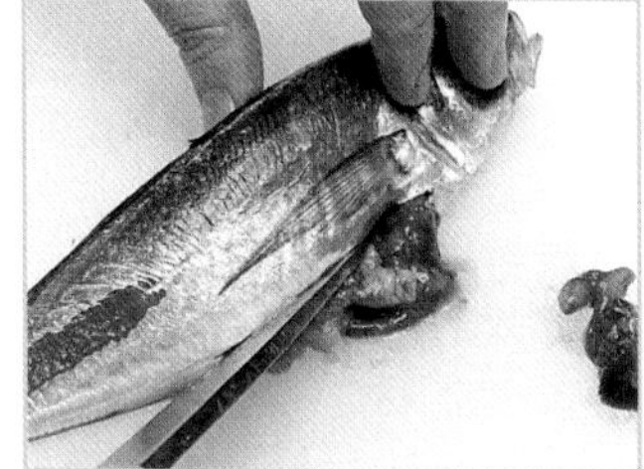
4 わたを引き出す。

[腹開き]

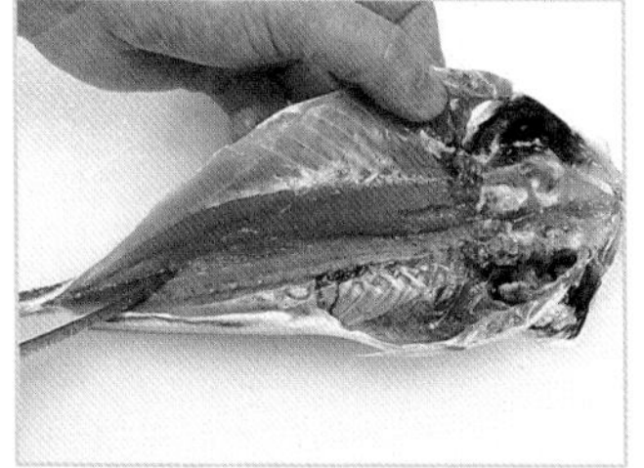
1 わたを抜いて腹側から切り開く。

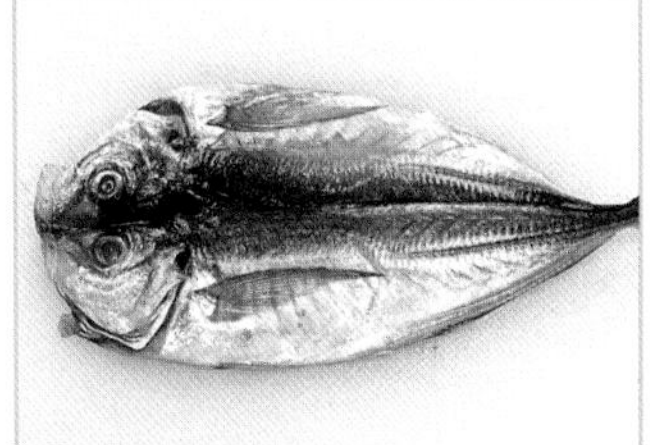
2 腹側が開いて背側がついている。

[背開き]

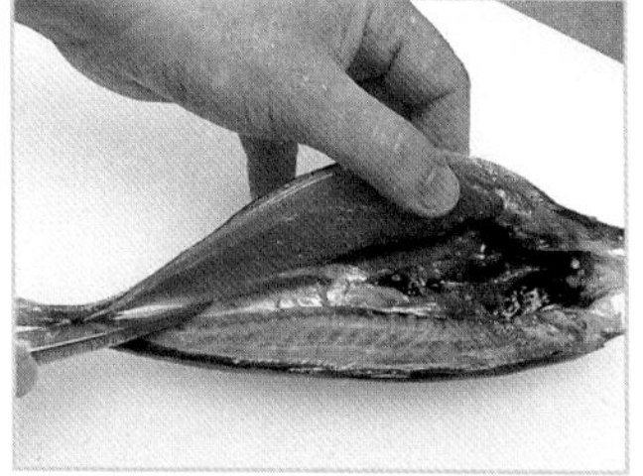
1 えらからわたを抜いて背を切り開く。

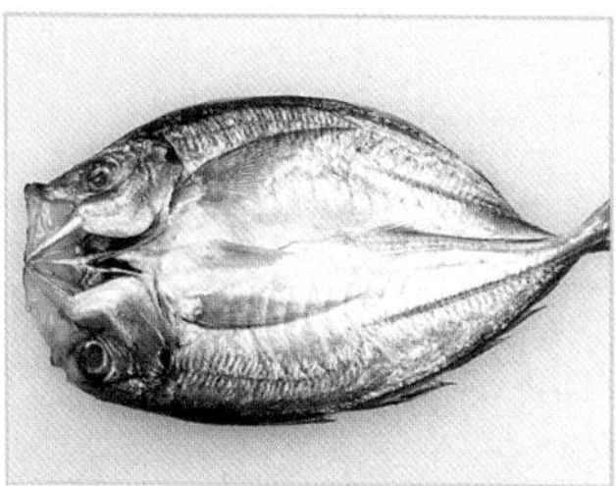
2 背側が開いて腹側がついている。

二枚おろしと三枚おろし

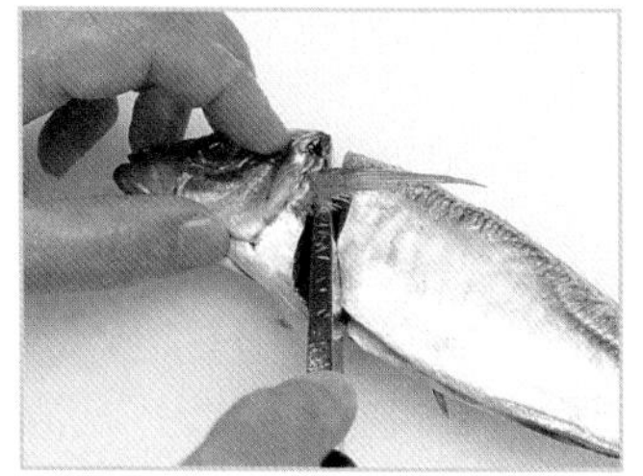
1 胸びれの下から包丁を入れ、頭を切り落とす。

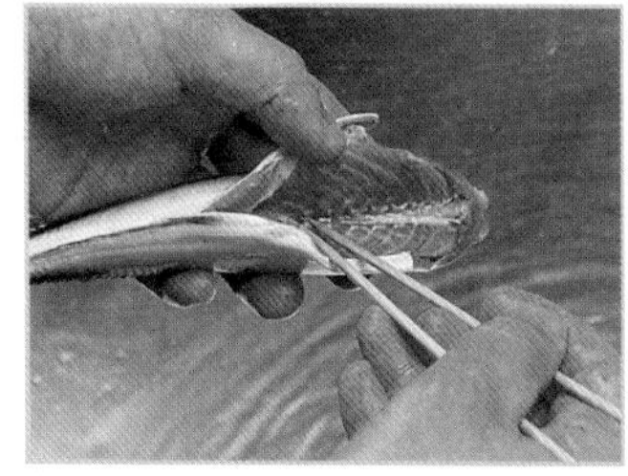
2 わたを取り、汚れを洗い流す。洗ったら水気をふきとっておく。

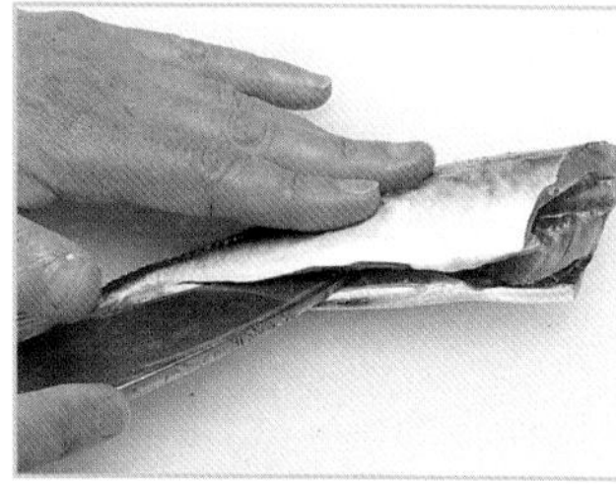
3 腹側から包丁を入れ、刃先を中骨にそわせて尾まで包丁を引く。

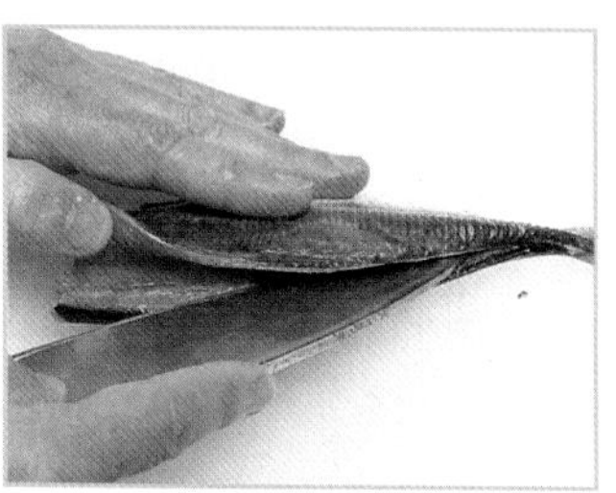
4 背から包丁を入れ、刃先を中骨にそわせて尾から頭まで包丁を引く。

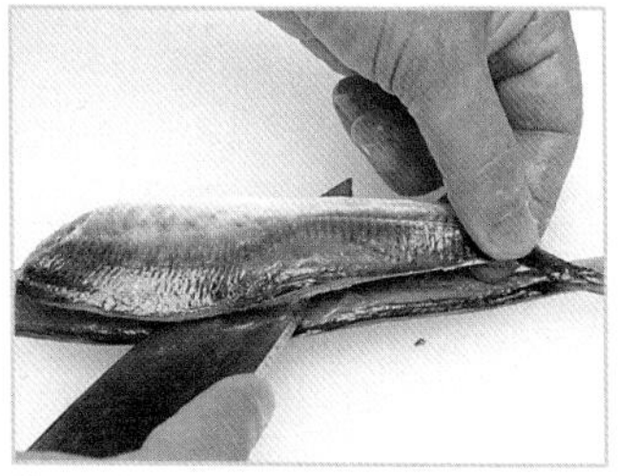
5 返し包丁を入れてから、中骨を下身に残し、切り離す。

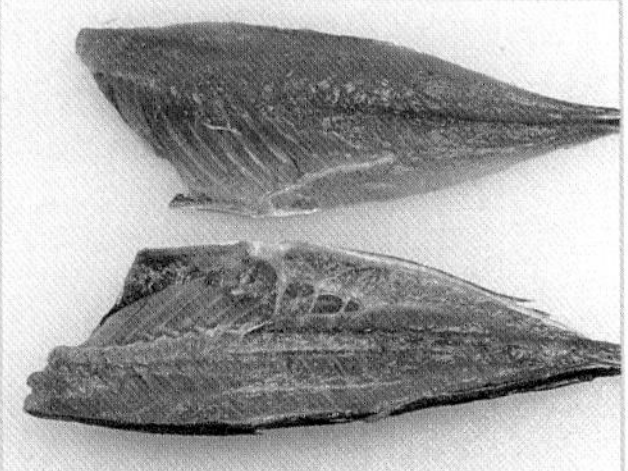
6 二枚おろし。

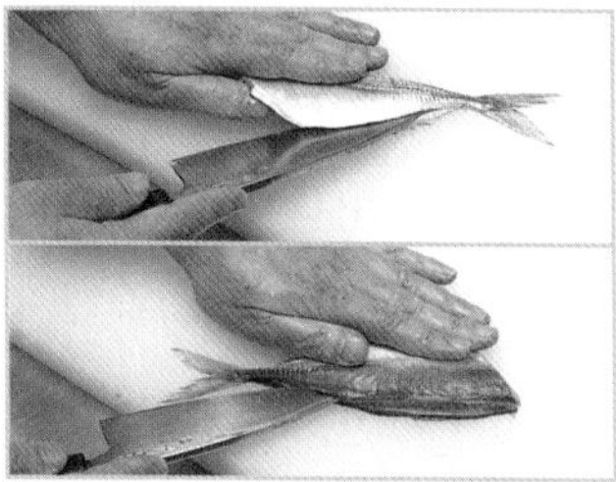
7 中骨のついている方を下にして、背側と腹側から包丁を入れ、下身を中骨から切り離す。

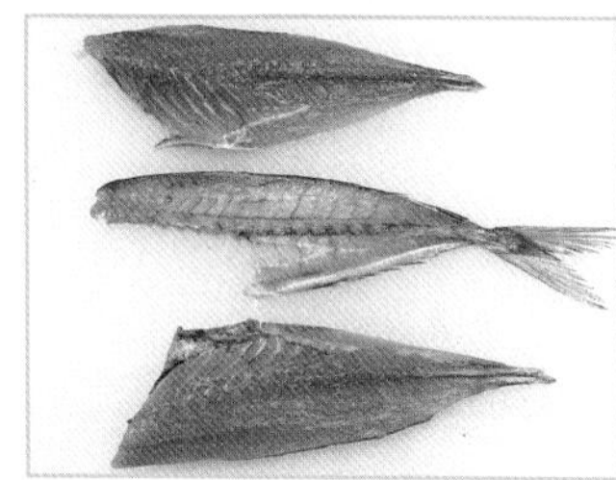
8 三枚おろし。上身の腹側に残った腹骨を薄くそぎ取る。

5 いか

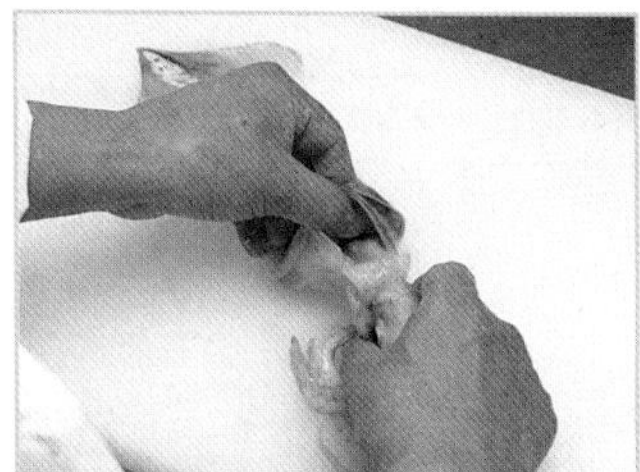
1 足と胴をはがし、内臓を引き抜く。内側に残った軟骨を取る。

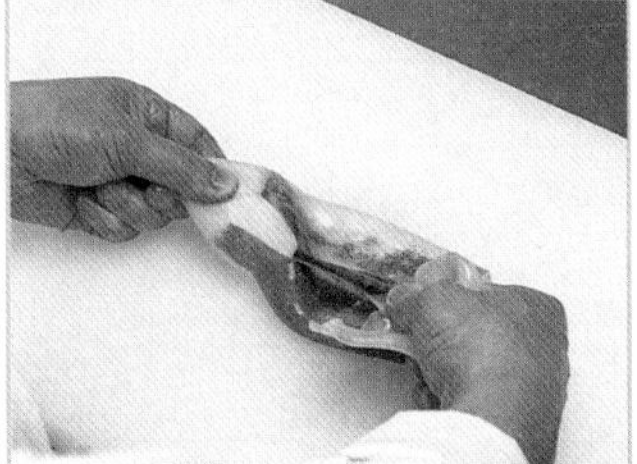
2 えんぺら(胴の先の三角部分)を引っ張り、はがしながら、そのままできるだけ皮をむく。

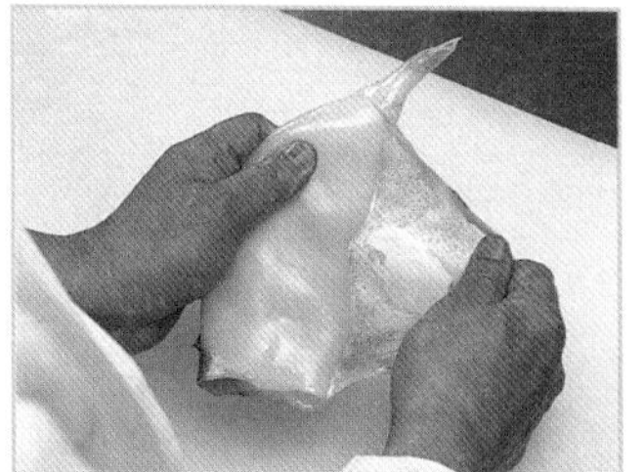
3 胴全体の皮をむく。

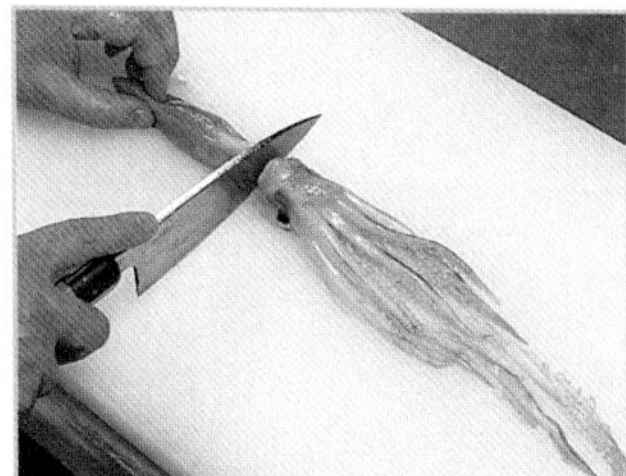
4 わたを切りはずし、目、くちばしを取る。吸盤をこそげるように取る。

調理操作

一つの料理は、複数の操作を組み合わせてできあがる。調理操作は、煮る・焼くなどの加熱操作、調味料などで味をととのえる調味操作とその他非加熱操作に分かれる。ここでは加熱操作の基本を見てみよう。

1 飯物

飯の炊き方

※炊飯器によっては、浸水時間や蒸らし時間まで自動で行う。

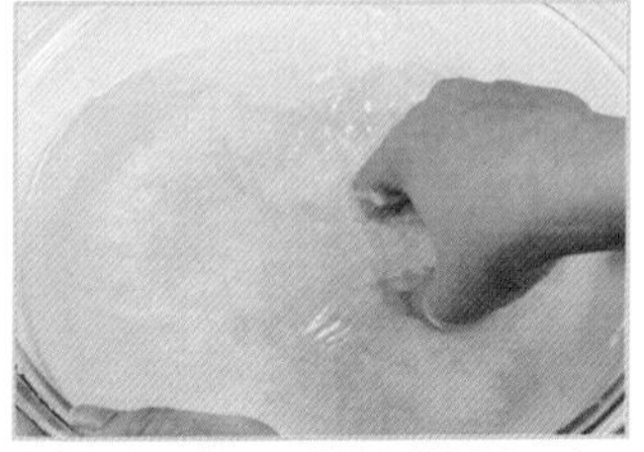
1 大きめのボウルに分量の米を入れ、たっぷりの水を一気に加え、さっとかき混ぜる。

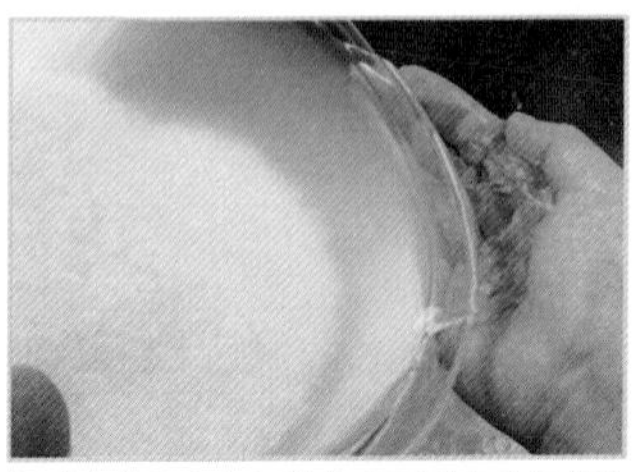
2 ボウルのふちに手をあててすぐに水を捨てる（ぬか臭くならないように）。

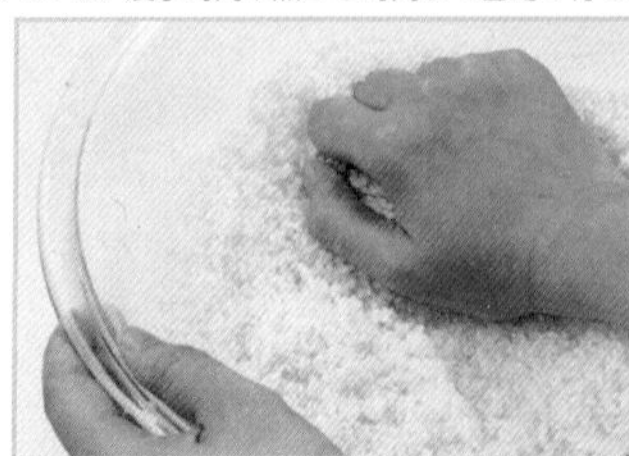
3 手のひらで米を軽く押すようにして混ぜる。

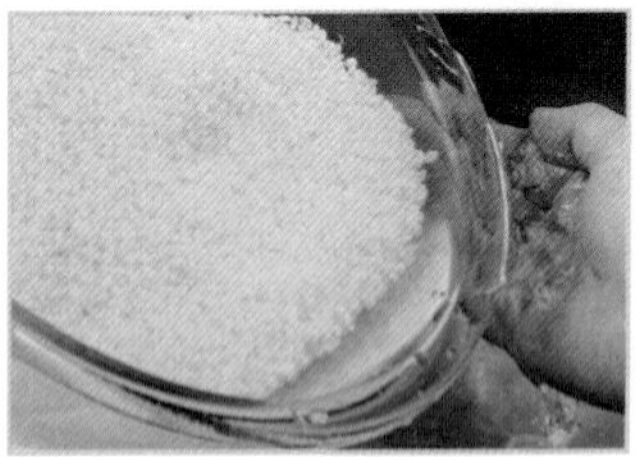
4 水を3～4回かえてすすぐ。

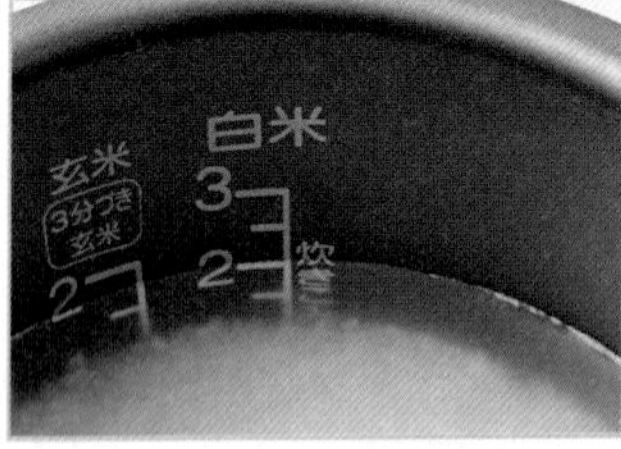

5 炊飯器に米を入れ、米の量に合わせて水を入れる。約30分浸水させて炊く（※）。

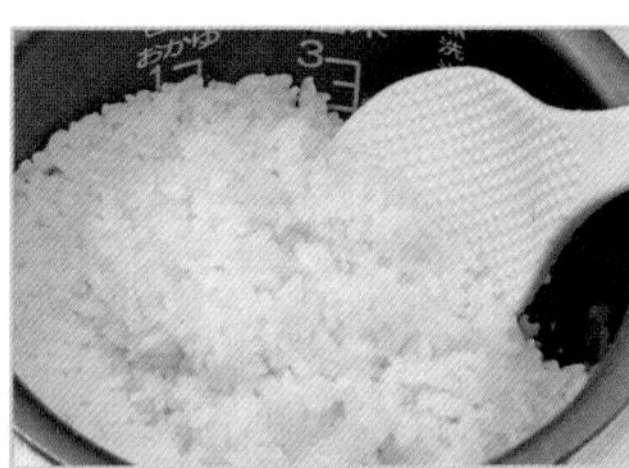
6 炊き上がったら約10分ほど蒸らし（※）、水で濡らしたしゃもじで全体を大きく混ぜる。

おいしく炊くポイント！

- 米は乾燥しているので水分の吸収がはやく、ぬか臭さが残りやすい。最初の水はひと混ぜしてすばやく捨てることが大事。
- ぬかは、3～4回水を替えて洗うとほとんど流れてしまうので、長く洗う必要はない。
- 米の量はカップで、水の量は炊飯釜の線できっちりと量る。（水の量は米の重量の1.5倍）
- 水分を多く含む新米は目盛りよりやや少なめに、反対に古米はやや多めの水加減にする。
- 無洗米は5 6の操作でよい。水の量を分量より若干多めにする。
- 炊き上がった飯の重量は、米の重量の約2.3倍になる。含水量は約65%（白米は15.5%）。

2 汁物

こんぶとかつおの混合だしのとり方

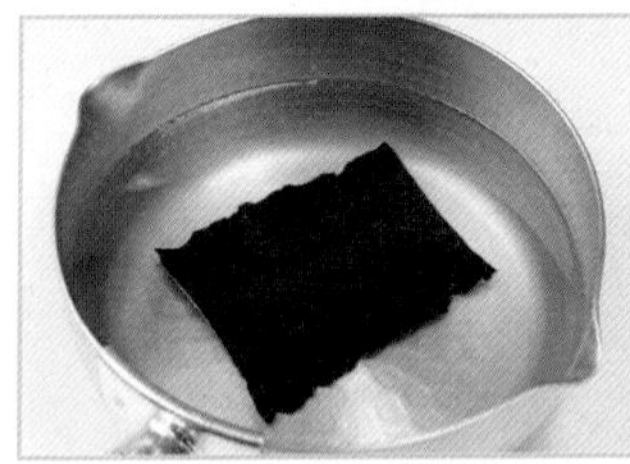
1 なべに水（4カップ）とこんぶ（水の1～2%の重量）を入れ、約30分浸しておく。

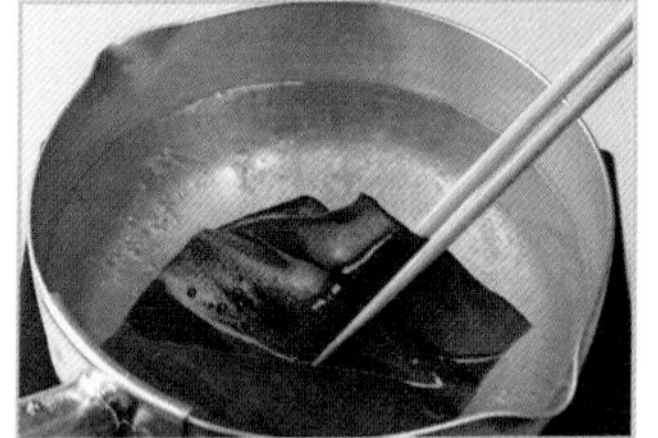
2 中火にかけ、なべ底から泡が沸々としてきたら火を止め、こんぶを取り出す。

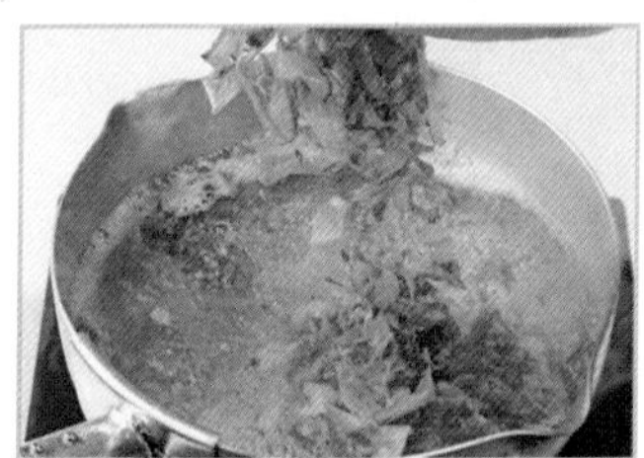
3 ふたたび沸騰させ、かつお節（だしの1～2%の重量）を加えて約1分加熱する。

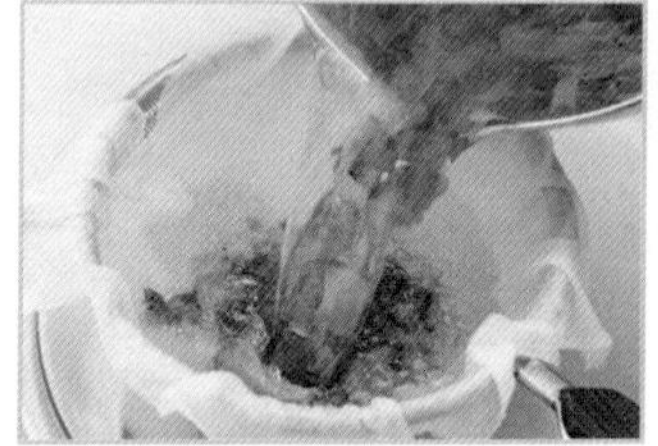
4 火を止め3分ほどおき、だし汁をふきんなどでこす。

汁のうま味と用途

種類		材料の汁に対する重量割合（%）	だし汁のとり方	用途	おもなうま味成分
こんぶだし		2～5	水に30～60分つけてから火にかけ、沸騰直前に取り出す。	すし飯　精進料理	グルタミン酸
かつお節だし	一番だし	1～4	沸騰直前にかつお節を入れ、ふたたび沸騰したら火を止め、上澄みをこす。	吸い物　茶わん蒸し	イノシン酸
	二番だし	2～4	一番だしを取ったあとのかつお節に一番だしの半量の水を入れ、沸騰したら2～3分煮てこす。	煮物　みそ汁	イノシン酸
混合だし		かつお節2　こんぶ1	こんぶからだしをとり、その後、かつお節を用いてとる。	上等な吸い物　上等な煮物	グルタミン酸　イノシン酸
煮干しだし		3～4	水に30分つけてから火にかけ、沸騰後2～3分煮出す。	みそ汁　煮物	イノシン酸
乾しいたけ		5～10	水または40℃以下のぬるま湯につける。	煮物	グアニル酸
スープストック		20～30	骨肉は流水できれいに洗い、熱湯で臭みを取る。骨肉・野菜を水から弱火で1時間ほど煮出す。	スープ　ソース	アミノ酸　有機塩類
うま味調味料		0.02～0.05	汁にとかす。	各種の調味	L-グルタミン酸ナトリウム

※「一番だし」とは最初にとっただしのこと。混合だしの場合でも「一番だし」のあと「二番だし」までとることがある。

3 煮物

おいしい煮物の作り方

1. 材料にしんが残ったり煮汁が回らなかったりしないよう、厚手で大きめのなべを使う。
2. 火加減は、一般に材料を入れて煮立つまでは強火で、その後は弱火にして煮込みながら味をふくめる。
3. 落としぶた（なべよりひと回り小さく、材料の上に直接のせるふた。アルミ製･シリコン製がある）を用い、じっくりと味をしみ込ませる。
4. 根菜類やいも類は、面取りして煮くずれを防ぐ。だいこんなどを大きいまま煮るときには、かくし包丁を入れる。火が通りにくいものは、下ゆでして煮るとよい。
5. 魚を煮るときには、生臭みを抑えうま味が流れ出ないように、必ず煮汁をひと煮立ちさせたところに入れる。

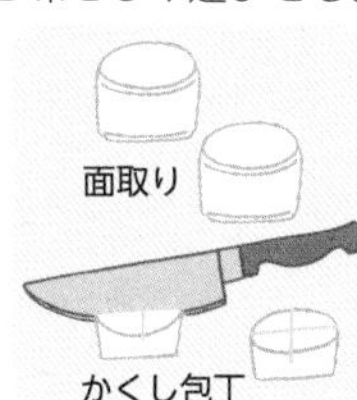

4 揚げ物

揚げ物の適温と時間のめやす

調理名		温度（℃）	時間（分）
天ぷら	魚介類	180 ～ 190	1 ～ 2
	いも類	160 ～ 180	3
かき揚げ		180 ～ 200	1 ～ 2
フライ		180	2 ～ 3
カツレツ		180	3 ～ 4
コロッケ		190 ～ 200	1 ～ 1.5
ドーナッツ		160	3
クルトン		180 ～ 190	30秒
ポテトチップス		130 ～ 140	8 ～ 10

※材料により適温は異なるので注意する。

油の温度の見分け方（衣を少し落とす）

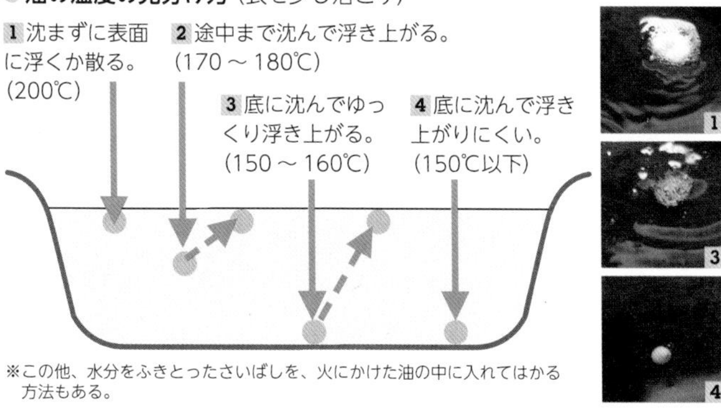

※この他、水分をふきとったさいばしを、火にかけた油の中に入れてはかる方法もある。

おいしい揚げ物の作り方

1. 熱を一定に保ちやすい厚手のなべを用いる。
2. 油の量はなべの7分目くらい。
3. 油がはねると危険なので、材料の水切り・下ごしらえを確実に。
4. 天ぷらの衣は揚げる直前につくる。卵液に冷水を入れ、ふるった小麦粉を入れて、粘りが出ないようにさっくりと混ぜる。
5. 揚げる順番は、野菜類を先に、臭みのある魚介類・肉類はあとに。
6. 一度にたくさんの材料を入れると油の温度が下がり、べとついた仕上がりになる。なべの表面積の2/3までとし、こまめに揚げ玉をすくう。

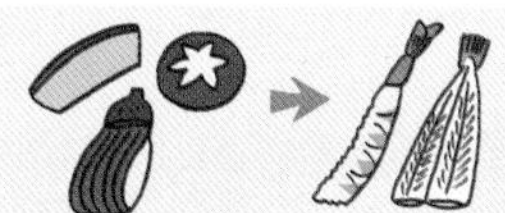

5 焼き物

焼き魚のポイント

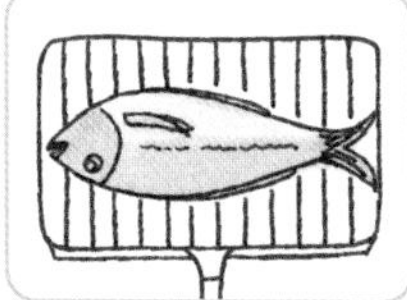
1 焼きはじめは、裏になる方が上。

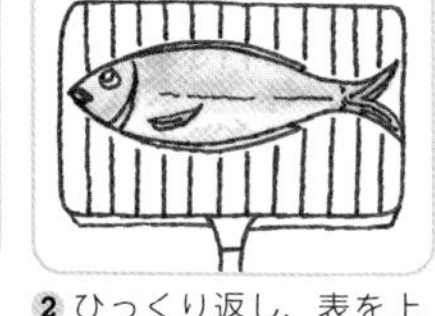
2 ひっくり返し、表を上にする。

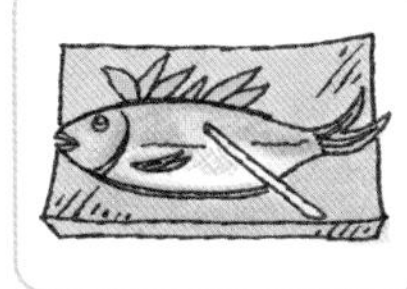
3 でき上がりは、頭が左、尾が右に盛りつける。

おいしい焼き物の作り方

1. 肉類・魚介類などたんぱく質を多く含む食品は、最初に強火で短時間加熱し、表面を熱で凝固させうま味の流出を防ぐ。
2. でん粉性食品（焼きいも・ホットケーキなど）は、十分に糊化させ甘味を引き出すため、弱火で時間をかけて焼く。

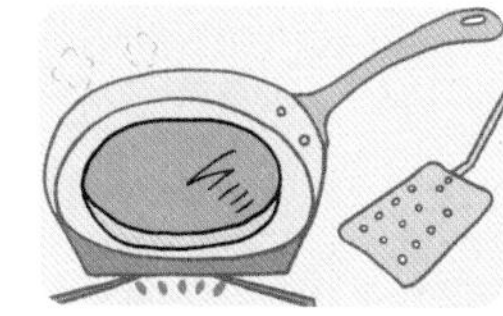

6 蒸し物

蒸し方の種類

蒸し方	料理例
100℃を保ちながら加熱する	まんじゅう類、だんご・もち類、蒸しカステラ、蒸しパン類、冷ご飯、いも類、魚介類、肉類など
100℃を保ちながら、ふり水またはきりをふく	魚介類など
85 ～ 90℃を保つために弱火にしたり、ふたをずらして温度調節をしながら蒸す	卵豆腐、茶わん蒸し、カスタードプディングなど

蒸し器の使い方

蒸し器は、食品を動かさずそのままの状態で加熱できるので、煮くずれや栄養成分の流出の心配が少ない。

1. 蒸し水は容量の80％程度入れる。
2. 蒸し水が沸騰してから食品を入れる。
3. 蒸し水の補充は熱湯を用いる。

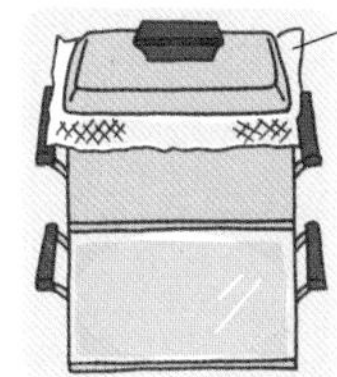

7 酢の物・あえ物

おいしい酢の物・あえ物の作り方

1. 口当たりをよくするために、材料は切り方をそろえる。
2. 下のような下ごしらえを行う。

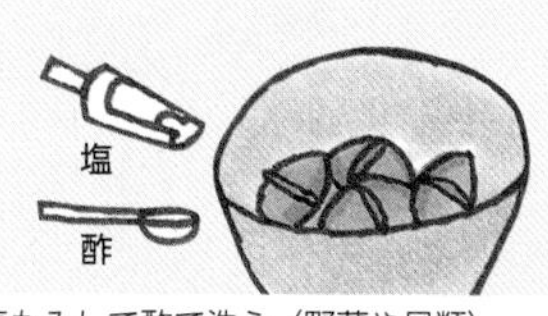

塩もみして酢で洗う（野菜や貝類）

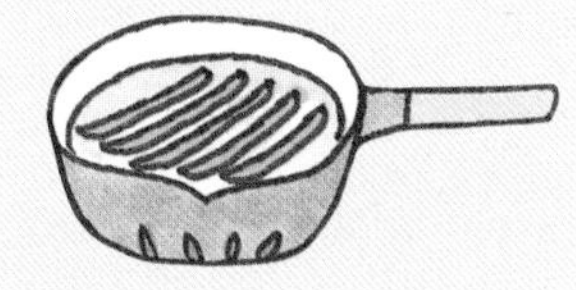
下ゆでする（いんげん・三つ葉など）

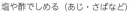

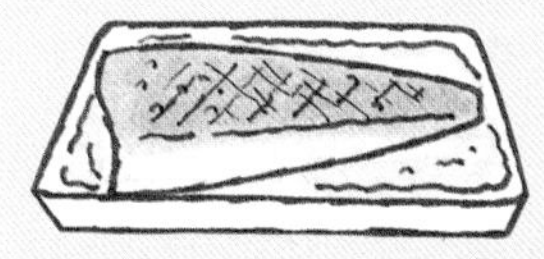
塩や酢でしめる（あじ・さばなど）

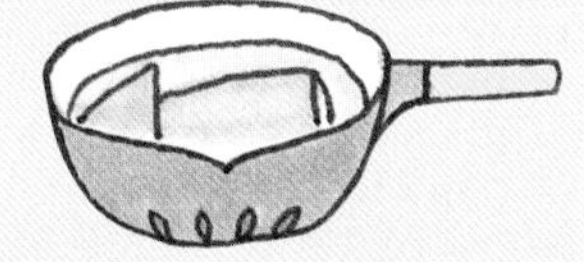
霜降りにする（いか・なまこなど）

3. 食べる直前にあえる。あえてから時間をおくと、浸透圧の作用によって水分が出て水っぽくなる。

調理基本用語集

あ

あえる　魚介・野菜などをあえ衣で混ぜ合わせること。

青み　料理の盛りつけの際に用いられる緑色野菜。

赤だし　八丁みそなどの赤みそや、これらをブレンドしたみそで仕立てたみそ汁。

あく　ごぼうやほうれんそうなどの野菜や肉類を調理する際に出る苦味や渋味のこと。あくを取ることをあく抜きという。

あしが早い　食材が腐りやすいこと。

あしらい　料理の美しさや香り、味を引き立て、栄養のバランスをよくするために料理に添えるもの。さしみのけんやつま。

あたりばち　ごまを煎ってする「すり鉢」のこと。「する」という言葉を忌み、「あたる」と言い換える。

油通し　野菜や肉などの材料を低温の油にさっと通すこと。中国料理の炒め物に用いられる手法。

油抜き　油揚げ、さつま揚げなどの余分な油や油臭さを抜くため、熱湯をかけたり湯通しをして表面の油を取ること（➔p.228）。

油焼け　含油量の多い乾物や塩蔵中の食品が赤褐色となって苦味や渋味を帯びること。

アペリティフ　食前酒。食欲を増進させ、料理をおいしく食べるために飲む。

あら　魚をおろしたときに残る頭、中骨、えら、はらわたなどの総称。廃棄されることが多いが、汁物やなべ物に利用されるものもある。

あらい　さしみの一種で、新鮮な魚肉を冷水でさらし、かたくして縮ませたもの。

アラカルト　店の品書きにより、好みでコースを仕立てるもの。一品料理の意味もある。

あら熱を取る　なべを火からおろしてすぐの熱をしばらくおいて冷ますこと。完全に冷ますのではなく、なべを手で持っても熱く感じないくらい（30～50℃くらい）に冷ます。

あらみじん　2～3mm角のあらめのみじん切りのこと。

アル・デンテ　パスタのゆで加減で、歯ごたえのある状態のこと。

合わせ調味料　各種の調味料を混ぜ合わせたもの。あらかじめ混ぜておき、煮物・炒め物・あえ物などの味つけに使う。

泡立てる　泡立て器を使い、卵白や生クリームに空気を含ませながらかくはんすること。

あんかけ　かたくり粉やくず粉でとろみをつけ、調味した汁をたっぷりかけた料理。

アンティパスト　イタリア料理のオードブル。アンティは前、パストは食事をさす。

アントレ　フランス料理のフルコースで、肉のローストの前に出される魚料理と肉料理のこと。現在では、メインディッシュの意味で使われることもある。

あんばい　味加減のこと。古くは塩と梅の酸味で味つけしたことから、塩梅（あんばい）といわれるようになった。

い

活きづくり　さしみの一種で活け盛りともいう。魚を生きたまま、頭と尾を残して背の皮を切り離さず身だけをとっておろし、さしみは元の姿のように中骨の上に盛り込んだもの。

活け締め　魚の鮮度を保つため、生きているうちに締め（殺し）て、血を抜くこと。

石づき　きのこ類の軸のうち地面や木に接しているかたい部分のこと。調理の際は、切り落とす。

いずし　塩で締めた魚と飯を合わせてこうじを加えて漬け、乳酸発酵させたもの。滋賀県の鮒ずし、石川県のかぶらずしなどがある。

板ずり　まな板の上で塩をまぶした材料を手のひらで軽く押さえながら前後にころがすこと。青臭さを取り、緑色を鮮やかにする効果がある。

一番だし　吟味したかつお節やこんぶをたっぷりと使い、最初にとっただし汁。吸い物や茶碗蒸しなどに用いる。

一夜漬け　ひと晩だけ漬けた浅漬けのこと。漬物特有のうま味は少ないがビタミン類の損失は少ない。

色止め　料理を色よく仕上げる手法。野菜を切ったらすぐに水、塩水、酢水などにつけ、変色を防ぐ。

煎る　材料に脂分や水分を加えずに火にかけ、かき混ぜて熱を通す手法。ごまなどに用いる。

う

ウェルダン　ローストビーフやステーキの焼き加減で、中心までよく火を通した状態。

潮汁　魚介類の鮮度のよさをいかし、しょうゆを使わずに塩味だけで調味した薄味の吸い物。

打ち粉　うどんやそばを打ったり、餃子の皮やパイ生地をのばすとき、台や手にくっつかないようにふる粉のこと。

うねりぐし　魚の姿焼きの串の打ち方で、魚をうねらせるように刺す方法。

裏ごし　ゆでた野菜や卵、魚などを裏ごし器にのせて、編み目に対して斜めになるように木べらでつぶしながら手前に引いてこすこと。

え

えぐみ　野菜に含まれるあくのひとつで、苦味と渋味を合わせたような味。舌やのどを刺激する好ましくない味。

エスニック料理　アフリカやアジア諸国の民族料理。

江戸前　江戸風の料理につけられる形容。江戸時代には、東京湾は豊かな漁場で、この辺りでとれた魚介類や、これを使って料理したものを江戸前といった。

えんがわ　ひらめなどの魚の縁についた部位。

えんぺら　いかの胴の先にある三角形のヒレの部分で、耳ともいう。

お

追いがつお　調味液や煮出し汁に、さらにかつお節を入れ味や香りをつけること。

尾頭つき　尾と頭のついた姿の魚。たいの尾頭つきの塩焼きはめでたいとされ、祝い事に欠かせない。

落としぶた　煮物をするとき、なべよりひとまわり小さいふたを中の材料に直接のせて煮ること。材料の煮くずれを防いだり煮汁を上下に回してむらなく味をつけるなどの効果がある。

おひたし　ひたし物ともいう。材料はおもに青菜類。色よくゆで、だし割りじょうゆにひたして、花がつおやごまを天盛りにする。

おろす　大根をすりおろす意味と魚を切り分ける下ごしらえという二つの意味がある。

温泉卵　ゆで卵の一種。黄身はほぼ固まり、白身が固まりきらない半熟状態。60～70℃の温泉につけておくと自然にできるのでこの名がある。

か

会席料理　江戸時代ごろから始まった酒宴向きの饗応（きょうおう）料理。作法がこまかい懐石が簡略化され、実質重視の料理に変化したもの。椀・さしみ・焼き物・煮物の一汁三菜を基本に、酒の肴として先付が添えられ、揚げ物・蒸し物・酢の物・あえ物などが適宜加わり、献立が立てられる。

懐石料理　茶の湯で正式に客をもてなす茶事で供される料理。現在では一般に一汁三菜が基本で、ときにこれに酒の肴が加わる。旬の素材をいかしてあっさりと調理し、客の口に入るときに一番おいしいように、茶事の進行にあわせ、心配りをすることが大切とされる。

解凍　冷凍食品を解かして、凍結前の状態に戻すこと。自然解凍・加熱解凍・電子レンジ解凍など、食材の特徴にあわせておこなう。

かえし　そば屋のつゆの素になるもの。しょうゆ・みりん・砂糖などを合わせて作る。

かくし味　料理の味を引き立てるために、ほんの少量使う調味料のこと。

かくし包丁　かたい材料を食べやすくしたり、材料への火の通りや味のしみ込みをよくしたりするために、盛りつけたときに表から見えない部分に包丁で切れ目を入れること。

飾り切り　料理に季節感を出したり、趣向を添えるための材料の切り方。西洋料理・中国料理にも用いられる。

飾り包丁　火の通りや味のしみ込みをよくしたり、見栄えをよくするために、材料の表面に包丁で切れ目を入れること。

蒲焼き　魚を開いて串を打って焼き、しょうゆ・みりん・砂糖などで作った濃厚なたれをからめながら仕上げる焼き方。うなぎやあなごが代表的。

かぶと　魚の頭の部分。兜に形が似ていることからこの名がある。たいが代表的。

かま　魚の胸びれの周辺。

紙塩　魚を塩で締めるとき、直接塩をふらず、和紙をあててその上から塩をふる技法。和紙を通して均一に、おだやかに塩味がしみ込む。

紙ぶた　クッキングペーパー・セロハンなどを煮る材料に密着させて、ふたの役割をさせる。材料が乾かず、中まで味がしみ込む。

かやく　ねぎ・しょうがなどの薬味または五目飯などに入れる種々の具のこと。

ガラ　鶏の肉を除いた骨の部分。グルタミン酸やゼラチン分が多く含まれ、長時間煮込むことによって味のよいスープがとれる。

唐揚げ　材料にかたくり粉・小麦粉などをまぶして揚げたもの。

ガラムマサラ　インドの混合香辛料。カルダモン・シナモン・クローブを基本に、クミン・コリアンダーなどを混ぜてすりあわせる。煮込み料理に入れて豊かな芳香をいかす。

皮目　魚や鶏の、皮のついている方。

皮をこそげる　皮をむかずに包丁のみねなどでこすり取ること。ごぼうなどの下ごしらえに用いる。

皮を引く　さしみを作るとき、魚の皮を取り除くこと。

観音開き　身の厚い魚や鶏肉の切り身に用いる切り方。材料の中央に、半分の厚さまで縦に切り込みを入れ、さらに真横に切り離さないように包丁を入れ、反対側も同様にし、左右に開く。

き

生地　仕上げ前の材料。

木の芽あえ　白みそに木の芽（さんしょう）・砂糖を加えてすり鉢でよく練り混ぜ、いか・赤貝・えび・たけのこ・うどなどをあえた料理。
肝あえ　共あえともいう。わた（肝）を蒸して裏ごしし、みりん・砂糖などで薄味をつけたものに身をあえたもの。あんこう・おこぜ・かわはぎなどが代表的。
切りごま　煎ったごまを包丁で切ったもの。おひたし・吸い口などに用いる。
切りちがい　切り方の一種で、たがいちがいに包丁を入れて竹を切ったように見立てて切る方法。きゅうりなどに使われる。
きんぴら　野菜を油で炒め、砂糖・しょうゆなどで味つけして煮詰め、仕上げに唐がらしをきかせた料理。ごぼう・れんこんなどで作る。

く

串打ち　魚介類の焼き物を、形よく味よく仕上げるために材料に金属または竹の串を刺す方法。
くずたたき　材料にくず粉をまぶすこと。魚介類や肉にくず粉をまぶし、湯でゆでると表面がなめらかな口当たりになり、うま味を逃がさない。
くず引き　煮汁に水ときかたくり粉を加えてとろみをつけること。口当たりがよく、冷めにくくなる。
グラッセ　ゆでた野菜をバターで炒めたり、ソースをかけて加熱して、つやを出すこと。肉料理のつけ合わせにする。
グリエ　肉・魚・野菜などを炭火で網焼きにすることで、グリル、直火焼きともいう。鉄板を直火にのせ、その上で焼く方法もグリエという。
クルトン　スープの浮き実として使われる。5～6mm角に切った食パンを揚げて作る。
グレービーソース　鶏肉などを丸ごとローストした際に、肉からしみ出てくる汁やとけた脂肪を使ってかけ汁としたもの。
燻製（くんせい）　塩漬けした肉や魚を木材の燻煙でいぶし、水分を乾燥させ、独特の風味をつけたもの。保存性も高められる。

け

化粧塩　魚を姿のまま塩焼するときに、こげるのを防いで焼き上がりを美しくするためにふる塩。
けん　さしみのあしらい。だいこん・にんじん・きゅうりなどの野菜を細切りにして水に放し、パリッとさせて使う。
けんちん汁　だいこん・にんじんなどの野菜と豆腐を炒め、しょうゆ味で仕立てた具だくさんの汁。

こ

呉（ご）　大豆を水にひたし、すりつぶしたもの。豆腐や豆乳の素となる。これをこしてのばし、みそ汁に仕立てたものが呉汁。
香の物　漬物のこと。香々ともいう。
香味野菜　肉や魚の臭みを消し、料理に香りをつける野菜類。青じそ、さんしょう、ねぎ、セロリ、パセリ、たまねぎ、にんにく、しょうがなど。
コキール　貝殻の意味。おもにほたて貝の殻を器に用い、ほたて貝・かき・えびなどの具をソースであえ、チーズをかけて焼いたもの。
こし　食品の弾力性や粘り。こしがある、こしが強いという。
こす　裏ごし器などを用い、材料をつぶしてなめらかにすること。
こそげる　野菜の皮や魚のうろこなどを、包丁でこすり取ったり、なべの底にこげついた飯などをしゃもじでこすり取ったりすること。
ごまあえ　煎りごまをすり、塩・砂糖・しょうゆで調味し、野菜類をあえたもの。ほうれんそう・さや・さやいんげんなどを用いる。
ころも揚げ　素揚げや唐揚げではなく、材料に衣をつけて揚げる料理の総称。天ぷら・フライ・フリッターなど。
混合だし　こんぶ（グルタミン酸）とかつお節（イノシン酸）の両方のうま味をきかせて取るだし。
コンソメ　牛赤身肉や野菜などで取った西洋料理の澄んだスープ。
コンポート　フルーツのシロップ煮。なし・りんご・ももなどで作る。

さ

西京焼き　白身魚を西京みそ・酒・みりんを合わせたものに漬けて、焼いたもの。
酒蒸し　貝類・白身魚・鶏肉などに酒と塩を加えて蒸した料理。
さくどり　さしみを作るために、魚を適当な大きさに切り分けること。
ささがき　ごぼう・にんじん・うどなど棒状の材料を回しながら、鉛筆を削るように薄く削ぐ切り方。
さ・し・す・せ・そ　調味料を入れる順番の略称。「さ」は砂糖、「し」は塩、「す」は酢、「せ」はせ（しょ）うゆ、「そ」はみそをあらわす。
さし水　ゆでている途中に水を加えること。煮立っているところに水を加えて沸騰を静め、再び沸騰させると材料がやわらかくゆで上がる。
さしみのつま　さしみのあしらいの総称で、けん・つま・辛味がある。けんは、だいこんなどを細く切って水に放してシャキッとさせたもの。つまは、花穂じそなどの立てづまと青じそなどの敷きづま。辛味はわさび、にんにくのすりおろしなど。
さらす　野菜のあく抜き、レバーの血抜きなどのために、材料を水や酢水、塩水などにつけること。
三枚おろし　魚のおろし方の一種。魚の頭を落とし、上身・下身・中骨の三枚に下ろす手法（➔p.229 4）。

し

塩抜き　わかめなどの海藻類、塩漬けにした魚類などから塩を抜くこと。真水ではなく、薄い塩水にしばらくひたしてから真水に入れるとはやく塩を抜くことができる。
塩もみ　材料に塩をまぶし、軽くもんでしんなりさせること。余分な水分が抜けて、味がよくしみ込む。酢の物などの下ごしらえによく用いる。
塩ゆで　青菜などを色鮮やかにゆで上げるための下ごしらえで、熱湯に少量の塩を加えてゆでる。
下味　本格的な調理の前に、材料に調味料をかけたり、調味液をつけたりしてあらかじめつけておく味。
下ごしらえ　料理する前に、材料を洗い、皮をむく、さばく、切るなどの作業をすること。
下煮　味のしみにくい材料や煮えにくい材料を前もって少し煮ておくこと。
しぶ切り　あずきなどを煮る際に、沸騰したゆで汁に水をさし、再び沸騰したところで火からおろし、ざるにあげて汁を捨てて、上からあずきに水をそそぐことによって、ゆで汁にとけ出したあくや渋味の成分を洗い流すこと。
締める　魚の身を、塩や酢をふって引き締めること。また、魚や鶏などを殺すことも絞めるという。
霜降り　魚や鶏肉を熱湯で手早く加熱すること。中心までは加熱されず、肉の表面だけが霜のついたように白くなっている状態。臭みを取ったり、肉を締めて形をととのえたりするときなどに使われる。また、牛ロース肉の最上のもので、肉の間に脂肪の線が折り込まれ、霜がふったような状態の肉のことも霜降り（肉）という。
蛇の目　輪切りにした野菜をくり抜いたもの。
じゃばら　へびの腹に見立てて伸縮するように切ること。
熟成　食品中の成分が、酵素や微生物などの作用により徐々に分解して、食品の風味が増すこと。魚や肉は死後硬直を過ぎて自己消化することをさす。ワイン・めん類・果実・発酵食品なども熟成により風味が増す。
ジュリエンヌ　せん切りの意味。
旬　果実・野菜・魚介類がもっともおいしく、豊富に出回る時期。
精進　植物性の材料を使ったものに用いた名称。
白あえ　豆腐と白ごまをすり鉢ですり、砂糖・塩で調味したあえ衣で、おもに野菜類をあえる料理。
白髪ねぎ　長ねぎを開き、芯を抜いて白い部分をごく細くたてに切り、水にさらしたもの。
白焼き　たれなどをかけずに、材料にそのまま火を通すこと。蒲焼きや照り焼きの最初におこなう。

す

素揚げ　衣をつけず、材料をそのまま油で揚げる手法。
酢洗い　酢または酢水で魚などをさらし、生臭みを取ること。
吸い口　吸い物の風味をよくし、季節感を出すために少量加えるもので、木の芽、ゆずの皮、針しょうがなどがある。
末広串　扇形に串を打つこと。平串ともいう。
すが立つ（すだち）　茶わん蒸しや卵豆腐、カスタードプディングなどの卵や、豆腐の蒸し物を作るときに、火を通し過ぎたり火加減が強過ぎるために、生地に細かい泡のような穴があき、なめらかさがなくなること。
筋切り　厚い切り身肉をソテーやステーキにするとき、脂身と赤身の境にあるかたい筋を、包丁の先で数か所切ること。肉の焼き縮みを防ぎ、形よく焼き上げるとともに、火の通りをよくする。
酢締め　材料を酢にひたして身を締めること。余分な臭気と生臭さを消し、さっぱりとした味になる。
スタッフド　詰め物をしたという意味。ゆで卵やたまねぎの真ん中をくり抜いて詰め物をした料理（スタッフドエッグ・スタッフドオニオン）がある。
スープストック　スープをはじめ、ソースや煮込み料理に用いる西洋料理のだし汁。フランス料理ではスープには鶏と牛すね肉、香味野菜から取ったブイヨンを用いる。
スフレ　ふっくらとふくれて、気泡の多い状態で仕上げた料理。使う材料により、前菜や主菜として出されたり、つけ合わせになったり、甘味を加えるとデザートにもなる。
スペアリブ　豚の骨付きバラ肉。下味をつけて網焼きにした料理は人気がある。
素焼き　材料に調味液を用いないで焼くこと。白焼きともいう。
スライス　薄切りにすること。野菜・肉・パンなどを切るときにいう。

せ

ぜいご（ぜんご）　あじの側面の尾につけ根から5～6cmの長さでついているかたい骨状のもの。残っていると口あたりが悪いので、包丁でそぎ取ってから調理するとよい。
生食　新鮮な魚介・野菜・肉類を生のまま食べること。

背わた　えびの背にある黒い筋状のわたのこと。竹串などを使ってすくうように取り除く。
前菜　食事の最初に出される軽い料理。西洋料理ではオードブル、中国料理では冷菜という。
千六本　切り方の一種。薄く輪切りにしただいこんを端から細く切る。だいこんの繊維をたち切るため歯切れがよくなる。

そ

添え串　串打ちをするときに補助として用いられる串。
ソテー　フライパンを熱してサラダ油やバターを入れてなじませ、肉や野菜を焼くこと。
そぼろ　ひき肉や魚の身をほぐしてぽろぽろに煎りあげたもの。
ソルベ　シャーベットのこと。酒類をベースにしたものは、フルコースの魚料理と肉料理の間の口直しとして供される。くだものや果汁のものはデザートとして供される。

た

大名おろし　包丁を中骨に沿わせて背身、腹身を一度に切りおろす手法。中骨に身が多く残り、ぜいたくなおろし方なのでこの名がある。
炊き合わせ　やわらかくなるのに所要時間の異なる材料2～3種類を別々に煮て、一緒に盛り合わせたもの。
田作り　かたくちいわしの素干し（ごまめ）をから煎りし、しょうゆ・砂糖・みりんを加え、煮詰めたもの。正月の祝い肴とされる。
竜田揚げ　肉や魚などに下味をつけ、かたくり粉・小麦粉などをまぶして揚げる料理。
立て塩　塩分の濃度が海水と同じぐらいの塩水のこと。
たで酢　柳たでの葉をすり鉢ですりつぶし、酢とだしでのばしたもの。あゆの塩焼きに添えられる。
たね　日本料理では「材料」の意味で用いられている。吸い物に入れる物をわんだね、すしにのせるのがすしだねなど。西洋料理ではパンだね、パイだね、スポンジだねなど。
卵とじ　野菜や肉、魚などの煮物の上に、とき卵を回し入れ、上一面をとじたもの。
ダマになる　ホワイトソースを作るために小麦粉を水でとくとき、なめらかにとけず、粉のかたまりができてしまうこと。
タルタルソース　マヨネーズにゆで卵・ピクルス・パセリのみじん切りなどを混ぜたソース。
タルト　パイ生地で作った型にくだものやクリームを詰めたもの。タルトレットは小さいタルト。
タンニン　茶・紅茶・コーヒー・赤ワインなどの渋味や苦味の成分。

ち

血合い　魚の肉で、赤黒い血の多い部分のこと。とくに、ぶり、かつお、まぐろなどの血合いは生臭いので、生で食べるときは取り除く。
血抜き　味を損なわないように、水などにつけて肉や内臓の血を早く抜き取ること（➔p.228）。
茶きんしぼり　魚のすり身やさつまいもを裏ごししたものをふきんかラップに包んでしぼり、表面にしぼりめをつけたもの。
茶せん切り　切り方の一種。なすなどを茶道具の茶せんのような形に切ること。
ちりなべ　たらやふぐなどの白身魚の切り身と野菜などをなべで煮て、たれをつけて食べるなべ料理。魚をなべに入れて加熱する際に「ちりちり」と縮まるようすからこの名がある。
ちりれんげ　中国料理に使われる陶製のさじ。はすの花びらに似ているところからこの名がある。

つ

つけ合わせ　料理の味や彩りを引き立て、栄養のバランスをとるために料理に添えるもの。
筒切り　切り方の一種。魚などのぶつ切り。
つなぎ　いくつかの材料を混ぜ合わせてひとつにするときに加えるもの。粘り気があって、材料をつないでまとめる役割をはたす。卵、すりおろした山いも、小麦粉、かたくり粉など。
つま　さしみを盛るときに添えるあしらいのこと。香りや色どりのために、青じそや花穂じそなどの香味野菜が使われる。
つま折り串　魚を焼くときの串の打ち方。おろした魚の身の端を折って、串にさす方法。両端を折る両づま折りと片端を折る片づま折りがある。
つるし切り　あんこう特有のおろし方。体が大きくてやわらかく、まな板の上ではさばきにくいため、手かぎでつるし、口から水を入れて重みをつけて切り分ける。

て

照り焼き　魚や鶏肉などを素焼きにして、しょうゆ・砂糖・みりんなどを合わせたかけじょうゆをかけてあぶり、照りを出す焼き方。
田楽　豆腐、さといも、なすなどを串にさして焼き、ねりみそをぬったもの。
点心　中国料理の一種で、日本の軽食の意。代表的なものは、焼売、餃子、饅頭、杏仁豆腐など。
天盛り　煮物やあえ物を盛りつけた上に、針しょうがやさらしねぎをやや小高く添えること。季節の香りを添え、味を引き立てる。

と

ドウ　こね生地のこと。粘りと弾力性がある。耳たぶのかたさくらいがよい。
遠火の強火　こげ過ぎず、強火でうま味を閉じこめる、焼き物（直火焼き）の理想的な火加減。
土佐酢　二杯酢や三杯酢にうま味を持たせるため、かつお節を加えて煮立て、こしたもの。
土手なべ　なべ料理の一種で、材料と煮出し汁を入れたなべのまわりに、ねりみそを土手のようにつけ、みそをくずしながら煮る。かきや焼き豆腐などが材料として用いられる。
ドミグラスソース　ステーキ・ハンバーグ・煮込み料理などに使う、うま味が凝縮した褐色のソース。
共立て　スポンジケーキの生地の作り方で、全卵を軽くかくはんし、砂糖を加えて泡立てる方法。
とり粉　もちをつくときに用いる粉。
ドリップ　冷凍食品を解凍するときに流出する液体。
とろ火　弱火以下のもっとも弱い火加減。
とろみをつける　かたくり粉やくず粉を水でとき、ソースや煮汁に入れてとろりとさせること。

な

中落ち　魚を三枚におろしたときに中骨についた身のこと。
七草　七草がゆの具となる植物。春の七草は、せり・なずな・ごぎょう・はこべら・ほとけのざ・すずな・すずしろ、秋の七草は、はぎ・おばな・くず・なでしこ・おみなえし・ふじばかま・ききょうをさす。
なべ肌から入れる　材料や調味料を入れるとき、なべの縁から内側の側面にそって入れること。
なます　魚介類や野菜を刻み、生で食べる料理。酸味を中心にしょうゆ・砂糖で調味する。
なれずし　酢を使わず、魚介類と飯などを発酵させて酸味をつけた食品。秋田県のはたはたずし、滋賀県の鮒ずしなどが有名。
南蛮　調味料にねぎと唐がらしを使った料理につける名称。
ナンプラー　タイで調味料として用いられる魚醤。濃厚なうま味と特有のにおいを持つ。

に

煮えばな　煮えはじめ。
煮きり　煮立ててアルコール分をとばすこと。
肉をたたく　肉をやわらかくしたり、厚さを均一にするために、肉たたきやガラスびん、包丁の背などでたたくこと。
煮こごり　ゼラチン質の多い魚の煮汁が冷えて、ゼリー状にかたまったもの。
煮ころがし　さといもやじゃがいもなどを少なめの煮汁で、汁を煮切って仕上げる煮方。
煮しめ　野菜や乾物の形をくずさずに煮た煮物。
煮詰め　つめともいう。煮汁を煮詰めた甘いたれ。あなごやしゃこなどにつける。
二度揚げ　鶏の唐揚げや魚の丸揚げなどの場合に、初めは低温の油でじっくり揚げ、ふたたび高温の油で短時間揚げること。中まで火が通り、外はカリッと仕上がる。
二番だし　一番だしを取ったあとのこんぶとかつお節に、一番だしの半量の水を加え、ふたたび煮出す。煮物やみそ汁のだし汁に向く。
煮びたし　たっぷりの煮汁で時間をかけて煮たり、加熱した材料を煮汁にひたして味を含ませる方法。
煮含める　薄味にしたたっぷりの煮汁で材料をゆっくり煮て味を含ませること。

ぬ

ぬた　魚介類や野菜を酢みそであえたもの。
ぬめりを取る　材料のぬるぬるした粘液を取り除くこと。さといもは、皮をむいてから塩でもむか、ゆでてぬめりを落とす。

ね

ねかす　味をよくしたり、こしを強くしたり、やわらかくするために、調理の途中で材料をしばらくの間そのままにしておくこと。パンの生地を作るときなどに使う。
ネクター　くだものの果肉をすりつぶしたピューレーを含んだジュースのこと。
ねり物　魚肉に食塩を加えてすりつぶし、調味料やその他の副材料を加えて加熱凝固させたちくわ、かまぼこなどの水産加工食品。あんやきんとんなど砂糖を多量に加えて光沢よく仕上げた菓子もねり物という。

の

のし串　串の打ち方。えびなどが曲がらないように打つ串。
野締め　釣った魚をその場で殺して血抜きすること。鮮度を保つための方法。
のす　材料を平らにひろげること。
のばす　のすと同じく平らにひろげるという意味と、薄めるという意味がある。

は

はかまを取る　グリーンアスパラやつくしなどの側面にある筋ばったかたい部分を削り取ること。
はし休め　食事の途中で口をさっぱりさせたり、味に変化をつけるためのちょっとした口直しの料理。
八方だし　水にみりん、酒、しょうゆ、かつお節を入れて煮立ててこしたもの。煮物やつけ汁など八方に用途がひろいことからこの名がある。

ひ

ピカタ　薄切り肉に塩、こしょうして小麦粉をつけ、とき卵をつけてバターや油で焼いたもの。

びっくり水　沸騰しているなべに入れるさし水。沸騰している水が冷水によって急に静まるようすからこの名がある。

ひと塩　魚介類に薄く塩をふること。

ひと煮立ちさせる　煮汁が沸騰してからほんの少し煮て火を止めること。

人肌　人間の体温と同じくらいの温度。

ビュッフェ　立食の食事形式のこと。列車の食堂もビュッフェという。

ピューレー　生、または煮た野菜などをすりつぶしたり、裏ごししたりしてどろどろにしたもの。

ピラフ　中近東発祥といわれる米料理。米や具を炒め、ブイヨンを入れて直火やオーブンで炊く。

ふ

ブイヤベース　地中海地方でとれた海の幸を豊富にとり合わせ、サフランとにんにくの香りをつけて煮込んだなべ料理。

ブイヨン　西洋料理のスープのもとになるだし汁のことで、スープストックの一種。骨付きの肉や香味野菜を時間をかけてじっくり煮出す。

フィリング　詰めもののこと。パイに詰めるくだものや、泡立てたクリームなど。

フォンダン　糖液を煮詰めて冷まし、すり合わせたりし結晶化させ、白濁化させたもの。和菓子ではすり蜜という。洋菓子のアイシングにも利用される。

吹き寄せ　いろいろな材料を彩りよく、風に吹き寄せられた落ち葉のように盛り合わせた料理。吹き寄せなべ・吹き寄せずしなどがある。

ブーケガルニ　パセリ、セロリ、ローリエ、タイムなどの香草類をたこ糸で花束のようにしばったもの。煮込み料理の風味づけや、材料の臭み取りに効果的。

ブラウンソース　フランス料理の褐色系の基本ソース。茶色のルウと茶色のフォン(だし)、香味野菜、トマトペーストを煮込んだもの。

ふり塩　材料に直接塩をふりかけること。

フリッター　生の材料に洋風の衣（泡立てた卵白と小麦粉）をつけて揚げること。

ふるう　粉または粒状の食品を、ふるいにかけてより分ける。

ブールマニエ　小麦粉とバターを混ぜてねったもの。スープやソースにとろみをつけるときに用いる。

フレーク　薄片に加工した食品。まぐろのフレーク、コーンフレーク、ポテトフレークなど。

フレンチドレッシング　酢・サラダ油・塩・こしょう・マスタードなどで作るサラダ用のソース。

ブロシェット　西洋風の串焼き料理のこと。リングのついた平たい金串のこともブロシェットという。

へ

ベシャメルソース　フランス料理の白色系の基本ソース。白いルウ（バターと小麦粉）と牛乳で作る。グラタン・クリームコロッケ・クリーム煮など。

ペースト　食品材料をすりつぶしてこねたもの。のばすことのできるものという意味がある。

へた　なすやトマトなどの実についているがく。

べた塩　脱水の目的で、魚介類に塩をたっぷりまぶすこと。

別立て　スポンジケーキの生地の作り方で、卵を卵黄と卵白に分け、それぞれに砂糖を振り分けて泡立てる方法。

ほ

ホイップ　泡立てること。

ボイル　ゆでること。

奉書焼き　魚を奉書紙に包んで、オーブンなどで蒸し焼きにした料理。

包丁の腹　包丁の側面中央部分。材料をたたいたりつぶしたりするときに使う。

ポトフ　フランスの代表的家庭料理。牛肉と野菜を大きいままコトコト煮込み、具は皿に盛り合わせ、煮汁はこしてスープにする。

骨切り　はもなどの小骨の多い魚に用いる方法で、身と小骨を切り、皮は残す切り方。

ポワレ　フライパンの意味。フライパンを用いて焼く調理法をさす。

ま

前盛り　焼き魚にあしらいとして植物性の食品を前、または斜め前に盛りつけるもの。

マッシュ　つぶすこと。マッシュポテトなど。

マリネ　魚介類、肉、野菜を漬け汁（マリナード）につけること。保存の目的を持ち、臭みを抜いてよい香味をつける。

回し入れる　調理中に液体の調味料をなべの縁の方からぐるりと回すように入れること。

み

水にとる　材料を水の中に入れること。ゆで上がったものを水の中に入れ、急激に冷ますときなどにおこなう。

水に放す　材料を水につけること。あく抜きや野菜をシャキッとさせるためにおこなう。

みぞれ　だいこんおろしを使った料理に使われる名称。みぞれあえ、みぞれ汁など。

ミディアム　ローストビーフやステーキの焼き加減で、ナイフを入れると肉の内側は薄いピンク色で、押すと多少赤い肉汁が出るような状態。

ミネストローネ　いろいろな野菜や豆、パスタなどを入れて作るイタリアの代表的な具だくさんのスープ。

ミンチ　ひき肉のこと。

む

むき身　貝類やえびの殻をむいて身だけにしたもの。

向付　懐石料理の最初に出てくる器。さしみや酢の物が供されることが多い。

ムース　フランス語で「泡」の意。生クリームや卵白を泡立てたものがベースになった料理。

ムニエル　魚に塩・こしょうをして小麦粉をまぶし、バターで焼く料理。

め

メレンゲ　卵白を泡立てて砂糖を加えたもの。

面取り　切った野菜の角を薄く切り取り、丸みをつけること。煮くずれを防ぎ、きれいに仕上げる。

も

もどし汁　乾しいたけや干し貝柱などの乾物をやわらかくするためにつけておいた水や湯。

もどす　乾物類を水や湯につけてやわらかくすること（➔p.228）。冷凍してある食品を解凍するときにもこのようにいう。

もみじおろし　だいこんに赤唐がらしを刺し込んでおろしたもの。

や

焼き霜　表面を焼きあぶること。

薬膳　健康保持・不老長寿などを目的とし、体によい効能をもたらす料理や献立のこと。中国料理では、古くから「薬食同源」の考え方があり、薬膳には漢方生薬を材料に配し薬効を高めている。

薬味　料理の香りや味を引き立てるために添える香味野菜や香辛料。

飲茶　焼売、餃子、中華まんじゅうなどの点心をつまむ、軽い食事のこと。

ゆ

湯洗い　魚介類をおろし、湯通しをして冷水で冷やすこと。

幽庵焼き　しょうゆ・砂糖・酒・みりんを混ぜたたれに魚を漬け込んで焼く料理。

湯がく　野菜などのあくを抜くために、熱湯にしばらくひたすこと。

湯せん　湯を沸かした大きめのなべに材料を入れたなべをつけて間接的に熱を通す方法。熱がゆっくりとやわらかくあたる。バターをとかすときなどに用いる。

ゆでこぼし　材料をゆでた後、ゆで汁を捨てること。

湯通し　材料を湯に入れてすぐ取り出すこと。熱湯にくぐらせること。

湯引き　魚肉を熱湯に通すこと。

湯むき　材料を熱湯につけ、水で冷やして皮をむく手法。トマトなどの皮むきに用いられる。

よ

寄せる　寒天やゼラチンなどを使って材料をかためること。

余熱　火を止めた後に、電熱器や厚手のなべ、電気がまなどに残る熱気。

予熱　オーブンを使う際に、あらかじめ庫内の温度を上げてあたためておくこと。

ら

ラザニア　幅のひろいパスタ。ミートソースをかけ、重ね焼きした料理。

ラビオリ　薄くのばしたパスタ生地2枚の間に詰め物をしたもの。ゆでてから温かいソースをからませて食べる。

り

リゾット　イタリアの代表的な米料理。米と魚介類などの具を油で炒めてから、たっぷりのブイヨンで煮上げる料理。米のしっかりとした歯ざわりが残っているのが特徴。

る

ルウ　小麦粉をバターで炒め、なめらかにのばしたもの。ソースのベースになるもので、炒めてから牛乳やソースでのばす。

れ

レア　ローストビーフやステーキの焼き加減で、外側はほどよく焼けているが、中はほとんど生の状態。

レシピ　料理の材料の分量や作り方を示したもの。

ろ

六方むき　さといもなどを横六面体にむいたもの。

ロワイヤル　卵を蒸してさいの目に切ったスープの浮き実。

わ

わた　魚の内臓のこと。またはかぼちゃのたねのまわりにあるやわらかい部分のこと。

割り下　調味した煮汁のこと。なべ料理などに使う。

わんだね　吸い物や汁物の中身にする材料。

食品名さくいん

・[ ] 内は食品番号（一部省略したものもある）。
・一般に使用されることの多い別名や地方名については、成分表掲載食品名と参照ページを示した。
例：厚揚げ→生揚げ（…54）

き

く

け

こ

さ

し

本書の食品成分値は、文部科学省科学技術・学術審議会資源調査分科会による「日本食品標準成分表2020年版（八訂）」および「日本食品標準成分表2020年版（八訂）アミノ酸成分表編」に準拠しています。本書の食品成分値を複製または転載する場合には、文部科学省の許諾が必要となる場合があります。

QRコードは（株）デンソーウェーブの登録商標です。

写真・資料提供

愛知県農業総合試験場養鶏研究所
アグリシステム株式会社
アサヒ飲料株式会社
アサヤ食品株式会社
味の素株式会社
味の素冷凍食品株式会社
甘竹田野畑株式会社
家の光フォトサービス
伊藤ハム株式会社
井村屋グループ
江崎グリコ株式会社
エスビー食品株式会社
大塚化学株式会社
岡田精糖所
尾西食品株式会社
オリジン東秀株式会社
金沢市農産物ブランド協会
株式会社　カネコ種苗
株式会社　共進牧場
株式会社　協同宣伝
株式会社　共同通信社
株式会社　サイゼリヤ
株式会社　サカタのタネ
株式会社　すかいらーく
株式会社　セイエンタプライズ
株式会社　東芝
株式会社　道祖神
株式会社　ドーバーフィールド ファーイースト
株式会社　ニチレイフーズ
株式会社　日清製粉ウェルナ
株式会社　プレナス
株式会社　ボルボックス
株式会社　マルシンフーズ
株式会社　Mizkan
株式会社　明治
株式会社　モスフードサービス
株式会社　諸井醸造
株式会社　吉野家ディー・アンド・シー
株式会社　ロッテ
キッコーマンソイフーズ株式会社
キユーピー株式会社
キリンビール株式会社
グリーン鹿児島農業協同組合
小岩井乳業株式会社
財団法人　日本食肉消費総合センター
サトレストランシステムズ株式会社
サントリー株式会社
サントリー食品インターナショナル株式会社
シャープ株式会社
社団法人　愛知県漬物協会
社団法人　京のふるさと産品価格流通安定協会
社団法人　静岡県茶業会議所
社団法人　日本種豚登録協会
小学館
精糖工業会
世界文化フォト
全通企画株式会社
SOYBEAN FARM
象印マホービン株式会社
宝酒造株式会社
タキイ種苗株式会社
チェスコ株式会社
日本KFCホールディングス株式会社
日清食品株式会社
日清ヨーク株式会社
日本食鳥協会
日本畜産副生物協会
日本マクドナルド株式会社
ハーゲンダッツ ジャパン株式会社
ハウス食品株式会社
はごろもフーズ株式会社
パティシエ・シマ
ピクスタ株式会社
PPS通信社
フォトエージェンシー・アイ
ブルーダイヤモンド・アーモンドグロワース日本支社
マルコメ株式会社
マルハニチロ株式会社
森産業株式会社
森永製菓株式会社
森永乳業株式会社
ユウキ食品株式会社
有限会社カネイシ
雪印メグミルク株式会社
よつば乳業株式会社
ライオン株式会社
渡辺採種場

表紙デザイン／松　利江子
本文アートディレクション／株式会社コンセント
本文デザインDTP／株式会社コンセント
イラストレーション／戸塚　恵子

カラーグラフ食品成分表

著作者／実教出版編修部

発行者／小田　良次

印刷所／株式会社広済堂ネクスト

発行所／実教出版株式会社

〒102-8377
東京都千代田区五番町5
電話〈営業〉(03)3238-7777
〈編修〉(03)3238-7723
〈総務〉(03)3238-7700
https://www.jikkyo.co.jp/

002402001012017　ISBN 978-4-407-36365-4

食品の重量のめやす

（単位g）

■ 計量カップ・スプーン1杯の食品の重量［単位g］

▼食品	計量器▶［容器］	小さじ［5mL］	大さじ［15mL］	カップ［200mL］
水・酢・酒		5	15	200
しょうゆ		6	18	230
みりん		6	18	230
みそ		6	18	230
砂糖	・上白糖	3	9	130
	・グラニュー糖	4	12	180
食塩		6	18	240
油・バター		4	12	180
ショートニング		4	12	160
米	・精白米	−	−	170
	・無洗米	−	−	180
小麦粉（薄力粉、強力粉）		3	9	110
米粉		3	9	100
コーンスターチ		2	6	100
かたくり粉		3	9	130
ベーキングパウダー		4	12	−
パン粉		1	3	40
粉ゼラチン		3	9	−
粉チーズ		2	6	90
牛乳（普通牛乳）		5	15	210
脱脂粉乳		2	6	90
いりごま、すりごま		2	6	−
トマトケチャップ		6	18	240
トマトピューレー		6	18	230
ウスターソース		6	18	240
マヨネーズ		4	12	190
レギュラーコーヒー		2	6	−
煎茶、番茶、紅茶（茶葉）		2	6	−
抹茶		2	6	−
ココア		2	6	−

女子栄養大学発表の標準値

食品		カップ
むき身	・はまぐり	200
	・あさり	180
	・かき	200
あずき		150
だいず		130
煮干し		40
けずりぶし		12～15

■ 廃棄率を使った食品の重量の求め方

$$可食部重量 = 購入重量 \times \left(1 - \frac{廃棄率}{100}\right)$$

$$購入重量 = 可食部重量 \times \left(\frac{100}{100 - 廃棄率}\right)$$

豆類

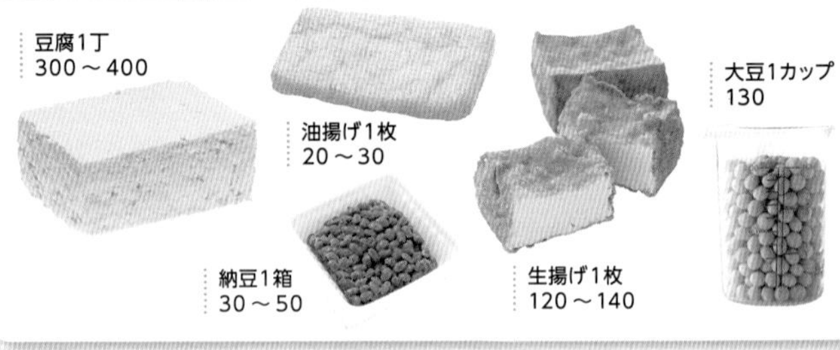

乳・卵類

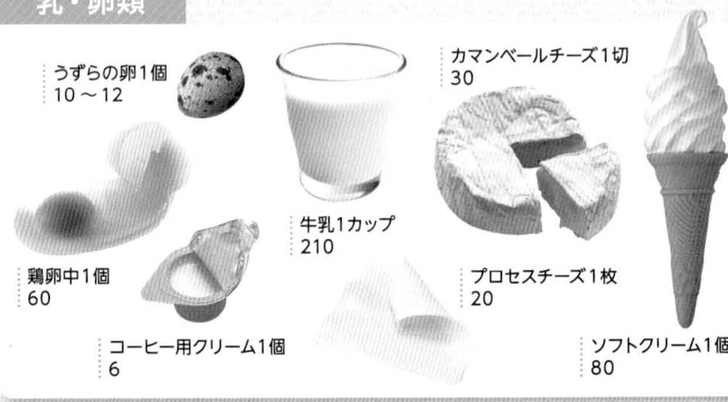

魚介・肉類

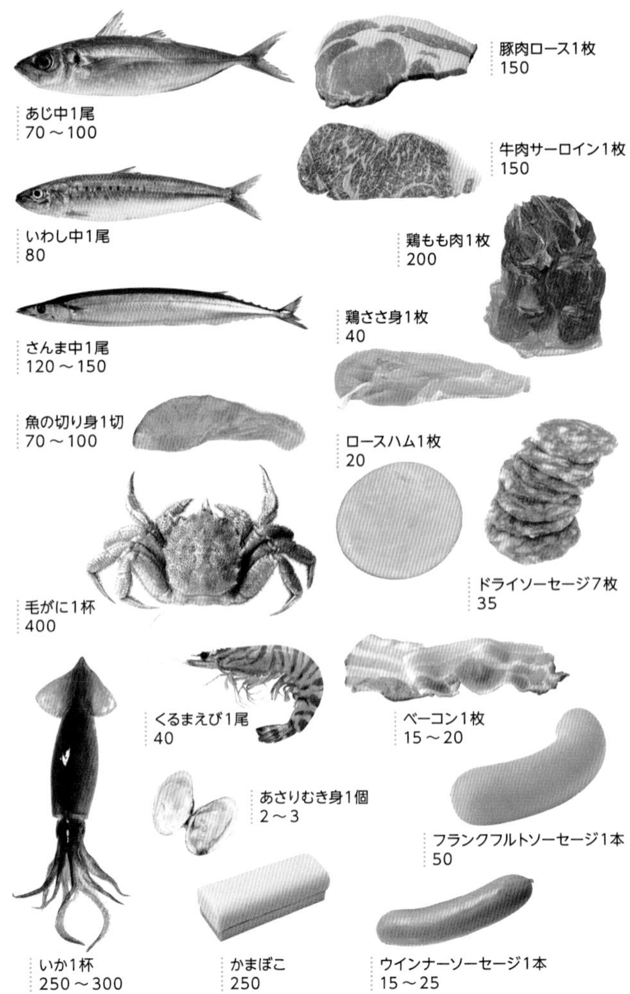